Neurociência
DA MENTE E
DO COMPORTAMENTO

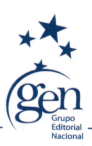

O GEN | Grupo Editorial Nacional – maior plataforma editorial brasileira no segmento científico, técnico e profissional – publica conteúdos nas áreas de ciências da saúde, exatas, humanas, jurídicas e sociais aplicadas, além de prover serviços direcionados à educação continuada e à preparação para concursos.

As editoras que integram o GEN, das mais respeitadas no mercado editorial, construíram catálogos inigualáveis, com obras decisivas para a formação acadêmica e o aperfeiçoamento de várias gerações de profissionais e estudantes, tendo se tornado sinônimo de qualidade e seriedade.

A missão do GEN e dos núcleos de conteúdo que o compõem é prover a melhor informação científica e distribuí-la de maneira flexível e conveniente, a preços justos, gerando benefícios e servindo a autores, docentes, livreiros, funcionários, colaboradores e acionistas.

Nosso comportamento ético incondicional e nossa responsabilidade social e ambiental são reforçados pela natureza educacional de nossa atividade e dão sustentabilidade ao crescimento contínuo e à rentabilidade do grupo.

Neurociência
DA MENTE E DO COMPORTAMENTO

Autor-organizador

Roberto Lent

Professor Emérito do Instituto de Ciências Biomédicas da Universidade Federal do Rio de Janeiro (UFRJ) e Pesquisador do Instituto D'Or de Pesquisa e Ensino.

Segunda edição

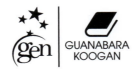

- O autor deste livro e a editora empenharam seus melhores esforços para assegurar que as informações e os procedimentos apresentados no texto estejam em acordo com os padrões aceitos à época da publicação, *e todos os dados foram atualizados pelo autor até a data do fechamento do livro.* Entretanto, tendo em conta a evolução das ciências, as atualizações legislativas, as mudanças regulamentares governamentais e o constante fluxo de novas informações sobre os temas que constam do livro, recomendamos enfaticamente que os leitores consultem sempre outras fontes fidedignas, de modo a se certificarem de que as informações contidas no texto estão corretas e de que não houve alterações nas recomendações ou na legislação regulamentadora.
- Data do fechamento do livro: 10/05/2023.
- O autor e a editora se empenharam para citar adequadamente e dar o devido crédito a todos os detentores de direitos autorais de qualquer material utilizado neste livro, dispondo-se a possíveis acertos posteriores caso, inadvertida e involuntariamente, a identificação de algum deles tenha sido omitida.
- **Atendimento ao cliente: (11) 5080-0751 | faleconosco@grupogen.com.br**
- Direitos exclusivos para a língua portuguesa
  Copyright © 2023 by
  Editora Guanabara Koogan Ltda.
  Uma editora integrante do GEN | Grupo Editorial Nacional
  Travessa do Ouvidor, 11
  Rio de Janeiro – RJ – CEP 20040-040
  www.grupogen.com.br
- Reservados todos os direitos. É proibida a duplicação ou reprodução deste volume, no todo ou em parte, em quaisquer formas ou por quaisquer meios (eletrônico, mecânico, gravação, fotocópia, distribuição pela Internet ou outros), sem permissão, por escrito, da Editora Guanabara Koogan Ltda.
- Capa: Bruno Sales
- Editoração eletrônica: Anthares
- Ficha catalográfica

CIP-BRASIL. CATALOGAÇÃO NA PUBLICAÇÃO
SINDICATO NACIONAL DOS EDITORES DE LIVROS, RJ

L589n
2. ed.

Lent, Roberto
  Neurociência da mente e do comportamento / autor-organizador Roberto Lent. - 2. ed. - Rio de Janeiro : Guanabara Koogan, 2023.
     : il.

  Inclui índice
  ISBN 978-85-277-3951-1

  1. Neurociências. 2. Sistema nervoso. 3. Neurônios. I. Título.

23-82839
CDD: 612.8
CDU: 612.8

Meri Gleice Rodrigues de Souza - Bibliotecária - CRB-7/6439

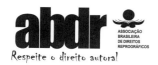

Colaboradores

Ana Paula Fontana
Instituto de Biofísica Carlos Chagas Filho, Universidade Federal do Rio de Janeiro, Rio de Janeiro, RJ.

Antonio de Pádua Carobrez
Departamento de Farmacologia, Centro de Ciências Biológicas, Universidade Federal de Santa Catarina, Florianópolis, SC.

Claudia D. Vargas
Instituto de Biofísica Carlos Chagas Filho, Universidade Federal do Rio de Janeiro, Rio de Janeiro, RJ.

Claudio Da Cunha
Instituto de Ciências Biomédicas, Universidade Federal do Paraná, Curitiba, PR.

Eliane Volchan
Instituto de Biofísica Carlos Chagas Filho, Universidade Federal do Rio de Janeiro, Rio de Janeiro, RJ.

Erika Carvalho Rodrigues
Instituto de Biofísica Carlos Chagas Filho, Universidade Federal do Rio de Janeiro, Rio de Janeiro, RJ.

Felipe Kenji Sudo
Instituto D'Or de Pesquisa e Ensino, Rio de Janeiro, RJ.

Flávia C. A. Gomes
Instituto de Ciências Biomédicas, Universidade Federal do Rio de Janeiro, Rio de Janeiro, RJ.

Flavia Lima
Instituto de Ciências Biomédicas, Universidade Federal do Rio de Janeiro, Rio de Janeiro, RJ.

Francisco Aboitiz
Departamento de Psiquiatría, Escuela de Medicina y Centro Interdisciplinario de Neurociencia, Pontificia Universidad Católica de Chile.

Francisco Rômulo Monte Ferreira
Instituto de Bioquímica Médica da Universidade Federal do Rio de Janeiro, Rio de Janeiro, RJ.

Francisco Silveira Guimarães
Faculdade de Medicina de Ribeirão Preto, Universidade de São Paulo, Ribeirão Preto, SP.

Gabriel Natan Pires
Departamento de Psicobiologia, Universidade Federal de São Paulo, São Paulo, SP.

Gabriel R. de Freitas
Universidade Federal Fluminense, Niterói, RJ, e do Instituto D'Or de Pesquisa e Ensino, Rio de Janeiro, RJ.

Hércules Rezende Freitas
Instituto de Biofísica Carlos Chagas Filho da Universidade Federal do Rio de Janeiro, Rio de Janeiro, RJ.

Jorge Moll
Instituto D'Or de Pesquisa e Ensino, Rio de Janeiro, RJ.

José A. Pochapski
Departamento de Bioquímica da Universidade Federal do Paraná, Curitiba, PR.

Juan F. Montiel
Departamento de Psiquiatría, Escuela de Medicina y Centro Interdisciplinario de Neurociencia, Pontificia Universidad Católica de Chile; Centro de Investigación Biomédica, Facultad de Medicina, Universidad Diego Portales.

Juliana M. Coelho-Aguiar
Instituto de Ciências Biomédicas, Universidade Federal do Rio de Janeiro, Rio de Janeiro, RJ.

Leda Menescal-de-Oliveira
Faculdade de Medicina de Ribeirão Preto, Universidade de São Paulo, Ribeirão Preto, SP.

Leticia de Oliveira
Centro de Ciências Médicas, Universidade Federal Fluminense, Niterói, RJ.

Luis Felipe Haberfeld Maia
Universidade Federal Fluminense, Niterói, RJ.

Luiz Carlos de Lima Silveira (*in memoriam*)
Centro de Ciências Biológicas, Universidade Federal do Pará, Belém, PA.

Luiz Gustavo Dubois
Instituto de Ciências Biomédicas, Universidade Federal do Rio de Janeiro, Rio de Janeiro, RJ.

Maria Mussi
Psicóloga. Diretora Pedagógica, Colégio Eduardo Guimarães, Rio de Janeiro, RJ.

Michele R. Lourenço
Instituto de Ciências Biomédicas, Universidade Federal do Rio de Janeiro, Rio de Janeiro, RJ.

Mirtes Garcia Pereira
Centro de Ciências Médicas, Universidade Federal Fluminense, Niterói, RJ.

Monica Levy Andersen
Departamento de Psicobiologia, Universidade Federal de São Paulo, São Paulo, SP.

Patricia P. Garcez
Instituto de Ciências Biomédicas, Universidade Federal do Rio de Janeiro, Rio de Janeiro, RJ.

Ricardo A. de Melo Reis
Instituto de Biofísica Carlos Chagas Filho, Universidade Federal do Rio de Janeiro, Rio de Janeiro, RJ.

Ricardo *de* Oliveira Souza
Instituto D'Or de Pesquisa e Ensino e Universidade Federal do Estado do Rio de Janeiro, Rio de Janeiro, RJ.

Sergio Tufik
Departamento de Psicobiologia, Universidade Federal de São Paulo, São Paulo, SP.

Simone Cristina Motta
Departamento de Anatomia, Instituto de Ciências Biomédicas, Universidade de São Paulo, São Paulo, SP.

Thiago Lemos
Instituto D'Or de Pesquisa e Ensino e Instituto de Neurologia Deolindo Couto da Universidade Federal do Rio de Janeiro, Rio de Janeiro, RJ.

Thiago Paranhos
Instituto D'Or de Pesquisa e Ensino e Universidade Federal do Estado do Rio de Janeiro, Rio de Janeiro, RJ.

Vivaldo Moura-Neto
Instituto de Ciências Biomédicas, Universidade Federal do Rio de Janeiro, e Instituto Estadual do Cérebro Paulo Niemeyer, Rio de Janeiro, RJ.

William N. Sanchez-Luna
Departamento de Bioquímica da Universidade Federal do Paraná, Curitiba, PR, e National Institute on Drug Abuse (NIDA) do National Institutes of Health (NIH), EUA.

À memória de
Luiz Carlos de Lima Silveira *e*
Iván Izquierdo*,*
colaboradores da 1ª edição deste livro,
que fazem falta nesta 2ª edição.

Prefácio à 2ª edição

Aqui apresentamos ao leitor a 2ª edição de *Neurociência da Mente e do Comportamento*. Trata-se de um livro multiautoral, por isso diverso e rico, já que cada capítulo foi escrito por diferentes especialistas, escolhidos a dedo, cada qual com seu estilo e abordagem do tema em que tem *expertise*. Além disso, os textos foram revistos inúmeras vezes, para que tentássemos nos aproximar daquele limite inalcançável chamado perfeição.

Dois autores preciosos que estavam na primeira edição infelizmente nos deixaram precocemente: Luiz Carlos de Lima Silveira e Iván Izquierdo. A eles, neurocientistas de grande porte, dedicamos esta nova edição do livro. Seus capítulos originais agora estão substituídos por contribuições de especialistas de igual brilho: Ricardo A. de Melo Reis e Hércules Rezende Freitas, abordando os sentidos e a percepção, e Claudio Da Cunha, William N. Sanchez-Luna e José A. Pochapski, que nos contam os segredos da memória e do aprendizado.

A estrutura da obra se mantém, mas muitos capítulos mudaram de autores e de abordagem. Dentre os novos, bem-vindos são Francisco Rômulo Monte Ferreira, exímio historiador da neurociência, Patricia P. Garcez e Michele R. Lourenço, brilhantes estudiosas do desenvolvimento cerebral, e Antonio de Pádua Carobrez e Simone Cristina Motta, grandes especialistas sobre motivação e emoções.

Meus dois colegas chilenos Francisco Aboitiz e Juan F. Montiel, craques no tema da evolução do sistema nervoso, continuam conosco, bem como Leda Menescal-de-Oliveira, com seu mergulho nos mistérios da dor. Vivaldo Moura-Neto segue agregador e reúne um painel de colaboradores para discorrer sobre o funcionamento do sistema nervoso: Flavia A. Gomes, Flavia Lima, Juliana Coelho-Aguiar e Luiz Gustavo Dubois. Também Claudia D. Vargas continua a nos oferecer sua visão do controle motor, com Erika Carvalho Rodrigues, Ana Paula Fontana e Thiago Lemos. Tivemos ainda a sorte de contar com uma versão renovada do processamento emocional contada por Eliane Volchan, Leticia de Oliveira e Mirtes Garcia Pereira. E com Monica Levy Andersen e Sergio Tufik, agora com Gabriel Natan Pires, escrevendo-nos sobre a neurobiologia do sono. Ricardo *de* Oliveira Souza e os colaboradores Jorge Moll, Maria Mussi e Thiago Paranhos, com seus exemplos de casos clínicos, e também Felipe Kenji Sudo, com Luis Felipe Haberfeld Maia e Gabriel R. de Freitas, cobrem todos os detalhes sobre as doenças do cérebro e da mente. Finalmente, Francisco Silveira Guimarães atualiza seu texto sobre as substâncias psicoativas.

De minha parte, atualizei dois dos capítulos da edição anterior, sobre a estrutura do sistema nervoso e a neuroplasticidade.

Ademais, contei com a paciência de todos os autores e coautores, bem como da equipe da Editora Guanabara Koogan, para atravessar o turbulento período da pandemia de covid-19 e conseguir materializar esta segunda edição. Agora, parece que ela nos deixará em paz (a pandemia, bem entendido...).

Meus agradecimentos a todos esses parceiros essenciais e aos leitores que apreciam este livro de tantos colaboradores do primeiro time da Neurociência do Brasil e da América Latina.

Verão de 2023
Roberto Lent

Prefácio à 1ª edição

Diferentes profissionais da atualidade lidam com conceitos da Neurociência, mesmo sem saber disso. Os mais óbvios: psicólogos, médicos e biomédicos, enfermeiros, fisioterapeutas e fonoaudiólogos. Menos óbvios são os farmacêuticos, por exemplo, que, no entanto, precisam conhecer o efeito das substâncias psicoativas. Ou os nutricionistas, que devem conhecer as determinações neurais da obesidade e da anorexia. Mais surpreendentes, porém, são as conexões da Neurociência com os engenheiros, que atuam com as redes neurais e dos computadores adaptativos baseados nos processos de aprendizagem; com os comunicadores e os músicos, que devem conhecer os mecanismos da audição; com os artistas plásticos, que muito se beneficiam do conhecimento dos mecanismos da percepção sensorial; e até mesmo com os esportistas, que precisam conhecer os mecanismos de comando e controle que o cérebro exerce sobre a motricidade.

Este livro tem como objetivo fornecer um panorama introdutório da Neurociência contemporânea, por meio de capítulos escritos por neurocientistas de renome e com prática científica consolidada em muitos anos de trabalho e publicações nos melhores periódicos internacionais. Como todo livro multiautoral, ele tem personalidade múltipla, afinal, cada capítulo é uma expressão da personalidade científica de seu(s) autor(es). Assim, a diversidade é a característica principal deste livro.

Como em todos os casos, a escolha dos temas levou em conta sua relevância relativa para a compreensão dos fenômenos da mente e do comportamento. A obra começa com uma breve história da Neurociência, depois aborda aspectos gerais da estrutura macroscópica e microscópica do sistema nervoso e passa para os conceitos de evolução, desenvolvimento e neuroplasticidade, abordagem hoje apelidada de evo-devo e que traz à luz as relações entre os fenômenos filogenéticos e os ontogenéticos. Em seguida, trata dos fenômenos da motricidade e da percepção, e logo depois traz uma passagem pelas funções mais complexas de que o sistema nervoso é capaz: motivação, memória, emoções, sono e sonhos e funções executivas. Finalmente, um capítulo sobre as doenças neurais, e o último sobre a ação das substâncias psicoativas concluem este trabalho.

A expectativa é que essa abordagem diversificada da Neurociência, com diferentes visões de autores qualificados, possa constituir mais uma alternativa de estudo para os alunos que pretendam exercer as profissões antes mencionadas e para todos os que se interessem pelos intrigantes fenômenos do cérebro.

Roberto Lent

Sumário

1 Breve História da Neurociência, 1
Francisco Rômulo Monte Ferreira

Resumo, 2
Introdução, 2
Primeiros estudos de Thomas Willis e Luigi Galvani e a constituição do modelo elétrico do sistema nervoso, 2
Teoria neuronal de Santiago Ramón y Cajal e sua rival, a teoria reticular, 3
Explicação do movimento browniano e o fim da dúvida acerca dos átomos e moléculas, 7
Considerações finais, 14
Bibliografia, 14

2 Estrutura do Sistema Nervoso, 17
Roberto Lent

Introdução: sistema nervoso central e periférico e a terminologia anatômica básica, 18
Como o sistema nervoso central se torna tão complexo a partir de uma estrutura embrionária tão simples, 21
Complexidade anatômica revelada, 22
Como o sistema nervoso central mantém a sua forma durante a existência do indivíduo, 31
Como o sistema nervoso adquire nutrientes e se livra dos resíduos, 35
Como se podem reconhecer padrões gerais dentro da complexidade microscópica do sistema nervoso, 36
Como se pode compreender o sistema nervoso periférico com um mínimo de memorização, 39
Bibliografia, 41

3 Evolução do Cérebro e do Comportamento, 43
Francisco Aboitiz, Juan F. Montiel

Resumo, 44
Introdução, 44
Origem do sistema nervoso, 44
Origem dos vertebrados, 47
Órgãos sensoriais, 48
Medula espinal, 51
Cerebelo, 52
Hemisférios cerebrais, 53
Considerações finais, 61
Bibliografia, 61

4 Funcionamento do Sistema Nervoso, 63
Vivaldo Moura-Neto, Flávia C. A. Gomes, Flavia Lima, Juliana M. Coelho-Aguiar, Luiz Gustavo Dubois, Patricia P. Garcez

Resumo, 64
Introdução, 64
Família dos neurônios, 64
Redes neuronais, 72
Família dos gliócitos, 76
Bibliografia, 89

5 Desenvolvimento do Cérebro e do Comportamento, 91
Patricia P. Garcez, Michele R. Lourenço

Resumo, 92
Desenvolvimento pré-natal do cérebro, 92
Considerações finais, 103
Bibliografia, 103

6 Neuroplasticidade, 105
Roberto Lent

Resumo, 106
Introdução: o que é neuroplasticidade, 106
O sistema nervoso se regenera?, 107
Neuroplasticidade morfológica, 111
Neuroplasticidade funcional, 115
Plasticidade sináptica, 118
Bibliografia, 124

7 Sentidos e Percepção, 125
Luiz Carlos de Lima Silveira (*in memoriam*), Hércules Rezende Freitas, Ricardo A. de Melo Reis

Resumo, 126
Sistemas sensoriais: uma especialidade do sistema nervoso, 126

Representação neural dos eventos sensoriais, *126*
Estímulos e receptores sensoriais, *129*
Transdução sensorial, *129*
Visão, *131*
Olfação, *136*
Gustação, *139*
Audição, *143*
Equilíbrio, *149*
Somestesia, *151*
Codificação da informação sensorial, *157*
Organização topográfica do processamento sensorial: do neurônio primário ao córtex sensorial, *164*
Bases psicofísicas da percepção sensorial, *167*
Avaliação do desempenho sensorial, *169*
Considerações finais, *172*
Bibliografia, *173*

8 Neurobiologia da Dor, *175*

Leda Menescal-de-Oliveira

Resumo, *176*
Introdução, *176*
Neurônios aferentes primários nociceptivos, *177*
Neurotransmissão na primeira sinapse da via nociceptiva, *179*
Sensibilização periférica e central dos nociceptores, *180*
Mecanismos da nocicepção e da dor no corno dorsal da medula, *181*
Tratos ascendentes da informação nociceptiva, *183*
Núcleos talâmicos relacionados com os componentes sensorial-discriminativo e afetivo-motivacional da dor, *186*
Áreas corticais relacionadas com os componentes sensorial-discriminativo e afetivo-motivacional da dor, *186*
Vias descendentes de modulação da dor, *187*
Dor referida, *189*
Dor visceral, *190*
Dor do membro fantasma, *191*
Dor neuropática, *192*
Inflamação e dor, *192*
Participação da glia na dor persistente, *193*
Bibliografia, *194*

9 Controle Motor, *195*

Claudia D. Vargas, Erika Carvalho Rodrigues, Ana Paula Fontana, Thiago Lemos

Resumo, *196*
Introdução ao movimento, *196*
Bases neurais para o movimento, *198*
Cognição motora, *209*
Plasticidade cerebral, *215*
Bibliografia, *218*

10 Comportamentos Motivados e Emoções, *221*

Antonio de Pádua Carobrez, Simone Cristina Motta

Resumo, *222*
Introdução, *222*
Quais estímulos internos e externos iniciam os comportamentos motivados?, *222*
Quais estruturas neurais estão envolvidas nos processos mediadores integrados entre si e na sua relação com experiências anteriores?, *223*
Comportamento defensivo e as emoções, *224*
Comportamentos agressivos, *227*
Comportamento de ingestão hídrica e alimentar, *228*
Comportamentos reprodutivos, *228*
Considerações finais, *229*
Glossário de estruturas, *230*
Bibliografia, *231*

11 Aprendizagem e Memória, *233*

Claudio Da Cunha, William N. Sanchez-Luna, José A. Pochapski

Resumo, *234*
Introdução, *234*
Como as memórias são armazenadas no sistema nervoso?, *235*
Multiplicidade de sistemas de aprendizagem e memória, *238*
Memórias declarativas, *238*
Memórias não declarativas, *245*
Como as memórias são moduladas por neurotransmissores, *255*
Considerações finais, *257*
Bibliografia, *258*

12 Reações Emocionais Adaptativas e Processamento Cerebral em Humanos, *259*

Leticia de Oliveira, Mirtes Garcia Pereira, Eliane Volchan

Resumo, *260*
Introdução, *260*
Vínculos sociais, *260*
Emoção e seu substrato neural, *262*
Bibliografia, *275*

13 Neurobiologia do Sono, 277

Gabriel Natan Pires, Sergio Tufik, Monica Levy Andersen

Resumo, 278
Introdução, 278
Estágios de sono, 280
Sono normal e ontogenia do sono, 282
Controle central do ciclo vigília-sono, 284
Polissonografia e distúrbios de sono, 287
Sonhos, 288
Considerações finais, 289
Bibliografia, 290

14 Funções Executivas, 291

Ricardo de Oliveira Souza, Thiago Paranhos, Maria Mussi, Jorge Moll

Resumo, 292
Domínios executivos da cognição, 292
Dois níveis executivos, 293
Neuroanatomia das funções executivas, 294
Exame do paciente com disfunção executiva, 300
Considerações finais, 300
Agradecimentos, 300
Bibliografia, 302

15 Doenças do Cérebro e da Mente, 303

Felipe Kenji Sudo, Luis Felipe Haberfeld Maia, Gabriel R. de Freitas

Resumo, 304
História da relação entre as doenças do cérebro e da mente, 304
Epidemiologia das doenças neuropsiquiátricas, 306
Definição das doenças do cérebro e da mente, 307
Contribuições da Neurociência para a Psiquiatria e a Neurologia, 312
Perspectivas abertas pela Neurociência para a Neurologia no século XXI, 312
Bases biológicas dos transtornos mentais, 315
Reunificação da Neurologia e da Psiquiatria sob a égide da Neurociência, 318
Considerações finais, 319
Bibliografia, 319

16 Substâncias Psicoativas, 321

Francisco Silveira Guimarães

Resumo, 322
Introdução, 322
Mecanismos gerais responsáveis pelos efeitos dos psicofármacos, 323
Antipsicóticos, 325
Fármacos empregados em transtornos do humor, 328
Ansiolíticos e hipnóticos, 332
Substâncias de abuso, 335
Bibliografia, 346

Índice Alfabético, 347

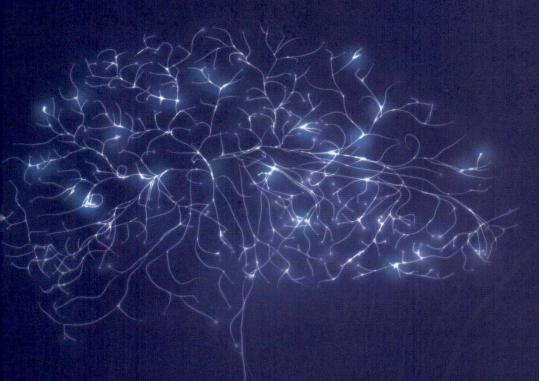

capítulo 1

Breve História da Neurociência

Francisco Rômulo Monte Ferreira

Resumo

Entender o sistema nervoso nos dias de hoje é questão central no que diz respeito a uma série de problemas. Com o desenvolvimento da(s) Neurociência(s) nas últimas décadas, tem sido cada vez mais recorrente a relação estabelecida pelos estudos entre ela e outras áreas do conhecimento. Temas como mente e consciência, que há cerca de 100 anos faziam parte prioritariamente da área de estudo da Filosofia e Psicologia, hoje são frequentemente debatidos em livros de Neurociência. Fazendo uma breve referência à Neurociência e seus campos de estudo, é possível dizer que a Neurociência é a confluência de áreas que se propõem a entender o sistema nervoso, em todas as suas dimensões possíveis: química, física, biológica, anatômica, psicológica etc. Todas essas faces são importantes e de alguma maneira se relacionam entre si, contribuindo e reforçando as demais. Apresentamos neste capítulo uma breve história da Neurociência e de sua formação como disciplina do conhecimento autônoma.

Introdução

Podemos dizer que, no cenário das ciências modernas, a Neurociência praticamente se constitui como ciência na segunda metade do século XIX. Discute-se se seria a partir dos trabalhos de Franz Joseph Gall (1758-1828) sobre a organização cerebral, em que cada função era associada a apenas uma área do cérebro (Frenologia), ou da teoria neuronal proposta por Santiago Ramón y Cajal (1852-1934), que propôs a unidade básica do sistema nervoso, o neurônio. A maioria dos historiadores atribui aos trabalhos de Ramón y Cajal o surgimento da Neurociência como ciência autônoma.

De acordo com o prêmio Nobel de Medicina ou Fisiologia de 2000, Eric R. Kandel, no cenário das pesquisas sobre o sistema nervoso anterior aos trabalhos de Ramón y Cajal:

> [...] os biólogos se deixavam confundir pelo formato das células nervosas. Em contraste com a maior parte das outras células do corpo, que têm uma forma simples, as células nervosas têm formatos altamente irregulares e são circundadas por um grande número de prolongamentos extraordinariamente finos, conhecidos, naquela época (início do século XIX), como processos. Os biólogos não sabiam se esses prolongamentos faziam parte da célula ou não, uma vez que não era possível rastrear seu caminho de volta até um corpo celular, tampouco seu caminho em direção a outro corpo celular, e, desse modo, não tinham meios de saber de onde eles vinham nem para onde iam. Além disso, em razão do diâmetro extremamente fino dos prolongamentos, não era possível visualizar sua membrana superficial. Isso fez com que muitos biólogos, incluindo o grande anatomista italiano Camillo Golgi (1843-1926), concluíssem que os prolongamentos não contavam com uma membrana recobrindo sua superfície. [...] pareceu a Golgi que o citoplasma no interior deles se misturava livremente, criando uma rede nervosa conectada de forma contínua, semelhante à teia de uma aranha, onde os sinais podem ser enviados em todas as direções de uma só vez. (Kandel, 2009, p. 78)

Os estudos sobre o tecido nervoso no século XIX marcaram um momento importante na história da Neurociência, uma vez que, no século XX, eles aumentaram de forma significativa. Posto isso, pode-se entender que os trabalhos desenvolvidos por Alan L. Hodgkin e Andrew F. Huxley sobre a sinalização nervosa na primeira metade do século XX representaram outro ponto de inflexão nos estudos sobre a célula neural e a maneira pela qual se propaga o impulso nervoso, configurando outro episódio importante na história da Neurociência.

Um problema inerente a qualquer construção histórica da ciência que se proponha a abarcar determinado conjunto de trabalhos em um longo período diz respeito a quais estudos devem ser examinados para garantir maior unidade ao discurso que se pretende assumir, portanto, quais critérios o historiador deve adotar na escolha dos trabalhos que considera relevantes para sua exposição. Nosso ponto nuclear neste capítulo é, de maneira seletiva, apresentar o percurso de formação da Neurociência ao longo dos séculos XIX e XX.

Apresentaremos, de forma sucinta, os trabalhos desde a descoberta da eletricidade animal no final do século XVIII por Luigi Galvani (1737-1798), passando pelo debate acerca da unidade morfofuncional do sistema nervoso e os estudos de biofísica que caracterizaram o início do século XX. Nesse contexto, o debate sobre a existência de átomos e moléculas na física na primeira década do século XX, que "cessaria" com os trabalhos de Einstein (1879-1955) sobre o movimento browniano – que explicam o processo de difusão celular –, foi fundamental para a discussão posterior sobre a sinalização nas células do tecido nervoso. A discussão avança até os trabalhos de Hodgkin e Huxley no fim da primeira metade do século XX. Assim, proponho uma divisão em quatro momentos: (1) os primeiros estudos de Thomas Willis (1621-1675) e Luigi Galvani e a constituição do modelo elétrico do sistema nervoso; (2) a teoria neuronal de Santiago Ramón y Cajal e sua rival, a teoria reticular; (3) a explicação do movimento browniano e o fim da dúvida acerca dos átomos e moléculas; (4) o modelo de Hodgkin-Huxley sobre a sinapse.

Primeiros estudos de Thomas Willis e Luigi Galvani e a constituição do modelo elétrico do sistema nervoso

Para um estudante de Biologia ou Medicina, o nome de Thomas Willis talvez se mostre mais familiar quando fazemos referência ao *círculo de Willis*, conjunto de artérias em anastomose que suprem grande parte do cérebro. Thomas Willis, no entanto, foi um dos primeiros anatomistas de seu tempo a redefinir termos anatômicos no que se refere ao sistema nervoso, e foi considerado um dos "precursores" da Neurociência Clínica. Contribuiu na consolidação no uso de termos como "hipocampo", "tálamo", "ponte", "nervo óptico", entre outros, buscando explicações funcionais para eles. Embora Willis tenha sido importante no cenário científico do século XVII por suas contribuições para a Neuroanatomia, interessa-nos aqui o modelo anatômico e funcional do sistema nervoso no qual se acreditava nesse período; na verdade coexistiam três modelos diferentes para o sistema nervoso: (1) modelo dos *espíritos* (o termo possui o sentido de "sopro" semelhante ao de pneuma; na modernidade eram considerados entidades teóricas ou objetos materiais que operavam nos órgãos do corpo) que operam nos nervos; (2) modelo que descrevia a existência de fluidos que ativavam o músculo (modelo hidráulico: Willis era adepto desse modelo); (3) modelo que considerava a transmissão nervosa como uma vibração, ideia originária da teoria óptica de Newton. Os três modelos (espíritos, fluidos e vibração) tinham fortes adeptos no meio científico da época.

Cada um dos três modelos foi sendo submetido a testes que identificavam sérios problemas, o que levou os pensadores da época a abandoná-los ou modificá-los. Então, por que antes dessas três hipóteses não se pensou em um modelo elétrico do funcionamento do cérebro? Podemos arriscar uma explicação sucinta para tal fato.

Com o sucesso alcançado pela mecânica newtoniana na segunda metade do século XVII, as outras ciências buscavam referenciais que alçassem suas respectivas áreas de estudo ao patamar alcançado pela Física. Como a mecânica foi, dentre as áreas clássicas da Física nesse período, a que primeiro desenvolveu-se, não é muito difícil imaginarmos os modelos fisicalistas do sistema nervoso – o modelo de fluidos e o modelo vibracional –, ambos claramente derivados de outras áreas da mecânica, enquanto o dos espíritos animais apresentava-se como um híbrido dos dois. O modelo dos espíritos facilmente se adequaria muito bem a modelos para as ciências da vida.

No início do século XVIII, poucos cientistas estudavam eletricidade, principalmente aqueles que não estavam diretamente envolvidos com a Física (certamente não desprezo com essa afirmação os trabalhos de outros autores desde o século XVI). Para nosso capítulo, são os trabalhos de Luigi Galvani que mais nos interessam, porque levaram à descoberta da eletricidade animal. Alguns peixes (Figura 1.1)

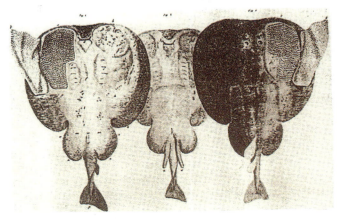

FIGURA 1.1 Peixe-torpedo, conhecido como arraia-elétrica, e a localização do "órgão elétrico". (Reproduzida de Finger, 2000, p. 108.)

emitiam descargas elétricas, e foi Galvani quem primeiro examinou a gênese desse fenômeno elétrico. Ele observou em seus experimentos que, quando aplicava uma carga elétrica a um músculo ou a um nervo de uma rã, ocorria contração muscular nas pernas dela. A descoberta da bioeletricidade, e a identificação de contrações musculares em resposta a estimulação elétrica, se constituiriam em terreno fértil para um modelo elétrico do sistema nervoso, ponto de partida para o desenvolvimento dos estudos sobre a condução nervosa.

Teoria neuronal de Santiago Ramón y Cajal e sua rival, a teoria reticular

A partir dos trabalhos de Galvani e da proposição de um modelo elétrico do sistema nervoso, fazia-se necessário explicar a constituição morfológica e funcional deste. Na Biologia, ao longo do século XIX, as interpretações vitalistas (o vitalismo possui várias faces, sendo mais adequado falarmos em vitalismos; em linhas gerais, o vitalismo é uma espécie de compromisso metafísico que se tinha nas explicações sobre o mundo orgânico em que se atribui certa força vital ao fenômeno da vida) foram perdendo espaço para explicações fisicalistas. A Física manteve seu posto referencial nas ciências naturais, e ao longo do século XIX o atomismo assumiu um papel nuclear na Física e na Química. Na Biologia, o desenvolvimento da teoria celular na década de 1830 caracterizou, de certa forma, essa abordagem mais fisicalista.

Os cientistas não sabiam muito sobre a maneira como o tecido nervoso era constituído até meados de 1870, década em que Eduard Hitzig (1839-1907) e David Ferrier (1843-1928) publicaram seus importantes experimentos sobre localização cortical e em que Jean-Martin Charcot (1825-1893) inaugurou os estudos da Neurologia.

Conheciam-se associações entre fibras que cresciam a partir do corpo celular e sobre suas respectivas funções. Outro ponto muito discutido referia-se ao fato de a condução nervosa ser apenas em um sentido, de uma ponta a outra. O problema da direção da condução existia tanto em um modelo reticulado do sistema nervoso (discutiremos mais à frente esse modelo) quanto em um modelo celular. Ambos reconheciam a existência do corpo neuronal, e a questão era saber se a informação fluía do corpo para fora ou no sentido inverso.

Dendritos e axônios são termos que designam os prolongamentos do corpo celular e que foram introduzidos por Wilhelm His em 1890 e Albrecht Von Kölliker em 1896, respectivamente. O termo "neurônio" foi utilizado pela primeira vez em 1891 por Wilhelm von Waldeyer, e "sinapse" foi cunhado por Charles Sherrington em 1897, descrevendo uma junção hipotética (nos Capítulos 3, *Evolução do Cérebro e do Comportamento*, e 4, *Funcionamento do Sistema Nervoso*, é apresentado em detalhes o funcionamento do sistema nervoso).

Segundo Stanley Finger, historiador da Neurociência, três elementos se faziam necessários para investigar o sistema nervoso no século XIX: (1) melhorias técnicas nos microscópios que possibilitassem gerar imagens com grandes ampliações e sem distorções; (2) técnicas histológicas que marcassem o corpo celular e facilitassem a visualização dos prolongamentos celulares; (3) disposição dos cientistas em observar de "mente aberta" as lâminas diante das possibilidades alternativas ao modelo vigente (modelo reticularista). Essas três condições foram se constituindo ao longo de todo o século XIX e somente na segunda metade pudemos identificar seus pontos de convergência. Os dois primeiros itens foram constituídos conforme explicado a seguir:

1) Atribui-se a criação do primeiro microscópio ao holandês Hans Janssen no fim do século XVI, mas comumente se faz referência aos trabalhos do físico inglês Robert Hooke (1635-1703). Em seu livro *Micrographia* de 1667, Hooke expôs suas observações feitas com o novo instrumento. No entanto, seria nas mãos de Anton van Leeuwenhoek (1621-1723) que esse instrumento assumiria um papel importante para as ciências da vida. A primeira estrutura explorada com o microscópio por Leeuwenhoek foi o nervo óptico (Figura 1.2).

Leeuwenhoek propôs que a transmissão de informação no nervo operava por meio de pequenas partículas (os espíritos animais). Entre os anos de 1674 e 1675, ele sugeriu algo parecido com as vibrações newtonianas para os nervos. O microscópio utilizado na época de Hooke e Leeuwenhoek produzia distorções nas imagens; além disso, as células que o pesquisador tentasse examinar não estavam ao redor dos fluidos nem ao fundo marcadas com clara distinção, o que justificava a ideia de uma rede em analogia com um circuito elétrico, sendo os nervos similares aos fios de uma instalação elétrica. Outro ponto importante a ser discutido se refere ao fato de que, uma vez atribuídas ao sistema nervoso as funções cognitivas (pensamento, sentimentos, emoções etc.), ficava difícil aceitar um modelo físico e reducionista para essas funções. Assim, que região do cérebro seria responsável pela alma ou pela inteligência? Para Finger, esse cenário justifica a força da teoria reticular na primeira metade do século XIX como reação ao localizacionismo que emergiu dos estudos sobre relação entre as funções do sistema nervoso e as áreas cerebrais, principalmente a partir dos trabalhos de Franz Joseph Gall e a configuração da Frenologia.[1]

2) Os estudos sobre a estrutura fina do sistema nervoso aperfeiçoaram-se a partir de 1820, com o desenvolvimento de um novo microscópio sem as distorções características do tempo de Hooke e Leeuwenhoek. Os microscópios aperfeiçoados no início do século XIX permitiam aos cientistas se concentrar em cores diferentes simultaneamente, uma vez que não apresentava tais distorções.

O uso de lentes de chumbo e vidro *flint*[2] imediatamente abriu as portas para novas pesquisas. Isso se mostrou muito útil na Alemanha, onde foram descobertas também melhores técnicas de coloração dos tecidos na preparação dos cortes histológicos. A indústria de corantes era uma das que mais se desenvolviam nesse período.

No início do século XIX, Johann Christian Reil (1759-1813) criou o método para dissecção com a imersão em álcool do material a ser examinado. Algumas décadas antes, Adolph Hannover (1752-1796) havia introduzido o ácido crômico como agente para a preparação de lâminas do tecido nervoso, uma vez que o formaldeído, substância usada nos dias de hoje para preservar o tecido, não era utilizado antes do final do século XIX.

Com novos microscópios e novas técnicas de fixação e coloração das lâminas, na segunda metade do século XIX as pesquisas dirigidas à estrutura do sistema nervoso puderam avançar significativamente. O tcheco Jan Evangelista Purkyně (ou Purkinje) (1787-1869) foi um dos pioneiros nessa época, e a primeira ilustração de células nervosas nesse período é de sua autoria (Figura 1.3). Em 1837, em um congresso científico em Praga, Purkinje apresentou seu famoso trabalho sobre a descrição de células do cerebelo.

Um ano após a publicação de Purkinje, Matthias Jakob Schleiden (1804-1881) propôs a teoria celular para as plantas, sugerindo a existência dessas unidades básicas para todos os vegetais. E, 1 ano depois, Theodor Schwann (1810-1882) desenvolveu a tese da existência das células como unidade básica também no reino animal.

Schwann descreveu em seus trabalhos que é a cobertura de mielina de gordura que dá a alguns axônios uma aparência branca brilhante. Para muitos historiadores influenciados por Finger, a teoria celular na sua primeira formulação encontrava, na ideia de que as células nervosas formavam uma rede, um

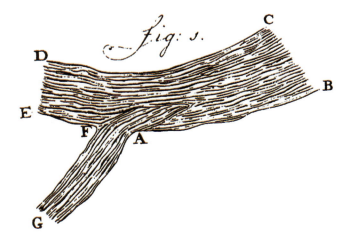

FIGURA 1.2 Desenho publicado em 1719 por Leeuwenhoek mostrando parte de um nervo de uma vaca ou carneiro visto de lado. Um ramo do nervo principal é indicado pela letra G. (Reproduzida de Finger, 2000, p. 199.)

---

[1] A Frenologia foi uma área desenvolvida, principalmente, por Franz Joseph Gall e que teve muitos adeptos na primeira metade do século XIX. O pressuposto básico dos frenologistas era de que, para cada área específica do cérebro, corresponderia uma, e somente uma, função. Ao longo do século XIX, a Frenologia foi aos poucos sendo considerada uma área não científica.

[2] Quando se adiciona óxido de chumbo ao vidro, ele adquire maior poder de refração.

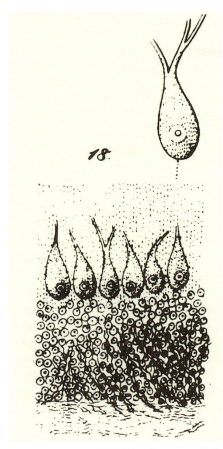

FIGURA 1.3 Ilustração de Purkinje de uma célula cerebelar, publicada em 1838 (Reproduzida de Finger, 2000, p. 201.)

problema para a generalização da teoria celular a todos os tecidos. Esse conflito é aparente, pois em nenhum momento a teoria celular foi questionada por conta de alguns tecidos terem suas células fundidas.

A tese de Finger é controversa e equivocada, uma vez que o próprio Schwann teria admitido que alguns tecidos apresentam uma conformação de rede, em que as células do mesmo estão fundidas, sem, no entanto, negar a existência das células como unidades morfofuncionais. Outro problema acerca da configuração das células nervosas na formação do tecido nervoso era se as unidades celulares manteriam sua independência anatômica ou se ocorreria algum tipo de fusão por anastomose. Faziam-se necessárias mais evidências observacionais que permitissem resolver a questão.

Teoria reticular e la reazione nera

Com o advento de novas formas de coloração, os estudos da estrutura celular do sistema nervoso continuaram a crescer na década de 1860. A primeira grande coloração era o *carmim*, uma substância avermelhada extraída de corpos de certos insetos pouco antes de colocarem seus ovos.

O anatomista italiano Alphonse Corti (1822-1888) foi o primeiro a testar essa coloração em tecidos animais. Ele a usou no estudo da estrutura da orelha interna em 1851, e foi o pioneiro na descrição de uma parte da cóclea hoje chamada "órgão de Corti".

Joseph von Gerlach (1820-1896) recebeu maior reconhecimento no uso do método de Corti. Na década de 1850, Gerlach injetou carmim na corrente sanguínea e observou que era facilmente captado por células vizinhas, como nos casos em que determinadas plantas colorem em meio aquoso (Clarke, 1983). Usando esse método, ele descobriu um meio de visualizar as células do nervo cerebelar e suas respectivas fibras. Gerlach ficou muito conhecido por sua descoberta acidental, sem, no entanto, fazer menção aos trabalhos de Corti.

Armado com o método carmim de coloração de nervos não mielinizados aperfeiçoado por Gerlach, e usando o ácido crômico como agente de endurecimento, outro pesquisador alemão, Otto Friedrich Karl Deiters (1834-1863) observou o corpo celular (soma) e as várias extensões do corpo celular (dendritos) e outro prolongamento, um eixo central (axônio). Deiters morreu prematuramente antes de publicar seus resultados e foi seu superior em Bonn, Max Schultze, quem os publicou. Deiters pretendia examinar a maneira como as células nervosas se comunicam, mas não obteve sucesso nessa questão.

Muito circulou a ideia, na segunda metade do século XIX, de que as células nervosas se conectam por anastomose (fusão), semelhante às peças de uma tubulação. Deiters considerou que as terminações do eixo principal (axônio) de um neurônio e dendritos do neurônio seguinte se fundem. Essas considerações eram apenas especulação, já que não consta nos trabalhos de Deiters observações que corroborem tal explicação.

Conforme dito antes, a hipótese de Finger para a difusão de explicações contínuas (em oposição a modelos contíguos) para o sistema nervoso se deve mais a um modelo que se oponha às teorias localizacionistas (em linhas gerais, o localizacionismo do século XIX propõe a relação de uma determinada função para cada área correspondente no cérebro), desenvolvidas na primeira metade do século XIX, do que propriamente às evidências empíricas. O modelo reticulado, segundo seus defensores, poderia explicar melhor a transmissão rápida no sistema nervoso.

Albrecht Von Kölliker (1817-1905), autoridade máxima na histologia do período, postulou que apenas os dendritos de células vizinhas eram fusionados com os outros prolongamentos celulares. Posteriormente, outras hipóteses se somaram à afirmação de Kölliker, assumindo que poderia haver outras variações, como axônios se fundindo com dendritos e com outros axônios.

Gerlach foi um entusiasta das ideias de Kölliker acerca da fusão das células do tecido nervoso, que possibilitavam pensar que o impulso nervoso se dava de célula a célula em redes de fibras ou em forma de treliças. Dessa maneira, o tecido nervoso se constituía em uma espécie de rede ou retículo, composto por um grande número de peças fisicamente interligadas.

Em meados da década de 1860, período de forte adesão da teoria reticular, era fácil aceitar as ideias de Kölliker e Gerlach, autoridades no assunto, uma vez que não havia evidências empíricas que negassem o modelo. Tal cenário começaria a mudar com um novo método de coloração do tecido, a reação negra (*la reazione nera*), desenvolvido por Camillo Golgi (1843-1926), que deixava as células nervosas com uma coloração preta e um fundo amarelado (Figura 1.4).

Podemos perceber, na Figura 1.4, a diferença nos três desenhos, em termos de complexidade, sendo que dois deles diferem em apenas 4 anos. Observa-se, pelo grau de detalhamento, o avanço que significou o método de Golgi de coloração pelo uso de nitrato de prata (utilizava-se também o cromato de prata).

Golgi publicou seus resultados em 1873 na *Gazzetta Medica Italiana* na Lombardia, sob o título *Sulla struttura della grígia del cervello* (Sobre a estrutura da substância cinzenta do cérebro).

Teoria neuronal

Santiago Ramón y Cajal foi um médico e histologista espanhol, ganhador do prêmio Nobel de Medicina ou Fisiologia em 1906, juntamente com Camillo Golgi, pelos seus trabalhos relativos à unidade básica e à estrutura fina do sistema nervoso central. Ramón y Cajal usou a técnica de coloração desenvolvida por Golgi, que utilizava cromato de prata para corar algumas células cerebrais, em particular as árvores dendríticas e os axônios (prolongamentos da célula nervosa).

Ramón y Cajal chegou a uma conclusão bem diferente da dos reticularistas. Segundo ele, o sistema nervoso é composto por bilhões de células nervosas (neurônios), distintas e polarizadas. Ramón y Cajal sugeriu que, em vez de formarem uma rede, os neurônios comunicam-se através de um mecanismo especializado (a sinapse, embora o termo não seja de sua autoria). A postulação dos neurônios como unidade básica do sistema nervoso é a base da teoria neuronal, defendida por ele em 1888 em uma série de artigos.

A Figura 1.5 apresenta alguns desenhos feitos por Ramón y Cajal sobre observações histológicas de células nervosas com a técnica de Golgi.

Além do uso do método desenvolvido por Golgi, Ramón y Cajal estudou o tecido nervoso de animais recém-nascidos, o que permite observar melhor a formação dos circuitos neurais. Para Eric Kandel, são quatro os princípios que compõem a teoria neuronal proposta por Ramón y Cajal: (1) existência de células individualizadas, os neurônios; (2) espaçamento físico entre duas células, por onde ocorre a comunicação entre elas, a sinapse; (3) especificidade da conexão entre as células; (4) polarização dinâmica. O quarto princípio é, para Kandel, extremamente importante, pois permitiu relacionar todos os componentes da célula nervosa a uma só função, a sinalização.

> Foi somente em 1955 que as intuições de Cajal foram confirmadas de maneira conclusiva. Sanford Palay e George Palade, do Rockefeller Institute, usaram o microscópio eletrônico para demonstrar que, na vasta maioria dos casos, um pequeno espaço – a fenda sináptica – separa o terminal pré-sináptico de uma célula do dendrito da outra célula. Essas imagens revelaram igualmente que a sinapse é assimétrica e que o mecanismo para a liberação de transmissores químicos, descoberto muito tempo depois, situa-se apenas na célula pré-sináptica. Isso explica a razão pela qual a informação em um circuito neural flui somente em uma direção. (Kandel, 2009, p. 85)

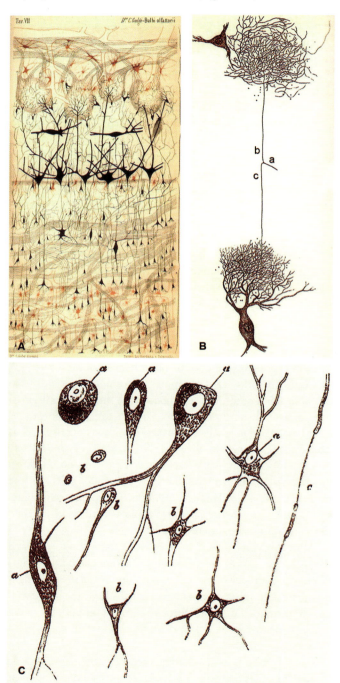

FIGURA 1.4 Podemos ver a diferença em três ilustrações para células nervosas. **A.** Primeira preparação histológica de Golgi com seu método de nitrato de prata (reação negra) de uma secção vertical do bulbo olfatório de um cachorro (1875). **B.** Desenho realizado por Gerlach explicando a teoria reticular (1871). **C.** Ilustrações do córtex cerebral feitas por Kölliker (1852). (Reproduzida de DeFelipe *et al.*, 2007, pp. 50, 52.)

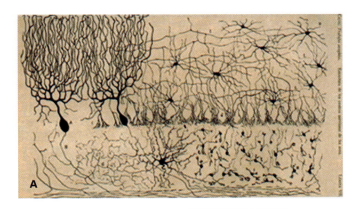

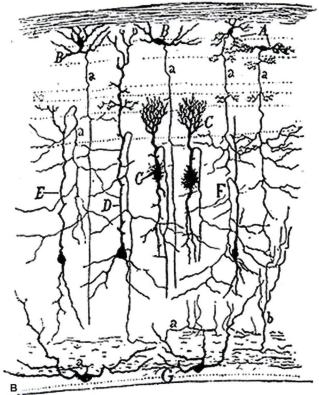

FIGURA 1.5 Desenhos de Ramón y Cajal. **A.** Células do cerebelo do pinto. **B.** Secção do *tectum* óptico de um pardal. (Reproduzida de DeFelipe *et al.*, 2007, pp. 181-182.)

Se a proposta inicial deste capítulo fosse apenas discutir o problema da sinalização e a maneira como Hodgkin e Huxley resolveram o problema parcialmente na década de 1950, poderíamos, sem muitas perdas, iniciar nossa exposição deste ponto em diante, mas, conforme exposto no início, a intenção é fazer um percurso da formação da Neurociência a partir de alguns pontos de inflexão em sua história.

Na primeira etapa mostramos a passagem de modelos mecânicos do sistema nervoso a um modelo elétrico, enquanto na segunda parte expusemos o debate referente à maneira como se é formado o sistema nervoso em termos celulares, com a mudança de um modelo reticular para um modelo celular, proposto por Ramón y Cajal (inúmeros pesquisadores contribuíram para a teoria neuronal, mas ele foi quem mais elementos apresentou para a teoria) e que lançaria um dos principais problemas a serem respondidos nas décadas seguintes, de como ocorre a sinalização nas células nervosas. Na terceira parte de nossa história, discutiremos a explicação de como se dá a sinalização, por difusão molecular, fenômeno físico explicado pelo movimento browniano. Por fim, na quarta parte do capítulo, abordaremos o modelo proposto por Hodgkin e Huxley para o problema da sinalização, finalizando o capítulo.

Explicação do movimento browniano e o fim da dúvida acerca dos átomos e moléculas

Discutir em ciência se os elementos que compõem uma teoria existem de fato ou se são meros recursos explicativos constitui um campo de debates árduo. Podemos aceitar que determinadas teorias façam referência a átomos, moléculas, bactérias etc., sem, no entanto, nos comprometermos com a existência delas, considerando-as, dessa maneira, entidades teóricas. Podemos, de maneira cautelosa, dizer que em Física e Química, prioritariamente em Física, recorre-se ao uso de entidades teóricas em um primeiro momento para depois, com o aperfeiçoamento das teorias em questão, comprovar a existência ou não de determinados elementos. Acredita-se que tal recurso é comumente aceito em todas as ciências, embora algumas recorram a isso mais que outras. Em Biologia e ciências afins, o papel da observação assume uma posição de destaque, uma vez que não se caracteriza por ser uma ciência axiomatizável[3] (ao menos não as grandes áreas da Biologia), que permita conduzir seus modelos e teorias mesmo quando contrários à observação.

A conjuntura em que Albert Einstein apresenta sua dissertação e seu artigo sobre a explicação do movimento browniano e a determinação do número de Avogadro[4] é caracterizada pela divisão entre os físicos favoráveis a uma posição atomista e os energetistas, que admitiam ser a energia a grandeza fundamental no universo. Vejamos o que Ludwig Boltzmann (1844-1906) falou sobre o atomismo, comparando-o com os trabalhos da Astronomia, em uma conferência na Academia Imperial de Ciências na Alemanha, em 29 de maio de 1886:

> Nós inferimos a existência de todas as coisas apenas por meio das impressões que fazem sobre os nossos sentidos. Assim, produz-se um dos mais belos triunfos da ciência quando conseguimos inferir a existência de um grupo de coisas, as quais, em grande parte,

---

[3] Uma ciência axiomatizável é comumente compreendida como uma ciência com princípios ou leis anteriores à observação. Em Matemática um axioma não pode ser provado, trata-se de uma afirmação (proposição) que serve de base para o desenvolvimento de teoremas, por exemplo. Na Física, já se pensou em considerar as leis universais como espécies de axiomas para o desenvolvimento dessa ciência.

[4] Constante física fundamental equivalente a um mol e que vale aproximadamente $6,02 \times 10^{23}$; chama-se número de Avogadro em homenagem ao cientista italiano Lorenzo Romano Amedeo Carlo Avogadro (1776-1856), um dos primeiros cientistas a proporem a distinção entre átomos e moléculas.

haviam escapado de nossa atenção. Desse modo, o astrônomo consegue inferir, quase com certeza e a partir de minúsculos traços de luz, a existência de inúmeros corpos celestes, os quais superam, em milhares ou em milhões de vezes, as dimensões de nossa Terra, encontrando-se a tais distâncias que a sua mera representação nos produz vertigens. Assim, caso eu deixasse de mencionar, entre os instrumentos pelos quais os metafísicos devem agradecer, aqueles dos observatórios astronômicos, desde o simples dióptrico do Egito Antigo até os telescópios de Kepler e Galileu e os gigantes instrumentos de Alvan Clark, estaria apenas provando quão incompleta era a minha listagem. Aquilo que foi conseguido pela Astronomia em grandes dimensões também foi de forma semelhante, e com sucesso, em pequeníssimas [dimensões]. (Boltzmann, 2005, p. 29-30)

Einstein e o movimento browniano[5]

No fim do século XIX, a divisão apontada anteriormente, no que concerne à teoria atômica, operava no relacionamento entre o mundo subatômico e as leis da termodinâmica. A explicação do movimento browniano por Einstein foi um dos elementos que mais contribuíram com a aceitação da teoria atômica. A contenda entre os prós e contras da teoria atômica pode ser exemplificada com o problema que ficaria conhecido como 'paradoxo da irreversibilidade'. Se adotarmos a primeira e a segunda leis da termodinâmica como fundamentais – (1) a primeira estabelece a relação entre calor, energia e trabalho útil em processos térmicos; (2) a segunda trata do fluxo de calor em um processo natural –, o derretimento de um cubo de gelo, por exemplo, é sempre irreversível.

Como podemos explicar que o fluxo de calor não flui espontaneamente na direção oposta no exemplo do derretimento do gelo nos termos da mecânica newtoniana? Vejamos o que diz a interpretação atômica: o calor é a energia de movimento (energia cinética) dos átomos. As interações microscópicas obedeceriam aos princípios da mecânica newtoniana, semelhantemente ao caso da colisão de esferas. Quando, entretanto, pensamos nas esferas, esses eventos são reversíveis, o que gera a seguinte questão: Como ficaria a observação do fenômeno reversível no plano macroscópico? Sabemos que não ocorre a reversão no caso do derretimento do cubo de gelo, então como explicar isso? A falta de explicação a esse problema ficaria conhecida como o "paradoxo da irreversibilidade", e fortaleceu a posição dos opositores da teoria atômica.[6]

---

[5] O botânico Robert Brown (1773-1858) foi um dos primeiros a observarem que grãos de pólen e objetos igualmente pequenos, quando suspensos em água, descreviam uma trajetória aleatória. Esse movimento, chamado browniano em homenagem ao botânico, deve-se ao impacto das partículas do fluido.

[6] No modelo atômico as leis da mecânica permanecem fundamentais, enquanto no modelo rival (dos energetistas) as leis da termodinâmica é que são fundamentais. A oposição ao modelo atômico contava com figuras proeminentes em sua defesa, como Wilhelm Ostwald (1853-1932), Ernst Mach (1838-1916), Pierre Duhem (1861-1916), entre outros.

A abordagem mecânica fazia referência à matéria e ao movimento de átomos, e, por outro lado, o modelo termodinâmico se referia apenas à noção de energia e suas transformações, o que implicava a isenção de assumir qualquer compromisso quanto à existência de átomos e moléculas. As coisas começaram a pender para o lado dos atomistas quando o físico Boltzmann apresentou uma solução para o paradoxo da irreversibilidade.

Ludwig Boltzmann e Josiah Willard Gibbs (1839-1903) forneceram o cálculo de como a segunda lei da termodinâmica é efeito do comportamento de átomos em movimento aleatório. Albert Einstein, quando entrou em cena, pretendeu reforçar a tese de que os líquidos eram de fato compostos por átomos.

Outra conclusão importante de Einstein:

[...] foi Einstein quem primeiro reconheceu que, se as predições da mecânica estatística eram corretas, então qualquer partícula visível, imersa em um banho de átomos, deveria basicamente comportar-se como um 'átomo grande'. (França & Gomes, 2005, p. 48)

O princípio da equipartição de energia explica como a energia cinética das partículas brownianas visíveis depende da temperatura. Para cada grau de liberdade, a energia cinética (E_k) é igual a kT/2, em que k é a constante de Boltzmann e T a temperatura. A difusão de uma partícula browniana em uma solução permite relacionar o deslocamento quadrático médio $<x^2>$ com o número de Avogadro (N_A).

$$N_A = \frac{R}{<x^2>} \frac{T}{6\pi\eta a} t$$

Nessa fórmula, R é a constante universal dos gases, T é a temperatura da solução, η é a viscosidade do líquido, a o raio da partícula browniana e t é o tempo para que a partícula se desloque $<x^2>$ em uma trajetória irregular (Figura 1.6).

O raio a da partícula oferecia alguma dificuldade para determinar, mas as demais grandezas eram conhecidas. Com a determinação do número de Avogadro (N_A), que permite conhecer o número de moléculas ou átomos em certa quantidade da substância (tal relação, a Química já admitia sem problemas), esperava-se resolver o problema acerca da existência dos átomos e moléculas. Einstein obteve $N_A \approx 2 \times 10^{23}$, mas após outras tentativas chegou ao valor de 4×10^{23}.

Jean Perrin (1870-1942), a partir de 1908, conseguiu determinar $N_A \approx 7 \times 10^{23}$, e o valor aceito hoje é $6,023 \times 10^{23}$. Os trabalhos de Perrin seriam o canto do cisne do debate, o que obviamente é ilustrativo, uma vez que em diversos momentos se fez referência a entidades e/ou teorias aparentemente abandonadas ao longo do século XX.

Modelo Hodgkin-Huxley

Kandel, em sua autobiografia, considera que podemos dividir em quatro períodos os estudos sobre a função sinalizadora dos neurônios. Em certa medida compartilhamos

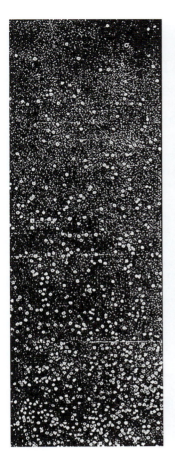
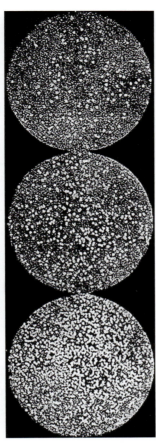

FIGURA 1.6 Distribuição de equilíbrio de partículas brownianas. À esquerda, partículas com 0,6 μm de diâmetro; à direita, com 1 μm de diâmetro. (Reproduzida de Perrin, 1909, p. 39.)

essa divisão em nossa exposição, explicada a seguir. (1) Os trabalhos de Galvani no final do século XVIII com a descoberta da eletricidade animal possibilitaram a proposta de um modelo elétrico para o sistema nervoso. (2) A teoria celular deu o pontapé inicial na contenda sobre se o sistema nervoso possui uma unidade básica ou é composto por uma rede (retículo). (3) Semelhante à proposta de Kandel, o terceiro período configura-se no início do século XX com os primeiros estudos sobre o potencial de membrana. Kandel reconhece como início desses estudos os trabalhos de Hermann Ludwig Ferdinand von Helmholtz (1821-1894). Helmholtz teria, segundo Kandel, levantado as questões sobre como seria a condução elétrica no axônio, mais tarde reconhecido como um fenômeno chamado "potencial de ação". Perguntas do tipo "de que forma os axônios codificam a informação?" e "quem carreia a corrente elétrica que produz os sinais?" serviriam como pontos de partida para o problema da condução nervosa, que ocuparia a agenda de alguns dos principais neurocientistas na primeira metade do século XX. (4) A quarta fase se caracteriza pela hipótese iônica da geração e condução do impulso nervoso, proposta por Hodgkin e Huxley, que exploraremos a seguir.

Primeiros anos do século XX

A forma do sinal e seu papel na codificação da informação seriam abordados por Edgar Douglas Adrian (1889-1977) na década de 1920. Os potenciais de ação têm praticamente o mesmo formato e mesma amplitude.

> A corrente produzida pelo potencial de ação é suficiente para estimular as regiões adjacentes do axônio, fazendo com que o potencial de ação seja propagado sem falha ou enfraquecimento ao longo de toda a extensão do axônio, a uma velocidade de até 30 m/s, exatamente como Helmholtz descobrira antes. (Kandel, 2009, p. 94-95)

Após os trabalhos de Adrian, surgiram novas questões. Como um neurônio sensorial informaria a intensidade de um estímulo quando se trata de um toque leve ou profundo, ou se uma luz é radiante ou embaçada? De que modo ele sinaliza a duração do estímulo? Em termos gerais, de que forma os neurônios diferenciam um tipo de informação sensorial de outro?

Adrian descobriu que a intensidade resulta da frequência com que os potenciais de ação são emitidos. Por um raciocínio semelhante, podemos deduzir que a duração de uma sensação é determinada pela extensão de tempo durante o qual os potenciais de ação são gerados. Outro cientista importante nesse período foi Charles Scott Sherrington (1857-1952), comumente reconhecido por ser o descobridor da função do neurônio (Figura 1.7), que descobriu que nem toda ação nervosa é excitatória.

Adrian e Sherrington foram, sem dúvida, peças-chave no quebra-cabeça da condução nervosa, mas as questões a serem respondidas eram muitas ainda. O que explica a capacidade notável do sistema nervoso de conduzir a eletricidade dessa forma tudo ou nada? Como se desligam e ligam os sinais elétricos e por que mecanismo se dá a propagação ao longo do axônio? Um trabalho importante não mencionado antes foi a hipótese da membrana proposta por Julius Bernstein (1839-1917) por volta de 1902. Bernstein, que foi aluno de Helmholtz, percebeu que, mesmo na falta de atividade neuronal, existia diferença de potencial entre a membrana e o meio externo, e é ela que hoje chamamos de potencial de repouso da membrana.

A teoria da membrana de Bernstein teve um papel importante não apenas no estudo da sinalização, mas também como um divisor entre as explicações fisicalistas sobre o funcionamento cerebral e as então agonizantes explicações vitalistas. Apesar da determinação por Bernstein no início do século XX do potencial de repouso, a medição de pequenas correntes e da diferença de potencial em partes do corpo animal constituía um grande problema para os estudos da condução nervosa. Por isso, nos deteremos um pouco aqui para examinar alguns avanços nesse que pode ser considerado o grande arcabouço experimental para a chegada de Hodgkin e Huxley nas décadas de 1940 e 1950 com sua hipótese iônica.

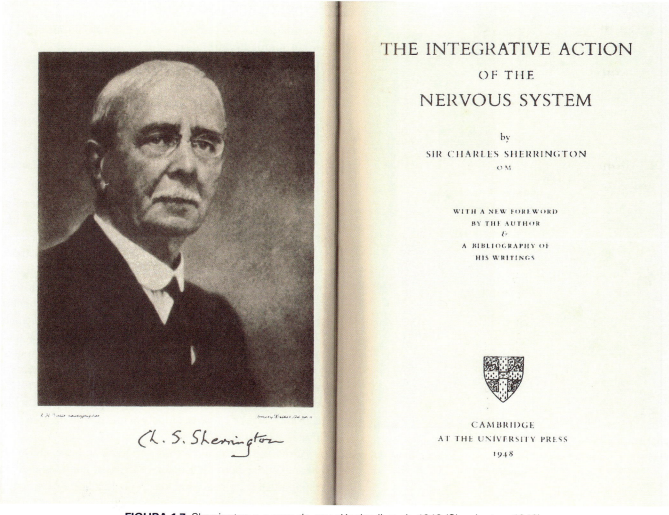

FIGURA 1.7 Sherrington e a capa de seu clássico livro de 1948 (Sherrington, 1948).

Desenvolvimentos experimentais para medição dos potenciais de ação nas células cardíaca e nervosa

O problema central nas pesquisas sobre a condução nervosa se referia à dificuldade dos instrumentos em amplificar e gravar pequenas e rápidas mudanças elétricas com fidelidade, no início do século XX. Por volta de 1900, havia galvanômetros e outros instrumentos de mensuração que deveriam sofrer modificações para atender às necessidades de tais estudos.

Em 1842, o italiano Carlo Matteucci (1811-1868) demonstrou que uma corrente elétrica acompanha cada contração cardíaca. Por volta de 1 ano depois, o fisiologista alemão Emil du Bois-Reymond (1818-1896) descreveu o potencial de ação e confirmou a descoberta de Matteucci estudando o coração de um sapo. Com o instrumento desenvolvido por Gabriel Lippmann (1845-1921), em 1878, duas fases do ciclo cardíaco (despolarização e repolarização) foram identificadas, e os responsáveis pela descoberta foram John Scott Burdon-Sanderson (1828-1905) e Frederick Page (1885-1962).

O eletrômetro capilar foi de considerável importância para os estudos em eletrofisiologia. Na década de 1870, o cientista Gabriel Lippmann descobriu que uma gota de mercúrio em alguns ácidos se modificava ao passar uma corrente elétrica pelo ácido. Étienne-Jules Marey (1830-1904), conhecido pelos trabalhos na captação da imagem em movimento – anteriores ao cinetoscópio desenvolvido por Thomas Alva Edison (1847-1931) e posteriormente modificado pelos irmãos Lumière –, teve a ideia de colocar mercúrio e ácido em um tubo fino e, ao fundo, um filme, podendo observar pequenos movimentos na superfície do mercúrio e captar assim a mudança por meio de uma câmera. A facilidade do eletrômetro capilar em acompanhar eventos cardíacos levou outros pesquisadores a tentar medições de impulsos nervosos (Figura 1.8). Em 1888, Francis Gotch (1853-1913) e Victor Horsley (1857-1916) descobrem que com o eletrômetro capilar é possível detectar diferenças de potencial nos nervos periféricos e na medula espinal. Outra descoberta propiciada pelo uso do eletrômetro capilar foi a precedência da atividade elétrica em relação à contração

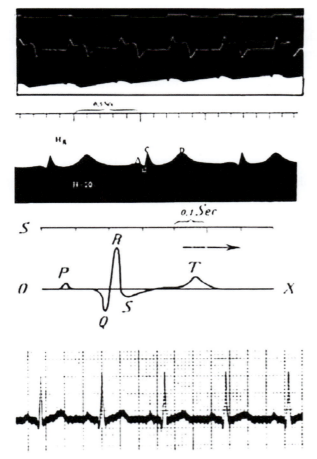

FIGURA 1.8 Registro obtido pelo eletrômetro capilar. Na parte superior, a medição pelo modelo desenvolvido por Lippmann; no centro, o registro com a correção feita por Einthoven; na parte inferior, a medição feita com o galvanômetro de corda. (Reproduzida de Giffoni, 2010, p. 266.)

tubo (conhecido como o problema do mercúrio). Willem Einthoven (1860-1927) resolveu o problema com a construção de um instrumento aperfeiçoado chamado "galvanômetro de corda". E como funcionava esse instrumento de Einthoven?

> Era composto de um fino filamento de quartzo recoberto por prata, esticado em um campo magnético criado por um eletroímã. Mesmo a corrente elétrica fraca de um potencial cardíaco seria capaz de mover o filamento. A oscilação deste dependia da magnitude e da direção da corrente elétrica. As sombras geradas pela movimentação do fio de quartzo eram projetadas em um filme fotográfico, que rodava à velocidade de 25 mm/s, como nos eletrocardiógrafos atuais. A relação entre a amplitude do traçado e a voltagem era controlada pela tensão do filamento. (Giffoni, 2010, p. 265)

Thomas Lewis (1881-1945), considerado o sucessor de Einthoven nos estudos de eletrocardiografia, dedicou-se a examinar as arritmias em 1920 e popularizou e cunhou alguns termos médicos muito usados atualmente, tais como "marca-passo", "contrações prematuras", "taquicardia paroxística", "fibrilação atrial", entre outros.

> Os eletrodos eram, na verdade, recipientes como potes de metal ligados por fios ao galvanômetro. Os potes continham solução de cloreto de sódio concentrado, e neles o paciente mergulhava as duas mãos e o pé esquerdo; a solução salina servia como elemento condutor de eletricidade entre o metal e a pele do paciente. (Ginefra, 2007, p. 245.)

Podemos observar o sistema descrito por Ginefra na Figura 1.9. As correções feitas por Einthoven encontram-se em seu trabalho *Le Tèlecardiogramme*, publicado em 1906 (Figura 1.10).

Na medição ilustrada na Figura 1.10, os potes faziam três pares de eletrodos bipolares: os braços direito e esquerdo formavam a derivação a que se chamou de *lead* I (D_1), o braço direito com a perna esquerda, *lead* II (D_2) e o braço esquerdo com a perna esquerda, *lead* III (D_3); a perna direita, que tinha o mesmo potencial da esquerda, tinha a função de aterramento. Einthoven observou que, em todos os indivíduos normais, o potencial registrado em D_2 era

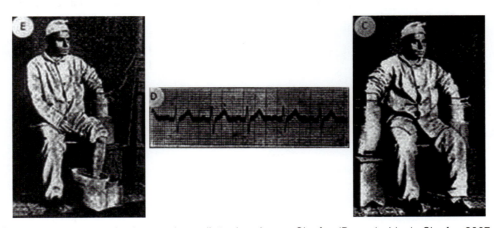

FIGURA 1.9 Representação do sistema de medição descrito por Ginefra. (Reproduzida de Ginefra, 2007, p. 245.)

cardíaca, o que descartava a hipótese de os registros serem provocados pela alteração do contato entre os eletrodos e a pele durante os impulsos cardíacos.

O eletrômetro capilar apresentava problemas a serem ajustados; um exemplo era a inércia do líquido no tubo e em interface com o ácido sulfúrico dentro do mesmo

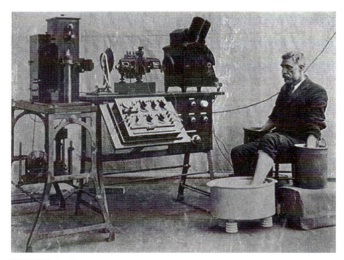

FIGURA 1.10 Galvanômetro de corda aperfeiçoado por Einthoven. Começou a ser fabricado por volta de 1911. (Reproduzida de Ginefra, 2007, p. 245.)

Hodgkin e Huxley entram em cena

Alan Lloyd Hodgkin (1914-1998) nasceu Banbury, Inglaterra. Estudou na Universidade de Cambridge, na qual se tornaria professor. Na década de 1930 trabalhou no Instituto Rockefeller (EUA), onde aprendeu a estudar o sistema nervoso de invertebrados, conhecimento que lhe foi de grande utilidade posteriormente. No período da Segunda Guerra Mundial (1939-1945) interrompeu suas pesquisas, o que lamentou muito depois. Andrew Fielding Huxley nasceu em 1917 na Inglaterra e, junto de Alan Hodgkin (Figura 1.12), ganhou o prêmio Nobel de 1963 em Medicina ou Fisiologia pelas contribuições sobre a sinalização no sistema nervoso.

sempre maior que em D_1 e D_3, e daí formulou a expressão $D_2 = D_1 - D_3$ para os potenciais elétricos do coração em um homem normal.[7]

Em 1915, Lewis e outros pesquisadores já usavam eletrodos de agulha em cães para registrar potenciais diretamente no miocárdio. No ano de 1949, Ling e Gerard criaram o microeletrodo capilar de vidro fino, unipolar, com menos de 1 µm de diâmetro, para registros de potenciais elétricos intracelulares, preenchidos com solução salina concentrada (Figura 1.11). Esse tipo de eletrodo foi largamente empregado por Hoffman e Cranefield em seus famosos estudos sobre o potencial de ação das células cardíacas.

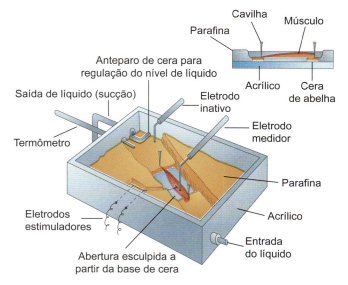

FIGURA 1.11 Ilustração do microeletrodo capilar desenvolvido por Ling e Gerard.

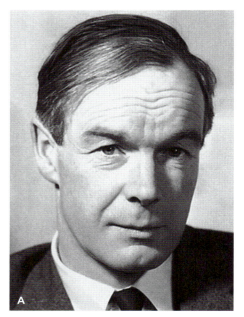

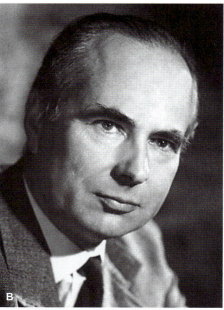

FIGURA 1.12 A. Alan Hodgkin. **B.** Andrew Huxley. (**A**, reproduzida de Wikimedia Commons, em 28/10/2022; **B**, reproduzida de www.nobelprize.org, em 08/06/2019.)

---

[7] Einthoven se baseou na lei de Kirchhoff que afirma ser zero a soma algébrica das diferenças de potencial para um circuito fechado.

Hodgkin e Huxley confirmaram a ideia de Bernstein de que o potencial de membrana em repouso é ocasionado pelo movimento de íons potássio para o exterior da célula, e descobriram que o potencial de ação é causado pelo movimento de íons sódio para o interior da célula. Em sua tese de doutoramento de 1936, Hodgkin demonstrou por que a corrente gerada pelo potencial de ação é substancialmente maior do que a corrente requerida para excitar uma região vizinha. Na década de 1930, o zoólogo inglês John Zachary Young (1907-1997) descobriu que a lula comum (*Loligo vulgaris*) possui um axônio gigante que chega a atingir um milímetro de diâmetro, aproximadamente mil vezes mais espesso que a maioria dos axônios no corpo humano. Um axônio com essas dimensões permitiria registrar o potencial de ação do interior da célula, e também do seu exterior, revelando a forma como o potencial de ação é gerado. Na tentativa de respondermos a essa questão nuclear nos estudos em neurociências em meados de 1939, traçaremos aproximadamente o percurso explicativo do problema examinado por Hodgkin e Huxley.

Modelo proposto por Hodgkin e Huxley[8]

A seguir, teremos uma exposição do problema recorrendo sempre que necessário à literatura atual e fazendo menção aos pontos de originalidade do trabalho de Hodgkin e Huxley. Para o leitor não familiarizado com o vocabulário, devemos explicar alguns conceitos iniciais, que serão elaborados no Capítulo 4, *Funcionamento do Sistema Nervoso*. O que é um potencial de ação? Chamamos potencial de ação a súbita variação no potencial de membrana do neurônio que dura aproximadamente 1 ms. Ao contrário dos sinais elétricos conduzidos passivamente, potenciais de ação não diminuem com a distância, são sinais de tamanho e duração fixos. Dizemos que uma célula nervosa está em repouso quando ela não está gerando impulsos (isso para células com membranas excitáveis, como é o caso das células nervosas). Para um neurônio em repouso, o citoplasma da célula possui uma carga elétrica negativa, quando comparado ao meio externo. Essa diferença na carga elétrica através da membrana é chamada "potencial de repouso da membrana", descoberto por Bernstein em 1902.

Para explicarmos como se constitui o potencial de repouso da membrana, precisamos considerar alguns elementos fundamentais no processo: soluções salinas nas partes interna e externa da célula, a própria membrana e proteínas inseridas na membrana servindo como pontes (canais) entre os meios. Íons dissolvidos na água nos dois meios (interno e externo) separados pela membrana são os responsáveis pelos potenciais de repouso e ação. A eletronegatividade do oxigênio, maior que a do hidrogênio, garante a polaridade da molécula de água. Sabe-se que moléculas polares tendem a se dissolver em água, que é polar. A membrana celular é composta por uma dupla camada formada por uma ponta polar (contendo fosfato) e um corpo apolar (hidrocarbonetos), e os lipídios (hidrocarbonetos do corpo da membrana) contribuem para o potencial de repouso por formarem uma barreira à passagem de água e íons.

Uma vez que a membrana oferece resistência à passagem de água e assim os íons solubilizados não passariam também, como é possível que ocorra o fluxo de íons gerando os potenciais de repouso e ação? Há duas forças responsáveis pelo movimento iônico através da membrana: difusão e força elétrica. No caso da força elétrica, duas grandezas são determinantes de quanta corrente irá fluir, o potencial elétrico e a condutância elétrica.[9] Duas condições devem ser satisfeitas para que ocorra a passagem de íons:[10] (1) a membrana deve ter canais permeáveis ao íon em questão; (2) deve existir uma diferença de potencial elétrico através da membrana. Quando se mede a diferença de potencial utilizando um microeletrodo, obtém-se um valor em torno de −65 mV em relação ao exterior. Um estado de equilíbrio é alcançado quando as forças de difusão e as elétricas são iguais e opostas, cessando o movimento líquido de íons K^+ (íons potássio) através da membrana. Uma vez que já se conhecia o potencial de repouso, a questão que se colocava era como o movimento de íons através da membrana produz um sinal neural específico. Algumas considerações devem ser feitas para a entendermos a proposta de Hodgkin e Huxley. (1) O movimento de líquido com íons K^+ através da membrana é uma corrente elétrica (I_k). (2) O número de comportas (canais) de potássio abertas é proporcional à condutância elétrica. (3) A corrente de potássio através da membrana fluirá somente quando o potencial de repouso for igual ao potencial de equilíbrio do íon em questão.

Usando uma técnica desenvolvida pelo fisiologista americano Kenneth C. Cole conhecida como fixação de voltagem (*voltage clamp*), Hodgkin e Huxley puderam concluir seus experimentos (Figura 1.13).

> A fixação de voltagem permitiu a Hodgkin e Huxley 'fixar' o potencial de membrana de um axônio em qualquer valor que escolhessem. Assim, eles podiam calcular as mudanças que ocorriam na condutância em diferentes potenciais de membrana, medindo as correntes que fluíam através dela. [...] Em uma série de experimentos, Hodgkin e Huxley demonstraram que a fase ascendente do potencial de ação era, de fato, provocada por um aumento transitório na condutância do sódio, com um influxo de íons Na^+, e que a fase descendente estava associada a um aumento na condutância do K^+, com um efluxo de íons K^+. (Bear et al., 2002, p. 80-81)

---

[8] Abdicamos da descrição matemática do modelo por não se tratar do escopo deste capítulo.

[9] Termo cunhado por Oliver Heaviside (1850-1925) para a grandeza física que se refere à '"facilidade"' de passagem da corrente elétrica em um meio; podemos entendê-la como sendo a recíproca da resistência elétrica. A unidade de medida é o Siemens (S).

[10] Os íons envolvidos nos potenciais de repouso e ação são Na^+, K^+, Ca^{2+} e Cl^-.

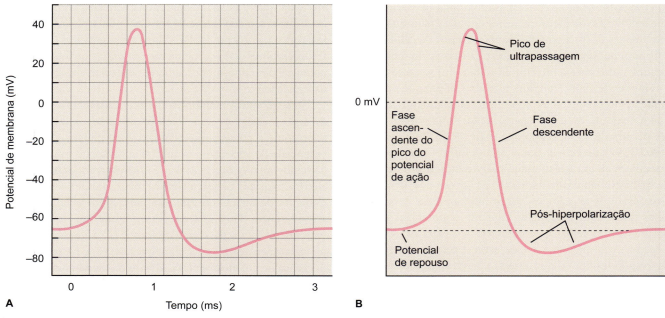

FIGURA 1.13 A. Potencial de ação na tela de um osciloscópio. **B.** Partes de um potencial de ação descritas por Hodgkin e Huxley.

Como Hodgkin e Huxley explicaram as alterações temporárias na condutância dos íons Na^+? Eles propuseram a existência de "portões" para o sódio na membrana axonal. Segundo essa hipótese, os "portões" seriam ativados por uma despolarização acima do limiar e fechados quando a membrana adquirisse um potencial de membrana positivo. Cerca de 20 anos após as hipóteses de Hodgkin e Huxley, demonstrou-se a existência de proteínas que funcionam como canais dependentes de voltagem na membrana neuronal (os "portões").

Discutimos até o momento a geração do potencial de ação, mas, na transferência de informação de uma célula a outra, o potencial de ação deve ser conduzido ao longo do axônio, então como ocorre tal condução?

> Um potencial de ação iniciado em uma extremidade de um axônio apenas se propaga em uma direção (princípio da polarização dinâmica proposto por Cajal), ele não volta pelo caminho já percorrido. Isso ocorre porque a membrana por onde passou está refratária como resultado da inativação dos canais de sódio recém utilizados. (Bear *et al.*, 2002, p. 91)

Em 2003, Roderick MacKinnon ganhou o prêmio Nobel de Química pela obtenção da primeira imagem tridimensional dos átomos que formam a proteína de dois canais iônicos (um canal de potássio sem comporta e um canal de potássio dependente de voltagem).

Considerações finais

A dificuldade apontada no início do capítulo para traçar um exame histórico em relação a determinada área da ciência implica decidir quais cientistas, trabalhos e eventos devem ser analisados ou não; essa é uma condição inerente à atividade do historiador da ciência. O que o ajuda nas suas escolhas são as delimitações claras de que dimensão da(s) ciência(s) ele propõe examinar. Em nossa jornada ao longo da formação da Neurociência, foram escolhidos quatro momentos que considero tenham sido determinantes para a formação da área: (1) a constituição de um modelo elétrico do sistema nervoso, evento que se configura na conjuntura do final do século XVIII, a partir dos trabalhos de Galvani; (2) a proposta de um modelo celular para o sistema nervoso, com a pressuposição da existência de uma célula nervosa, o neurônio. Acreditamos que o debate sobre a continuidade ou contiguidade celular no sistema nervoso ultrapassa a segunda metade do século XIX, abarcando todo o século, embora o pico do debate tenha sido a segunda metade do século XIX; (3) o avanço dos experimentos e técnicas de medição da diferença de potencial em partes do organismo animal e o "fim" do debate acerca da existência de átomos e moléculas garantiram "liberdade" aos cientistas, principalmente de áreas fora da Física, para propor modelos explicativos que prerroguem a existência de átomos, moléculas, íons etc., sem a preocupação de estar apenas ajustando o modelo aos fenômenos; (4) a proposta de um modelo iônico para a geração do potencial de ação nas células nervosas, como proposto por Hodgkin e Huxley na década de 1950 (seus principais artigos datam de 1952).

Bibliografia

Bear, M. F., Connors, B. W., & Paradiso, M. A. (2002). Fundamentos. In M. F. Bear, B. W. Connors, & M. A. Paradiso, *Neurociências: desvendando o sistema nervoso*. Porto Alegre: Artmed.

Boltzmann, L. (2005). *Escritos populares*. São Leopoldo: Editora Unisinos.

Clarke, G.; Kasten, F. K. (1983). *History of staining.* Baltimore, MD: Williams and Wilkins.

DeFelipe, J., Markram, H., & Wagensberg, J. (Orgs.) (2007). *Paisajes Neuronales: Homenaje a Santiago Ramón y Cajal.* Madrid: Consejo Superior de Investigaciones Científicas.

Ferreira, F. R. M., Haddad Jr., H., Nogueira, M. I, & Pessoa Jr., O. (Org.). (2015). *História e filosofia da neurociência.* São Paulo: Editora LiberArs.

Finger, S. (1994). *Origins of Neuroscience: A history of explorations into brain function.* New York: Oxford University Press.

Finger, S. (2000). *Minds behind the brain: A history of the pioneers and their discoveries.* New York: Oxford University Press.

França, H. M., Gomes, G. G. (2005). Einstein e a dança dos grãos de pólen. *Revista USP,* 66, 44-53.

Giffoni, R. T., Torres, R. M. (2010). Breve história da eletrocardiografia. *Revista Médica Minas Gerais,* 20(2), 263-270.

Ginefra, P. (2007). A evolução do eletrodo no registro dos potenciais elétricos cardíacos: um pouco de história. *Revista SOCERJ,* 20(3), 243-250.

Kandel, E. R. (2009). *Em busca da memória: O nascimento de uma nova ciência da mente.* São Paulo: Companhia das Letras.

Perrin, J. (1909). *Brownian movement and molecular reality.* New York: Dover Publications.

Ramón y Cajal, S. (1952) *¿Neuronismo o Reticularismo? Las pruebas objetivas de la unidad anatomica de las celulas nerviosas.* Madrid: Instituto Cajal.

Sherrington, C.S. (1948). *The integrative action of the nervous system.* Cambridge: Cambridge University Press.

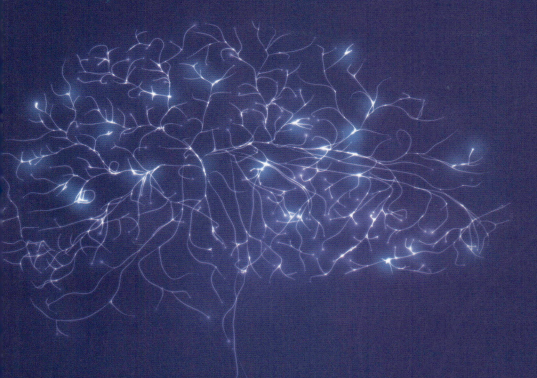

capítulo **2**

Estrutura do Sistema Nervoso

Roberto Lent

A estrutura básica do sistema nervoso central e do sistema nervoso periférico é estudada pela descrição de suas partes mais importantes, bem como pela compreensão da sua morfogênese durante o desenvolvimento embrionário. Além disso, descrevem-se também as cavidades interligadas posicionadas no interior das diversas regiões neurais e sua relação com as meninges, membranas conjuntivas que formam um saco fechado cheio de líquido no qual flutuam o encéfalo e a medula. A vasculatura do sistema nervoso é também abordada. Finalmente, descreve-se o padrão básico de organização histológica dos elementos celulares do sistema nervoso – neurônios e gliócitos – que formam estruturas laminares (corticais e não corticais) e estruturas nucleares.

Introdução: sistema nervoso central e periférico e a terminologia anatômica básica

O sistema nervoso é um órgão de alta complexidade anatômica: opaco ao que está no seu interior, convoluto e, portanto, cheio de saliências e reentrâncias que escondem umas às outras, variável entre as espécies animais e extensamente conectado com estruturas da periferia corporal.

Sendo assim, como estudá-lo? Como entendê-lo? Como visualizá-lo nas três dimensões, tendo a noção das suas estruturas internas, das suas relações topográficas e das suas conexões?

Os anatomistas dão conta dessa tarefa criando um (às vezes mais de um) sistema de classificação das estruturas e uma terminologia correspondente, destinados a facilitar a identificação das partes do sistema nervoso e padronizar a linguagem. Embora essa classificação e essa terminologia sejam normatizadas internacionalmente,[1] o uso tradicional do latim e a moderna ascendência do inglês como língua científica obrigam os textos nacionais a adotarem traduções que nem sempre "pegam" e, às vezes, incluem muitos sinônimos e ambiguidades. Entretanto, conduzidos pelo bom senso, é possível adotarmos termos ao mesmo tempo práticos e objetivos que não causem confusão aos iniciantes.

O primeiro nível de classificação do sistema nervoso (Tabela 2.1) divide-o em *sistema nervoso central* (SNC) e *sistema nervoso periférico* (SNP). O SNC é definido como o conjunto dos componentes do sistema nervoso contidos em caixas ósseas (o crânio e a coluna vertebral), enquanto o SNP apresenta seus elementos distribuídos por todo o organismo. Em seguida, considera-se um segundo nível de classificação, dividindo-se o SNC em *encéfalo* (contido dentro do crânio) e *medula espinal* (contida no interior da coluna vertebral). E, por fim um terceiro nível, dividindo-se o encéfalo em *cérebro*, *cerebelo* e *tronco encefálico*. Note-se aqui a diferença conceitual anatômica entre cérebro e encéfalo, embora comumente os dois termos sejam utilizados como sinônimos.

Para o SNP, que, ao contrário do SNC, é disperso no organismo, o segundo nível de classificação adota os termos genéricos *nervos* e *gânglios* para indicar, respectivamente, os condutos de comunicação do SNC com os órgãos periféricos e os aglomerados de células nervosas que se distribuem nos vários órgãos. Fibras e células nervosas, é claro, não existem apenas no SNP, mas também no SNC. A diferença é que, neste último, esses elementos fazem parte de uma massa tecidual compacta, exigindo muitas vezes técnicas especiais – anatômicas e histológicas – para a sua identificação.

Terminologia básica das estruturas neurais

Quando se observa a superfície do encéfalo, o primeiro aspecto que salta aos olhos é a sua natureza par, ou seja, a existência de duas metades aparentemente (só aparentemente) simétricas: os *hemisférios*, separados no plano mediano ora por um sulco profundo (o *sulco longitudinal* entre os hemisférios cerebrais: Figura 2.1 A), ora por um sulco superficial quase imperceptível (como entre os dois lados do tronco encefálico: ver adiante as Figuras 2.11 e 2.12). Nos casos do encéfalo humano e do de vários outros mamíferos, os hemisférios apresentam dezenas de dobraduras chamadas "giros", "circunvoluções" ou "folhas", separadas por *sulcos* ou *fissuras*. Em outros mamíferos, entretanto, os hemisférios são lisos. Acredita-se que os encéfalos girencefálicos,[2] geralmente os maiores entre os mamíferos, resultaram de um crescimento explosivo do número de células durante a evolução, muito maior do que o crescimento funcionalmente possível da caixa craniana.

---

[1] As associações internacionais de anatomistas reuniram-se inúmeras vezes para estabelecer um padrão terminológico, o que se concretizou em uma publicação intitulada *Nomina Anatomica*, cuja 6ª edição foi lançada em 1989. No entanto, nesse mesmo ano um congresso internacional dissidente lançou as bases de um novo padrão denominado, em português, *Terminologia Anatômica*, publicado em 1998.

[2] Girencefálicos são os encéfalos dotados de giros e sulcos, como o do homem, o de muitos macacos, o do gato e o do cão, por exemplo; lisencefálicos, ao contrário, são os encéfalos lisos como o do rato, o do camundongo, o do macaco sagui e de outros mamíferos de pequeno porte.

TABELA 2.1 Classificação anatômica básica do SNC.

SNC							
Encéfalo							Medula espinal
Cérebro			Cerebelo		Tronco encefálico		
Telencéfalo		Diencéfalo	Córtex	Núcleos profundos	Mesencéfalo	Ponte	Bulbo
Córtex cerebral	Núcleos da base						

Confrontados com a complexidade do padrão de giros do encéfalo humano, os anatomistas geralmente os agrupam em grandes regiões chamadas "lobos", cujos limites nem sempre são precisos, mas dão uma primeira ideia de localização regional (Figura 2.1 B). Os lobos são cinco: quatro visíveis externamente e um posicionado no interior de um dos grandes sulcos do encéfalo, o *sulco lateral*. Os quatro lobos visíveis são o *frontal* (relacionado com a fronte), o *parietal* (sob o osso craniano do mesmo nome), o *temporal* (relacionado com a têmpora) e o *occipital* (sob o osso craniano homônimo). O lobo "invisível" é o lobo da *ínsula*, que só pode ser visto quando se abre o sulco lateral, quando se removem as margens dele ou quando se corta o encéfalo nos planos adequados.

Como o SNC é opaco e muitas de suas estruturas estão situadas no interior dele, é necessário cortá-lo em fatias para visualizar as estruturas internas. Esse fatiamento, no entanto, deve ser feito de modo sistemático, obedecendo a padrões internacionais, de modo que sejam possíveis a comunicação entre os profissionais e a uniformidade da nomenclatura. Para isso adotam-se planos de referência padronizados. Aquele que passa pelo sulco longitudinal e divide o encéfalo em duas metades chama-se plano *sagital*. Os planos paralelos a este, seja para um lado ou para o outro nos hemisférios, denominam-se planos *parassagitais*. Ortogonais ao plano sagital estão os planos *coronais* ou *frontais* e os *transversos* ou *horizontais* (Figura 2.2).

Os cortes do SNC são muito convenientes para revelar estruturas internas e extremamente necessários para compreender as imagens radiológicas e de ressonância magnética, que atualmente são quase sempre tomográficas, ou seja, em cortes virtuais. Quando se examina um corte de qualquer grande região do SNC, mesmo depois que o encéfalo é fixado com aldeídos, percebe-se a existência de regiões de tonalidade mais escura ao lado de outras bem claras. As primeiras são conhecidas como *substância cinzenta*, e as segundas, como *substância branca* (Figura 2.3). A substância branca é mais clara porque contém poucas células e uma grande quantidade de um tipo de gordura que reveste as fibras nervosas – a mielina. Em contraste, a substância cinzenta é a região em que se concentram os corpos das células, estando a mielina presente em menor quantidade e menos compactada. Quando a substância cinzenta se dispõe em camadas paralelas de células – algo que só pode ser visto ao microscópio e com colorações

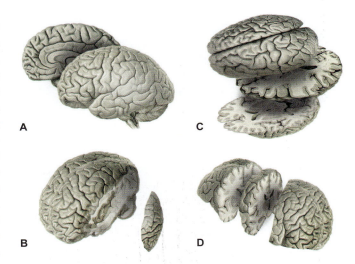

FIGURA 2.2 Planos padronizados de corte do SNC: sagital (**A**), parassagital (**B**), horizontal ou transverso (**C**) e coronal ou frontal (**D**). (Adaptada de England & Wakely, 1991.)

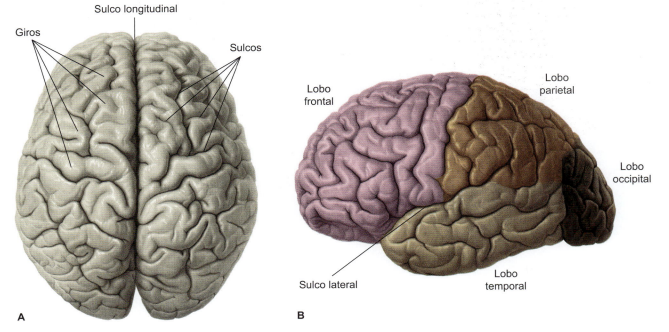

FIGURA 2.1 **A.** Vista dorsal de um encéfalo humano. **B.** Vista lateral do hemisfério esquerdo.

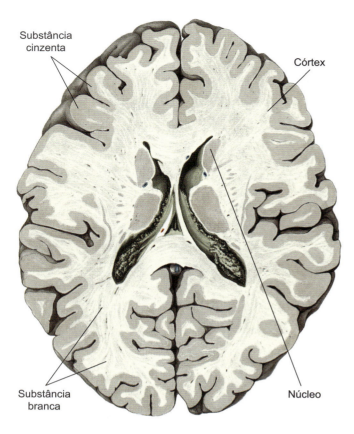

FIGURA 2.3 Corte transversal de um cérebro humano fixado mostrando os principais tipos de estruturas genéricas que o caracterizam. (Adaptada de England & Wakely, 1991.)

específicas –, é denominada "córtex", termo que em latim quer dizer "casca", já que os córtices estão geralmente na superfície do SNC. Quando a substância cinzenta se apresenta em aglomerados celulares de formas diversas – esferoides, elipsoides, toroides e formas irregulares –, é chamada "núcleo". Há, no entanto, alguns núcleos que apresentam camadas e não recebem o nome de córtex. Quanto à substância branca, pode conter fibras nervosas paralelas compactas, e nesse caso recebe o nome de *feixe* ou *trato*, que é como um nervo embutido dentro do tecido nervoso. Os feixes e tratos podem ser chamados "comissuras", quando conectam os dois lados do SNC por intermédio de fibras paralelas, e "decussações", quando o fazem por meio de fibras oblíquas, cruzadas em forma de X.

A tradição histórica da nomenclatura anatômica consolidou termos que fogem a essa padronização e que, no entanto, devem ser compreendidos pelo estudante. Um núcleo do SNC pode às vezes ser chamado "corpo" (p. ex., corpo estriado) ou mesmo "gânglio" (p. ex., gânglio da base). Um feixe, por outro lado, pode também ser chamado "corpo" (p. ex., corpo caloso), "fascículo" (p. ex., fascículo retroflexo) ou de "lemnisco", quando tem uma forma achatada (p. ex., lemnisco medial). Além disso, há denominações específicas para certas estruturas (tais como *funículo* ou *cápsula*, indicando certos feixes da medula e do encéfalo, respectivamente). Finalmente, encontram-se termos inespecíficos que servem tanto para córtices como para núcleos (p. ex., *formação* hipocampal e *formação* reticular, respectivamente).

Resta considerar um aspecto importante da terminologia anatômica: os eixos de referência. Tratando-se de uma estrutura tridimensional, os eixos de referência do SNC são três, e recebem nomes específicos que os identificam (Figura 2.4). Há um eixo *mediolateral*, que nos possibilita localizar uma dada região em função do seu relativo afastamento do plano

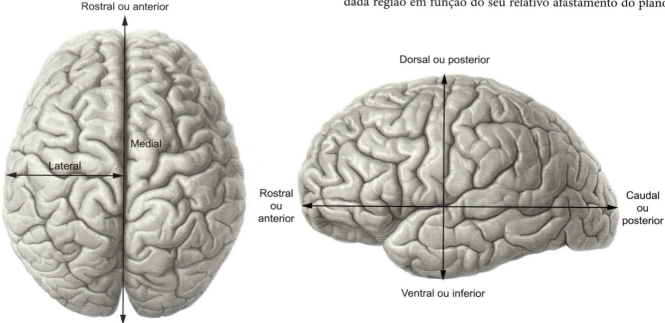

FIGURA 2.4 Eixos de referência utilizados em neuroanatomia.

mediano (ou medial) em direção lateral. Os planos parassagitais se deslocam ao longo desse eixo. Há também um eixo *rostrocaudal* (também chamado "anteroposterior"), ao longo do qual se deslocam os planos coronais e que localizam as estruturas de acordo com o seu relativo afastamento do polo frontal (rostral) do encéfalo. E, finalmente, há um eixo *dorsoventral* ou *superoinferior*, que permite localizar as regiões de acordo com a sua maior ou menor proximidade do topo ou da base do encéfalo. Nos seres humanos, que têm postura ereta, o encéfalo apresenta-se inclinado em ângulo reto em relação à medula, diferentemente do que ocorre nos animais quadrúpedes. Em função disso, muitas vezes prefere-se empregar, para a medula humana, a denominação anteroposterior como sinônima de ventrodorsal, e a denominação rostrocaudal como sinônima de superoinferior.

Como o sistema nervoso central se torna tão complexo a partir de uma estrutura embrionária tão simples

A compreensão da morfologia do SNC fica muito facilitada quando se acompanha a sua morfogênese durante o desenvolvimento embrionário. Aqui faremos uma descrição sumária das transformações que levam à constituição do SNC adulto, e mais detalhes podem ser obtidos no Capítulo 5, *Desenvolvimento do Cérebro e do Comportamento*.

Na altura da terceira semana de gestação, o sistema nervoso humano tem a forma de um tubo levemente curvado (Figura 2.5), que nem de longe lembra a forma convoluta e complexa do SNC adulto: é o *tubo neural*. Nessa fase do desenvolvimento, as células aí presentes são precursores neurais, e

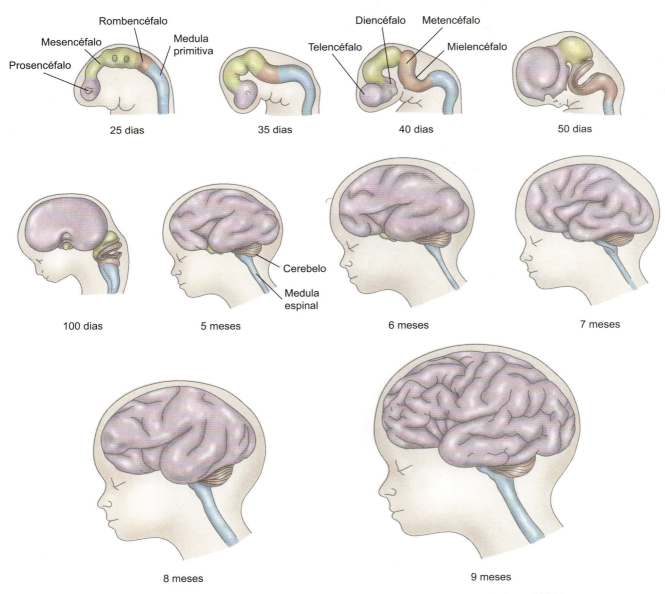

FIGURA 2.5 Morfogênese do sistema nervoso central humano. (Adaptada de Lent, 2022.)

sendo assim proliferam sem parar. Tanto a velocidade do ciclo proliferativo como o número de ciclos variam ao longo do tubo, favorecendo as regiões mais rostrais, que então acabam crescendo muito mais que as outras. Por volta dos 35 dias de gestação, o tubo está ainda mais curvado e já se podem identificar claramente as chamadas "vesículas primordiais do encéfalo" (Figura 2.5): o *prosencéfalo* (anterior), o *mesencéfalo* (intermediário) e o *rombencéfalo* (posterior). O prosencéfalo cresce mais, e já aos 40 dias se subdivide em três: duas *vesículas telencefálicas* pares e uma vesícula *diencefálica* ímpar. Ao mesmo tempo, enquanto o mesencéfalo não se modifica muito, o rombencéfalo dobra-se mais sobre si mesmo, subdividindo-se em *metencéfalo* e *mielencéfalo*.

As vesículas telencefálicas darão origem aos hemisférios cerebrais, constituídos pelo *córtex cerebral*, na superfície, e pelos *núcleos da base*, mais profundamente (ver Tabela 2.1). As vesículas diencefálica e mesencefálica darão origem, respectivamente, ao *diencéfalo* e ao *mesencéfalo* do adulto, estruturas constituídas por grande número de núcleos e feixes. Por sua vez, o rombencéfalo produzirá o tronco encefálico, e o metencéfalo dará origem ao cerebelo e à ponte, enquanto o mielencéfalo dará origem ao bulbo (ver Capítulo 5, *Desenvolvimento do Cérebro e do Comportamento*).

Após os primeiros 40 dias de gestação, as vesículas telencefálicas crescem muito mais que as outras, estendendo-se para trás e cobrindo praticamente a totalidade do SNC. É por essa razão que o encéfalo, visto de cima (ver Figura 2.1 A), praticamente não deixa entrever as demais estruturas. Apenas o cerebelo transparece quando os hemisférios estão ligeiramente afastados ou quando se observa o encéfalo de lado (ver Figura 2.1 B). A identificação das estruturas básicas do SNC, então, é facilitada quando se secciona o encéfalo no plano sagital (relacionar a Tabela 2.1 com a Figura 2.6). Mais tarde, após os 6 meses de gestação, o encéfalo vai crescendo em volume e adquirindo a sua configuração girencefálica madura.

Complexidade anatômica revelada

Conhecendo as subdivisões básicas do SNC, fica mais fácil percorrer as estruturas componentes delas, uma a uma, e entender as suas relações topográficas, a sua configuração espacial e um pouco de suas funções.

Medula e nervos espinais

A medula espinal – parte do SNC que fica alojada dentro da coluna vertebral – mantém a forma anatômica tubular desde as fases embrionárias precoces. Seu comprimento, entretanto, não acompanha inteiramente o comprimento da coluna vertebral, porque o crescimento desta, durante o desenvolvimento, é maior do que o da medula. Assim, a medula se estende aproximadamente até o nível da segunda vértebra lombar, ficando o restante do canal vertebral abaixo desse nível ocupado por um conjunto de filetes nervosos.

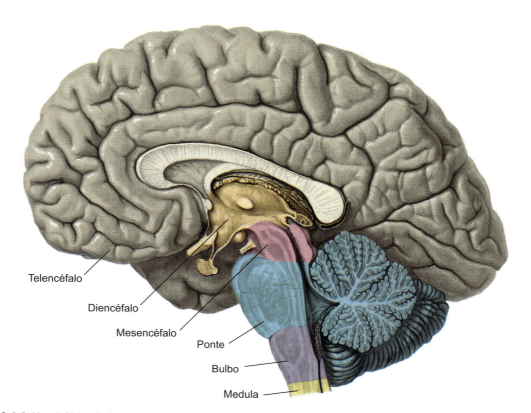

FIGURA 2.6 Hemisfério direito separado por clivagem sagital e revelado pela sua face medial. O cerebelo foi removido.

É da medula que emergem os nervos espinais encarregados da comunicação com os órgãos do corpo, e isso ocorre de modo segmentar, já que a coluna vertebral é formada por uma sequência de vértebras alinhadas verticalmente. Existem, portanto, 31 pares de nervos espinais que correspondem ao mesmo número de segmentos medulares. Como é o caso das vértebras, consideram-se oito segmentos cervicais (abreviados como C1 a C8), 12 torácicos (T1 a T12), 5 lombares (L1 a L5) e 5 sacrais (S1 a S5). Os nervos que emergem dos segmentos cervicais são relativamente alinhados com as vértebras correspondentes, porém, como a coluna se alonga mais que a medula, conforme mencionamos, abaixo de C8 os nervos espinais vão se tornando oblíquos dentro do canal vertebral, para poderem emergir na altura da vértebra correspondente. Resulta que, nos segmentos lombares e sacros, os nervos espinais atravessam o espaço do canal vertebral deixado livre pelo final da medula, formando uma coleção de filetes nervosos semelhante a uma cauda de cavalo – a *cauda equina* (Figura 2.7).

Os nervos espinais são formados, em cada segmento, pela união de dois conjuntos de filetes nervosos que emergem em leque de sulcos longitudinais posicionados dorsal e ventralmente ao longo da medula: são, respectivamente, as *raízes dorsais* e *ventrais* (Figura 2.8). Ocorre que as raízes dorsais são sensoriais, trazendo as informações táteis, térmicas e dolorosas de todo o corpo (menos a cabeça). As raízes ventrais, por sua vez, são motoras, contendo fibras nervosas que inervam principalmente os músculos estriados esqueléticos, mas também a musculatura lisa das vísceras e muitas glândulas corporais. Após emergirem da medula, os nervos espinais se ramificam e se reúnem várias vezes, formando um grande número de nervos sensoriais, motores ou mistos, distribuídos pelo organismo.

Como todo o SNC, a medula também apresenta regiões de substância cinzenta e outras de substância branca. A substância cinzenta, neste caso, encontra-se mais internamente na

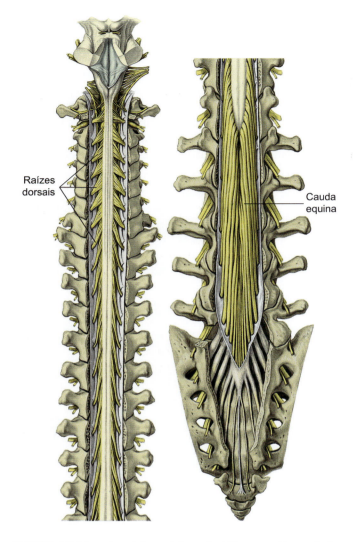

FIGURA 2.7 Vista dorsal da medula espinal (*à esquerda*), ampliada para mostrar mais claramente a cauda equina (*à direita*). (Adaptada de England & Wakely, 1991.)

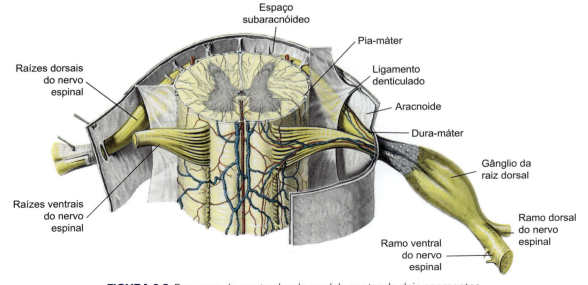

FIGURA 2.8 Esquema de um trecho da medula contendo dois segmentos.

medula (Figura 2.9 A) e tem a forma da letra H (o chamado "H medular"). Nela estão localizados os corpos celulares e circuitos neurais responsáveis pelas funções da medula. As regiões dorsais do H medular (*cornos dorsais* ou *posteriores*) são predominantemente sensoriais, já que recebem as fibras sensoriais das raízes dorsais; e as regiões ventrais (*cornos ventrais* ou *anteriores*) são motoras, dando origem às fibras que compõem as raízes ventrais. A substância branca fica em volta do H medular, constituída por feixes de fibras ascendentes e descendentes que fazem a comunicação (de ida e de volta) com os níveis supramedulares do SNC (Figura 2.9 B).

A medula é responsável pelos primeiros estágios de processamento da informação sensorial proveniente do corpo, e é quem veicula os comandos que ativam os músculos estriados esqueléticos, a musculatura lisa das vísceras e as glândulas. Além disso, os reflexos mais simples, importantes pela rapidez com que são disparados, são controlados pela medula. Exemplos ilustrativos são o reflexo de flexão, pelo qual somos

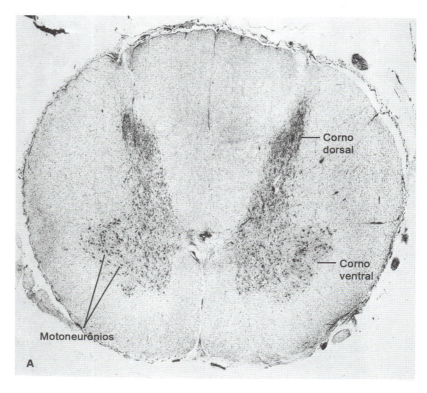

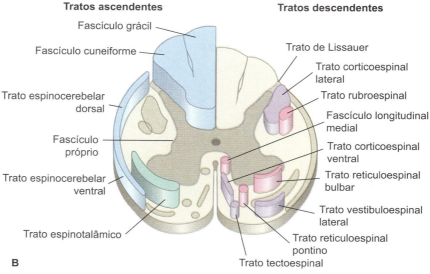

FIGURA 2.9 A. Corte de medula corado para revelar os corpos celulares, que aparecem como pontos escuros formando o H medular. **B.** Esquema em que se revelam o H medular (*no centro em cinza*) e os principais feixes ascendentes (*representados apenas à esquerda*) e descendentes (*representados apenas à direita*) (**A**, reproduzida de Nauta, 1986.).

capazes de retirar imediatamente, sem pensar, qualquer região do corpo atingida por algum estímulo nocivo; ou o reflexo de estiramento, pelo qual controlamos automaticamente o grau de contração dos músculos, especialmente os antigravitários, nas diversas situações posturais e comportamentais que atravessamos. Finalmente, os circuitos neurais da medula são aptos a prover ritmos autônomos que propiciam a locomoção em marcha, em corrida ou de outras maneiras.

Tronco encefálico

O tronco encefálico é um pequeno talo que une a medula espinal com a parte mais rostral do SNC. Sua forma é grosseiramente a de um tronco de cone invertido, mais fino inferiormente. A face dorsal é parcialmente coberta pelo cerebelo. Desse modo, só pode ser completamente visualizada com a remoção deste (Figura 2.10).

O bulbo contém em seu interior um grande número de núcleos, três deles facilmente visíveis pela superfície externa dorsal, pois formam pequenas protuberâncias elipsoides na superfície (ver Figura 2.10). São os núcleos *grácil* e *cuneiforme*, que participam da sensibilidade somática, e um núcleo que participa do sistema motor, a *oliva inferior*. No interior do bulbo encontra-se a *formação reticular*, envolvida na coordenação do ciclo vigília-sono e no controle da excitabilidade das regiões corticais. No interior do bulbo encontram-se também diversos núcleos envolvidos no controle das funções orgânicas, especialmente a cardiorrespiratória e a digestória. Além disso, é região de passagem de um sem-número de feixes, destacando-se entre os últimos o *feixe corticoespinal*, também conhecido como *feixe piramidal*, importante via motora visível pela superfície ventral como um par de elevações chamadas "pirâmides bulbares" (Figura 2.11). Como as fibras do feixe piramidal cruzam obliquamente no bulbo, a região de cruzamento pode ser entrevista na linha média e é denominada "decussação piramidal".

Cerebelo

A ponte é a estrutura que se segue ao bulbo em sentido rostral. Sua superfície dorsal (ver Figura 2.10) constitui o assoalho de uma importante cavidade encefálica, o quarto ventrículo, cujo teto corresponde ao cerebelo. A superfície ventral (ver Figura 2.11) apresenta a forma de uma ponte medieval curvada, daí a sua denominação. Não há acidentes importantes visíveis à superfície, exceto a emergência de alguns dos nervos cranianos. Internamente, a ponte apresenta um núcleo destacado envolvido na audição (a *oliva superior*), entre muitos outros núcleos. A formação reticular, já mencionada, apresenta também uma extensão pontina. E pela ponte passam também inúmeros feixes

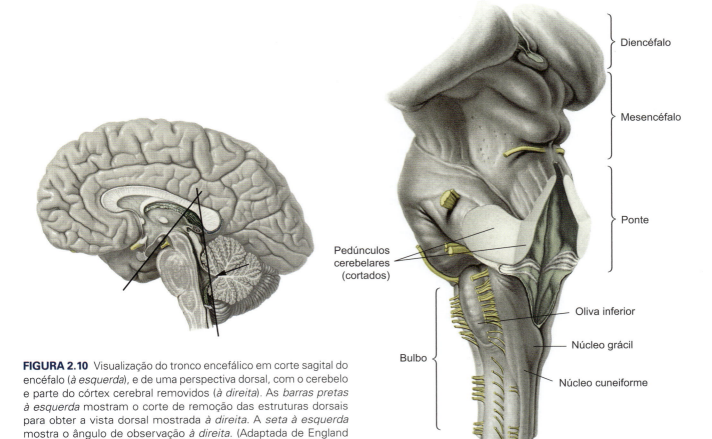

FIGURA 2.10 Visualização do tronco encefálico em corte sagital do encéfalo (*à esquerda*), e de uma perspectiva dorsal, com o cerebelo e parte do córtex cerebral removidos (*à direita*). As *barras pretas à esquerda* mostram o corte de remoção das estruturas dorsais para obter a vista dorsal mostrada *à direita*. A *seta à esquerda* mostra o ângulo de observação *à direita*. (Adaptada de England & Wakely, 1991.)

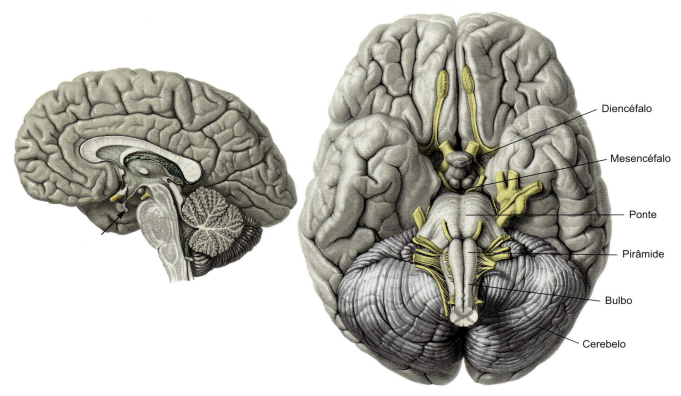

FIGURA 2.11 Tronco encefálico (*à direita*) visto pela sua face ventral (*seta*). Encontram-se visíveis muitas raízes de nervos cranianos. (Adaptada de England & Wakely, 1991.)

de fibras a caminho de seus alvos distantes. De certa forma as funções da ponte são similares às do bulbo, envolvendo o controle do ciclo vigília-sono, a coordenação motora em conjunto com o cerebelo e o controle de funções viscerais.

O cerebelo, como já denota o próprio nome, evocativo de "pequeno cérebro", assemelha-se ao cérebro não apenas pela existência de numerosos giros e sulcos que aqui se chamam "folhas" e "fissuras", respectivamente, e que são organizados de modo paralelo no eixo laterolateral. Semelhantemente ao cérebro, o cerebelo também apresenta a substância cinzenta externamente, organizada em camadas celulares e chamada "córtex cerebelar", e um conjunto de núcleos internos denominados "núcleos profundos", topograficamente análogos aos núcleos da base do cérebro (Figura 2.12).

Ainda semelhantemente ao cérebro, o cerebelo pode ser dividido em dois hemisférios, e estes em lobos. Entre os hemisférios não há um sulco longitudinal nítido separando-os, mas sim uma estrutura alongada, denominada "verme" por motivos óbvios (Figura 2.12). Os lobos do cerebelo são apenas três. O *lobo anterior* e o *lobo posterior*, separados pela *fissura prima*, formam o *corpo do cerebelo*. E uma estrutura bem diferente, posicionada ventralmente e com uma forma florada característica, constitui o *lobo floculonodular*. O cerebelo conecta-se ao restante do encéfalo por meio dos pedúnculos cerebelares (ver Figura 2.10), calibrosos feixes de fibras ancoradas principalmente na ponte.

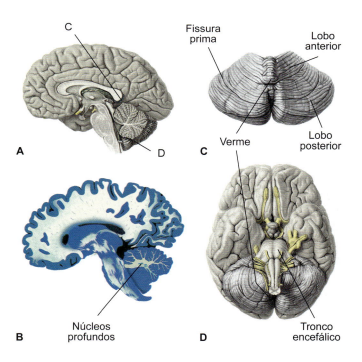

FIGURA 2.12 O cerebelo posiciona-se sobre a superfície dorsal do tronco encefálico e apresenta profundas e numerosas fissuras paralelas que separam as folhas. Corte sagital do encéfalo (**A**). Corte parassagital corado para salientar os núcleos profundos (**B**). Vistas dorsal (**C**) e ventral (**D**), conforme indicado em **A**. (Adaptada de England & Wakely, 1991.)

Há muitos detalhes morfológicos da anatomia macroscópica do cerebelo que são úteis para o anatomista, o radiologista ou o cirurgião, mas que não se correlacionam bem com as funções do cerebelo. Em vista disso, propôs-se uma subdivisão alternativa que não leva muito em conta os acidentes da anatomia macroscópica, mas reflete melhor as conexões do cerebelo com outras regiões e, desse modo, também as suas funções. Há muito se sabe que o cerebelo tem participação importante na coordenação motora, atuando em três diferentes aspectos funcionais: (1) a manutenção do equilíbrio corporal, (2) a regulação do tônus muscular e (3) o controle da harmonia e precisão dos movimentos. De modo geral, associa-se ao lobo floculonodular, junto com o verme, na tarefa de controlar os músculos antigravitários para manter o equilíbrio. Juntas, essas regiões são então chamadas "vestibulocerebelo", por se relacionarem com os núcleos vestibulares do tronco encefálico, que detectam as alterações da posição da cabeça e do corpo. A regulação do tônus muscular é propiciada pelas regiões mais mediais dos hemisférios cerebelares (zona intermédia), e com os feixes descendentes que exercem controle sobre a medula espinal: é o *espinocerebelo*. E o controle fino dos movimentos é provido pelas regiões laterais dos hemisférios cerebelares, mais volumosas do que as demais e que se conectam profusamente ao córtex cerebral: trata-se do *cerebrocerebelo*.

Atualmente, acumulam-se as evidências de que o cerebelo apresenta funções mais complexas do que apenas o controle da motricidade. Assim, atribui-se a ele a coordenação da aprendizagem motora e da memória de procedimentos, além de complexas funções sensoriais, emocionais e cognitivas (ver Capítulos 11, *Aprendizagem e Memória*, e 14, *Funções Executivas*).

Mesencéfalo

O mesencéfalo é a continuação para cima do "talo" representado pelo tronco encefálico, limitando-se caudalmente com a ponte e rostralmente com o diencéfalo, sem que as bordas correspondentes sejam precisamente determináveis. Visto pela superfície dorsal (ver Figura 2.10), apresenta dois pares de elevações muito nítidas chamadas "colículos" – dois superiores e dois inferiores. Pela superfície ventral não é possível identificar com clareza o mesencéfalo, porque ele fica no fundo de um recesso, "espremido" entre a ponte e o diencéfalo (ver Figura 2.11).

A principal função desempenhada pelo mesencéfalo é de natureza sensorimotora, isto é, de integração entre o ambiente percebido pelos principais sentidos e as respostas motoras correspondentes. A parte que fica dorsalmente à cavidade central (*aqueduto cerebral*) é chamada "tecto" (como um teto, realmente), e a que se posiciona ventralmente chama-se "tegmento" (Figura 2.13). No tecto estão os colículos – os superiores relacionados com a visão e a sensibilidade somática, e os inferiores relacionados com a audição. O tegmento, por sua

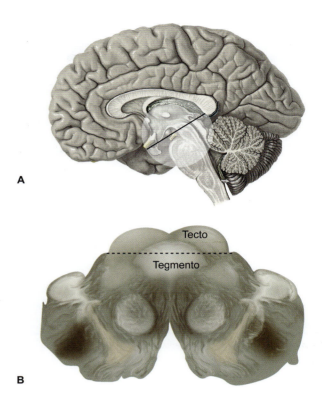

FIGURA 2.13 O corte que passa pelo plano indicado pela *linha preta* em **A** é representado em **B**. Verifica-se que o mesencéfalo apresenta regiões de substância branca (*mais escuras nesta coloração*) mescladas com a substância cinzenta (*mais claras*). A cavidade do mesencéfalo delimita o tecto acima com o tegmento abaixo (*linha pontilhada*). (Adaptada de England & Wakely, 1991.)

vez, apresenta núcleos motores que provêm as respostas reflexas dos olhos, das orelhas e do pescoço, derivadas da estimulação sensorial. O mesencéfalo participa também do controle da dor e de certas respostas motoras de origem emocional.

Nervos cranianos

Os nervos cranianos representam o SNP da cabeça e de parte do pescoço, assim como os nervos espinais representam o SNP do restante do corpo. Já podem ser estudados nesta parte do capítulo, pois a maioria deles se conecta ao SNC no tronco encefálico e no mesencéfalo, o que facilita a compreensão de sua estrutura.

Existem 12 nervos cranianos em cada lado do encéfalo (pares cranianos), assinalados por números em sequência rostrocaudal e por nomes específicos que esclarecem alguma coisa de suas conexões ou de sua função (Tabela 2.2).

Quase todos os nervos cranianos emergem do SNC pela superfície ventral (ver Figura 2.11), sendo o seu ponto de emergência conhecido como *origem aparente* do nervo. Aparente porque a origem verdadeira de um nervo, sendo ele constituído por fibras nervosas, é o núcleo ou gânglio em que estão situados os corpos celulares correspondentes. Os nervos

TABELA 2.2 Nervos cranianos.

Nº	Nome	Tipo	Inervação	Função
I	Olfatório	Sensitivo	Mucosa olfatória → bulbo olfatório	Olfato
II	Óptico	Sensitivo	Retina → mesencéfalo + diencéfalo	Visão
III	Oculomotor	Misto (M + PS)	Trato encefálico → músculos dos globos oculares	Movimentos oculares, acomodação
IV	Troclear	Motor	Trato encefálico → músculos dos globos oculares	Movimentos oculares
V	Trigêmeo	Misto (S + PS + M)	Face, crânio → Trato encefálico	Sensibilidade da face, mastigação
VI	Abducente	Motor	Trato encefálico → músculos dos globos oculares	Movimentos oculares
VII	Facial	Misto (M + PS)	Trato encefálico → músculos da face e glândulas salivares	Expressão facial, salivação, lacrimejamento
VIII	Vestibulococlear	Misto (S + M)	Ouvido → Trato encefálico	Audição, equilíbrio
IX	Glossofaríngeo	Misto (M + S + PS)	Cavidade oral → Trato encefálico	Sensibilidade oral, deglutição, salivação
X	Vago	Misto (M + S + PS)	Vísceras → Trato encefálico	Sensibilidade e movimentos viscerais
XI	Acessório	Motor	Trato encefálico → músculos do pescoço	Movimento da cabeça
XII	Hipoglosso	Motor	Trato encefálico → músculos da língua	Movimento da língua

M: motor; PS: parassimpático; S: sensorial.

cranianos são diversificados no que tange a sua origem, seu trajeto, seu território de inervação e sua função. Dois deles são exclusivamente sensoriais (I e II), quatro são exclusivamente motores (IV, VI, XI e XII) e os seis restantes são mistos, ou seja, alojam fibras motoras, sensoriais e/ou autonômicas de tipo parassimpático (ver Capítulo 10, *Comportamentos Motivados e Emoções*). Os nervos cranianos que têm função sensorial, quase todos com exceção do X, inervam órgãos sensoriais especializados situados na cabeça (como os olhos, os ouvidos, o nariz e a boca) ou distribuem-se pela superfície cutânea da face. Os nervos com função motora, por sua vez, inervam músculos da cabeça ou do pescoço e desempenham importante função de comando da expressão facial, dos movimentos oculares e da fala. Finalmente, os nervos com função autonômica inervam músculos lisos vinculados a glândulas. O nervo vago (X) é diferente dos demais, pois projeta-se para fora da cabeça, inervando grande parte das vísceras torácicas e abdominais. O nervo olfatório (I) também é diferente, pois suas fibras constituintes não são agrupadas compactamente como as dos demais, mas formam filetes originados na mucosa nasal, que penetram pelo osso etmoide para inervar o bulbo olfatório (que é a estrutura ilustrada na Figura 2.14).

Diencéfalo

Em continuidade rostral com o mesencéfalo fica o diencéfalo, e é nele que se formam o *pedúnculo cerebral* e a *cápsula interna* – calibrosos feixes de fibras que conectam o diencéfalo e o telencéfalo com as regiões inferiores (Figura 2.15).

O diencéfalo é constituído por numerosos núcleos e feixes, que podem ser agrupados topograficamente em *tálamo*, *epitálamo* (acima do tálamo) e *hipotálamo* (abaixo do tálamo). O epitálamo é pequeno e não pode ser visto na figura; contém alguns núcleos associados à *glândula pineal* (Figura 2.15 A), uma estrutura ímpar que produz um hormônio (melatonina) regulador de ciclos fisiológicos. O tálamo é formado por vários núcleos importantes, sendo uma "estação intermediária" entre as regiões subdiencefálicas e o córtex cerebral. Muitos desses núcleos são sensoriais, envolvidos principalmente na visão, na audição e na sensibilidade corporal; outros são motores, participantes do circuito de comunicação do córtex cerebral, dos núcleos da base e do cerebelo; e outros ainda participam do chamado "sistema límbico", que cuida da vida emocional das pessoas. Por fim, o hipotálamo é também formado por inúmeros núcleos e relaciona-se com o controle das funções das vísceras, do balanço hormonal, além de participar de modo importante da expressão das emoções.

Telencéfalo

O telencéfalo é a parte mais volumosa do encéfalo humano, e pode ser dividido em núcleos da base e córtex cerebral. Os núcleos da base são um conjunto de estruturas de substância cinzenta que se posicionam entre o diencéfalo, posterior e medialmente, e o córtex cerebral, anterior e lateralmente (ver Figura 2.15). Atravessando os núcleos da base passam a *cápsula interna*, a *cápsula externa* e a *cápsula extrema*, três feixes de fibras que comunicam o córtex com o diencéfalo e demais regiões subcorticais (ver Figura 2.15).

Destacam-se entre esses núcleos: o *núcleo caudado* e o *núcleo putamen*, que juntos são chamados de "corpo estriado"; e o *globo pálido*, que pode ser associado ao *putamen* e, então, denominado "núcleo lentiforme". A estrutura tridimensional desses núcleos pode ser apreciada na Figura 2.16 A. A esses núcleos da base mais proeminentes associam-se outros por

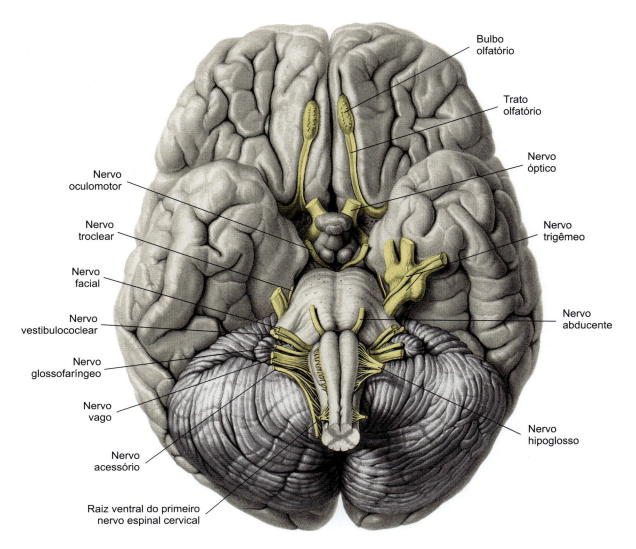

FIGURA 2.14 Origem aparente dos nervos cranianos.

afinidade funcional e que acabam por incorporar-se ao grupo apesar de não serem de origem telencefálica: o *núcleo subtalâmico*, situado no diencéfalo, e a *substância negra*, situada no mesencéfalo (Figura 2.16 B). O conjunto dos núcleos da base tem participação importante na coordenação dos movimentos, junto com o cerebelo e o córtex cerebral.

A parte mais importante do telencéfalo é o *córtex cerebral*. É mais importante não apenas pelo seu volume, mas pelo número, pela diversidade e pela complexidade das funções que realiza. É o córtex cerebral, em última instância, que interpreta as informações sensoriais gerando as percepções de que somos capazes; é também ele que planeja, programa e envia à medula os comandos para a motricidade. É no córtex que se situam muitos dos "arquivos" da memória, e é ele que nos possibilita focalizar a atenção em algo ou então dispersar e até dormir; é por intermédio dele que compreendemos e emitimos a fala e a mímica correspondente, e é ele que nos permite entender e emitir comportamentos emocionais, bem como sentir subjetivamente as emoções. E muito mais. São inúmeras as funções atribuídas ao córtex cerebral humano.

Os livros de neuroanatomia trazem detalhes da morfologia dos giros e dos sulcos telencefálicos, que não são essenciais para os propósitos deste livro. Devem-se salientar apenas alguns sulcos e giros importantes pelo seu tamanho, pela sua consistência em todos os cérebros, e por definirem limites relevantes. São eles (Figura 2.17): o *sulco longitudinal*, que separa os hemisférios; o *sulco lateral*, que separa o lobo temporal dos lobos frontal e parietal; o *sulco central*, que delimita o lobo frontal do parietal e separa o giro pré-central (que aloja a área motora primária) do giro pós-central (no qual se localiza a área somestésica primária); e o *sulco calcarino*, na face medial do córtex, em cujas margens e fundo se situa a área visual primária.

Desde o início do século XX, os neurocientistas buscam correlacionar algo da estrutura cortical que possa caracterizar as diferentes funções do córtex. Os lobos eram extensos demais.

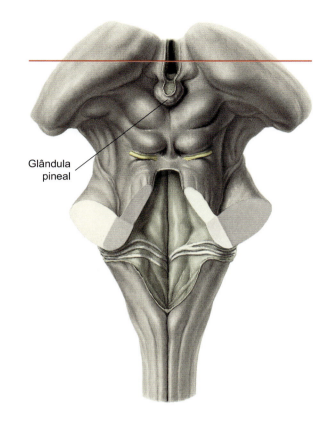

A

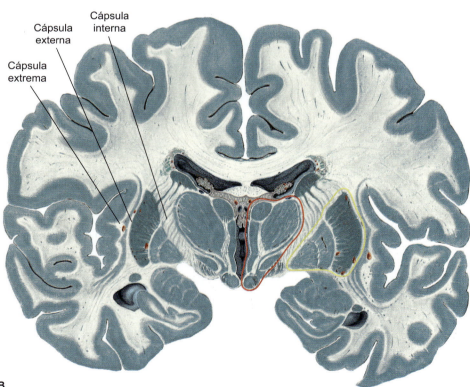

B

FIGURA 2.15 Corte realizado no plano assinalado pela linha vermelha (**A**) mostra a posição do diencéfalo (**B**) em relação aos núcleos da base (mais laterais) e ao córtex cerebral. A substância cinzenta, neste caso, foi corada de azul. As regiões claras indicam a substância branca. O diencéfalo e os núcleos da base estão circundados por linhas vermelha (o primeiro) e amarela (os segundos). (Adaptada de England & Wakely, 1991.)

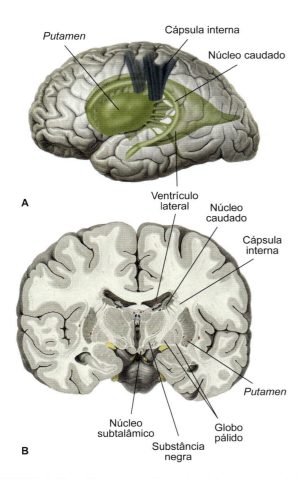

FIGURA 2.16 A. Estrutura tridimensional dos núcleos da base (*em verde*), em relação às fibras da cápsula interna (*em azul*). **B.** Corte oblíquo fora dos planos padrões, capaz de mostrar todos os núcleos da base simultaneamente. (Adaptada de Lent, 2022.)

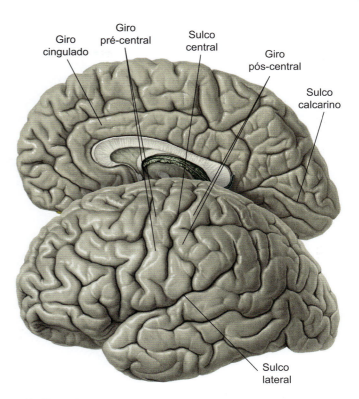

FIGURA 2.17 Alguns sulcos e giros do córtex cerebral. (Adaptada de England & Wakely, 1991.)

Talvez dentro deles houvesse áreas mais específicas. Mas não foi assim: embora se tenham conseguido identificar áreas com características estruturais (geralmente histológicas) específicas, não foi possível sempre correlacioná-las diretamente com cada função, e o *mapa citoarquitetônico* (*i. e.*, histológico) das áreas corticais (Figura 2.18) ficou sendo mais um elemento de orientação topográfica do que um guia funcional.

Como o sistema nervoso central mantém a sua forma durante a existência do indivíduo

Quem por acaso já presenciou a remoção de um encéfalo humano fresco de um cadáver pôde observar que, ao ser colocado em uma mesa, o encéfalo se deforma sob seu próprio peso, podendo mesmo se romper e, literalmente, "desabar" sobre si próprio. É que a sua massa de aproximadamente 1,5 kg sofre ação da gravidade e não apresenta consistência suficiente para manter a forma intacta. Surge então a pergunta: por que isso não ocorre dentro do crânio? Por que aí a gravidade não tem o mesmo efeito?

A resposta é simples. Em condições normais, o encéfalo humano flutua dentro de um saco hermeticamente fechado e cheio de líquido, e, nesse caso, o seu peso é reduzido para cerca de 50 g. É o que acontece quando comparamos o peso de uma pessoa dentro e fora d'água, em uma piscina ou no mar. O líquido que envolve o SNC, assim, protege-o tanto contra a ação deformante da gravidade quanto do impacto produzido pelos pequenos traumatismos do cotidiano e ainda contribui para a sua nutrição e a drenagem de metabólitos.

Para analisar como isso ocorre, é preciso primeiro conhecer as cavidades internas do SNC e a sua topografia, pois é dentro delas que esse líquido é fabricado. E, posteriormente, é preciso conhecer as membranas envoltórias que formam o saco hermeticamente fechado dentro do qual flutuam placidamente o encéfalo e a medula.

Cavidades internas do sistema nervoso central

Já sabemos que o sistema nervoso origina-se de um tubo, na vida embrionária. Esse tubo é formado pelo dobramento da placa neural, como um cilindro fabricado com uma folha de papel. Por isso, apresenta um canal interno que persiste durante todo o processo de desenvolvimento (ver Capítulo 5, *Desenvolvimento do Cérebro e do Comportamento*) até a vida adulta. Com as modificações de forma impostas pela morfogênese neural e descritas anteriormente, modifica-se também

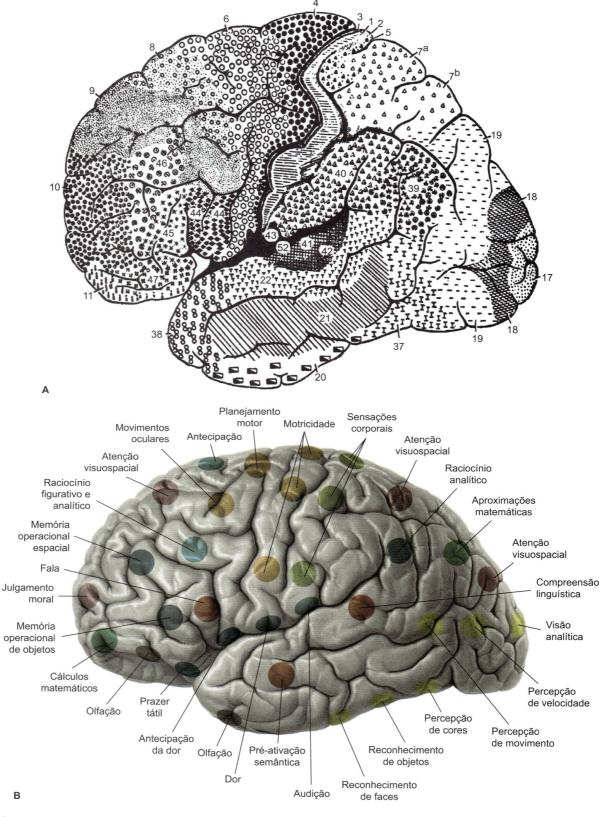

FIGURA 2.18 A. Mapa citoarquitetônico produzido no início do século XX pelo neuroanatomista alemão Korbinian Brodmann (1868-1918), no qual as áreas corticais são identificadas por números. **B.** A correlação entre ambos os mapas só se sustenta para as regiões primárias, isto é, aquelas que recebem a informação sensorial ou emitem os comandos motores. (**A**, reproduzida de Brodmann, 1909.)

a forma desse canal interno. Em algumas regiões, o que era um canal de forma cilíndrica passa a ser uma espaçosa cavidade com forma irregular; em outras, persiste o canal tal como na origem.

Cada grande região do SNC apresenta uma cavidade própria, com forma característica e constante. Assim, os hemisférios têm, cada qual, uma ampla câmara interna – os *ventrículos laterais* (Figura 2.19), que se comunicam entre si e com a cavidade da região seguinte, o diencéfalo. A comunicação se dá por meio do chamado "forame inter-hemisférico" (forame quer dizer "orifício"), que dá passagem também para o *terceiro ventrículo*, a cavidade diencefálica. Enquanto os ventrículos laterais são pares, já que são pares os hemisférios, o terceiro ventrículo é ímpar, como o diencéfalo. O terceiro ventrículo se afunila em um estreito canal cilíndrico que constitui a cavidade mesencefálica – o *aqueduto cerebral* –, e este deságua no *quarto ventrículo*, a cavidade do tronco encefálico. O quarto ventrículo, por sua vez, afunila-se no *canal ependimário* da medula. O sistema ventricular se abre ao exterior por meio do quarto ventrículo, por três orifícios chamados "aberturas mediana" (uma só) e "laterais" (duas).

O *líquido cerebrospinal* ou *liquor*, que preenche o sistema ventricular, é produzido continuamente pelas células da parede dos ventrículos, mas principalmente por uma estrutura ricamente vascularizada que retira do sangue os ingredientes necessários. Essa estrutura é chamada "plexo coroide", e pode ser vista na Figura 2.19 A. O liquor que preenche os ventrículos apresenta uma certa pressão, que mantém o encéfalo de certo modo "inflado", contribuindo para a manutenção da sua forma.

Entretanto, surgem duas perguntas fundamentais: (1) se existem aberturas no quarto ventrículo, para onde vai o liquor que passa por essas aberturas? e (2) se o liquor é sintetizado continuamente pelo plexo coroide, saindo dos ventrículos pelas aberturas, onde e como ele é drenado?

Membranas envoltórias e seus espaços

A resposta a essas duas perguntas depende de conhecermos a estrutura das membranas envoltórias do SNC, porque são elas que delimitam e mantêm os espaços para onde vai o liquor intraventricular.

Essas membranas são chamadas "meninges", em número de três (Figura 2.20): a *dura-máter*, mais externa e mais espessa; a *pia-máter*, mais interna e mais fina, sempre em contato direto com o tecido nervoso, acompanhando todas as suas reentrâncias e saliências; e a *aracnoide*, intermediária às duas anteriores em espessura e localização. Todas são membranas conjuntivas. A dura-máter apresenta alta concentração de fibras colágenas, o que a torna espessa e rígida. A aracnoide apresenta um conjunto de trabéculas que terminam na pia-máter logo abaixo, constituindo quase uma esponja, por cujos pertuitos flui o liquor. E a pia-máter adere à superfície neural porque ancora em uma paliçada de pedículos de astrócitos, um dos tipos de célula glial do SNC (ver Capítulo 4, *Funcionamento do Sistema Nervoso*).

A dura-máter encefálica apresenta dois folhetos, sendo o mais externo fortemente aderido à face interna do crânio (ver Figura 2.20 B). Na medula é diferente, pois a coluna vertebral não apresenta uma face interna homogênea e contínua, e é separada da dura-máter por uma camada de gordura. Nesse caso, existe na medula um *espaço epidural* que não existe no encéfalo. A aracnoide, adjacente à dura-máter, separa-se dela por um espaço praticamente virtual chamado "espaço subdural". O verdadeiro espaço amplo para a circulação do liquor, então, é o *espaço subaracnoide*, mantido pela pressão liquórica e também pelas trabéculas. Os vasos sanguíneos que margeiam a superfície do SNC antes de penetrarem no tecido nervoso são contidos dentro do espaço subaracnoide. Finalmente, é também virtual o *espaço subpial*, já que a pia-máter é fortemente aderida aos pedículos astrocitários já mencionados.

Ocorre que as aberturas mediana e laterais do quarto ventrículo dão passagem ao liquor exatamente para o espaço

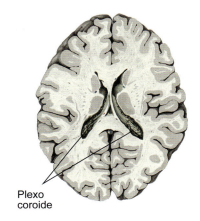
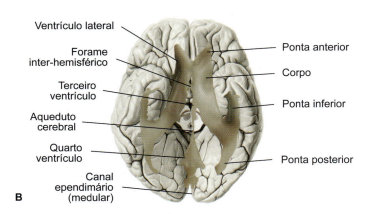

FIGURA 2.19 A. Ventrículos laterais vistos em corte transverso, com os plexos coroides assinalados. **B.** Molde do sistema ventricular feito com resina e posicionado sobre a face ventral de um encéfalo. (Adaptada de England & Wakely, 1991.)

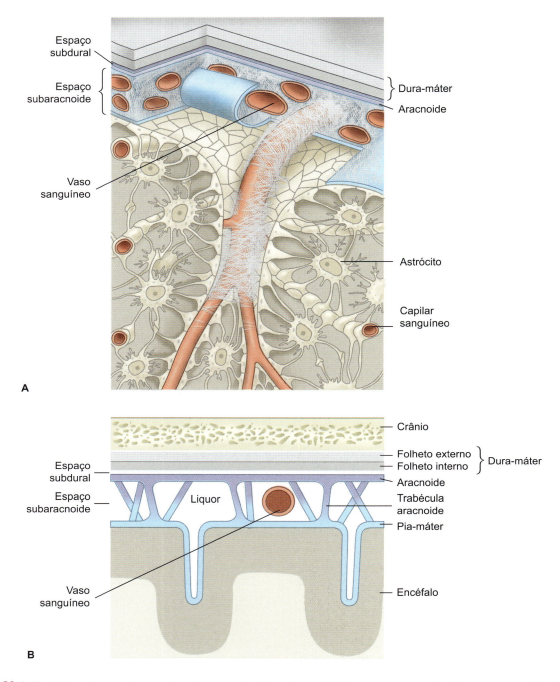

FIGURA 2.20 A. Relações das meninges entre si e com o tecido nervoso. **B.** Esquema representando os espaços delimitados pelas meninges. (**A**, adaptada de Junqueira & Carneiro, 2004; **B**, adaptada de Lent, 2022.)

subaracnoide. Sendo assim, o liquor preenche esse espaço e por ele flui tanto para baixo, em torno da medula espinal, como para cima, em torno do encéfalo.

Resta responder à segunda pergunta formulada: como é drenado o liquor? O entendimento completo desse processo depende de outro conjunto de conhecimentos, desta vez sobre a vasculatura venosa do SNC. Isso porque o liquor é drenado para o sangue venoso, através de pequenas estruturas globulares chamadas "vilosidades aracnoides" (as menores) e *granulações aracnoides* (as maiores), que se projetam como bolhas para dentro do sistema venoso (Figura 2.21).

Acredita-se que o liquor seja "aspirado" pela pressão negativa exercida pelo sangue, em relação à pressão liquórica, e passe por fenestrações (espaços intercelulares) da membrana das granulações, ou mesmo por dentro das células que constituem essa membrana. Desse modo se fecha o circuito fisiológico que começa no plexo coroide dos ventrículos com a síntese do liquor, passa pela circulação liquórica através do

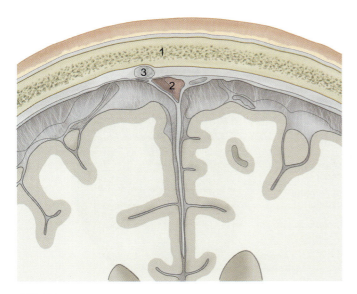

FIGURA 2.21 Corte coronal do crânio (1), em que se vê uma região triangular de afastamento entre o folheto interno e o folheto externo da dura-máter (2), abrindo um espaço (seio venoso) que normalmente é preenchido por sangue venoso, pois para ele afluem as veias que drenam o encéfalo. Observa-se também uma granulação aracnoide (3), que abre um pertuito do espaço subaracnoide para o seio venoso, separado apenas por uma fina membrana. (Adaptada de England & Wakely, 1991.)

sistema ventricular e do espaço subaracnoide, e termina pela drenagem efetuada pelas granulações e vilosidades, misturando o liquor ao sangue venoso que é levado de volta ao coração.

Como o sistema nervoso adquire nutrientes e se livra dos resíduos

Como todos os órgãos do corpo, o sistema nervoso precisa de oxigênio e de nutrientes, e os retira basicamente do sangue arterial. Ocorre, entretanto, que as células nervosas são acentuadamente aeróbicas e, portanto, muito dependentes do aporte de oxigênio. Para se ter uma ideia, basta considerar que o encéfalo humano absorve cerca de 20% do oxigênio disponível na circulação e, para isso, recebe cerca de 15% do fluxo sanguíneo do corpo, embora represente apenas 2% da massa corporal. Alguns segundos de interrupção do fluxo sanguíneo cerebral já produzem sintomas, e alguns minutos já podem provocar lesões neuronais irreversíveis.

Para sustentar esse delicado e exigente equilíbrio metabólico, a vasculatura do SNC apresenta algumas importantes características, morfológicas e fisiológicas. (1) A entrada das artérias cerebrais e medulares não se dá por um único ponto (um hilo), como é o caso do fígado e dos rins, o que propicia alternativas de aporte sanguíneo em casos de obstrução. (2) O trajeto das artérias e arteríolas não é retilíneo, mas tortuoso, e isso possibilita que se dissipe a energia mecânica proveniente do batimento cardíaco, que provoca um pico de pressão a cada sístole, o qual teria um provável impacto negativo sobre os neurônios se fosse transmitido a eles. (3) O diâmetro das arteríolas – e, portanto, o fluxo sanguíneo que penetra no tecido nervoso – é fino e dinamicamente regulado pela atividade neural, permitindo que as regiões mais ativas recebam mais sangue a cada momento da vida da pessoa. (4) A rede capilar apresenta uma barreira (a famosa *barreira hematencefálica*) que seleciona quais substâncias podem e quais não podem transitar entre o sangue e o tecido nervoso. Esse é um recurso importante para proteger o SNC de perigos externos (toxinas, drogas tóxicas) e internos (neurotransmissores como a adrenalina, por exemplo, que são secretados em massa pela medula suprarrenal em certas situações, podendo causar grande interferência na função neural se fossem "autorizados" a passar do sangue diretamente ao tecido nervoso). (5) A vasculatura venosa apresenta a contribuição das meninges, que formam os chamados "seios venosos" e drenam não apenas o sangue utilizado pelo tecido, mas também o liquor que circulou pelas cavidades do SNC.

Vasculatura neural

"Vasculatura" é o termo usado para indicar toda a árvore vascular de um órgão. A árvore vascular apresenta um sistema de entrada formado por artérias maiores que se ramificam em outras gradativamente menores até que o sangue permeie a rede capilar, onde vão ocorrer as trocas de substâncias do sangue para o tecido, e deste para o sangue. Da rede capilar, o sangue utilizado é então drenado ao sistema venoso, até chegar de volta ao coração.

O SNC apresenta três vias de entrada arterial (Figura 2.22): as *vias anterior* e *posterior*, que alimentam o encéfalo e a parte superior da medula, e a *via sistêmica*, que irriga os dois terços inferiores da medula. A via anterior é também chamada "via carotídea", porque utiliza as artérias carótidas internas de cada lado. A via posterior é denominada "via vertebrobasilar", porque utiliza o par de artérias vertebrais que confluem para uma artéria ímpar chamada "basilar". E a via sistêmica utiliza as artérias segmentares que derivam da aorta descendente e seus ramos. As vias anterior e posterior se comunicam por *anastomoses* (vasos de comunicação entre artérias) situadas na base do encéfalo (Figura 2.22 B), chamadas "artérias comunicantes".

As artérias principais percorrem o espaço subaracnóideo e, ao longo do trajeto, vão emitindo ramos cada vez mais finos, que cobrem um determinado território de irrigação. Por exemplo: a artéria cerebral média, ramo da carótida interna, penetra pelo sulco lateral do encéfalo (Figura 2.22 B) e irriga quase toda a face lateral do córtex cerebral. É por isso que uma eventual obstrução dela irá comprometer todas as áreas corticais situadas na face lateral. O comprometimento de ramos menores, evidentemente, comprometerá regiões mais específicas. Com base nos sintomas que apresentam os doentes vítimas de acidentes vasculares, os médicos podem localizar o provável local de obstrução ou hemorragia.

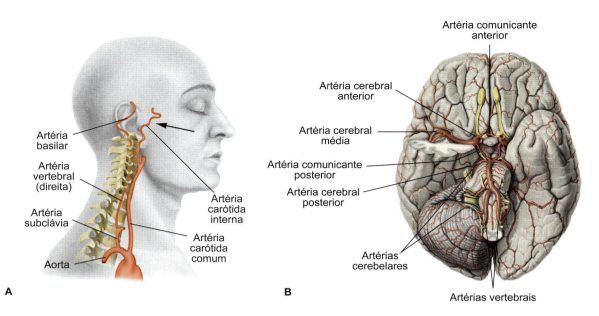

FIGURA 2.22 A. Vias anterior e posterior, que irrigam o encéfalo e parte da medula, a partir de uma vista lateral. **B.** Vista ventral da base do encéfalo, com as artérias carótidas e vertebrais cortadas e seus principais ramos. (Adaptada de Lent, 2022.)

Subdividindo-se cada vez mais, o sistema arterial veicula o sangue para as *arteríolas*, vasos de paredes mais finas e sujeitos ao controle do próprio sistema nervoso através de fibras autonômicas, ou através de mediadores químicos liberados pelas células neurais em atividade. Desse modo, as células nervosas mais ativas são capazes de dilatar as arteríolas que irrigam o seu território, fazendo aumentar localmente o fluxo sanguíneo. Essa propriedade é utilizada pelos modernos exames de neuroimagem funcional (ressonância magnética e tomografia por emissão de pósitrons) para identificar as regiões mais ativas durante cada função executada pelo indivíduo.

As arteríolas levam o sangue à rede capilar, na qual terá lugar a troca de substâncias que permitirá tanto a nutrição e oxigenação do tecido nervoso quanto a remoção de metabólitos e outras substâncias que precisam ser eliminadas. Só que essa troca é regulada pela barreira hematencefálica, como já mencionamos. Em que consiste a barreira? Simplesmente no "selamento" das paredes dos capilares: as células endoteliais que as compõem são fortemente aderidas umas às outras, impedindo a passagem intercelular de substâncias como ocorre nos demais tecidos do organismo. Tudo então deve atravessar as células da parede. E estas apresentam moléculas transportadoras e trocadoras, além de canais iônicos e outros mecanismos bastante seletivos que regulam precisamente quem deve e quem não deve passar pela barreira.

Finalmente, o sangue capilar é drenado pela rede venosa. Esta é formada por vênulas finas que confluem para formar veias maiores, e estas desembocam nos seios venosos formados pelos folhetos da dura-máter (ver Figura 2.21). Os seios venosos constituem uma rede de canais confluentes que recolhem o sangue venoso de veias de toda parte do encéfalo e acabam levando-o às veias jugulares e, daí, ao coração. Na medula não existe um sistema de seios venosos como o do encéfalo, e o sangue é drenado apenas por veias. Assim, o sangue venoso que passa pelos seios recolhe também o liquor drenado pelas granulações e vilosidades aracnoides.

Como se podem reconhecer padrões gerais dentro da complexidade microscópica do sistema nervoso

Se podemos identificar subestruturas macroscópicas do sistema nervoso cortando-o manualmente em fatias e até corando-as, como vimos até aqui, essa alternativa não nos permite visualizar a organização microscópica do tecido nervoso, e assim ficamos sem acesso a um nível mais específico da estrutura neural: os padrões de organização de neurônios e gliócitos nas várias regiões, ou seja, os circuitos neurais e neurogliais que caracterizam cada parte do SNC e do SNP.

Esse tema será examinado em detalhe citológico no Capítulo 4, *Funcionamento do Sistema Nervoso*, mas aqui podemos analisá-lo em nível intermediário, focalizando os padrões histológicos gerais que caracterizam as diferentes regiões do SNC.

Comecemos pelo córtex cerebral, a região mais sofisticada do sistema nervoso. *Córtex*, como já definimos aqui, é uma estrutura cujas células se dispõem em camadas ou lâminas, e isso tem a ver com o modo como essa estrutura é "fabricada" durante o desenvolvimento. Mas nem tudo que é laminado é córtex: a retina, por exemplo; o colículo superior do mesencéfalo, outro exemplo. Há córtex cobrindo os hemisférios cerebrais e o cerebelo. No primeiro caso, praticamente toda a cobertura superficial dos hemisférios cerebrais é formada por córtices de tipos diferentes. O tipo de córtex considerado mais antigo (evolutivamente falando) fica na parte mais medial do lobo temporal (*arqueocórtex* ou, mais especificamente, *formação hipocampal*) (Figura 2.23). Esse tipo primitivo de córtex tem poucas camadas celulares e difere bastante do recente *neocórtex*, que ocupa a maior parte do hemisfério e apresenta muitas camadas celulares (convencionalmente, seis). Em outras regiões se encontram tipos intermediários, como o *paleocórtex* (representado pelo córtex olfatório), e tipos de transição, que não têm uma denominação especial.

Neurônios, em todo o sistema nervoso, apresentam um corpo celular com organelas intracelulares semelhantes a qualquer célula e uma membrana plasmática especializada em gerar sinais bioelétricos (ver Capítulo 4, *Funcionamento do Sistema Nervoso*). Além disso, dispõem de dois tipos de prolongamentos que derivam do corpo celular: os *dendritos*, antenas receptoras de informações provenientes de outros neurônios; e um *axônio* por célula, que é o "cabo" de saída da informação que cada neurônio emite para os demais na sequência do circuito. O corpo celular, o axônio e os dendritos apresentam uma morfologia característica que nos permite identificar os diferentes tipos neuronais em cada região. Com base nisso, podemos analisar de modo muito geral os neurônios do córtex cerebral, em comparação com os dos núcleos subcorticais e os dos órgãos receptores, para estabelecer conceitos gerais que serão desdobrados nos demais capítulos.

Os neurônios do córtex cerebral, aglomerados nas suas respectivas camadas, podem ser considerados de dois tipos essenciais: os *piramidais* e os *estrelados* (Figura 2.24 A), chamados assim pela forma do seu corpo. Os primeiros são geralmente *excitatórios*, porque ativam os neurônios subsequentes do circuito. Além disso, emitem axônios relativamente longos para outras áreas corticais, ou para núcleos subcorticais. São chamados também "neurônios de projeção". É por eles que a informação processada no córtex sai para outros locais do SNC. Já os neurônios estrelados podem ser *inibitórios* (diminuem ou bloqueiam a atividade dos neurônios subsequentes do circuito de que fazem parte). Seu axônio é mais curto, fazendo comunicação local com outros neurônios da mesma região. São também chamados "interneurônios" ou "neurônios de circuito local".

Os neurônios do córtex se agrupam em *módulos funcionais*, que às vezes podem ser vistos como colunas ortogonais à superfície ou outras formas de agrupamento. Esses módulos são bastante característicos em muitas áreas corticais e representam unidades de processamento de informação. Por exemplo, nas regiões visuais do córtex há colunas que recebem informação de apenas um dos olhos (colunas de dominância ocular), outras que trabalham com estímulos inclinados de uma certa orientação e outras ainda que concentram neurônios que processam certas cores. No córtex somestésico de alguns animais (a região responsável pela sensibilidade corporal) existem módulos responsáveis, cada qual, por um dos bigodes sensoriais do focinho do animal. E assim por diante (ver Capítulo 7, *Sentidos e Percepção*).

Nos núcleos subcorticais, por sua vez, a diversidade morfológica é enorme, sendo difícil estabelecer um padrão comum. Sabe-se, no entanto, que há também neurônios de projeção e neurônios de circuito local (Figura 2.24 B), células excitatórias e inibitórias, bem como módulos funcionais, pelo menos em alguns núcleos. Quando os núcleos subcorticais são motores, ou seja, quando controlam a musculatura estriada esquelética, a musculatura estriada cardíaca ou a musculatura lisa das vísceras, apresentam neurônios de projeção cujos axônios se estendem em direção à medula espinal ou então diretamente através dos nervos cranianos e espinais para os órgãos que devem controlar. Quando os núcleos são sensoriais, a situação se inverte, e os axônios das células de projeção se dirigem para cima, recebendo e transmitindo as informações que chegam dos órgãos sensoriais. Com base nessa diferenciação, podemos considerar a existência de *vias*

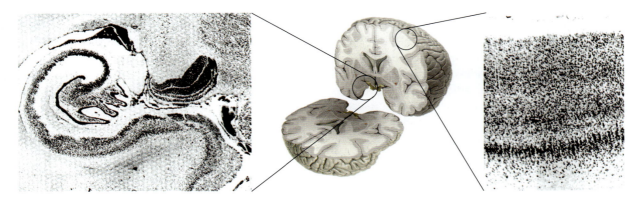

FIGURA 2.23 Região medial do lobo temporal (*círculo inferior*) aloja o córtex mais antigo, o arqueocórtex, enquanto a maior parte da cobertura cortical dos hemisférios contém diferentes regiões de neocórtex (*círculo superior*). Nas fotos em maior aumento, corpos celulares são pontos pretos que se dispõem em camadas paralelas: poucas, no caso do arqueocórtex; muitas no caso do neocórtex. (Adaptada de England & Wakely, 1991.)

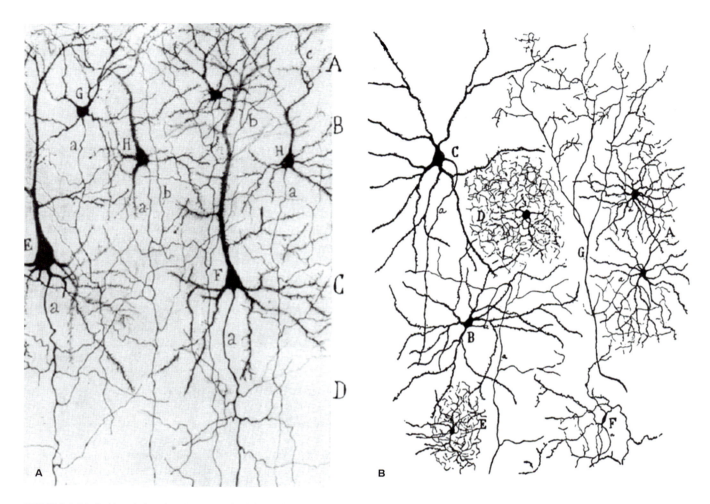

FIGURA 2.24 A. Neurônios do córtex cerebral desenhados pelo famoso neuro-histologista espanhol Santiago Ramón y Cajal (1852-1934). Os neurônios *H*, *E* e *F* são piramidais. Acompanhe o axônio (*a*) de cada um deles e verifique que, além de se ramificarem bastante, esses axônios atingem o limite inferior da figura, indicando que se projetam para longe. Já o neurônio *G*, por exemplo, é estrelado. Verifique que o seu axônio (*a*) termina antes da borda da figura, indicando que é um interneurônio de circuito local. **B.** Neurônios do corpo estriado, desenhados pelo mesmo Cajal. A morfologia é diferente quanto aos dendritos (os prolongamentos que derivam do corpo celular), mas há também neurônios de projeção e neurônios de circuito local. (**A**, reproduzida de Cajal, 1909.)

ascendentes, que geralmente (mas nem sempre...) são associadas aos sistemas sensoriais; e de *vias descendentes*, geralmente associadas aos sistemas motores. Essas vias consistem nos feixes de fibras (conjuntos de axônios) e nos neurônios correspondentes (núcleos subcorticais) que fazem parte de um mesmo sistema funcional. Fala-se assim de vias ascendentes somestésicas, por exemplo, para indicar aquelas envolvidas na sensibilidade somática, e de vias descendentes motoras, para indicar aquelas envolvidas na motricidade esquelética. O conhecimento dos neurônios de cada região – cortical ou subcortical – possibilita também indicar as *vias eferentes* e *aferentes*, sendo as primeiras aquelas que emergem do núcleo tomado como referência e as últimas as que chegam a ele. Esse conceito, assim, é sempre relativo a um núcleo ou área cortical tomado(a) como referência, e não deve ser confundido com o conceito anterior (ascendente e descendente), que tem outro significado.

Finalmente, é preciso considerar os neurônios receptores, ou seja, aqueles especializados em traduzir para a linguagem neural (potenciais bioelétricos) as informações dos ambientes externo e interno. Um exemplo importante é o da retina (ver Capítulo 7, *Sentidos e Percepção*). Como todos sabem, trata-se de uma camada de neurônios situada no fundo do olho, especializada em captar a energia luminosa que provém do ambiente e transformá-la em potenciais bioelétricos de modo a codificar neles a informação contida nos estímulos incidentes. Na retina existem neurônios diversos, mas os receptores têm uma forma adaptada à sua função. Apresentam um único dendrito com dobraduras da membrana formando discos nos quais existem proteínas fotossensíveis; e um axônio tão curto que passa despercebido. Outro exemplo é o dos neurônios olfatórios, que ficam na mucosa nasal. Os corpos celulares cilíndricos (sem dendritos) apresentam cílios imersos no muco do nariz, que alojam milhares de proteínas diferentes especializadas em reconhecer os diversos odorantes do ar; e o axônio de cada uma dessas células projeta-se para dentro do crânio, onde fica uma estrutura chamada "bulbo olfatório", que recebe em primeira mão as informações codificadas sobre os odorantes.

Junto com essa multiplicidade neuronal destaca-se a segunda família de células do sistema nervoso, a dos *gliócitos*. Trata-se de células consideradas tradicionalmente como elementos de suporte dos neurônios, que lhes proveriam nutrição, proteção, isolamento elétrico e suporte metabólico. O significado funcional dos gliócitos, entretanto, tem-se modificado velozmente nos últimos anos, com base nas descobertas da neurobiologia celular. Já se sabe que, além das funções mencionadas, os gliócitos participam de modo importante em diferentes fases do desenvolvimento embrionário e pós-natal, principalmente porque parecem ser células-tronco até mesmo no sistema nervoso adulto, sendo, portanto, possíveis fontes de reposição neuronal em certas situações. E descobriu-se também que os gliócitos se inserem nos circuitos dos neurônios, participando ativamente no fluxo de informações que passa continuamente entre eles. O Capítulo 4, *Funcionamento do Sistema Nervoso,* abordará em mais detalhes esses aspectos.

Como se pode compreender o sistema nervoso periférico com um mínimo de memorização

O sistema nervoso periférico tem a sua lógica, apesar da grande complexidade topográfica que apresenta. Já vimos que o SNP se origina no SNC a partir de nervos cranianos e espinais, os primeiros inervando principalmente a maior parte da cabeça e o pescoço (à exceção do nervo vago, X) e os últimos inervando o corpo em geral. Além dos nervos, outro elemento do SNP são os gânglios, agrupamentos de neurônios situados no espaço entre os órgãos, ou então embutidos na parede dos órgãos.

Ao buscarem os seus alvos no organismo, os nervos se ramificam e confluem inúmeras vezes, e do SNC até a periferia vão se tornando cada vez menores, até se desdobrarem em filetes nervosos e, finalmente, em terminais axônicos. O problema é que cada filete de cada ramo de cada nervo recebe um nome específico, e o estudo da anatomia do SNP torna-se assim um exercício de memorização de enorme esforço.

É necessário, então, conhecer os princípios gerais de organização desse sistema de nervos e gânglios, para se capacitar a mergulhar no detalhe em outro momento.

Nervos podem ser sensoriais, motores ou mistos, sendo estes últimos formados por fibras sensoriais e fibras motoras, considerando-se motoras não apenas aquelas que comandam os músculos esqueléticos estriados, mas também os estriados cardíacos, os músculos lisos das vísceras e as glândulas. A primeira coisa a se fazer, então, é identificar quais são os neurônios de origem das fibras sensoriais e motoras dos nervos.

As fibras sensoriais dos nervos espinais são prolongamentos de neurônios pseudounipolares que formam os *gânglios espinais* (ou *gânglios da raiz dorsal*; Figura 2.25 A). Esses neurônios são na verdade bipolares que, durante o desenvolvimento, sofrem uma transformação morfológica que faz com que os dois prolongamentos, que antes emergiam de polos opostos do corpo celular, passem a emergir como uma bifurcação de um prolongamento único. O prolongamento que se estende à periferia do organismo é, a rigor, um dendrito, porque, sendo sensorial, os impulsos nervosos surgem na sua ponta e são conduzidos em direção ao corpo celular no gânglio. Já o outro prolongamento, que se dirige à medula, é na verdade o axônio. No entanto, como ambos são morfologicamente indistinguíveis, são chamados "fibras sensoriais". Então, como cada segmento medular apresenta raízes dorsais sensoriais, os nervos correspondentes são também segmentares. E mais: cada um deles apresenta o seu gânglio espinal correspondente. Os gânglios, desse modo, se organizam em cadeia, podendo ser visualizados aos pares ao longo da medula espinal. Em consequência dessa organização segmentar (Figura 2.25 B e C), os nervos e os gânglios cervicais recebem informação sensorial do dorso da cabeça, do pescoço, dos ombros e de parte dos braços; os torácicos dão conta dos braços, do tórax e de parte do abdome; os lombares, do abdome e de parte das pernas; e os sacros, das pernas e da pelve.

As fibras sensoriais dos nervos cranianos organizam-se de modo semelhante, embora menos regular. O nervo trigêmeo (V), por exemplo, que é o equivalente craniano dos nervos espinais, apresenta também um gânglio (*gânglio trigêmeo*) com neurônios pseudounipolares. Seu território de inervação é a face. Os nervos vestibulococlear (VIII), glossofaríngeo (IX) e vago (X) apresentam também os seus gânglios sensoriais correspondentes.

No caso das fibras motoras, as que inervam os músculos esqueléticos organizam-se de modo diverso daquelas que inervam as vísceras. Suas fibras têm como origem os motoneurônios espinais e aqueles situados no tronco encefálico. Os motoneurônios espinais ficam situados no corno ventral da medula (Figura 2.26 A), e seus axônios se estendem diretamente aos músculos, sem a intermediação de gânglios. Novamente, a organização segmentar induz uma ordem sequencial nessa organização, ficando os motoneurônios cervicais a cargo do pescoço e dos ombros, os torácicos a cargo dos braços e do tórax, e assim por diante. No caso dos nervos cranianos, a organização deixa de ser segmentar, mas os princípios são os mesmos: os motoneurônios de cada nervo motor ou misto ficam em núcleos do tronco encefálico, cujos axônios inervam os músculos correspondentes diretamente. Esse é o caso dos três nervos que acionam a musculatura extraocular (III, IV e VI), bem como dos nervos facial (VII), acessório (XI) e hipoglosso (XII), que dão conta, respectivamente, dos músculos da face, do pescoço e da língua.

As fibras motoras que inervam as vísceras se organizam de modo diferente (Figura 2.26 B e C). Tão diferente que recebem um nome próprio: *sistema nervoso autônomo – SNA* (ver Capítulo 10, *Comportamentos Motivados e Emoções*).

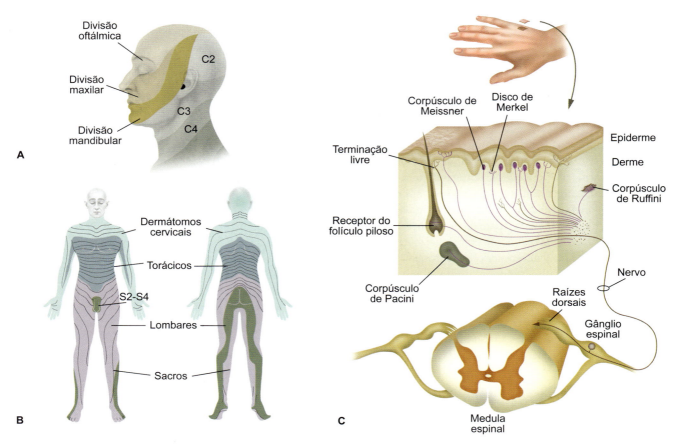

FIGURA 2.25 Fibra sensorial cujo corpo celular situa-se no gânglio espinal (**A**). Territórios de inervação dos nervos sensoriais na cabeça (**B**) e no corpo (**C**). (Adaptada de Lent, 2022.)

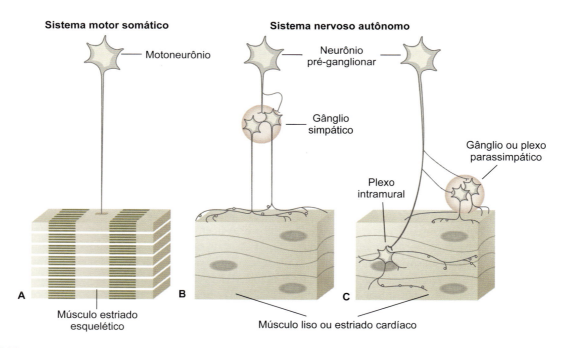

FIGURA 2.26 Diferenças entre a organização do sistema motor somático e do sistema nervoso autônomo. (Adaptada de Lent, 2022.)

Nesse caso, os "motoneurônios" (entre aspas, porque não são chamados assim) ficam situados em gânglios próximos ao SNC ou longe dele, mas próximos (até mesmo dentro) das vísceras correspondentes. Na medula há duas cadeias de gânglios autonômicos próximos a ela: a *cadeia paravertebral* e a *cadeia pré-vertebral*. Em ambas, os neurônios aí situados (chamados "pós-ganglionares") emitem axônios que vão inervar vasos sanguíneos, glândulas sudoríparas, glândulas viscerais, a musculatura estriada cardíaca e a musculatura lisa de várias vísceras. Esses gânglios recebem fibras provenientes de neurônios medulares que fazem parte do mesmo sistema (*neurônios pré-ganglionares*). No tronco encefálico e na região sacral da medula, o SNA é diferente: os neurônios pré-ganglionares residem nos núcleos específicos de cada nervo craniano correspondente (III, V, VII, IX e X), e seus axônios vão longe até as vísceras, onde encontram os neurônios pós-ganglionares dentro dos gânglios que às vezes ficam na própria parede da víscera formando uma estrutura neuronal mais espalhada chamada "plexo".

Bibliografia

Bear, M. F., Connors, B. W., & Paradiso, M. A. (2017). A estrutura do sistema nervoso. In M. F. Bear, B. W. Connors, & M. A. Paradiso. *Neurociências* (4a ed). Porto Alegre: Artmed.

Brodmann, K. (1909). *Vergleichende Lokalisationslehre der Gross-hirnrinde in ihren Prinzipien dargestellt auf Grund des Zellenbaues*. Leipzig: Barth.

Cajal, S.R. (1909) *Histologie du système nerveux de l'homme et des vértébrés*. Madrid: Instituto Ramon y Cajal.

England, M. A., & Wakely, J. (1991). *A colour atlas of the brain & spinal cord*. London: Wolfe Publishing.

Junqueira, L. C., & Carneiro, J. (2004). Tecido nervoso. In L.C. Junqueira, & J. Carneiro. *Histologia básica*. Rio de Janeiro: Guanabara Koogan.

Lent, R. (2022). *Conceitos fundamentais de neurociência: Cem bilhões de neurônios?* (3a ed). Rio de Janeiro: Atheneu.

Machado, A. (1993). *Neuroanatomia funcional*. Rio de Janeiro: Atheneu.

Nauta, W. J. H., & Feirtag, M. (1986). *Fundamental neuroanatomy*. New York: Freeman.

Purves. D., Augustine, G. J., & Fitzpatrick, D., Hall, W. C., LaMantia, A. S., McNamara, J. O., Williams, S. M. (2018). Studying the nervous system. In D. Purves, G. J. Augustine, D. Fitzpatrick, W.C. Hall, A. S. LaMantia, J. O. McNamara, & S. M. Williams. *Neuroscience* (6th ed). Sunderland, EUA: Sinauer Associates.

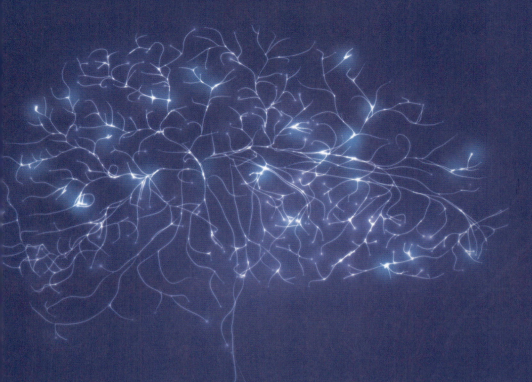

capítulo 3

Evolução do Cérebro e do Comportamento

Francisco Aboitiz,
Juan F. Montiel

Resumo

Este capítulo fornece uma sinopse de alguns dos eventos mais importantes na evolução do sistema nervoso dos vertebrados. Primeiramente, discute-se a origem do sistema nervoso em metazoários e vertebrados e, em seguida, discute-se a evolução de alguns dos principais componentes que sofreram mudanças mais drásticas ao longo da evolução dos vertebrados, como os órgãos dos animais que, em parte, definem essa classe; a medula espinal e a disposição dos diversos tratos que a compõem; o cerebelo e sua diversidade funcional e estrutural; e a origem do córtex cerebral dos mamíferos. Outros sistemas, notadamente o tronco cerebral e o tálamo, não foram incluídos nesta revisão. No capítulo, a ênfase é colocada nos processos embriológicos e padrões de expressão gênica que podem evidenciar as estruturas ancestrais e os processos de transformação que ocorreram na evolução dos vertebrados. No entanto, essas interpretações não deixam de ser vistas em um contexto funcional, no qual a maioria das mudanças importantes foi provavelmente resultado do processo de seleção natural.

Introdução

Nos metazoários, o sistema nervoso participa como regulador da interação com o ambiente, sendo, portanto, um elemento essencial no comportamento e na evolução animal. De fato, a seleção natural é frequentemente baseada em diferenças de desempenho em diferentes comportamentos. Além disso, os comportamentos que os organismos adotam em novos ambientes podem determinar o curso evolutivo subsequente de suas espécies. Por exemplo, os mamíferos adquiriram um modo de locomoção em que a coluna oscila no plano vertical, e não no plano horizontal, como nos peixes e répteis. Ao recolonizar o meio aquático, os ancestrais dos cetáceos passaram a nadar movendo seus corpos verticalmente, pois era o plano de maior flexibilidade da coluna vertebral. Isso resultou no desenvolvimento de uma cauda horizontal, em vez da cauda vertical vista nos peixes. Da mesma forma, veremos aqui que o desenvolvimento do comportamento predatório e da natação ativa provavelmente foram fundamentais para a origem das mandíbulas e órgãos dos sentidos dos primeiros vertebrados com mandíbulas, cerca de 380 milhões de anos atrás, embora os primeiros mecanismos de excitabilidade nervosa estejam associados aos comportamentos móveis e predatórios dos primeiros animais complexos, há cerca de 550 milhões de anos. Em outras palavras, o sistema nervoso participa da geração do comportamento, e o comportamento a ser desenvolvido em determinadas circunstâncias pode especificar quais caracteres terão valor seletivo e quais não terão. Nesse contexto, o sistema nervoso é um órgão que, talvez mais do que qualquer outro, é tanto resultado da evolução quanto de sua própria organização que participa da especificação das possíveis trajetórias evolutivas do próprio organismo.

Nos últimos anos, tem havido um interesse crescente no estudo do desenvolvimento e evolução do sistema nervoso em diferentes grupos de animais, mostrando padrões notáveis de conservação evolutiva de alguns mecanismos celulares e moleculares, bem como importantes divergências e convergências em outros casos. Este capítulo tem como objetivo fornecer uma sinopse dos passos mais relevantes na evolução do cérebro dos vertebrados. A abordagem será mista: discutiremos mecanismos genéticos, embriológicos e fisiológicos e sua relevância para o comportamento. Além disso, comentaremos como a aquisição de diferentes inovações evolutivas permitiu a irradiação de diferentes grupos, como vertebrados e mamíferos.

Origem do sistema nervoso
Origem dos neurônios: excitabilidade e transmissão sináptica

Uma característica fundamental que distingue o reino animal (mas também algumas formas unicelulares como bactérias e protozoários) é a capacidade de responder rapidamente a estímulos ambientais, resultando em movimentos ou, em termos mais gerais, em comportamento. Essas respostas rápidas são baseadas na propriedade excitável da membrana celular, que normalmente mantém a homeostase eletroquímica das células por meio do transporte ativo de cátions (H^+, Ca^{2+} e Na^+) para o espaço extracelular permitindo conservar as concentrações de íons em condições fisiológicas. A excitabilidade das membranas de microrganismos e neurônios animais é baseada na existência de canais iônicos que permitem o fluxo de cátions através da membrana celular, gerando uma alteração na homeostase que origina a resposta celular. Embora nas bactérias os tipos de canais sejam predominantemente de potássio (K^+, que se encontra em maiores concentrações dentro da célula do que fora), nos protozoários já surgem canais de cálcio e sódio, que são amplificados em número e complexidade nos metazoários (especialmente os de sódio). Um grande avanço são os canais iônicos dependentes de voltagem, principalmente os de cálcio e sódio (expandindo-se em protozoários e metazoários, respectivamente), que permitem a geração de um potencial de ação autopropagante transmitido ininterruptamente por toda a célula. Isso permite que a célula gere longos prolongamentos para estabelecer conexões com outros neurônios, configurando, assim, uma rede rudimentar.

A outra característica fundamental dos neurônios é a formação de sinapses que permitem a transmissão direta de informações eletroquímicas de uma célula para outra (diferentemente do sistema endócrino que transmite sinais a distância, por meio do fluido extracelular). Estudos recentes mostraram que a complexa maquinaria pós-sináptica observada em animais complexos deriva de um sistema ancestral de comunicação celular presente em organismos unicelulares. No entanto, a formação de sinapses morfologicamente definidas surge com a origem das primeiras redes neurais nos metazoários mais basais (organismos multicelulares). Mesmo nesses grupos, já se observa o aparecimento de receptores de glutamato ligados ao fluxo de cálcio, como os receptores de N-metil-D-aspartato (NMDA), que são fundamentais na plasticidade, no aprendizado e na memória. Então, na evolução de animais com simetria bilateral, o aparelho sináptico torna-se progressivamente mais complexo, em correlação com a crescente complexidade das redes neurais.

A origem evolutiva dos neurônios é um tópico de grande discussão. Os animais mais basais (diploblásticos) são subdivididos em quatro grandes grupos: o grupo mais basal é formado pelos ctenóforos ou "geleias de pente" (*comb jellies*, às vezes confundidas com águas-vivas), depois as esponjas ou poríferos e os placozoários (pequenos organismos planos e indiferenciados) e finalmente os cnidários ou águas-vivas. O grupo Bilateria, que inclui todos os animais com simetria bilateral, é um suposto ramo irmão dos cnidários. Neurônios, sinapses e plexos neuronais subepidérmicos (sem sistema nervoso centralizado) foram descritos em ctenóforos e cnidários, mas não neurônios reais em esponjas ou placozoários. Apesar de não apresentarem neurônios, as esponjas têm um tipo de células ciliadas chamadas "coanócitos", que funcionam conduzindo água para dentro delas e como elementos sensoriais. Essas células secretam neurotransmissores como ácido gama-aminobutírico (GABA) e óxido nítrico no meio extracelular e desencadeiam a contração celular que expele água. Por outro lado, o plexo neuronal subepidérmico de ctenóforos e cnidários coordena os mecanismos de contração associados à alimentação e à locomoção. Existem duas possibilidades: ou que os neurônios tenham aparecido nos primeiros metazoários, e placozoários e esponjas os tenham perdido em um processo de simplificação anatômica, ou que os neurônios tenham surgido duas vezes na história dos animais (nos ctenóforos e no ancestral comum dos cnidários e Bilateria; Figura 3.1).

As formas mais primitivas de sistemas nervosos incluem neurônios sensoriais, neurônios e células efetoras que podem ser musculares (miócitos) ou secretoras (Figura 3.2).

De fato, estudos recentes favoreceram a hipótese de que os próprios neurônios derivam de células secretoras. Realmente, os neurônios de ctenóforos e cnidários têm a mesma origem embriológica que as células que permitem que esses animais capturem suas presas secretando muco ou toxinas, respectivamente. Aliás, essa evidência corrobora a proposta de que os sistemas nervosos tenham uma origem comum e possam ter se perdido em esponjas e placozoários, que são animais com pouca ou nenhuma mobilidade. Nesse contexto, é notável que, embriologicamente, a tendência "natural" das células ectodérmicas de vertebrados é se diferenciar em neurônios, mas normalmente são resgatadas desse destino graças à própria secreção de BMP-4, que bloqueia esse processo.

Fatores indutores secretados pela notocorda (Noguina, Cordina e Folistatina), que desencadeiam a diferenciação da placa neural, por sua vez bloqueiam a ligação da BMP-4 ao seu

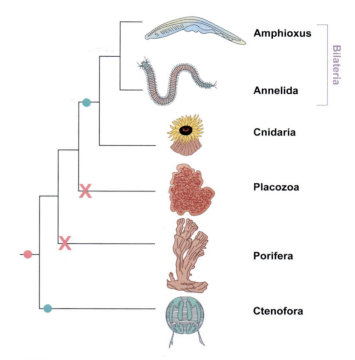

FIGURA 3.1 Esquema hipotético que ilustra as possíveis origens filogenéticas dos primeiros neurônios. Considera-se o aparecimento dos primeiros neurônios na origem dos metazoários (*círculo rosa*), com perda secundária do fenótipo neuronal (*símbolos X rosa*). Alternativamente, duas origens independentes são postuladas em ctenóforos e bilateria (*círculos azuis*).

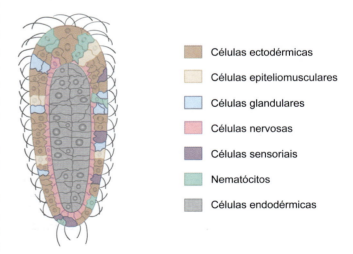

FIGURA 3.2 Diagrama da larva plânula de um cnidário hidrozoário. Destaca-se *em verde* a disposição das células nervosas que constituem o plexo subepidérmico. Observa-se também maior desenvolvimento da região anterior, em comparação com a região posterior.

receptor, levando a um bloqueio na transdução de sinal, o que permite que as células em contato com esses fatores se transformem em tecido nervoso (Figura 5.1). Isso é consistente com a ideia de que, primitivamente, o sistema nervoso era um plexo basiepidérmico difuso; condensando-se dorsalmente, a diferenciação neuronal no resto do ectoderma teria sido suprimida.

Sistema nervoso central em Bilateria

Animais com simetria bilateral (Bilateria) são divididos em dois grandes grupos: protostômios (artrópodes, anelídeos, moluscos, nematoides e outros animais) e deuterostômios (equinodermos e cordados; este último inclui vertebrados). Em Bilateria, os neurônios começam a se aglomerar em gânglios ou "cordões" que contêm neurônios e fibras nervosas. De fato, o ancestral comum de Bilateria provavelmente tinha uma combinação de cordões ou gânglios neuronais com um sistema nervoso subepidérmico, já que essa organização é bastante comum em grupos primitivos de Bilateria. Em pelo menos três ocasiões, ocorreu uma condensação do cordão principal, dorsal ou ventralmente, para formar um sistema nervoso central (em artrópodes e grupos relacionados; em moluscos, anelídeos e semelhantes; e em cordados e grupos aparentados).

Nos protostômios, o sistema nervoso consiste em uma série de gânglios interligados, organizados em série de acordo com os segmentos do animal, como em anelídeos e artrópodes, ou em uma rede de gânglios interligados por cordões, como em moluscos e nematoides (discute-se se estes últimos derivam de um ancestral também segmentado). É comum encontrar um anel nervoso perioral nesses grupos. Nos cordados, existem gânglios no sistema nervoso periférico, mas também há um grande sistema nervoso central tubular (o tubo neural) que não é subdividido em gânglios, mas em uma medula espinal que inerva todo o corpo e um encéfalo que controla os gânglios, medula espinal e a região da cabeça, incluindo a boca.

Origem do tubo neural

Os deuterostômios incluem equinodermos (estrelas do mar) e hemicordados, por um lado, e cordados (cefalocordados, urocordados e vertebrados) por outro. Estes últimos apresentam duas características críticas: (1) a presença de uma notocorda (um cordão cartilaginoso que corre ao longo do animal e que nos vertebrados se diferencia na coluna vertebral) e (2) a formação de um tubo neural que dá origem ao sistema nervoso central. O tubo neural é o resultado do processo embriológico de neurulação, gerando um tubo oco revestido internamente por células ciliadas. Nos hemicordados (vermes marinhos próximos aos equinodermos) observa-se um contorno do tubo neural na chamada "região do colar", que se conecta com cordões nervosos dorsais e ventrais e um extenso plexo nervoso subepidérmico. Foi proposto que esses animais poderiam representar a condição do ancestral comum dos deuterostômios.

Walter Garstang (1928) propôs originalmente que o tubo neural teria sido formado pela internalização de bandas ciliadas na larva dos urocordados, que originalmente tinham um papel locomotor. O mecanismo de internalização das células ciliadas também é visto na formação da orelha média e da linha lateral, mas nesse caso as células internalizadas passam a funcionar como receptores (ver adiante).

É possível que, com o desenvolvimento de modos mais eficazes de natação, as bandas de células ciliadas (que também podem preceder a origem das primeiras nadadeiras e da cauda nadadora) tenham adquirido um papel mecanorreceptor comparável a algumas formas da linha lateral dos peixes, onde os receptores ciliados são internalizados em um tubo subcutâneo. Em algumas regiões, essas células ciliadas podem até ter evoluído para fotorreceptores como os dos cefalocordados (ver a seguir).

Genes Hox: um plano comum de diferenciação longitudinal

O tubo neural se diferencia ao longo do eixo anteroposterior em um encéfalo anterior e uma medula espinal que corre longitudinalmente pelo corpo. No próprio cérebro, diferentes componentes são observados (telencéfalo, diencéfalo, mesencéfalo e rombencéfalo), cada um subdividido por sua vez em diferentes segmentos geneticamente determinados. A diferenciação no eixo rostrocaudal, tanto do sistema nervoso quanto do corpo em geral, obedece a mecanismos comuns de controle genético em quase todos os animais, que se baseia na expressão diferencial de genes reguladores denominados "Hox" ou "homeobox", ao longo do eixo longitudinal. Isso indica que o processo de diferenciação rostrocaudal possivelmente se originou em um ancestral comum, muito na base dos metazoários. Em consideração a esses antecedentes, foi proposto que o "plano" do desenho corporal dos metazoários corresponderia a um padrão de expressão dos genes reguladores Hox, que seria mantido em todos os grupos animais. Esses genes são expressos em momentos muito precisos do desenvolvimento, especificamente quando são definidas as características do filo ao qual os organismos correspondem (p. ex., quando as dobras branquiais aparecem em vertebrados). Em cada grupo taxonômico, a expressão desses genes desencadearia diferentes cascatas de diferenciação que levariam à formação de suas próprias estruturas (incluindo o sistema nervoso).

Eixo dorsoventral: inversão e convergência

Uma observação extremamente curiosa, originalmente feita em 1822, por Geoffroy Saint-Hilaire, é que artrópodes, moluscos e seus grupos relacionados (protostômios) apresentam o sistema nervoso em posição ventral, ao passo que nos vertebrados (cordados) isso ocorre em uma posição dorsal. De fato, a inversão envolve não apenas o sistema nervoso, mas abrange toda a organização do corpo: os protostômios parecem ser uma versão totalmente invertida dos deuterostômios. Estudos mais recentes, utilizando marcadores genéticos associados a diferentes tecidos e órgãos, revelaram um padrão de diferenciação baseado em um gradiente de expressão dorsoventral de genes reguladores do tipo homeobox. Esse gradiente foi encontrado em espécies tão distantes quanto vertebrados e artrópodes (insetos), com a diferença de que são completamente invertidos, de ventral para dorsal nos artrópodes e de dorsal para ventral nos cordados.

Um estudo recente relatou que Xenacelomorpha, um grupo de vermes bilateralmente simétricos que se separaram antes da divisão de protostômios e deuterostômios, não apresenta sinais de diferenciação dorsoventral, como outros grupos de invertebrados. Isso indicaria que o padrão de diferenciação dorsoventral foi adquirido independentemente em vertebrados e insetos. No entanto, estudos mais recentes sustentam a hipótese de que o padrão de diferenciação dorsoventral é amplamente distribuído em Bilateria, sendo até observado em cnidários, que não pertencem a Bilateria. A interpretação mais parcimoniosa é que o programa genético participou do desenvolvimento do ancestral comum de Bilateria, e que se perdeu em alguns grupos.

Origem dos vertebrados
Genealogia de vertebrados

Embriologicamente, cordados (cefalocordados, urocordados e vertebrados; ver Figura 3.3) caracterizam-se pela presença de uma notocorda fibrosa que define o eixo anteroposterior e pelo desenvolvimento de um sistema nervoso central oco que na maioria das vezes é formado por neurulação (invaginação da placa neural, derivada do ectoderma). A organização geral desse tubo neural é essencialmente semelhante nos protocordados (Amphioxus ou Branchiostoma), nas larvas dos urocordados (parentes próximos dos cordados) e nos vertebrados, sendo capazes de reconhecer as grandes divisões da medula espinal e do encéfalo em ambos os grupos. No entanto, *Branchiostoma* caracteriza-se pela falta de vários componentes: não possui órgãos sensoriais bem desenvolvidos (embora tenha um grupo de células fotorreceptoras pigmentadas na extremidade anterior do tubo neural) nem possui vesículas cerebrais comparáveis às vesículas cerebrais ou hemisférios de vertebrados. Na larva dos urocordados, filogeneticamente mais próxima dos vertebrados, existe uma única "vesícula cerebral" na extremidade anterior do tubo neural, que contém um órgão receptivo e um órgão de equilíbrio. Essa vesícula pode corresponder em parte às vesículas mediais do encéfalo (terceiro e quarto ventrículo). Outros estudos mais recentes também indicam que existe uma região molecularmente comparável ao telencéfalo na extremidade anterior dos cefalocordados e urocordados, mas em nenhum dos casos eles se diferenciam como hemisférios pareados.

Crista neural, placódios e telencéfalo na origem dos vertebrados

Nos vertebrados, após a neurulação, forma-se acima do tubo neural um tecido conspícuo denominado "crista neural", constituído por células migratórias que se deslocam pelo mesênquima, invadindo todo o corpo. Essas células dão origem a muitas estruturas, tanto neuronais quanto não neuronais. Exemplos disso são o sistema nervoso periférico, a córtex adrenal e, especialmente, o esqueleto branquial. Na região da cabeça também são formados aglomerados de células que migram juntas através do ectoderma, os placódios, que participam da diferenciação dos órgãos dos sentidos e da formação de alguns gânglios cranianos. Em um trabalho agora clássico, Glenn Northcutt e C. Gans (1983) mostraram que a maioria dos caracteres derivados compartilhados de vertebrados se originou desses dois tecidos embrionários, e rastrearam a origem dos vertebrados para a diferenciação da crista neural e placoides. Há evidências em protocordados de tecidos comparáveis à crista neural e placoides, e de um sistema nervoso periférico visceral, que aparentemente se diferencia *in situ* e não surge de células migratórias como as da crista neural. No entanto, é claro que esses tecidos nunca atingem o mesmo grau de complexidade daqueles dos vertebrados. É de grande interesse que, na placa neural, o território presumível da crista neural faz fronteira rostral com o dos placódios (*i. e.*, eles representam uma continuação da crista neural), e este último faz fronteira medialmente com o do telencéfalo (os hemisférios cerebrais, que são outra característica dos vertebrados). Todos esses tecidos são especificados por genes reguladores da família *Dlx*; de tal forma que a crista neural e os placódios expressam os genes *Dlx3* e *Dlx5*, enquanto o telencéfalo expressa os fatores *Dlx1* e *Dlx2* (Figura 3.4). Assim, é possível que um gene *Dlx* ancestral esteja envolvido no desenvolvimento de todos esses caracteres que diferem nas

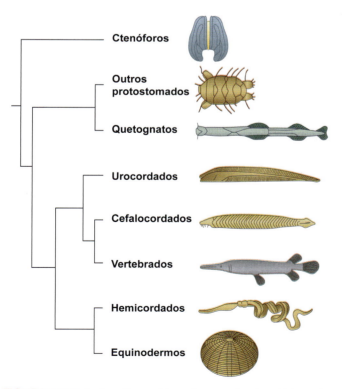

FIGURA 3.3 Relações filogenéticas dos vertebrados. (Adaptada de Vargas & Aboitiz, 2005.)

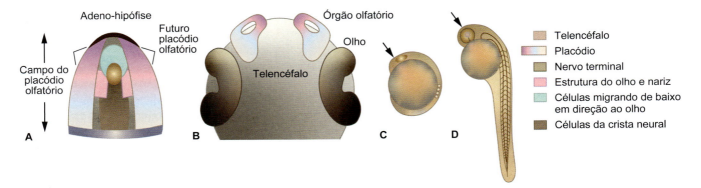

FIGURA 3.4 A. Esquema dos territórios presumíveis da placa neural anterior no peixe-zebra. Os territórios que possivelmente dão origem à crista neural, aos placódios e ao telencéfalo são contíguos, e todos expressam genes *Dlx*. Além disso, note que o campo dos placódios olfatórios (*i. e.*, onde existem células que potencialmente podem se diferenciar como placódios olfatórios) é muito mais extenso que o território que realmente lhes dá origem e inclui o território do telencéfalo. Isso poderia sugerir uma origem evolutiva muito mais ampla do placódio olfatório, que assim teria desempenhado um papel na diferenciação do bulbo olfatório e das vesículas telencefálicas embrionárias. **B.** Destino das células que formam o campo do placódio olfatório. **C.** Vista lateral de um embrião de peixe-zebra, destacando-se em bege (*seta*) a região do olho e nariz representada em **A**. **D.** Vista lateral de um embrião de peixe-zebra, destacando-se (*setas*) a mesma região representada em **C**.

extremidades rostrolaterais do tubo neural; na origem dos vertebrados, esses genes podem ter se diversificado, especificando diferentes tecidos embrionários.

O desenvolvimento de um esqueleto branquial que permitiria melhor oxigenação e novas possibilidades alimentares, juntamente com o desenvolvimento de órgãos sensoriais bem diferenciados, como o olho, o nariz e um complexo mecanorreceptor que antecedeu o ouvido, abriu um novo mundo para os primeiros vertebrados. Foi proposto que o desenvolvimento de sentidos especializados ocorreu em épocas comparáveis em artrópodes e vertebrados, possivelmente como consequência de uma "corrida armamentista" entre os dois grupos que competiam por presas e possivelmente se alimentavam uns dos outros. Na próxima seção, revisaremos a origem dos órgãos dos sentidos de *Branchiostoma* (Figura 3.5) e discutiremos sua possível transformação durante a evolução dos vertebrados.

Órgãos sensoriais
Olfato: o mais antigo?

Talvez o sentido mais primitivo associado ao telencéfalo seja o olfato. O olfato foi possivelmente um dos sentidos mais importantes nos primeiros vertebrados, e originalmente poderia ter uma estreita associação com os hemisférios cerebrais (essa relação é observada na íntima relação que existe entre o placódio olfatório e o bulbo olfatório durante o desenvolvimento. Em *Branchiostoma* existem células na região da cabeça que podem ser quimiossensíveis, mas sua relação com os receptores olfatórios de vertebrados ainda não está completamente esclarecida. Essas células fazem sinapses ou enviam axônios para a frente da vesícula cerebral, onde estabelecem um plexo sináptico com uma população de células dopaminérgicas que poderiam corresponder ao bulbo olfatório dos vertebrados. Nesses, os receptores olfatórios são geralmente células ciliadas, que, embora não invaginem diretamente como no caso dos placódios óticos e do sistema nervoso central, geralmente são internalizados na cavidade oral. Veremos mais adiante que o olfato foi importante em outra etapa evolutiva significativa: a origem do córtex cerebral dos mamíferos.

Associado ao sistema olfatório está o nervo terminal, que em *Branchiostoma* é um nervo sensitivo cutâneo rostral, e nos vertebrados localiza-se no nervo olfatório e projeta-se para o diencéfalo e o telencéfalo. Em todos os vertebrados, é um componente do sistema olfatório, provido de células ganglionares em toda a sua extensão, provavelmente derivadas do placódio nasal. É interessante notar que, apesar de sua antiguidade, não foi apontado como um nervo craniano de interesse, possivelmente por não ser facilmente integrado à série branquial. Nesse nervo, diferentes tipos de fibras e células foram identificados quanto às suas características histoquímicas: assim, distingue-se um sistema rico em hormônio liberador de gonadotrofina (GnRH ou LHRH); um rico em FMRFamida e um positivo para acetilcolinesterase. Foi proposto que pelo menos as células LHRH+ do diencéfalo derivam todas do terminal nervoso (e consequentemente do placódio nasal), sugerindo uma origem evolutiva dessas células relacionada ao terminal

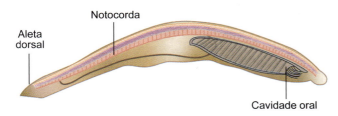

FIGURA 3.5 Morfologia de um anfioxo adulto (*Branchiostoma*).

nervoso. As funções do nervo terminal ainda não estão claras. Além de uma possível função reprodutiva, determinou-se que esse nervo possui eferentes vasomotores e secretomotores.

Papilas gustativas: únicos órgãos dos sentidos não associados aos placoides

As papilas gustativas estão presentes em todos os vertebrados, exceto nos agnatídeos mais primitivos (*Myxine*). No entanto, os mixinoides (e outros peixes) apresentam células quimiorreceptoras isoladas, talvez comparáveis aos receptores gustativos, que podem se assemelhar às células quimiossensoriais de *Branchiostoma* descritas anteriormente. Embora haja variabilidade morfológica nos órgãos gustativos, eles contêm apenas quatro tipos de células sensoriais, comuns a todos os vertebrados. As papilas não são derivadas de placoides como se acreditava anteriormente, mas originam-se do epitélio oral, e as células receptoras são possivelmente especificadas muito cedo no desenvolvimento. Embora as papilas estivessem originalmente restritas à cavidade oral, alguns peixes (principalmente bagres) têm papilas gustativas localizadas em todo o corpo, inclusive nos raios das nadadeiras.

Visão: uma aquisição fundamental para a vida ativa

A visão é outro sentido de grande importância para os vertebrados. Na vesícula cerebral de *Branchiostoma*, localizada na extremidade anterior de seu tubo neural, distingue-se um corpo lamelar com fotorreceptores, considerado homólogo ao corpo pineal dos vertebrados; e na região frontal do cérebro há um "olho frontal" medial, que é um pouco mais complexo e parece corresponder aos olhos pareados dos vertebrados. Além disso, *Branchiostoma* possui outros fotorreceptores ao longo do tubo neural, células de Joseph e ocelos dorsais, que aparentemente participam de uma resposta de evitação à luz, permitindo que o animal permaneça enterrado na areia.

Todos os vertebrados apresentam olhos pareados bem diferenciados, portanto não é possível rastrear a evolução gradual dessa estrutura. No entanto, nos cefalópodes observam-se estágios sucessivos no desenvolvimento da complexidade do olho: nos casos mais simples, há um grupo de células pigmentadas epidérmicas (Figura 3.6; observe, no entanto, que o componente sensível à luz do olho dos vertebrados não deriva diretamente da epiderme, mas é uma evaginação do sistema nervoso central). Em algumas espécies o órgão fotorreceptor se dobra para formar uma concavidade. Em *Nautilus*, há um globo ocular aberto, que em outras espécies é protegido por uma cobertura transparente de pele. Em polvos e lulas avançados, uma estrutura semelhante à lente e à córnea é diferenciada. Os olhos foram inventados repetidamente na evolução, existindo em seis dos 33 filos de metazoários. Na filogenia, dois tipos principais de células fotorreceptoras foram gerados, todos baseados nas propriedades fotorreceptoras da opsina

e da retina. Os olhos podem ser divididos em dois grandes grupos de acordo com os fotorreceptores que usam: podem ser ciliados (como em vertebrados e alguns invertebrados) ou rabdoméricos, como em muitos invertebrados (embora evidências recentes indiquem um ancestral comum de ambos os fotorreceptores). Dentro de cada um desses grupos, os olhos podem ser compartimentados (como nos vertebrados e cefalópodes) ou compostos. A estrutura curva de ambos os tipos de olhos se deve obviamente à capacidade de formação de imagens. Em geral, os olhos em forma de câmera são formados por invaginação dos fotorreceptores (olho côncavo), enquanto os compostos estão associados a um crescimento da estrutura fotorreceptora (olho convexo).

O gene *Pax6* tem sido associado à formação de olhos em várias espécies, de moscas a mamíferos. Embora se tenha considerado que ele seria um tipo de gene mestre que desencadeia a diferenciação ocular por meio de uma cascata de expressões gênicas, verificou-se que genes que codificam outros fatores de transcrição, como *eye absent* (eya), *sine oculis*, *optix*, *dachshund*, *eye gone* e *teashirt*, têm papéis bastante comparáveis ao *Pax6*. É possível que a função original de genes como o *Pax6* estivesse relacionada à diferenciação de células fotorreceptoras, antes da formação de estruturas visuais mais complexas. Finalmente, a embriologia pode, de alguma forma, atestar a origem dos olhos pareados a partir de um olho central comum, como o de *Branchiostoma*. Durante o desenvolvimento, o fator ventralizante *Sonic hedgehog* (SHH) é expresso na linha média ventral e inibe a expressão de *Pax6*, de modo que *Pax6* é expresso em dois setores, um de cada lado da linha média ventral. A mutação *Cyclops*, na qual não há expressão de *Shh*, produz uma expansão da expressão de *Pax6* a um nível tal que é contínua entre ambos os olhos ao longo da linha média ventral. Desta forma, forma-se um único olho em posição medial (daí o nome "ciclope" do mutante), que ocupa o território embrionário ocupado por ambos os olhos

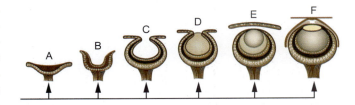

FIGURA 3.6 Em vertebrados, não há evidência de uma evolução gradual da estrutura do olho, mas ela existe para os invertebrados. Mostramos aqui a estrutura do olho em diferentes espécies de cefalópodes, desde os mais simples até os mais complexos. Em uma primeira etapa (**A**) observa-se um grupo de células pigmentadas na epiderme, que se curva em algumas espécies (**B**). Em uma terceira etapa (**C**), como no *Nautilus*, forma-se um olho com estrutura de câmera e uma abertura para o exterior, que em alguns polvos fica protegida por uma cobertura transparente de pele (**D**) e, além disso, preenche a cavidade. Em outros polvos e lulas, o líquido celular e a cobertura de pele se diferenciam em um cristalino e uma córnea (**E** e **F**).

e pela região ventral que os separa (Figura 3.7). Essa situação pode ser uma reminiscência da condição observada em *Branchiostoma*. Seria interessante conhecer a interação entre esses genes no desenvolvimento desse animal.

Mecanorrecepção: linha lateral, audição e equilíbrio

O outro sentido de maior relevância para os vertebrados é a mecanorrecepção. *Branchiostoma* possui células sensoriais epiteliais (táteis) que enviam um axônio para o sistema nervoso central ou fazem sinapse perto de seu corpo celular. Nos vertebrados, a mecanorrecepção é baseada em células ciliadas que podem ser invaginadas em vesículas dentro da pele, como no caso da orelha interna, ou dispostas em canais verdadeiros por todo o corpo, como é a linha lateral de peixes e larvas de anfíbios. Ambas as estruturas, linha lateral e orelha interna, originam-se da série de placódios dorsolaterais, um dos quais (o placódio ótico) dá origem à orelha interna, e os demais geram a linha lateral.

A linha lateral está presente em todos os peixes e permite a detecção de ondas mecânicas geradas na água. Esse órgão permite que os peixes evitem predadores, localizem presas e se orientem no ambiente. Um peixe com lesão na linha lateral colide com as paredes de um aquário porque não percebe mais as ondas batendo na parede. Há grande variabilidade na disposição dos receptores da linha lateral, desde a disposição superficial dos neuromastos (agregados de células receptoras) até a disposição em canais ou verdadeiros túneis formados pela invaginação da epiderme, que se comunicam com o exterior através de poros regularmente dispostos.

Os eletrorreceptores também são vistos na linha lateral de muitos peixes e apresentam variação considerável. Os mais comuns e primitivos são do tipo catódico, mas em alguns teleósteos existem eletrorreceptores anódicos. Embora existam eletrorreceptores em vertebrados agnatos (sem mandíbula) e em peixes cartilaginosos, a maioria dos peixes ósseos primitivos não dispõe deles. Há duas possibilidades até agora: uma é que a eletrorrecepção foi perdida nos primeiros peixes ósseos e readquirida nos teleósteos, os peixes ósseos mais avançados (a alternativa mais parcimoniosa); e outra que a eletrorrecepção tenha sido inventada várias vezes. A eletrorrecepção é especialmente desenvolvida em peixes fracamente elétricos (como mormirídeos e gimnotídeos, ver seção sobre o cerebelo), que se orientam de acordo com as variações dos campos eletromagnéticos que eles mesmos geram através de uma especialização das sinapses neuromusculares.

Branchiostoma possui um agregado de células ciliadas na vesícula cerebral que pode corresponder a um órgão de equilíbrio. A orelha interna dos vertebrados é uma vesícula contendo células receptoras do cabelo, que podem ter sido originalmente espalhadas por toda a pele (como visto em *Branchiostoma*). Mecanorreceptores cutâneos isolados podem ter-se agregado, formando complexos separados que dão origem por um lado à linha lateral e por outro à orelha interna. As células mecanorreceptoras de vertebrados e invertebrados parecem ter uma origem evolutiva comum, uma vez que seus mecanismos de diferenciação genética são muito semelhantes. Por exemplo, os genes *atonal* (*Atoh1*) e *Pax2* participam da diferenciação de células mecanossensoriais em ambos os grupos. É interessante notar que *Pax2* teria um ancestral comum com o gene *Pax6* envolvido no desenvolvimento do olho, que é expresso no órgão visual e no estatocisto de água-viva. Isso poderia sugerir uma origem comum de mecanorreceptores e fotorreceptores. Como mencionamos acima, é impossível ignorar a semelhança entre os mecanismos de invaginação do placódio ótico e do tubo neural. Em ambos os casos, estabelece-se a invaginação de um epitélio formado por células ciliadas, muitas delas células receptoras.

A orelha interna dos vertebrados contém entre um e três canais semicirculares interconectados, que se comunicam com um número correspondente de vesículas. Em agnatos, há apenas um (*Myxine*) ou dois (*Petromyzon*) canais semicirculares, mas em vertebrados com mandíbulas já são observados três, que se comunicam com três vesículas (o sáculo, o utrículo e a lagena). Os anfíbios desenvolvem a papila anfíbia e os mamíferos desenvolvem a cóclea como órgãos auditivos da lagena. Embora a capacidade de ouvir se torne mais importante em vertebrados terrestres, estruturas auditivas também se desenvolveram em muitos peixes. Por exemplo, os bagres

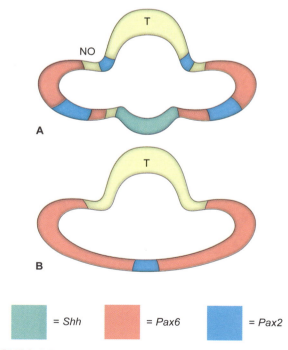

FIGURA 3.7 A. Fator *Sonic hedgehog* (SHH) (note que ele é expresso ventralmente, no embrião) suprime a expressão de *Pax6* separando o campo ocular em dois campos bilaterais. *Pax2* é expresso nas regiões em que se desenvolverá o nervo óptico (NO). **B.** No mutante *Cyclops* (*Shh*$^{-/-}$) mantém-se um único campo ocular que dará origem a uma única vesícula óptica. T: telencéfalo.

apresentam uma série de ossículos, ossículos de Weber, derivados das vértebras cervicais, que conectam a parte anterior da bexiga natatória à orelha interna.

Medula espinal
Comportamentos rítmicos

A medula espinal é o órgão que controla os músculos somáticos e recebe os chamados "estímulos gerais" (toque, dor, propriocepção). Como apontamos, entre os comportamentos mais básicos de um organismo estão a locomoção e a alimentação. Incluindo a respiração e a fonação (que estão originalmente associadas com o comportamento alimentar, por meio do uso do sistema branquial), esses comportamentos advêm de padrões de atividade neuronal rítmica gerados no sistema nervoso central. Esses chamados "marca-passos centrais" têm base em dois tipos de propriedades eletrofisiológicas: rebote pós-inibitório – em que após um período prolongado de inibição um neurônio pode gerar espontaneamente uma saraivada de descargas – e potenciais de platô, que são despolarizações prolongadas que ocorrem como resultado de uma breve despolarização inicial. Esses dependem de receptores glutamatérgicos do tipo NMDA e têm características em comum com a potenciação de longa duração.

Nos vertebrados basais, a locomoção envolve uma alternância entre as contrações de um lado do corpo e do outro, a fim de gerar um movimento ondulatório que se espalha por todo o corpo. A onda motora é gerada rostralmente (no bulbo) e se propaga ao longo do trato reticuloespinal, que é polissináptico em espécies mais primitivas. Assim, a contração em um determinado segmento ativa interneurônios inibitórios que decussam e inibem a contração no lado oposto, causando o movimento em ondas. Esse mesmo movimento ondulatório é preservado na locomoção dos vertebrados terrestres, cujas extremidades se movem alternadamente, em relação tanto à extremidade contralateral quanto à ipsolateral.

Decussação dos tratos da medula espinal

Uma questão que surge repetidamente na análise das projeções sensoriais e motoras na medula espinal diz respeito ao fato de serem cruzadas; ou seja, os axônios geralmente cruzam para o território contralateral para transmitir os impulsos nervosos, sejam motores ou sensitivos. Uma interpretação é que essa condição deriva de reflexos muito primitivos de evitação de estímulos nocivos, como aqueles que podem ser encontrados na medula da larva de anfíbios (*Ambystoma*). Neste, existem interneurônios (as células de Coghill) que recebem o estímulo em um lado do corpo e o transmitem aos motoneurônios contralaterais, produzindo assim um "reflexo de enrolamento" em direção ao lado contralateral do estímulo. Em *Branchiostoma*, também são vistos neurônios que recebem estímulos sensoriais e se projetam contralateralmente. Esse sistema de interneurônios poderia representar uma condição ancestral à origem do trato espinotalâmico dos vertebrados superiores, que transmite a nocicepção e é contralateral.

No entanto, também existem tratos ascendentes ipsilaterais na medula. Possivelmente estes derivam de um trato polissináptico ipsolateral, que transmitia informações táteis e proprioceptivas. Em larvas de anfíbios (*Ambystoma*), existem células de Rohon-Beard, comparáveis em conectividade às células ganglionares da raiz dorsal e projetando-se ipsolateralmente para baixo das colunas dorsais, transmitindo informações táteis e proprioceptivas (Figura 3.8). No entanto, diferentemente das células ganglionares da raiz dorsal, as células de Rohon-Beard estão localizadas dentro da medula e emitem prolongamentos tanto para a periferia quanto para os segmentos mais anteriores da medula, formando um trato polissináptico ipsolateral. Uma possibilidade é que essas células, existentes em vertebrados ancestrais, tenham se movido para fora da medula em vertebrados mais desenvolvidos. Outra é que ocorra o que se vê na metamorfose dos anfíbios, ou seja, que as células de Rohon-Beard tenham sido substituídas por células dos gânglios dorsais. Em vertebrados adultos, o único lugar onde os neurônios somatossensoriais primários podem ser encontrados dentro do encéfalo é o núcleo trigeminal mesencefálico, que contém células muito semelhantes em suas conexões às de Rohon-Beard.

Na natação dos peixes, a propagação da onda de contrações deve ser inicialmente assimétrica, de modo que um lado se contraia antes do outro. Nesse sentido, destacam-se as chamadas "células de Rohde" em *Branchiostoma*, com árvores dendríticas bilaterais e localizadas nas extremidades caudal (com o axônio direcionado rostralmente) e rostral (com o axônio direcionado caudalmente) da medula espinal. O axônio da célula de Rohde decussa duas vezes, fazendo sinapse primeiro no lado contralateral ao seu soma e, depois, em segmentos sucessivos, no lado ipsolateral a ele. Esse arranjo do axônio pode permitir que ele gere a assimetria de contrações necessárias para iniciar a propagação da onda de natação. Possivelmente uma situação de duas decussações como observada em *Branchiostoma* levou a células com axônios decussados apenas uma vez, como as células de Müller de ciclóstomos (peixes sem mandíbula) ou as células de Mauthner de peixes ósseos e anfíbios larvais. São neurônios

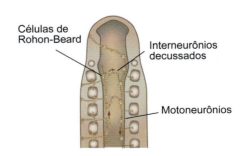

FIGURA 3.8 Células de Rohon-Beard e interneurônios cruzados de Coghill na larva de um anfíbio. (Adaptada de Ángel Rodríguez.)

com um axônio gigante que se projeta contralateralmente, que apresentam sinapses elétricas (célula de Mauthner) nos motoneurônios que inervam, e que geram a resposta de escape, que consiste em um movimento vigoroso da cauda feito em direção ao lado do estímulo, causando movimento rápido para o lado contralateral.

Os sistemas sensoriais do encéfalo também estão organizados de forma preferencialmente contralateral: as vias visuais e auditivas tendem a cruzar. Uma possibilidade é que estes sejam cruzados como consequência da decussação na medula espinal; ou seja, para gerar uma contração de escape ipsolateral para o lado do estímulo, a célula de Müller (ou Mauthner) contralateral ao estímulo deve ser estimulada. Outra possibilidade é que as vias associadas aos sentidos especiais fossem desde o início contralaterais. Pode haver um reflexo de evitação semelhante ao reflexo de enrolamento, envolvendo, por exemplo, movimentos da cabeça para o lado contralateral do estímulo visual. Isso é visto em *Branchiostoma*, gênero que apresenta um reflexo de fuga à luz. Esses animais vivem enterrados na areia, com a cabeça erguida, e quando são descobertos, tendem a evitar a luz e se enterrarem novamente.

Vertebrados terrestres: novos feixes de fibras

Nos vertebrados terrestres, há uma série de feixes (ou tratos) que adquirem especial relevância. Primeiro, com o desenvolvimento dos membros, sistemas motores complexos com músculos individualizados são gerados, e (especialmente em aves e mamíferos) o arco reflexo com fusos musculares que detectam a contração de cada músculo individual é nitidamente desenvolvido. O crescimento dos tratos tectospinal e rubroespinal, ambos contralaterais, possivelmente está associado aos mecanismos de locomoção quadrúpede. O trato corticospinal aparece apenas em mamíferos e se desenvolve às custas dos dois tratos anteriores, adquirindo especial relevância em primatas.

Nos vertebrados terrestres, observa-se também um grande desenvolvimento das colunas dorsais, que contêm axônios sensoriais de primeira e segunda ordens, os quais transmitem tato fino e propriocepção, levando projeções ipsilaterais para os núcleos da medula e do cerebelo. As fibras de primeira ordem provêm do gânglio da raiz dorsal, derivado da crista neural e localizado no sistema nervoso periférico.

Cerebelo
Cerebelo separa as partes anterior e posterior do encéfalo

Embriologicamente, o cerebelo se origina na fronteira entre o mesencéfalo e o rombencéfalo, em uma região que é considerada a organizadora da diferenciação do mesencéfalo para frente e do rombencéfalo para trás, e que depende de genes como *Fgf8*, *Otx2*, *Gbx2*, *Wnt1* e *Pax2*. Evolutivamente, o cerebelo se origina nos agnatos (vertebrados primitivos, sem mandíbula) como uma especialização da chamada "região acústico-lateral", que recebe fundamentalmente projeções mecanorreceptoras da linha lateral. Aparentemente, essa região teria determinado muito cedo a divisão entre um componente mais caudal do encéfalo (mais relacionado às funções motoras rítmicas e viscerais) e componentes mais rostrais (relacionados aos órgãos dos sentidos e comportamento mais complexo). As funções motoras do cerebelo são adquiridas com a origem da natação vigorosa nos peixes mais avançados, e estão associadas ao desenvolvimento de um corpo cerebelar ou *corpus* (paleocerebelo, que geralmente corresponde ao verme e ao lobo anterior do cerebelo dos vertebrados superiores). Lateral e ventralmente, existem formações bilaterais denominadas "átrios" (arquicerebelo, homólogo ao nódulo flóculo-nodular), que recebem projeção do sistema vestibular e da linha lateral. Os átrios perdem a projeção da linha lateral nos vertebrados terrestres e permanecem recebendo principalmente projeções vestibulares. Nos vertebrados terrestres, desenvolvem-se as porções laterais do *corpus*, que se especializam no controle dos movimentos dos membros. O desenvolvimento dessas regiões torna-se mais perceptível nos mamíferos, principalmente nos primatas e no homem, nos quais a coordenação fina dos movimentos dos dedos se torna cada vez mais importante (e os componentes mais laterais, que formam o neocerebelo, são notadamente desenvolvidos). No entanto, há exceções a essa regra geral, como é o caso dos cetáceos, que, embora tenham reduzido significativamente seus membros, têm hemisférios cerebelares bastante grandes e um verme bastante pequeno. Isso ocorre porque, na filogenia, o cerebelo tende a estar cada vez mais conectado às regiões telencefálicas, e seu crescimento evolutivo é amplamente determinado por suas relações com os sistemas telencefálicos. Desta forma, o cerebelo torna-se envolvido em funções cognitivas superiores à medida que se torna mais complexo.

Organização sináptica: complexidade progressiva

Embora a arquitetura básica do circuito cerebelar seja bastante conservada entre os vertebrados, existem diferenças nos detalhes da conectividade fina (Figura 3.9). Em vertebrados inferiores, é comum observar variações anatômicas na disposição das três camadas cerebelares (molecular, Purkinje e granular). Entre os peixes, o cerebelo mais simples é o de tubarões e raias (embora seja especialmente grande em relação ao tamanho total do cérebro), e em peixes ósseos assume um grau de complexidade bastante elaborado (ver adiante). Nesses peixes, diferencia-se um tipo especial de célula de Purkinje, a chamada "célula euridendroide", que é o principal sistema eferente do cerebelo (exceto quanto ao vestibulocerebelo, nos vertebrados terrestres as células de Purkinje não são eferentes; projetam-se aos núcleos profundos do cerebelo, de onde surgem as projeções eferentes). Entre os vertebrados terrestres, o cerebelo anfíbio é o mais simples (possivelmente o mais simples de todos os vertebrados com mandíbula), encefalizadas, e que essa complexidade sináptica adquire um grau notável de paralelismo entre aves e mamíferos (note que os ancestrais comuns de ambos, répteis ou anfíbios, não apresentam um grau comparável de desenvolvimento sináptico).

Especializações cerebelares: o peixe-elétrico

Em alguns peixes, o cerebelo adquire especializações notáveis. Mormirídeos são peixes-elétricos que geram descargas fracas por meio de um órgão elétrico (constituído por tecido muscular modificado) localizado na região da cauda, o qual é comandado por núcleos eletromotores na medula espinal e no tronco encefálico. Na linha lateral existem eletrorreceptores inervados pelos nervos da linha lateral, que enviam seus axônios centrais para o lobo eletrossensorial da linha lateral. O lobo da linha lateral e seu núcleo projetam-se maciçamente para uma estrutura cerebelar especializada, chamada "válvula". Esses peixes apresentam, de longe, o maior cerebelo de todos os vertebrados em relação ao tamanho do cérebro, e isso provavelmente se deve ao papel desse sistema no controle sensorimotor das descargas elétricas. No entanto, existem outros peixes-elétricos, como os gimnotídeos, que não dispõem de um cerebelo tão especializado e cujos sistemas de eletrorrecepção estão localizados principalmente em estruturas mesencefálicas.

Hemisférios cerebrais

Topografia do telencéfalo

O componente mais expansivo na história do cérebro dos vertebrados corresponde aos hemisférios cerebrais. Estes derivam da região mais periférica da placa neural, uma posição que é contínua caudalmente com a da crista neural (lembre-se que os hemisférios cerebrais, a crista neural e os placódios são traços característicos dos vertebrados). Os hemisférios provavelmente se desenvolveram em conjunto com os bulbos olfatórios, que surgem embriologicamente como consequências dos primeiros.

Ventralmente, os hemisférios cerebrais consistem em um subpálio, constituindo lateralmente os gânglios da base ventromedial e a amígdala (envolvidos na iniciação motora) e medialmente os núcleos septais (parte do sistema límbico). Dorsalmente, eles têm um componente medial (correspondente ao hipocampo, envolvido na memória espacial e outros tipos de memória), um componente dorsal (correspondente a um conjunto entre áreas peri-hipocampais de mamíferos e áreas sensoriais corticais), um componente lateral (córtex olfatório) e um componente ventral (correspondente, em parte, à amígdala basolateral dos mamíferos, envolvida no processamento sensorial e nas respostas emocionais). Em fases embrionárias, os diferentes componentes dos hemisférios cerebrais podem ser identificados com base na expressão de diferentes genes reguladores em períodos iniciais de desenvolvimento; assim, os pálios medial, dorsal e lateral expressam os fatores *Emx1*, *Tbr1* e *Pax6*, enquanto o pálio ventral expressa os mesmos genes, exceto *Pax6*. Finalmente,

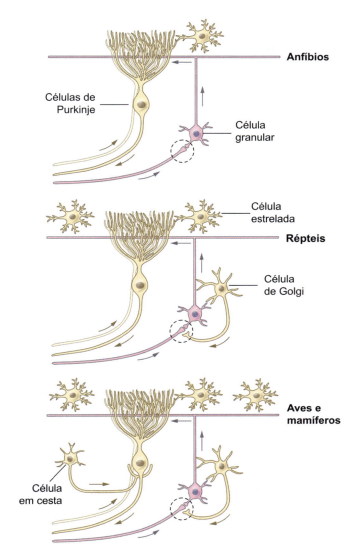

FIGURA 3.9 Evolução dos circuitos cerebelares nos vertebrados terrestres. Em anfíbios, observa-se um circuito simples, com células granulosas, estreladas e de Purkinje. Em répteis, verifica-se um aumento das células de Golgi, e em aves e mamíferos sobressaem as células em cesto. (Adaptada de Ángel Rodríguez.)

consistindo principalmente no circuito básico de fibras musgosas e trepadeiras, células granulares, células estreladas e células de Purkinje.

Nos répteis, as células de Golgi tornam-se relevantes, e seus dendritos recebem sinapses dos axônios ascendentes das células granulares e enviam um *feedback* inibitório ao glomérulo. Paralelamente, em aves e mamíferos, contatos sinápticos robustos são estabelecidos entre os dendritos das células de Golgi e o próprio glomérulo, encurtando o circuito de *feedback*. Também nesses grupos, as células em cesto, que produzem uma poderosa inibição no soma das células de Purkinje, assumem especial relevância. Assim, vemos que uma complexidade crescente pode ser observada na arquitetura sináptica do cerebelo, à medida que as espécies se tornam mais o subpálio é caracterizado pela expressão de genes como os do tipo *Dlx*, que mencionamos anteriormente (Figura 3.10). Embriologicamente, os hemisférios cerebrais são por padrão destinados a adquirir fenótipos de subpálio, mas moléculas sinalizadoras, como FGF e Wnt na região dorsal, inibem esse curso e permitem sua diferenciação para fenótipos com estrutura de pálio. Isso sugere que originalmente os hemisférios cerebrais tinham uma estrutura semelhante à dos gânglios da base, ao passo que os fenótipos dorsais (o pálio) poderiam ter aparecido mais tarde na evolução.

Subpálio

Os gânglios da base têm uma organização bastante conservada nos diferentes vertebrados. No entanto, apenas em mamíferos e aves, cujo cérebro é consideravelmente maior que o de outros vertebrados, há uma clara distinção entre o que é chamado "corpo estriado" e "globo pálido". Além dessa diferença entre os núcleos, são observadas importantes mudanças na conectividade. Por exemplo, na maioria dos vertebrados, os gânglios da base enviam pelo menos duas projeções para o mesencéfalo. Uma consiste em uma projeção dopaminérgica da substância negra ao tecto óptico (equivalente ao colículo superior dos mamíferos), altamente conservada em todos os vertebrados. A outra projeção origina-se do globo pálido em direção aos núcleos pré-tectais, de caráter extremamente variável e inexistente em mamíferos. Isso pode estar associado à ênfase nas projeções pálido-talâmicas que alguns autores descreveram em mamíferos, embora tal fato seja controverso. Nos répteis, as conexões dos gânglios da base com o tálamo seriam menos desenvolvidas, embora nas aves se desenvolvam de forma semelhante aos mamíferos, evidenciando um novo exemplo de convergência evolutiva (ver seção "Cerebelo"). Steven Brauth e C. Kitt (1980) argumentam que, em termos de desenvolvimento, as projeções dos gânglios da base de mamíferos para o tálamo dorsal e seu envolvimento nos circuitos estriado-tálamo-corticais podem estar relacionados ao crescente controle do córtex cerebral sobre o comportamento, em detrimento dos centros mesencefálicos. No entanto, isso é contestado por Wilhelmus Smeets *et al.* (2000), que defendem a conservação da conectividade dos gânglios da base ao tálamo nos diferentes vertebrados. De qualquer forma, há consenso de que nos mamíferos o córtex cerebral passa a exercer importante controle sobre o corpo estriado, que em répteis e aves seria executado pelo pálio ventral (a crista dorsoventricular, ver adiante).

Pálio e córtex cerebral dos mamíferos

Somente os mamíferos apresentam córtex cerebral, também chamado "neocórtex" ou "isocórtex", que consiste em seis camadas de células e é desproporcionalmente expandido em relação ao restante dos componentes cerebrais. O neocórtex recebe a maioria das projeções sensoriais em mamíferos e está associado às chamadas "funções cognitivas superiores" e a processos conscientes em humanos. Um problema que tem sido amplamente discutido relaciona-se com a origem evolutiva dessa estrutura. Foi proposto que parte do neocórtex poderia corresponder a uma estrutura chamada "crista dorsoventricular de répteis e aves", que recebe grande parte das projeções sensoriais nessas espécies. O conceito subjacente a essa hipótese é que a estrutura ancestral do neocórtex teria sido a crista dorsoventricular. Outra hipótese, baseada em evidências embriológicas, indica que a crista dorsoventricular se origina do pálio ventral, ao passo que o neocórtex se origina em grande parte do pálio dorsal. Diante disso, as estruturas que podem ser mais bem comparadas à crista dorsoventricular reptiliana estão relacionadas à amígdala basolateral e/ou ao claustro dorsal dos mamíferos, ambos derivados do pálio ventral. De fato, os padrões gerais de conectividade mostram uma grande semelhança entre a crista dorsoventricular e a amígdala basolateral: as duas recebem o mesmo tipo de entrada sensorial e se projetam para regiões semelhantes. Desse ponto de vista, o neocórtex corresponde melhor ao córtex dorsal dos répteis, e teria surgido como resultado de uma expansão dos territórios do pálio dorsal, atraindo para ele colaterais de aferências talâmicas que iam para o pálio ventral.

Essa hipótese também implica que os cérebros de répteis e mamíferos teriam se diversificado muito cedo, os primeiros diferenciando a crista dorsoventricular no pálio ventral como a principal estrutura sensorial, e os segundos diferenciando o neocórtex do pálio dorsal como o sistema sensorial mais importante. Nesse contexto, é necessário enfatizar que a evidência fóssil indica que o ancestral comum entre os répteis-tronco e os "répteis" mamíferos remonta a cerca de 300 milhões de anos atrás. Além disso, evidências apontam

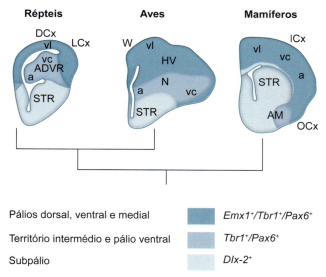

FIGURA 3.10 Territórios que definem as diferentes regiões dos hemisférios cerebrais, com base nos padrões de expressão gênica. Consistem em um componente dorsal, que abrange os pálios medial, dorsal e lateral, um intermédio, que inclui o pálio ventral, e um componente ventral, que consiste no subpálio.

que tanto os "répteis" primitivos semelhantes aos mamíferos quanto os répteis-tronco tinham cérebros muito pequenos, mais parecidos com os dos anfíbios do que com os dos répteis. Isso sugere que o cérebro ancestral dos mamíferos deve ser mais parecido com os dos anfíbios do que com os dos répteis.

De qualquer forma, qualquer que seja a hipótese correta sobre as homologias do neocórtex (o pálio ventral ou o pálio dorsal), é possível que sua origem se deva a um fenômeno de "dorsalização" do pálio ancestral. Nesse processo, os territórios dorsais teriam se expandido em detrimento dos territórios do pálio ventral, possivelmente devido à crescente influência de fatores morfogenéticos derivados da região dorsal do hemisfério cerebral embrionário. Com base nessa hipótese, pode ser que parte do pálio ventral tenha se transformado em pálio dorsal, adquirindo assim um fenótipo cortical (consistente com a hipótese de Harvey Karten, de 1991), que o pálio dorsal tenha localmente aumentado a proliferação celular, expandindo-se sem necessariamente invadir outros territórios, ou uma combinação de ambos os mecanismos.

Olfato na origem do córtex cerebral

Nos vertebrados primitivos, o córtex lateral (olfatório), o córtex medial (hipocampal) e o córtex dorsal (peri-hipocampal e sensorial) estão intimamente interconectados, formando um circuito parcialmente envolvido no aprendizado espacial. É possível que nos primeiros mamíferos, provavelmente noturnos e com olfato altamente desenvolvido, essas redes tenham adquirido especial relevância em relação ao papel do olfato no comportamento exploratório do espaço. De fato, no hipocampo de animais macrosmáticos observa-se uma importante projeção olfatória, que auxilia nas tarefas de memória espacial e episódica, por meio da identificação de locais relevantes. Eventualmente, e com a invasão de novas projeções sensoriais para o pálio dorsal, diferentes tipos de estímulos sensoriais passaram a participar dessas redes, tornando o processamento cortical cada vez mais rico e complexo. Embora uma conservação das funções espaciais básicas seja observada no hipocampo de todos os vertebrados, é bem possível que o hipocampo dos mamíferos receba uma complexidade de entrada muito maior, o que lhe permite participar de formas mais complexas de memória do que nos répteis. De fato, observou-se que o hipocampo dos mamíferos participa de várias formas de aprendizado olfatório não espacial.

Composição celular e laminação do córtex cerebral

O córtex cerebral consiste em dois tipos principais de células: os neurônios excitatórios, piramidais, cujos axônios geralmente se projetam a alguma distância, e os neurônios inibitórios, granulares, cujos axônios são de projeção local. No isocórtex dos mamíferos existe um terceiro tipo de neurônio, as células granulares espinhosas, que são de circuito local, excitatórias e recebem projeções do tálamo (localizam-se na camada mais intermediária do córtex, camada IV). No entanto, estas últimas são consideradas derivadas de células piramidais. As evidências mais recentes sugerem que os neurônios excitatórios se originariam por migração radial da zona ventricular cortical, enquanto as células inibitórias derivariam principalmente da zona ventricular subpalial, onde se origina o corpo estriado (as chamadas "eminências ganglionares do embrião"). A origem local das células excitatórias e distal das células inibitórias do pálio foi observada em pelo menos todos os vertebrados terrestres (ainda não foi investigada em outros vertebrados) e parece contrastar com a situação no cerebelo, em que os interneurônios excitatórios (células granulares) originam-se lateralmente, migrando tangencialmente ao córtex cerebelar, enquanto os neurônios de projeção (Purkinje) são inibitórios e se originam localmente.

Além disso, o neocórtex cerebral dos mamíferos (ou seja, o pálio dorsal) é caracterizado pela presença de cinco camadas de células, ao contrário dos répteis e outras estruturas de mamíferos, como o córtex hipocampal (pálio medial) e o córtex olfatório (pálio lateral), muito mais simples, com apenas duas ou três camadas (Figura 3.11). Curiosamente, as camadas mais profundas do neocórtex são as mais semelhantes aos córtices olfatório, hipocampal e reptiliano, pois são principalmente formadas por células de projeção subcorticais. Enquanto isso, as células das camadas mais superficiais parecem ser novas aquisições evolutivas, e participam principalmente da geração de circuitos locais que aumentam a capacidade de processamento. Isso está associado ao fato de que no córtex dos mamíferos (mas não nos répteis) existe um gradiente neurogenético que é chamado "de dentro para fora" e que consiste no fato de que as primeiras células a serem geradas estão localizadas nas camadas mais profundas e que as últimas a serem geradas correspondem às camadas superficiais. Esse padrão tem como consequência que as células mais tardias devem migrar através das camadas de células já formadas para adquirir sua posição mais superficial. Assim, células filogeneticamente mais novas também são geradas mais tarde no desenvolvimento. Em nossa opinião, esse gradiente tem uma explicação evolutiva. Nos córtices primitivos, que não têm essas camadas superficiais, os axônios aferentes estão dispostos tangencialmente, na zona subpial (zona marginal), a mais superficial, que faz contato com os dendritos apicais das células piramidais do córtex. Por outro lado, no neocórtex os aferentes estão dispostos abaixo do córtex e entram nele radialmente. Anteriormente propusemos que o gradiente "de dentro para fora" visto no córtex de mamíferos se originou como uma estratégia embrionária para ganhar contatos sinápticos com axônios aferentes localizados superficialmente. Em algum momento, os axônios teriam mudado de curso e teriam se distribuído abaixo do córtex, em parte graças ao desenvolvimento de uma estrutura embrionária (a subplaca cortical, localizada abaixo das camadas inferiores) que os guia ao longo dessa rota, deixando o gradiente como resquício de uma adaptação ancestral. Nesse contexto, o hipocampo apresenta um gradiente "de dentro para fora",

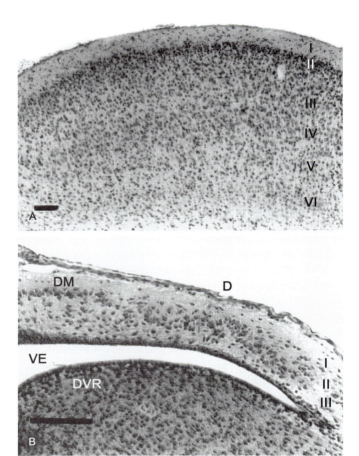

FIGURA 3.11 A. Neocórtex de mamíferos mostrando as suas seis camadas. **B.** Córtex dorsal (D) e dorsomedial (DM) de répteis ilustrando suas três camadas. DVR: crista dorsoventricular; VE: ventrículo; escala:100 μm.

aumento filogenético do tamanho do cérebro e, principalmente, o aumento do número de neurônios corticais têm dois componentes: um que resulta do acoplamento embrionário entre crescimento corporal e crescimento cerebral (crescimento passivo), em que o aumento na produção neuronal decorre de um aumento geral do corpo. Essa modalidade não implica necessariamente um crescimento da capacidade de processamento (isso explica por que um macaco tem maiores habilidades cognitivas do que uma vaca, mesmo que seu tamanho cerebral, ou mesmo o número de neurônios corticais, possa ser menor). O outro componente resulta da resposta seletiva ao aumento da capacidade de processamento cerebral (crescimento ativo). No entanto, é necessário notar que o aumento do tamanho do cérebro ou do número de neurônios não é uma consequência direta dessa condição. A rigor, os indivíduos favorecidos serão aqueles que conseguirem desenvolver circuitos mais elaborados, e o aumento de neurônios contribui indiretamente para isso na medida em que permite o desenvolvimento de mapas de projeção mais complexos e favorece a segregação de circuitos. Essa visão difere do conceito clássico de Harry Jerison do "princípio da ação de massa", que prescreve que existe uma relação direta entre o número de neurônios e a capacidade de processamento cerebral.

A expansão do córtex cerebral de mamíferos levou à diferenciação de várias áreas corticais em espécies com cérebros maiores, definidos com base em suas características citoarquitetônicas e conectividade. É possível que novas áreas sejam formadas a partir da segregação de diferentes tipos de aferências que se misturam em uma área. Essa segregação ocorreria gradativamente, primeiro formando "ilhotas" dispersas de aferências que tendem a se agregar dentro de uma área (o que é observado em muitos casos) e que depois, gradualmente, se aglutinam e se separam da área original. Nos mamíferos, a maior parte das diferenças na encefalização se deve ao desenvolvimento do córtex cerebral, que, como apontamos, se expande explosivamente em algumas linhagens. Existe controvérsia hoje se os diferentes componentes do cérebro apresentam um desenvolvimento correlacionado ou se podem variar em tamanho independentemente, de acordo com as necessidades ecológicas. No entanto, pelo menos no córtex cerebral, há fortes evidências sugerindo que o tamanho relativo das áreas corticais esteja associado às especializações perceptivas ou motoras que elas apresentam. Por exemplo, em roedores observa-se uma notável ampliação da representação somatossensorial da região perioral, especialmente das vibrissas (bigodes), utilizadas como órgãos táteis. Cada bigode é representado por um glomérulo especializado no córtex, e a remoção dos bigodes resulta no desaparecimento dos glomérulos correspondentes. Da mesma forma, o guaxinim tem uma expansão do território correspondente à mão, a toupeira de nariz estrelado tem uma representação para cada um de seus tentáculos nasais, e o ornitorrinco tem uma representação elevada da região do bico, que é eletrossensível e usada para cavar na lama em busca de anelídeos que são seu alimento. O mesmo é observado em outras modalidades sensoriais: os morcegos que utilizam a ecolocalização possuem um córtex auditivo

enquanto seus aferentes ainda se organizam tangencialmente na camada mais superficial, talvez refletindo a condição ancestral em que esse gradiente se originou.

Expansão cortical e diversificação de áreas corticais

Uma característica que é especialmente notável no cérebro dos mamíferos é a variabilidade no tamanho do cérebro (e no número de neurônios), especialmente em relação ao tamanho do corpo. Precisamente, o coeficiente de encefalização indica em que medida o tamanho do cérebro de uma espécie se desvia do tamanho esperado, dada a sua massa corporal. No entanto, essa abordagem parece ser um tanto simplista, e às vezes difícil de avaliar, pois a relação entre peso cerebral e tamanho corporal depende do grupo taxonômico estudado e, mais ainda, do nível taxonômico (gênero, família, ordem ou classe) com o qual é feita a comparação. Além disso, a relação entre o tamanho do cérebro e o número de neurônios não é clara; existem espécies com densidade neuronal muito alta, como primatas e algumas aves, o que indica um maior número de neurônios por unidade volumétrica do cérebro. Nossa proposta é que o complexo, e os primatas, animais predominantemente visuais, apresentam um córtex visual altamente desenvolvido.

A diferenciação das áreas corticais também parece depender do controle genético (Figura 3.12). O gene *Emx2*, que é semelhante ao *Emx1*, é expresso em um gradiente com menores concentrações no córtex anterolateral e altas concentrações no córtex posteromedial. Por outro lado, o gene *Pax6* tem um gradiente de expressão inverso, sendo mínimo no córtex posteromedial e máximo no córtex anterolateral. Os mutantes *Emx2* apresentam redução das áreas posteromediais e expansão das frontais, enquanto os mutantes *Pax6* apresentam o contrário: expansão das áreas corticais occipitais e redução das frontais. Essa e outras evidências sugerem que a expansão de regiões corticais específicas em diferentes espécies pode ter sido gerada em parte pela modulação de genes reguladores como esses.

Neurogênese embrionária no desenvolvimento do córtex cerebral

A estrutura e a função das áreas cerebrais são determinadas em parte durante a ontogenia pela regulação da proliferação e migração celular (Figura 3.13). Tentativas têm sido feitas para estabelecer associações entre a organização das zonas germinativas e estruturas telencefálicas em várias espécies, identificando diferentes tipos de progenitores, como glia radial ventricular, progenitores intermediários subventriculares e glia radial subventricular, mas a contribuição de cada um desses progenitores para a definição e organização das camadas corticais, a determinação de linhagens celulares específicas, seus possíveis papéis na determinação do tamanho do cérebro e os processos de girificação continuam a ser estudados. Em todas as espécies, número e diversidade maiores de progenitores estão relacionados com um maior tamanho cortical e um aumento na diversidade celular. Neurônios do neocórtex originam-se da zona ventricular (ZV), um epitélio proliferativo pseudoestratificado que contém células progenitoras neuronais multipotentes localizadas na superfície ventricular profunda da parede telencefálica. A superfície adjacente à zona ventricular é conhecida como ventricular/apical, enquanto a superfície voltada para a pia-máter é chamada "externa/basal". Os progenitores adjacentes à superfície ventricular são chamados "progenitores radiais" (ou "apicais"), ao passo que os progenitores na zona subventricular (ZSV) são chamados "progenitores intermediários" (ou "basais"). Um terceiro subtipo de progenitor também está presente basalmente e é denominado "glia radial externa" (GRe), devido à sua abundância na zona subventricular externa dos córtices dos primatas. Uma zona subventricular interna (ZSVi) também foi descrita em diferentes proporções, margeando a zona intermediária em camundongos. Progenitores radiais e glias radiais compartilham semelhanças na expressão gênica e na presença de um prolongamento basal para a pia-máter. No entanto, os progenitores radiais também estão ligados à superfície ventricular pelos pedículos e apresentam migração nuclear intercinética, enquanto os progenitores GRe separam-se da superfície ventricular e apresentam translocação somática (Figura 3.13). Os progenitores intermediários, ao contrário, são células multipolares que não estão conectadas à superfície pial ou ventricular e são diferentes em termos de expressão gênica.

Comparado ao dos mamíferos, o córtex reptiliano tem apenas três camadas rudimentares e carece de ZSV, apesar da presença de um pequeno número de mitoses abventriculares dispersas e expressão de Tbr2. As células progenitoras no compartimento proliferativo palial dorsal dos répteis têm uma distribuição comparável, mas com um ciclo celular mais lento. Ou seja, eles exibem menos proliferação e diferenciação neuronal do que seus progenitores mamíferos, o que está associado a uma expressão maior da via de sinalização Notch no pálio dorsal de répteis. Curiosamente, a duplicação do gene *NOTCH* em humanos determinou o aparecimento do gene parálogo *NOTCH2NL*, que está associado a um aumento na expansão clonal de progenitores corticais humanos devido à inibição da via Notch por meio de interações *cis* Delta/Notch, desencadeando um aumento da população neuronal.

Os cérebros das aves, em contraste com os dos répteis, têm uma zona mitótica abventricular substancial no subpálio e no pálio lateroventral que é equivalente à zona subventricular dos mamíferos. Os setores germinativos contêm diferentes tipos de células que variam em suas proporções e arranjos relativos em diferentes espécies. Essa variação pode ser resultado da elaboração diferencial da zona germinativa levando à geração de neurônios mais numerosos e diversos. O aumento no número de progenitores e seus tipos de células, juntamente com sua compartimentalização citoarquitetônica aumentada, é potencialmente controlado por sinais locais e distantes durante o desenvolvimento neocortical, resultando em mudanças nos eventos neurogenéticos que levam a mudanças evolutivas no prosencéfalo (Figura 3.15). Comparações de

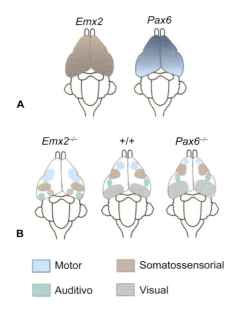

FIGURA 3.12 A. Padrão de expressão de *Emx2* e *Pax6* durante o desenvolvimento cortical. **B.** Efeito da mutação de *Emx2* e *Pax6* na regionalização cortical.

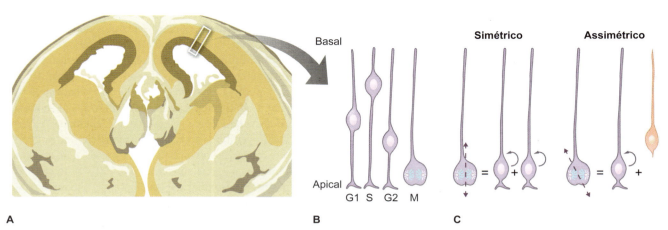

FIGURA 3.13 Controle da divisão celular de progenitores neuronais durante o desenvolvimento telencefálico. **A.** Corte coronal de cérebro de camundongo no estágio embrionário E15,5. **B.** O núcleo da célula migra ao longo do progenitor radial segundo as etapas do ciclo celular (*G1, S, G2, M*), de tal modo que só os núcleos mitóticos se encontram perto da superfície apical. **C.** As divisões simétricas dos progenitores são o resultado de uma divisão vertical, enquanto as divisões assimétricas resultam em segmentos de forma oblíqua, produzindo um progenitor e um neurônio diferenciado. (Adaptada de Aboitiz & Montiel, 2019.)

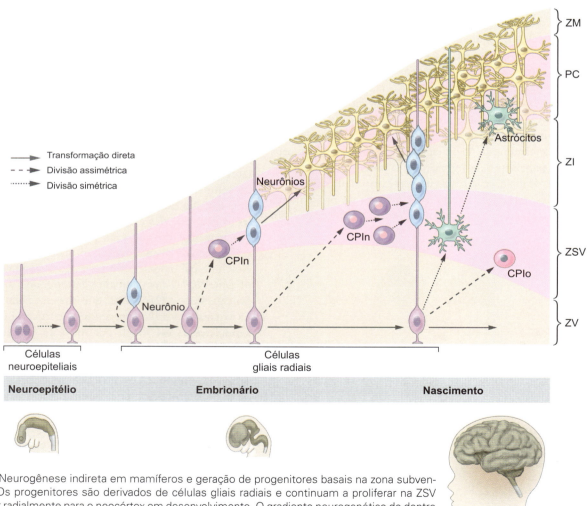

FIGURA 3.14 Neurogênese indireta em mamíferos e geração de progenitores basais na zona subventricular (ZSV). Os progenitores são derivados de células gliais radiais e continuam a proliferar na ZSV antes de migrar radialmente para o neocórtex em desenvolvimento. O gradiente neurogenético de dentro para fora do córtex cerebral é descrito como os primeiros neurônios piramidais produzidos (*sombreamento claro*) localizados abaixo dos neurônios piramidais produzidos posteriormente (*sombreamento escuro*). PC: placa cortical; ZI: zona intermediária; ZM: zona marginal; CPIn: célula progenitora intermediária neural; CPIo: célula progenitora intermediária de oligodendrócitos; ZV: zona ventricular. (Adaptada de Aboitiz, & Montiel, 2019).

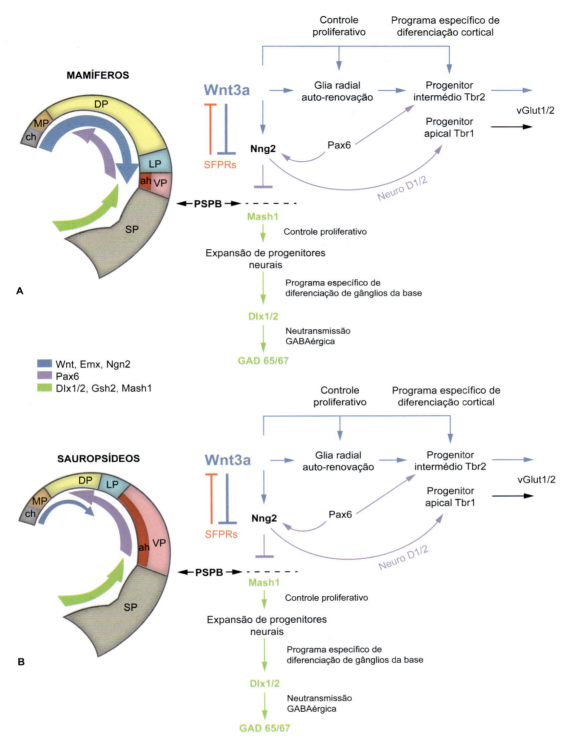

FIGURA 3.15 Modelo hipotético de sinalização telencefálica para impulsionar a expansão palial em mamíferos e saurópsidos. **A.** Em mamíferos, a regulação positiva da sinalização dorsal (*seta azul*) expande o pálio dorsal (DP). Nos estágios iniciais, a regulação positiva de *Wnt3a* do heme cortical (*ch, em cinza*) ativa a autorrenovação da glia radial. Além disso, a regulação positiva de fatores ventrais como *Pax6* (*seta roxa na ilustração*) induz a proliferação tardia da glia radial que gera progenitores intermediários *Tbr2+* na SVZ (*ver diagrama à direita*). *Pax6* também contribui para a formação de *antihem* (*ah, em vermelho-escuro*) que secreta proteínas relacionadas ao *Frizzled* (*Sfrp1* e *2, em vermelho*) que neutralizam a ação de sinais derivados dorsalmente, como *Wnts*. O *Pax6* também ativa a expressão do fator proneural neurogenina 1/2 com consequente inibição de *Mash1* (*Cash1* em galinha), um fator proneural altamente expresso em domínios subpaliais. *Mash1* induz uma cascata que leva a fenótipos neuronais subpaliais. A junção palial/subpalial (PSPB) é definida pelo limite de expressão dos genes *Ngn2* e *Mash1* (*setas pretas*). **B.** Em saurópsideos, a atividade de dorsalização do heme cortical permanece reduzida, mas, assim como em mamíferos, há suprarregulação de *Pax6*, levando à expansão do *antihem* com pouca atividade de dorsalização para neutralizá-la. Enquanto nos mamíferos há uma forte sobreposição de pistas laterais/ventrais e dorsais, nos saurópsideos as pistas laterais/ventrais tendem a ser mais decisivas para o padrão palial. (Adaptada de Montiel & Aboitiz, 2015.)

circuitos, análise de linhagens celulares e padrões de expressão gênica entre cérebros de aves e mamíferos revelam que células originárias de diferentes linhagens podem expressar redes genômicas convergentes que evoluem para se integrar em circuitos funcionais. Curiosamente, foi estabelecido que, mediante o acoplamento por sinapses elétricas durante a estruturação do neocórtex, microcircuitos dependentes de linhagem são estabelecidos. Em outras palavras, a relação clonal entre neurônios derivados de um genitor original determinaria certa seletividade no processamento de estímulos semelhantes. Isso pode refletir a relevância do aumento e a diversificação de neuroprogenitores na expansão do córtex cerebral de mamíferos e sua capacidade de processamento computacional.

Cérebro humano

Por fim, é preciso destacar o desenvolvimento do cérebro dos primatas, que atinge um tamanho cerebral de aproximadamente o dobro daquele de outros mamíferos do mesmo tamanho corporal (Figura 3.16). Nesse grupo, a conectividade corticocortical assume especial relevância, estabelecendo grandes redes dispersas que conectam várias áreas do córtex. Essas redes participam das chamadas "funções cognitivas superiores", que consistem essencialmente na manutenção, sob o aspecto de memória de curto prazo, de padrões de atividade relacionados a estímulos específicos, por algum período de tempo em que determinada tarefa é realizada. Essas memórias de curta duração (chamadas "memórias ativas" ou "de trabalho") dependem muito do córtex pré-frontal

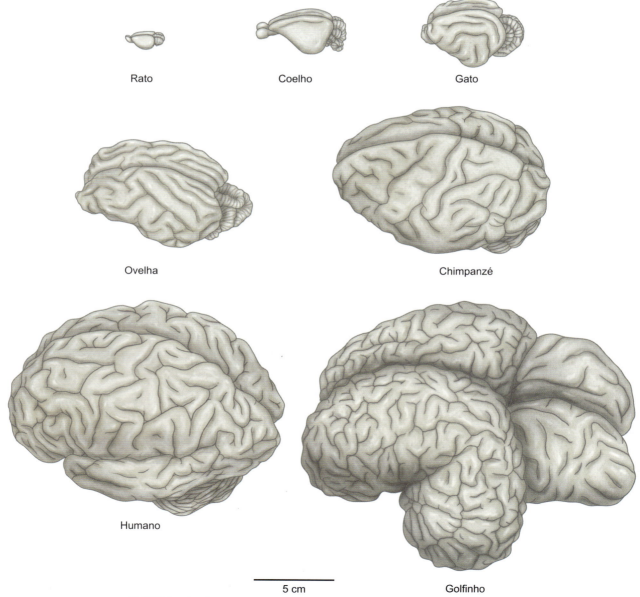

FIGURA 3.16 Comparação do tamanho cerebral de diferentes mamíferos.

e formam uma parte essencial de nossas vidas conscientes. De fato, essas redes provavelmente foram fundamentais na evolução do cérebro humano, inclusive com participação na origem da linguagem.

Considerações finais

Revisamos vários estágios-chave na evolução do sistema nervoso dos vertebrados: suas origens, talvez a partir da invaginação de fotorreceptores e células ciliadas dispostos longitudinalmente; posteriormente, a diferenciação dos órgãos dos sentidos e dos hemisférios cerebrais na origem dos vertebrados; a evolução dos sistemas motores e a diferenciação das estruturas mais expansivas na evolução dos vertebrados: o cerebelo e o telencéfalo (e, dentro dele, o córtex cerebral). Cada uma dessas etapas determinou mudanças significativas no comportamento dos animais, o que por sua vez gerou a diversificação dos diferentes grupos e o desenvolvimento dessas mesmas inovações. Por exemplo, o desenvolvimento dos órgãos dos sentidos e de um sistema branquial, associado a maior capacidade de natação, permitiu colonizar muitos ambientes que possibilitaram a diversificação inicial dos vertebrados. Isso pode ter sido gerado no contexto da crescente competição com a radiação de moluscos e artrópodes, que também estavam desenvolvendo habilidades perceptivas e motoras. Por outro lado, a origem da linhagem de mamíferos possivelmente remonta aos primeiros pelicossauros, que logo entraram em competição com outro grupo de tetrápodes amnióticos, os répteis basais. A competição entre os dois grupos continua até hoje, quando os descendentes dos respectivos grupos, aves e mamíferos, continuam sendo os grupos dominantes na superfície do planeta. Os mamíferos modernos originaram-se tardiamente, no fim do Mesozoico, de ancestrais noturnos com olfato e audição altamente desenvolvidos (a presença de uma orelha média, derivada da articulação da mandíbula dos répteis, é diagnóstico para os mamíferos modernos). Em particular, o sistema olfatório de répteis e anfíbios é organizado com base em redes interconectadas no pálio dorsal (correspondente ao córtex cerebral); estes teriam se expandido nos primeiros mamíferos, incorporando projeções auditivas que em outros vertebrados são direcionadas predominantemente para o pálio ventral (amígdala). Curiosamente, projeções sensoriais diretas para a amígdala parecem ainda existir em mamíferos e humanos e estão envolvidas na geração de respostas emocionais reflexas a estímulos com alta valência comportamental. A diversificação subsequente dos mamíferos está associada à expansão do córtex cerebral e à origem de novas áreas, formando uma estrutura cuja crescente interconectividade atinge o seu máximo nos primatas. As redes que interligam o córtex cerebral formam redes ativas de memória que dependem para sua estabilidade no córtex pré-frontal e são essenciais para os atos cognitivos mais complexos. Na evolução humana, essas redes podem ter sido essenciais para a origem da linguagem.

Bibliografia

Aboitiz, F., & Montiel, J. F. (2019). Morphological evolution of the vertebrate forebrain: From mechanical to cellular processes. *Evolution and Development,* 29(6), 330-341.

Brauth, S. E., Kitt, C. A. (1980). The paleostriatal system of Caiman crocodilus. *Journal of Comparative Neurology,* 189(3), 437-465.

Garstang, W. (1928). The morphology of tunicata. *Quarterly Journal of Microscopical Science,* 72, 51-66.

Holland, N. D. (2003). Early central nervous system evolution: an era of skin brains? *Nature Reviews Neuroscience,* 4, 617-627.

Montiel, J. F., & Aboitiz, F. (2015). Pallial patterning and the origin of the isocortex. *Frontiers Neuroscience,* 9, 377.

Smeets, W. J., Gonzalez, A., Marín, J. (2000). Evolution of the basal ganglia: New perspectives through a comparative approach. *Journal of Anatomy,* 196(4), 501–517.

Vargas, A. O, & Aboitiz, F. (2005). How ancient is the adult swimming capacity in the lineage leading to Euchordates? *Evolution and Development,* 7, pp. 171-174.

Yu, Y. C., He, S., Chen, S., Fu Y, Brown, K. N., Yao, X. H., Ma, J., Gao, K. P., Sosinsky, G. E., Huang, K., & Shi, S. H. (2012). Preferential electrical coupling regulates neocortical lineage-dependent microcircuit assembly. *Nature,* 486, 7401, 113-117.

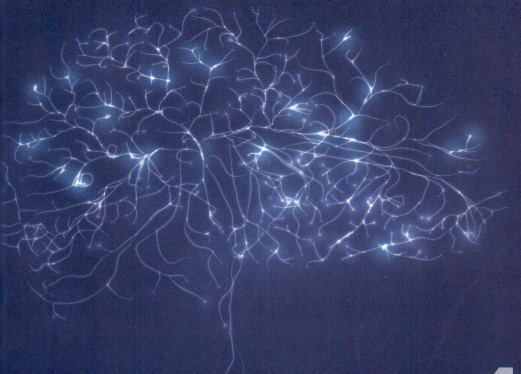

capítulo 4

Funcionamento do Sistema Nervoso

Vivaldo Moura-Neto,
Flávia C. A. Gomes,
Flavia Lima,
Juliana M. Coelho-Aguiar,
Luiz Gustavo Dubois,
Patricia P. Garcez

Resumo

Sendo um sistema integrativo por excelência, o sistema nervoso funciona, como um todo, com a cooperação integrada de todos os seus elementos celulares – os neurônios e os gliócitos (também chamados "células gliais"). Os primeiros formam uma extensa rede de circuitos capazes de receber do ambiente, processar, armazenar e enviar de volta ao ambiente um amplo espectro de informações. Os segundos participam da regulação dessa rede de comunicação, seja interferindo ativamente na transmissão de informações, seja propiciando condições homeostáticas para o seu funcionamento. Tanto neurônios como gliócitos formam extensas famílias de tipos morfológicos e funcionais diversos, de acordo com a região em que se localizam. Para que essas famílias constituam de fato uma rede, lidam com sinais de informação de alta eficiência, eletrofisiológicos e bioquímicos. O presente capítulo descreve essas duas grandes famílias neurais, suas características e o modo como interagem.

Introdução

O sistema nervoso é um sistema integrativo. Isso significa que ele funciona globalmente, mediante a cooperação e a interação entre seus diferentes elementos, e que o resultado desse funcionamento integrado é mais complexo do que a simples soma de suas partes constituintes, os *neurônios* e os *gliócitos*. Esses dois tipos celulares – bem como seus numerosos subtipos – são as principais células presentes no sistema nervoso, as quais se comunicam extensamente, formando uma rede morfológica e funcional de alta complexidade, capaz de gerar sinais, conduzi-los localmente e a distância, transmiti-los simultaneamente a milhares de outras células e modificá-los de inúmeras maneiras, em um complexo processo de integração de informações.

O fluxo de sinais neurais – de natureza molecular e bioelétrica – move-se em várias direções a cada instante do tempo, envolvendo a totalidade das regiões que constituem o sistema nervoso. O resultado desse complexo e dinâmico sistema de comunicações é o conjunto de funções neuropsicológicas, neurofisiológicas de que os animais são capazes de desempenhar e que possibilitam otimizar a sua adaptação em nichos ecológicos peculiares a cada espécie. Do ponto de vista evolutivo, cada espécie tem o sistema nervoso de que necessita para sua sobrevivência, e não é correto afirmar que o sistema nervoso dos seres humanos é "melhor" – apenas fomos dotados de capacidades neurofuncionais que nos possibilitaram ocupar praticamente toda a Terra e colonizá-la a nosso favor; por outro lado, também colocamos em risco a nossa própria existência pelo desenvolvimento desmesurado e descontrolado dos produtos da civilização que construímos.

As mutações adaptativas que possibilitaram aos seres humanos desenvolver um sistema nervoso com tamanho poder computacional na verdade geraram três grandes e vantajosas características: (1) um enorme número de células produzidas durante a ontogênese – centenas de bilhões; (2) um número ainda maior de circuitos – da ordem de trilhões; e (3) grande plasticidade desses circuitos, tornando-os mutáveis dinamicamente de acordo com as exigências do meio.

A rede neuroglial de comunicação deve ser vista, assim, como um sistema poderosíssimo que envolve números enormes de elementos computacionais, conectados de modo intricado e, além disso, dinamicamente mutável. Ela resultou em uma espécie diferenciada das demais espécies animais por ser capaz – além das funções comuns a todas elas, tais como a motricidade, a sensibilidade e outras – de autoconsciência, linguagem e previsão de acontecimentos futuros, que talvez sejam as funções específicas dos seres humanos, aquelas que possibilitaram que fôssemos capazes de dominar a natureza e construir civilizações.

Este capítulo analisará o funcionamento do sistema nervoso reduzindo-o à interação entre seus elementos celulares. Isso significa conhecer as bases da comunicação intercelular que ocorre no sistema nervoso, mas está longe de descrever a ação dos múltiplos circuitos que possibilitam cada uma das funções neuropsicológicas, o que será visto nos capítulos subsequentes. Estudaremos aqui como os neurônios e os gliócitos geram sinais de comunicação, como esses sinais são conduzidos ao longo de cada célula e como passam de célula em célula através da rede neuroglial. Até bem pouco tempo atrás se acreditava que a rede de comunicação neural era exclusivamente neuronal, mas as evidências mais recentes permitem envolver as células gliais nesse aspecto funcional mais "nobre". O conhecimento recente, assim, possibilita-nos falar em rede *neuroglial*, como empregamos anteriormente, o que acrescentou um grau ainda maior de complexidade à organização morfofuncional do sistema nervoso.

Família dos neurônios

Há não muito tempo ainda se acreditava que neurônios e gliócitos – os dois grandes tipos celulares do sistema nervoso – pertenciam a linhagens distintas, separadas muito precocemente nos primeiros estágios de desenvolvimento. Hoje, entretanto, sabe-se que, até bem mais tarde na vida embrionária, um tipo de célula glial imatura (chamada "glia radial") funciona como célula-tronco no sistema nervoso embrionário, capaz de gerar tanto células gliais como neurônios (ver Capítulo 5, *Desenvolvimento do Cérebro e do Comportamento*). Desse modo, a distinção entre gliócitos e neurônios se apagou um pouco, e mais ainda quando se identificaram funções e mecanismos de sinalização em células gliais semelhantes aos dos neurônios.

Em todo caso, no sistema nervoso adulto ainda é útil considerar que a família dos neurônios se distingue da família dos gliócitos, e é importante estudá-las separadamente. Ao longo do capítulo, entretanto, mencionaremos as diferentes interações entre essas células.

Múltiplos morfotipos neuronais: diferenças regionais

O sistema nervoso – tanto o periférico (SNP) como o central (SNC) – apresenta um grande número de morfotipos neuronais (Figura 4.1), ou seja, células nervosas de formas diferentes. Os corpos celulares dos neurônios distinguem-se por suas dimensões, havendo aqueles muito pequenos e aglomerados (como as células granulosas do cerebelo, que apresentam diâmetro médio de poucos micrômetros) e os grandes e esparsos (tais como certas células piramidais do córtex cerebral, que podem atingir dezenas de micrômetros de diâmetro). Além disso, há células com soma esférico (como é o caso das células dos gânglios espinais), outras com soma em forma piramidal (mencionadas anteriormente), outras ainda bem alongadas (como os fotorreceptores da retina), e muitas outras variantes.

Os neurônios e os gliócitos que compõem nosso SN são de origem ectodérmica. Durante a neurulação, que ocorre na quarta semana de desenvolvimento embrionário humano, o ectoderma se separa em três regiões distintas: o tubo neural derivado da placa neural, as células da crista neural derivadas das bordas neurais e o ectoderma superficial. O tubo neural constitui o primórdio do SNC, e suas células dão origem aos neurônios e gliócitos do encéfalo e medula espinal. Já as células nervosas do SNP derivam de outras regiões do ectoderma. Os neurônios dos gânglios podem ser originados da crista neural ou de placoides ectodérmicos, dependendo do gânglio em questão. Já os neurônios dos gânglios espinais, dos gânglios simpáticos e parassimpáticos, e dos gânglios que compõem o sistema nervoso entérico são derivados da crista neural.

No entanto, o que realmente diferencia os morfotipos neuronais é a forma dos seus prolongamentos – o axônio e os dendritos. O axônio pode ser curto ou longo, o que caracteriza os neurônios *de circuito local* e os *de projeção*, respectivamente. No córtex cerebral, por exemplo, os neurônios de circuito local são chamados "interneurônios", e a maioria deles é dedicada ao processamento local que o córtex realiza, a partir das informações que lhe chegam de longe. Já os neurônios de projeção do córtex são aqueles que enviam informações para outras regiões corticais, ou mesmo para fora do córtex. As demais regiões do encéfalo apresentam também esses dois tipos de neurônios que se diferenciam pelo comprimento do axônio. Além do comprimento, devem-se considerar as arborizações: os axônios de alguns neurônios arborizam densamente na sua extremidade (Figura 4.2) ao passo que outros arborizam menos densamente. As arborizações, por sua vez, podem ou ocupar grande volume na região-alvo ou então ser restritas, concentradas em um volume pequeno. Por fim, o axônio, no seu trajeto, geralmente emite ramos que se projetam para alvos diferentes, possibilitando que alguns neurônios se comuniquem ao mesmo tempo com diferentes regiões do sistema nervoso.

Como se pode supor, a simples análise da estrutura morfológica dos axônios pode nos informar alguma coisa sobre as suas capacidades funcionais. Por exemplo, um neurônio cujos axônios arborizem em região restrita obrigatoriamente transmite informações especificamente para essa região. É o caso da maior parte dos neurônios sensoriais – os neurônios do tato, por exemplo, que transmitem informações relativas a uma pequena área da superfície corporal a que estão ligados (na superfície do dedo polegar, por exemplo) para uma pequena área do sistema nervoso central. Por isso, eles são capazes de informar o cérebro sobre uma submodalidade sensorial específica (tato), em uma região restrita da superfície corporal (um setor do polegar). Já um neurônio cujo axônio arboriza difusamente (como certos neurônios do tronco encefálico que se projetam para todo o córtex cerebral) transmite informações difusas e geralmente moduladoras. É o caso dos neurônios difusos da formação reticular do tronco encefálico, que participam dos sistemas de controle do sono e da vigília, transmitindo a todo o córtex informações genéricas

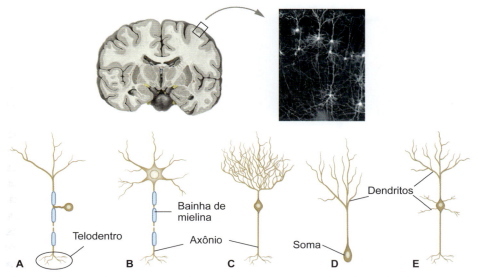

FIGURA 4.1 Os neurônios podem ser visualizados ao microscópio em setores restritos do cérebro (*como no retângulo na ilustração acima, fotografado à direita*). A inspeção das diferentes regiões neurais mostra grande número de morfotipos neuronais.

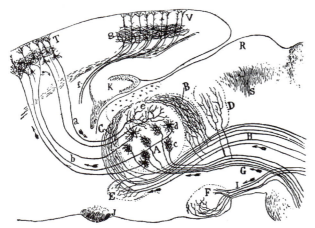

FIGURA 4.2 Diferentes tipos de axônios que chegam ao tálamo podem ser visualizados neste desenho feito pelo histologista espanhol Santiago Ramón y Cajal (1852-1934). O tálamo está bem no centro da figura. Axônios que ascendem do tronco encefálico estão representados pelas letras maiúsculas *A*, *B*, *C*, *D* e *E*, enquanto os que descendem do córtex cerebral estão representados pelas letras minúsculas *a*, *e* e *f*. As setas indicam o sentido de propagação dos impulsos nervosos. (Reproduzida de Cajal, 1911.)

que possibilitam "ligar", "amplificar", "atenuar" ou "desligar" a atividade cerebral como um todo, da mesma maneira que faz um *dimmer* elétrico que controla a luminosidade de uma sala.

Os dendritos são as antenas de recepção dos neurônios, ou seja, fornecem a eles grande superfície de membrana para que os axônios de outros neurônios nele façam contato. Desse modo, há desde neurônios praticamente sem dendritos como outros com árvores dendríticas muito exuberantes e ramificadas (Figura 4.3), além de uma multiplicidade de formas intermediárias. Obviamente, assim como no caso dos axônios, a estrutura das árvores dendríticas confere aos neurônios maior ou menor capacidade de recepção de informações vindas de outras células, e isso depende de serem muito ou pouco ramificadas, ocupando maior ou menor volume. No entanto, diferentemente dos axônios, os dendritos não projetam para longe, e sim ficam restritos a no máximo 1 a 2 mm de raio em torno do corpo celular.

Um detalhe da morfologia neuronal que tem assumido importância funcional cada vez maior são as chamadas "espinhas dendríticas", ou seja, protrusões de frações de micrômetro que emergem do tronco dos dendritos, presentes em grande número em alguns tipos de neurônios (Figura 4.4).

Três aspectos conferem relevância a essas estruturas: o primeiro é que as espinhas multiplicam ainda mais a área disponível para que os terminais axônicos estabeleçam contatos; o segundo é que representam locais especializados na transmissão de informações para o neurônio que as possui; e o terceiro é que as espinhas são elementos dinâmicos, que aparecem e desaparecem, movem-se, encurtam-se e se alongam incessantemente. Sendo locais de transmissão de informações, e altamente dinâmicos, deduz-se que representam a base morfológica para uma forma importante de plasticidade neuronal: a chamada

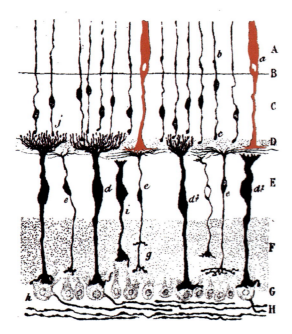
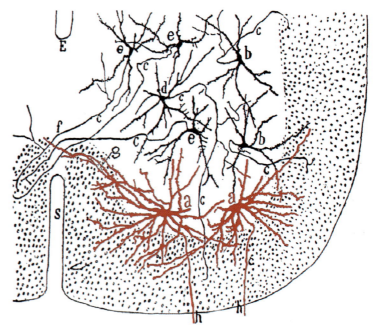

FIGURA 4.3 Desenhos realistas de neurônios da retina (*à esquerda*) e da medula espinal (*à direita*), de autoria de Santiago Ramón y Cajal. *Em vermelho* estão assinalados os cones (fotorreceptores) e os motoneurônios, respectivamente, ambos assinalados pela letra *a*. Outras letras minúsculas assinalam os demais morfotipos. Os cones têm um único dendrito, que se projeta localmente para a camada *A*, *à esquerda*. Seu axônio também é simples e curto, projetando-se para camada *D*. Já as células bipolares, representadas *em preto* logo abaixo dos cones, têm uma profusa arborização dendrítica local. Os motoneurônios da medula espinal, por outro lado, apresentam vários dendritos emergindo do soma, e um axônio (*h*) que sai da medula e se estende a algum músculo do corpo situado a distância. (Adaptada de Cajal, 1911.)

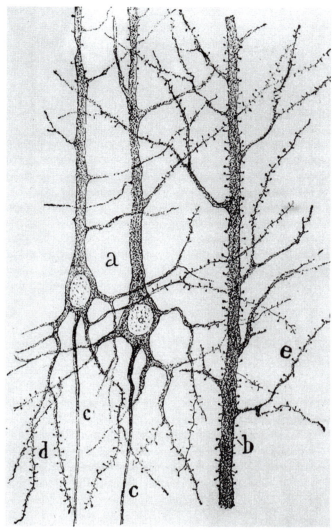

FIGURA 4.4 As espinhas dendríticas foram descritas pela primeira vez em células piramidais do córtex cerebral por Santiago Ramón y Cajal. (Reproduzida de Cajal, 1911.)

terminal das arborizações axônicas e a superfície dos neurônios-alvo. Era a *sinapse* (ver adiante), só confirmada de fato em meados do século XX, quando o microscópio eletrônico se tornou disponível para pesquisa.

Fisiologia celular do neurônio: metabolismo, organelas subcelulares

Do ponto de vista da sua fisiologia celular, os neurônios não diferem muito das demais células do organismo, a não ser quanto a alguns aspectos que, no entanto, são bastante importantes. Assim como toda célula, o neurônio é inteiramente coberto por uma *membrana plasmática* (Figura 4.5), composta de uma bicamada lipídica, que separa o compartimento intracelular do meio extracelular. Assim, como a membrana plasmática é semipermeável, a composição iônica, proteica, glicídica e das demais moléculas orgânicas é em grande medida diferente no interior do neurônio, em relação ao exterior. Especialmente importante é a diferente composição iônica de um lado e outro da membrana, pois essa propriedade é que possibilita a gênese

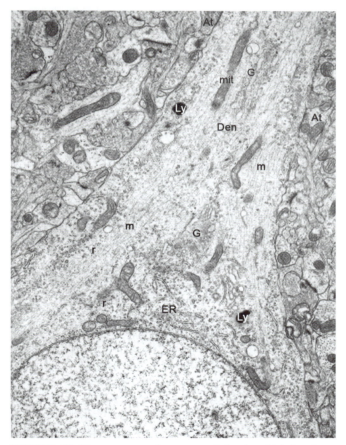

"plasticidade sináptica" (ver Capítulo 6, *Neuroplasticidade*). De fato, a presença de contatos sinápticos nas espinhas e a sua grande plasticidade funcional têm sido repetidamente demonstradas pelos fisiologistas por meio de técnicas combinadas de registro eletrofisiológico e de videomicroscopia.

Desde o início do século XX, quando os neurônios foram conceituados como unidades discretas, separadas mas contíguas, em relação às suas vizinhas, observou-se que se tratava de células *polarizadas*. Esses conceitos foram lançados por um eminente neuro-histologista espanhol, Santiago Ramón y Cajal (1852-1934), ganhador do prêmio Nobel de medicina ou fisiologia de 1906. Pode-se dizer que Cajal descobriu o neurônio, e sobre as figuras detalhistas da morfologia neuronal que ele mesmo fez ao microscópio (ver Figuras 4.2 e 4.3) indicou o sentido inferido do fluxo das informações, mais tarde confirmado pelos fisiologistas: dos dendritos para o soma, e deste para as extremidades dos axônios. Cajal inferiu também que deveria haver uma junção especializada entre cada botão

FIGURA 4.5 Ultraestrutura de um neurônio piramidal do córtex cerebral, visualizada ao microscópio eletrônico de transmissão. O núcleo pode ser notado na parte inferior da foto, de forma esférica. Logo acima dele observam-se o retículo endoplasmático rugoso (ER) e o aparelho de Golgi (G). A parte superior da foto mostra o dendrito apical (Den) com mitocôndrias (mit) e microtúbulos (m), além de outras organelas. At: terminais axônicos; Ly: lisossomo; r: ribossomos livres. (Reproduzida de Peters, Palay, & Webster, 1965.)

de uma diferença de potencial elétrico entre os dois meios, que por sua vez fornece a base para a gênese dos sinais elétricos de comunicação interneuronal.

A membrana não é homogênea em todo o neurônio nem idêntica de um neurônio para outro. Muda muito a composição das proteínas que estão inseridas nela, responsáveis por grande parte das propriedades de circuito e de comunicação de cada neurônio. Flutuando na bicamada lipídica existem inúmeras proteínas muito complexas, que formam *canais iônicos* (poros específicos para a passagem de íons), *receptores moleculares* (grandes moléculas capazes de reconhecer outras menores), *transportadores moleculares* (moléculas que transportam outras moléculas através da membrana, mais comumente de fora para dentro), *moléculas de adesão celular* (responsáveis pela manutenção da estrutura das sinapses, por exemplo), *enzimas* (algumas delas responsáveis pela degradação de sinais químicos de comunicação entre neurônios ou entre estes e gliócitos) e várias outras. A composição dessas moléculas de membrana é diferente de um neurônio para o outro, o que significa que a sua expressão gênica também o é. Logo, além dos morfotipos aqui delineados, deduz-se que há vários subtipos moleculares para cada morfotipo, de acordo com a composição proteica de sua membrana plasmática.

Dentro do neurônio há um núcleo (ver Figura 4.5), no qual reside a maior parte do DNA que comanda a síntese proteica. Morfológica e fisiologicamente, o núcleo neuronal não difere muito do núcleo das demais células vivas, a não ser em detalhes, que não deixam de ser importantes. Como em toda célula, trata-se da organela encarregada de sintetizar o conjunto de moléculas proteicas, e por extensão as demais moléculas celulares, que serão exportadas para o citoplasma, demais organelas e a membrana, a fim de exercer as funções próprias de cada neurônio. Em termos moleculares, entretanto, o núcleo de cada grupo de neurônios é de certo modo diferente, já que torna alguns neurônios capazes de ativar os genes para um determinado conjunto de proteínas, e não para outro, dando origem, novamente, a tipos moleculares distintos entre os morfotipos neuronais. Assim, por exemplo, os neuromediadores são as moléculas encarregadas de transmitir a outros neurônios informações previamente codificadas por sinais elétricos. Porém, alguns neurônios utilizam um determinado neuromediador (serotonina, por exemplo), enquanto outros utilizam um diferente (acetilcolina, por exemplo). O primeiro e o segundo neurônios, como se pode concluir, expressarão as enzimas necessárias à síntese de serotonina e à síntese de acetilcolina, respectivamente, bem como outras moléculas envolvidas na função desses mediadores. Pode-se afirmar então que há neurônios serotoninérgicos (um subtipo molecular) e neurônios colinérgicos (outro subtipo), mesmo que o seu morfotipo seja semelhante, além de muitos outros subtipos moleculares, nas diferentes regiões do sistema nervoso.

No citoplasma neuronal flutuam organelas diversas (ver Figura 4.5), de forma e função semelhantes às que caracterizam a maior parte das células do organismo. O retículo endoplasmático rugoso participa da síntese de proteínas, o aparelho de Golgi participa do armazenamento e do transporte de moléculas através da célula, o citoesqueleto é essencial para manter constante a forma do neurônio, as mitocôndrias se encarregam do metabolismo energético e assim por diante. Evidentemente, há pequenas diferenças entre essas organelas no neurônio e nas demais células, mas a sua função básica é a mesma. Em neurônios, as mitocôndrias, por exemplo, estão mais localizadas nas proximidades das sinapses. Já o retículo endoplasmático se encontra praticamente excluído dos dendritos e axônios. Uma diferença marcante entre os neurônios e células da glia é a composição do seu citoesqueleto. Embora muitas proteínas do citoesqueleto sejam as mesmas entre os neurônios e outras células, como tubulina, actina, miosina, o rearranjo específico dessas proteínas é crucial para as funções de axônios, dendritos e sinapses. A remodelação das proteínas do citoesqueleto é fundamental para diversas funções neuronais, sobretudo em etapas precoces do desenvolvimento, como a migração neuronal e direcionamento axonal, que iremos estudar no próximo capítulo.

Sinais de informação dos neurônios: potenciais da membrana plasmática, condução de potenciais de ação

Os neurônios são células excitáveis. Classicamente se definia uma célula excitável como aquela capaz de gerar sinais bioelétricos de comunicação, os chamados "potenciais de ação" (Figura 4.6 A). Preenchiam essa definição, assim, apenas as células nervosas e as células musculares. Mais modernamente, entretanto, a descoberta de sinais moleculares de informação, sem necessariamente uma contrapartida bioelétrica, ampliou a definição de célula excitável, que assim passou a incluir certas células gliais, tais como os astrócitos, capazes de gerar ondas de Ca^{++} intracelulares que provocam a liberação de mediadores, os quais, por sua vez, transmitem informação às células vizinhas, inclusive neurônios.

Os neurônios, no entanto, são células excitáveis capazes de produzir potenciais de ação, e estes representam a sua "unidade de informação". Como esses potenciais são produzidos?

Tudo começa com a capacidade do neurônio "em repouso" (imaginando-se que o repouso fosse possível em um sistema nervoso vivo) de manter uma diferença de potencial elétrico entre a face interna e a face externa de sua membrana. Essa é uma capacidade de todas as células vivas, que depende da existência de *canais iônicos abertos* inseridos na membrana. Esse tipo de canais iônicos simplesmente deixa passar lentamente íons específicos de um lado para outro da membrana, como se fosse um vazamento (Figura 4.6 B). Há canais abertos específicos para o íon Na^+, outros para o K^+, outros ainda para o Ca^{++} e para o Cl^-. E outros não tão específicos, que deixam passar combinações desses íons. Como uma célula sempre nasce de outra, desde o início a célula apresenta concentração iônica interna diferente da concentração externa. O Na^+ e o Cl^- são mais concentrados no meio extracelular (Figura 4.6 B),

Capítulo 4 ◆ Funcionamento do Sistema Nervoso

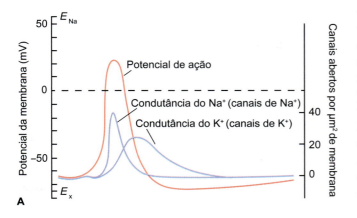

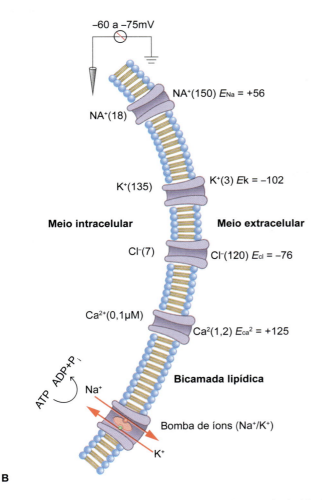

FIGURA 4.6 A. Gráfico mostra o potencial de ação (*referido à ordenada da esquerda*) e a condutância dos íons Na⁺ e K⁺ (*referida à ordenada da direita*). Pode-se ver que a despolarização da membrana que ocorre na fase ascendente do potencial de ação deve-se à corrente de sódio (para dentro do neurônio), e a fase ascendente deve-se à corrente de potássio (para fora do neurônio). **B.** Esquema mostra as diferenças de concentração iônica entre as duas faces da membrana do neurônio, que explicam o sentido de deslocamento dos íons quando ocorre o potencial de ação. O esquema mostra também a bomba de Na⁺/K⁺, responsável pela reposição iônica da célula. (Adaptada de Koester & Siegelbaum, 2000.)

uma herança dos ambientes marinhos dos quais os animais vieram em tempos imemoriais. O K⁺, por outro lado, é mais concentrado no citoplasma. Pode-se demonstrar por meio de equações físico-químicas que a combinação de concentrações iônicas externas e internas é tal que produz uma diferença de potencial transmembrana (chamada "potencial de repouso"), tornando a face interna mais negativa do que a face externa. Diz-se assim, para todas as células vivas inclusive o neurônio, que o citoplasma é negativo em relação ao meio extracelular. Através dos canais abertos, entretanto, o Na⁺ e o Cl⁻ vazam continuamente de fora para dentro, enquanto o K⁺ vaza no sentido contrário, e isso poderia causar o gradativo desaparecimento do potencial de repouso. Bem, isso não acontece, e a explicação é a existência de um complexo proteico ancorado na membrana – a bomba de Na⁺/K⁺ (Figura 4.6 B) – que repõe as concentrações iônicas no sentido inverso do vazamento produzido pelos canais abertos.

Até aqui o neurônio não difere das demais células. Ocorre, entretanto, que o seu núcleo expressa outra família de canais iônicos, diferentes e especializados, chamados "canais controlados por comportas". Esses canais são exportados para a membrana e incrustados nela, e podem ser abertos por alterações na voltagem desta: são os *canais dependentes de voltagem*. E mais: os neurônios expressam também uma segunda família de *canais iônicos dependentes de ligantes*, ou seja, que podem ser abertos por substâncias específicas (ligantes), tais como os vários neuromediadores e até mesmo certos hormônios. A distribuição membranosa desses canais especializados não é aleatória. Os canais dependentes de ligantes, que são também *receptores moleculares*, concentram-se nas regiões da membrana que recebem o contato dos terminais axônicos, ficando assim em posição extremamente favorável para sofrerem a ação dos neuromediadores. E os canais iônicos dependentes de voltagem são mais concentrados na região mais excitável do neurônio, o ponto em que o axônio emerge do soma neuronal (*zona de disparo* ou *cone de implantação*), além de outros pontos específicos ao longo do axônio. É justamente nesses pontos que surgem os potenciais de ação, como veremos adiante.

Suponhamos então que em dado momento ocorra uma oscilação da voltagem da membrana do corpo de um neurônio, tornando-a naquele ponto menos polarizada (ou *despolarizada*, como se diz tecnicamente). Nesse momento, a face interna da membrana será menos negativa que a face externa, e isso é percebido pelos canais de Na⁺ dependentes de voltagem, que se abrem. Ocorre a passagem de íons Na⁺ para dentro da célula, e o efeito é uma ampliação da despolarização, criando-se um potencial que se espraia pela membrana e pode alcançar a região de implantação do axônio (ver Figura 4.6). Nessa região, por serem muito numerosos, a abertura dos canais de Na⁺ generaliza-se muito rapidamente. O movimento de íons Na⁺ para dentro do neurônio se acentua, e isso leva a um pico de despolarização que acaba por inverter a polaridade da membrana: a face interna fica então positiva em relação à face externa.

Se esse pico despolarizante não fosse "corrigido", a polaridade da membrana ficaria invertida para sempre e tudo ocorreria apenas uma vez. No entanto, a despolarização provoca a abertura de um segundo conjunto de canais dependentes de voltagem, estes permeáveis ao íon K$^+$. Como o potássio é mais concentrado no interior do neurônio, seu movimento é de dentro para fora, causando retorno da polaridade às condições iniciais, e a face interna da membrana do neurônio se torna novamente mais negativa que a externa. A sequência temporal desse fenômeno bioelétrico que ocorre na membrana neuronal dura cerca de 1 milissegundo, e pode ser descrita em um gráfico que represente a voltagem da membrana contra o tempo (ver Figura 4.6 A). Essa é a representação gráfica do *potencial de ação* ou *impulso nervoso*.

O potencial de ação tem algumas características importantes: a primeira é que ocorre sempre do mesmo modo para cada tipo de neurônio, o que significa que a sua forma gráfica é invariante. Conhece-se essa propriedade como *lei do tudo ou nada*, que expressa a ideia de que o impulso nervoso ou ocorre ou não ocorre, e quando ocorre é sempre igual em amplitude, duração e forma de onda. A segunda característica do potencial de ação é que ele torna inexcitável o local da membrana em que aparece. Isso porque, embora a membrana seja rapidamente repolarizada pela saída de K$^+$, as concentrações iônicas ficam invertidas durante um certo tempo (chamado "período refratário"), até que a bomba de Na$^+$/K$^+$ mencionada anteriormente possa restabelecer as condições iônicas da face citoplasmática e da face extracelular da membrana. Essa segunda característica do potencial de ação, ou seja, a existência do período refratário, impõe um limite para o aparecimento de outro impulso no mesmo local, definindo, assim, o mínimo intervalo de tempo entre dois impulsos (apenas alguns milissegundos). Desse modo, fica definida também a máxima frequência de impulsos possível para cada neurônio, um aspecto importante para a codificação de informação, que será discutida mais adiante.

Finalmente, uma terceira característica do potencial de ação é a sua condução ao longo do axônio (Figura 4.7).

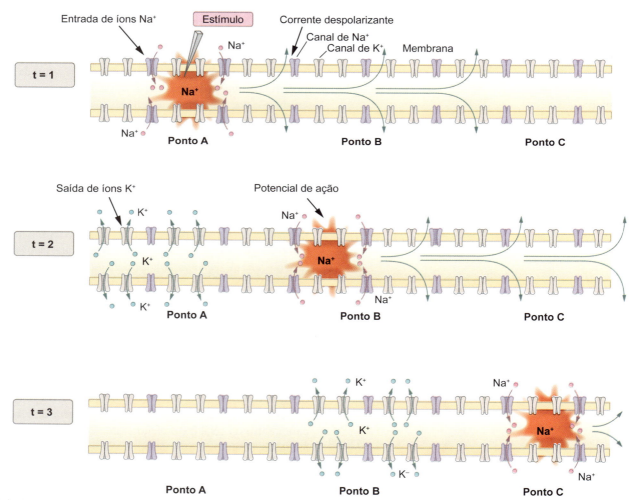

FIGURA 4.7 Esquema da propagação do potencial de ação em um axônio amielínico. O potencial de ação está representado *em laranja*, produzido logo após um estímulo elétrico (tempo t = 1, *acima*). Nesse momento as correntes locais se espraiam longitudinalmente (*setas à direita*) e provocam outro potencial de ação na região vizinha (t = 2, *no meio*). Nas regiões à esquerda ocorre a repolarização, e a membrana entra em período refratário, tornando-se temporariamente inexcitável. Esse mesmo mecanismo se reproduz no tempo t = 3, e assim sucessivamente. (Adaptada de Purves *et al.*, 2004.)

Essa é uma propriedade essencial para a comunicação no sistema nervoso, pois é ela que possibilita que as mensagens sejam enviadas de uma área funcional para outra, por meio dos feixes de fibras nervosas, e comuniquem o sistema nervoso central com a periferia do corpo por meio dos nervos. Intuitivamente poderíamos pensar que o impulso nervoso, uma vez gerado na zona de disparo do axônio, simplesmente se deslocaria ao longo da fibra até os ramos terminais. Não é bem isso que acontece: se fosse assim, o impulso se dissiparia gradativamente, perdendo energia ao longo do caminho. No entanto, ele permanece íntegro, com a mesma amplitude, duração e forma de onda do ponto de início. Essa capacidade de manutenção da integridade do potencial de ação ao longo do axônio se deve ao fato de que na verdade ele é gerado novamente a cada ponto da membrana, provocando uma "impressão" de deslocamento. É como as luzes de um anúncio luminoso, que acendem em sequência, dando a impressão de deslocamento. No ponto de origem, a despolarização da membrana gera correntes locais nas duas faces da membrana, pois as regiões vizinhas não estão despolarizadas. Do lado do soma neuronal, há poucos canais de Na^+ dependentes de voltagem, e o potencial resultante acaba se dissipando. Mas, do lado do axônio propriamente dito, a concentração desses canais é alta, e as correntes locais acabam por despolarizar a vizinhança o suficiente para atingir o limiar e disparar os fenômenos "explosivos" do potencial de ação. Isso também se repete agora à frente, mas não atrás, pois a região de trás está temporariamente inexcitável, em pleno período refratário. E assim sucessivamente, o que leva o potencial de ação a se "deslocar" rapidamente em direção aos ramos terminais.

Essa descrição revela por que o impulso nervoso é unidirecional nos neurônios: uma vez gerado no cone de implantação, ele encontra um território favorável para se replicar no axônio, mas não no corpo do neurônio, e uma vez gerado nas regiões vizinhas do axônio só pode se reproduzir "para a frente", pois a membrana atrás está em período refratário. No entanto, em circunstâncias especiais, geralmente artificiais, um impulso nervoso é gerado no meio do axônio. Nesse caso, ocorrerá condução nos dois sentidos.

A velocidade de condução do potencial de ação é um fator importante (embora não o único) para determinar a velocidade de processamento do sistema nervoso. Observou-se uma relação entre a velocidade de condução e o calibre dos axônios, sendo os axônios mais calibrosos os de maior velocidade de condução. Isso se explica pelo fato de apresentarem menor resistência elétrica, uma vez que dispõem de maior volume de líquido condutor para as correntes locais intra-axônicas. Assim, axônios com diâmetro em torno de 1 micrômetro apresentam velocidades de condução em torno de 20 m/s, que podem crescer para mais de 100 m/s para os axônios de diâmetro maior. No entanto, axônios de grande diâmetro não são práticos, pois, além de ocuparem muito espaço nos feixes e nervos, exigem um corpo neuronal grande para mantê-los. A natureza então selecionou um modo mais eficiente de aumentar a velocidade de condução.

Isso foi possível graças à associação de certos gliócitos – os *oligodendrócitos* no sistema nervoso central e as *células de Schwann* no periférico – com os axônios. Essas células, durante o desenvolvimento, aderem aos axônios e os vão envolvendo de modo espiralado, "espremendo" o citoplasma de modo que a espiral seja composta quase exclusivamente de membranas justapostas (Figura 4.8).

Ao longo de um axônio, várias dessas bainhas espirais – as *bainhas de mielina* – se formam com diminutos intervalos entre si (os *nós de Ranvier*), nos quais a membrana permanece nua. As regiões embainhadas ficam eletricamente isoladas do meio extracelular e, assim, não podem gerar potenciais de ação. Mas isso não ocorre nos nós de Ranvier, nos quais, ao contrário, é altíssima a concentração de canais de Na^+ e de K^+ dependentes de voltagem. O resultado é que as correntes locais que se formam em um nó são capazes de ativar o nó seguinte, e o potencial de ação se "propaga aos saltos", mais rapidamente do que no axônio sem mielina. Trata-se da chamada "condução saltatória", um modo mais eficiente de acelerar a propagação do impulso nervoso sem empregar fibras de enorme diâmetro.

As fibras nervosas, assim, podem ser *mielínicas* (aquelas que dispõem de uma boa cobertura da bainha de mielina) e *amielínicas* (aquelas que apresentam poucas voltas da bainha, ou até mesmo são desprovidas de bainha). A associação dessas células gliais com os neurônios são um exemplo clássico de interação das duas famílias de células do sistema nervoso, e será abordada novamente adiante.

Os potenciais de ação, desse modo, gerados no cone de implantação do axônio, propagam-se ao longo deste até as regiões-alvo. O que acontece quando um potencial de ação chega a uma bifurcação? Nesse ponto, poderia parecer que ele deveria escolher entre um caminho e outro. Não é o caso, justamente porque não há um deslocamento real do impulso, mas, sim, uma autorregeneração dele em cada ponto do trajeto. Por isso, na bifurcação as correntes locais geram impulsos em ambos os ramos, e tudo se passa como se o impulso tivesse sido replicado em dois. O fenômeno se repete em cada ramificação, e o resultado é que um único potencial de ação gerado na zona de disparo chega em iguais condições a todos os ramos que formam as arborizações axônicas terminais. O neurônio pode, assim, distribuir a informação para todos os outros neurônios com os quais faz contato, em igualdade de condições.

Examinamos como os impulsos nervosos são gerados e conduzidos. Agora falta saber como a informação contida neles é transmitida adiante, a outros neurônios. E, do mesmo modo, como o neurônio recebe as informações de outros neurônios por meio de seus dendritos.

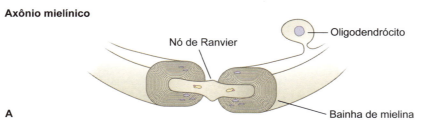
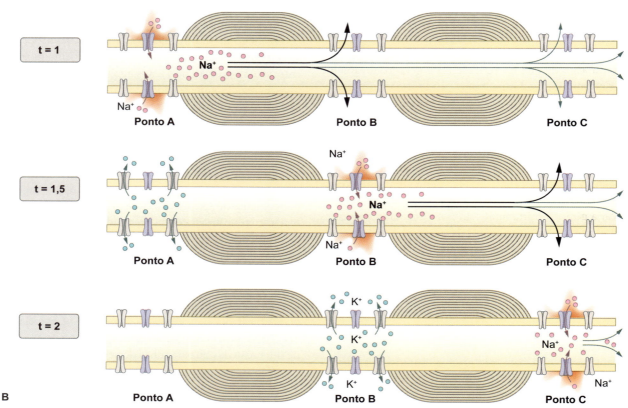

FIGURA 4.8 Esquema da propagação do potencial de ação em um axônio mielínico. As convenções são as mesmas da figura anterior, e o axônio mielínico está representado em **A**. Nesse caso, as correntes locais atuam apenas nos nós de Ranvier, nos quais não há mielina. (Adaptada de Purves et al., 2004.)

Redes neuronais

Segundo a concepção original de Cajal, cada neurônio é integralmente envolvido por uma membrana plasmática, sendo, assim, uma unidade celular autônoma. O mesmo ocorre com as células gliais. Não há, como se pensava na época, um *sincício* celular como acontece nos músculos, em que as células unitárias se fundem, funcionando como uma grande, extensa célula ramificada, dotada de numerosos núcleos. Seria prático, do ponto de vista da simples condução dos impulsos, mas pouco eficiente para um sistema destinado a processar informações, ou seja, modificar as informações de entrada e gerar respostas diferentes na saída. Cajal postulou que os neurônios são unidades contíguas, não contínuas. E que, portanto, teria que haver alguma estrutura especializada na junção entre eles. Essa ideia circulou durante décadas no século XX. O termo "sinapse", como hoje conhecemos essa junção especializada, foi cunhado pelo fisiologista inglês Charles Sherrington (1857-1952) ainda no fim do século XIX. A presença das sinapses só foi realmente comprovada nos anos 1950, com o advento do microscópio eletrônico. Apesar de haver uma grande variedade de tipos de redes ou circuitos neuronais, é importante destacar que o neurônio não exerce suas funções isolado, mas, sim, em conjunto com outros neurônios, processando tipos específicos de informação. Neurônios que levam informação da periferia para uma região mais central (medula espinal ou encéfalo) são chamados "neurônios aferentes". Já os que levam informações do centro para periferia são chamados "neurônios eferentes". Os interneurônios, como já mencionado anteriormente, são neurônios de circuitaria local que se conectam a curtas distâncias. Esses três tipos de classificação funcional, neurônios aferentes, eferentes e interneurônios, são elementos básicos das circuitarias neuronais.

Como os neurônios se comunicam: junções comunicantes, sinapses químicas e comunicação interneuronal

Ao mesmo tempo que a sinapse era vista ao microscópio eletrônico, os métodos eletrofisiológicos de registro de potenciais bioelétricos estavam sendo aprimorados, e foi possível estudar a relação entre a atividade de um axônio e a da sua célula-alvo. Particular atenção foi dada aos axônios motores e suas fibras musculares, porque era mais simples estudá-los e porque suas grandes sinapses eram mais fáceis de identificar, até mesmo ao microscópio óptico. Os fisiologistas podiam, assim, estimular artificialmente (por meio de correntes elétricas) um axônio motor e registrar por meio de um amplificador eletrônico os potenciais produzidos na célula muscular. Logo se percebeu que os *potenciais pós-sinápticos* eram diferentes dos potenciais de ação. Mais lentos, não eram conduzidos do mesmo modo que os últimos, autorregenerativamente, mas se espraiavam pelo corpo da célula muscular diminuindo de tamanho com a distância – uma propagação chamada "eletrotônica". Na junção neuromuscular normal, entretanto, esses potenciais pós-sinápticos eram quase sempre capazes de provocar a gênese de potenciais de ação na célula muscular.

Tudo indicava que a ordem dos fatos começava com um impulso nervoso produzido no axônio pela estimulação elétrica feita pelo pesquisador, seguido de um potencial pós-sináptico e, logo, de um potencial de ação na membrana da célula muscular. Presumiu-se que a mesma ordem de fenômenos operaria nas junções entre neurônios. Faltava um dado: o que acontece no espaço entre o neurônio e a célula muscular, ou entre os dois neurônios contíguos?

Armou-se uma grande discussão entre os neurocientistas. Uma corrente defendia que haveria uma transmissão elétrica entre as células, e a outra postulava a existência de mediadores químicos no intervalo. Sinapses elétricas contra sinapses químicas. O tempo mostrou que ambas propostas estavam corretas. As sinapses elétricas foram efetivamente demonstradas no sistema nervoso e receberam o nome de *junções comunicantes*. E as sinapses químicas perderam o adjetivo e passaram a ser conhecidas simplesmente como *sinapses*.

As junções comunicantes (Figura 4.9) apresentam uma ultraestrutura constituída por duas membranas justapostas, separadas por um espaço exíguo de cerca de 3 nm (3×10^{-9} m).

Nessas regiões de membranas justapostas concentra-se um grande número de canais iônicos especializados (os *conexons*), formados por proteínas chamadas "conexinas", que podem se acoplar para formar verdadeiros poros de 2 nm de diâmetro. Dada a largura desses canais, quando eles se formam podem possibilitar a passagem não só de íons como K^+ e Ca^{++}, como é o caso dos demais canais, mas também de pequenas moléculas como a glicose. A comunicação que se estabelece entre as células é de natureza elétrica, pois os íons passam de uma célula a outra diretamente através dos conexons. É também muito rápida, e, se houver uma cadeia de células acopladas

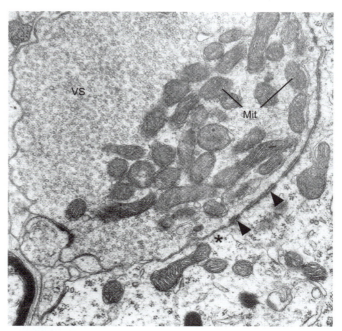

FIGURA 4.9 Fotomicrografia eletrônica de um terminal sináptico que apresenta tanto sinapses químicas (*cabeças de setas*) como junções comunicantes (*asterisco próximo à membrana*). O terminal apresenta um grande número de vesículas sinápticas (VS) e mitocôndrias (Mit). (Reproduzida de Peters, Palay, & Webster, 1965.)

por meio de junções comunicantes, os potenciais elétricos passam de umas às outras quase instantaneamente. Em um músculo como o coração, a sincronização do disparo das células é muito importante para que a contração do músculo cardíaco ocorra por igual e possa, assim, expulsar o sangue para as artérias. No sistema nervoso, as junções comunicantes mostram-se mais numerosas durante o desenvolvimento. No adulto, entretanto, elas não são tão abundantes entre neurônios, embora ocorram com frequência entre células gliais, e entre estas e os neurônios. Sua função não é ainda bem conhecida, mas elas parecem estar envolvidas em fenômenos de sincronização funcional.

Sinapses e a transmissão intercelular de informação

Denomina-se *sinapse* a estrutura de contato formada pelo prolongamento de um neurônio dito *pré-sináptico* e um neurônio (ou célula muscular) dito *pós-sináptico*. A membrana pré-sináptica geralmente pertence à extremidade de um ramo axônico, e a membrana pós-sináptica em geral se localiza em um dendrito ou no corpo celular do segundo neurônio. Nesses casos, as sinapses são chamadas "axodendrítica" e "axossomática", mas há exemplos (raros) de sinapses *axoaxônicas* e *dendrodendríticas*.

A estrutura da sinapse é especializada na transmissão química da informação do neurônio pré-sináptico para a célula pós-sináptica, que para isso emprega moléculas transmissoras chamadas "neurotransmissores" ou, de modo mais geral, "neuromediadores". Inicialmente pensou-se que cada neurônio utilizava apenas um único neuromediador em todos os seus ramos pré-sinápticos, e por isso se empregava o termo "neurotransmissor" para indicá-lo, considerando-se que cada neurotransmissor identificaria um tipo fisiológico específico de neurônio. Entretanto, logo se verificou que essa ideia não era verdadeira, pois se descobriram várias outras moléculas envolvidas na transmissão sináptica da informação, moléculas essas que ficaram conhecidas como *neuromoduladores*, geralmente peptídeos. O estudo dos neuromediadores é importante porque a sinapse, além de constituir o ponto focal do processamento da informação neural, é o local de ação de muitas substâncias, algumas naturais, outras produzidas pela humanidade com fins terapêuticos ou recreativos (ver Capítulo 15, *Doenças do Cérebro e da Mente*). A Tabela 4.1 apresenta os principais neuromediadores do sistema nervoso.

Os neuromediadores são sintetizados no soma do neurônio ou no próprio terminal sináptico, que para isso expressam a maquinaria molecular adequada (enzimas, moléculas precursoras etc.). Para tornar mais eficiente a transmissão química, a maioria dos neuromediadores permanece armazenada em vesículas ou grânulos que podem ser vistos quando se analisa a ultraestrutura das sinapses (ver Figura 4.9). A transmissão sináptica ocorre quando um potencial de ação chega ao terminal pré-sináptico, despolarizando-o. Nesse momento, a entrada de íons Na^+ no terminal provoca a liberação de Ca^{++} de seus reservatórios (geralmente as cisternas do retículo endoplasmático) para o citoplasma. O Ca^{++} liberado provoca a adesão das vesículas à face interna da membrana pré-sináptica, em especializações granulosas chamadas "zonas ativas" (ver Figura 4.9). Ao aderir às zonas ativas da membrana pré-sináptica, a membrana da vesícula na verdade se funde àquela, em um processo conhecido como *exocitose*, que possibilita a liberação do neuromediador na *fenda sináptica*, o espaço entre os dois neurônios (Figura 4.10).

O conteúdo mínimo de neuromediador que pode ser liberado em uma transmissão sináptica é o que está contido dentro de uma vesícula. A essa quantidade de neuromediador se dá o nome de *quantum*, em analogia com os pacotes de energia que a física descreve. A transmissão sináptica, assim, é considerada quântica. Mas quem determina a quantidade de vesículas que adere à membrana pré-sináptica para liberar neuromediador? Isso é determinado pela duração da despolarização da membrana que resulta da chegada de um ou mais potenciais de ação em sequência. Se chegam poucos potenciais de ação, poucas vesículas aderem e pouco mediador é liberado na fenda. Se, ao contrário, muitos potenciais de ação despolarizam a membrana pré-sináptica, um grande número de vesículas adere, e muito neuromediador é liberado. Encontra-se uma relação de proporcionalidade direta entre a frequência de potenciais de ação no terminal e a quantidade de neuromediador liberado, e é justamente essa relação que possibilita preservar, na quantidade de neuromediador liberado, a informação contida na frequência de potenciais de ação que chega ao terminal.

Uma vez liberado na fenda sináptica, estabelece-se uma diferença (gradiente) de concentração química entre a vizinhança da membrana pré-sináptica e a vizinhança da membrana pós-sináptica. Movido por esse gradiente, o neuromediador difunde-se em direção à membrana pós-sináptica. Trata-se de uma membrana especializada (ver Figura 4.9) que apresenta uma grande concentração de receptores moleculares com alta afinidade com os neuromediadores do neurônio com os quais faz contato. As moléculas de neuromediador, então, são reconhecidas pelos receptores, reagem com eles e, com isso, alteram a sua conformação estrutural. Muitos desses receptores são canais iônicos dependentes de ligantes (o ligante nesse caso é o neuromediador), abertos nesse momento, possibilitando a passagem específica de íons através da membrana pós-sináptica. Como se pode imaginar, a quantidade de receptores ativados, bem como a duração da ativação, serão proporcionais

TABELA 4.1 Principais neuromediadores.

Neurotransmissores			Neuromoduladores	
Aminoácidos	*Aminas*	*Purinas*	*Peptídeos*	*Gases*
Ácido γ-amino-butírico (GABA)	Acetilcolina (ACh)	Adenosina	Gastrinas: gastrina, colecistocinina (CCK)	Óxido nítrico (NO)
Glutamato (Glu)	Adrenalina	Trifosfato de adenosina (ATP)	Hormônios da neuro-hipófise: vasopressina, ocitocina	Monóxido de carbono (CO)
Glicina (Gly)	Dopamina (DA)		Insulinas	
Aspartato (Asp)	Histamina		Opioides: encefalinas (Enk), β-endorfina	
	Noradrenalina (NA)		Secretinas: secretina, glucagon, peptídeo intestinal vasoativo (VIP)	
	Serotonina (5-HT)		Somatostatinas	
			Taquicininas: substância P (SP), substância K (SK)	

Capítulo 4 ◆ Funcionamento do Sistema Nervoso 75

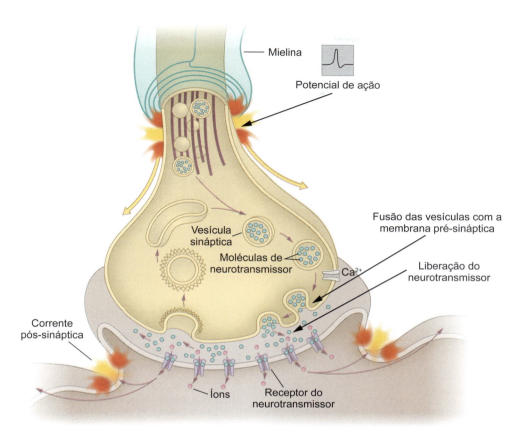

FIGURA 4.10 Etapas da transmissão sináptica, começando na síntese e no armazenamento de neuromediador nas vesículas sinápticas (etapa 1), chegada do potencial de ação (etapa 2), influxo de Ca^{++} seguido de exocitose de neuromediador (etapas 4 a 6), ligação do neuromediador com o seu receptor na membrana pós-sináptica (etapa 7), gênese do potencial pós-sináptico (etapas 8 e 9) e, finalmente, a formação de novas vesículas a partir da membrana do terminal (etapa 10). (Adaptada de Purves et al., 2004.)

à quantidade de neuromediador presente na fenda sináptica. Segue-se a entrada de cátions (Na^+ e/ou Ca^{++}) da fenda para o neurônio pós-sináptico, provocando uma despolarização, ou então a entrada de ânions (Cl^-), provocando uma hiperpolarização. A alteração do potencial da membrana pós-sináptica é chamada "potencial pós-sináptico" (ver Figura 4.10), que pode ser *excitatório*, quando despolarizante, ou *inibitório*, quando hiperpolarizante. O potencial pós-sináptico não é autorregenerativo como o potencial de ação, mas, sim, eletrotônico, e isso, como veremos adiante, tem consequências importantes para o processamento da informação. A natureza excitatória ou inibitória do potencial pós-sináptico depende da combinação entre o neuromediador e o receptor. Não se pode afirmar que um mediador ou um receptor sejam "excitatório" ou "inibitório", porque isso dependerá da combinação entre eles. Por exemplo, a acetilcolina, quando é reconhecida por um tipo de receptor chamado "nicotínico", produz potenciais excitatórios, mas, quando é reconhecida por um receptor de tipo muscarínico, pode provocar potenciais inibitórios.

Sendo de tipo eletrotônico, o potencial pós-sináptico apresenta amplitude, duração e forma de onda variáveis, na verdade proporcionais à quantidade de neuromediador que o provocou e, portanto, também à frequência de potenciais de ação

que havia chegado ao terminal pré-sináptico. Dessa forma, a proporcionalidade entre esses três parâmetros (frequência de potenciais de ação, quantidade de neuromediador liberada e forma de onda do potencial pós-sináptico) transmite perfeitamente a informação incidente da membrana pré-sináptica para a membrana pós-sináptica. Veremos que isso não se mantém necessariamente no neurônio pós-sináptico como um todo, pois esse apresenta milhares de sinapses ativas simultaneamente, combinando todos os potenciais pós-sinápticos para produzir uma "resposta" no seu axônio. Aliás, é justamente essa capacidade de modificar a mensagem incidente que dá às redes neuronais a capacidade de "processar a informação" e ao animal que as possui o repertório comportamental de que é dotado.

Integração sináptica: excitação, inibição, modulação

O cérebro humano tem dezenas de bilhões de neurônios e outro tanto de células gliais. Cada neurônio recebe uma média estimada de 10 mil sinapses, e cada astrócito interage com centenas de sinapses. A quantidade de combinações possíveis desses elementos atinge números gigantescos. A capacidade informacional de um único neurônio com suas 10 mil sinapses já é enorme, pois, se todas estiverem ativas, o soma neuronal deve integrar 10 mil potenciais pós-sinápticos diferentes! Como isso se dá?

O local em que a "resposta" do neurônio pós-sináptico é produzida é a zona de disparo ou cone de implantação do axônio, a região de baixo limiar de excitabilidade que apresenta grande concentração de canais iônicos dependentes de voltagem. O conjunto de potenciais pós-sinápticos que o neurônio recebe nas sinapses vai se somando algebricamente e sendo propagado eletrotonicamente no soma, em direção ao axônio. A esse processo de soma algébrica se denomina *integração sináptica*, um processo que não é estático mas que opera contínua e dinamicamente, pois a entrada de potenciais pós-sinápticos é permanente ao longo do tempo de vida do organismo.

Existem dois tipos básicos de integração: a *somação espacial* e a *somação temporal* (Figura 4.11).

A primeira resulta da proximidade de duas (ou mais) sinapses, cujos potenciais se somam ou se subtraem por vizinhança, conforme sejam excitatórios ou inibitórios. A segunda resulta da sequência de ativação. Não sendo autorregenerativo, o potencial pós-sináptico não apresenta período refratário, o que faz com que uma sequência temporal de potenciais se some, produzindo potenciais resultantes de maior amplitude e/ou duração. Se imaginarmos as milhares de sinapses ativas ao mesmo tempo, poderemos perceber quão difícil é prever o que acontecerá na zona de disparo do axônio a cada momento, ainda mais porque os potenciais que se deslocam pela membrana do neurônio sofrem decaimento com a distância. Essa característica, aliás, torna as sinapses mais próximas da zona de disparo, mais eficazes em influenciar a "resposta" do neurônio, do que aquelas situadas na extremidade dos dendritos. Existe uma tendência, inclusive, de as sinapses inibitórias se concentrarem no soma neuronal, e de as excitatórias se distribuírem nos dendritos.

Plasticidade neuronal

Os circuitos neuronais são formados durante o desenvolvimento, e tornam-se "estáveis" no animal adulto. Mas não se deve supor que essa estabilidade seja absoluta, por duas razões. A primeira é que as sinapses do encéfalo são envolvidas por astrócitos, um dos tipos de gliócitos do sistema nervoso central, e estes – como se demonstrou recentemente – modulam ativamente a transmissão sináptica. Esse aspecto será abordado em mais detalhes adiante, neste capítulo.

A segunda razão é que as sinapses são dotadas de plasticidade, uma propriedade fundamental do tecido nervoso. *Plasticidade* é definida como a capacidade de mudança que o sistema nervoso apresenta, em resposta a exigências do ambiente em que se encontra. Plasticidade neuronal, por analogia, é definida como a capacidade de mudança dos neurônios individualmente, seja morfológica ou fisiologicamente. E pode-se definir plasticidade sináptica do mesmo modo. O estudo dinâmico das sinapses estabelecidas nas espinhas dendríticas, por exemplo, mostrou grande mutabilidade. As sinapses se criam e se desfazem em paralelo com a protrusão ou a retração das espinhas dendríticas. Além disso, as sinapses podem ser "fortalecidas", ou seja, consolidadas, em certas condições de ativação. E mais: a transmissão sináptica pode ser reforçada em certas condições, tornando-se capaz de gerar potenciais pós-sinápticos amplos e duradouros para estímulos que inicialmente provocavam potenciais menores. Esse fenômeno é conhecido como potenciação de longa duração, e será examinado em detalhe no Capítulo 6, *Neuroplasticidade*.

Família dos gliócitos

Diferentes morfotipos gliais

Foi em 1846 que o patologista alemão Rudolf Virchow (1821-1902), analisando uma massa tumoral em um cérebro humano, descreveu tal "substância" como um suporte conectivo para

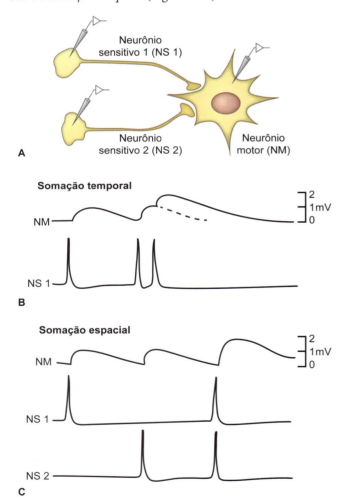

FIGURA 4.11 Esquema representando os dois tipos básicos de integração sináptica. **A.** Circuito mínimo constituído de um neurônio motor com duas fibras aferentes próximas. Cada estímulo no neurônio 1 provoca um potencial de ação nele e um potencial pós-sináptico no neurônio motor. **B.** Quando dois potenciais de ação são provocados em sucessão na mesma fibra aferente, os potenciais pós-sinápticos se somam algebricamente. **C.** Efeito semelhante pode ser provocado pela estimulação simultânea de fibras contíguas. (Adaptada de Byrne, 1999.)

os principais elementos do sistema nervoso, que seriam os neurônios. Essa "substância" conectiva, com a função de "um cimento, uma cola para os nervos", foi por ele chamada "neuroglia", palavra que significa "cola neural". Na mesma época, outro patologista alemão, Heinrich Müller (1820-1864), publicou uma descrição e um desenho de fibras radiais na retina, pertencentes a células que ficaram conhecidas como *glia de Müller*. Foi ainda no século XIX que o italiano Camillo Golgi (1843-1926) descreveu e desenhou à perfeição suas observações ao microscópio das células gliais do cerebelo, redescobertas alguns anos depois por outro histologista, que ao final acabou sendo homenageado com a denominação *glia de Bergmann*. Pouco depois, Santiago Ramón y Cajal definiu que o conjunto dessas células gliais constituíam um "segundo elemento" do sistema nervoso, chamando-as *astrócitos*. E um outro espanhol, Pío del Río Hortega (1882-1945), nos fez conhecer os outros dois tipos de gliócitos: os *oligodendrócitos* e os *microgliócitos*. Desses, os primeiros são responsáveis por envolver os axônios do sistema nervoso central com a bainha de mielina, como vimos anteriormente e discutiremos um pouco mais adiante. Os segundos, microgliócitos, são na verdade fagócitos[1] que participam da defesa imunológica do sistema nervoso central.

A família glial central, assim, pode ser descrita como composta de duas subfamílias (Figura 4.12): (1) a *macróglia*, com dois tipos celulares derivados do tubo neural – astrócitos e oligodendrócitos – e (2) a *micróglia*, com um tipo celular derivado do mesoderma – os microgliócitos –, que invade o cérebro durante a vida embrionária e no cérebro permanece como macrófago residente. Durante o desenvolvimento, a micróglia tem um papel importante na regulação da diferenciação de neurônios. Já em um contexto patológico, a micróglia é elemento-chave na defesa do parênquima cerebral contra doenças isquêmicas, inflamatórias, infectocontagiosas e neurodegenerativas, como esclerose múltipla, AIDS, Alzheimer e câncer. A glia de Müller, da retina, e a glia de Bergmann, do cerebelo, mencionadas anteriormente, são tipos específicos de astrócitos.

Outras células da família glial são de difícil classificação: é o caso dos *pituicitos* da neuro-hipófise, provavelmente de linhagem astrocitária, bem como as *células embainhantes* do bulbo olfatório, residentes no limite entre o sistema nervoso periférico e o sistema nervoso central. Estas, sendo de origem periférica (crista neural), por sua função embainhante são assemelhadas aos oligodendrócitos.

No sistema nervoso periférico há um tipo de gliócito, encarregado da bainha de mielina dos axônios que inervam diferentes partes do corpo – os músculos, a pele, os órgãos internos. Trata-se das *células de Schwann*, assim denominadas em referência a quem as descobriu, Theodor Schwann (1810-1882). Essas células são funcionalmente comparáveis aos oligodendrócitos, mas têm diferente origem embrionária, pois surgem da crista neural (ver Capítulo 5, *Desenvolvimento do Cérebro e do Comportamento*). Esta é composta por células que migram longas distâncias durante o desenvolvimento para dar origem, além das células de Schwann, às demais células gliais que compõem os gânglios do SNP, aos neurônios dos gânglios periféricos do corpo, a parte dos neurônios dos gânglios da cabeça, aos neurônios dos plexos viscerais, às células da medula suprarrenal e a outras células não neurais. No entanto, derivadas da crista neural são também as células do sistema nervoso entérico que migram da crista neural diferenciando-se em neurônios ou mesmo glia (semelhantes em função aos astrócitos do sistema nervoso central) para colonizar o esôfago, o estômago, o pâncreas, a vesícula biliar e o intestino até seu fim na região do cólon. Essas células, neurônios e gliócitos do sistema nervoso entérico se associam em gânglios ao longo do intestino e têm papel relevante no controle das funções gastrintestinais, como a motilidade do intestino, a troca de fluidos através da mucosa, a secreção de hormônios intestinais e o fluxo sanguíneo.

Células do epêndima e células epiteliais do plexo coroide

Incluem-se na família glial também as *células ependimárias* ou *ependimócitos* que revestem as cavidades do sistema nervoso central (Figura 4.13).

Trata-se de um tecido epitelial simples, constituído de células epitelioides cúbicas. A superfície dessas células voltada para a luz das cavidades – polo apical – apresenta cílios e microvilosidades, e fica em contato com o líquido cerebrospinal, estabelecendo uma barreira à livre circulação deste para o interior do parênquima cerebral. As células ependimárias apresentam-se unidas lado a lado por junções comunicantes. O polo basal dessas células – voltado para o parênquima – apresenta projeções citoplasmáticas que tocam os prolongamentos dos astrócitos. No terceiro ventrículo, sobretudo, geralmente próximos a capilares fenestrados[2] que possibilitam a passagem de moléculas, encontram-se ependimócitos especiais, os *tanicitos*, que participam do transporte seletivo de neuro-hormônios hipotalâmicos para o liquor ou para a circulação porta que irriga a adeno-hipófise. Tanicitos apresentam uma morfologia radial, e podem ser considerados células da glial radial do desenvolvimento (ver Capítulo 5, *Desenvolvimento do Cérebro e do Comportamento*) que persistem no sistema nervoso central adulto, como é o caso também da glia radial de Bergmann. Como expressam uma proteína do citoesqueleto característica de gliócitos imaturos, a nestina, acredita-se que os tanicitos possam representar células precursoras remanescentes da fase embrionária.

As células do epêndima regulam o transporte de íons, água e pequenas moléculas entre o líquido cerebrospinal e o parênquima neural. Além disso, podem funcionar como agentes de resposta imunitária, pois apresentam nas membranas celulares receptores que reconhecem organismos estranhos, tais como

---

[1] Células capazes de realizar *fagocitose*, ou seja, interiorizar partículas e detritos celulares.

[2] Capilares cujas paredes são dotadas de interstícios entre as células, as fenestrações.

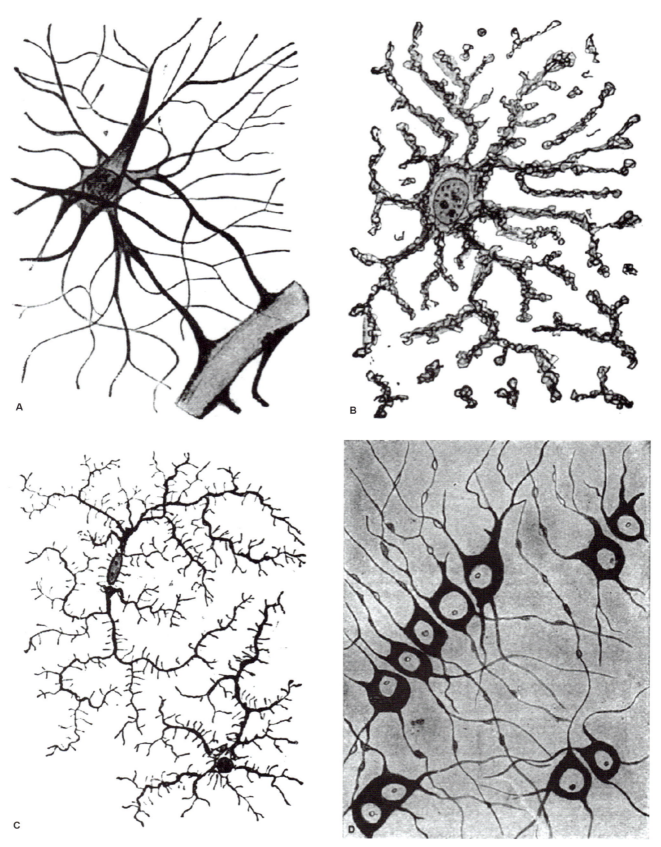

FIGURA 4.12 Desenhos feitos pelo histologista espanhol Pío del Río Hortega, representando quatro tipos de células gliais. **A.** Astrócito protoplasmático da substância branca do córtex cerebral humano. **B.** Astrócito fibroso. **C.** Microgliócitos. **D.** Oligodendrócitos da substância branca do córtex cerebral. (Reproduzida de Garcia-Segura, 2002.)

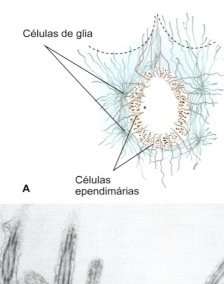

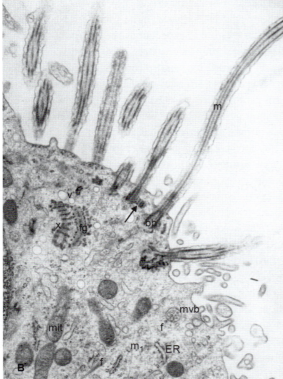

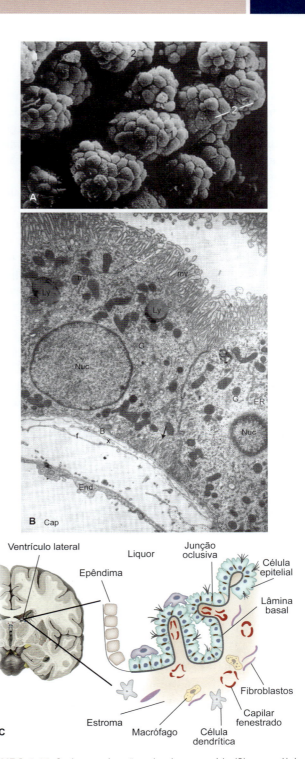

FIGURA 4.13 A. Esquema mostrando o canal ependimário da medula, com ênfase em alguns ependimócitos e sua relação com os astrócitos do parênquima. **B.** Fotomicrografia mostrando os abundantes cílios que essas células emitem para a luz da cavidade. bb: corpo basal; ER: retículo endoplasmático; f: filamentos; fg: agregados fibrilogranulares; m: microtúbulos; m1: microtúbulos; mit: mitocôndria; mvb: corpo multivesicular; seta: pé basal; v: vesícula; x: radícula ciliar. (**A**, adaptada de Gray, 2000; **B**, reproduzida de Peters, 1965.)

bactérias ou vírus. Muitas das células do epêndima podem, em certas circunstâncias, comportar-se como células-tronco, gerando neurônios ou gliócitos.

Durante o desenvolvimento, as células ependimárias estão em contato com as meninges em formação e muitos vasos sanguíneos, e dessa proximidade forma-se o *plexo coroide* (Figura 4.14), estrutura celular responsável pela produção do líquido cerebrospinal ou liquor (ver Capítulo 2, *Estrutura do Sistema Nervoso*). Células do plexo coroide também poderiam, tal como os ependimócitos, funcionar como um local de neurogênese.

FIGURA 4.14 A. As evaginações do plexo coroide (2) e as células coroidais que as constituem podem ser vistas claramente ao microscópio eletrônico de varredura. **B.** O microscópio eletrônico de transmissão mostra, em maior aumento, as vilosidades que as células coroidais emitem para a luz das cavidades encefálicas. **C.** Esquema da organização celular do plexo coroide. B: lâmina basal; Cap: capilar; End: endotélio; ER: retículo endoplasmático; G: aparelho de Golgi; J: junções intercelulares; Ly: lisossomo; mit: mitocôndria; mv: microvilosidades; Nuc: núcleo; seta: dobramentos complexos; v: vesícula; x: processos celulares atenuados. (**A**, reproduzida de England & Wakely, 1991; **B**, reproduzida de Peters, 1965; **C**, adaptada de Emerich, Skinner, Borlongan, Vasconcellos, & Thanos, 2005.)

A estrutura do plexo coroide é lobulada, com uma camada única de células derivadas do epitélio ependimário, e suas células são denominadas "células epiteliais coroidais". Essas células têm grande núcleo esférico e abundante citoplasma, e apresentam numerosas vilosidades na superfície voltada para a luz ventricular. A sua lâmina basal é composta de grandes moléculas proteicas, como colágeno, fibronectina, laminina, e de proteínas complexadas com compostos aminados, chamadas "proteoglicanos".

Os vasos sanguíneos do plexo coroide são abundantes e tortuosos, com parede endotelial fenestrada, e são envolvidos por células leptomeníngeas (*i. e.*, da pia-máter). Essa estrutura garante um intenso fluxo de sangue e a passagem de moléculas do plasma para o espaço subepitelial, mas não necessariamente para o liquor, já que as células leptomeníngeas são fortemente unidas por junções oclusivas, restringindo a circulação de compostos para o liquor ou vice-versa: essa é a barreira hematoliquórica.

O liquor é uma secreção ativa das células coroidais e chega a corresponder a um volume de 80 a 150 mℓ em seres humanos: é um líquido claro, pouco viscoso, com poucas células e poucas proteínas, além de glicose, potássio, cálcio, bicarbonato, aminoácidos e ácido fólico. Entretanto, a produção de líquido cerebrospinal parece diminuir com a idade, cerca de quatro vezes da terceira para a oitava décadas de vida. Quando a circulação de liquor é obstruída, pode ocorrer acúmulo de líquido com aumento da pressão intracraniana, o que resulta, particularmente em fetos e crianças, no quadro clínico conhecido como *hidrocefalia*. A hidrocefalia tem várias causas, desde obstrutiva em vários pontos por onde passa o liquor até por produção excessiva desse líquido, e nesse caso envolve o plexo coroide que pode se transformar em um tumor (papiloma ou carcinoma do plexo coroide). O tumor, além de obstruir a circulação de liquor, produz muito mais dele do que o habitual. O ependimoma (tumor das células ependimárias) também pode obstruir a circulação de liquor (sem produzi-lo) e contribuir para a hidrocefalia.

Células-tronco neurais

Como se sabe, as células-tronco são indiferenciadas, capazes de se autorrenovar e produzir células diferenciadas e funcionais. Podem ser obtidas de embriões, do sangue de cordão umbilical ou de placentas, de tumores ou de diferentes regiões do organismo adulto. Durante a hematopoese, processo de geração de células do sangue, células multipotentes da medula óssea parecem ser competentes para gerar células de diferentes tecidos. Embora com muitas discordâncias entre diferentes autores, a pesquisa sobre células-tronco constitui atualmente uma importante linha de investigação, pela possibilidade de utilização dessas células em terapias de reposição celular em várias doenças.

As células-tronco do sistema nervoso, que podem dar origem a novos neurônios e/ou células gliais, estão presentes no cérebro de mamíferos adultos, incluindo humanos, principalmente na zona subventricular, no hipocampo e em outras regiões não neurais acessórias. Essas células guardam atributos remanescentes de glia radial, e em certas circunstâncias podem ser identificadas como astrócitos pela expressão de uma proteína específica componente do seu citoesqueleto, a proteína acídica fibrilar glial (GFAP, do inglês *glial fibrillary acidic protein*). Entretanto, no hipocampo, por exemplo, há tanto um grupo de células com propriedades típicas de astrócitos, bem como a presença de GFAP e muitos prolongamentos, alguns formando pedículos perivasculares, quanto outro grupo de células progenitoras que se dividem ativamente e não expressam GFAP, mas, sim, uma proteína chamada "nestina", típica de células imaturas caracterizadas como células progenitoras.

Embora seja um tema de muita investigação, devido à sua importância e à grande expectativa que gera para o desenvolvimento de novas terapias celulares, os resultados experimentais devem ser examinados sempre com muita cautela. Parece fato seguro que, mesmo em adultos, células da zona subventricular mantêm propriedades características de glia radial e podem se dividir para gerar diferentes células progenitoras. Além delas, talvez algumas células epiteliais do plexo coroide possam se transdiferenciar em astrócitos. Entretanto, tem sido examinada com prudência a possibilidade de que células derivadas da medula óssea possam dar origem a astrócitos e neurônios, como descrevem alguns pesquisadores. Uma das críticas é que as células-tronco da medula óssea poderiam fundir-se com células-tronco do cérebro, em vez de gerar novas células. Não obstante essa incerteza, é importante estudar mais as células gliais radiais do desenvolvimento, que apresentam potencial reconhecido para a gliogênese e a neurogênese.

Também já foi demonstrada a presença de células-tronco derivadas da crista neural em diferentes locais do organismo adulto, incluindo no SNE. Estudos recentes sugerem que células entéricas com características gliais de camundongos e de humanos realizam neurogênese em casos de colite.

Glia radial

Células gliais radiais foram descritas por Ramón y Cajal no início do século XX, formando uma paliçada de prolongamentos paralelos entre a superfície ventricular e a superfície pial do tubo neural do embrião. Sua função, entretanto, só foi esclarecida nos anos 1970 pelo neurobiólogo croata Pasko Rakic, radicado nos EUA. São células de corpo ovoide localizadas próximo à superfície ventricular, bipolares, com um prolongamento curto dotado de um pedículo ancorado na parede ventricular e um prolongamento longo, radial, que se ramifica até perto da superfície e que termina em pedículos ancorados na pia-máter. O citoplasma dessas células é rico em proteínas que formam filamentos intermediários (um dos elementos do citoesqueleto), constituídos por vimentina, nestina e às vezes GFAP. Rakic observou que a glia radial no córtex de fetos de primatas tinha seus prolongamentos radiais cercados por neurônios jovens de morfologia bipolar típica de células migrantes (Figura 4.15).

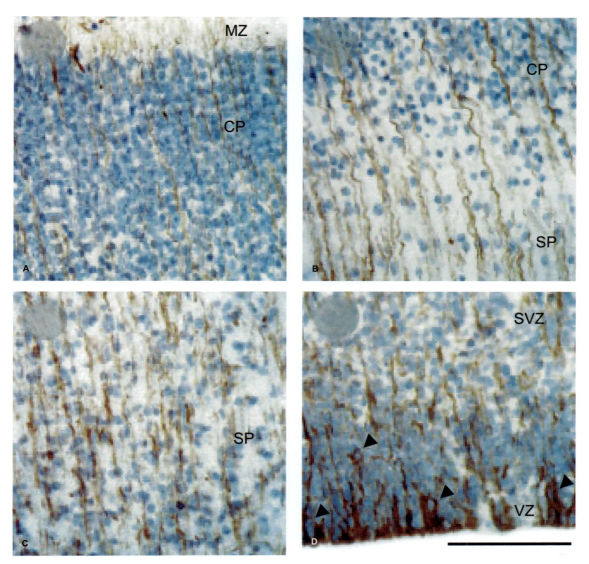

FIGURA 4.15 A. Células da glia radial formam uma paliçada de prolongamentos que "conectam" a superfície ventricular com a superfície pial. Cada um desses prolongamentos radiais serve como trilho para a migração de neurônios jovens pós-mitóticos. Além dessa função orientadora da migração neuronal, as células radiais são também precursoras bipotentes de neurônios e de outras células de linhagem astrocitária. As fotos de **A** a **D** representam diferentes profundidades do córtex. CP: placa cortical; MZ: zona marginal; SP: subplaca; SVZ: zona subventricular; VZ: zona ventricular. (Adaptada de Azevedo et al., 2003.)

Em trabalhos sucessivos, pôde demonstrar que de fato os neurônios migravam utilizando os prolongamentos radiais como trilhos condutores, e que esse evento migratório era controlado pelo reconhecimento mútuo, pelos neurônios e pelos gliócitos radiais, de moléculas expressas em suas membranas. Mais ainda, ele mostrou com seus experimentos que, findo o processo de migração neuronal, as células da glia radial se transformariam em astrócitos, deixando de expressar as proteínas da imaturidade, nestina e vimentina, e passando a apresentar a proteína da célula madura, a GFAP.

Trabalhos mais recentes de diferentes grupos, entretanto, revolucionaram esse conceito da glia radial, mostrando que a divisão mitótica assimétrica da glia radial poderia dar origem a duas células-filhas, sendo uma delas uma nova célula radial e a outra um jovem neurônio, exatamente como fazem as células-tronco: autorregeneram e dão origem a células diferenciadas. A descoberta de que os gliócitos radiais do desenvolvimento são na verdade células-tronco levou a se considerar a hipótese de que os astrócitos do sistema nervoso adulto podem também desempenhar essa função, sendo capazes de produzir novos neurônios e/ou gliócitos pelo menos em certas regiões, como o giro denteado do hipocampo e a zona subventricular do telencéfalo rostral. Assim, astrócitos neurogênicos do hipocampo poderiam dar origem a neurônios, enquanto outros, gliogênicos, poderiam reprimir a diferenciação neurogênica e diferenciar-se em oligodendrócitos ou mesmo em outros astrócitos, exatamente como se pode obter de células-tronco levadas à diferenciação.

Citoesqueleto das células gliais

O citoesqueleto de toda célula é constituído por uma rede de filamentos proteicos que organizam o espaço citoplasmático, estabelecendo uma distribuição de organelas celulares e moléculas solúveis. A rede de filamentos é altamente dinâmica, o que significa que ela pode se desfazer e refazer dependendo de fatores como a concentração de Ca^{++}, que pode desorganizá-la, por exemplo, ou de eventos como a fosforilação de suas proteínas. Sendo tão dinâmico, o citoesqueleto contribui não só para a manutenção da forma celular, mas também para a motilidade das células.

O citoesqueleto é formado por três tipos de estruturas. O primeiro tipo são os *microtúbulos*, filamentos tubulares com 25 nm de diâmetro, formados pela tubulina – uma proteína globular, dimérica, com variados tipos moleculares, presente em todas as células eucarióticas. O segundo tipo é formado por filamentos de 6 nm de diâmetro constituídos de actina, uma proteína também globular, encadeada como um "colar de contas", geralmente presente na região submembranar. Nessa posição estratégica, os *filamentos de actina* interagem com as integrinas, um conjunto de proteínas de membrana que estabelecem comunicação do interior da célula com o meio extracelular. O terceiro grupo de estruturas que forma a rede citoesquelética organiza-se em filamentos de 10 nm de diâmetro, sendo por isso chamados "filamentos intermediários", formados por proteínas que não se apresentam em forma globular, mas fibrosa como um "trançado de corda".

A composição proteica dos filamentos intermediários é característica de cada grande família de células. No neurônio, por exemplo, o filamento intermediário é o *neurofilamento*, composto de três proteínas denominadas de acordo com o seu peso molecular: H, M e L (do inglês *high*, *medium* e *low*). As células astrocitárias, por sua vez, expressam outro tipo de filamento intermediário, bastante específico, a proteína acídica fibrilar glial (GFAP, já mencionada). Esse filamento não está presente em outras células gliais, à exceção talvez de células ependimárias e da glia entérica. Tumores gliais de origem astrocitária, como os astrocitomas de diferentes graus de malignidade até o de mais alto grau, chamados "glioblastomas", costumam apresentar a expressão de GFAP que serve como marcador do tipo tumoral, utilizado para fins diagnósticos, o que possibilita distinguir os gliomas de origem astrocitária daqueles de outro tipo, por exemplo, os oligodendrogliomas, originados de oligodendrócitos.

Os oligodendrócitos apresentam citoesqueleto constituído apenas de tubulina e actina, enquanto os microgliócitos podem ter uma rede de filamentos intermediários formada de vimentina, associada à rede de tubulina e actina.

Além de sua função de organização do espaço intracelular, a especificidade do citoesqueleto glial é útil para a identificação das células (astrócitos, oligodendrócitos, neurônios), o que pode ser necessário para fins de diagnóstico.

O que é um astrócito?

Há cerca de 30 anos, era possível responder a essa pergunta associando a morfologia característica dos astrócitos à presença de GFAP como marcador (Figura 4.16). Hoje, entretanto, esses parâmetros não são mais suficientes, e a resposta a essa pergunta tornou-se difícil. Os últimos anos muito trouxeram de conhecimento novo sobre os astrócitos, revelando uma série de propriedades até então desconhecidas. O tema está em ebulição, e possivelmente os conceitos aqui apresentados serão ainda modificados nos próximos anos (Figura 4.17).

Inicialmente considerada uma população homogênea de células, o advento de uma série de técnicas de biologia celular, molecular e, mais recentemente, as chamadas "ômicas de *single-cells*" (sequenciamento de genes e identificação de proteínas de células individualizadas) revelou que os astrócitos apresentam importante heterogeneidade dos pontos de vista morfológico, molecular e funcional.

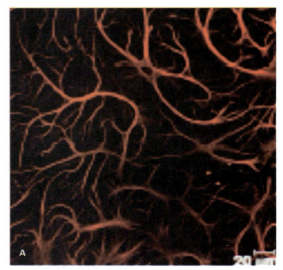

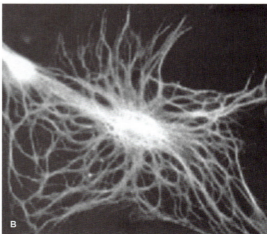

FIGURA 4.16 Astrócitos de cérebro de rato mantidos em cultura de células. **A.** Tipo fibroso. **B.** Tipo protoplasmático. (Imagens gentilmente cedidas pela Dra. Thaís H. Gândara Federici e pela Dra. Luciana F. Romão.)

Os astrócitos ganharam importância quando se pôde verificar que, embora não produzam potenciais de ação, eles podem ser excitados, ainda que não eletricamente. Além disso, os astrócitos passaram a ser associados a um número cada vez maior de funções, tais como o controle da estabilidade sináptica, a regulação da neurogênese, associação à barreira hematencefálica e atuação no metabolismo de neuromediadores.

Ramón y Cajal distinguiu dois tipos morfológicos: os astrócitos *fibrosos* e os *protoplasmáticos*. Os astrócitos fibrosos são encontrados predominantemente na substância branca, com um corpo celular menor que o dos protoplasmáticos. No citoplasma encontram-se grânulos de glicogênio, o que faz dos astrócitos um reservatório energético para as reações metabólicas no cérebro. Como se orientam paralelamente aos axônios, apresentam longos, lisos e delgados prolongamentos, por vezes espinhosos, mas poucos são dicotomizados com ramificações. Estão em contato com os nós de Ranvier da bainha de mielina e também com a lâmina basal dos capilares. Os astrócitos protoplasmáticos, por sua vez, estão presentes predominantemente na substância cinzenta, mas podem ser encontrados também na substância branca. Seu corpo celular é pequeno, porém maior que o dos astrócitos fibrosos, e dele partem inúmeros prolongamentos finos e curtos, ásperos, às vezes ondulados, e muito ramificados. O núcleo é regular, oval, maior do que o das demais células gliais, com um citoplasma granuloso.

Como dito anteriormente, além do conceito de astrócitos protoplasmáticos e fibrosos de Cajal, já foram identificados outros subtipos em diferentes regiões do sistema nervoso, por exemplo a glia de Bergmann no cerebelo, como citada anteriormente. É interessante que a heterogeneidade astrocitária é observada não só em diferentes regiões do sistema nervoso, mas também entre as espécies. Pelo menos três tipos adicionais de astrócitos, especificamente presentes no cérebro de primatas não humanos e humanos, foram descritos: interlaminares, polarizados e de projeção varicosa. Essas células são encontradas em distintos locais no córtex cerebral e demonstram significativa característica em comum: seus extensos prolongamentos (de até 1 mm de comprimento) que se projetam ao longo das camadas corticais. É interessante notar que, além da maior variedade, os astrócitos humanos, em particular, sobressaem dentre todas as demais espécies pela sua complexidade morfológica e diversidade funcional. Essas células apresentam um diâmetro aproximadamente três vezes maior, bem como estendem cerca de dez vezes mais processos primários em comparação aos astrócitos protoplasmáticos de roedores. Essas características mais robustas permitem que os astrócitos humanos contatem de 15 a 20 vezes mais sinapses no córtex cerebral do que os de roedores. Permanece a pergunta intrigante:

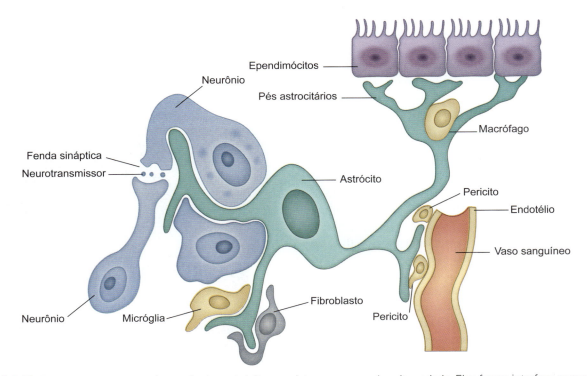

FIGURA 4.17 Esquema mostra que a interação dos astrócitos no sistema nervoso é muito variada. Eles fazem interface com neurônios, paredes dos vasos, células da meninge, contatam também macrófagos e mesmo pericitos e células endoteliais. O esquema mostra ainda a interação de astrócitos com micróglia. A interação dos astrócitos com macrófagos, fibroblastos e células da vasculatura possibilita a modulação da informação que circula dos fluidos do sangue e do líquido cerebrospinal aos neurônios. (Adaptada de Mercier, 2004.)

a diversidade morfológica e funcional dos astrócitos pode contribuir para as diferenças cognitivas entre seres humanos e roedores?

Alguns dos prolongamentos dos astrócitos são mais longos e terminam em pés astrocitários ou *pedículos terminais*, os quais confluem sobre a superfície dos capilares sanguíneos, o que sugere uma participação na barreira hematencefálica (ver Figura 4.17). Pedículos semelhantes cobrem a superfície interna da pia-máter. Finalmente, outros deles envolvem os contatos sinápticos entre neurônios e, assim, participam da captura de neuromediadores, como glutamato e íons como K^+, ambos liberados na fenda sináptica.

Um tipo especial de célula astrocitária é a chamada "glia limitante". Trata-se de uma camada de astrócitos dispostos paralelamente à pia-máter, em contato com os pedículos astrocitários. A glia limitante apresenta prolongamentos finos, longos e pouquíssimas ramificações, sendo por isso identificada por alguns autores como glia radial. A glia limitante e a pia-máter estão separadas pela lâmina basal, mas os astrócitos da glia limitante se avizinham de vasos e têm contato com macrófagos (do sistema imunitário) e com pericitos, os quais são células fagocíticas da parede dos capilares. A glia limitante entra também em contato com neurônios e células da micróglia. Em conjunto, os astrócitos da glia limitante e os pedículos astrocitários estabelecem uma estrutura de intermediação entre os neurônios e as meninges, e entre eles e as paredes dos vasos. É de se supor que os sinais provenientes do sangue e do líquido cerebrospinal cheguem aos neurônios através dessa "parede" astrocitária.

Os pedículos astrocitários contactam os vasos cerebrais em mais de 95% da superfície capilar. No entanto, não fazem parte da barreira hematencefálica, embora sejam elementos estruturais que servem de passagem para moléculas do meio extracelular em direção aos vasos sanguíneos, interpondo-se assim entre os capilares e a maioria dos neurônios do sistema nervoso central.

Embora com alguma controvérsia, astrócitos podem eventualmente funcionar como células imunocompetentes no SNC. Podem ser induzidos por citocinas produzidas por células vizinhas a se comportarem como células apresentadoras de antígenos, para ativação de linfócitos T, propriedade típica de células do sistema imunitário. Essa relação entre os astrócitos e o sistema imunitário tem especial expressão nos casos de agressão traumática ao sistema nervoso, que pode provocar uma proliferação astrocitária conhecida como *gliose* ou *astrogliose*. Os astrócitos reativos são de grande tamanho, com longos prolongamentos e alta expressão de GFAP. Essas células se proliferam e envolvem a região afetada "como se tentassem cicatrizar", e assim isolar a lesão. Os astrócitos reativos secretam moléculas inibitórias do crescimento neuronal. Nessas condições, os macrófagos recrutados pela lesão secretam citocinas como *fator de necrose tumoral* (TNF, do inglês *tumor necrosis factor*) e *interleucina 1* (IL-1) que contribuem para a proliferação dos astrócitos. Atualmente, há grande discussão acerca da diversidade dos fenótipos astrocitários em resposta a diferentes tipos de insultos. Os astrócitos também são hábeis a invadir os tumores cerebrais, em especial o mais grave de todos, o glioblastoma. Invadem o tumor, ganham reatividade, proliferam e, com os fatores que secretam no meio da massa tumoral, favorecem a proliferação tumoral.

Alterações no estado de reatividade e função astrocitárias são observadas durante o envelhecimento e contribuem para o desenvolvimento de diversas patologias neurodegenerativas, como as doenças de Alzheimer e Parkinson. Nessas patologias, o acúmulo de astrócitos em estado de senescência (condição que consiste na parada de divisão celular) contribui para a neurodegeneração e, consequentemente, para os prejuízos cognitivos e motores observados nessas doenças. Apesar dessas evidências, pouco se sabe ainda sobre o envolvimento dos astrócitos no envelhecimento fisiológico. No cérebro de camundongos e de seres humanos idosos, há significativa perda de um dos principais componentes que formam a lâmina nuclear das células: a proteína lamina-B1. A redução da lamina-B1 em neurônios e astrócitos está associada à senescência celular e à incidência de deformações nucleares, como o surgimento de invaginações da lâmina nuclear e alterações na morfologia astrocitária (Figura 4.18). Além disso, astrócitos senescentes apresentam prejuízos na capacidade de conferir suporte neurotrófico e de induzir a formação de novas sinapses. Nessa perspectiva, é possível que os astrócitos senescentes participem não somente das disfunções celulares associadas a doenças neurodegenerativas, mas também do declínio sináptico e cognitivo relacionado ao envelhecimento fisiológico. Em conjunto, essas evidências apontam os astrócitos como protagonistas no entendimento acerca do envelhecimento e de doenças associadas.

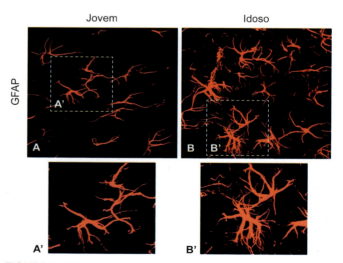

FIGURA 4.18 Astrócitos de camundongos marcados com anticorpo que reconhece GFAP na região do hipocampo de animais jovens e idosos. Imagem obtida por microscópio confocal Leica SPE, no aumento de 40×. (Imagens gentilmente cedidas por Isadora Matias, do Instituto de Ciências Biomédicas, UFRJ.)

Oligodendrócitos e células de Schwann, especialistas em isolamento elétrico

Os oligodendrócitos são células de pequeno tamanho com núcleos arredondados ou ovais, densos, menores do que os de astrócitos, com grumos de cromatina abundantes na periferia nuclear. No citoplasma, os oligodendrócitos apresentam retículo endoplasmático liso e rugoso bem desenvolvido, e citoesqueleto com microtúbulos e filamentos de actina, mas carente de filamentos intermediários e suas proteínas, ao contrário dos astrócitos. A rede citoesquelética que organiza seu citoplasma é predominantemente composta de tubulina e actina.

A forma dessas células varia muito durante o desenvolvimento, e a alteração da eletrodensidade do seu citoplasma e da condensação de cromatina é facilmente visível à microscopia eletrônica. Os prolongamentos que partem dos seus somas vão envolver os axônios formando a bainha de mielina, a camada isolante que possibilita maior velocidade de condução do impulso nervoso. Os oligodendrócitos próximos uns dos outros estabelecem junções comunicantes entre si e com os astrócitos. Na substância cinzenta eles podem estar em contato com o corpo celular de neurônios, comportando-se como oligodendrócitos satélites.

Como vimos anteriormente, a bainha de mielina produzida pelos oligodendrócitos se estende dos segmentos iniciais do axônio até seus ramos terminais. A bainha é disposta em segmentos ao longo do axônio, de forma periódica, com intervalos desnudos entre um segmento e outro – os *nós de Ranvier*. Os segmentos mielínicos são conhecidos como *internos* (Figura 4.19). A propagação do impulso nervoso nos axônios mielinizados se dá entre nós de Ranvier e, assim, é dita saltatória, possibilitando maior velocidade de propagação do impulso nervoso do que no caso dos axônios amielínicos. Um único oligodendrócito possui muitos prolongamentos e pode formar 40 a 50 internos. Além disso, pode embainhar cerca de 50 ou mais axônios, diferentemente das células de Schwann, que mantêm relação de um para um com os neurônios, ou seja, cada uma delas provê uma bainha de mielina integralmente dedicada a um axônio.

A bainha de mielina é uma das estruturas mais bem estudadas do sistema nervoso, certamente por sua importância na condução do impulso nervoso, mas também por sua abundância, o que facilita o isolamento para estudo. Embora se tenha conseguido progresso no conhecimento de eventuais sinais moleculares envolvidos no processo de mielinização, pouco se conhece sobre as bases das interações celulares (glia-axônio) que regulam o progresso da mielinização.

A bainha de mielina apresenta altas taxas de lipídios, comparativamente à membrana de outras células. O colesterol é um dos componentes lipídicos mais abundantes da bainha de mielina, e uma eventual dificuldade de sua síntese pelos oligodendrócitos pode levar a retardo na mielinização do sistema nervoso. Os galactolipídios também devem ter um papel importante na construção da mielina. Sabe-se que o hormônio da tireoide tri-iodotironina (T3, a forma ativa) tem papel decisivo no desenvolvimento da linhagem oligodendrocítica e, evidentemente, também na geração de bainha de mielina e, portanto, na mielinização de axônios. Não é por outra razão

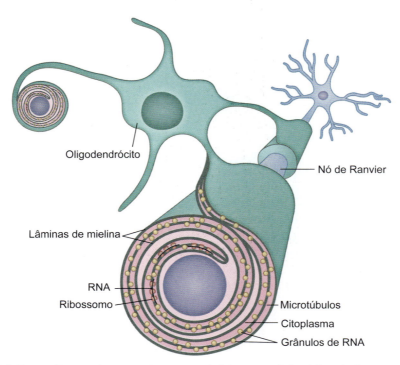

FIGURA 4.19 Oligodendrócitos emitem prolongamentos que embainham o axônio, deixando livres os chamados "nós de Ranvier". Os prolongamentos gradualmente espiralizam em torno do axônio, provendo-o de uma bainha isolante. (Adaptada de Sherman, 2005.)

que o hipotireoidismo ao nascimento pode provocar atraso da mielinização, produzindo um quadro de retardo mental chamado "cretinismo".

Recentemente, alguns autores evidenciaram em cérebro adulto de mamíferos uma abundante população de células gliais identificadas como precursoras de oligodendrócitos, especialmente marcadas pela presença de NG2, um proteoglicano de condroitina-sulfato. As células NG2-positivas apresentam numerosos prolongamentos que fazem contato com axônios na região dos nós de Ranvier, semelhantes a certos astrócitos. Essas células têm sido chamadas por alguns autores "sinantócitos" (referente à palavra grega para "contato"). Há ainda muitas dúvidas a respeito dessa população de células gliais com a expressão de NG2, porque tem sido também sugerido que possam ser astrócitos desprovidos de GFAP. Assim, as células NG2-positivas no cérebro adulto poderiam ser precursoras tanto de oligodendrócitos como de astrócitos.

No sistema nervoso periférico, a bainha de mielina é formada por *células de Schwann*. Embora sua característica mielinizante as assemelhe aos oligodendrócitos e à glia embainhante do bulbo olfatório, as células de Schwann exibem propriedades distintas e específicas. Como mencionamos, cada uma delas é capaz de embainhar apenas um axônio. Há dois tipos dessas células, as *mielinizantes* e as *não mielinizantes*. As primeiras realmente mielinizam os axônios a partir de sinais produzidos no contato com os neurônios, como os fatores de crescimento. Já as não mielinizantes associam-se a axônios de pequeno diâmetro, mas não chegam a formar uma verdadeira bainha de mielina. Algumas delas se especializam no envolvimento da junção neuromuscular. Nesse caso, envolvem as terminações axônicas com uma lâmina basal que se confunde com a lâmina da fibra muscular e parecem contribuir para a formação e a estabilidade da sinapse que está se formando.

Originárias das células da crista neural, as células de Schwann aos poucos ganham forma achatada, trapezoide, com grande núcleo de cromatina densa e microvilosidades nas suas margens. Migratórias, infiltram-se nos somitos, nos quais se associam aos axônios motores, guiando-se pelo crescimento destes em uma relação biunívoca, influenciando os axônios, sobretudo os de grosso calibre, e também recebendo deles sinais moleculares para sua proliferação, migração e diferenciação. Tais sinais podem consistir na produção de proteínas específicas de fases do desenvolvimento celular definindo um fenótipo mielinizante. Por exemplo: o contato com os axônios parece ser decisivo para que a célula de Schwann possa sintetizar a glicoproteína zero ou (P_0), um dos componentes da bainha de mielina do sistema nervoso periférico, não encontrado na bainha de mielina dos oligodendrócitos.

Essa interação entre a célula de Schwann e o axônio, no SNP, também ocorre no caso dos oligodendrócitos no SNC, e caracteriza-se pela influência que o axônio pode ter na produção da lâmina basal pela célula glial, o que significa produzir proteínas como colágeno, laminina, entactina e proteoglicanos, todas as quais contribuem na produção da bainha de mielina. A mielinização do axônio é uma excelente demonstração da interação celular entre um gliócito e um neurônio.

Como os axônios são escolhidos para o embainhamento? Alguns são mielinizados e outros não – como se passa essa seleção? Antes de tudo, o calibre do axônio (cerca de 1 μm) parece fundamental para a decisão da célula mielinizante, talvez porque em axônios finos a mielinização não contribuísse significativamente para o aumento da velocidade e da propagação do impulso nervoso. Os experimentos têm mostrado que os axônios produzem alguns fatores moleculares que sinalizam o início da mielinização, sugerindo que é o axônio que se identifica com a célula mielinizante para ser ou não mielinizado. O fator trófico NGF (fator de crescimento neural) é um forte candidato à regulação da mielinização. Sabe-se que ele estimula a mielinização pelas células de Schwann mas inibe a mielinização promovida por oligodendrócitos. E sua ação parece se dar por um sinal passado ao axônio, que levaria o neurônio a responder com moléculas controladoras da atividade mielinizante dos dois tipos de células.

De fato, tudo indica que as moléculas da matriz extracelular (p. ex., a laminina), bem como fatores de crescimento (PDGF, FGF, NGF, EGF, neurorregulina e citocinas), são os sinais que comandam e controlam a mielinização. Prova disso é uma neuropatia periférica que pode acometer pacientes que apresentam distrofia muscular congênita, portadores de uma mutação no gene que codifica uma das formas de laminina, o maior componente da membrana basal formada por células de Schwann. Durante o desenvolvimento, o número de axônios a mielinizar e a interação das células de Schwann com eles regulam a proliferação das células de Schwann.

Microgliócitos, células fagocitárias residentes no sistema nervoso central

Os microgliócitos são os macrófagos residentes do SNC. Contudo, não só são os representantes majoritários da população de células de defesa no SNC, como também são considerados integrantes da população glial por serem capazes de secretar inúmeros fatores tróficos, fundamentais para o desenvolvimento dos neurônios. Ao contrário das demais células do SNC, a micróglia tem origem mesodérmica: descende de células do saco vitelínico que invadem o tecido nervoso durante fases precoces do desenvolvimento. No SNC, essas células dão origem primeiramente à *micróglia ameboide*, semelhante aos macrófagos, que prolifera intensamente e migra para diferentes regiões do SNC, diferenciando-se, por fim, na *micróglia ramificada*, a residente típica do cérebro adulto (Figura 4.20).

Durante o desenvolvimento, os microgliócitos, por realizarem intensamente fagocitose, estão envolvidas na limpeza de detritos celulares, poda sináptica e retirada de axônios transitórios. Nesse contexto, eles têm um papel importante na regulação da neurogênese, axonogênese, sinaptogênese, mielinização,

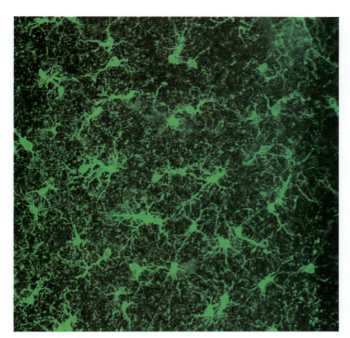

FIGURA 4.20 Microgliócitos com morfologia ramificada, marcados com o anticorpo IBA1 na região do estriado em cérebro de camundongo adulto. Imagem obtida por microscópio confocal Leica SPE, no aumento de 40×. (Imagens gentilmente cedidas por Felipe Leser, do Instituto de Ciências Biomédicas, UFRJ.)

vascularização, diferenciação de demais células gliais, entre outros eventos. Diferentemente do que se pensava no passado, no cérebro adulto as células microgliais ramificadas não estão "em repouso". Elas são altamente sensíveis às condições do microambiente cerebral, portanto estão constantemente em alerta.

Quando acontece uma desordem na homeostase do tecido nervoso, elas podem voltar rapidamente ao fenótipo macrofágico (*micróglia ameboide*), fenômeno conhecido como *ativação microglial*. A micróglia ativada ocorre principalmente em resposta às lesões neuronais, participando da resposta imune por secretar inúmeras citocinas. Citocinas são proteínas de baixo peso molecular produzidas em respostas a vários eventos relacionados com a inflamação e a resposta imune. De fato, parece que a micróglia é a maior fonte celular de citocinas que induzem a resposta inflamatória no sistema nervoso, e em contrapartida representa uma grande fonte de produção de interleucinas que inibem a resposta inflamatória. Portanto, dependendo das condições microambientais de estímulo, como a interação com as outras células gliais, por exemplo, um ou outro comportamento prevalecerá em cada momento. Em poucas horas, as células microgliais passam a apresentar alta expressão do Complexo Principal de Histocompatibilidade (MHC) classes I e II e atividade aumentada de fagocitose. Nessa condição, elas são capazes de destruir microrganismos invasores, remover detritos celulares e promover a regeneração do tecido. Contudo, dependendo do tipo de doença e do grau de gravidade desta, a micróglia pode responder de diferentes formas, seja secretando fatores tróficos, como as neurotrofinas, promovendo o reparo do tecido, seja induzindo degeneração no sítio da lesão através da secreção de fatores neurotóxicos, como íons de superóxidos e óxido nítrico. A ativação da micróglia é um acontecimento importante na defesa do parênquima cerebral contra doenças isquêmicas, inflamatórias, infectocontagiosas e neurodegenerativas, como esclerose múltipla, AIDS, Parkinson, Alzheimer e câncer.

Redes glioneurais: comunicação intercelular, gliotransmissores

As interações celulares são fundamentais na construção dos tecidos, na organogênese e na formação do corpo como um todo. No sistema nervoso, essas interações se dão não apenas entre neurônios, pela comunicação sináptica, mas também entre células da glia e entre estas e os neurônios por meio de junções comunicantes.

Lembremos aqui a interação entre oligodendrócitos ou células de Schwann e os neurônios na formação da bainha de mielina. De um lado se beneficia o neurônio, que torna mais veloz a propagação do impulso nervoso. De outro se beneficia a célula glial, que recebe os sinais do neurônio e do axônio, necessários para seu desenvolvimento e sua maturação. Nesse caso, a interação se dá pelo contato celular através da matriz extracelular dessas células, ou por emissão e recepção de substâncias difusíveis, o que estabelece a base de uma rede de comunicação célula-célula. Fatores externos a esse sistema de interações celulares podem atuar, como é o caso do hormônio da tireoide, vindo de fonte distante pela circulação, inicialmente como um hormônio inativo, a tetraiodotironina (T4), que, ao atravessar a membrana das células neurais, é convertido em hormônio ativo (T3), ligando-se a uma proteína nuclear, o receptor, de localização citoplasmática e que depois de complexado ao T3 migra para o núcleo. Isso que possibilita a expressão dos genes reguladores da produção de mielina ou ainda de genes reguladores da proliferação e diferenciação das células da glia em geral.

O crescimento do axônio, por exemplo, é dependente de sinalização proveniente da célula astrocitária. Os cones de crescimento, estruturas sensíveis que tateiam sobre células vizinhas e através do meio extracelular, procuram pistas e caminhos que lhes sejam favoráveis até encontrar seus alvos e iniciar a sinaptogênese. Para garantir a eficiência dessa busca, os astrócitos constroem verdadeiros túneis e bordas moleculares que conduzem o direcionamento dos axônios através de um balanço de efeitos positivos ou negativos ao avanço do cone de crescimento.

Controle das sinapses pelos astrócitos

No início da década de 1990, surgiram as primeiras evidências de que, apesar de não gerarem potenciais de ação, os astrócitos exibem uma forma de excitabilidade e comunicação celular envolvendo variações nos níveis de cálcio intracelular, propagadas através de ondas de cálcio. Além disso, foi observado que a atividade neuronal poderia induzir ondas de cálcio nos astrócitos, assim como a estimulação dos astrócitos levava a elevações de cálcio neuronal. Esse conjunto de dados sugeria a existência de uma comunicação bidirecional entre neurônios e astrócitos no tecido nervoso, o que deu origem ao conceito de "*sinapse tripartite*". Nessa perspectiva, as sinapses são formadas pelos terminais pré e pós-sinápticos e pelo prolongamento do astrócito perissináptico (PAP). Mais recentemente, a micróglia vem também protagonizando como o quarto elemento das sinapses, denominadas agora como "quadripartite".

Sua proximidade com as sinapses permite que a glia (astrócitos e micróglia) seja capaz de controlar a formação, a estabilização e a eliminação sináptica. Estudos do fim da década de 1980 já demonstravam que neurônios mantidos em cultura em presença de astrócitos realizavam sinapses em maior número e mais eficazes do que aqueles cultivados na ausência dessas células, o que sugere um importante papel dos astrócitos na formação e funcionalidade sináptica. Esse fenômeno deve-se ao fato de os astrócitos serem capazes de secretar uma série de moléculas solúveis e de matriz extracelular que modulam a formação das sinapses, como o lipídio colesterol, as proteínas de matriz extracelular trombospondinas 1 e 2, a hevina, os proteoglicanos Glipican 4 e 6, o gliotransmissor D-serina e diversas citocinas e os fatores de crescimento como TNF-α (fator de crescimento tumoral alfa), BDNF (fator neurotrófico derivado do cérebro), TGF-β1 (fator de crescimento transformante beta 1).

Apesar de não gerarem potenciais de ação, uma vez ativados, os astrócitos podem emitir mensagens para células vizinhas, utilizando mensageiros químicos semelhantes aos neurotransmissores, por isso chamados "gliotransmissores". A ativação dos astrócitos pode ser medida pelas variações da concentração intracelular de Ca^{++} induzidas pela captação de neurotransmissores como glutamato, GABA, acetilcolina, noradrenalina, dopamina, ATP e óxido nítrico na fenda sináptica. Alguns autores têm considerado a gliotransmissão um evento possível, já que o astrócito está presente na sinapse e interfere na transmissão.

Uma característica da glia do intestino, a glia entérica, é a presença de numerosos conexons (hemicanais de conexina). Uma pequena parte destes conexons forma junções comunicantes. Assim como nos astrócitos, os hemicanais da glia entérica são formados por conexina-43 (Cx43). A glia entérica é ativada pelo aumento intracelular transitório de Ca^{++}. Os conexons de Cx43 atuam na propagação rápida de ondas de Ca^{++} através da rede de glia entérica, e deste modo são importantes para algumas funções realizadas pela glia entérica, como a regulação da motilidade gastrintestinal. As células gliais entéricas atuam em grande parte por meio da liberação de diferentes moléculas, o que também pode acontecer em grande parte através dos hemicanais Cx43.

Embora ainda sejam necessários mais dados para esclarecer sobre a gliotransmissão, tem sido descrita gliotransmissão por exocitose, ou por mecanismos de transporte molecular a partir da membrana astrocitária, liberando, por exemplo, glutamato, sozinho ou com um agonista, o aminoácido D-serina.

Essa liberação astrocitária de glutamato é mais lenta do que a dos neurônios.

Os gliomediadores no interior do astrócito estariam armazenados também em vesículas semelhantes às dos neurônios, funcionando de modo semelhante na estocagem e na liberação. O metabolismo do glutamato sináptico é um exemplo da interação neurônio-astrócito na fenda sináptica. Esse aminoácido é liberado pelo neurônio na fenda e, além de desempenhar a sua função excitatória no neurônio pós-sináptico, é também capturado por astrócitos por meio de transportadores específicos, proteínas presentes na membrana plasmática dessas células capazes de interiorizar o glutamato. Assim, diminuem a concentração externa de glutamato, evitando um possível efeito excitotóxico que poderia advir do seu acúmulo na fenda. O glutamato no astrócito é convertido em glutamina por uma enzima específica desse tipo celular, a glutamina-sintetase. A glutamina é então liberada pelo astrócito e capturada pelo neurônio, que a converte de volta em glutamato. Além dele, o astrócito também pode endocitar água da fenda e íons K^+, garantindo a estabilidade do potencial de membrana de neurônios. Através de suas projeções celulares, pode ainda levar esse glutamato ou o K^+ à extremidade de seus pedículos, na qual há uma grande presença de canais de K^+ e de transportadores de glutamato, e liberá-los longe das sinapses.

Diversas alterações nas funções dos astrócitos como moduladores/mediadores dos circuitos neurais estão associadas ao envelhecimento e doenças neurodegenerativas como as doenças de Alzheimer e Parkinson, incluindo alterações na captação de glutamato, diminuição dos níveis de produção de moléculas neurotróficas e sinaptogênicas (indutoras de formação de sinapse), produção de moléculas neurotóxicas e alterações nas ondas de cálcio astrocitárias.

Perdas e disfunções sinápticas são eventos amplamente associados ao envelhecimento, especialmente em regiões encefálicas seletivamente vulneráveis a esse processo, como o hipocampo e o córtex pré-frontal. De forma inesperada, astrócitos dessas regiões de camundongos idosos exibem uma assinatura molecular (características genômicas) típica, representada por elevada expressão de genes relacionados à resposta inflamatória, reatividade astrocitária e vias de eliminação sináptica, sugerindo que disfunções astrocitárias possam representar causas primárias do déficit cognitivo do envelhecimento.

No final do século XX, a Neurociência experimentou uma mudança de paradigma em relação ao papel dos astrócitos na função sináptica. Se hoje está muito bem estabelecida a contribuição dos astrócitos para o funcionamento dos circuitos neurais na homeostase do cérebro, abrem-se no século XXI novas perguntas em relação à contribuição dessas células para o processo do envelhecimento e em doenças associadas.

Os gliócitos podem dar origem a tumores

Assim como em outros tecidos do corpo humano, o sistema nervoso central pode ser acometido por neoplasias que possuem duas origens distintas. No primeiro caso estão as metástases, tumores surgidos em outros órgãos que adquirem capacidade de migrar para o encéfalo e para a medula espinal, colonizando este tecido; no segundo, estão os tumores que surgem do próprio tecido nervoso, e os principais representantes dessa categoria são os gliomas. Como o próprio nome sugere, estes tumores primários do sistema nervoso central surgem a partir de processos de transformação dos gliócitos. Esses processos estão intimamente ligados ao acúmulo de mutações genéticas adquiridas durante a vida do organismo, culminando em um perfil tumoral.

Como observado neste capítulo, a família dos gliócitos é heterogênea, ou seja, dispõe de alguns tipos celulares distintos com funções específicas. Essa heterogeneidade é refletida também em um número considerável de diferentes tipos de gliomas que são nomeados de acordo com sua célula de origem. Por exemplo, se um tumor glial apresenta similaridade a um astrócito, ele é chamado "astrocitoma"; por outro lado, se as células neoplásicas forem semelhantes aos oligodendrócitos, ele será classificado como um oligodendroglioma, e assim sucessivamente. Esse conjunto variado de tipos tumorais também se apresenta de forma distinta na clínica, pois os diferentes tipos de gliomas apresentam manifestações diversificadas. Existem gliomas pouco agressivos, de desenvolvimento lento e pouca proliferação, como os astrocitomas pilocíticos, e gliomas bastante agressivos que levam o paciente a óbito em poucos meses após o diagnóstico, como os glioblastomas. Para a maioria desses tumores, infelizmente ainda não existem tratamentos curativos, apenas paliativos, que desaceleram seu crescimento e conferem maior sobrevida aos indivíduos por eles acometidos.

O diagnóstico de tumores, em geral e também no cérebro, pode ser feito por biopsias do tecido tumoral que é recolhido e analisado pelo patologista na busca de alterações celulares que identifiquem o tumor. Hoje, no entanto, o diagnóstico também pode ser feito pela análise direta do sangue do paciente à procura de marcadores, mutações de DNA tumoral que circulam no sangue periférico, e por métodos bioquímicos. Trata-se de uma biopsia líquida que é menos invasiva e que pode ajudar a compreender e classificar melhor o tumor.

Por serem tumores muito heterogêneos, as entidades médicas internacionais estabelecem critérios complexos de classificação para os gliomas que tomam por base dois aspectos principais: sua apresentação histológica – que diz respeito à sua semelhança morfológica com células saudáveis do sistema nervoso – e seus aspectos moleculares, ou seja, quais mutações e alterações bioquímicas apresentam.

Entre as alterações moleculares mais significativas presentes nos gliomas está a mutação no gene da isocitrato desidrogenase (gene *IDH1* ou *IDH2*). Esta mutação ocorre com a substituição da arginina 132 do gene *IDH1* e da arginina 172 do gene *IDH2* por um outro aminoácido, muito frequentemente uma histidina. A descoberta dessa alteração genética nos gliomas configurou uma mudança de paradigma no estudo do câncer, visto que mutações em enzimas participantes do metabolismo energético são raras. A enzima IDH selvagem é peça fundamental no ciclo do ácido tricarboxílico (ou ciclo do ácido cítrico, ou ciclo de Krebs), onde ela promove a descarboxilação oxidativa do isocitrato, transformando-o em alfacetoglutarato, com concomitante redução de NAD$^+$ a NADH.

Ao adquirir essas mutações, a IDH começa a exercer uma função neomórfica, ou seja, ela passa a produzir um novo metabólito, diferente daquele produzido por sua isoforma selvagem. Esse novo metabólito, o 2-hidroxiglutarato, tem sido designado como um *oncometabólito* por promover modificações na fisiologia celular que acabam acelerando a malignização do gliócito e, eventualmente, o aparecimento de uma célula neoplásica completa. Essa instigante descoberta, além de reposicionar o entendimento do metabolismo das células tumorais, tem sido extremamente importante porque a presença desta mutação parece ser imperativa para o aparecimento de uma classe de gliomas. Por ser tão preponderante, novos tratamentos têm sido desenvolvidos visando inibir a atividade da isoforma mutada da IDH para diminuir o crescimento dos gliomas ou até mesmo impedir seu surgimento.

Apesar de serem tumores, os gliomas guardam certos aspectos moleculares e bioquímicos semelhantes às suas contrapartes saudáveis. Essa propriedade permite que as células tumorais interajam com as células do tecido nervoso sadio, promovendo mudanças no microambiente encefálico que as auxiliam a crescer e prosperar. Nesse sentido, os gliomas são capazes de "cooptar", por exemplo, células endoteliais para produzirem seus próprios vasos sanguíneos, de modo a permitir a construção de uma rede de irrigação própria para o aporte de nutrientes e oxigênio. Eles também são capazes de secretar fatores que promovem modificações nos micrógliócitos, estimulando-os a produzir moléculas favoráveis ao crescimento tumoral.

De forma surpreendente, nem mesmo os neurônios sadios passam ilesos pela influência dos gliomas. Estudos recentes demonstraram que a atividade neuronal é crucial para a regulação do desenvolvimento e da progressão dos gliomas. Um dos circuitos neuronais mais utilizados pelos gliomas é o sistema glutamatérgico. Ao estabelecerem conexões semelhantes às sinapses com as células do glioma, os neurônios liberam glutamato, que pode atuar como um agente indutor de proliferação, criando um conjunto de interações eletroquímicas entre o a célula nervosa e o câncer. Essas novas descobertas têm sido amplamente exploradas nos últimos anos, fomentando a explosão de um novo campo que estuda a interação dos tumores do sistema nervoso central com as vias de comunicação neural, a Neurociência do Câncer.

Bibliografia

Araque, A., Parpura, V., Sanzgiri, R.P., & Haydon PG (1999). Synapses: glia, the unacknowledged partner. *Trends Neurosciences, 22*(5), 208-215.

Azevedo, L. C. de, Fallet, C., Moura-Neto, V., Daumas-Duport, C., Hedin-Pereira, C., & Lent, R. (2003). Cortical radial glial cells in human fetuses: Depth-correlated transformation into astrocytes. *Journal of Neurobiology, 55*, pp. 288-298.

Balça-Silva, J., Matias, D., Carmo, A. D., Sarmento-Ribeiro, A. B., Lopes, M. C., & Moura-Neto, V. (2019). Cellular and molecular mechanisms of glioblastoma malignancy: Implications in resistance and therapeutic strategies. *Seminars in Cancer Biololgy, 58*, 130-141.

Barradas, P. C., Cavalcante, L. A., Gomes, F. C. A., Lima, F. R. S., Moura-Neto, V., & Trentin, A. G. (2005). As células da glia. In H. F. Carvalho, C. B. Collares-Buzato (Orgs.). *Células, uma abordagem multidisciplinar.* (pp. 265-277). São Paulo: Manole.

Byrne J (1999). Postsynaptic Potentials and Synaptic Integration. In M. J. Zigmond et al. (Orgs). *Fundamental Neuroscience.* New York: Academic Press.

Cajal, S. R. (1911). *Histologie du système nerveux de l'homme et des vertébrés.* Paris: Maloine.

Coelho-Aguiar, J. M., Bon-Frauches, A. C., Gomes, A. L., Veríssimo, C. P., Aguiar D. P., Matias, D., Thomasi, B. B., Gomes, A. S., Brito, G. A., & Moura-Neto, V. (2015). The enteric glia: identity and functions. *Glia, 63*(6), 921-35.

Emerich, D. F., Skinner, S. J., Borlongan, C. V., Vasconcellos, A. V., & Thanos, C. G. (2005). The choroid plexus in the rise, fall and repair of the brain. *Bioessays, 27*(3), 262-74.

England, M. A., & Wakely, J. (1991). *A colour atlas of the brain & spinal cord.* Londres: Wolfe Publishing.

Fonseca, A.C.C., Amaral, R., Garcia, C., Geraldo, L. H. M., Matias, D., & Lima, F. R. S. (2016). Microglia in cancer: For good or for bad? *Advances in Experimental Medicine and Biology, 949*, 245-261.

Gray, H. (2000). *Anatomy of the human body.* (30a ed.). New York: Bartleby.

Hatton, G. I., & Parpura, V. (Eds.) (2004). *Glial-neuronal signaling.* New York: Kluwer Academic Publishers.

Ketterrmann, H., & Ransom, B. R. (2005). *Neuroglia.* (2nd ed.). New York: Oxford University Press.

Kim, S. U., & Vellis, J. (2005). Microglia in health and disease. *Journal of Neuroscience Research, 81*, 302-313.

Koester, J., & Siegelbaum, S.A. (2000). In E. R. Kandel, J. H. Schwartz, T. M. Jessell, S. A. Siegelbaum, A. J. Hudspeth. *Principles of neural science.* New York: McGraw-Hill.

Lent, R. (2002). *Cem bilhões de neurônios: Conceitos fundamentais de neurociência.* Rio de Janeiro: Atheneu.

Lent, R., Uziel, D., & Furtado, D. A. (2005). Neurônios. In H. F. Carvalho, C. B. Collares-Buzato (Orgs.). *Células, uma abordagem multidisciplinar.* (pp. 226-247). São Paulo: Manole.

Garcia-Segura, L. M. (2002). Cajal and glial cells. *Progress in Brain Research, 136*, pp. 255-260.

Marques, M. J. (2005). Células de Schwann. In H. F. Carvalho, C. B. Collares-Buzato (Orgs.). *Células, uma abordagem multidisciplinar.* (pp. 248-264). São Paulo: Manole.

Matias, I., Morgado, J., & Gomes, F. C. A. (2019). Astrocyte heterogeneity: impact to brain aging and disease. *Front Aging Neuroscience, 11*, p. 59.

Matias, I., Diniz, L. P., Damico, I. V., Araujo, A. P. B., Neves, L. D. S., Vargas, G., Leite, R. E. P., Suemoto, C. K., Nitrini, R., Jacob-Filho, W., Grinberg, L. T., Hol, E. M., Middeldorp, J., & Gomes, F. C. A. (2022). Loss of lamin-B1 and defective nuclear morphology are hallmarks of astrocyte senescence *in vitro* and in the aging human hippocampus. *Aging Cell,* 21:e13521.

Mercier, F. (2004). Astroglia as a modulation interface between meninges and neurons. In Hatton, G. I., & Parpura, V. [Eds.]. *Glial-neuronal signaling.* New York: Kluwer.

Mitterauer, B., Kopp, K. (2003). The self-composing brain: Towards a glial-neuronal brain theory. *Brain and Cognition, 51*, 357-367.

Peters, A., Palay, S. L., & Webster, H. (1965). *The fine structure of the nervous system.* Philadelphia: W. B. Saunders.

Prinz, M., Masuda, T., Wheeler, M. A., & Quintana, F. J. (2021). Microglia and central nervous system-associated macrophages-from origin to disease modulation. *Annual Review of Immunology, 39*, 251-277. doi: 10.1146/annurev-immunol-093019-110159.

Purves, D., Augustine, G. J., Fitzpatrick, D., Hall, W. C., LaMantia, A.S., McNamara, J. O., & Williams, S. M. (Eds.). (2004). *Neuroscience* (3a ed.). Sunderland: Sinauer Associates.

Sherman, D. L., & Brophy, P. J. (2005). Mechanisms of axon ensheathment and myelin growth. *Nature Reviews. Neuroscience, 6*, 683-690.

Sherman, D. L., & Brophy, P. J. (2005). Nature reviews. *Neuroscience, 6*, p. 683-690.

Sierra, A., Paolicelli, R. C., & Kettenmann, H. (2019). Cien años de microglía: milestones in a century of microglial research. *Trends in Neuroscience, 42*(11), 778-792. doi: 10.1016/j.tins.2019.09.004.

Volterra, A., & Meldolesi, J. (2005). Astrocytes, from brain glue to communication elements: the revolution continues. *Nature Reviews. Neuroscience, 6*, 626-640.

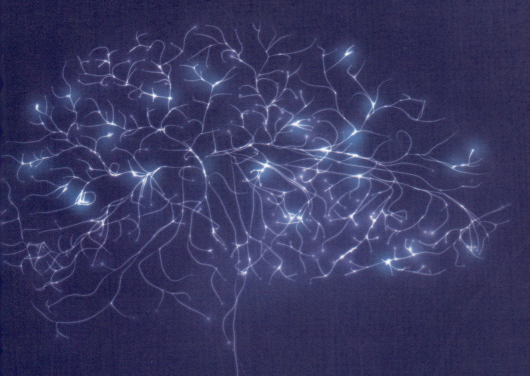

capítulo 5

Desenvolvimento do Cérebro e do Comportamento

Patricia P. Garcez,
Michele R. Lourenço

Resumo

O desenvolvimento do cérebro é fundamental para seu correto funcionamento e a expressão adequada do comportamento. Ele se dá a partir da terceira semana embrionária humana e é contínuo, até a vida adulta. Este capítulo aborda a sequência de eventos que ocorrem em estágios pré e pós-natais em condições típicas do desenvolvimento humano. Cada etapa da formação cerebral é relevante para a cognição, e distúrbios do desenvolvimento estão associados ao aparecimento de doenças psiquiátricas. Novos modelos de estudo do cérebro humano contribuem para a compreensão das bases moleculares que sustentam os eventos celulares ocorridos durante o desenvolvimento. A maturação e o funcionamento do sistema nervoso estão diretamente ligados à complexidade do comportamento. Com treinamento, a plasticidade neural nos permite aperfeiçoar nosso comportamento ao longo de toda a nossa vida.

Desenvolvimento pré-natal do cérebro

Neurulação e formação do prosencéfalo

O sistema nervoso é uma das primeiras estruturas a se formar no embrião humano, a partir da terceira semana do desenvolvimento. Ele se forma a partir do processo de neurulação, durante o qual a placa neural originada do ectoderma dorsal se dobra (invagina) e forma o tubo neural e a crista neural (Figura 5.1). O tubo neural se fecha completamente no fim da quarta semana embrionária, dando origem ao sistema nervoso central, compreendido nas regiões do encéfalo e da medula espinal (Figura 5.2).

Nosso cérebro é formado por duas regiões anatômicas, o *telencéfalo* e o *diencéfalo*. O telencéfalo é originado da dilatação mais anterior do tubo neural. Ao longo do desenvolvimento embrionário, ocorre primeiramente a formação do prosencéfalo, e posteriormente essa vesícula mais anterior se divide em duas metades que constituem o telencéfalo. O diencéfalo é a vesícula embrionária adjacente ao telencéfalo e que ao longo do desenvolvimento, com a expansão deste, fica encoberto e se posiciona em uma região mais interna do que será então chamado "cérebro". As regiões telencefálicas são compostas dorsalmente pelo pálio, que se desenvolve nas distintas regiões do córtex cerebral e, ventralmente, pelo subpálio, que dá origem aos núcleos da base. Já o diencéfalo compreende *epitálamo*, *tálamo* e *hipotálamo*. O desenvolvimento e a função do tálamo e do telencéfalo estão intimamente relacionados. O telencéfalo, formado pelos hemisférios cerebrais, constitui a região mais estudada do cérebro, sobre a qual se dispõe de mais informações a respeito dos mecanismos celulares e moleculares do seu desenvolvimento. Por essa razão, essa região será enfatizada neste capítulo.

Origem dos neurônios e das células de glia

Os neurônios e a maior parte das células gliais do sistema nervoso central nascem a partir de células progenitoras que se localizam na borda do tubo neural, nas chamadas "zonas

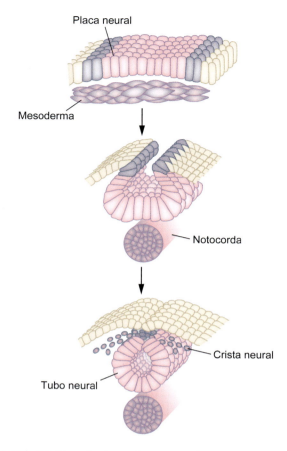

FIGURA 5.1 Neurulação: a placa neural (*em rosa*) se origina do ectoderma dorsal, se dobra (invagina) e forma o tubo neural e a crista neural (*em lilás*).

proliferativas". No telencéfalo, há zonas proliferativas dorsais e ventrais, ou, como mencionado acima, o pálio e o subpálio, respectivamente. Essas regiões dão origem a distintos subtipos neuronais. Na região dorsal são originados os neurônios *piramidais* glutamatérgicos, que compõem cerca de 80% dos neurônios corticais. Os outros aproximadamente 20% são *interneurônios* GABAérgicos, que nascem nas zonas proliferativas ventrais e migram tangencialmente para se estabelecerem nas camadas do córtex cerebral. É importante ressaltar que há também subtipos de células progenitoras que geram os neurônios corticais. Elas são classificadas, quanto à sua localização, como progenitores apicais ou basais. Os primeiros são localizados na porção do tubo neural mais próxima aos futuros ventrículos cerebrais (por isso mesmo chamada "zona ventricular"). Essas células apicais também são chamadas "células de glia radial". Já as basais são adjacentes às apicais, em uma porção mais externa, na zona subventricular. Esta se subdivide em interna e externa, divisão que é mais evidente em cérebros girencefálicos como os nossos. Na camada mais externa da zona subventricular temos a presença de progenitores chamados "células de glia radial basal" (ou externa). Os progenitores corticais também podem ser classificados quanto à

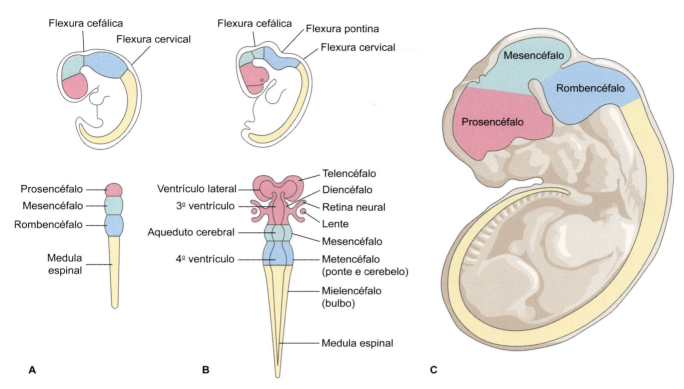

FIGURA 5.2 O sistema nervoso central (encéfalo e medula espinal) se desenvolve a partir do tubo neural. Os esquemas mostram esse desenvolvimento em vistas laterais nos painéis superiores e vistas dorsais nos painéis inferiores. **A.** O tubo neural se diferencia em vesículas, sendo a mais anterior denominada "prosencéfalo" (*rosa*), seguida de mesencéfalo (*verde*) e rombencéfalo (*azul*). **B.** Posteriormente, o prosencéfalo se subdivide em telencéfalo e diencéfalo (*rosa*), e o rombencéfalo se subdivide em metencéfalo (*azul*) e mielencéfalo (*amarelo*). **C.** As divisões básicas do encéfalo estão relacionadas com a organização anatômica do embrião. O telencéfalo se subdivide em telencéfalo ventral e dorsal. O diencéfalo dará origem ao epitálamo, tálamo e hipotálamo. O mesencéfalo mantém sua nomenclatura, gerando o mesencéfalo. O metencéfalo dá origem ao cerebelo e à ponte. O mielencéfalo origina o bulbo. (Adaptada de Sanes, Reh, & Harris, 2011.)

sua morfologia. As células apicais são bipolares e contêm um prolongamento apical ancorado no ventrículo e outro basal que se estende até a superfície onde se localiza a membrana pia-máter. É importante ressaltar que a morfologia bipolar das células apicais é fundamental para a migração dos jovens neurônios que vão se deslocar através desses cabos para alcançarem seu destino final no córtex cerebral. As células progenitoras basais, também conhecidas como progenitores intermediários, por sua vez, são apolares, não apresentando prolongamentos basais ou apicais. São geradas pelas células apicais, e alcançam a porção superior da zona proliferativa, desligando-se da superfície ventricular e formando a região interna da zona subventricular. Já as células de glia radial basal têm uma morfologia unipolar (ou monopolar), com um prolongamento basal ancorado na superfície pial. No desenvolvimento cortical humano, esses progenitores radiais basais têm o potencial de dar origem a neurônios de todas as camadas corticais, sobretudo as mais superficiais do córtex cerebral. Além disso, após a fase de geração dos neurônios, as células radiais basais geram os gliócitos, que acabam em maior número que os neurônios, e vão compor a substância branca e cinzenta do córtex.

É importante ressaltar que ao longo do desenvolvimento do córtex cerebral embrionário há uma sobreposição de fases entre o fim da neurogênese e o início da gliogênese, tanto em humanos quanto em modelos animais como o camundongo (Figura 5.3). Em outras diminutas áreas telencefálicas, como na zona subgranular do giro denteado, a neurogênese é contínua (Figura 5.4). Este é um tema de extenso debate entre os neurocientistas: se a neurogênese se estende até a vida adulta. Todos concordam, porém, que no hipocampo humano, importante área responsável pelo processamento do aprendizado e da memória, há sim geração de neurônios em fases pós-natais, em crianças e adolescentes, e muitos autores demonstraram que há neurogênese em adultos humanos também. Trata-se de uma área de fronteira da neurociência. Busca-se entender quais são os fatores que estimulam ou que inibem a neurogênese pós-natal, qual o papel desses novos neurônios e como eles se integram à circuitaria hipocampal. Sabe-se que exercícios físicos (como a corrida) estimulam a neurogênese, ao contrário do estresse e do envelhecimento que reduzem a produção de novos neurônios no hipocampo.

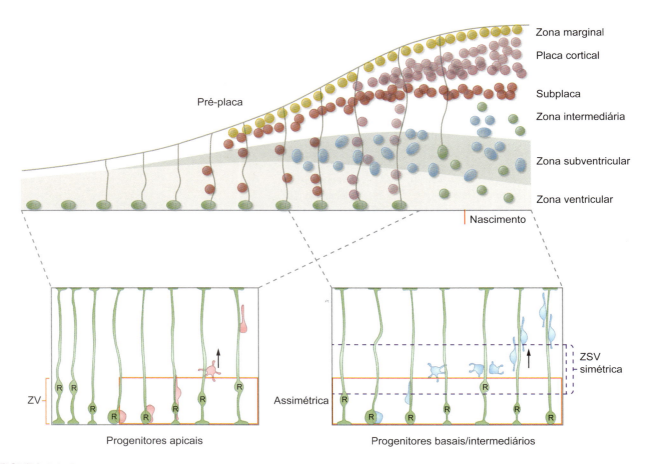

FIGURA 5.3 Etapas de histogênese do córtex cerebral apresentam três estágios. Inicialmente, a vesícula telencefálica apresenta uma constituição simples: uma única camada formando a zona ventricular. Em seguida, os primeiros neurônios recém-nascidos (*em vermelho*) migram radialmente e formam a pré-placa, adjacente à superfície pial. Os neurônios da pré-placa se dividem entre os mais superficiais, células de Cajal-Retzius que formam a zona marginal, e as células da subplaca. Os novos neurônios (*em vermelho e em azul*) migram em ondas através de cabos da glia radial para formar as camadas da placa cortical, entre a zona marginal e a subplaca. A gliogênese ocorre ao fim desse processo, quando os progenitores neurais passam a dar origem a células da glia. Nos quadros abaixo, células progenitoras apicais (*à esquerda*) e basais (*à direita*). As apicais (glias radiais – R) formam a zona ventricular e estão localizadas na porção mais apical do tubo neural. As basais estão adjacentes às apicais, em uma porção mais externa, e formam a zona subventricular. (Adaptada de Sanes, Reh, & Harris, 2011.)

Diferenciação neuronal

Após as células progenitoras darem origem aos neurônios, estes estão ainda em um estado imaturo, e ao longo do desenvolvimento adquirem características morfológicas e neuroquímicas que lhes permitem tornar-se funcionais. Esse processo de diferenciação neuronal é bastante relevante, pois o cérebro é o órgão com maior variedade de subtipos celulares diferenciados, que se conectam formando circuitos complexos, fruto da interação entre programas genéticos e informações ambientais. O neocórtex, por exemplo, é dividido em seis camadas corticais horizontais, cada uma com um subtipo neuronal predominante, apresentando composições moleculares únicas e funcionalmente distintas. Após a geração da pré-placa, os neurônios se estabelecem "de dentro para fora" (Figura 5.5). Os neurônios de camadas mais profundas nascem e posicionam-se primeiro, projetando seus axônios majoritariamente para alvos subcorticais. Já os de camadas mais superficiais nascem mais tarde e projetam axônios para alvos corticocorticais. Dessa forma, a data de nascimento do neurônio está relacionada com a camada que ele irá ocupar, bem como sua identidade molecular e padrão de conectividade.

No entanto, como é que uma mesma zona progenitora origina neurônios tão diversos?

O córtex cerebral possui inúmeras áreas com funções distintas, responsáveis pelo processamento da informação sensorial e motora, além de integrar as modalidades sensoriais e desempenhar funções cognitivas e executoras. No fim da década de 1980, foi criada uma teoria para explicar a formação das diferentes áreas cerebrais, chamada "protomapa". A ideia é o que o *layout* do córtex cerebral seja o resultado de interação e compartimentalização genética nas zonas proliferativas, antes da chegada dos *inputs* sensoriais.

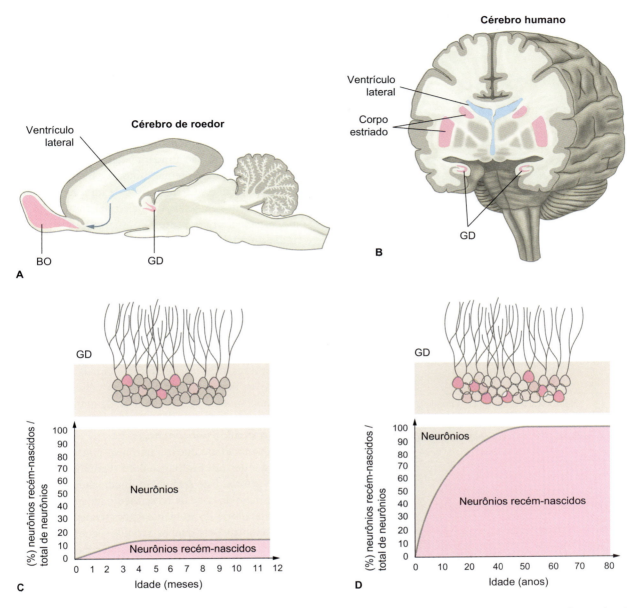

FIGURA 5.4 Áreas telencefálicas onde ocorre neurogênese pós-natal em roedores (**A**) e humanos (**B**) na zona subgranular do giro denteado (*rosa*) e na zona subventricular dos ventrículos laterais (*azul*).

De fato, há evidências de que centros sinalizadores do telencéfalo expressam fatores morfógenos distribuídos em gradiente, que controlam a expressão de fatores de transcrição, capazes de se ligar ao DNA e ativar ou reprimir a expressão de centenas de genes, regulando assim a expressão regional de moléculas de adesão celular e receptores de superfície.

Movimentos neuronais: migração neuronal e o direcionamento axônico

Para o cérebro conseguir se conectar corretamente, é preciso que os neurônios se desloquem até o seu local definitivo e que seus axônios sejam direcionados para os alvos finais. Essas duas etapas são chamadas "migração neuronal" e "direcionamento axônico". Os dois processos compartilham características comuns, pois tanto para migrar quanto para ter seu axônio bem direcionado, os neurônios são guiados por pistas dispostas no ambiente.

A migração neuronal se faz necessária já que o local final onde o neurônio deve se estabelecer e diferenciar é distinto do local onde ele nasce, nas zonas proliferativas. Dessa forma, é preciso que o neurônio se desloque, o que se chama migração.

Os subtipos neuronais, apesar de apresentarem diferentes modos de migração (Figura 5.6), agem sob princípios comuns no sistema nervoso central. A migração celular pode ser descrita como um processo cíclico que depende de discretos

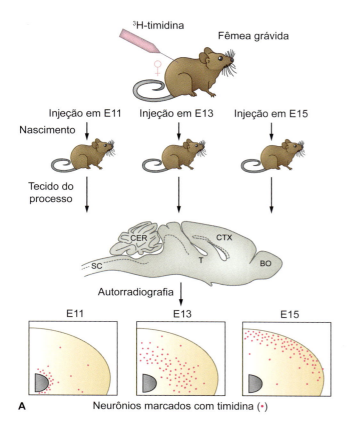

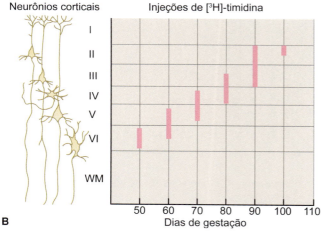

FIGURA 5.5 Estudos demonstraram o padrão "de dentro para fora" da histogênese do córtex cerebral. **A.** Ratas grávidas foram injetadas com timidina tritiada em idades progressivas da gestação. Quando os filhotes se tornaram adultos, seus cérebros foram coletados e processados para revelar as células marcadas. Neurônios que nasceram no dia embrionário 11 incorporaram a timidina tritiada nesta idade e se localizaram na subplaca (adjacente à substância branca). Neurônios que nasceram no dia embrionário 13 foram encontrados em camadas corticais profundas. Já os que nasceram no dia embrionário 15 se localizavam nas camadas superficiais do córtex cerebral. **B.** Experimentos similares aos descritos com data de nascimento a partir da injeção de timidina tritiada foram feitos em macacos. Por possuírem um período de gestação mais longo, o padrão "de dentro para fora" ficou ainda mais claro. (**A**, adaptada de Angevine & Sidman, 1961; **B**, adaptada de Sanes, Reh, & Harris, 2011.)

eventos relacionados entre si. São eles: uma resposta quimiostática (movimento em resposta a um estímulo químico) ao ambiente, levando a uma polarização celular e emissão de um prolongamento líder e a um prolongamento seguidor. É necessário um balanço entre a adesão e a "desadesão" do meio ambiente, para que ocorra a translocação nuclear, mecanismo pelo qual o núcleo é movido para frente, o que também pode ser chamado "nucleocinese". Para que esse movimento ocorra, duas forças são fundamentais. Uma que empurra o núcleo, por meio de proteínas motoras e filamentos de actina, e outra que puxa o núcleo, através de uma rede de microtúbulos localizados em volta do núcleo e ancorados no centrossomo, organela organizadora de microtúbulos posicionada à frente do núcleo e, mais adiante, na extremidade final do prolongamento líder. Este tem uma estrutura bastante parecida com o *cone de crescimento* na sua extremidade distal, descrito originalmente pelo cientista espanhol, considerado pai da Neurociência, Santiago Ramón y Cajal, na ponta dos axônios em crescimento. O cone de crescimento é formado por *lamelipódios* e *filopódios* constituídos por filamentos de actina e microtúbulos mais instáveis e que contêm diversos receptores capazes de traduzir sinais moleculares do ambiente e, portanto, direcionar as células (Figura 5.7). Essas pistas moleculares podem ser de natureza atratora ou repulsora e estar dispostas no ambiente em forma de gradiente ou atuando por contato.

Ao mesmo tempo que os neurônios migram, eles já começam a estender um prolongamento seguidor que se diferenciará em axônio. Este será então direcionado para o seu alvo final por meio do cone de crescimento, guiado pelas moléculas direcionadoras do ambiente e por estratégias como a fasciculação axônica, pela qual os axônios seguem uns aos outros de acordo com a afinidade de suas moléculas de adesão.

Malformações cerebrais congênitas e seus modelos de estudo

As malformações cerebrais congênitas são, em geral, raras condições clínicas que podem estar ou não associadas a síndromes. As consequências das malformações são diversas e dependem da estrutura cerebral afetada e de sua extensão, podendo até levar o paciente a óbito. As causas das malformações podem ser genéticas ou ambientais. Podemos classificar as malformações cerebrais em três tipos, dependendo do processo celular acometido. Do tipo 1 são as que têm a proliferação ou sobrevivência de células progenitoras, neurônios ou gliócitos afetadas. Do tipo 2 são as que têm a migração neuronal comprometida e do tipo 3 são aquelas em que a diferenciação ou aspectos da conectividade neuronal estão alterados (Figura 5.8).

Para estudar experimentalmente as malformações cerebrais, utilizamos modelos animais, como camundongos selvagens ou geneticamente mutados, ou então modelos celulares humanos. Dentre estes, os organoides cerebrais humanos são

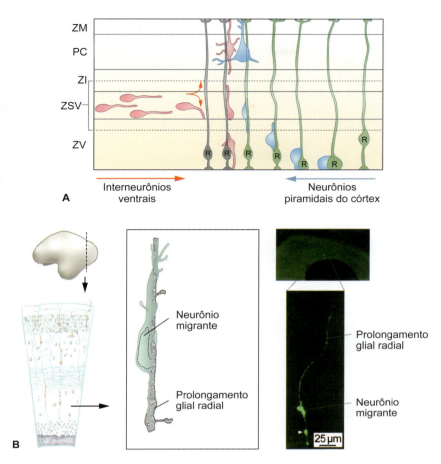

FIGURA 5.6 Migração dos neurônios corticais. **A.** Os neurônios GABAérgicos migram tangencialmente (*em rosa*) por um longo trajeto, desde a sua origem até seu destino final no córtex cerebral. Ao chegarem à placa cortical, estes neurônios passam a migrar em direção radial, alcançando seu posicionamento final. Já os neurônios glutamatérgicos corticais só migram radialmente (*em verde*). **B.** A célula de glia radial é progenitora e também serve de arcabouço para migração neuronal. (**A**, adaptada de Kriegstein & Noctor, 2004; **B**, adaptada de Rakic, 1972 e Noctor *et al.*, 2001.)

destaques por serem capazes de mimetizar o desenvolvimento cerebral em uma placa de Petri. Mas, afinal, o que são os organoides cerebrais? Esse modelo foi criado com o intuito de estudar o desenvolvimento cerebral humano, e seu primeiro estudo foi justamente como modelo de uma malformação cerebral chamada "microcefalia primária com causa genética". A microcefalia ocorre quando o bebê nasce com o perímetro cefálico pelo menos duas vezes menor que o desvio padrão da média da população. Outro exemplo de como os organoides podem ser usados para estudar as causas de malformações cerebrais se passou durante a epidemia do vírus da Zika no Brasil, e a associação entre a infecção durante a gravidez e o aumento de casos de microcefalia entre 2015 e 2016. A princípio nada se sabia sobre a relação causal entre o vírus da Zika e as malformações cerebrais. No entanto, usando organoides como modelo do desenvolvimento cerebral humano, foi possível expor esses "minicérebros" (como são apelidados) ao vírus da Zika e perceber que os cultivos infectados definharam, crescendo 40% menos que os não infectados. Esse estudo foi importante porque mostrou pela primeira vez que o vírus da Zika afetava diretamente o desenvolvimento cerebral humano. Hoje sabemos que o vírus da Zika infecta diretamente as células progenitoras neurais e causa morte celular dessas células, reduzindo a produção de neurônios, a neurogênese. Além disso, o Zika causa um ambiente inflamatório tóxico para os neurônios gerados antes do insulto viral (Figura 5.9). Portanto, o vírus da Zika causa efeitos deletérios diretos e indiretos que impactam o desenvolvimento do sistema nervoso central. Em 2015 havia uma associação entre o nascimento de crianças com microcefalia e mães que tiveram sintomas do vírus da Zika durante a gravidez. Após um esforço multidisciplinar de cientistas em todo o mundo, de diferentes áreas de atuação, como obstetras, radiologistas, virologistas, neurocientistas, epidemiologistas, sabemos com detalhes que o vírus da Zika causa uma síndrome congênita na qual a microcefalia é apenas um sinal clínico entre muitos associados a essa infecção. Trata-se de uma síndrome que pode então ser definida como um conjunto heterogêneo de malformações congênitas que dependem do estágio do desenvolvimento cerebral em que ocorre o insulto viral. Para que

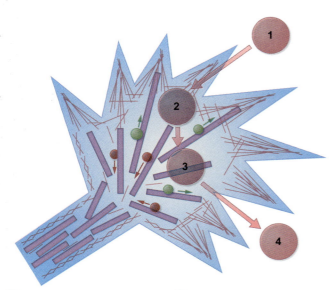

1. **Sinais/receptores externos:**
   - Eph/efrinas
   - Semaforinas
   - Cálcio extracelular
   - Moléculas de adesão
   - Slits-Robos
   - Neurotrofinas
   - SHH-FGF
   - Neurotransmissores
   - BMP-F
   - Espondina
   - Óxido nítrico
   - Netrinas

2. **Vias intracelulares:**
   - Proteínas G
   - Segundos mensageiros
   - Quinases
   - Fosfatases
   - Síntese de proteínas locais
   - Cálcio intracelular

3. **Reorganização estrutural:**
   - Microtúbulos
   - Citoesqueleto de actina
   - Membrana dinâmica

4. **Comportamentos do cone de crescimento:**
   - Crescimento
   - Retração
   - Desvio
   - Ramificação
   - Formação de sinapses

FIGURA 5.7 Sequência de fenômenos capazes de orientar o cone de crescimento em busca de seu alvo. (1) Pistas moleculares se ligam aos receptores contidos no cone, e sua sinalização intracelular (2) resulta em uma reorganização do citoesqueleto, (3) impactando o comportamento do cone de crescimento (4). (Adaptada de Baas & Luo, 2001.)

possam ser criadas terapias antivirais, mais estudos precisam ser feitos para compreender a ocorrência massiva dessa síndrome no Brasil e os mecanismos pelos quais o vírus infecta as células progenitoras.

Desenvolvimento pós-natal do cérebro

Após o nascimento, o cérebro continua a se desenvolver a partir das etapas tardias, que compreendem o estabelecimento de novas sinapses (sinaptogênese), o enovelamento dos axônios pela mielina em formação (mielinização), além de fenômenos regressivos. Por meio desses últimos, células, sinapses e prolongamentos neuronais são formados em grande número, depois passam por processos de eliminação seletiva, uma vez que não chegam a amadurecer funcionalmente nos circuitos em desenvolvimento.

Ao nascer, o cérebro do bebê parece apresentar uma forma imatura de organização em rede, que se modificará intensamente, resultando em importante especialização à medida que o indivíduo interage com o ambiente. Essa maturação, no entanto, não se dá de forma homogênea ao longo das diferentes regiões cerebrais. Ao longo dos anos, estudos baseados em análises estruturais do desenvolvimento cerebral sugeriram que as áreas sensoriais se desenvolvem mais precocemente em relação às associativas, seguindo um padrão "póstero-anterior". Entretanto, um estudo recente baseado em análise funcional de conectividade cerebral em crianças de 4 a 10 anos sugere que tanto as estruturas sensoriais quanto as associativas apresentam um certo grau de maturação que se especializa com a idade devido ao refinamento das conexões.

Sinaptogênese e fenômenos regressivos

As sinapses são o mecanismo de "comunicação" entre diferentes neurônios, ou entre neurônios e outros tipos celulares (célula endócrina, músculo), e podem ser elétricas (através de junções comunicantes) ou químicas (por meio de neurotransmissores e neuropeptídeos liberados no espaço extracelular a partir de sinalização elétrica). Além disso, elas podem se formar entre axônio e dendrito (forma mais comum), axônio e corpo celular, entre dendritos ou entre axônios (ver Capítulo 4, *Funcionamento do Sistema Nervoso*).

A formação de sinapses se dá a partir do início da atividade neuronal, seja por disparos espontâneos, seja a partir de estímulos provenientes do ambiente em que o indivíduo está inserido. Sua manutenção a longo prazo, entretanto, depende do estabelecimento de conexões e interações funcionais com o alvo. Uma vez formando-se o contato sináptico, a célula pós-sináptica libera fatores neurotróficos que são captados pela célula pré-sináptica e que são essenciais para sua sobrevida. Por outro lado, as células pré-sinápticas também exercem papel fundamental nesse processo por meio da liberação de neurotransmissores que ativam receptores na célula pós-sináptica. Esses mecanismos, somados à sincronização entre os disparos das células, levam à estabilização das sinapses.

Entretanto, a quantidade de fatores tróficos disponibilizados no meio é insuficiente quando se leva em conta a quantidade de terminais axonais que atinge determinada região. Isso faz com que haja uma competição entre esses terminais e somente parte deles consiga formar sinapses funcionais e seguir com seus processos de diferenciação e amadurecimento. Os outros neurônios não necessariamente sofrem degeneração e morte celular, podendo simplesmente retrair o axônio ou um de seus ramos. Sugere-se que uma adequação quantitativa das sinapses é essencial para que haja o refinamento da rede (Figura 5.10).

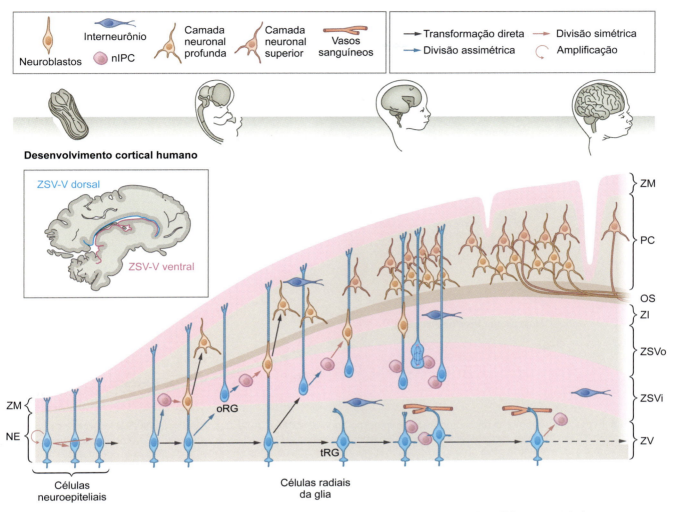

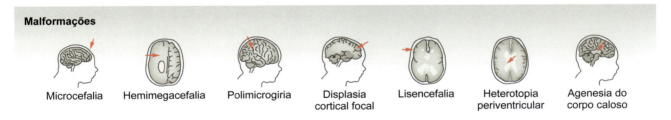

FIGURA 5.8 Malformações cerebrais estão relacionadas com eventos do desenvolvimento. Esquema representativo do córtex cerebral em desenvolvimento, em uma escala de tempo em que na esquerda estão os eventos celulares mais precoces e na direita os mais tardios. Esquemas com alguns exemplos de malformações estão representados abaixo dos eventos celulares que os causam. (Adaptada de Subramanian, Calcagnotto, & Paredes, 2020.)

Ao longo da vida, ocorrem processos de formação e eliminação sináptica que parecem estar relacionados a mecanismos de aprendizado. Entretanto, é no primeiro ano de vida que se dá a formação de grande número de sinapses, em comparação com outros estágios. É importante observar que diferentes regiões cerebrais apresentam cursos temporais distintos em termos de período e pico de sinaptogênese. Estudos sugerem, por exemplo, que no córtex visual de humanos este fenômeno ocorra mais precocemente quando em comparação com o córtex frontal. Tais regiões apresentam diferenças em termos de complexidade nas informações que processam.

A sinaptogênese ocorre de forma mais abundante no período pós-natal, o que pode estar relacionado à mudança marcante na diversidade de estímulos disponíveis no meio externo quando comparado ao ambiente intrauterino. O processo de eliminação sináptica parece estar relacionado com

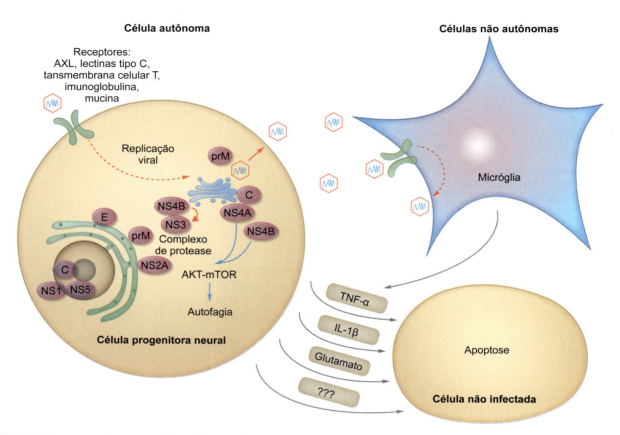

FIGURA 5.9 Eventos autônomos e não autônomos da infecção do vírus da Zika. A infecção pelo vírus da Zika impacta os neurônios de duas formas. O vírus infecta diretamente as células progenitoras neurais reduzindo sua capacidade de produzir neurônios, a neurogênese. Além disso, a infecção ativa uma cascata de mediadores pró-inflamatórios proveniente de células progenitoras e células de micróglia que resultam na apoptose de neurônios não infectados. (Adaptada de Christian, Song, & Ming, 2019.)

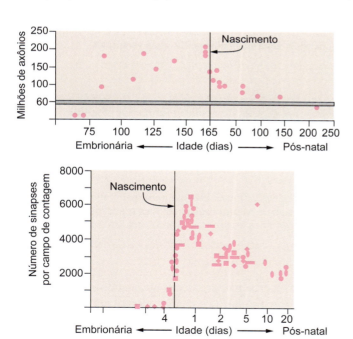

FIGURA 5.10 Após o nascimento, algumas etapas do desenvolvimento do sistema nervoso central são bem marcantes, como a sinaptogênese e os fenômenos regressivos de poda axonal e eliminação sináptica, conforme sinalizado nos esquemas gráficos. (Adaptada de Lent, 2022.)

um aperfeiçoamento funcional e tem um marco importante no fim da infância e na adolescência.

Tudo isso, juntamente com outros eventos do desenvolvimento, contribui para a compreensão de que o cérebro das crianças, especialmente dos bebês, apresenta uma capacidade plástica diferenciada quando comparado ao dos adultos.

Mielinização

A bainha de mielina é uma estrutura que envolve os axônios de grande parte dos neurônios que compõem o sistema nervoso central e periférico. Uma vez que esta não é contínua ao longo do axônio, e devido à sua composição lipoproteica e lipídica, forma compartimentos de isolamento elétrico na membrana axonal, fazendo com que os impulsos se propaguem a partir de saltos entre regiões adjacentes não mielinizadas dos axônios (nodos de Ranvier). Isso promove um incremento na velocidade de condução nervosa. No sistema nervoso periférico, as responsáveis pela mielinização são as células de Schwann, enquanto no sistema nervoso central são os oligodendrócitos (Figura 5.11). Neste capítulo iremos focar no processo de mielinização que se dá no sistema nervoso central.

No sistema nervoso central, os oligodendrócitos envolvem os axônios a partir de projeções de suas membranas, e cada

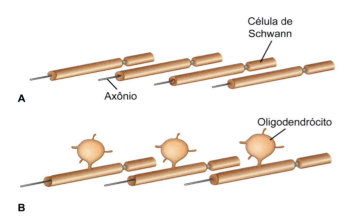

FIGURA 5.11 Desenho esquemático representando a bainha de mielina observada no sistema nervoso periférico, a partir de prolongamentos das células de Schwann (**A**), e no sistema nervoso central, a partir de prolongamentos de oligodendrócitos (**B**). (Adaptada de Lent, 2022.)

um deles é capaz de mielinizar diversos segmentos de axônios de diferentes neurônios, podendo chegar a um número de cerca de 20 a 60 projeções que irão formar mielina.

Além de interferir na velocidade de condução, os oligodendrócitos parecem também ter uma relação metabólica com os neurônios (axônios) adjacentes. A redução na mielinização de forma mais ou menos significativa relaciona-se com processos de envelhecimento ou adoecimento.

O processo de formação da mielina central se dá principalmente no período pós-natal e pode ser remodelado ao longo da vida, o que impacta a velocidade de condução nervosa, podendo ter repercussões funcionais. A partir de modelos animais, sugere-se que o ambiente desempenhe um papel particularmente fundamental nessas modificações da mielina, com consequentes mudanças na função cerebral.

Progenitores gliais originam-se em zonas proliferativas e deslocam-se até a substância branca, onde será desencadeado o processo de formação da mielina a partir da regulação por fatores extrínsecos e intrínsecos. Nesse sentido, a atividade neuronal é considerada importante para este processo, uma vez que neurônios silenciados não apresentam alteração na mielinização em comparação com os ativos. As células oligodendrogliais são geradas em número maior do que o que irá permanecer ao final do processo, e aquelas que não conseguem acessar os fatores tróficos de forma satisfatória entram em processo de morte celular e são eliminadas.

Inicia-se, então, o enovelamento dos axônios por uma projeção da membrana do oligodendrócito a partir de um processo dinâmico de organização do citoesqueleto até que finalmente ocorra o processo de compactação da mielina.

Da mesma forma que os outros processos do desenvolvimento, a mielinização do sistema nervoso central se dá de forma temporalmente assíncrona nas diferentes regiões cerebrais (Figura 5.12). Ela ocorre desde o período gestacional até a adolescência com marco importante no primeiro ano de vida e as áreas sensoriais são mielinizadas mais precocemente em relação às integrativas.

A modernização das técnicas de neuroimagem tornou possível uma análise mais minuciosa do desenvolvimento da substância branca do cérebro humano *in vivo*. Uma delas é a imagem por ressonância magnética ponderada em difusão, que permite a reconstrução das vias cerebrais da substância branca com base em cálculos relacionados à difusibilidade das moléculas de água nos diferentes tecidos. Menores valores de difusibilidade correspondem a regiões de maior compactação das fibras da substância branca e, provavelmente em algumas estruturas, a uma presença maior de mielina. Sendo assim, com o desenvolvimento da substância branca, esses valores sofrem redução. A partir de estudos com auxílio desse tipo de abordagem, além de outros padrões de imagens de ressonância magnética, foi possível identificar um período de intensas modificações da substância branca do nascimento até os 2 anos de idade, o que parece relacionar-se com as aquisições psicomotoras das crianças típicas neste período. Além disso, estima-se que a mielinização atinja suas etapas finais apenas ao final da adolescência, o que ocorre nos lobos frontais e sugere uma explicação plausível para as características neuropsicológicas das pessoas nessa faixa etária (ver adiante).

Plasticidade e períodos críticos

Embora comumente trazidos em conjunto, os termos "aprendizado" e "memória" apresentam diferenças conceituais que precisam ser definidas. Apesar de essa conceituação ser elemento de bastante discussão na literatura, de uma forma geral os autores consideram o aprendizado como o processo da aquisição de novas informações, ou seja, o processo de formação da memória. Esta, por sua vez, compreende a consolidação e o armazenamento dessas informações. Esses termos serão discutidos mais profundamente no Capítulo 11, *Aprendizagem e Memória*.

O cérebro é dotado de uma capacidade de se reorganizar por diferentes mecanismos (químicos, estruturais, funcionais) em resposta a estímulos, seja durante os processos de desenvolvimento e aprendizagem, seja em situações de lesões traumáticas ou patologias. A esse fenômeno dá-se o nome de neuroplasticidade.

É bastante comum ouvirmos dizer que o cérebro da criança e, especialmente, do bebê é mais plástico pois se encontra em desenvolvimento. Paralelamente a isso, constatamos que as crianças de fato parecem ter maior facilidade para aprender novas tarefas, como tocar determinado instrumento musical, por exemplo, ou tornar-se fluente em diferentes idiomas. Entretanto, muitas vezes não se discute sobre os mecanismos que estão por trás dessa capacidade aumentada.

Realmente a neuroplasticidade está mais presente durante a vida intrauterina e nos períodos precoces após o nascimento, estendendo-se de forma mais restrita à adolescência

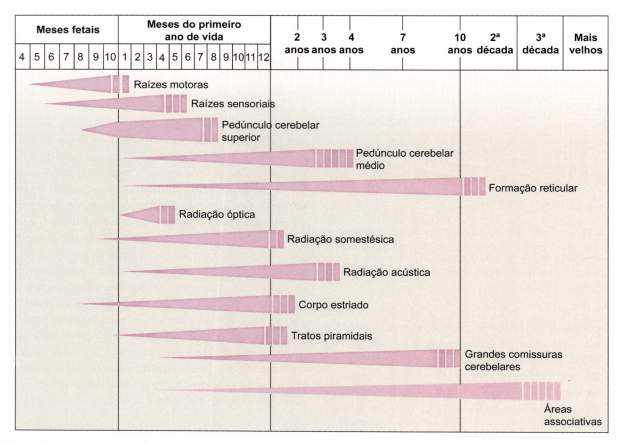

FIGURA 5.12 O processo de mielinização, em humanos, se dá em diferentes momentos dependendo da área observada. As barras contínuas indicam os períodos de mielinização, e as descontínuas o período aproximado de finalização desse processo nas diferentes regiões. (Adaptada de Uziel, 2008.)

e à vida adulta. Essa característica está diretamente relacionada ao fato de que, nesse período, existe um organismo geneticamente regulado mais favorável às mudanças na estrutura e/ou função cerebral, envolvendo diversos mecanismos, especialmente a neurogênese, a sinaptogênese e a poda (ou eliminação seletiva). Isso leva à existência de janelas temporais, períodos críticos ou sensíveis nos quais é possível ocorrer mudanças mais significativas, ou seja, janelas de oportunidade para mudanças estruturais e ajustes funcionais. Os períodos críticos podem ocorrer em diferentes momentos do desenvolvimento, dependendo do sistema funcional ou do evento celular em questão.

Diferentes modelos de estudos de neuroimagem em humanos (ressonância magnética funcional – fMRI, ressonância magnética ponderada em difusão – DWI, tomografia por emissão de pósitrons – PET) mostram mudanças significativas no cérebro em desenvolvimento. Estudos com gêmeos sugerem papéis tanto para a influência do ambiente como das experiências pessoais na plasticidade quanto para padrões geneticamente determinados. *Grosso modo*, parece existir uma rede formada precocemente, compreendendo áreas cerebrais primárias, que serviria como substrato para a formação de redes mais complexas envolvendo áreas associativas a partir de interações com os estímulos do ambiente.

Desenvolvimento comportamental

Após o nascimento e ao longo da infância e da adolescência, observam-se modificações significativas em diversos aspectos do comportamento dos indivíduos. Tais mudanças têm relação direta com sua interação com o ambiente, e o desenvolvimento de uma determinada habilidade (motora, cognitiva, social) interfere diretamente nas outras habilidades.

Durante o primeiro ano de vida, o bebê vivencia intensas modificações. A postura inicial predominantemente flexora e os movimentos pouco elaborados, ao longo dos meses, cedem lugar à capacidade de atingir posturas cada vez mais próximas do bipedalismo e de refinar cada vez mais sua capacidade motora, culminando na marcha livre e em maior destreza para a manipulação e a exploração dos objetos ao fim dessa fase. Até os 2 anos, a criança refina essas habilidades motoras e vai conquistando cada vez mais independência.

Nos primeiros meses de vida, inicia-se a interação entre o bebê e os pais, processo essencial para o desenvolvimento do apego, além da interação com o ambiente, e estas vão ficando mais elaboradas conforme o lactente adquire comportamentos voluntários mais complexos. Nesse mesmo período, o bebê passa a dar melhores respostas às diversas expressões emocionais. Nos meses seguintes e até o segundo ano de vida, ele desenvolve diversas características que estão ligadas a suas habilidades relacionais.

Os dois primeiros anos de vida representam um período de muitas modificações estruturais cerebrais, o que leva à reflexão sobre a importância das experiências vividas pela criança especialmente nessa fase do desenvolvimento e como estas podem ter repercussões significativas ao longo da vida. Isso é válido tanto para as crianças típicas quanto para aquelas que sofreram alguma intercorrência durante a vida intrauterina ou após o nascimento.

A partir dos 2 anos, a criança engaja-se em um processo de aquisição de independência. Até os 5 anos, a evolução nas habilidades motoras é bastante significativa; linguagem e comunicação evoluem bastante, a noção sobre si é mais presente e a interação social se dá de forma mais elaborada.

A transição entre o período anterior e este, entretanto, passa por uma importante fase de baixa tolerância à frustração, que alguns autores chegam a comparar com o período de transição para a adolescência, ressalvadas as devidas proporções. Aqui destaca-se a importância do processo de desenvolvimento do controle inibitório, habilidade que faz parte das chamadas "funções executivas".

Outra importante capacidade desenvolvida nesse período está relacionada à chamada "Teoria da Mente", que instrumentaliza a criança a perceber e decifrar características das outras pessoas que se relacionam a estados emocionais, desejos, crenças e intenções, e a deduzir que esses "estados mentais" podem diferir dos seus. Essa capacidade vai se tornando mais elaborada ao longo da idade pré-escolar, e estudos apontam que as crianças a partir de 4 a 5 anos têm maior sucesso nas tarefas a ela relacionadas. Tal ganho é essencial para uma boa interação social. Pessoas com transtorno do espectro autista podem apresentar diferentes graus de comprometimento nesta habilidade.

Durante a faixa etária do ensino fundamental, existem mudanças significativas em diferentes aspectos, porém estas ocorrem de forma mais gradual, algumas com caráter mais qualitativo do que quantitativo. Trata-se de um período em que a interação com outras crianças é bastante significativa.

A transição para a adolescência é marcada pela mudança de hábitos de maior dependência familiar para a caminhada rumo à independência da vida adulta, o que, juntamente com as transformações corporais, acaba por interferir no comportamento dos adolescentes, o qual associado a possíveis dificuldades de manejo por parte da família, pode resultar em relações familiares conflituosas.

Nesse período conclui-se o desenvolvimento das estruturas cerebrais pré-frontais, relacionadas às funções executivas, e determinados eventos do desenvolvimento, como a poda sináptica e dendrítica e a mielinização, passam por suas etapas finais.

O adolescente desenvolve capacidades mais abstratas de pensamento, que irão interferir diretamente em suas tomadas de decisão, embora apresente maior tendência a assumir comportamentos de risco. Em paralelo, caminha para a vida adulta, o que determina modificações na sua forma de estabelecer relações sociais e afetivas.

Ao longo de todo o desenvolvimento, o indivíduo vai adquirindo e elaborando suas habilidades motoras, cognitivas e sociais no sentido de alcançar uma vida adulta independente. As experiências vivenciadas, assim como a forma de construção de relação com a família e, posteriormente, com os pares e outros atores da sociedade, têm papel central nesse processo.

Um desenvolvimento adequado, portanto, depende não somente das características estruturais do organismo mas também, de forma significativa, das vivências do indivíduo ao longo da vida.

Considerações finais

Vimos neste capítulo que as etapas do desenvolvimento cerebral embrionário e pós-natal são cruciais para que as complexas funções cerebrais sejam expressas em sua totalidade e compatíveis com cada fase da vida.

Durante a embriogênese, as diferentes regiões encefálicas se formam, orquestradas por genes que controlam o nascimento dos neurônios e das células da glia, além da vascularização. Após o nascimento dos neurônios (neurogênese), estes se deslocam (migração neuronal) para alcançar as regiões onde irão se diferenciar morfológica e neuroquimicamente. Seus cones de crescimento, estruturas presentes na ponta dos axônios, são guiados (direcionamento axonal) para encontrar seus alvos celulares nos quais as conexões neuronais irão se formar.

Assim como as etapas que acontecem no período pré-natal, o desencadeamento adequado dos processos pós-natais é fundamental para que seja formado um cérebro estrutural e funcionalmente competente. Insultos nessa fase podem resultar em impactos de diferentes naturezas ao longo da vida. Cabe destacar ainda que, a partir do nascimento, o indivíduo já se encontra imerso no ambiente extrauterino a partir do qual receberá uma enorme diversidade de estímulos sensoriais, que terão papel central na construção de suas redes neurais.

Bibliografia

Angevine, J., & Sidman, R. (1961). Autoradiographic study of cell migration during histogenesis of cerebral cortex in the mouse. *Nature, 192*, 766-768.

Abraham, W. C., Jones, O. D., & Glanzman, D. L. (2019). Is plasticity of synapses the mechanism of long-term memory storage? *Npj Science of Learning*, 9.

Baas, P. W., & Luo L. (2001). Signaling at the growth cone: the scientific progeny of Cajal meet in Madrid. *Neuron, 32*(6), 981-984.

Bee, H., & Boyd, D. (2011). *A criança em desenvolvimento* (12a ed.). Porto Alegre: Artmed.

Brown, M., Keynes, R., & Lumsden, A. (2001). *The developing brain*. Oxford, Oxford University Press.

Castro, F. (2003). Chemotropic molecules: guides for axonic pathfinding and cell migration during CNS development. *News in Physiological Sciences, 18*, 130-136.

Christian, K. M., Song, H., & Ming, G. L. (2019). Pathophysiology and mechanisms of zika virus infection in the nervous system. *Annual Review of Neuroscience, 42*, 249-269.

Dubois, J., Dehaene-Lambertz, G., Kulikova, S., Poupon, C., Hüppi, P. S., & Hertz-Pannier, L. (2014). The early development of brain white matter: a review of imaging studies in fetuses, newborns and infants. *Neuroscience, 276*, 48-71.

Ismail, F. Y., Fatemi, S. A., & Johnston, M. V. (2017). Cerebral plasticity: windows of opportunity in the developing brain. *European Journal of Paediatric Neurology, 21*(1), 23-48.

Kriegstein A. R., Norton S. C. (2004). Patterns of neuronal migration in the embryonic cortex. *Trends in Neurosciences*, 27, 392-399.

Lent, R. (2022). *Cem bilhões de neurônios*. (3ª ed.) Rio de Janeiro: Atheneu.

Lent, R., Buchweitz, A., & Mota, M. B. (2018). *Ciência para educação: Uma ponte entre dois mundos*. São Paulo: Atheneu.

Lourenco, F., & Casey, B. J. (2013). Adjusting behavior to changing environmental demands with development. *Neuroscience Biobehaviour Review, 37*(9), 2233-2242.

Marin, O., & Rubenstein, J. (2003). Cell migration in the forebrain. *Annual Reviews of Neuroscience, 26*, 441-483.

Noctor, S. C., Flint, A. C., Weissman, T. A., Dammerman, R. S., & Kriegstein, A. R. (2001). Neurons derived from radial glial cells establish radial units in neocortex. *Nature, 409*(6821), 714-720.

Papalia, D. E., Feldman, R. D., & Martorell, G. (2013). *Desenvolvimento humano* (CFMP Vercesi *et al.*, Trad, 12a ed.). Porto Alegre: AMGH.

Rakic P. (1972). Mode of cell migration to the superficial layers of fetal monkey neocortex. *The Journal of Comparative Neurology, 145*(1), 61-83.

Saab, A. S., & Nave, K. A. (2017). Myelin dynamics: protecting and shaping neuronal functions. *Current Opinion in Neurobiology, 47*, 104-112.

Sanes, D. H., Reh, T. A., & Harris, W. A. (2011). *Development of the nervous system*. Cambridge: Academic Press Books.

Simons, M., & Nave, K. A. (2016). Oligodendrocytes: myelination and axonal support. *Cold Spring Harbor Perspectives in Biology*, 8:a020479.

Subramanian, L., Calcagnotto, M. E., Paredes, M. F. (2020). Cortical malformations: lessons in human brain development. *Frontiers in Cellular Neuroscience, 13*, 576.

Tooley, U. A., Park, A. T., Leonard, J. A., Boroshok, A. L., McDermott, C. L., Tisdall, M. D., Basset, D. S., & Mackey, A. P. (2022). The age of reason: functional brain network development during childhood. *Journal of Neuroscience, 42*(44), 8237-8251.

Uziel, D. (2008). O desenvolvimento do cérebro e do comportamento. In R. Lent, *Neurociência da mente e do comportamento*. Rio de Janeiro: Guanabara Koogan.

Vigotski, L. S. (1999). *O desenvolvimento psicológico na infância*. Rio de Janeiro: Martins Fontes.

Webb, S. J. (2001). Mechanisms of postnatal neurobiological development: implication for human development. *Developmental Neuropsychology, 19*:(2), 147-171.

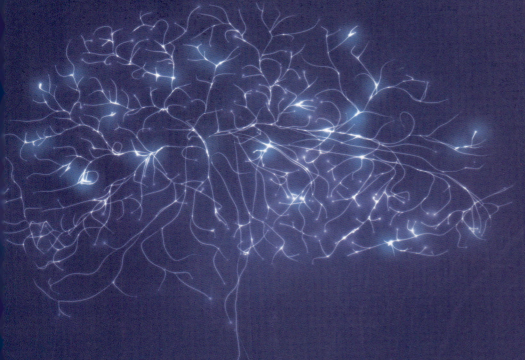

capítulo 6
Neuroplasticidade

Roberto Lent

Resumo

Todo o tecido nervoso apresenta plasticidade, que é a capacidade de alterar de modo mais ou menos prolongado a sua função e a sua forma, conforme influências do ambiente. A neuroplasticidade deriva dos fenômenos do desenvolvimento ontogenético, mas pode se estender até a maturidade. Durante o desenvolvimento, no entanto, é mais expressiva do que na fase adulta. São exemplos de neuroplasticidade a neurogênese que ocorre em algumas regiões do cérebro adulto influenciada por fenômenos ambientais, a regeneração bem-sucedida de axônios periféricos submetidos a lesões e a regeneração malsucedida dos axônios do sistema nervoso central. Há também plasticidade das arborizações axônicas e dendríticas, e, no adulto, fenômenos plásticos característicos das espinhas dendríticas, locais privilegiados nos quais há sinapses excitatórias. É nas sinapses que a plasticidade se mostra mais característica em adultos, sendo considerada a base funcional da memória e da aprendizagem.

Introdução: o que é neuroplasticidade

Define-se *neuroplasticidade* como a propriedade do sistema nervoso de alterar a sua função ou a sua estrutura em resposta às influências ambientais que o atingem. Tanto as alterações plásticas quanto as influências ambientais que as provocam podem variar bastante, de muito fortes a extremamente sutis. Por exemplo: em um dos extremos, uma lesão traumática, cirúrgica ou congênita no cérebro pode levar a mudanças de posição de setores funcionais com o redirecionamento de circuitos neurais, ambos detectáveis experimentalmente em animais ou por meio de técnicas de neuroimagem em seres humanos; no outro extremo, um simples fato novo que presenciamos pode resultar em alterações sinápticas moleculares capazes de possibilitar a memorização daquele fato por um longo tempo durante a vida. Em ambos os casos, bem como nas numerosas possibilidades intermediárias, trata-se de neuroplasticidade.

Na verdade, o sistema nervoso é "construído" durante os desenvolvimentos embrionário e pós-natal obedecendo a regras básicas expressas pelo genoma de cada espécie, mas de modo extremamente suscetível a modulações por parte do ambiente. Essa interação entre as informações do genoma e as informações do ambiente resulta na *plasticidade ontogenética*, talvez a fonte mais importante de variabilidade individual nos animais, extremamente significativa na espécie humana. Essa fase de maior suscetibilidade ao ambiente, que caracteriza o sistema nervoso imaturo, é chamada "período crítico" ou "sensível", e varia para as diversas regiões e sistemas neurais, bem como para os comportamentos e as funções correspondentes.

Alguns comportamentos, entretanto, são inatos, e, nesses casos, obviamente, o período crítico não existe. Um exemplo é o primeiro comportamento exibido pelos filhotes das aves, que os leva a romper a casca do ovo e "eclodir". Outros comportamentos apresentam período crítico curto, estabilizando-se rapidamente, bem como os circuitos neurais subjacentes.

Isso acontece com o chamado "*imprinting*",[1] fenômeno descoberto pelo etologista suíço Konrad Lorenz (1903-1989) pelo qual os filhotes das aves reconhecem como sua "mãe" o primeiro "objeto" móvel de grande porte que percebem ao eclodir. Na natureza, esse "objeto" é quase sempre a verdadeira mãe biológica, mas em condições experimentais pode ser até mesmo o próprio pesquisador. É famosa a foto de Lorenz sendo seguido por filhotes de ganso como se fosse a mãe deles (Figura 6.1). Nesse caso, o período crítico para a estabilização dos comportamentos de "seguir a mãe" dura apenas um dia. Exemplo de período crítico mais prolongado é o da aquisição da linguagem nos seres humanos, que pode estender-se até a adolescência.

Findo o período crítico durante o desenvolvimento, entretanto, o sistema nervoso não perde completamente a sua capacidade plástica. A *plasticidade adulta* é diferente da plasticidade ontogenética, pois tem um caráter mais celular e molecular, incidindo mais frequentemente sobre a sinapse (ver Capítulo 4, *Funcionamento do Sistema Nervoso*), região em que ocorrem a transmissão e o processamento das informações com que o sistema nervoso lida a todo momento, codificadas em impulsos nervosos. A plasticidade sináptica é a base da memória e, portanto, da capacidade cognitiva que os cérebros propiciam.

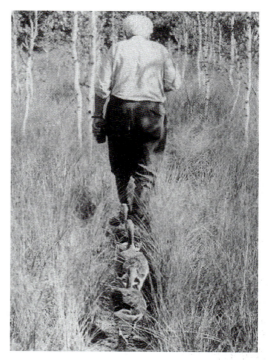

FIGURA 6.1 Célebre fotografia do etologista Konrad Lorenz sendo seguido por gansos que o "reconhecem" como "mãe". (Foto de H. Kacher, reproduzida de Purves *et al.*, 2018.)

---

[1] Termo inglês que poderia ser traduzido por "impressão", no sentido de "marca". A tradução em português, no entanto, não é utilizada em substituição ao termo em inglês.

O estudo dos mecanismos plásticos que operam durante o período crítico, do modo como eles são interrompidos e de como a plasticidade adulta se torna quase exclusivamente sináptica é extremamente relevante, pois a "reentrada em operação" desses mecanismos na vida adulta pode ser a chave para o desenvolvimento de novas terapias farmacológicas, celulares ou gênicas, além de repercutir em processos e políticas educacionais e psicoterapêuticos.

Tanto durante o desenvolvimento quanto na vida adulta, a neuroplasticidade pode manifestar-se paralelamente (com frequência, simultaneamente) de três maneiras distintas (Tabela 6.1): *morfológica*, ou seja, mediante alterações nos axônios, nos dendritos e nas sinapses, detectáveis principalmente em animais experimentais por meio de técnicas de microscopia; *funcional*, isto é, mediante alterações na fisiologia neuronal e sináptica, detectáveis também em situações experimentais por meio de técnicas eletrofisiológicas; e *comportamental*, mediante alterações relacionadas com os fenômenos de aprendizagem e memória.

O sistema nervoso se regenera?

Poucos anos atrás, essa pergunta quase intuitiva que todos nos fazemos tinha uma resposta direta e simples: não, o sistema nervoso não se regenera. No entanto, as últimas décadas trouxeram surpresas nesse aspecto, e a resposta que devemos dar à pergunta já será um "depende" bastante relativo. A regeneração de um tecido após uma lesão geralmente é associada à proliferação de células-tronco disponíveis nas proximidades, para recompor os tipos celulares desse tecido. No caso do sistema nervoso, a palavra-chave é *neurogênese*, ou seja, a capacidade de proliferação neuronal. Sempre se soube que a neurogênese é ativa durante as fases iniciais do desenvolvimento, cessando em seguida para dar lugar aos mecanismos de posicionamento e diferenciação das células neurais, mas não se sabia que algumas regiões do sistema nervoso retinham essa propriedade até a vida adulta. Tornou-se então realista supor a existência de uma certa capacidade regenerativa do sistema nervoso adulto.

No entanto, regeneração não significa apenas proliferação neuronal. Como no sistema nervoso as células são extensamente interconectadas – tanto neurônios quanto gliócitos (ver Capítulo 4, *Funcionamento do Sistema Nervoso*) –, formando os *circuitos neurais*, podemos estender a pergunta-título desta seção a esses componentes essenciais do tecido nervoso. Nesse aspecto, também a resposta de anos atrás já não é a que daríamos hoje. Desde os tempos do famoso histologista espanhol Santiago Ramón y Cajal (1852-1934), sabia-se que os axônios do sistema nervoso periférico exibem ampla capacidade regenerativa, tanto morfológica quanto funcional, e que isso não ocorre tão facilmente no sistema nervoso central. Foi só recentemente que se revelou que os axônios centrais também apresentam essa propriedade, que, no entanto, é imediatamente bloqueada por mecanismos que impedem o seu prosseguimento. Talvez tenha sido mais vantajoso para os mamíferos, durante a evolução, não permitir que o ambiente tivesse a possibilidade de modificar fortemente o "*hardware*" cerebral, tendo em vista a grande possibilidade de erros de reconexão devidos à extrema complexidade dos circuitos neurais.

TABELA 6.1 Tipos e características da neuroplasticidade.

Segundo a idade	Segundo a manifestação	Segundo o alvo	Segundo o fenômeno observado	Segundo a intensidade
Plasticidade ontogenética	Morfológica	Axônica	Regeneração de fibras lesadas	Forte
			Brotamento de fibras íntegras	Forte
		Dendrítica	Ramificação e brotamento de espinhas	Forte
		Sináptica	Sinaptogênese	Forte
	Funcional	Neuronal	Parâmetros de atividade neuronal	Forte
		Sináptica	Estabilização, fortalecimento ou enfraquecimento	Forte
	Comportamental	–	Aprendizagem, memória	Forte
Plasticidade adulta	Morfológica	Axônica	Regeneração de fibras lesadas apenas no SNP	Forte
			Brotamento de fibras íntegras	Fraca
		Dendrítica	Reorganização da árvore dendrítica	?
		Sináptica	Formação de novas sinapses	?
	Funcional	Sináptica	Habituação, sensibilização, LTP, LTD e outras	Forte
	Comportamental	–	Aprendizagem, memória	Forte

LTD: depressão de longa duração (do inglês *long-term depression*); LTP: potenciação (do inglês *long-term potentiation*).

Neurogênese no desenvolvimento

As primeiras fases do desenvolvimento embrionário (ver Capítulo 5, *Desenvolvimento do Cérebro e do Comportamento*) se caracterizam justamente por uma intensa proliferação de precursores neuronais e gliais, que gradualmente vai formando as diferentes regiões do sistema nervoso central. Nessa fase precoce, tudo indica que o genoma controla sozinho a maior parte do processo, tendo em vista que o ambiente externo tem ainda pouco acesso ao sistema nervoso imaturo, formando-se *in utero*. Sendo assim, a neurogênese ontogenética representa um mecanismo do desenvolvimento, mas não uma forma de neuroplasticidade.

Neurogênese significa o exercício do ciclo celular integral pela célula nervosa, ou seja, a sucessão de fases que resulta na mitose da célula-mãe, produzindo duas células-filhas. Não se trata de nada extraordinário para a maioria das células do organismo, mas para o neurônio não é bem assim. Os precursores neuronais ciclam um certo número de vezes bem definido para cada região das zonas germinativas. Esses ciclos é que definem o número final de neurônios que cada região terá, em cada espécie animal. Inicialmente, cada precursor dá origem a dois outros precursores: a divisão celular é, assim, dita *simétrica*. Em certo momento, no entanto, a divisão celular torna-se *assimétrica*, sendo uma das células-filhas também um precursor, ou seja, capaz de continuar a ciclar, enquanto a outra interrompe definitivamente o ciclo, tornando-se um neurônio jovem que migrará para sua posição final no sistema nervoso e iniciará a diferenciação morfofuncional que o estabilizará como neurônio maduro. O neurônio maduro, assim, é uma célula que perdeu a capacidade de ciclar. Atualmente se acredita que, se o neurônio torna a entrar no ciclo celular, advêm consequências patológicas.

A neurogênese, embrionária na maior parte das regiões neurais, estende-se ao longo da vida pós-natal em algumas poucas regiões: o giro denteado do hipocampo (a mais estudada delas), a zona subependimária dos ventrículos laterais do telencéfalo e o hipotálamo. Nessas regiões, ocorre neurogênese durante a vida adulta. No entanto, isso depende da espécie de animal considerada, e ainda está sujeito a grande controvérsia.

Neurogênese na maturidade: todo o poder às células-tronco

A neurogênese que ocorre no giro denteado do hipocampo (Figura 6.2), na zona subependimária do telencéfalo e no hipotálamo explica-se pela permanência, nessas regiões, de uma população permanente de células-tronco. *Células-tronco* são aquelas capazes de *autorregeneração* e *multipotencialidade*, ou seja, aptas a ciclar continuamente, gerando outras células-tronco por mitose, e dar origem a tipos celulares maduros diversos. Como se pode supor, há células-tronco em graus diversos, desde aquelas totipotentes, capazes de gerar qualquer tipo celular do organismo e que existem apenas nos embriões precoces, até aquelas multipotentes mais restritas, capazes de gerar diversos tipos celulares, mas dentro de um mesmo sistema orgânico. Esse é o caso das células-tronco situadas no encéfalo, que se supõe serem capazes de gerar neurônios e gliócitos de tipos diferentes.

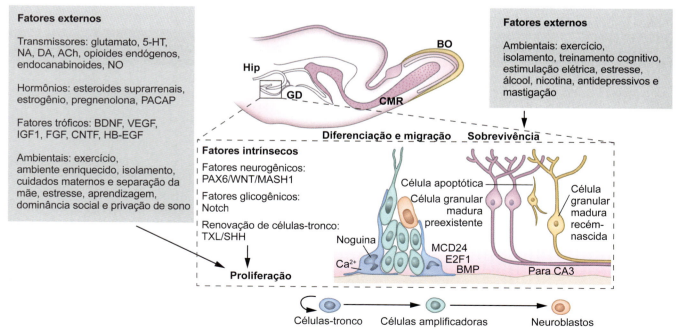

FIGURA 6.2 Neurogênese no hipocampo adulto. As células-tronco situadas na camada subgranular do giro denteado proliferam permanentemente, produzindo outras células-tronco e também células que se diferenciam em neurônios jovens e se integram à circuitaria da região. BO: bulbo olfatório; CMR: corrente migratória rostral; GD: giro denteado; Hip: hipocampo. (Adaptada de Lledo, Alonso, & Grubb, 2006.)

Regeneração axônica no sistema nervoso periférico

Quando uma fibra nervosa periférica é seccionada por um traumatismo ou por uma cirurgia, em pouco tempo ela retoma o crescimento e reconstrói o circuito interrompido. Essa capacidade plástica das fibras periféricas é uma verdadeira regeneração, já que o próprio coto proximal da fibra seccionada torna a crescer até os alvos e restabelece a função perdida, ainda que parcialmente. Muitos de nós já sofremos em algum momento um corte na pele que provocou alguns dias de alteração da sensibilidade cutânea na região ao redor e que, após certo tempo, retornou à normalidade. Possivelmente, tratou-se da secção de um pequeno filete nervoso responsável pela sensibilidade da região e que, posteriormente, regenerou-se e reinervou a área, restabelecendo a somestesia.

Os motoneurônios, cujos axônios inervam músculos estriados esqueléticos; os neurônios pós-ganglionares do sistema nervoso autônomo, cujos axônios inervam os músculos estriados cardíacos, os músculos lisos das vísceras e as glândulas; e os neurônios sensoriais, cujos dendritos se estendem por toda a superfície cutânea e também pela maioria das vísceras, apresentam a capacidade de regenerar-se. Isso é possível porque a secção de suas fibras provoca a reativação da expressão de genes do desenvolvimento (Figura 6.3), gerando a reorganização do citoesqueleto do coto proximal seccionado, que forma um cone de crescimento em tudo semelhante aos cones dos prolongamentos neuronais que crescem durante o desenvolvimento. Também ocorrem simultaneamente a síntese e o endereçamento seletivo de proteínas importantes para o restabelecimento da função. É necessário prover as novas extensões de membrana da fibra regenerante com as necessárias proteínas que as compõem: canais iônicos, receptores e demais proteínas integrais da membrana. É necessário também endereçar proteínas sinápticas para os terminais que se formarão sobre a célula-alvo, com sua maquinaria de moléculas que provêm adesão, bem como a síntese e a metabolização de neurotransmissores, o que acontece no caso das fibras motoras e autonômicas, por exemplo. No caso dos mecanorreceptores, dos termorreceptores e dos nociceptores das fibras sensoriais (ver Capítulo 7, *Sentidos e Percepção*), é necessário prové-las com os canais iônicos e receptores moleculares específicos para que se tornem capazes de transduzir adequadamente as informações ambientais. A reativação da expressão gênica que ocorre nesses neurônios após o insulto lesivo garante que esses processos sintéticos aconteçam normalmente, possibilitando a regeneração.

Além da reativação da expressão gênica no soma, o cone de crescimento formado no coto proximal seccionado encontra nos tecidos do organismo um microambiente extremamente favorável ao seu deslocamento. O coto distal da fibra seccionada fragmenta-se e a mielina se decompõe, fenômenos que aparentemente disparam a proliferação das células de Schwann que formam a bainha de mielina, bem como a afluência de macrófagos provenientes do sangue, que rapidamente fagocitam os detritos celulares e membranares das

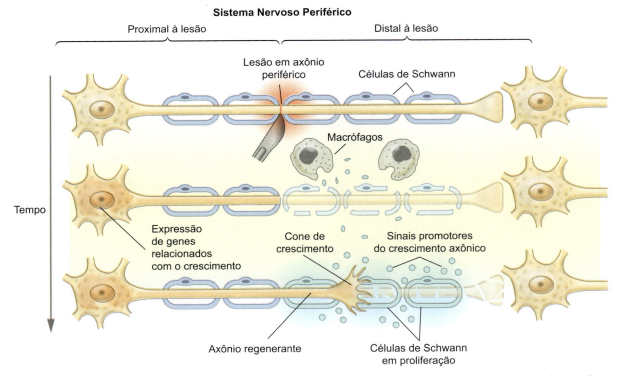

FIGURA 6.3 Regeneração no sistema nervoso periférico. A regeneração é bem-sucedida, pois se produz um cone de crescimento que se desloca em direção ao alvo estimulado e guiado pelas células de Schwann que proliferam na região. (Adaptada de Purves *et al.*, 2018.)

fibras seccionadas e das células de Schwann decompostas. As novas células de Schwann sintetizam componentes da matriz extracelular, moléculas de adesão e fatores tróficos que ativam ou facilitam o deslocamento do cone de crescimento ao longo da "trilha" de detritos do coto distal seccionado. O caminho para a regeneração, assim, é indicado pelo próprio nervo seccionado.

Regeneração axônica no sistema nervoso central

No sistema nervoso central dos mamíferos a situação é bem diferente. A secção do axônio até que estimula a reativação da expressão gênica, mas o cone de crescimento que se forma no coto proximal não encontra no microambiente do tecido nervoso condições favoráveis para o seu deslocamento, e por isso a regeneração se frustra. Os oligodendrócitos, gliócitos responsáveis pela mielinização dos axônios centrais, comportam-se diferentemente das células de Schwann (Figura 6.4). Não proliferam como elas, embora provoquem a proliferação de uma outra família de gliócitos – a dos astrócitos. Ocorre então uma *gliose reativa*, verdadeira cicatriz glial com uma matriz extracelular rica em proteoglicanos, que são moléculas inibidoras do crescimento de prolongamentos neurais e, portanto, bloqueadoras da regeneração do coto proximal do axônio seccionado. Além disso, os astrócitos e os microgliócitos do tecido neural não são tão eficientes na remoção dos detritos da mielina em degeneração, como são os macrófagos nos outros tecidos. Os detritos da mielina levam meses para serem removidos do local da lesão, e esse é um fator adicional de dificuldade para a regeneração central. Por fim, os oligodendrócitos sintetizam moléculas inibidoras do crescimento axônico, uma delas já identificada sob o nome significativo Nogo,[2] e que interagem com os cones de crescimento que se formam no coto proximal, impedindo a sua progressão.

A incapacidade de regeneração dos axônios centrais torna permanente o efeito das lesões. Por exemplo, se uma pessoa sofrer uma secção do nervo óptico – um nervo formado por axônios pertencentes a neurônios da retina –, ocorrerá cegueira irreversível, pois será impossível recuperar o circuito de comunicação entre a retina e o sistema nervoso central. Da mesma forma, uma lesão no feixe piramidal – grande via corticospinal que comanda os movimentos do corpo (ver Capítulo 9, *Controle Motor*) – provoca paralisia permanente no setor muscular correspondente à lesão.

É muito ativa atualmente a pesquisa sobre regeneração central, alimentada pela expectativa de "ajudar" o microambiente a tornar-se mais amigável ao crescimento axônico. Tem-se tentado utilizar meios farmacológicos ou imunológicos para bloquear a ação das proteínas inibidoras do crescimento axônico, desfazer a cicatriz glial e acelerar a remoção dos detritos de mielina. Mais recentemente, tem-se tentado também utilizar transplantes de células-tronco e outras células capazes de fornecer aos axônios lesados, localmente, substâncias

---

[2] Nogo: acróstico para a expressão em inglês *no go*, que significa "não ir", alusão à atividade bloqueadora do crescimento axônico.

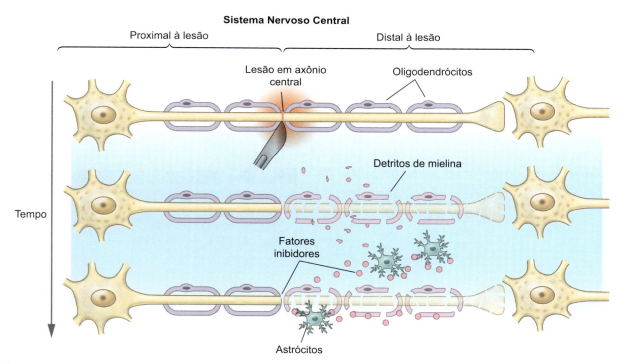

FIGURA 6.4 Regeneração no sistema nervoso central. A regeneração é malsucedida, pois os oligodendrócitos não proliferam, e suas membranas apresentam moléculas inibidoras do crescimento da extremidade proximal do axônio lesado. (Adaptada de Púrves *et al.*, 2018.)

químicas pró-regeneração. No entanto, os resultados ainda estão aquém das necessidades dos pacientes portadores de lesões neurais.

Neuroplasticidade morfológica

Não se pode, a rigor, separar a apresentação morfológica dos fenômenos neuroplásticos de sua apresentação fisiológica. Isso porque todos têm ambas as apresentações como faces inseparáveis. O que de certo modo força esse tipo de classificação é que alguns dos fenômenos neuroplásticos têm sua face morfológica mais evidente (talvez por terem sido mais bem estudados assim), enquanto outros têm sua face fisiológica mais conhecida. Veremos, no entanto, que, na maioria deles, os dois aspectos se misturam, às vezes ainda abrangendo um terceiro nível, o comportamental.

Os fenômenos morfológicos da neuroplasticidade são bastante numerosos durante o desenvolvimento: representam, assim, neuroplasticidade ontogenética. São mais conhecidos aqueles que ocorrem nos sistemas sensoriais, pela maior facilidade de estudá-los, do que os que ocorrem nos sistemas complexos relacionados com a linguagem, com as emoções e com outras funções de nível superior.

Plasticidade axônica

A plasticidade axônica se refere à capacidade dos axônios e seus terminais de reorganizarem sua estrutura em resposta às influências do ambiente. Difere da regeneração axônica porque nesta são os próprios axônios lesados que respondem ao insulto, enquanto na plasticidade axônica os axônios respondentes são íntegros e podem modificar-se mesmo sem a ocorrência de lesões, em circunstâncias fisiológicas. Essa capacidade plástica, aliás, é o modo que o sistema nervoso utiliza – especialmente durante o desenvolvimento – para lapidar os circuitos neurais de acordo com as influências ambientais.

Quando um axônio principal cresce durante o desenvolvimento, ele o faz seguindo pistas do ambiente: pistas moleculares e celulares distribuídas estrategicamente para permitir-lhe encontrar seus alvos a distância (ver Capítulo 5, *Desenvolvimento do Cérebro e do Comportamento*). Por motivos não inteiramente conhecidos, algumas dessas pistas podem estar ausentes quando o axônio chega a um ponto estratégico em que deve decidir qual caminho tomar, e o resultado é o descaminho, ou seja, a formação de um circuito anômalo que pode provocar sintomas.

Um exemplo desse fenômeno é o que ocorre nas disgenesias do corpo caloso. O corpo caloso, como já sabemos (ver Capítulo 2, *Estrutura do Sistema Nervoso*), é uma grande estrutura de fibras que conecta os hemisférios cerebrais. As primeiras fibras do corpo caloso – chamadas "pioneiras" – são axônios do córtex cingulado que emergem próximo ao plano mediano e buscam o ponto exato pelo qual devem atravessar em direção ao hemisfério oposto. Nos seres humanos, isso ocorre por volta do terceiro mês de gestação. A sinalização que indica o ponto certo para cruzar o plano mediano é fornecida por estruturas gliais situadas na região, que emitem moléculas sinalizadoras difusíveis "sentidas" a distância pelos cones de crescimento, durante o período crítico correspondente. Nos indivíduos que apresentam disgenesias calosas, entretanto, por alguma razão desconhecida, essa sinalização não ocorre perfeitamente, e os axônios calosos pioneiros acabam continuando seu trajeto no mesmo hemisfério, formando em cada lado um calibroso feixe anômalo conhecido como "feixe longitudinal aberrante" (Figura 6.5), além de outros feixes anormais. Assim, o corpo caloso não é formado, ou fica reduzido a uma pequena comissura remanescente, muito menor que o normal. As pessoas com essa condição podem apresentar sintomas diversos que abrangem desde epilepsia até graus variáveis de retardo mental. Nem todas, entretanto, tornam-se doentes, o que faz supor a ocorrência de mecanismos plásticos compensatórios (ver adiante).

Os feixes aberrantes, portanto, são formas de neuroplasticidade morfológica que modificam o trajeto principal dos axônios, criando circuitos anômalos.

O ambiente pode influenciar a formação dos circuitos nessa fase inicial de constituição das grandes vias, ou em momentos posteriores do desenvolvimento. O período crítico para plasticidade, nesses casos, é mais tardio, e o resultado não mais envolve as grandes vias, mas as regiões terminais nas quais os axônios arborizam-se para formar as sinapses.

Um exemplo bem conhecido de plasticidade axônica desse tipo é o que envolve a condição conhecida como *ambliopia*, termo que designa falta de nitidez (acuidade) visual envolvendo particularmente a visão estereoscópica. Seu período crítico vai até aproximadamente os 6 meses de vida para as crianças recém-nascidas, e pode ser causada pelo desalinhamento dos olhos provocado por estrabismo ou por outras anomalias. O desalinhamento, como é óbvio, representa uma alteração ambiental que provoca mudanças na circuitaria visual, especialmente no córtex, que é o local em que a

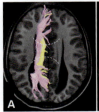 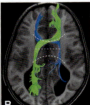 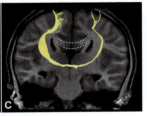

FIGURA 6.5 Feixes aberrantes em um indivíduo com ausência congênita do corpo caloso, mostrados por uma modalidade de ressonância magnética que revela os circuitos. **A.** O feixe longitudinal aberrante é representado em *violeta*, ao lado do feixe do cíngulo, em *amarelo* (normal). **B.** O feixe sigmoide é representado nos dois lados, em *verde* e *azul*, cruzando uma pequena ponte calosa remanescente. **C.** O feixe corticocortical mesencefálico é representado em *amarelo*, cruzando a comissura posterior do mesencéfalo. As linhas brancas tracejadas mostram as posições do corpo caloso em um indivíduo normal.

informação proveniente de ambos os olhos se encontra pela primeira vez nos mesmos neurônios visuais. Resulta em uma reorganização do circuito, que praticamente "abole" a sensibilidade do olho desviante, dando prioridade ao que permaneceu alinhado, e provoca perda da capacidade de visão estereoscópica, uma capacidade essencialmente binocular.

Os primeiros pesquisadores que trabalharam nesse tema foram o americano David Hubel e o sueco Torsten Wiesel – dupla ganhadora do prêmio Nobel de medicina ou fisiologia de 1981 –, que descreveram as etapas de desenvolvimento do sistema visual relativas às vias dos dois olhos. Eles utilizaram animais (gatos e macacos) e verificaram que, em adultos, a ocorrência dos chamados "domínios de dominância ocular"[3] (Figura 6.6) garantia territórios separados em uma das camadas do córtex cerebral (camada IV), na qual terminavam os axônios provenientes das estruturas subcorticais, trazendo informações de cada olho. Ao estudarem as etapas do desenvolvimento, verificaram que, em um primeiro momento, os domínios de dominância ocular não existiam, com os axônios "do olho esquerdo" sobrepostos aos "do olho direito". Em seguida ocorria um período de gradativa separação desses axônios, que retraíam muitos dos seus ramos terminais e focalizavam as arborizações axônicas cada vez mais, até que elas se separavam completamente, gerando os domínios próprios de "dominância ocular". O estudo pioneiro de Hubel e Wiesel tem sido questionado por alguns, que defendem poder identificar muito precocemente uma separação dos territórios cerebrais unioculares. Seja como for, o fenômeno da segregação de árvores axônicas terminais existe, ainda que não tão nítido como descreveram seus descobridores.

Essa fase do desenvolvimento corresponde ao período crítico dos fenômenos plásticos da dominância ocular. Se um dos olhos for desviado durante esse período (estrabismo), ou experimentalmente tapado para impedir a entrada de estímulos luminosos (privação visual), ocorrerá ambliopia. Nos seres humanos, como é óbvio, pais e médicos podem intervir antes que a ambliopia se instale, corrigindo o desalinhamento ocular com óculos ou cirurgia. A ambliopia experimental em animais tem sido amplamente utilizada como modelo de plasticidade.

Nos animais adultos normais, a distribuição dos neurônios do córtex visual segundo a sua preferência ocular obedece aos domínios de dominância ocular (ver Figura 6.6). Assim, nos domínios do olho esquerdo, predominam no córtex os neurônios ativados por meio desse olho, e o contrário se

---

[3] Conhecidos também como *colunas* ou *bandas* de dominância ocular.

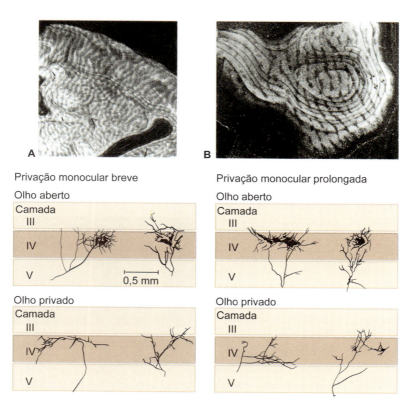

FIGURA 6.6 A. Domínios de dominância ocular no córtex de um macaco normal (*marcados em branco na foto*). **B.** Domínios alargados do olho que permaneceu aberto, em um animal submetido a privação do outro olho durante o período crítico. Os desenhos de baixo mostram as arborizações terminais de axônios talamocorticais correspondentes ao olho aberto e ao olho privado, na camada IV do córtex visual de gatos. (**A**, reproduzida de Horton & Hocking, 1996; **B**, reproduzida de Hubel, Wiesel, & LeVay, 1977; desenhos adaptados de Antonini & Stryker, 1993.)

passa nos domínios do olho direito. Nos animais submetidos a privação visual monocular durante o período crítico, entretanto, ocorre um "desvio" da preferência ocular, tornando-se relativamente mais numerosa a população de neurônios binoculares (Figura 6.7). Esse fenômeno acompanha o que se encontra nos estudos morfológicos: os domínios de dominância para o olho que permaneceu aberto tornam-se maiores, em detrimento daqueles referentes ao olho privado. Esse desvio é reversível, se a privação monocular for interrompida ainda dentro do período crítico: por essa razão, é importante a intervenção médica precoce em casos de crianças estrábicas ou com catarata congênita (uma forma de privação visual). Os axônios individuais apresentam arborizações focalizadas em adultos normais, mas suas arborizações se tornam extensas e espalhadas em adultos submetidos a privação visual precoce.

Há uma explicação para o fenômeno que chega aos detalhes moleculares e abre caminho para a intervenção farmacológica em fenômenos de neuroplasticidade, seja para interrompê-los quando forem patogênicos, seja para restaurá-los quando se tratar de aproveitá-los terapeuticamente.

Quem detecta o desalinhamento interocular devido a estrabismo ou privação sensorial é um grupo de neurônios inibitórios cujo neurotransmissor é o aminoácido GABA (ácido gama-aminobutírico). Trata-se de um grupo específico de neurônios GABAérgicos chamados "células amplas com dendritos em cesta" ou, mais simplesmente, "células em cesta" (Figura 6.8). Esse grupo de interneurônios apresenta axônios horizontais que intercomunicam os domínios de dominância ocular. Ao que tudo indica, esses neurônios são aptos a detectar qualquer desequilíbrio interocular, que se reflete no seu padrão de ativação, ou seja, no modo como irão inibir horizontalmente os neurônios piramidais dos domínios de dominância ocular. Se o desequilíbrio entre excitação e inibição ocorrer durante o período crítico, os neurônios piramidais sofrerão alterações neuroquímicas que envolvem especialmente uma molécula da matriz extracelular chamada "ativador de plasminogênio de tipo tissular" (tPA, do inglês *tissue-type plasminogen activator*). O tPA transforma plasminogênio em plasmina, e esta é uma protease que "dissolve" a matriz extracelular em torno dos dendritos dos neurônios piramidais, facilitando a motilidade das espinhas dendríticas, estruturas (ver adiante) em que se formarão as sinapses provenientes dos axônios talâmicos que trazem a informação dos olhos. Onde houver atividade neural, então, haverá a formação e a consolidação de sinapses. Ou seja: serão consolidados os circuitos do olho que permaneceu aberto, preferencialmente, em vez daqueles correspondentes ao olho privado de visão. Ou, na situação normal, serão consolidados os circuitos do olho correspondente a cada domínio de dominância ocular, equilibradamente.

Existem exemplos de fenômenos semelhantes no sistema auditivo das corujas, o qual apresenta neurônios binaurais, no sistema somestésico de roedores, que apresenta módulos de representação das vibrissas sensoriais do focinho (os "bigodes"), e nos núcleos que comandam a aprendizagem do canto em certas aves canoras, o que admite a suposição de que mecanismos plásticos semelhantes sejam utilizados pelo sistema nervoso central universalmente, ou seja, em várias regiões funcionais distintas. Considerável grau de conhecimento foi acumulado particularmente no caso dos domínios de dominância ocular, inclusive nos detalhes moleculares dos fenômenos plásticos, chegando às cascatas de sinalização intracelular e ao controle da expressão gênica que possibilita a síntese dos diversos mediadores dos eventos morfológicos.

Plasticidade dendrítica

A árvore dendrítica dos neurônios é formada durante a fase ontogenética de diferenciação, que se segue à migração neuronal. Nessa fase, obviamente, os dendritos são mais suscetíveis de modificar-se em resposta a influências ambientais. A plasticidade dendrítica, assim, é mais pronunciada em jovens, reduzindo-se na vida adulta.

Durante a diferenciação, o crescimento e a arborização dos dendritos são controlados por neurotrofinas, especialmente o fator neurotrófico derivado de cérebro (BDNF, do inglês *brain-derived neurotrophic factor*), que é liberado por terminais axônicos. Sendo assim, é provável que o ajuste da forma dos dendritos seja promovido pela formação das sinapses sobre eles e pela sua entrada em operação produzindo potenciais sinápticos. É provável também que haja competição dos ramos dendríticos pelos aferentes axônicos que chegam à região. Essa competição dendrítica por aferentes foi elegantemente mostrada pelo pesquisador brasileiro Rafael Linden nos anos 1980, em um modelo experimental em que se utilizou retina de roedores submetida a uma lesão seletiva que destrói apenas as células ganglionares (ver Capítulo 7, *Sentidos e Percepção*) de uma certa região, mas não as demais células que normalmente lhes fornecem aferentes. Nas bordas

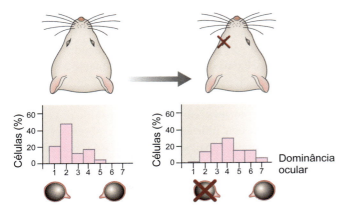

FIGURA 6.7 No animal normal (*à esquerda*) ocorre um predomínio de neurônios que respondem ao olho contralateral (classes 1 a 3 nos gráficos), em relação aos que respondem a ambos os olhos (classe 4) ou ao olho ipsolateral (classes 5 a 7). Nos animais submetidos a privação uniocular, ocorre um desvio para a direita, passando a predominar os neurônios binoculares. (Adaptada de Hensch, 2005.)

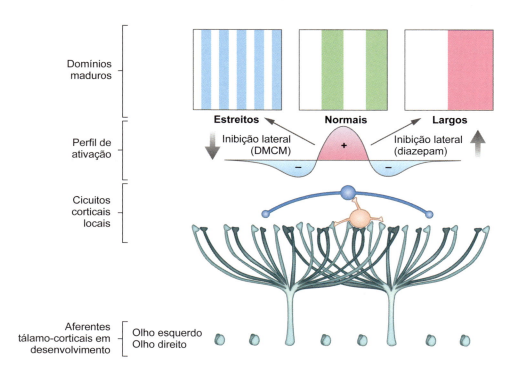

FIGURA 6.8 As células em cesta (*em azul-claro*) detectam qualquer desequilíbrio binocular veiculado por meio dos aferentes que vêm do tálamo (*em verde*), modulando a inibição lateral para mais (produzindo maiores domínios de dominância ocular, como à direita) ou para menos (produzindo domínios menores, como à esquerda). (Adaptada de Hensch, 2005.)

da lesão, os ramos dendríticos das células ganglionares apresentavam-se direcionados para o centro da lesão, ao contrário das regiões normais, nas quais as células ganglionares apresentavam árvores dendríticas radialmente simétricas (ou seja, com ramos dendríticos emergindo do soma igualmente em todas as direções). A conclusão é que a lesão havia deixado as células ganglionares da borda livres de competição pelos fatores tróficos, favorecendo um crescimento dendrítico direcionado para o centro da lesão, e não simétrico.

No córtex cerebral, o crescimento e a arborização do dendrito apical dos neurônios piramidais são regulados durante o desenvolvimento por moléculas atratoras e repulsoras expressas na hora certa nas duas superfícies do córtex. Desse modo, os dendritos apicais são sempre radiais, estendendo-se no sentido da borda do córtex revestida pela meninge pia-máter, e arborizando-se ali, ou então retraindo-se para se arborizar mais abaixo. Manipulações experimentais e doenças do desenvolvimento podem alterar o curso dos acontecimentos, causando maior incidência de alterações do número e da morfologia dos ramos dendríticos (como no caso da esquizofrenia e das síndromes do X frágil e de Down, por exemplo).

Uma vez estabelecida durante o desenvolvimento, a árvore dendrítica básica de cada neurônio torna-se relativamente consolidada no adulto, embora haja inúmeras evidências de alterações quantitativas na complexidade das ramificações. Em diferentes espécies de animais já se encontrou aumento do comprimento e do número de ramificações dendríticas, com concomitante aumento do número de sinapses, em adultos submetidos a ambientes enriquecidos. Em seres humanos, é difícil definir controladamente o que é um ambiente enriquecido, mas há relatos de correlação entre o nível de instrução educacional e a complexidade dendrítica na área de Wernicke, uma região do córtex cerebral ligada à compreensão e a outros aspectos da linguagem. Também há relatos de maior complexidade dendrítica na região cortical de representação dos dedos da mão, em profissionais que usam muito os dedos, tais como digitadores e músicos.

O que se pode concluir é que a morfologia dendrítica básica dos neurônios é fixada durante o desenvolvimento e que, uma vez consolidada, aceita influência limitada do ambiente, preferencialmente sobre as ramificações mais finas e terminais. Deve-se, entretanto, levar em conta que a maioria dos estudos sobre esse tema tem utilizado técnicas de observação estática e análise populacional, sendo as conclusões baseadas em avaliações estatísticas de grandes números de células de cada morfotipo. Só bem recentemente é que se tornaram disponíveis ferramentas de análise dinâmica e de longa duração da morfologia neuronal, o que possibilita acompanhar longitudinalmente no tempo a morfologia de neurônios selecionados. Esse tipo de abordagem revelou grande instabilidade – maior do que se supunha – das espinhas dendríticas (ver adiante), e espera-se que surjam revelações semelhantes no futuro próximo a respeito dos dendritos mais calibrosos.

Microplasticidade das espinhas dendríticas

Cajal foi quem descobriu as *espinhas dendríticas* – pequenas protrusões que emergem dos troncos dendríticos, formadas por um talo fino com extremidade esferoide (Figura 6.9). Desde então se suspeitou que pudessem estar envolvidas em fenômenos plásticos, já que foram se acumulando evidências de que elas constituem compartimentos privilegiados de sinapses excitatórias (glutamatérgicas), que se multiplicam em número quando o ambiente da gaiola de animais experimentais é enriquecido com objetos, cores, mecanismos móveis e outros elementos, e que se tornam escassas em crianças que apresentam transtornos do neurodesenvolvimento. O século XX trouxe o envolvimento das sinapses excitatórias com a plasticidade sináptica, que veremos adiante, e, por extensão, com a memória e a aprendizagem. Daí o motivo por que se tornou febril a pesquisa sobre alterações morfológicas das espinhas dendríticas que pudessem ser correlacionadas com esses fenômenos tão importantes para o comportamento e a cognição, especialmente em seres humanos.

A principal descoberta dessa intensa pesquisa foi a evidência de que as espinhas dendríticas não são estáticas, mas sim altamente instáveis e móveis. Ao longo de minutos, algumas espinhas dendríticas aparecem em um pequeno campo de visualização ao microscópio, e outras desaparecem (ver Figura 6.9). Além disso, as espinhas que se mantêm movem-se ativamente. Essa intensa motilidade é possibilitada pela grande concentração de actina – uma molécula contrátil do citoesqueleto – no interior das espinhas. Não se sabe exatamente qual o significado dessa intensa motilidade, mas é razoável supor que sejam mais instáveis e móveis as espinhas cujas sinapses não se tenham ainda consolidado pelos processos de aprendizagem e memória, e mais estáveis aquelas que representem memórias a longo prazo. Como as espinhas dendríticas estão sempre ligadas a terminais axônicos aferentes por meio de sinapses assimétricas (excitatórias), a instabilidade das primeiras resulta em instabilidade das últimas (ou vice-versa, não se sabe). Esse fenômeno das espinhas, assim, reflete a plasticidade sináptica, como veremos adiante.

Neuroplasticidade funcional

Grande número de fenômenos plásticos é observado em indivíduos e em animais experimentais, para os quais ainda não se conhecem perfeitamente os correlatos morfológicos. Uma interessante linha de pesquisa em neuroplasticidade funcional envolvendo músicos e não músicos tem fornecido dados sobre a plasticidade das áreas corticais motoras, somestésicas e auditivas, por meio de técnicas de ressonância magnética funcional. A representação dos dedos, por exemplo, pode ser estudada por meio de técnicas de registro de potenciais no encéfalo, que detectam as áreas mais ativas do sistema nervoso durante um certo desempenho funcional. Assim, ao se moverem os dedos da mão esquerda, o aparelho detecta na região lateral do córtex motor primário do indivíduo uma certa área de ativação no hemisfério direito (que comanda a

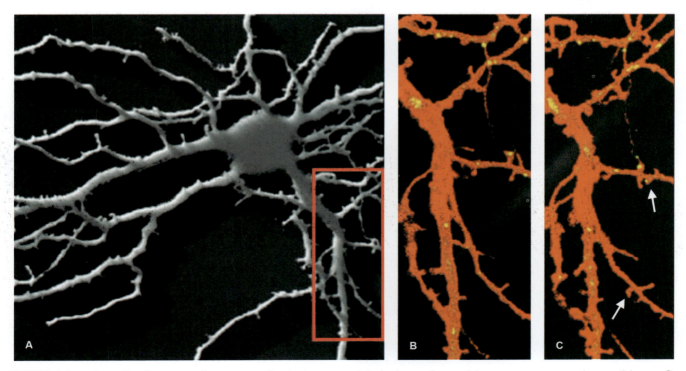

FIGURA 6.9 As fotos **B** e **C** mostram imagens confocais do campo delimitado em **A**, em dois momentos separados por 2 horas. Os dendritos estão *em vermelho*, e os receptores glutamatérgicos, *em amarelo*. As setas mostram o aparecimento de novas espinhas dendríticas, pelo menos uma delas expressando novos receptores glutamatérgicos. (Reproduzida de Segal, 2005.)

mão esquerda). Pois bem: essa área mostrou-se maior para músicos que realizaram seu aprendizado precocemente durante a infância, em comparação com músicos que aprenderam a tocar mais tardiamente, na juventude; e, nesses, a área apresentou-se maior do que em indivíduos não músicos. Os resultados indicam clara neuroplasticidade funcional ontogenética: o treinamento foi capaz de alocar maior área cerebral para o comando dos dedos da mão esquerda – os que dedilham as cordas do violino e do violoncelo. Por outro lado, músicos que apresentam distonia focal, distúrbio motor causado por excesso de prática motora com os dedos,[4] apresentam fusão da representação cortical dos dedos, o que provavelmente está associado à sua doença. Esse distúrbio causado por plasticidade maladaptativa (Figura 6.10) foi também relatado em escritores e digitadores, usuários "excessivos" dos dedos das mãos. Não se conhecem as bases morfológicas finas desses fenômenos, nem se são reversíveis, isto é, se a interrupção da prática musical, por exemplo, faria regredir a área de representação da mão esquerda dos músicos às dimensões daquelas dos não músicos.

Estudos feitos por ressonância magnética funcional em cegos indicaram também uma extensa reorganização plástica do córtex cerebral, dependente da idade em que ocorreu a perda da visão. Cegos tardios, ao realizarem tarefas de leitura de texto em braile, apresentaram ativação das áreas occipitais que nos indivíduos videntes se mantêm inativas em tarefas de discriminação tátil (Figura 6.11). Cegos precoces e cegos

---

[4] Acredita-se que essa tenha sido a causa da interrupção precoce da carreira de pianista do famoso compositor alemão Robert Schumann, do período romântico.

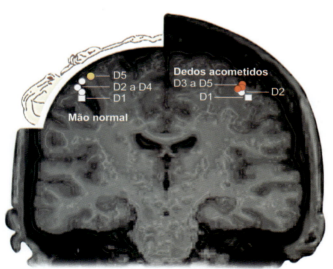

FIGURA 6.10 Magnetoencefalograma realizado nos dois lados do cérebro de indivíduos distônicos revelou alterações no mapa somatotópico no hemisfério esquerdo, que recebe informações da mão direita. (Adaptada de Elbert *et al.*, 1998.)

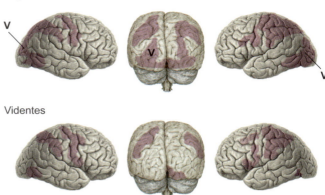

FIGURA 6.11 Nos cegos, a imagem obtida por ressonância magnética funcional mostra ativação do córtex visual (V) quando o indivíduo lê um texto escrito em braile, ao contrário do vidente, que só apresenta ativação das regiões somestésicas do córtex cerebral. (Adaptada de Sadato *et al.*, 2002.)

congênitos, entretanto, apresentaram envolvimento da área visual primária (V1), o que indicou uma reorganização "de cima para baixo", ou seja, das regiões associativas de processamento mais elaborado, que são adjacentes às áreas somestésicas, para V1, responsável por um processamento visual mais simples, e que se posiciona mais distante das áreas somestésicas. É como se a reorganização plástica funcionasse como uma "onda de invasão" do território desaferentado, atingindo regiões mais distantes dos canais somestésicos apenas quando a perda visual ocorre precocemente. Assim, o córtex visual adquire nos cegos a função de processamento de informação tátil.

Síndrome do membro fantasma

Um estranho fenômeno acompanha indivíduos amputados: a *síndrome do membro fantasma*. Vejam o relato do neurocientista indiano V. S. Ramachandran a respeito de um paciente desse tipo. "Um atleta amador perdeu o braço em um acidente de motocicleta, mas continua sentindo um 'braço fantasma' com vívidas sensações de movimento. Pode agitar o braço no ar, 'tocar' coisas e até estendê-lo e 'pegar' uma xícara de café. Se puxo-lhe a xícara de repente, ele grita de dor. 'Ai! Posso senti-la sendo arrancada dos meus dedos', diz ele, recuando." O famoso militar britânico Lorde Nelson (1758-1805) teve o braço direito amputado durante um ataque em Santa Cruz de Tenerife e passou a sentir uma dor excruciante na mão ausente, como se ela se fechasse fortemente cravando as unhas na palma. Lorde Nelson relatou sua experiência como "prova direta" da existência da alma: já que um simples membro fisicamente eliminado tinha persistência ao longo do tempo, com mais razão persistiria uma pessoa inteira...

Durante muito tempo relatos desse tipo se multiplicaram, sem que houvesse explicação convincente para o fenômeno. A síndrome do membro fantasma não é explicada como um distúrbio psiquiátrico, nem como uma hipersensibilidade dos nervos do coto remanescente do membro amputado, nem pela ocorrência de pequenos neuromas (tumores nas extremidades nervosas). A explicação, proposta por Ramachandran e confirmada com experimentos em animais, consiste simplesmente na ocorrência de neuroplasticidade funcional.

A representação somestésica do corpo no córtex cerebral obedece a um mapa topográfico (*somatotópico*; ver Capítulo 7, *Sentidos e Percepção*) em que os neurônios que recebem as informações provenientes dos pés são vizinhos daqueles que as recebem do tornozelo, que são vizinhos daqueles que as recebem da perna, que ficam ao lado daqueles que processam informações da coxa, e assim por diante. Dessa maneira, seria possível reconstruir uma representação caricata imaginária de cada metade do corpo no giro pós-central do lado oposto (Figura 6.12). Quando um membro é amputado, a região cortical correspondente fica inativa, já que não mais lhe chegam informações provenientes da periferia.

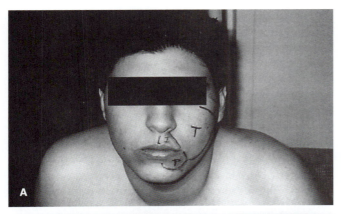

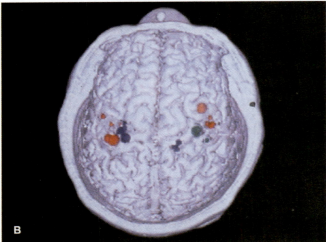

FIGURA 6.12 A. Face de um indivíduo amputado, assinalando as regiões que ativam áreas corticais relacionadas com o polegar fantasma (T), o indicador (I) e o dedo mínimo (P). **B.** Imagem obtida por magnetoencefalografia combinada com ressonância magnética morfológica, mostrando que a área de representação da mão (*em verde*) falta no outro hemisfério, sendo ativada pelas regiões corporais vizinhas: face (*em vermelho*) e antebraço (*em azul*). (Reproduzida de Ramachandran & Rogers-Ramachandran, 2000.)

Entretanto, o tecido permanece vivo, e gradualmente é "ocupado", de um modo ainda mal conhecido, pelos axônios que levam informações das regiões vizinhas. Como o efeito pode ocorrer em algumas horas após a amputação, é mais provável que se deva à ativação de conexões horizontais preexistentes e silenciosas do que ao brotamento de novos ramos axônicos em direção à região desaferentada. Seja como for, o resultado é que mesmo uma leve estimulação (às vezes pelo próprio vento ou pelo deslocamento da pessoa) dessas regiões vizinhas é compreendida pelo córtex cerebral como se fosse originária do membro ausente, e assim também o é pelo indivíduo.

Outro exemplo intrigante semelhante ao "membro fantasma", e que é atualmente explicado pela ocorrência de neuroplasticidade funcional, é o das pseudoalucinações apresentadas por pessoas idosas portadoras de degeneração macular senil. A doença é neurodegenerativa: atinge os fotorreceptores retinianos na região da mácula, muitas vezes com excessiva proliferação vascular que piora ainda mais as coisas. O paciente fica com uma região cega justamente na área central do campo visual, e relata a ocorrência da visão de vultos, às vezes imagens nítidas de pessoas, animais ou objetos nessa região do campo. Igualmente ao sistema somestésico, o sistema visual apresenta no córtex primário e em outras áreas corticais um mapa topográfico, nesse caso chamado "visuotópico" (ver Capítulo 7, *Sentidos e Percepção*), do campo visual representado organizadamente na superfície cortical. Com a degeneração macular, a área de representação da visão central fica desprovida de atividade, e seria então "ocupada" de algum modo por projeções provenientes do campo visual periférico. A projeção anômala refere-se ao campo de visão central, que nesse caso é anormalmente ativado devido à degeneração dos fotorreceptores, resultando nas pseudoalucinações. "Pseudo" porque os pacientes apresentam pleno domínio de suas faculdades mentais, sendo os sintomas apenas o resultado de uma disfunção sensorial.

Os exemplos que acabamos de descrever ilustram um conceito importante: o de que a neuroplasticidade não é necessariamente uma propriedade do sistema nervoso de natureza "compensatória", ou seja, que resulta em benefício do paciente pelo alívio de sintomas. Ao contrário, nessas situações a plasticidade é *maladaptativa*, ou seja, resulta ela própria em sintomas.

A explicação neurobiológica da síndrome do membro fantasma e assemelhadas ainda é especulativa. Pode ser exclusivamente funcional, revelando a existência de projeções "silenciosas" ativadas nas circunstâncias patológicas relatadas: por exemplo, podem existir circuitos horizontais que conectam as representações de regiões vizinhas do corpo e do campo visual, normalmente com o objetivo fisiológico de inibi-las para fortalecer ou focalizar a ativação da região relevante. Essas projeções horizontais, na ausência das projeções principais provenientes do membro amputado ou da região degenerada da retina, se tornariam anormalmente ativas. Como alternativa, as regiões do córtex que se tornam inativas pela desaferentação poderiam estimular o brotamento axônico colateral de regiões vizinhas, "misturando" o mapa topográfico. Nesse caso ocorreria um correlato morfológico da plasticidade (ver adiante).

Recuperação funcional do sistema nervoso lesado

Ao lado da neuroplasticidade maladaptativa, existe a *plasticidade compensatória*, capaz de restaurar, em geral apenas parcialmente, a função perdida por uma lesão central. A plasticidade compensatória é maior durante os períodos críticos correspondentes e, portanto, beneficia mais as crianças e os jovens do que os adultos. Há casos relatados na literatura de cirurgias extensas necessárias para o alívio de crises epilépticas devastadoras em indivíduos jovens – pode ser necessário remover até um hemisfério cerebral inteiro. Nesses casos, o resultado em um adulto não é benéfico, pois todas as funções do hemisfério removido são definitivamente perdidas. No entanto, em crianças as funções do hemisfério removido são assumidas pelo hemisfério remanescente, com a persistência de sequelas às vezes bastante suaves, pelo menos em relação à gravidade das crises epilépticas que motivam cirurgia tão radical. Não há prejuízo linguístico, e, mesmo que o hemisfério esquerdo tenha sido removido, a motricidade do lado direito do corpo fica minimamente prejudicada, sem que o paciente apresente distúrbios cognitivos ou emotivos de maior monta.

Outro exemplo bem conhecido e já mencionado é o de indivíduos que nascem sem o corpo caloso – o grande feixe de fibras que interconecta o córtex dos dois hemisférios cerebrais. Ao contrário de indivíduos adultos submetidos a transecção cirúrgica do corpo caloso para o controle de epilepsias intratáveis, que apresentam a chamada "síndrome de desconexão inter-hemisférica", os pacientes acalosos congênitos pouco apresentam nesse particular, sendo muitas vezes pessoas normais cujo déficit morfológico é "descoberto" por acaso. Na síndrome de desconexão inter-hemisférica, o indivíduo não consegue estabelecer comunicação de um hemisfério com o outro: os sintomas não se revelam na vida cotidiana, pois os indivíduos utilizam "truques" comportamentais para que um hemisfério saiba o que o outro está fazendo. Porém, o profissional de saúde pode revelar os sintomas utilizando testes específicos.

Em todos esses casos, o que parece ocorrer é um processo ontogenético substitutivo, em que a lateralidade funcional, por exemplo, ainda indefinida em indivíduos jovens, é desviada para o hemisfério são (no caso dos hemisferectomizados), e a comunicação inter-hemisférica passa a ser realizada por vias alternativas (no caso dos acalosos). Não se conhecem bem os correlatos morfológicos desse processo, mas tudo indica que os circuitos neurais correspondentes se reorganizam em um só hemisfério e através da linha média por meio de comissuras diferentes do corpo caloso.

Plasticidade sináptica

A plasticidade sináptica é a forma de plasticidade prevalente no cérebro adulto normal. Dela decorre a capacidade extraordinária que o cérebro tem – ainda mais o cérebro humano – de armazenar informação. As informações mais básicas que percorrem o sistema nervoso o fazem em forma de potenciais de ação, que, como já se viu (ver Capítulo 4, *Funcionamento do Sistema Nervoso*), são unidades – *bits* – de um código digital que representa os parâmetros mais simples dos estímulos provenientes dos ambientes externo e interno. A intensidade (força, quantidade de energia) dos estímulos luminosos e sonoros que incidem sobre o olho e o ouvido; dos estímulos mecânicos, térmicos e químicos que incidem sobre a pele e muitos órgãos; e dos estímulos químicos que incidem sobre a mucosa olfatória e as papilas gustativas, é um desses parâmetros. Quanto maior a intensidade, maior a frequência dos potenciais de ação que percorrem os nervos correspondentes em direção ao sistema nervoso central.

Ao chegar às sinapses centrais, entretanto, essa informação codificada não passa intacta para os neurônios seguintes: é processada, ou seja, modificada de acordo com outras informações que estejam chegando simultaneamente a esses neurônios, provenientes de regiões ligadas à percepção, à atenção, à cognição, à emoção e a muitas outras funções. A atenção pode amplificar uma informação fazendo com que ela se torne mais discernível; a emoção pode diminuí-la ou mesmo bloqueá-la, impedindo que seja percebida. A mesma informação de entrada, assim, é dirigida a diferentes setores do sistema nervoso e, em cada um deles, modificada com finalidades específicas.

Ocorre que parte dessa informação que se torna múltipla durante o processamento é também armazenada nos caminhos sinápticos que ela percorreu, e se transforma em *memória*. Os animais adquirem então grande eficiência, e não é mais necessário repetir as mesmas informações e o mesmo processamento para realizar os comportamentos desejados. Um simples "gatilho" (um fragmento da informação inicial) dispara o processo mais rapidamente e "reconstrói" tudo como se fosse a primeira vez, recuperando os arquivos da memória quando necessário.

Várias perguntas, então, se colocam. Quais são os arquivos da memória? Como são armazenados? Onde se encontram? Como são recuperados? Por que alguns se perdem? As respostas a essas perguntas ainda não estão inteiramente disponíveis, mas já sabemos onde devemos procurá-las: na sinapse. O psicólogo canadense Donald Hebb (1904-1985) intuiu esse caminho na década de 1930, quase 20 anos antes de a sinapse ser identificada pelos morfologistas com seu novo e poderoso instrumento, o microscópio eletrônico. Hebb propôs que as sinapses seriam fortalecidas quando algum tipo de sincronismo se estabelecesse entre o neurônio pré-sináptico e o neurônio pós-sináptico. Esse sincronismo de disparo representaria uma informação efetiva, ou um certo tipo de reconhecimento entre a entrada e a saída, e de algum modo consolidaria a conexão entre os dois.

A ideia de fortalecimento sináptico e consolidação dos circuitos neurais foi confirmada mais tarde durante a segunda metade do século XX, com a descoberta do principal mecanismo de plasticidade sináptica reconhecido nos animais: a *potenciação de longa duração*.

Potenciação de longa duração

A potenciação de longa duração (LTP, do inglês *long-term potentiation*) é definida como o aumento prolongado da magnitude da resposta sináptica de um neurônio, quando o neurônio pré-sináptico é estimulado por uma salva curta de alta frequência (Figura 6.13). A LTP é um fenômeno típico de sinapses excitatórias glutamatérgicas, e foi demonstrado em diferentes regiões do sistema nervoso central (hipocampo, córtex cerebral, amígdala e cerebelo), sendo possivelmente uma propriedade universal do tecido nervoso. Nem todas as sinapses apresentam LTP, mas todas as regiões neurais parecem apresentá-la.

O hipocampo tem sido a região utilizada para a maioria dos estudos, vantajosa pela relativa simplicidade dos seus circuitos sinápticos e relevante pelo seu envolvimento funcional com a consolidação da memória declarativa (ver Capítulo 11, *Aprendizagem e Memória*). O neurônio piramidal da região CA1 do hipocampo é o neurônio-modelo para estudos de LTP (Figura 6.13 A). Ele recebe sobre seus dendritos sinapses de diferentes fibras aferentes. Um tipo de aferentes provém de ramos colaterais de axônios que cruzam a linha média (comissurais) originários de neurônios de um campo vizinho (CA3). Fatias de hipocampo podem ser mantidas em uma placa de cultura, e eletródios podem ser posicionados em pontos estratégicos para estimulação e registro dos potenciais sinápticos (Figura 6.13 B). Assim, um par de eletródios de estimulação pode disparar choques de alta frequência nas fibras colaterais de CA3 (colaterais de Schaeffer) sempre que o pesquisador desejar, ou então estímulos fracos isolados, no entanto fortes o suficiente para produzir a liberação de glutamato pelos terminais sinápticos, e ativar a gênese de potenciais pós-sinápticos excitatórios (despolarizantes) nos dendritos dos neurônios piramidais de CA1, nos quais está posicionado um eletródio de registro.

O experimento que revela a LTP é o seguinte: o pesquisador aplica um estímulo fraco no colateral de Schaeffer, e um potencial pós-sináptico excitatório (PPSE) é registrado nos dendritos de CA1. Se o estímulo for um pouco mais forte, o PPSE será maior – obedecendo ao que já se sabe da fisiologia sináptica (ver Capítulo 4, *Funcionamento do Sistema Nervoso*): uma relação de proporcionalidade entre a frequência de potenciais de ação pré-sinápticos, a quantidade de neurotransmissor liberada e a amplitude do potencial pós-sináptico. No entanto, se o pesquisador agora aplica um estímulo forte repetitivo de alta frequência no colateral de Schaeffer, algo diferente acontece na sinapse: os estímulos fracos subsequentes passam a produzir PPSE bem maiores do que antes, e o fenômeno se prolonga durante várias horas, em alguns casos até dias. A relação de proporcionalidade anterior é rompida, e tem lugar a LTP, uma espécie de memória do estímulo forte de alta frequência que ocorreu em um certo momento. O que aconteceu na sinapse?

A LTP é um fenômeno típico de sinapses glutamatérgicas, as quais envolvem o neurotransmissor glutamato e seus receptores pós-sinápticos, especialmente o tipo AMPA[5] e o tipo NMDA[6] (Figura 6.14). Estímulos relativamente fracos produzem frequências de potenciais de ação relativamente

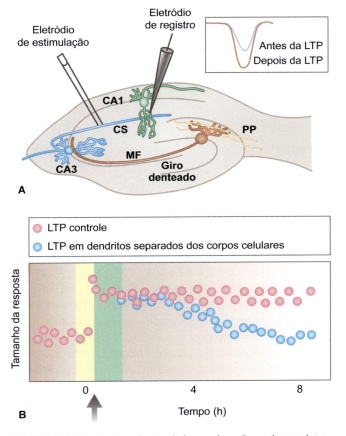

FIGURA 6.13 A. A potenciação de longa duração pode ser detectada experimentalmente em fatias de hipocampo cultivadas em laboratório, nas quais se colocam eletródios de estimulação e de registro de modo a ativar os colaterais de Schaeffer (CS) e captar os potenciais pós-sinápticos dos dendritos de células piramidais em CA1 (*em verde*). O quadro em **A** mostra os potenciais antes (*em azul*) e depois da potenciação (*em laranja*). **B.** As amplitudes maiores dos potenciais registrados na LTP podem ser representados em gráfico, que mostra a longa duração do fenômeno. A faixa *amarela* indica o período de sensibilidade do fenômeno a inibidores da síntese de RNA, e a faixa *verde*, o período de sensibilidade a inibidores da síntese de proteínas. Os pontos *azuis* mostram decaimento da LTP quando os dendritos são lesados. (Adaptada de Lledo, 2006.)

---

[5] Sigla para *propionato de α-amino-3-hidroxila 5-metil-4-isoxalol*, um agonista específico desse receptor.
[6] Sigla para *N-metil-D-aspartato*, agonista específico desse segundo receptor glutamatérgico.

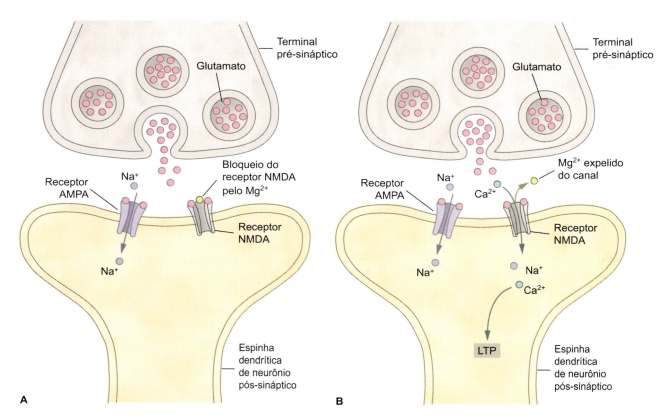

FIGURA 6.14 Na primeira fase da LTP, o potencial pós-sináptico ativa o receptor NMDA, deslocando o Mg^{++} e possibilitando a entrada de Ca^{++}. **A.** Durante o potencial de repouso. **B.** Durante a despolarização pós-sináptica. (Adaptada de Purves *et al.*, 2004.)

baixas, e a quantidade de glutamato liberada na fenda abre os receptores AMPA, que deixam entrar especificamente íons Na^+ nas espinhas dendríticas, provocando um PPSE de amplitude proporcional. Nessas condições, os receptores NMDA não são ativados, porque permanecem bloqueados por íons Mg^{++} neles incrustados (Figura 6.14). Entretanto, esse bloqueio pelo Mg^{++} é revertido por níveis mais altos de despolarização da membrana pós-sináptica, obtidos quando o estímulo é mais forte, capaz de produzir um PPSE maior. O Mg^{++} é então expelido do canal, e o glutamato provoca a abertura dele, ocorrendo a entrada de íons Na^+ e Ca^{++} para dentro da espinha dendrítica. A entrada desses íons, em especial do Ca^{++}, aciona vias de sinalização intracelular envolvendo certas quinases (enzimas fosforilantes) que acabam por promover a inserção de outros receptores AMPA na membrana da espinha. O resultado é o aumento da sensibilidade da membrana pós-sináptica ao glutamato, que provoca quebra da proporcionalidade anterior e PPSEs maiores que o normal (Figura 6.15).

Essa sequência de eventos coloca a LTP como um possível mecanismo para se explicar a memória de curta duração. O aumento de sensibilidade pós-sináptica ao glutamato pode durar horas e até mesmo alguns dias, e o PPSE de maior amplitude que passa a ser produzido representa a "lembrança" do forte estímulo repetitivo aplicado no início do experimento. De fato, várias evidências corroboram essa hipótese, sendo uma das mais fortes o fato de que camundongos mutantes portadores de deleção gênica de moléculas participantes da LTP (tais como as quinases) são incapazes de produzir LTP nas suas sinapses glutamatérgicas e, além disso, apresentam desempenho deficiente em testes de aprendizagem e memória.

Mais difícil é explicar o envolvimento da LTP na memória de longa duração, aquela que dura anos, às vezes toda a existência de seres humanos, que pode se estender a cerca de 100 anos. É preciso reconhecer que alguma sinalização é enviada das espinhas dendríticas para o genoma da célula pós-sináptica, resultando no "fortalecimento" definitivo das sinapses, como propôs Hebb.

A LTP, bem como a memória de longa duração, podem ser caracterizadas pelo seu curso temporal comum: ambas têm uma curta *fase inicial*, que dura alguns minutos, uma *fase precoce*, de algumas horas, e uma *fase tardia*, de várias horas até semanas, ou uma vida inteira (no caso da memória). Um atributo de ambas é a sua dependência de síntese de RNA e de proteínas para chegar à fase tardia (Figura 6.13 B). Inibidores da síntese de RNA, aplicados pouco antes ou durante o estímulo indutor de LTP, provocam decaimento mais rápido da potenciação, e o mesmo efeito é causado pela aplicação de inibidores da síntese proteica até 15 minutos após a estimulação. Esses mesmos inibidores não têm efeito depois dessa faixa temporal, o que indica que a sinalização dos dendritos para o núcleo deve ocorrer nesses primeiros momentos da LTP. A participação do núcleo é atestada pelo fato de que dendritos separados do corpo neuronal não apresentam a fase tardia da LTP.

Conclui-se que o sinal que viabiliza a fase tardia da LTP, dando-lhe permanência, chega ao núcleo a partir das espinhas dendríticas, provocando nele a ativação da expressão gênica que ativa a síntese de proteínas. Que sinal é esse? Existem duas possibilidades (Figura 6.16). Uma primeira hipótese admite o transporte de moléculas sinalizadoras até o núcleo – talvez as próprias quinases ativadas pelos receptores NMDA, ou fatores de transcrição, tais como o fator nuclear κB (NF-κB), ou ainda proteínas de transporte chamadas "importinas". Outra hipótese propõe que o disparo de potenciais de ação no segmento inicial do axônio do neurônio pós-sináptico pode, por si só, induzir a transcrição gênica pela translocação de moléculas do soma para o núcleo, ou por ativação direta devida à entrada de Ca^{++}. A primeira hipótese tem contra si a rapidez de início da síntese proteica após a LTP, incompatível com o tempo necessário para o transporte de sinais moleculares dos dendritos para o núcleo, e as baixíssimas concentrações desses sinais desde o seu aparecimento nas espinhas dendríticas potenciadas até o núcleo. A segunda hipótese, embora mais concebível, carece ainda de provas concretas. Possivelmente essa questão será esclarecida nos próximos anos.

Qualquer que seja o mecanismo de sinalização entre a espinha dendrítica potenciada e o núcleo da célula pós-sináptica, é preciso ainda que os produtos da transcrição gênica provocada sejam endereçados para a espinha certa. É necessário, portanto, que as espinhas potenciadas sejam marcadas de algum modo e que essas marcas sejam reconhecidas pelos produtos gênicos consequentes. A existência de marcas específicas – embora ainda não a sua identidade – foi verificada recentemente: as espinhas dendríticas potenciadas são capazes de "capturar" mRNA e proteínas recém-sintetizados.

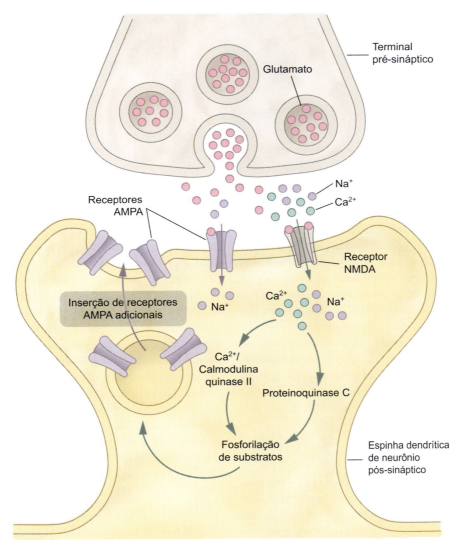

FIGURA 6.15 Nas fases subsequentes da LTP, o Ca^{++} provoca a ativação de uma cadeia de sinalização intracelular que acaba inserindo novos receptores AMPA na membrana pós-sináptica. (Adaptada de Purves et al., 2004.)

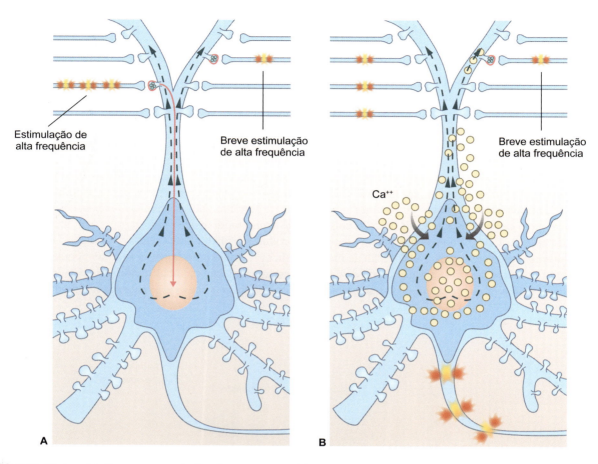

FIGURA 6.16 As duas hipóteses para a sinalização entre as espinhas dendríticas e o genoma da célula pós-sináptica. (Adaptada de Adams & Dudek, 2005.)

Finalmente, o resultado da síntese de proteínas é a maior adesividade entre as membranas pré e pós-sinápticas das sinapses potenciadas, "fortalecendo-as" como queria Hebb, talvez tornando-as consolidadas e, portanto, permanentes. As espinhas dendríticas consolidadas tornar-se-iam também estáveis e permanentes. Há também evidências de que novas sinapses podem ser criadas após a LTP, sendo esse inclusive um resultado da síntese das moléculas necessárias para a sinaptogênese.

Em síntese, a LTP aparece atualmente como o mecanismo neurobiológico da memória: a sua fase precoce, de curta duração, pode possibilitar memórias de curta duração, tais como a memória de trabalho (ou memória operacional), e a sua fase tardia, duradoura e até mesmo permanente pode estar na base das memórias de longa duração.

Depressão de longa duração

A depressão de longa duração (LTD, do inglês *long-term depression*) é, de certo modo, o fenômeno inverso à LTP (Figura 6.17). Foi descrita no cerebelo, no hipocampo e no córtex cerebral. No hipocampo, o circuito envolvido é o mesmo da LTP: as sinapses dos colaterais de Schaeffer com os neurônios piramidais de CA1. No cerebelo, o neurônio pós-sináptico é a célula de Purkinje, cujos dendritos recebem sinapses das fibras trepadeiras e das fibras paralelas. A LTD, nesse caso, tem características associativas, pois exige a ativação simultânea das duas vias aferentes. Sob estimulação de baixa frequência dos terminais pré-sinápticos, ocorre diminuição (depressão) duradoura do potencial pós-sináptico. As vias intracelulares envolvidas são diferentes da LTP: nesse caso, em vez de ativação de enzimas fosforilantes são ativadas fosfatases dependentes de Ca^{++}, que são enzimas *des*fosforilantes. Ao que parece, a estimulação de baixa frequência provoca uma pequena entrada de Ca^{++} nos dendritos, que é "lida" intracelularmente pelas fosfatases; quando a estimulação é de alta frequência, as quinases é que "leem" a mensagem. O resultado da ação das fosfatases é inverso à ação das quinases: ocorre a retirada de receptores glutamatérgicos de tipo AMPA por endocitose, o que acarreta diminuição da sensibilidade da membrana pós-sináptica e, em consequência, a depressão da resposta.

Outras formas de plasticidade sináptica

Outras formas de plasticidade sináptica foram descritas em modelos mais simples do que os circuitos neurais dos mamíferos. Especial atenção foi dada aos circuitos dos gânglios

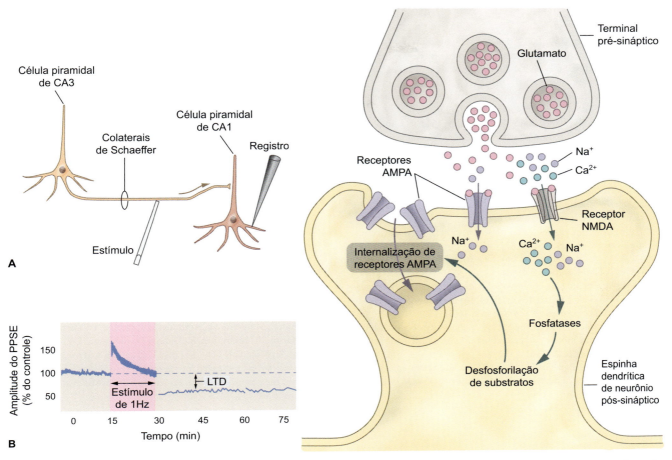

FIGURA 6.17 A LTD é um fenômeno associativo inverso à LTP, no qual duas vias aferentes produzem a ativação pós-sináptica de enzimas desfosforilantes (fosfatases), removendo receptores AMPA da membrana e, assim, reduzindo a amplitude do potencial pós-sináptico resultante. (Adaptada de Purves et al., 2004.)

neurais de um molusco gastrópode marinho da espécie *Aplysia californica*, estudado extensamente pelo neurobiólogo norte-americano Eric Kandel, ganhador do prêmio Nobel de medicina ou fisiologia de 2000. Dotado de um número pequeno de neurônios, o sistema nervoso da aplísia demonstra fenômenos sinápticos que podem ser correlacionados com o comportamento do animal. A *habituação*, por exemplo, pode ser observada quando se estimula o sifão[7] do animal suavemente com um pincel. Na primeira vez, o animal retrai defensivamente o sifão e a brânquia, mas, como o estímulo é inócuo, o reflexo vai se atenuando (habituando) com a repetição. Os neurônios envolvidos nesse reflexo são conhecidos, e a sua fisiologia sináptica demonstra a ocorrência de diminuição do potencial pós-sináptico consequente à diminuição da liberação de glutamato na fenda sináptica. A habituação ocorre também em animais superiores: nós mesmos, muitas vezes, nem percebemos o ruído constante de um aparelho de ar refrigerado, a não ser quando ele é desligado...

Fenômeno reverso – e mais complexo – é a *sensibilização*. Nesse caso, estimula-se o sifão com um choque elétrico. O reflexo defensivo correspondente é muito forte, envolvendo não apenas a retração do sifão e da brânquia, mas também um recuo do animal e até mesmo a secreção de uma tintura escura semelhante à dos polvos. Depois desse estímulo forte, o animal fica "sensibilizado" e reage com igual intensidade aos estímulos subsequentes, mesmo que sejam fracos e inócuos. Os neurônios envolvidos são também conhecidos, e a fisiologia sináptica demonstra o envolvimento de uma sinapse glutamatérgica entre o axônio pré-sináptico e o neurônio pós-sináptico, e uma sinapse serotoninérgica entre um interneurônio facilitador e o terminal pré-sináptico. O estímulo forte sensibilizante ativa, além da sinapse glutamatérgica com o neurônio motor da brânquia, interneurônios serotoninérgicos que ativam um receptor metabotrópico vinculado a uma proteína G, que, por sua vez, ativa a enzima adenililciclase e, assim, produz o segundo mensageiro AMPc no terminal glutamatérgico. O AMPc ativa a enzima fosforilante PKA (proteinoquinase A), cuja ação resulta em fechamento dos canais de Ca^{++} do terminal, tornando mais duradoura a despolarização deste e, consequentemente, também maior a liberação de glutamato na fenda sináptica. Uma via tortuosa, mas bastante eficiente.

---

[7] Extensão do manto que recobre as brânquias da aplísia.

Bibliografia

Adams, J. P., & Dudek, S. M. (2005). Late-phase long-term potentiation: getting to the nucleus. *Nature Reviews Neuroscience, 6*, 737-743.

Antonini, A. & Stryker, M. P. (1993). Rapid remodeling of axonal arbors in the visual cortex. *Science, 260*, 1819-1821.

Bi, G.-Q., & Rubin, J. (2005). Timing in synaptic plasticity: from detection to integration. *Trends in Neuroscience, 28*, 222-228.

Doetsch, F., & Hen, R. (2005). Young and excitable: the function of new neurons in the adult mammalian brain. *Current Opinion in Neurobiology, 15*, 121-128.

Elbert, T., Candia, V., Altenmüller, E., Rau, H., Sterr, A., Rockstroh, B., Pantev, C., & Taub, E. (1998). Alteration of digital representations in somatosensory cortex in focal hand dystonia. *NeuroReport, 9*(16), 3571-3575.

Fields, R. D. (2005). Myelination: an overlooked mechanism of synaptic plasticity? *Neuroscientist, 11*, 528-531.

Hensch, T. K. (2005). Critical period plasticity in local cortical circuits. *Nature Reviews Neuroscience, 6*, 877-888.

Hickmott, P. W., & Ethell, I. M. (2006). Dendritic plasticity in the adult neocortex. *Neuroscientist, 12*, 16-28.

Horton, J. C., & Hocking, D. R. [1996]. An adult-like pattern of ocular dominance columns in striate cortex of newborn monkeys prior to visual experience. *Journal of Neuroscience, 16*(5), 1791-1807

Hubel, D. H., Wiesel, T. N., & LeVay, S. (1977). Plasticity of ocular dominance columns in monkey striate cortex. *Philosophical Transactions of the Royal Society B, 278*(961), 377-409.

Lledo, P. M., Alonso, M., & Grubb, M. S. (2006). Adult neurogenesis and functional plasticity in neuronal circuits. *Nature Reviews Neuroscience, 7*, 179-193.

Münte, T. F., Altenmüller, E., & Jäncke, L. (2002). The musician's brain as a model of neuroplasticity. *Nature Reviews Neuroscience, 3*, 473-478.

Purves, D., Augustine, G. J., Fitzpatrick, D., Hall, W. C., LaMantia, A. S., McNamara, J. O., & Williams, S. M. (2018). *Neuroscience* (3a ed., Cap. 23 e 24). Sunderland: Sinauer Associates.

Purves, D., Augustine, G. J, Fitzpatrick, D., LaMantia, A., McNamara, J. O., & Williams, S. M. (2004). *Neuroscience* (3a ed., p. 558). Sunderland: Sinauer Associates.

Ramachandran, V. S., & Rogers-Ramachandran, D. (2000). Phantom limbs and neural plasticity. *Archives of Neurology, 57*, 317-320.

Sadato, N. (2005). How the blind "see" Braille: Lessons from functional magnetic resonance imaging. *Neuroscientist, 11*, 577-582.

Sadato, N., Okada, T., Honda, M., & Yonekura, Y. (2002). Critical period for cross-modal plasticity in blind humans: a functional MRI study. *Neuroimage, 16*(2), 389-400.

Segal, M. (2005). Dendritic spines and long-term plasticity. *Nature Reviews Neuroscience, 6*, 277-284.

Tovar-Moll, F. Moll, J., Oliveira-Souza, R., Bramati, I. E., Andreiuolo, P. A., & Lent, R. (2007). Neuroplasticity in human callosal dysgenesis: A diffusion tensor imaging study. *Cerebral Cortex, 17*(3), 531-541.

Tovar-Moll, F., Monteiro, M., Andrade, J., Bramati, I. E., Vianna-Barbosa, R., Marins, T., Rodrigues, E., Dantas, N., Behrens, T. E. J., Oliveira-Souza, R., Moll, J., & Lent, R. (2014). Structural and functional brain rewiring clarifies preserved interhemispheric transfer in humans born without the corpus callosum. *Proceedings of the National Academy of Sciences USA, 111*, 7843-7848.

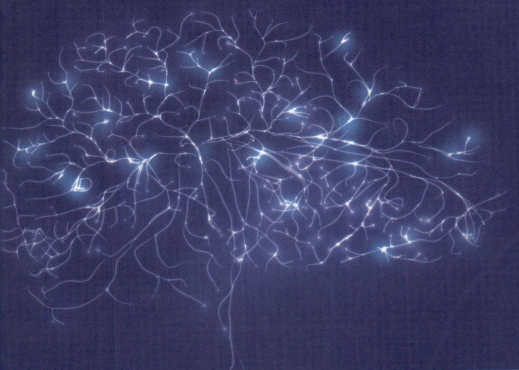

capítulo 7

Sentidos e Percepção

Luiz Carlos de Lima Silveira (*in memoriam*),
Hércules Rezende Freitas,
Ricardo A. de Melo Reis

Resumo

A percepção do mundo que nos cerca e de certos aspectos do meio interno dependem da atividade de sensores especializados que detectam alterações, fazendo dos sistemas sensoriais a interface que alimenta continuamente o sistema nervoso central (SNC), com uma grande variedade de informações. Esses sistemas informam sobre numerosos aspectos do meio orgânico interno, usados para diversos ajustes do funcionamento do organismo sem necessariamente chegar ao nível consciente. Os elementos críticos dos sistemas sensoriais são os receptores sensoriais, células especializadas na transformação de um tipo inicial de energia (mecânica, eletromagnética, química, física ou térmica) em sinais elétricos, que se propagam por vias aferentes do sistema nervoso. O início do processo se denomina transdução sensorial, enquanto a frequência de propagação dos potenciais elétricos é a codificação neural, utilizável pelo sistema nervoso e que passa a ser a portadora dessa informação no espaço neural. Cada sistema sensorial tem suas especificidades morfológicas, funcionais e moleculares, logo é capaz de avaliar e interpretar numerosos parâmetros, como temperatura, umidade, luz, som, moléculas voláteis e não voláteis. Estes serão abordados em seções distintas sobre visão, olfação, gustação, audição, equilíbrio e somestesia. Além disso, existem processos comuns a todos os sistemas sensoriais, que serão estudados de forma integrada ao final do capítulo.

Sistemas sensoriais: uma especialidade do sistema nervoso

O sistema nervoso possibilita aos animais uma forma de interação com o meio ambiente muito mais intensa, rápida e versátil do que a observada nos fungos e vegetais, duas outras formas de vida multicelular com as quais os animais compartilham a biota, mas que são desprovidas dos atributos neurais. Os sistemas sensoriais recolhem constantemente um conjunto de informações sobre o estado do meio ambiente no qual o animal está inserido, assim como do meio interno do próprio organismo. Essas informações são processadas e interagem com áreas motoras, cognitivas, emocionais e integrativas, gerando a consciência. Há alguns anos, um grupo de neurocientistas expoentes reunidos na Universidade de Cambridge, Reino Unido, relataram que certos animais, como o polvo (um invertebrado), assim como aves e mamíferos, dispõem do substrato neural da consciência (Declaração de Cambridge, 2012)[1] mesmo na ausência de uma organização cortical.

A consciência seria formada com base em diversos estados afetivos, desde seres simples até os humanos, levando a complexidade comportamental. Apesar da complexidade do sistema nervoso, é possível representá-lo esquematicamente em diversos níveis de detalhamento, embora o mais complexo, aquele do completo entendimento de como os diversos componentes operam da maneira que observamos ou vivenciamos, ainda escape aos modelos que a Neurociência contemporânea é capaz de conceber. O fluxograma da Figura 7.1 mostra os componentes fisiológicos fundamentais do sistema nervoso e constitui uma síntese baseada nos conceitos neurobiológicos desenvolvidos pelo histologista espanhol Santiago Ramón y Cajal (1852-1934), ganhador do prêmio Nobel de fisiologia ou medicina em 1906 (considerado por muitos como o pai da Neurociência moderna) por seus estudos sobre a histologia do sistema nervoso, pelo fisiologista inglês Charles Sherrington (1857-1952), ganhador do mesmo prêmio Nobel em 1932 por descobertas relativas ao funcionamento do neurônio, assim como nos conceitos cibernéticos do filósofo e matemático americano Norbert Wiener (1894-1964) e do matemático húngaro János Neumann (mais conhecido como John von Neumann) (1903-1957). Nesse fluxograma, pode-se visualizar como a informação trafega no sistema nervoso, trocando quatro tipos de estímulos – sensorial, intrínseco, cognitivo e motor. A atividade dos três primeiros influencia a saída motora, por meio dos axônios dos motoneurônios que constituem a via final comum, para a elaboração do comportamento do indivíduo. Essa influência ocorre por meio de mecanismos reflexos (pelo sistema sensorial), voluntários (pela ação do sistema cognitivo) e por meio de atividade intrínseca (o nível basal de atividade das várias partes do sistema nervoso, que pode ser aumentado ou diminuído sob diversas influências). Além disso, observa-se que o comportamento exerce uma retroalimentação sobre o sistema nervoso, fornecida pelos sistemas sensoriais. Também se vê que as quatro divisões influenciam umas às outras, de tal maneira que o estado funcional do sistema nervoso, a cada momento, é o produto dessas múltiplas influências e da influência espontânea ou reativa do meio em que ele está inserido.

Representação neural dos eventos sensoriais

A doutrina do neurônio, que sintetiza o pensamento de Ramón y Cajal sobre a organização do sistema nervoso, estabelece que este é formado por neurônios individuais (pré e pós-sinápticos no sentido do fluxo da informação), que toda a atividade neural emana do funcionamento dessas células, apoiadas de diversas maneiras por outros tipos celulares (células gliais, como astrócitos e micróglia, que interagem intimamente com a estrutura nervosa sináptica), operando em associação (circuitos neurogliais). A atividade neuronal, considerando-se cada neurônio isoladamente, pode ser resumida em alguns tópicos fundamentais (ver Capítulo 4, *Funcionamento do Sistema Nervoso*), descritos a seguir. (1) A expressão gênica em nível nuclear, levando à síntese de proteínas e outras

---

[1] No dia 7 de julho de 2012, neurocientistas das áreas de cognição, neurofisiologia, neuroanatomia, neurobiologia celular, molecular e computacional reuniram-se na Universidade de Cambridge, para discutir sobre os substratos neurobiológicos da xperiência consciente e comportamentos relacionados com ela, tanto em animais humanos como não humanos.

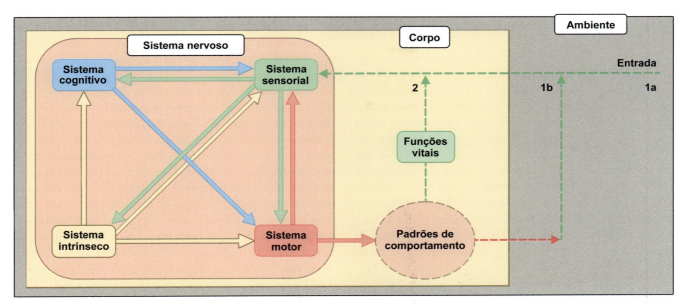

FIGURA 7.1 Organização do sistema nervoso em rede com quatro sistemas (sensorial, motor, cognitivo e intrínseco) que se interconectam nas principais vias de processamento de informação (IN), codificada pelo sistema sensorial (em *verde*) (*setas coloridas*). O estímulo do ambiente (1a) atinge o corpo e interage com receptores específicos do sistema sensorial (em *verde*) que são ativados de acordo com as características da energia. O sinal evoca respostas no sistema motor (em *vermelho*), cognitivo (em *azul*) e pode ser modificado de acordo com respostas intrínsecas (em *amarelo*). A via final comum é formada por motoneurônios que deixam o sistema motor e ativam a musculatura visando a integração sensorimotora (1b). Outros motoneurônios inervam vísceras, glândulas e vasos para gerar comportamentos autônomos (funções vitais, em *verde*). (Adaptada de Swanson, 2012.)

macromoléculas no citoplasma. (2) A presença de um gradiente eletroquímico através da membrana plasmática. (3) A modificação transitória desse gradiente por ação de diversos tipos de estímulo (químicos, luminosos, térmicos, elétricos, magnéticos e mecânicos) que atuam na membrana plasmática para produzir respostas locais (potencial receptor, potencial sináptico) e propagadas (potencial de ação). (4) A produção, o armazenamento e a liberação de mediadores neuronais e gliais que servem como estímulos químicos para células próximas (transmissão sináptica) ou distantes (sinalização neuro-hormonal). (5) A captação de moléculas do meio externo que, por transporte axoplasmático, podem chegar à região perinuclear ou ao próprio núcleo, atuando como sinais químicos que, inclusive, alteram a expressão gênica. (6) A geração de energia para todos esses processos a partir da glicose, consistindo essencialmente na oxidação de carbono a CO_2 e de hidrogênio a H_2O. A oxidação do carbono começa na glicólise ou via de Embden-Meyerhof-Parnas,[2] no citoplasma, e termina no ciclo do ácido tricarboxílico (ou ciclo de Krebs), nas mitocôndrias, enquanto a oxidação dos equivalentes redutores acontece na fosforilação oxidativa, que ocorre na cadeia respiratória da membrana mitocondrial. (7) A conversão de parte dessa energia em gradientes eletroquímicos iônicos através da membrana plasmática ou das membranas de organelas, gradientes esses que servem como fontes de energia para o transporte de solutos através dessas membranas biológicas.

Nos últimos 30 anos, os circuitos neurogliais assumiram um papel de grande importância com o conceito de sinapse tripartite, na qual os astrócitos interagem com neurônios pré e pós-sinápticos, e quadripartite, que conta também com a presença de células microgliais, permitindo em ambos os casos um mecanismo de refinamento das sinapses. Os circuitos neurogliais como unidades do sistema nervoso frequentemente são comparados aos circuitos dos computadores. No entanto, deve-se ressaltar a complexidade do cérebro, que evoluiu por centenas de milhões de anos por seleção natural, resultando em processos como a percepção, a cognição, a memória, o aprendizado, as emoções, a motivação e o planejamento das ações, que escapam completamente a esse nível de análise, do mesmo modo que as funções dos computadores são dificilmente redutíveis aos seus componentes individuais. Quase certamente, a distância entre o funcionamento dos componentes e o do conjunto é ainda maior no caso do cérebro. Mario Bunge, celebrado filósofo da ciência, apresenta três postulados para explicar os fenômenos mentais: (1) todos os processos mentais são eventos ou estados originados no sistema nervoso dos vertebrados; (2) esses estados são emergentes em relação aos componentes celulares do SNC; (3) as relações chamadas "psicofísicas" são interações entre os

---

[2] O nome é uma homenagem aos principais pesquisadores envolvidos na descoberta das reações que permitem o metabolismo de transformação da glicose em moléculas de piruvato: Gustav Georg Embden, Otto Fritz Meyerhof e Jakub Karol Parnas.

subsistemas do sistema nervoso ou entre eles e outros componentes do organismo.

O modo de funcionamento do neurônio levando às funções complexas do cérebro representa uma construção de várias gerações de neurocientistas, e todos admitem que essa transição é possibilitada pela maneira como a atividade dessas células se associam e influenciam umas às outras. As regras de associação que servem de substrato para o processamento e o armazenamento de informação no sistema nervoso têm sido extensamente investigadas, seja do ponto de vista teórico, seja de uma perspectiva experimental. Essas regras incluem, entre outras hipóteses, o processamento paralelo de informação, a organização hierárquica dos vários estágios desse processamento e a representação distribuída dos eventos sensoriais. A abordagem teórica envolve o uso da teoria da informação e os recursos de simulação computacional hoje disponíveis. Experimentalmente, têm sido empregadas técnicas refinadas, morfológicas e eletrofisiológicas, para mapear as conexões neuronais e identificar os circuitos funcionais de processamento de informação no sistema nervoso. O "imageamento" cerebral, por meio de técnicas como a ressonância magnética funcional (RMf) e a tomografia por emissão de pósitrons (PET), junto com os procedimentos complexos de registro eletrofisiológico, estão trazendo uma avalanche de novos conhecimentos sobre como as áreas cerebrais funcionam durante a realização das funções nervosas superiores. Recentemente surgiu a optogenética, técnica que permite o uso da luz para manipular células que interferem no comportamento. Esses conhecimentos somam-se àqueles obtidos com métodos psicofísicos e comportamentais, os quais visam à medida e à quantificação da sensação e do comportamento. A representação dos eventos sensoriais origina-se das propriedades de neurônios periféricos, não isolados, mas fazendo parte de um circuito que se estende desde a entrada sensorial até as regiões do SNC. Essa entrada tem seletividade e sensibilidade a determinados estímulos, que podem ser rastreadas até o nível molecular das proteínas integrais da membrana plasmática dos receptores sensoriais, que recebem a ação direta dos estímulos sensoriais. A interação entre a energia do estímulo e o receptor transforma a informação em sinais químicos (por receptores metabotrópicos) ou elétricos (abertura ou fechamento de canais iônicos), codificando as características relevantes inicialmente na amplitude da resposta elétrica do receptor sensorial (potencial receptor ou gerador).

Em um determinado ponto do axônio (zona de disparo ou cone de implantação), com grande densidade de canais de sódio dependentes de voltagem, surge o potencial de ação, que se propaga ao longo do axônio e pode ser transmitido de neurônio em neurônio, gerando o código que alterna entre a frequência de ocorrência do impulso nervoso na fibra nervosa (codificação neural), a concentração de neurotransmissor liberado sinapticamente pelo terminal axonal da fibra nervosa (quanta), a amplitude do potencial pós-sináptico no neurônio seguinte (potencial gerador), novamente a frequência do impulso nervoso no axônio seguinte, e assim por diante. Dessa forma, a informação é conduzida por circuitos neurais que compreendem neurônios situados cada vez mais centralmente, até que um padrão cerebral do evento sensorial seja formado. Nas últimas décadas, várias descobertas levaram à identificação de novos receptores associados aos eventos de transdução de sinal. Uma grande variedade de receptores/canais iônicos transitórios de dor ou coceira ou metabotrópicos de olfato foram descritos, mas o conhecimento sobre os mecanismos mais centrais ligados ao processamento da informação ainda não está inteiramente revelado, embora muito se tenha avançado com métodos de imageamento. A ideia predominante sobre o processamento cerebral dos eventos sensoriais é uma forma da doutrina do neurônio desenvolvida pelo fisiologista inglês Horace Barlow (1921-2020), influenciado pela teoria da informação de Claude Shannon (1916-2001), engenheiro elétrico e matemático americano.

Esse conceito define certas grandezas como informação, capacidade de transmissão de um canal de informação e redundância no conteúdo da informação. Barlow desenvolveu essa hipótese a partir da estrutura estatística das mensagens sensoriais e das evidências experimentais, mostrando que os neurônios isolados nas vias sensoriais são altamente seletivos e sensíveis e que, portanto, as discriminações perceptuais podem ser baseadas diretamente na atividade de um pequeno número dos neurônios mais ativos em uma dada condição de estimulação. Portanto, os eventos sensoriais seriam representados no cérebro por meio de um código, no qual a atividade de um número pequeno de neurônios selecionados, chamados "células cardinais", forma uma representação distribuída do que ocorre na entrada sensorial. Esse modelo combina alguns méritos de hipóteses concorrentes de representações distribuídas esparsas e de outras baseadas na atividade de neurônios exclusivos para cada situação sensorial. A doutrina do neurônio de Barlow foi resumida por ele em cinco dogmas especulativos, cujas bases experimentais e limitações têm sido extensamente discutidas. (1) Para se compreender a função neural, é necessário examinar interações no plano celular, em vez de fazê-lo em um nível mais macro ou mais microscópico, porque o comportamento depende do padrão organizado dessas interações celulares. (2) O sistema sensorial está organizado para atingir uma representação do estímulo sensorial tão completa quanto possível, com um número mínimo de neurônios ativos. (3) As características que levam ao disparo de neurônios sensoriais (chamadas, em inglês, *trigger features*) são moldadas aos padrões redundantes de estimulação tanto pela experiência como pelos processos do desenvolvimento neural. (4) A percepção corresponde à atividade de um pequeno número de neurônios, os quais são selecionados entre um grande conjunto de neurônios de ordem superior, cada um dos quais corresponde a um padrão de eventos externos da ordem de complexidade dos eventos simbolizados por uma palavra. (5) Uma frequência alta de impulsos nervosos nesses neurônios corresponde a uma elevada probabilidade de que a propriedade característica de disparo para aqueles neurônios está presente no estímulo. Esses dogmas estão desenvolvidos no último trabalho de Barlow, estabelecendo o modelo do córtex visual como protótipo de autocorrelação, onde as células neurais complexas apresentam papéis inerentes à estrutura colunar de onde chegam as informações dos campos receptores, locais onde o estímulo sensorial inicia a transdução e codificação neural.

Estímulos e receptores sensoriais

Em princípio, qualquer forma de variação energética pode servir de estímulo sensorial. Os animais tendem a ignorar um nível energético constante no tempo ou no espaço, respondendo apenas quando ocorrem variações desse nível. Assim, a pressão atmosférica, sendo em grande medida constante para uma dada altitude em relação ao nível do mar, não estimula a audição nem a somestesia, mas ínfimas variações dessa pressão produzidas por uma fonte sonora são detectadas pelo sistema auditivo, assim como um aumento súbito de pressão produzido por um objeto empurrado de encontro à pele é imediatamente detectado como estímulo somestésico. Os neurônios sensoriais provavelmente se diferenciaram e evoluíram do ectoderma, assumindo um formato bipolar, no qual uma extremidade interage com ambiente externo, detectando o estímulo (local da transdução de sinal), e a outra terminação transmite a informação para um grupo de efetores centrais (codificação neural). Segundo a teoria da polaridade neuronal de Cajal, o fluxo unidirecional da informação segue dos dendritos da terminação periférica para o axônio sensorial. De modo geral, existem receptores sensoriais especializados para cada categoria de estímulo, ou seja, certas classes de receptores são especialmente sensíveis à luz, outras a estímulos mecânicos cutâneos superficiais, outras à deformação tecidual causada pelo movimento das articulações, e assim por diante. Em geral, nas modalidades gustativas, visuais, de equilíbrio e auditivas, a transdução sensorial e a codificação neural ocorrem em células diferentes; já na somestesia e no olfato, a transdução sensorial e a codificação neural ocorrem na mesma célula (ver Figura 7.2 B). Vale ressaltar que a sensibilidade dos receptores pode variar entre as espécies. Por exemplo, enquanto a audição humana limita-se a operar entre 20 e 20.000 Hz, a audição no cão e no elefante estende-se, respectivamente, até frequências acima ou abaixo da faixa audível humana, sendo consideradas ultrassons ou infrassons para nós. Além disso, certos receptores estão presentes em alguns animais e inexistem em outros. É o caso dos receptores das fossetas laterais nas cobras, que lhes conferem sensibilidade para a radiação infravermelha, ou os receptores para ultravioleta presentes nas abelhas, que não existem nos mamíferos. A Tabela 7.1 apresenta sistematicamente as diversas classes de receptores sensoriais humanos, enfatizando o sentido a que servem, o tipo de estímulo a que são sensíveis e o tecido em que estão localizados.

Essa classificação, assim como todas as outras, apresenta dificuldades nas suas generalizações. Por exemplo, a atividade dos receptores viscerais só chega ao nível consciente em determinadas condições e, portanto, o próprio termo "sensorial" tem aplicação discutível nesse caso. Enfim, essa classificação dista muito da divisão harmônica em cinco sentidos utilizada por Aristóteles, porém está mais próxima do que se sabe do sistema sensorial humano.

Transdução sensorial

Nos receptores sensoriais, em um local particular da membrana plasmática, ocorre o fenômeno que transforma a energia do estímulo do ambiente externo ou interno em pequenos sinais elétricos, passivos, mas gradativos, que serão somados, integrados e eventualmente propagados na forma de potenciais de ação para o SNC. Trata-se da transdução sensorial, um processo específico para cada tipo de receptor, que obedece às particularidades de cada modalidade. A variação de energia que constitui o estímulo produz uma variação do potencial de membrana do receptor sensorial (chamada "potencial receptor" ou "gerador"), de certa maneira transformando-se em uma variação de energia eletroquímica. Nesse processo, a parcela da informação contida no estímulo, e que é significativa para o animal, é transferida para o potencial receptor. Em cada receptor sensorial, o processo assume características particulares, essencialmente devido à presença de uma proteína de membrana específica para cada mecanismo de transdução, que interage diretamente com o estímulo. Por exemplo, na visão trata-se da rodopsina, uma proteína integral com sete domínios transmembranares, incrustada nos discos dos segmentos externos dos fotorreceptores. No olfato, células ciliadas possuem proteínas análogas, metabotrópicas, que não reconhecem luz, mas odorantes diversos que modificam os potenciais receptores. Na somestesia, canais iônicos presentes nos corpúsculos e órgãos especializados se ligam a elementos do citoesqueleto que respondem a variações de pressão. O conhecimento das bases moleculares da transdução sensorial deveu-se ao extraordinário avanço da Biofísica Celular e Molecular, especialmente nos últimos 50 anos, e culminou com o reconhecimento desses estudos com o prêmio Nobel de fisiologia ou medicina em 2021 concedido a David Julius e a Ardem Patapoutian, por suas descobertas de receptores e canais iônicos para temperatura e somestesia.

Pode-se estabelecer como ponto de partida a descoberta de que as membranas biológicas, inclusive a membrana plasmática, são matrizes lipídicas fluidas com uma diversidade de proteínas integrais nelas inseridas, cada qual responsável por uma função específica de interação da célula com o meio extracelular (Figura 7.2 A). São essas proteínas integrais os componentes moleculares da transdução sensorial, bem como o entendimento de como elas executam essa função, essencial para a compreensão de como a transdução realmente acontece em cada receptor. E nesse local dá-se origem

TABELA 7.1 Classes de receptores sensoriais humanos situados em tecidos de origem ectodérmica (exteroceptores) e mesodérmica (proprioceptores).

Sistema sensorial	Classificação biofísica	Receptores (localização)
Olfação	Quimiorreceptor	Células olfatórias (epitélio olfatório), células olfatórias (epitélio do órgão vomeronasal)
Visão	Fotorreceptor	Cones (retina), bastonetes (retina)
Equilíbrio	Mecanorreceptor	Células ciliadas (máculas otolíticas do sáculo e do utrículo), células ciliadas (cristas ampulares dos canais semicirculares)
Audição	Mecanorreceptor	Células ciliadas internas e externas (órgão espiral de Corti da cóclea)
Gustação	Quimiorreceptor	Células gustativas (bulbos olfatórios)
Somestesia cutânea exteroceptiva	Mecanorreceptor	Células de Merkel, corpúsculos de Meissner, corpúsculos de Krause, corpúsculos de Pacini, corpúsculos de Ruffini, terminações lanceoladas associadas aos pelos e pilo-Ruffini (pele)
Somestesia cutânea homeostática	Mecanorreceptor	Terminações nervosas livres (pele)
Somestesia cutânea homeostática	Quimiorreceptor	Terminações nervosas livres (pele)
Somestesia cutânea homeostática	Termorreceptor	Terminações nervosas livres (pele)
Somestesia cutânea homeostática	Nociceptor	Terminações nervosas livres (pele)
Somestesia articular proprioceptiva	Mecanorreceptor	Corpúsculos de Golgi, corpúsculos de Ruffini (tecido articular)
Somestesia articular homeostática	Mecanorreceptor	Terminações nervosas livres (tecido articular)
Somestesia articular homeostática	Nociceptor	Terminações nervosas livres (tecido articular)
Somestesia muscular proprioceptiva	Mecanorreceptor	Órgãos tendinosos de Golgi (tendões)
Somestesia muscular proprioceptiva	Mecanorreceptor	Terminações primárias, terminações secundárias (fusos musculares)
Somestesia muscular homeostática	Mecanorreceptor	Terminações nervosas livres (músculos)
Somestesia muscular homeostática	Nociceptor	Terminações nervosas livres (músculos)

aos potenciais passivos, ôhmicos, gradativos (*setas pequenas*) que, quando somados, podem atingir o limiar gerando um ou mais potenciais de ação (*seta longa*), cuja frequência de disparo correlaciona-se com a codificação neural, que é a linguagem sensorial processada pelo sistema nervoso (Figura 7.2 B). O avanço do conhecimento sobre a conformação das proteínas integrais de membrana que ocorreu nas últimas décadas, inclusive da forma que elas adotam quando inseridas na matriz lipídica, trouxe descobertas inesperadas. Por exemplo, apesar da diversidade dos receptores sensoriais (ver Tabela 7.1), verifica-se que as soluções adotadas pela natureza para a transdução sensorial dependem de um número conservado de estruturas proteicas. Assim, a transdução visual, a olfatória e a gustativa dependem de receptores metabotrópicos, proteínas integrais com sete domínios transmembranares e grande homologia estrutural. Essa família proteica ainda compreende vários receptores metabotrópicos de neurotransmissores e bombas de prótons de alguns organismos unicelulares. Uma vez realizada a transdução sensorial, o potencial receptor, que é um fenômeno gradual e relativamente localizado, pode gerar potenciais de ação ao espalhar-se para regiões da membrana com alta densidade de canais de sódio dependentes de voltagem da fibra nervosa associada ao receptor. Isso significa que a transdução sensorial é especializada, gerando uma resposta ôhmica, somada e passiva; por outro lado, a codificação neural envolve a despolarização de canais de sódio dependentes de voltagem (na zona de disparo do axônio), separados espacialmente da região da membrana receptora. Tal fato se dá em diversos receptores somestésicos, tais como os corpúsculos de Meissner, Pacini e Ruffini. Embora alguns canais de Na^+ localizem-se na membrana dos terminais das fibras somestésicas, os potenciais de ação ocorrem a partir do primeiro nódulo de Ranvier, cuja densidade de canais de Na^+ é muito alta e cuja capacitância da membrana é reduzida. Em outras situações, entretanto, o potencial receptor modula a liberação de um neurotransmissor, o qual então atuará em uma segunda célula nervosa, transferindo a informação através da sinapse. Esse é o caso da célula de Merkel na somestesia, das células ciliadas na audição e no equilíbrio, e dos cones e bastonetes na visão.

Capítulo 7 ◆ Sentidos e Percepção   131

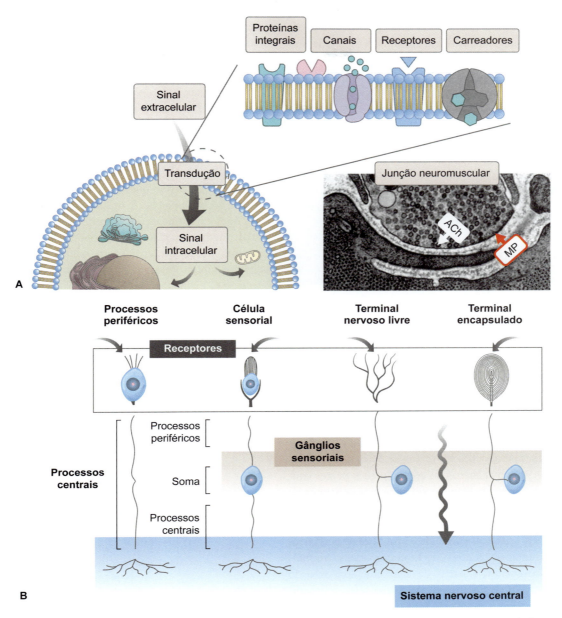

FIGURA 7.2 A. Modelo do mosaico fluido para as membranas biológicas em vista tridimensional e secção transversal. Os componentes fundamentais da membrana são os lipídeos e as proteínas integrais, ambas moléculas anfipáticas, ou seja, que dispõem de regiões polares e apolares. Os lipídeos estão arrumados de modo a formar uma bicamada que corresponde à matriz fluida do mosaico. Suas porções apolares formam um meio hidrofóbico dentro da membrana, enquanto suas porções polares (pequenas esferas, no esquema) interagem com os líquidos intra e extracelular. As proteínas integrais são globulares, estão inseridas na matriz lipídica e podem deslocar-se no plano desta, respeitando as interações de suas partes polares e apolares com as partes correspondentes dos lipídeos e com os líquidos intracelular e extracelular. As proteínas integrais da membrana plasmática desempenham diversas funções fundamentais para a fisiologia neuronal, atuando como canais iônicos, bombas iônicas, transportadores iônicos, receptores e transportadores de neurotransmissores. **B.** Nos receptores sensoriais, são as proteínas integrais da membrana plasmática que entram diretamente em contato com o estímulo e iniciam o processo de transdução sensorial. ACh: acetilcolina; MP: membrana plasmática. (**A**, adaptada de Singer & Nicolson, 1972.)

Visão

A visão é o sistema sensorial mais complexo, o mais estudado e o mais importante para os primatas superiores. Cerca de 40% do córtex sensorial está relacionado com a detecção, classificação e interpretação dos estímulos no mundo físico visual. O estudo da visão permite uma translação da biofísica molecular, através da interação de fótons na membrana dos fotorreceptores, até o processamento das áreas do córtex visual, passando pelas áreas talâmicas intermediárias. O resultado é a extração de inúmeras qualidades dos estímulos, tais como velocidade, movimento, cor, textura e profundidade. O tecido da retina é dedicado à transdução do estímulo luminoso em informações visuais, e é constituído majoritariamente por seis tipos de neurônios e um tipo glial, que se estruturam em uma rede funcional complexa. Na retina, as células de Müller são as principais componentes gliais interagindo ativamente com a maioria, se não todos, os neurônios da retina dos vertebrados. Os fotorreceptores (cones e bastonetes) se conectam às células bipolares, que por sua vez fazem sinapses com as células ganglionares da retina (CGR). Em conjunto, constituem o eixo vertical excitatório, já que todas liberam glutamato. As células horizontais (que modulam as sinapses entre fotorreceptores e bipolares) e as amácrinas (que modulam as sinapses entre bipolares e CGR) constituem os eixos horizontais inibitórios, que liberam, entre outros transmissores, o GABA.

Fototransdução visual

A fototransdução é um fenômeno fundamental da Biologia, e ocorre em animais, plantas, fungos, eucariotos unicelulares e procariotos. Nos seres mais simples, desprovidos de olhos, serve para monitorar a intensidade de luz ambiente e desencadear uma série de respostas comportamentais e metabólicas. Os organismos mais complexos, como sabemos agora, surgiram após um ciclo de congelamentos quase completos do nosso planeta, seguido do seu reaquecimento durante um período entre 2.400 e 600 milhões de anos atrás (ver Capítulo 3, *Evolução do Cérebro e do Comportamento*). A emergência dos pigmentos visuais se deu antes da separação evolutiva entre as principais classes de vertebrados (cerca de 350 a 400 milhões de anos atrás). Alguns gêneros de aves, répteis e peixes contemporâneos possuem quatro classes espectrais distintas de cones, garantindo-lhes visão tetracromática. Mamíferos, por outro lado, apresentam visão dicromática ou até tricromática, que surgiu nos primatas por volta de 35 milhões de anos atrás e compõe o sistema visual dos seres humanos atuais. Animais sofisticados apareceram a partir da chamada "explosão do Cambriano", e neles se observa que as células fotorreceptoras se associaram a células de outras origens embrionárias para formar olhos, órgãos especializados em extrair da luz incidente informação sobre a variação da intensidade luminosa no espaço e no tempo. Esse tipo de informação é particularmente importante para os organismos móveis, como os que surgiram naquela época. Quando estudamos os princípios ópticos em que os olhos dos animais se baseiam, verificamos que, embora os invertebrados possuam olhos dos mais diversos tipos, os vertebrados, surpreendentemente, usam apenas olhos refrativos simples.

As células fotorreceptoras de quase todos os animais apresentam um microvilo ou cílio modificado, com profundas e numerosas dobras da sua membrana plasmática, as quais aumentam enormemente a área fotossensível, uma vez que é nessa região da membrana que estão inseridas as opsinas – macromoléculas proteicas responsáveis pela fototransdução. Isso atende à demanda do sistema visual por uma grande sensibilidade e rapidez de resposta à luz em ângulos de incidência estreitos. As células fotorreceptoras dos animais atuais apresentam opsinas e um conjunto específico de moléculas em cascata (transducinas, recoverinas, fosfodiesterases e outras), que participam das reações de fototransdução, as quais são semelhantes em linhas gerais e pertencentes às mesmas grandes famílias proteicas (Figura 7.3). Nos vertebrados, elas são todas do tipo ciliar, dividindo-se em dois tipos morfofuncionais distintos – cones e bastonetes. O estímulo adequado para essas células é a radiação eletromagnética com comprimentos de onda do violeta ao vermelho (380 a 780 nm), que chamamos luz, sendo que em muitos seres a sensibilidade se estende ao ultravioleta. A opsina é o elemento fotossensível dos cones e bastonetes (ver Figura 7.3). É uma proteína integral da membrana plasmática com sete segmentos transmembranares, possui um cromóforo, o 11-cis-retinal, e exerce a sua ação sobre o fotorreceptor mediante acoplamento a uma proteína G chamada "transducina". Na retina humana, existem quatro tipos de opsinas, cada uma delas presente em uma classe celular diferente: cones S, M e L (do inglês *short*

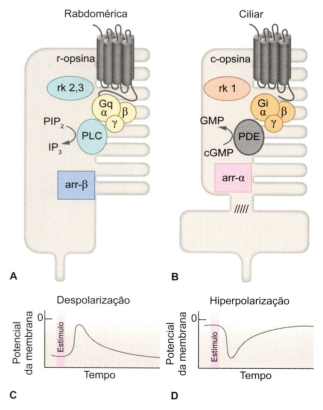

FIGURA 7.3 A. Fotorreceptor rabdomérico. **B.** Fotorreceptor ciliar. As opsinas e outras proteínas da cascata de fototransdução são semelhantes nos dois tipos, mas têm suas particularidades. **C.** No fotorreceptor rabdomérico, o potencial de membrana de repouso é bastante negativo, e o efeito do estímulo luminoso é despolarizante, ou seja, torna o potencial de membrana menos negativo. **D.** No fotorreceptor ciliar, o potencial de membrana de repouso é pouco negativo e o efeito do estímulo luminoso é hiperpolarizante, ou seja, torna o potencial de membrana mais negativo. (Adaptada de Nilsson, 2004.)

[azul], *medium* [verde] e *large* [vermelho]) e bastonetes. Os genes que codificam as opsinas dos bastonetes e dos cones S ocorrem no genoma humano em autossomos como uma única cópia, sendo o primeiro no cromossomo 3 e o segundo no cromossomo 7. Por outro lado, os genes que codificam as opsinas M e L estão localizados no cromossomo X e ocorrem em um arranjo de até seis cópias – geralmente uma do gene L e as demais do gene M. Em todas as opsinas de mamíferos, inclusive as humanas, o retinal é derivado da vitamina A_1, mas existem opsinas de outros vertebrados com retinal derivado da vitamina A_2; para diferenciá-las, empregam-se, respectivamente, os termos "rodopsinas" e "porfiropsinas".

Cascata de fototransdução

A cadeia de reações químicas que possibilita a fototransdução é chamada "cascata de fototransdução", e é semelhante em todos os cones e bastonetes presentes na retina do homem e dos demais vertebrados, compreendendo esquematicamente os seguintes passos (Figura 7.3): (1) absorção de um fóton pelo 11-cis-retinal. (2) Isomerização do 11-cis-retinal em todo-trans-retinal e liberação de energia que ativa a rodopsina. (3) Ativação de uma proteína G (transducina) pela rodopsina. (4) Ativação de uma fosfodiesterase pela transducina. (5) Diminuição da concentração citoplasmática de GMPc (monofosfato cíclico de guanosina) pela ação da fosfodiesterase, que catalisa sua transformação em GMP (monofosfato de guanosina). (6) Diminuição da permeabilidade de um tipo de canal de cátions da membrana plasmática da família de canais dependentes de nucleotídeos cíclicos (no caso, o GMPc), o qual permite a entrada de Na^+, Ca^{2+} e Mg^{2+}, assim como a saída de K^+, em diferentes graus de permeabilidade. (7) O potencial de membrana passa a ser dominado por canais de K^+, onipresentes na membrana plasmática de procariotos e eucariotos, cuja permeabilidade é sempre alta. (8) Aumento da diferença de potencial transmembrana, o qual passa de –30 mV para –60 mV. Essa hiperpolarização do potencial de membrana devida à estimulação luminosa constitui o chamado "potencial receptor dos cones ou bastonetes". (9) Diminuição da liberação de glutamato pelo prolongamento axônico dos cones e bastonetes, o que sinaliza aos neurônios seguintes que houve um aumento de luz nessa região da retina. Quando ocorre uma diminuição de luz em uma região da retina, a sequência desses fenômenos citados se inverte, ocorrendo aumento da liberação de glutamato. Em suma, o efeito do aumento ou da diminuição de luz em diferentes áreas da retina reflete-se, respectivamente, na diminuição ou no aumento da liberação de glutamato pelos fotorreceptores localizados nessas regiões.

Diversidade das opsinas, extensão da faixa espectral visível e discriminação espectral

Um mecanismo importante para os sistemas sensoriais é a diversidade de receptores para gerar variação de sensibilidade a diferentes tipos de estímulo dentro de um mesmo contínuo físico, como é o caso, por exemplo, do comprimento de onda da luz. Isso acontece em vários sistemas sensoriais além da visão, especialmente na olfação e na gustação, cujos mecanismos para gerar a diversidade são semelhantes e dependem da proteína receptora incrustada na membrana plasmática da célula sensorial. As opsinas encontradas na retina dos vertebrados são muito diversas quanto à sensibilidade espectral. Isso é observado inclusive na retina humana, na qual as quatro opsinas presentes têm sensibilidade espectral diferente, embora com grande superposição dentro do espectro visível. Os fotopigmentos dos cones S, M e L têm absorbância máxima nos comprimentos de onda de 420, 530 e 558 nm, respectivamente, enquanto o fotopigmento dos bastonetes absorve em comprimento de onda de até 500 nm. Essa diversidade é obtida por meio de pequenas mudanças na sequência de aminoácidos de um único tipo básico de opsina, que possibilitam ao sistema visual a realização de duas funções importantes: (1) estender a faixa de sensibilidade à luz pela soma das sensibilidades espectrais de dois ou mais fotopigmentos, (2) realizar a discriminação da refletância espectral dos objetos[3] e da emissão espectral das fontes luminosas pela diferença das sensibilidades espectrais de dois ou mais fotopigmentos, o que constitui o primeiro passo para a visão de cores. A forma e a largura das curvas de absorção espectral das opsinas são iguais em todas elas, uma vez que são determinadas pelos estados de vibração do retinal e, sendo assim, não estão sujeitas à modificação pelos aminoácidos da cadeia proteica que envolve o retinal.

Por outro lado, a posição da curva de absorção no eixo de comprimentos de onda é determinada pela interação do retinal com certos aminoácidos da cadeia proteica. Essa propriedade molecular é a base para a diversidade dos fotopigmentos, da extensão da faixa espectral e da visão de cores das várias espécies de vertebrados.

Adaptação ao claro e ao escuro

Os receptores sensoriais têm vários mecanismos de regulação de sua sensibilidade, de tal modo que, quando o estímulo é muito intenso, a sensibilidade diminui, e quando o estímulo é muito fraco, ela aumenta. Esses mecanismos, embora introduzam certos tipos de não linearidade no processo de transferência da informação ao longo das vias sensoriais, aumentam a faixa de operação delas. O Ca^{2+} exerce papel central na regulação da sensibilidade em diversos receptores, inclusive os cones e bastonetes da retina, os neurônios receptores olfatórios e as células ciliadas da audição e do equilíbrio, mesmo que por meio de processos diferentes, próprios de cada receptor.

---

[3] Os objetos refletem a luz, enquanto as fontes luminosas emitem luz. Essa distinção é importante porque a composição de comprimentos de onda em um caso ou outro será diferente. Daí o conceito de refletância espectral ser diferente de emissão espectral. A cor é um fenômeno subjetivo estreitamente ligado à refletância dos objetos e que contribui para a sua identificação.

Os cones e bastonetes controlam sua própria sensibilidade ao estímulo luminoso através de um processo conhecido como adaptação ao escuro ou ao claro e que depende da concentração de Ca^{2+} no citoplasma do fotorreceptor ($[Ca^{2+}]_{int}$). A $[Ca^{2+}]_{int}$ é regulada pelo canal de cátions dependente de GMPc, já mencionado, o qual permite a entrada de Ca^{2+} em favor do seu gradiente eletroquímico, e pelo transportador secundário de Ca^{2+}, que o leva para fora contra seu gradiente de concentração, utilizando como fonte de energia o gradiente eletroquímico de Na^+ gerado pela bomba de Na^+. O Ca^{2+} regula a sensibilidade do fotorreceptor à luz por retroação negativa em três pontos da cascata de fototransdução: (1) formação de um complexo Ca^{2+}/calmodulina, o qual diminui a afinidade do canal de cátions com o GMPc, levando a diminuição da permeabilidade desse canal, e assim atuando sinergicamente com a ação da rodopsina ativada pela luz. (2) Inibição da proteína ativadora da guanilato ciclase (GCAP) por meio da formação de um complexo Ca^{2+}/GCAP, que diminui a atividade dessa enzima de síntese de GMPc, portanto também atuando sinergicamente com a rodopsina ativada. (3) Formação de um complexo Ca^{2+}/recoverina, o qual inibe a rodopsina quinase responsável pelo início do processo de inativação da rodopsina, assim prolongando a atividade da rodopsina ativada. Portanto, a ação do Ca^{2+} é no mesmo sentido que a da luz, porém esta tem um efeito de diminuir ($[Ca^{2+}]_{int}$). Consequentemente, no escuro, com os canais de cátions abertos competindo com o transportador de Ca^{2+}, a ($[Ca^{2+}]_{int}$) permanece relativamente alta, aumentando a sensibilidade do receptor à luz. No claro, com os canais de cátions fechados pela ação da rodopsina ativada pela luz, o transportador de Ca^{2+} promove a diminuição da ($[Ca^{2+}]_{int}$), o que diminui a sensibilidade do fotorreceptor à luz. Esse é um exemplo complexo da ação regulatória do Ca^{2+} sobre a sensibilidade de um receptor sensorial ao seu estímulo, mas ele não é o único: veremos o Ca^{2+} de volta em outros sistemas sensoriais, novamente envolvido na adaptação sensorial. Além disso, o Ca^{2+} participa de muitas outras funções regulatórias na biologia neuronal, mediando a atividade de sinapses químicas e até determinando a morte de células durante o desenvolvimento. A ativação de receptores permeáveis a Ca^{2+}, como o receptor purinérgico P2X7 ativado por ATP e os receptores glutamatérgicos ionotrópicos, entre outros, é capaz de promover a perda de subpopulações neuronais da retina no período embrionário. Isso ocorre caso os íons Ca^{2+} sejam mantidos em elevadas concentrações no citosol, desencadeando a clivagem de caspases executoras e promovendo a morte apoptótica das células. Esse mecanismo de morte celular é fundamental para a morfogênese da retina e de outros tecidos no animal maduro.

Vias, centros e funções visuais

As vias visuais, assim como as demais vias sensoriais, caracterizam-se pela sua organização ao mesmo tempo paralela, hierárquica e distribuída. A coexistência desses princípios estruturais aparentemente conflitantes é mais bem compreendida quando se visualiza a sequência de operações neurais que vão sendo realizadas, desde a entrada sensorial até os níveis mais avançados do processamento da informação no nível do córtex cerebral. A matriz fotorreceptora compreende cerca de 6.400.000 cones e 117.500.000 bastonetes. A densidade dos cones varia ao longo da retina, com um valor máximo de 161.900/mm² na fovéola, caindo acentuadamente em direção à periferia retiniana. Em virtude dessa distribuição extremamente heterogênea, a região do campo visual correspondente à fovéola é analisada com elevado detalhamento pela retina, fenômeno esse que é relativamente preservado nas demais camadas da retina e nos centros visuais mesodiencefálicos e do córtex cerebral. Os bastonetes também têm uma distribuição acentuadamente heterogênea na retina, com o valor máximo de densidade de 160.000/mm² ocorrendo a cerca de 5 mm da fovéola.

O sinal proveniente dos cones e bastonetes, inicialmente na forma de potencial receptor, depois transformado em variações na quantidade de moléculas de glutamato liberadas na fenda sináptica, é transmitido ao longo dos circuitos retinianos, passando pelas células bipolares glutamatérgicas, interneurônios que se conectam com as CGR. O eixo vertical da informação, modulado por células inibitórias GABAérgicas, é composto por células horizontais (que regulam as sinapses entre os fotorreceptores e as bipolares) e células amácrinas (que regulam as sinapses entre bipolares e ganglionares). Os axônios das CGR formam o nervo óptico ou II par craniano, cujas fibras seguem para diversos centros mesencefálicos e diencefálicos, e daí, ao longo de vias visuais de ordem superior, para o córtex cerebral (Figura 7.4). A informação visual é conduzida ao longo da retina, processada em duas estações sinápticas – as camadas plexiformes externa e interna – por um conjunto numeroso de neurônios pertencentes a mais de duas dezenas de classes e subclasses diferentes (Figura 7.4 A).

Os cones, os bastonetes, as células horizontais, as células bipolares e muitas células amácrinas conduzem a informação visual a curta distância utilizando fenômenos elétricos não propagados – potenciais receptores e potenciais pós-sinápticos. Já que as células ganglionares necessitam enviar a informação visual para diversos núcleos localizados no diencéfalo e no mesencéfalo, elas possuem longos axônios que conduzem potenciais de ação. Os cones e bastonetes conectam-se, na camada plexiforme externa, a pelo menos dez tipos de células bipolares específicas para cones (FMB, IMB, DB1-6, BB e GB[4]) e uma célula bipolar específica de bastonetes (RB[5]). O glutamato liberado pelos fotorreceptores tem dois tipos de efeitos nas células bipolares: efeito excitatório,

---
[4] Siglas do inglês *flat midget bipolar* (FMB); *invaginating bipolar cells* (IMB); *diffuse bipolar cells 1 a 6* (DB1-6); *blue bipolar cells* (BB); *giant bipolar* (GB).
[5] Sigla do inglês *rod bipolar cells* (RB).

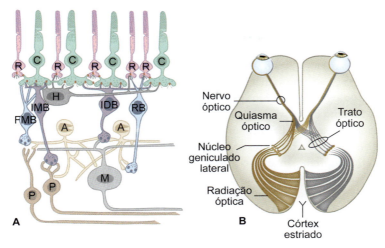

FIGURA 7.4 A. Diagrama resumido dos neurônios e circuitos retinianos. Os cones (C), bastonetes (R), células bipolares de cones (FMB, IMB e DB), células bipolares de bastonetes (RB), células horizontais (H), células amácrinas (A) e células ganglionares (M, P) conectam-se ao nível das camadas plexiformes externa e interna. Os axônios das células ganglionares se posicionam na superfície interna da retina e saem do olho através da papila do nervo óptico. **B.** Via retino-genículo-estriada. Essa via compreende 90% dos axônios das células ganglionares retinianas, sendo responsável pelas formas conscientes de visão, além de outras funções. Os axônios das células ganglionares retinianas fazem sinapse no núcleo geniculado lateral de ambos os hemisférios cerebrais, e aqueles originados ipso e contralateralmente terminam em camadas diferentes desse núcleo. Os axônios dos neurônios geniculados retransmitem a informação para a área visual primária, situada no lobo occipital do córtex cerebral, terminando em camadas corticais separadas de acordo com a classe celular e em colunas corticais separadas de acordo com a origem ipso ou contralateral. (Adaptada de Reid et al., 2003.)

quando os receptores pós-sinápticos ativados são receptores ionotrópicos do subtipo AMPA (células bipolares FMB e DB1 a 3); efeito inibitório, quando os receptores pós-sinápticos são receptores metabotrópicos mGluR$_6$ com acoplamento via proteínas G que atuam fechando canais de cátions (células bipolares IMB, DB4 a 6, BB e RB).

A consequência dessa diversidade é que algumas células bipolares respondem à luz conservando a hiperpolarização dos fotorreceptores, enquanto outras invertem o sinal dos cones ou bastonetes e despolarizam – essa é a origem dos canais *on* e *off* que são encontrados ao longo das vias visuais. As células bipolares transmitem a informação para a camada plexiforme interna, fazendo sinapse com as células ganglionares K, M, P (das camadas coniocelular, magnocelular e parvocelular) com outras classes menos estudadas. Além disso, três classes de células horizontais (H1, H2 e H3) participam do processamento da informação na camada plexiforme externa, e duas dezenas de classes de células amácrinas participam do processamento da informação na camada plexiforme interna.

Uma parte importante do processamento visual já ocorre na retina e é refinada posteriormente nas demais estações visuais para subsidiar a percepção e o comportamento. Por exemplo, há circuitos retinianos que utilizam a informação proveniente das três classes de cones para gerar valores ao longo de três dimensões de informação cromática: branco/preto, azul/amarelo e verde/vermelho. Existem ainda circuitos separados para sinalizar o incremento e o decremento de luz, assim como a direção do deslocamento de um estímulo na superfície da retina. Os axônios das células ganglionares percorrem a superfície interna da retina e deixam o olho, formando a papila do nervo óptico. Essa região da retina não tem fotorreceptores, pois é preenchida pela saída das fibras do nervo óptico, e gera uma região cega aproximadamente circular no campo visual de cada olho. Há uma série de estudos psicofísicos interessantes sobre as condições em que tomamos ou não consciência da existência dessa região cega no campo visual à nossa frente e as bases fisiológicas desse fenômeno. Existem cerca de 1.200.000 axônios em cada nervo óptico, oriundos de diversas classes de células ganglionares e, por conseguinte, transmissores de aspectos diversos da informação visual para os centros mesodiencefálicos. Essa divisão de função em vários canais de processamento de informação começa na primeira sinapse entre os cones e as diversas classes de bipolares, permanece na diversidade dos circuitos neurais organizados nas camadas da retina, mantém-se na diversidade dos axônios do nervo óptico e vai refletir na multiplicidade de centros visuais subcorticais e corticais. Os axônios das CGR seguem pelo nervo óptico, os originários da região nasal da retina cruzam para o lado oposto no quiasma óptico, juntam-se aos da região temporal da outra retina, continuam pelo trato óptico e terminam, em sua maioria (cerca de 90%), nas camadas coniocelulares, magnocelulares e parvocelulares do núcleo geniculado lateral do tálamo, onde cada camada especializada recebe, processa e transmite um tipo de informação visual (Figura 7.4 B). Os axônios originados ipso e contralateralmente terminam em camadas diferentes desse núcleo, de uma maneira organizada que preserva a topografia da retina e, por conseguinte, das diversas partes do campo visual. Em consequência, os estímulos presentes em uma parte do campo visual ativam especificamente uma dada localização retiniana, uma dada região do núcleo geniculado lateral, e assim por diante ao longo das diversas vias visuais. Existe, portanto, um mapa do campo visual em cada estação do sistema visual. Os axônios dos neurônios geniculados retransmitem a informação para a área visual primária (também chamada "área estriada", "área 17 de Brodmann"[6] ou V1), situada no lobo occipital do córtex cerebral, preservando as relações topográficas e terminando em camadas corticais separadas, de acordo com a classe celular, e em colunas corticais separadas, de acordo com a origem ipso ou contralateral. É somente entre as células corticais de segunda ordem, ainda em V1, que aparecem neurônios binoculares, ou seja, capazes de responder à estimulação isolada de ambos os olhos, e que constituem o substrato para a estereopsia – a visão espacial tridimensional.

A via retino-geniculo-estriada é o principal canal de saída da retina humana, sendo a ela atribuída o carreamento da informação necessária para as funções visuais conscientes de forma, cor e movimento. A partir da área estriada, os sinais originados nas retinas são distribuídos para uma série de cerca de 30 áreas corticais visuais diferentes, situadas nas áreas 18 e 19 de Brodmann no lobo occipital, assim como em regiões vizinhas dos lobos parietal e temporal, ricamente interconectadas e associadas em canais de processamento de informação com um alto grau de especificidade, seja para a visão espacial e de objetos, seja para a visão de forma estática, movimento, forma dinâmica e cores, seja ainda para a percepção e a ação. Existem outras vias visuais menos estudadas que utilizam a informação veiculada pelos restantes 10% de axônios do nervo óptico e se dirigem a outros núcleos talâmicos extrageniculados (pulvinar, núcleo pré-geniculado), ao núcleo supraquiasmático, ao colículo superior, aos núcleos pré-tectais (núcleo pré-tectal posterior, núcleo olivar e núcleo do trato óptico) e aos núcleos do sistema óptico acessório (núcleo terminal dorsal, núcleo terminal lateral e núcleo terminal medial). Diversas funções relativas aos movimentos oculares, reflexos pupilares e reflexos de acomodação visual têm sido atribuídas a essas vias. Além disso, experimentos recentes com ressonância magnética funcional indicam que sistemas extrageniculados, especificamente o pulvinar, estão envolvidos no processamento cognitivo de ilusões de ótica. No seu conjunto, porém, esses sistemas não têm impacto direto na visão consciente.

Olfação
Quimiotransdução olfatória

A sensibilidade a substâncias químicas é uma propriedade geral de todos os seres unicelulares, procariotos e eucariotos, e de todas as células dos organismos multicelulares. A vida pode ser descrita como um fenômeno físico-químico, caracterizada em todos os seus níveis por reações químicas entre moléculas. Assim, é natural que a forma primordial de relação entre células, e destas com o meio a que estão expostas, seja a troca de sinais químicos. A sinalização química é fundamental para a formação dos tecidos durante a embriogênese, o funcionamento do sistema endócrino, a resposta imune e a comunicação entre neurônios, para citar alguns exemplos. Assim, o desenvolvimento de sistemas sensoriais baseados na quimiotransdução é uma aquisição natural do sistema nervoso. No homem e em muitos animais, a quimiotransdução ocorre nos sistemas sensoriais olfatório, gustativo e somestésico, neste último em diversas formas e localizações. A transdução olfatória consiste na percepção de compostos geralmente de natureza orgânica e volátil, que variam quanto ao peso molecular de 26 a 300 dáltons. A grande diversidade dos odorantes (mais de 4×10^5 para os humanos) impõe um grau de complexidade no processamento da informação sensorial nos receptores localizados em neurônios individuais no epitélio olfatório. Essa nova família de receptores moleculares que reconhecem odorantes, de natureza metabotrópica, que sustenta a organização do sistema olfatório, foi elucidada pelos neurocientistas norte-americanos Richard Axel e Linda Buck. Tal descoberta os levou ao prêmio Nobel de fisiologia ou medicina em 2004 e tem dado pistas sobre como o mapa espacial olfatório central é organizado, algo ainda pouco conhecido nos mamíferos. No modelo da drosófila, cerca de 100 a 200 genes codificam a família dos receptores moleculares olfatórios, expressos de forma topográfica em subpopulações de neurônios sensoriais tanto na região da antena quanto na pulpa maxilar.

Na maioria das espécies, os estímulos odoríferos desempenham papéis importantes em diversas funções fundamentais, como alimentação, acasalamento, reprodução e organização social, e foi assim que os invertebrados e os vertebrados desenvolveram sistemas complexos para detecção e discriminação dessas moléculas odoríferas. Na espécie humana, essas funções são menos afetadas pela olfação e mais pela consciência, mas ela ainda desempenha um papel relevante na interação do indivíduo com o meio ambiente. As células receptoras são os neurônios quimioceptores olfatórios, localizados no epitélio pseudoestratificado da cavidade nasal. Outras

---

[6] Korbinian Brodmann (1868-1918), médico neurologista alemão, dividiu o córtex cerebral em diferentes áreas de acordo com as características anatômicas visualizadas com a coloração pelo método de Nissl: essencialmente, tamanho, morfologia e densidade dos corpos celulares neuronais presentes em cada região. Cada área recebeu um número, e essa classificação se tornou uma das maneiras mais adotadas para nomear as áreas do córtex cerebral humano. O método de coloração desenvolvido pelo médico patologista e psiquiatra alemão Franz Nissl (1860-1919) usa substâncias básicas para corar os ácidos nucleicos e, assim, revelar a morfologia dos pericários neuronais. Nessa coloração, os neurônios aparecem com grumos citoplasmáticos corados devido à abundância de seus ribossomos. O método de Nissl continua sendo, até a atualidade, o mais usado rotineiramente em laboratórios de neuropatologia.

células do mesmo epitélio produzem o muco que o recobre. Os neurônios quimioceptores olfatórios são bipolares, tendo um dendrito dirigido para a superfície epitelial, com um botão terminal do qual saem 6 a 12 cílios para formar uma rede de prolongamentos celulares dentro da camada de muco que recobre o epitélio, e, na outra extremidade, um axônio que integra feixes axonais da submucosa, dirigidos para o bulbo olfatório (Figura 7.5).

Nos animais terrestres, os estímulos adequados para os neurônios quimioceptores olfatórios são moléculas pequenas, voláteis e geralmente lipossolúveis – ácidos, alcoóis e ésteres encontrados em vários animais e plantas – que sinalizam, mediante sua dispersão pelo ar, a presença da fonte que lhes deu origem mesmo quando situada a grandes distâncias. Tanto na olfação quanto na gustação para os sabores *umami*,[7] doce e amargo, a interação entre o estímulo químico e a célula sensorial acontece em uma proteína da membrana plasmática cuja estrutura é semelhante à das opsinas dos fotorreceptores, ou seja, são proteínas integrais com sete segmentos transmembranares e acoplamento a uma proteína G (Figura 7.6). As substâncias odoríferas atuam na proteína receptora, a qual está inserida na membrana plasmática dos cílios dendríticos dos neurônios quimioceptores olfatórios, interagindo com locais situados em um poro de ligação, formados pelos segmentos transmembranares, o que se assemelha à interação do retinaldeído com a opsina.

Os genes que codificam os receptores olfatórios constituem a maior família presente no genoma, compreendendo cerca de 900 genes no homem, dos quais 350 são funcionais. No rato e no camundongo, essa família é ainda maior, compreendendo aproximadamente 1.000 genes, todos funcionais, enquanto no peixe piramutaba apenas algumas dezenas de um total de 100 são expressos. Parece haver uma correlação inversa entre o desenvolvimento da visão de cores nos mamíferos e o número de genes de receptores olfatórios ativos no genoma. Assim, o homem possui menos genes ativos do que os demais primatas que apresentam tricromacia (ocorrência de três fotopigmentos) completamente desenvolvida (antropoides do Velho Mundo e o macaco guariba, que é o único antropoide tricromata do Novo Mundo). Esses, por sua vez, têm ainda menos genes ativos do que os primatas com tricromacia incompleta (maioria dos antropoides do Novo Mundo e prossímios) e os mamíferos não primatas, os quais são todos dicromatas ou monocromatas, como os roedores.

Um estudo recente estima que o número de diferentes odorantes discriminados pelo sistema olfatório humano é de cerca de 1 trilhão de diferentes odores, em uma ordem de resolução cuja magnitude é muito maior do que os cerca de 10.000 aromas encontrados na natureza. Os neurônios

---

[7] Designação em japonês (referenciado como "delicioso") para o sal glutamato monossódico, muito utilizado na culinária daquele povo, cujo sabor é considerado por muitos autores um dos sabores básicos da gustação humana.

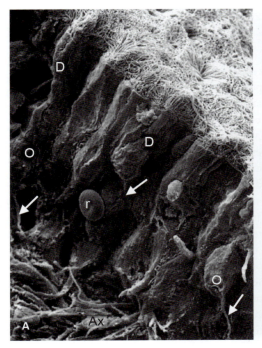 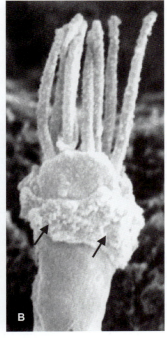

FIGURA 7.5 A. Eletromicrografia de varredura do epitélio pseudoestratificado olfatório humano, ilustrando os neurônios quimioceptores olfatórios com seus corpos celulares (O), dendritos (D) e axônios (*setas*) que se originam dos corpos celulares e formam feixes na submucosa (Ax). Também é vista uma hemácia (r). **B.** Imagem ampliada da porção distal do dendrito de um neurônio quimioceptor olfatório com os seus 6 a 12 cílios circundado pela malha ciliar terminal (*setas*). É na membrana plasmática dos cílios dendríticos que as substâncias odoríferas atuam. (Reproduzida de MacLeish, Shepherd, Kinnamon, & Santos-Sacchi, 2003.)

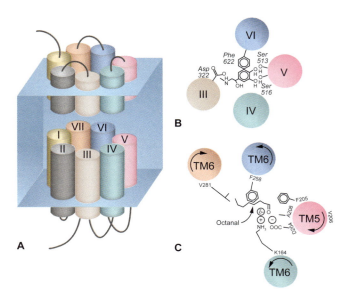

FIGURA 7.6 A. Na transdução olfatória, as substâncias odoríferas, como o liral [3-ciclo-hexeno-1-carboxaldeído, 4-(4-hidróxi-4-metila pentil)], substância de fragrância floral delicada e suave usada em perfumes, atuam em proteínas receptoras integrais da membrana plasmática dos cílios dendríticos dos neurônios quimioceptores do epitélio olfatório. A substância odorífera atua em locais situados no interior de um poro de ligação formado pelos sete segmentos transmembranares da proteína. **B.** A ação das substâncias odoríferas na sua proteína receptora pode ser estudada por modelagem molecular, técnica utilizada em outros sistemas semelhantes, como o da interação da adrenalina com o receptor beta-adrenérgico. **C.** A modelagem molecular da interação de uma substância odorífera, o octaldeído, com o receptor olfatório rI7, indica que o odorante interage com aminoácidos do quarto, quinto, sexto e sétimo segmentos transmembranares. (Adaptada de MacLeish et al., 2003.)

---

sensoriais expressam conjuntos complementares de receptores formando unidades funcionais. A análise do comportamento olfatório dos insetos pode ajudar na compreensão de como o comportamento olfatório está associado ao reconhecimento do odor nos primatas. A quimiotransdução olfatória inicia-se por meio de fenômenos moleculares que ocorrem na membrana dos cílios dendríticos dos neurônios quimioceptores olfatórios e compreende vários passos descritos adiante (Figura 7.7). (1) A molécula odorífera difunde-se no muco que recobre o epitélio olfatório, processo que pode ser facilitado por uma proteína carreadora, e ativa a molécula receptora olfatória, presente na membrana plasmática dos cílios dendríticos. O receptor ativa uma proteína G. (2) A proteína G ativa uma adenililciclase, que sintetiza o segundo mensageiro cAMP (monofosfato cíclico de adenosina). (3) Como na fototransdução, o segundo mensageiro interage com canais de cátions da membrana plasmática dependentes de nucleotídeos cíclicos, os quais pertencem à mesma família daqueles presentes em cones e bastonetes. O aumento da permeabilidade dos canais de cátions produzida pela ação do cAMP possibilita a entrada de Na^+ e a saída de K^+. Em virtude dos gradientes eletroquímicos envolvidos, o principal componente da corrente iônica que atravessa o canal é o influxo de Ca^{2+}, que produz uma despolarização inicial da membrana plasmática do cílio. (4) O aumento da $[Ca^{2+}]_{int}$ leva à abertura de canais de Cl^- dependentes de Ca^{2+}, gerando um efluxo de Cl^- devido ao sentido do gradiente eletroquímico para esse íon no neurônio olfatório, o qual amplifica a despolarização da membrana. A despolarização espalha-se pelo dendrito e pelo corpo celular, originando potenciais de ação no nível do cone de implantação do axônio, que se propagam ao longo deste até o bulbo olfatório. Outros fatores podem estar envolvidos na quimiotransdução olfatória. Por exemplo, existe uma segunda via dependente de fosfolipase C (PLC), trifosfato de inositol (IP_3) e um canal de cátions da membrana plasmática da família TRP (do inglês *transient receptor potential*, ou seja, *potencial receptor transitório*), uma via que já foi demonstrada em outros animais e que pode também ser importante em mamíferos.

Adaptação olfatória

A adaptação dos neurônios quimioceptores olfatórios aos estímulos odoríferos, tal como a adaptação das células fotorreceptoras à luz, ocorre por meio de diversos processos dependentes de Ca^{2+}, disparados pelo grande influxo de Ca^{2+} através dos canais de cátions dependentes de cAMP (Figura 7.7). (1) O Ca^{2+} forma um complexo Ca^{2+}/calmodulina que inibe o canal de cátions, diminuindo sua permeabilidade e o próprio influxo e produzindo uma adaptação imediata. (2) O complexo Ca^{2+}/calmodulina ativa uma proteinoquinase (CaMKII), a qual inibe a adenililciclase (enzima de síntese do cAMP), antepondo-se à estimulação pela proteína receptora odorífera via proteína G e produzindo uma adaptação a curto prazo. (3) O Ca^{2+} ativa uma via de GMPc que inibe o canal de cátions dependente de nucleotídeos cíclicos, produzindo uma adaptação a longo prazo. (4) O trocador Ca^{2+}/Na^+ restaura a concentração intracelular de Ca^{2+} e as condições iniciais do neurônio olfatório. Esse trocador transporta Ca^{2+} para fora da célula contra seu gradiente eletroquímico e, para isso, utiliza a energia do gradiente eletroquímico de Na^+, o qual é gerado pela bomba de Na^+ a partir da quebra do ATP.

Vias, centros e funções olfatórias

Os neurônios quimioceptores olfatórios – cerca de 10 milhões – ocupam toda a mucosa olfatória, uma porção especializada da superfície epitelial nasal. Os axônios desses neurônios juntam-se formando finos feixes nervosos, denominados, em conjunto, "nervo olfatório" ou "I par craniano", os quais atravessam a lâmina crivosa do osso etmoide do crânio e fazem sinapses em 1.000 a 3.000 glomérulos do bulbo olfatório, com os prolongamentos dendríticos dos neurônios retransmissores, as células mitrais e tufosas, e com os interneurônios, as células periglomerulares e granulares. O bulbo olfatório representa um estágio de processamento de informação sensorial semelhante às camadas retinianas na visão.

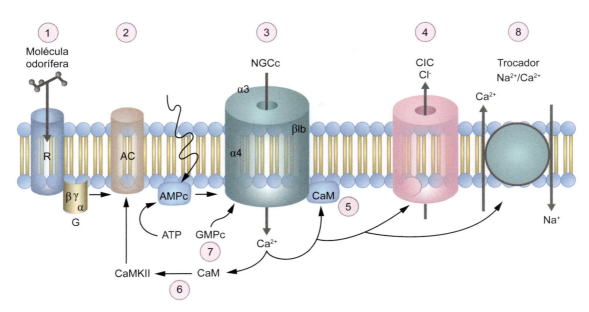

FIGURA 7.7 (1 a 4) Na olfação, a transdução se inicia na membrana plasmática do cílio dendrítico do neurônio quimiorreceptor olfatório. (1) Molécula odorífera e receptor olfatório (R), acoplado à proteína G. (2) Adenililciclase (AC). (3) Canal de cátions dependente de nucleotídeos cíclicos (NGCc). (4) Canal de Cl⁻ dependente de Ca^{2+} (ClC). O produto final da ação dessas moléculas é uma despolarização da membrana que se espalha pelo dendrito e pelo corpo celular, e dá origem a potenciais de ação no cone de implantação do axônio, os quais se propagam ao longo do axônio até o bulbo olfatório. (5) Inibição do canal de Ca^{2+} pelo complexo Ca^{2+}/calmodulina (CaM). (6) Inibição da adenililciclase por uma proteína cálcio calmodulina quinase II (CaMKII) ativada pela CaM. (7) Inibição do canal de cátions por uma via de GMPc (monofosfato cíclico de guanosina) ativada pelo Ca^{2+}. (8) O trocador Ca^{2+}/Na^+ transporta Ca^{2+} para fora contra seu gradiente eletroquímico enquanto deixa Na^+ fluir para dentro da célula em favor do seu próprio gradiente eletroquímico, restaurando a $[Ca^{2+}]_{int}$ original e as condições iniciais do neurônio olfatório. (Adaptada de MacLeish et al., 2003.)

Os glomérulos nele localizados são complexos de processamento sináptico nos quais interagem as células que conduzem sequencialmente a informação olfatória e os interneurônios que fazem a associação horizontal entre os canais de processamento de informação (Figura 7.8). Após o processamento nos glomérulos olfatórios, a informação é codificada nos potenciais de ação dos axônios das células mitrais e tufosas. Esses axônios constituem o trato olfatório, relativamente pouco desenvolvido no homem e nos demais primatas, e projetam diretamente às áreas olfatórias do córtex cerebral. Quando comparada com as demais vias sensoriais, a olfatória é uma exceção, já que nos sistemas visual, auditivo, vestibular, gustativo e somestésico a informação sensorial é processada nos núcleos talâmicos antes de ser retransmitida para as regiões corticais específicas de cada sistema. Grande parte do córtex olfatório primário é formada por um tipo de tecido cerebral primitivo, o alocórtex, com apenas três camadas, o que também difere daquilo que se observa nos demais sistemas sensoriais, cujas áreas primárias corticais são evolutivamente mais recentes, formando o isocórtex, com seis camadas.

O córtex olfatório pode ser dividido em cinco áreas. (1) A principal área olfatória cortical é o córtex piriforme e periamigdaloide (CP), que projeta direta e indiretamente, via núcleo mediodorsal do tálamo (MD), para áreas isocorticais orbitofrontais, uma projeção importante para a percepção consciente dos odores. (2) O núcleo olfatório anterior (NOA) projeta de volta para o bulbo olfatório ipso e contralateral, sendo uma das regiões cerebrais que degeneram na doença de Alzheimer, o que está relacionado com o comprometimento da olfação nos pacientes acometidos. (3) O tubérculo olfatório (TO) e o grupo nuclear corticomedial da amígdala (AMIG) projetam para núcleos hipotalâmicos e estão implicados na regulação de certos comportamentos, tais como a ingestão de alimentos. (4) O córtex entorrinal de transição (CET) projeta para o hipocampo e é essencial para a consolidação da memória olfatória.

Déficits olfatórios são relativamente comuns em alguns distúrbios psiquiátricos ou em certos processos neurodegenerativos, como na doença de Parkinson. Isso torna o olfato um possível biomarcador que, associado a exames de neuroimagem, poderia elucidar possíveis lesões nos mapas neurais que se conectam aos centros olfatórios no cérebro. O uso de técnicas não invasivas na comparação de indivíduos normósmicos com anósmicos (que perderam a capacidade de discriminação olfatória) pode em um futuro próximo ajudar na detecção precoce dessas patologias.

Gustação
Quimiotransdução gustativa

O sistema sensorial gustativo desempenha papel fundamental na alimentação. Graças à informação transmitida das células gustativas para o cérebro, são atribuídos sabores às diferentes

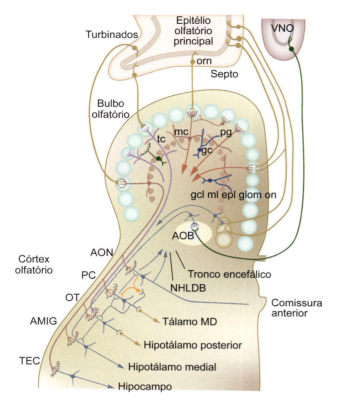

FIGURA 7.8 Esquema resumido das vias olfatórias, neurônio quimiorreceptor olfatório (orn), célula tufosa (tc); célula mitral (mc); célula periglomerular (pg); célula granular (gc); córtex piriforme e periamigdaloide (PC); núcleo mediodorsal do tálamo (MD); núcleo olfatório anterior (AON); tubérculo olfatório (OT); grupo nuclear corticomedial da amígdala (AMIG); córtex entorrinal de transição (TEC); núcleo do ramo horizontal da banda diagonal de Broca (NHLDB); órgão vomeronasal (VNO); bulbo olfatório acessório (AOB) (Adaptada de Smith & Shepherd, 2003.)

substâncias químicas presentes nos alimentos. Isso ajuda a selecionar aquelas potencialmente benéficas para o indivíduo, como é o caso dos açúcares, altamente calóricos, ou as que podem ser perigosas, como muitos compostos amargos. A detecção e discriminação das cinco classes de sabores, aos quais estão associadas substâncias pertencentes, *grosso modo*, a grupos químicos distintos – doce (açúcares), amargo (alcaloides e outras substâncias), *umami* (glutamato monossódico e aminoácidos), salgado (sais) e azedo (ácidos) – ocorrem em organismos muito diversos, das moscas aos camundongos e seres humanos. Embora exista uma conservação de qualidades gustativas processadas por vertebrados e invertebrados, os mecanismos de sinalização e os receptores envolvidos são altamente divergentes. A identificação de vias de sinalização e receptores relativos à gustação evoluiu nos últimos 20 anos, em insetos e em mamíferos. Enquanto a quimiotransdução gustativa processa-se em receptores gustativos localizados na cabeça, corpo e pernas na *drosófila*, nos mamíferos a transdução se dá nas papilas linguais ou na mucosa do palato, da faringe, da epiglote e do esôfago proximal (Figura 7.9) em

estruturas especializadas chamadas "corpúsculos gustativos". Esses corpúsculos são formados por cerca de 50 a 100 células quimiorreceptoras gustativas e células-tronco basais.

As células gustativas compreendem três classes morfológicas: escuras, intermediárias e claras. A porção apical das células gustativas contém microvilos que projetam através do poro gustativo no meio ambiente oral. Na membrana plasmática dos microvilos encontram-se as moléculas quimiossensíveis responsáveis pela transdução gustativa. As células gustativas têm um tempo curto de vida, e são repostas por queratinócitos basais proliferativos. A modalidade gustativa discrimina a informação de forma independente dos demais gostos, o que foi demonstrado por inativação genética. A descoberta das moléculas quimiossensíveis aos estímulos gustativos é um dos avanços científicos obtidos com o sequenciamento do genoma humano e a disponibilidade deste para o domínio público.

Foi possível concentrar os estudos em regiões do genoma do homem, localizadas nos cromossomos 5 e 7, e do camundongo, no cromossomo 6, nas quais já se sabia que existiam genes implicados em deficiências específicas para os diversos sabores. Esses estudos levaram à identificação de duas famílias de receptores, uma envolvida na detecção das substâncias doces e *umami* e outra dedicada à detecção das substâncias amargas (Figuras 7.10 e 7.11). A família T2R codifica os receptores para o gosto amargo e compreende até o momento 26 genes humanos e pelo menos 33 genes murinos potencialmente funcionais. Os receptores T2R são membros

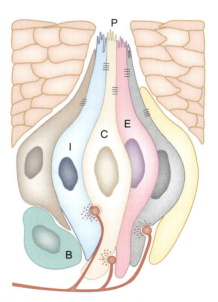

FIGURA 7.9 Quimiotransdução gustativa nos corpúsculos gustativos das papilas da língua, do palato, da faringe, da epiglote e do esôfago proximal. As moléculas quimiossensíveis estão situadas na membrana plasmática dos microvilos do poro gustativo (P). As células gustativas fazem sinapses com fibras nervosas aferentes dos nervos gustativos – facial (VII), glossofaríngeo (IX) e vago (X par craniano). E: células escuras; I: células intermediárias; C: células claras; B: células-tronco basais. (Adaptada de MacLeish *et al.*, 2003.)

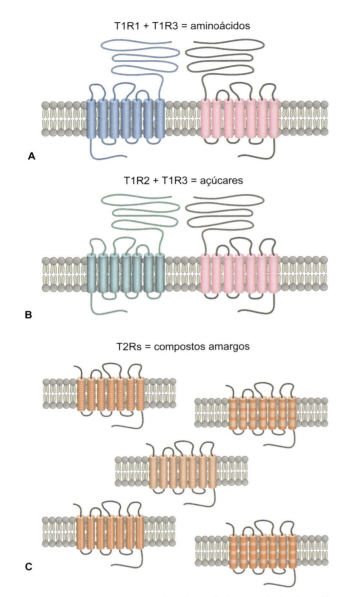

FIGURA 7.10 Famílias de moléculas quimiossensíveis das células gustativas. **A.** Heterômeros T1R1 + T1R3 que reconhecem aminoácidos com pouca especificidade. **B.** Heterômeros T1R2 + T1R3 que reconhecem açúcares também com pouca especificidade. **C.** Monômeros da família T2R, que já compreende cerca de 30 membros diferentes, reconhecem substâncias amargas com grande especificidade. (Adaptada de Scott, 2004.)

da família de receptores acoplados à proteína G com sete domínios transmembranares, guardando certa semelhança com as opsinas (as moléculas fotorreceptoras). Eles são relativamente divergentes, de tal modo que suas sequências de aminoácidos podem ser de 25 a 90% semelhantes entre si, uma variabilidade correspondente à capacidade de interagir com substâncias quimicamente diversas associadas aos gostos amargos. Por analogia com outras proteínas semelhantes, que apresentam acoplamento a proteínas G, acredita-se que os aminoácidos importantes para as especificidades de ligação das substâncias amargas estejam localizados nos segmentos transmembranares e, possivelmente, também nas alças extracelulares intervenientes. A família de proteínas T1R constitui os receptores para o doce e o *umami*. Consiste em três membros: T1R1, T1R2 e T1R3. Esses receptores são semelhantes aos T2R, pertencem à família de receptores acoplados à proteína G e apresentam certa semelhança em especial com os receptores metabotrópicos de glutamato (mGluRs) e o receptor metabotrópico do ácido gama-aminobutírico (GABA$_B$). Esse grupo proteico caracteriza-se pela presença de uma região aminoterminal extracelular longa e pode estar envolvido na interação com os ligantes específicos de cada molécula, em contraste com os T2R e as opsinas, nos quais essa região é curta. Os receptores T1R funcionam como heterômeros, com diferentes combinações de T1R reconhecendo os sabores doce e *umami*. As subunidades T1R1 e T1R3 juntam-se para funcionar como um receptor de aminoácidos, enquanto as subunidades T1R2 e T1R3, juntas, funcionam como um receptor para o sabor doce.

Os receptores do doce, do *umami* e do amargo ocorrem em células quimiorreceptoras gustativas diferentes (ver Figura 7.11). Entretanto, essas células têm sintonia grosseira dentro de cada classe. No caso do *umami* e do doce, seus respectivos receptores, T1R1/T1R3 e T1R2/T1R3, são sintonizados grosseiramente, isto é, respondem a uma grande variedade de compostos de cada classe. Por outro lado, no caso dos receptores para o amargo, os diversos T2R são finamente sintonizados, sendo específicos para determinadas substâncias, porém cada célula apresenta vários receptores desse tipo e sua sintonia é também grosseira. O mecanismo da quimiotransdução gustativa para os gostos doce, *umami* e amargo utiliza elementos encontrados em diversas vias sensoriais e de sinalização celular, incluindo uma molécula receptora da família de sete segmentos transmembranares e acoplamento a proteína G, ligada à cascata de transdução da fosfolipase C e um canal de cátions da membrana plasmática da família TRC.

Os principais passos são os seguintes: (1) a substância química com propriedades gustativas, dissolvida na saliva, atua no receptor de membrana; (2) o receptor ativa uma proteína G (gustducina); (3) a gustducina ativa a enzima efetora, uma fosfolipase C (PLC); (4) a PLC quebra difosfato de fosfatidilinositol (PIP$_2$) em diacilglicerol (DAG) e trifosfato de inositol (IP$_3$); (5) o IP$_3$ ativa canais de Ca^{2+} do retículo endoplasmático liso, levando ao aumento da [Ca^{2+}]$_{int}$. O Ca^{2+} possivelmente ativa direta ou indiretamente canais TRPM5, específicos para cátions monovalentes, levando à despolarização celular através de uma corrente de Na$^+$. Os canais TRP compreendem diversas famílias proteicas presentes no homem e em outros vertebrados e invertebrados, são compostos por quatro subunidades com seis segmentos transmembranares cada e estão envolvidos, entre outras funções, na fototransdução de invertebrados, na quimiotransdução olfatória e na quimiotransdução, na mecanotransdução e na termotransdução de estímulos nocivos.

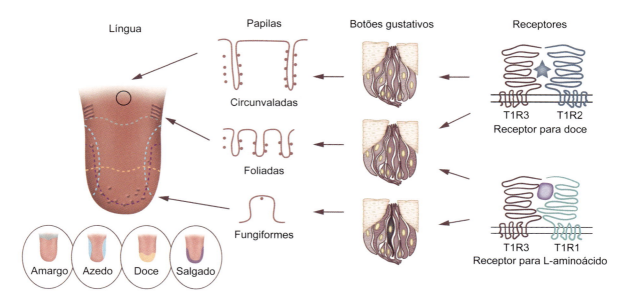

FIGURA 7.11 Distribuição das células quimiorreceptoras gustativas nos botões gustativos das papilas linguais. Os corpúsculos gustativos são encontrados nas papilas fungiformes, foliadas e circunvaladas, distribuídas em diferentes localizações na língua. O T1R1 é mais abundante nos corpúsculos gustativos das papilas fungiformes e foliadas, enquanto o T1R2 é mais abundante nos corpúsculos gustativos das papilas foliadas e circunvaladas. O T1R3 é geralmente colocalizado com o T1R1 ou o T1R2. Os receptores T1R1/T1R3 e T1R2/T1R3 são correspondentes ao gosto *umami* e ao doce, respectivamente. (Adaptada de Montmayeur & Matsunami, 2002.)

As moléculas quimiossensíveis que reconhecem as substâncias salgadas (sais) ou azedas (ácidos) são inteiramente diferentes dos receptores das substâncias amargas, *umami* e doces, sendo elas próprias canais iônicos. São canais de membrana dos mais simples conhecidos, pertencentes à família MDEG/ENaC, incluindo (canal de sódio epitelial (ENaC), canal iônico sensível a ácidos (ASIC), canal iônico sensível a ácidos da raiz dorsal (DRASIC) e canal degenerina de mamíferos (MDEG), que apresentam apenas dois segmentos transmembranares. Os sais de Na^+ despolarizam as células quimiorreceptoras gustativas diretamente, difundindo-se em favor do seu gradiente eletroquímico para dentro das células através de canais ENaC sensíveis à amilorida. Os ácidos, em forma de H^+, também permeiam os canais ENaC, ativam outros canais de cátions, como MDEG, ASIC e outros (X^+), ou inibem canais de K^+ da membrana plasmática apical.

Vias, centros e funções gustativas

As células quimiorreceptoras gustativas, uma vez estimuladas por um dos mecanismos descritos nos parágrafos anteriores, desenvolvem inicialmente um potencial receptor que se espalha para regiões da membrana ricas em canais de Na^+ dependentes de voltagem, dando origem a potenciais de ação. Estes, atingindo a porção basolateral da membrana plasmática, abrem canais de Ca^{2+} dependentes de voltagem, o que dispara os mecanismos de liberação sináptica de ATP. O ATP atua em receptores purinérgicos do tipo P2X (canais iônicos) da membrana pós-sináptica das fibras nervosas aferentes dos nervos gustativos, os quais são três pares cranianos: facial (VII), glossofaríngeo (IX) e vago (X). Os potenciais de ação que trafegam nesses nervos atingem os centros gustativos do SNC, inicialmente o núcleo do trato solitário do bulbo raquidiano, no tronco encefálico. A partir daí, através de várias sinapses, esse núcleo conecta-se à porção parvocelular do núcleo ventral posterior medial do tálamo e à área gustativa primária do córtex cerebral, situada no opérculo frontal e na região anterior da ínsula (área 43 de Brodmann).

Apesar do caminho neural complexo, o sinal químico é rapidamente convergido em direção à área gustativa do córtex. Estudos registrando a atividade dessa região cortical em ratos conscientes revelam que diferentes estímulos, como glutamato monossódico, cloreto de sódio, sacarose e quinina (alcaloide amargo), são percebidos pelo cérebro treinado cerca de 150 milissegundos após a ingestão. Algo ainda mais interessante é observado quando neurônios individuais no córtex gustatório são avaliados por meio de técnicas eletrofisiológicas. Essas células parecem ser responsivas ao sabor, ao odor e a estímulos somatossensoriais, sugerindo que a percepção do sabor, mesmo em nível celular, é integrada e multimodal. Entender o processamento de sabores é um desafio fundamental para as neurociências. Evidências das bases neurais da percepção gustativa em modelos invertebrados e vertebrados distinguem o processamento na forma dos códigos rotulados (cada receptor gustativo responderia por um tipo de qualidade gustativa e se comunicaria com o SNC sem interrupção), ou por um modelo distributivo, onde cada célula responde de forma variada a inúmeros sabores, de modo que o sistema nervoso integraria o conjunto das respostas do código de sabor. Esse último modelo também se aplica ao sistema olfatório dos vertebrados, cujos odorantes se ligam a muitos receptores olfatórios, os quais por sua vez são sensíveis a uma faixa de odorantes.

Audição
Mecanotransdução auditiva

O sistema sensorial auditivo desempenha papel fundamental, junto com a fonação, na comunicação entre indivíduos da mesma espécie. Além disso, também serve para localização de outras fontes sonoras no ambiente, notadamente aquelas de importância imediata para a sobrevivência do indivíduo, um sistema iminente de alerta sinalizando a presença de predadores ou de presas nas proximidades. Para funcionar efetivamente, o sistema auditivo deve tanto detectar o som quanto determinar a posição provável da fonte. Para isso, apresenta uma sensibilidade que evoluiu a várias pistas acústicas, processando a diferença de tempo interauricular (DTI), que surge quando o som é gerado de um lado, alcançando um dos ouvidos antes do outro. A magnitude da DTI é diretamente ligada à posição angular da fonte: quanto mais distante da linha média, maior o valor. Entretanto, devido à alta velocidade do som e à pequena distância entre os ouvidos, o valor da DTI tende a ser da ordem de fração de milissegundo. O poder de detecção do ouvido humano é de cerca de 10 a 20 µs. Já a mosca (*Ormia ochracea*) apresenta um poder de detecção 200 vezes mais eficiente, na ordem de 50 ns, o que tem fascinado os neurocientistas, chamando a atenção para o fato de um sistema neural comparativamente mais simples conseguir codificar informações tão complexas com tamanha eficiência. Em alguns mamíferos – como o morcego –, mas não no homem, o complexo fonação/audição pode rivalizar ou mesmo substituir a visão como o principal sentido utilizado na localização dos objetos presentes no meio ambiente circunvizinho.

Observe-se que, na visão, o indivíduo apenas precisa gastar energia na recepção do sinal pelos fotorreceptores, uma vez que a fonte de luz, o iluminante, geralmente está disponível no meio ambiente (o sol ou a lua, por exemplo). Por outro lado, no complexo fonação/audição o animal precisa carregar consigo tanto a fonte como o receptor da energia a ser usada na localização de objetos, o que implica um gasto energético adicional. Essa é uma razão importante para que a fonação/audição seja preterida em relação à visão em muitos animais no processo de localização de objetos. Outra, muito importante, é a resolução do sistema, ou seja, o menor detalhe a ser resolvido, o qual depende do comprimento de onda da radiação utilizada: a luz tem comprimento de onda muito menor que os sons, mesmo em animais como o morcego – cerca de 500 nm contra 2 mm –, e, assim, os detalhes que podem ser reconhecidos pela visão são várias ordens de magnitude menores do que os que sensibilizam a audição.

Tal como acontece na visão e, em menor escala, na olfação e na gustação, a variação energética que constitui o estímulo acústico é entregue às células mecanorreceptoras por um aparelho complexo, formado por várias estruturas que filtram, amplificam e ajustam a estimulação das células sensoriais. Essas estruturas estão distribuídas nas orelhas externa, média e interna. Existem pelo menos três fenômenos pré-receptores de grande importância para a mecanotransdução auditiva. Em primeiro lugar, o comprimento do conduto auditivo externo e as propriedades mecânicas da orelha média determinam a faixa de frequências temporais transmitidas até as células mecanorreceptoras, situadas na orelha interna. No homem, essa faixa estende-se de 20 a 20.000 Hz, mas tem o seu pico de transmissão entre 500 e 5.000 Hz, que também é a faixa em que se situam os formantes da fala. Em segundo lugar, a amplificação do sinal acústico, que ocorre na orelha média do homem e de outros mamíferos, compensa a enorme atenuação devida às diferenças de impedância[8] acústica entre o ar, no qual o estímulo se origina, e os líquidos cocleares, nos quais estão situadas as células mecanorreceptoras. E, finalmente, as propriedades mecânicas da membrana basilar fazem com que a onda de pressão acústica se propague da base para o ápice da cóclea e, de acordo com sua frequência temporal, dissipe-se primordialmente em uma região ressonante específica dessa membrana, um dos principais mecanismos responsáveis pela tonotopia coclear.

Os mecanorreceptores da audição são as células ciliadas do órgão espiral de Corti, um epitélio especializado situado sobre a membrana basilar, no interior da cóclea, o qual leva o nome do anatomista italiano Alfonso Corti (1822-1876) (Figura 7.12). No homem, existem cerca de 3.500 células ciliadas internas dispostas em uma única fileira e cerca de 14.000 células ciliadas externas dispostas em três fileiras que seguem as voltas da cóclea. Do topo das células ciliadas projetam-se, em direção à endolinfa, algumas dezenas de estereocílios, dispondo-se de forma notavelmente regular, em forma de V nas células externas e em forma de U nas células internas (Figura 7.13). As células ciliadas cocleares são inervadas por fibras aferentes do nervo coclear, uma das duas raízes do VIII par craniano, cujos corpos celulares estão situados no *gânglio coclear ou gânglio espiral de Corti*. Existem duas classes distintas dessas células ganglionares,

---

[8] Impedância é uma grandeza utilizada em certas áreas da Física, tais como Eletricidade, Mecânica e Acústica, para quantificar como um sistema "reage" à entrada de um sinal. Quando o sistema apenas "resiste" a um sinal, atenuando sua amplitude, a impedância assume a forma mais conhecida de resistência, sendo usados números reais para descrevê-la (números representados por pontos situados em uma reta). Quando o sistema "reage" de maneira mais abrangente, não apenas atenuando a amplitude do sinal mas também modificando sua forma, a impedância assume sua forma completa, descrita por números complexos (números representados por pontos de um plano, cujas coordenadas são ortogonais e representam os diferentes aspectos da "reação do sistema"). Na audição, a impedância acústica quantifica a oposição que um meio oferece à passagem de um sinal sonoro e compreende dois componentes ortogonais: a resistência acústica, que depende da densidade do meio, e a reatância acústica, dependente da inércia e da elasticidade do meio.

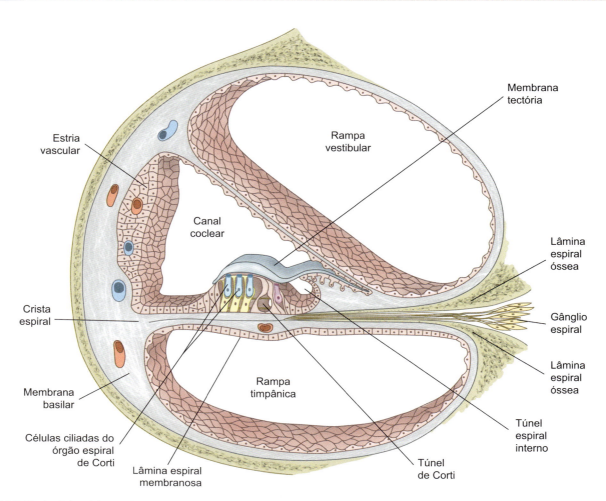

FIGURA 7.12 A cóclea é formada por três ductos: as escalas ou rampas vestibular e timpânica, que contêm perilinfa, de composição semelhante ao líquido cerebrospinal e ao líquido extracelular; e a escala ou rampa média, que contém endolinfa, um líquido rico em Na^+, Ca^{2+} e K^+. A composição especial da endolinfa deve-se ao transporte ativo de íons pela estria vascular. A escala média é separada da escala vestibular por uma membrana delgada, a membrana vestibular, a qual não oferece resistência mecânica à propagação da onda acústica, de modo que, assim, a massa líquida das escalas vestibular e média vibrem conjuntamente, em sincronia de fase. A escala média é separada da escala timpânica pela membrana basilar, mecanicamente complexa, sobre a qual se situa outro epitélio especializado, o órgão espiral de Corti. Esse epitélio sensorial contém as células ciliadas externas e internas, os mecanoceptores auditivos, além de diversas classes de células auxiliares, que exercem uma variedade de funções secretórias e de sustentação. (Adaptada de Junqueira & Carneiro, 1971.)

cujos dendritos inervam a cóclea. As células ciliadas internas são inervadas por cerca de 30.000 fibras cocleares do tipo I, que são mielinizadas e relativamente grossas, cada uma das quais fazendo sinapse com uma única célula ciliada. Por seu turno, as células ciliadas externas são inervadas por cerca de 1.500 fibras do tipo II, que são amielínicas finas e fazem sinapse com 5 a 100 células desse tipo.

Os detalhes da mecanotransdução auditiva e, por extensão, das demais formas de mecanotransdução sensorial têm sido mais difíceis de revelar do que os da fototransdução e da quimiotransdução. As características ultraestruturais e moleculares subjacentes à mecanotransdução das células ciliadas cocleares são essenciais para a compreensão, ainda que parcial, desse fenômeno, que é nitidamente mais complexo do que as outras formas de transdução (Figuras 7.13 e 7.14). A organela sensorial mecanoelétrica é o feixe apical de estereocílios das células ciliadas. Esses estereocílios têm citoplasma cheio de actina e são ligados uns aos outros por pontes proteicas extracelulares, que conectam o ápice de um estereocílio mais curto ao aspecto lateral do estereocílio maior vizinho. Quando uma onda sonora passa pelo ouvido externo, é amplificada no orelha média e transmitida aos líquidos cocleares, induzindo o movimento cíclico da membrana basilar. O aumento e a diminuição da pressão acústica, correspondentes à compressão e à rarefação do ar no ouvido externo, produzem a deflexão para baixo e para cima da membrana basilar, respectivamente. Quando a membrana basilar se curva para cima, os estereocílios são defletidos na direção dos estereocílios maiores, o que despolariza as células ciliadas.

O movimento oposto hiperpolariza essas células. As moléculas mecanossensíveis são canais iônicos situados na membrana plasmática dos estereocílios, ligados a uma ou a ambas

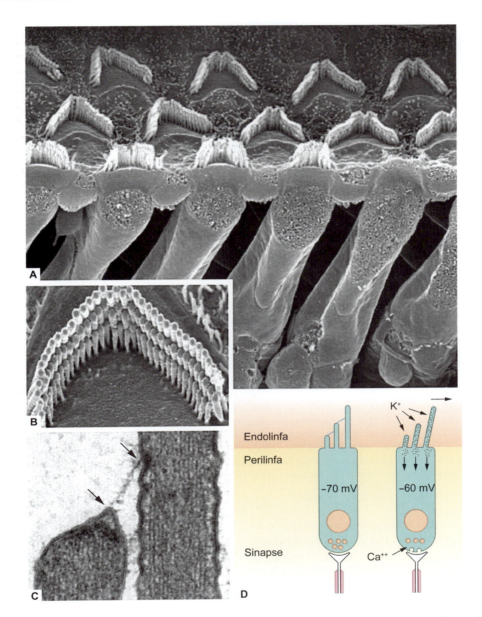

FIGURA 7.13 A. Micrografia eletrônica de varredura do órgão de Corti, mostrando o arranjo ordenado de células ciliadas externas sustentadas na base e no ápice pelas células de Deiters. **B.** As células ciliadas sensoriais são facilmente identificadas pela presença de um feixe apical de estereocílios, que é a organela sensorial mecanoelétrica. **C.** Micrografia eletrônica de transmissão mostrando os estereocílios cheios de actina com uma ponte proteica (*entre setas*) conectando o ápice de um estereocílio mais curto ao aspecto lateral do estereocílio maior vizinho. O aparelho de transdução é formado por canais iônicos mecanodependentes, proteínas integrais da membrana plasmática, ligados a uma ou ambas as extremidades das pontes proteicas que ligam os estereocílios. **D.** As células ciliadas internas do órgão de Corti convertem os estímulos acústicos em sinais elétricos. (Adaptada de Friedman *et al.*, 2000.)

as extremidades das pontes proteicas. Acredita-se que as pontes proteicas transferem diretamente a força gerada pelo deslocamento dos estereocílios para esses canais transdutores mecanoelétricos (canais TME). Ainda não se sabe ao certo a identidade proteica dos canais TME, uma questão central para o entendimento da transdução coclear e de outros mecanismos sensoriais semelhantes. Na década de 2010, essa questão ganhou grande interesse pela identificação, em invertebrados, de um gene que é necessário para a mecanorrecepção nesses animais. Esse gene, chamado "*TRPN1*" ou "*nompC*", pertence à família de canais TRP (sigla em inglês para *potencial receptor transitório*), os quais deixam passar cátions mono e divalentes com diferentes permeabilidades, dependendo do tipo de canal, e participam de uma grande variedade de funções, incluindo a transdução em diversos sistemas sensoriais. Curiosamente, a despeito de sua presença em vários invertebrados, peixes e batráquios, o *TRPN1* não foi, até o presente, encontrado nos genomas de mamíferos sequenciados, e, assim, é pouco

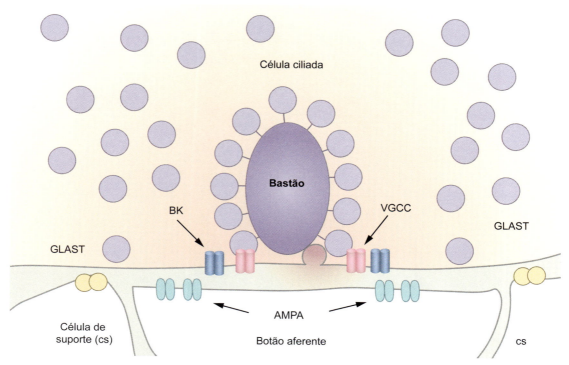

FIGURA 7.14 Sinapses das células ciliadas internas com os terminais dendríticos das fibras nervosas auditivas. Essas sinapses contêm complexos proteicos chamados "bastões sinápticos", de 0,2 mm, nos quais atracam vesículas sinápticas de 35 a 40 nm de diâmetro, contendo o neurotransmissor glutamato. Os bastões asseguram altas taxas de exocitose por períodos relativamente longos. VGCC: canais de Ca^{2+} dependentes de voltagem; BK: canais de K^+ dependentes de voltagem sensíveis à Ca^{2+}; AMPA: receptores de glutamato pertencentes à superfamília de canais de cátions dependentes de ligantes externos; GLAST: transportadores de glutamato pertencentes à superfamília de transportadores de membrana plasmática que utilizam o gradiente eletroquímico de Na^+ para o transporte ativo secundário do neurotransmissor. (Adaptada de Fuchs, Glowatzki, & Moser, 2003.)

provável que ele seja o canal de transdução nos estereocílios do homem e de outros mamíferos. Outras duas classes de canais iônicos satisfazem os critérios de mecanossensores nos eucariotos: as famílias canal de sódio epitelial/degenerina (DEG/ENaC) e Piezo. Recentemente, a estrutura tridimensional do canal NOMPC foi identificada por crioeletromicroscopia em *Drosophila melanogaster*, espécie na qual o canal de mecanotransdução se mostrou importante para a percepção de som e toque. Tentativas de elucidação dos componentes moleculares de canais TME em mamíferos revelaram três proteínas transmembranares essenciais para a audição. Ao se analisarem camundongos com mutações em genes que levam à surdez, as seguintes proteínas foram identificadas como essenciais para o funcionamento dos canais TME, além de estarem presentes na extremidade dos estereocílios: (1) proteínas transmembranares tipo canal 1 e 2 (TMC1/2); (2) proteínas transmembranares em estereocílios de células capilares (TMHS/LHFPL5); (3) proteínas transmembranares ds orelha interna (TMIE).

Todas as três proteínas estão associadas à base da protocaderina 15 (PCDH15) na superfície do estereocílio, possivelmente compondo ou contribuindo para o adequado funcionamento dos canais TME. A transdução de sinal ocorre pela integração física entre PCDH15 e a caderina 23 (CDH23), que conecta um estereocílio ao outro.

Quando os estereocílios mecanossensíveis são defletidos pelo movimento para cima da membrana basilar, o aumento de tensão nas pontes proteicas (PCDH15-CDH23) abre os portões dos canais MET, permitindo a entrada de K^+, Na^+ e Ca^{2+}, para os quais existem gradientes eletroquímicos no sentido da endolinfa para o citoplasma das células ciliadas. O influxo de K^+ é o principal agente despolarizante das células ciliadas, devido ao maior número de cargas mobilizadas por essa corrente iônica. Por outro lado, a deflexão dos estereocílios na direção inversa, causada pelo movimento para baixo da membrana basilar, relaxa a tensão nas pontes proteicas e fecha os canais TME. A consequência é a rápida hiperpolarização das células mecanorreceptoras pela rápida saída de K^+ através de canais seletivos para esse íon localizados na região basolateral da membrana plasmática, na qual o gradiente eletroquímico é no sentido do citoplasma para a cortilinfa. A variação cíclica do potencial de membrana das células ciliadas constitui um potencial receptor local, gradativo, que modula de igual maneira a liberação de glutamato nas sinapses aferentes.

As sinapses aferentes das células ciliadas são assinaladas por corpos sinápticos eletrondensos, citoplasmáticos (os bastões sinápticos), organelas que asseguram altas taxas de exocitose por períodos relativamente longos em sinapses sensoriais especiais: as tríades dos fotorreceptores, as díades das células bipolares retinianas, as sinapses eferentes das células eletrorreceptoras sensoriais e as sinapses aferentes das células ciliadas da cóclea e do vestíbulo (ver Figura 7.14). Inseridos na membrana plasmática próximo dos bastões sinápticos, agrupam-se canais de Ca^{2+} dependentes de voltagem e canais de K^+ dependentes de voltagem, sensíveis ao Ca^{2+}. Nos botões aferentes pós-sinápticos são encontrados receptores ionotrópicos de glutamato do tipo AMPA, que dependendo da composição das subunidades (tetrâmero), permitem a passagem de Na^+, K^+ e Ca^{2+}. Nas células de suporte que circundam as células ciliadas internas e seus contatos aferentes, são expressos transportadores de glutamato (GLAST). Esses pertencem à família de transportadores de membrana plasmática, proteínas com 12 segmentos transmembranares que utilizam gradiente eletroquímico de Na+ para o transporte ativo secundário do neurotransmissor. A despolarização das células ciliadas leva ao aumento da $[Ca^{2+}]_{int}$, dispara a exocitose das vesículas sinápticas e libera glutamato na fenda sináptica. O glutamato abre os canais de cátions AMPA das fibras aferentes, nelas produzindo potenciais pós-sinápticos excitatórios, que gerarão impulsos nervosos nessas fibras. Os impulsos nervosos transmitidos nas 31.500 fibras aferentes do nervo coclear levam para os centros auditivos do tronco encefálico toda a informação que, após processamento central, originará a percepção e os reflexos auditivos.

Tonotopia e sintonia coclear para as frequências temporais do estímulo acústico

A chamada "tonotopia coclear" é uma propriedade pela qual cada tom, ou frequência acústica, está representado em um lugar da cóclea (Figura 7.15), ordenadamente. Com efeito, cada região ao longo da cóclea está sintonizada estreitamente para uma dada faixa de frequências temporais. Parte da explicação reside na mecânica da membrana basilar. Por ser essa membrana mais rígida na base da cóclea e mais elástica no ápice, os sinais acústicos distribuem-se ao longo da cóclea de acordo com sua frequência temporal: sinais de frequência alta fazem vibrar a base da cóclea, os de frequência média fazem vibrar as regiões intermediárias, e aqueles de frequência baixa fazem vibrar predominantemente o ápice da cóclea.

Entretanto, as propriedades viscoelásticas passivas da membrana basilar não são suficientes para explicar a qualidade da sintonia para frequências temporais observadas na própria membrana basilar, nas células ciliadas e nos neurônios da via auditiva (ver Figura 7.15). O órgão de Corti possui um mecanismo ativo de amplificação eletromecânica, responsável pelo refinamento da sintonia coclear, sendo as células ciliadas externas os elementos centrais desse mecanismo. As células externas se alongam e encurtam-se nas frequências acústicas em resposta à variação dos seus potenciais intracelulares. Essa eletromotilidade faz com que as células ciliadas

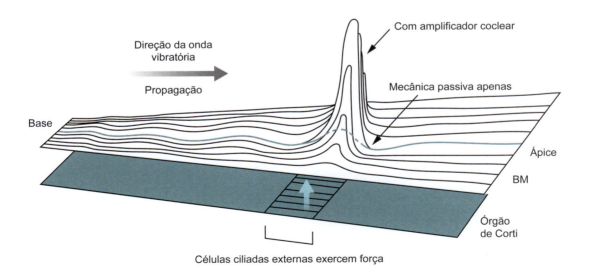

FIGURA 7.15 Propagação da onda acústica que entra na cóclea ao longo da membrana basilar, sempre da base para o ápice, devido às propriedades mecânicas dessa membrana. Esta é mecanicamente heterogênea, sendo mais rígida na base e progressivamente mais elástica em direção ao ápice da cóclea. Assim, sua frequência ótima de vibração também muda gradativamente da base para o ápice da cóclea: as ondas de frequências altas percorrem uma curta extensão da cóclea, atingem o ponto ótimo de ressonância e dissipam sua energia; as ondas de frequência baixa percorrem toda a extensão da cóclea até atingir seu ponto ótimo de vibração no ápice; e, assim, cada frequência vibra uma determinada região da membrana basilar, estimulando as células ciliadas dessa região. O movimento no pico de vibração é amplificado, até cerca de 100 vezes, pelos efeitos do filtro ativo fornecido pela contração eletromecânica das células ciliadas externas. Esse efeito apura ainda mais a sintonia fornecida pelas propriedades viscoelásticas passivas da própria membrana basilar. A extensão em que essa amplificação ativa ocorre é cerca de 50 nm, correspondendo à ação de cerca de 200 células ciliadas externas. (Adaptada de Ashmore & Kolston, 1994.)

externas constituam um mecanismo ativo capaz de amplificar localmente as respostas mecânicas produzidas pelos estímulos acústicos no órgão de Corti.

Dois mecanismos de retroalimentação têm sido propostos, um estereociliar e outro somático, para explicar esse filtro ativo coclear. No mecanismo estereociliar, os portões dos canais TME abrem-se, permitindo a entrada de íons Ca^{2+}, que atuam nos próprios canais TME ou em proteínas a eles associadas, gerando forças nas extremidades das pontes proteicas entre os estereocílios e, em consequência, uma força no feixe de estereocílios que aumenta o movimento das células ciliadas externas. No mecanismo somático, ocorrem mudanças conformacionais dependentes de voltagem na região lateral da membrana plasmática, as quais geram uma força de encurtamento celular nas células externas. Essas mudanças podem ser devidas a (1) um dínamo de área, no qual uma proteína motora da membrana plasmática com um sensor de voltagem intrínseco é responsável pelo fenômeno, sendo a proteína prestina o principal candidato a esse papel, ou (2) um motor flexoelétrico, no qual ocorre flexão da membrana plasmática em razão da alteração na sua carga elétrica de superfície. Seja como for, a eletromotilidade das células ciliadas externas está acoplada à vibração da membrana basilar, amplificando-a na frequência temporal de pico e nas frequências temporais vizinhas. O resultado é uma sintonia mais fina do que as propriedades mecânicas passivas da membrana basilar permitiriam (ver Figura 7.15).

Adaptação auditiva

A probabilidade de abertura dos canais TME das células ciliadas é regulada por mecanismos de adaptação à intensidade do estímulo. O deslocamento dos estereocílios está acoplado à abertura dos canais TME por molas elásticas, cujo arcabouço molecular é constituído por pontes proteicas entre estereocílios vizinhos. A tensão nas molas dos estereocílios é regulada por motores ativos nas extremidades superiores das pontes proteicas, que, em movimentos de subida ou descida ao longo do citoesqueleto de actina, controla a tensão nas molas dos portões. Um único motor de adaptação contém dezenas de moléculas de miosina que cooperam para gerar as forças requeridas para a adaptação.

Tal como acontece em outros mecanismos de adaptação sensorial, normalmente sugere-se que o Ca^{2+} seja essencial para a adaptação. A elevação de $[Ca^{2+}]_{int}$ que ocorre pela entrada de Ca^{2+} via canais TME pode disparar mecanismos de retroação que atuam no motor de miosina e/ou diretamente nos canais TME. Apesar disso, dados recentes sugerem que a mudança na probabilidade de abertura dos canais TME em células capilares de mamíferos é especialmente regulada por mecanismos voltagem-dependentes e por ligação ao Ca^{2+} extracelular.

Vias, centros e funções auditivas

O sistema auditivo possui uma série de vias que ligam os mecanorreceptores situados na cóclea a neurônios distribuídos em vários centros do bulbo raquidiano, da ponte, do mesencéfalo, do tálamo e do córtex cerebral. Tal como se observa em outros sistemas sensoriais, essas vias e centros organizam-se, em diferentes graus, de forma paralela, hierárquica e distribuída. A representação neural da informação auditiva tem algumas características próprias. Em primeiro lugar, em todos os níveis da via se encontra pelo menos uma representação tonotópica detalhada, que preserva a representação das frequências temporais dos estímulos acústicos ao longo do espaço coclear. Nesses mapas tonotópicos, cada região de um núcleo auditivo subcortical ou área auditiva do córtex cerebral é estimulada por sinais acústicos de uma determinada frequência temporal. Em segundo lugar, a partir do complexo olivar superior, a localização da fonte sonora no plano horizontal é mapeada com certo grau de detalhamento no espaço neural, superpondo-se à representação tonotópica. Finalmente, um aspecto peculiar do sistema auditivo é que, além dos núcleos cocleares, a via auditiva é bilateral em grande medida, devido à sua decussação apenas parcial em vários níveis ao longo do seu trajeto. Dessa forma, lesões unilaterais completas não são capazes de produzir surdez unilateral completa acima desse nível.

Os neurônios do gânglio espiral de Corti são bipolares: enviam dendritos que colhem informação de regiões específicas da cóclea e axônios que formam o nervo coclear, um dos dois ramos do nervo vestibulococlear ou VIII par craniano. Os axônios do nervo coclear dirigem-se para três núcleos distintos do bulbo raquidiano, cada um dos quais contém um mapa da cóclea que preserva a representação tonotópica: núcleos cocleares anteroventral, posteroventral e dorsal. Os neurônios do núcleo coclear anteroventral projetam para o complexo olivar superior de ambos os lados da ponte, onde existem circuitos específicos para a localização espacial das fontes sonoras no plano horizontal, por comparação tanto da diferença interauricular temporal para frequências temporais baixas quanto da diferença interauricular de intensidade para frequências temporais altas. Os neurônios do complexo olivar superior projetam para ambos os colículos inferiores através do lemnisco lateral, um importante feixe axonal mielinizado que ascende no tronco encefálico levando a informação auditiva até o mesencéfalo. Assim, a informação sobre a localização das fontes sonoras é disponibilizada para os núcleos e centros auditivos superiores.

Outros neurônios do complexo olivar superior projetam perifericamente para as cócleas ipso e contralateral através dos feixes olivococleares. Assim, o nervo coclear de cada lado possui, além dos axônios dos neurônios do gânglio espiral de Corti que trazem informação da cóclea ipsolateral para o SNC, axônios de neurônios dos complexos olivares superiores ipso e contralateral que levam informação do SNC para a cóclea. Há duas classes de neurônios olivococleares, nomeados de acordo com a sua localização no complexo olivar superior: os mediais, que fazem sinapses diretamente nas células ciliadas externas; e laterais, que fazem sinapses com as fibras aferentes tipo I que recebem sinapses das células ciliadas internas. Sobre os neurônios mediais, sabe-se mais: seus terminais axonais liberam acetilcolina que, atuando em receptores nicotínicos da membrana plasmática das células ciliadas externas, produz influxo de Ca^{2+}, o qual leva à abertura de canais de K^+ dependentes de Ca^{2+} do tipo BK. A hiperpolarização resultante das células ciliadas externas diminui o efeito amplificador ativo que elas exercem. O produto é uma diminuição de ganho na periferia auditiva, o que permite que o sistema continue a funcionar mesmo em altos níveis de intensidade de estimulação. Os neurônios olivococleares são influenciados tanto por atividade oriunda das cócleas de ambos os lados quanto de níveis mais altos da via auditiva. Assim, eles podem controlar o fluxo de informação auditiva vindo da periferia em direção ao SNC, atuando nas vias que se originam das células ciliadas internas e das externas.

Os neurônios dos núcleos cocleares posteroventral e dorsal apresentam propriedades temporais mais complexas que os do núcleo coclear anteroventral, e participam da codificação dos padrões temporais dos estímulos acústicos, assim contribuindo para a identificação das propriedades qualitativas dos sons, realizada nos centros auditivos superiores. Seus axônios decussam para o lado oposto e seguem diretamente para o colículo inferior contralateral ao longo do lemnisco lateral, juntamente com aqueles originados bilateralmente no complexo olivar superior e no núcleo do lemnisco lateral. Esse último é um núcleo pontino formado por neurônios auditivos que recebem colaterais de fibras ascendentes do lemnisco lateral e enviam axônios para o colículo inferior ipsilateral e, através da comissura de Probst, para o colículo inferior contralateral.

O colículo inferior conta com três divisões, o núcleo central, o núcleo externo e o córtex dorsal, todas envolvidas em respostas motoras de orientação da cabeça e do corpo em direção à fonte sonora. O núcleo central está organizado tonotopicamente, preservando o mapa coclear de frequências temporais, ao passo que nas outras duas divisões essa informação é menos precisa. Por outro lado, outras regiões do colículo inferior (e do superior) estão envolvidas, pelo menos em alguns animais, no alinhamento entre as informações espaciais auditiva, somestésica e visual, de forma a orientar o animal em relação às fontes sonoras circunvizinhas. Para isso, os neurônios coliculares dispõem da informação sobre a localização das fontes sonoras fornecida pelo processamento olivar superior, assim como pelo processamento realizado no próprio colículo inferior. A comissura dos colículos inferiores é outra via por meio da qual as informações ipso e contralateral da via auditiva são associadas.

Os neurônios do colículo inferior projetam para o núcleo geniculado medial do tálamo através do *brachium* do colículo inferior. Assim como se dá nos centros auditivos inferiores, o núcleo geniculado medial é formado por várias divisões, sendo a divisão ventral a única organizada tonotopicamente. Ela recebe a projeção ascendente do núcleo central do colículo inferior e projeta através das radiações auditivas para o córtex auditivo primário situado nos giros transversos de Heschl, ortogonais ao giro temporal superior (área 41 de Brodmann). Tal como acontece no córtex visual primário em relação à dominância ocular e à orientação do estímulo visual, o córtex auditivo primário está organizado em colunas cujos neurônios respondem preferencialmente a uma mesma frequência temporal, e colunas binaurais, cujos neurônios respondem preferencialmente a uma mesma diferença interaural de intensidade acústica. Assim, o córtex auditivo primário apresenta a organização morfofuncional necessária para fornecer aos demais níveis do processamento cortical os aspectos quantitativos fundamentais da informação auditiva, tais como a frequência temporal e a localização espacial das fontes sonoras, entre outros.

O córtex auditivo primário é circundado em parte pela área 42 de Brodmann, no giro temporal superior, e esta é circundada pela área 22 de Brodmann, nos giros temporais superior e médio, nos quais o processamento da informação auditiva atinge níveis mais complexos. A área 22 de Brodmann, ou área de Wernicke,[9] é fundamental para a interpretação dos aspectos abstratos da fala, no hemisfério dominante, assim como do conteúdo emocional da fala, no hemisfério contralateral. Está conectada pelo feixe arqueado, que cursa, na substância branca dos lobos temporal, parietal e frontal, com a área 44 de Brodmann, ou área de Broca[10] no opérculo frontal, responsável pelos padrões neuronais da fala.

Equilíbrio
Mecanotransdução vestibular

A orelha interna é sede de dois órgãos dos sentidos: a cóclea, que, como já vimos, é onde estão situados os mecanoceptores auditivos, e o aparelho vestibular, no qual estão situados os mecanoceptores do equilíbrio. Os mecanoceptores vestibulares são células ciliadas, muito semelhantes àquelas da cóclea, que estão localizadas em regiões especializadas do epitélio que reveste o labirinto membranoso, chamadas "máculas otolíticas" e "cristas ampulares", semelhantes, em linhas gerais, ao órgão espiral de Corti da audição (Figura 7.16). O estímulo adequado para essas células ciliadas são acelerações que

---

[9] Essa região cortical recebeu este nome a partir dos trabalhos do médico neurologista e psiquiatra alemão Karl Wernicke (1848-1905). Lesões nessa área produzem a chamada "afasia de Wernicke", ou "afasia sensorial", que causa no paciente uma dificuldade de compreensão da linguagem falada, embora ele próprio fale fluentemente, mas com pouco sentido.

[10] Essa região cortical assim foi denominada a partir dos trabalhos do médico neurocirurgião, anatomista, patologista e antropólogo francês Paul Broca (1824-1880). Como primeiro demonstrado por Broca, lesões nessa área promovem um tipo de afasia essencialmente motora, na qual o paciente compreende a linguagem falada, mas não é, ele próprio, capaz de falar, ou o faz com grande dificuldade.

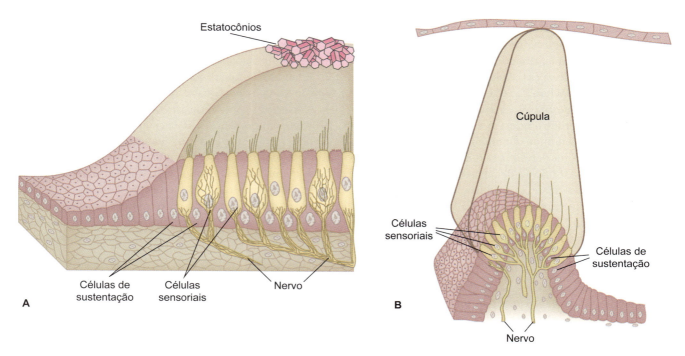

FIGURA 7.16 A. Máculas otolíticas do sáculo e do utrículo, contendo células mecanorreceptoras ciliadas que informam a direção da aceleração da gravidade e da aceleração linear da cabeça ao SNC. As máculas do sáculo e do utrículo estão dispostas perpendicularmente entre si, de modo a responder melhor a acelerações em diferentes planos do espaço. **B.** Cristas ampulares dos canais semicirculares, que são três compartimentos orientados perpendicularmente entre si, contendo células mecanorreceptoras ciliadas que informam a direção da aceleração angular da cabeça. (Reproduzida de Junqueira & Carneiro, 1971.)

atuam sobre a cabeça do indivíduo: acelerações lineares, no caso das máculas, e angulares, no caso das cristas ampulares. O mecanismo de transdução é muito semelhante ao encontrado na audição e envolve o deslocamento dos estereocílios.

As máculas otolíticas são regiões especializadas de epitélio sensorial encontradas no sáculo e no utrículo, dois compartimentos do aparelho vestibular da orelha interna, banhados por endolinfa.

As máculas possuem células mecanorreceptoras ciliadas de duas classes morfofuncionais, tipos I e II, semelhantes às células ciliadas internas e externas do órgão de Corti, respectivamente, além de outras células com função secretória e de sustentação. Seus estereocílios estão embebidos em uma cobertura gelatinosa produzida por outras células do próprio epitélio, sobre as quais estão incrustados cristais de carbonato de cálcio chamados "estatocônios". Esse arranjo permite que as células mecanorreceptoras maculares informem a direção da aceleração da gravidade e da aceleração linear da cabeça ao SNC. As máculas do sáculo e do utrículo estão dispostas perpendicularmente entre si, de modo a responderem otimamente a acelerações em diferentes planos do espaço.

As cristas ampulares são regiões especializadas de epitélio sensorial encontradas em dilatações situadas em uma das duas extremidades dos canais semicirculares, onde eles se inserem no utrículo. Existem três canais semicirculares em cada orelha interna, dispostos em três planos perpendiculares entre si. O arranjo é tal que os diversos movimentos angulares da cabeça serão decompostos em movimentos da endolinfa dentro dos canais semicirculares, dependendo da orientação desses canais. O epitélio das cristas ampulares é semelhante ao encontrado nas máculas, e suas células mecanorreceptoras ciliadas são também de duas classes morfofuncionais, com os estereocílios embebidos dentro de uma cúpula gelatinosa. Quando a cabeça sofre aceleração angular, as células ciliadas de ao menos um canal semicircular são estimuladas de um lado e inibidas do lado oposto, pelo deslocamento em direções opostas da endolinfa, o que desloca as cúpulas gelatinosas e movimenta os estereocílios dos mecanoceptores.

Vias e centros vestibulares

O sistema vestibular envia para o SNC informação sobre a direção da gravidade e sobre o movimento da cabeça. Essa informação é combinada com informação visual e somestésica para gerar a percepção que o indivíduo tem do seu próprio corpo e das forças que nele atuam, assim como das partes do corpo umas em relação às outras. Esse "supersentido" é uma combinação do equilíbrio, da somestesia e da visão, que ocorre no córtex cerebral. Além disso, tal como acontece em outros sistemas sensoriais, uma parte importante das vias vestibulares é dedicada a alimentar as respostas motoras, frequentemente em um nível subconsciente.

As células mecanorreceptoras ciliadas das máculas e cristas ampulares, quando estimuladas, desenvolvem potenciais receptores locais que modulam a liberação de glutamato na sua porção basal. Esse neurotransmissor estimula dendritos de neurônios bipolares cujos corpos celulares estão situados no núcleo vestibular de Scarpa, cujos axônios constituem o nervo vestibular, um dos dois ramos do nervo vestibulococlear ou VIII par craniano. Os terminais axonais do nervo vestibular dirigem-se a quatro núcleos vestibulares do tronco encefálico – superior, inferior, medial e lateral – e também diretamente ao lóbulo floculonodular do córtex cerebelar. A partir desses núcleos e áreas vestibulares, existem diversas projeções que regulam reflexos posturais e oculocefalógiros. Deles parte uma projeção ascendente que faz sinapse no complexo ventrobasal do tálamo. Os neurônios talâmicos enviam axônios para o lobo parietal do córtex cerebral, para a área 5 de Brodmann, na qual a informação vestibular ganha acesso aos níveis conscientes do sistema nervoso.

Somestesia
Sensibilidade geral, somática ou corpórea

A visão, a olfação, a gustação, a audição e o equilíbrio são chamados "sentidos especiais", considerando a localização restrita de suas células receptivas em determinados nichos do corpo humano, formando órgãos receptores. Os sentidos especiais encontrados em outros animais podem ser bastante semelhantes a esses do homem, ou diferentes em graus variados até o ponto de não terem uma equivalência humana. Esse é o caso do sentido térmico das fossetas laterais nas cobras ou do sentido elétrico do bico nos monotremos, para mencionar alguns exemplos.

Em conjunto com os sentidos especiais, o homem e outros animais dispõem de um conjunto complexo de receptores sensoriais distribuídos por quase todos os tecidos do corpo, os quais, em conjunto, coletivamente enviam uma grande diversidade de informações ao SNC. Esses receptores, suas vias e seus centros constituem o sistema sensorial somático ou sistema somestésico, sendo sua função a somestesia ou sensibilidade geral, em contraste com as sensibilidades especiais aqui já estudadas.

Existem muitas maneiras de sistematizar o estudo dos receptores somestésicos. Eles podem ser divididos em mecanoceptores, termoceptores, quimioceptores e nociceptores, de acordo com a sua forma específica de estimulação, ou podem ser agrupados de acordo com a origem embrionária do tecido que os alberga, nesse caso em exteroceptores – situados em tecidos de origem ectodérmica (pele) –, proprioceptores – em tecidos de origem mesodérmica (articulações, tendões e músculos) – e interoceptores – em tecidos de origem endodérmica (vísceras). Uma terceira classificação leva em conta a complexidade morfológica dos receptores e o calibre das fibras aferentes às quais estão conectados: receptores especializados ligados a fibras mielinizadas grossas e terminações nervosas livres ligadas a fibras mielinizadas finas ou amielínicas.

Atualmente, tem sido proposto que a sensibilidade geral engloba pelo menos duas facetas diferenciadas pelo tipo de receptor, pelas vias que eles originam, pelos centros do córtex cerebral que processam a informação deles originária e pela sua função no nosso organismo. De modo geral, podemos distingui-las como estando relacionadas com a percepção do meio ambiente ou com a percepção do estado subjetivo do próprio indivíduo.

A primeira delas está majoritariamente voltada para o mundo externo, sinalizando a ocorrência de estímulos sobre a superfície da pele, a posição das partes do corpo e a tensão e o comprimento dos músculos esqueléticos quando o indivíduo adota uma postura ou exercita um movimento. Esse sistema somestésico compreende grande parte do que a Neurologia clássica categoriza como atividade exteroceptiva e proprioceptiva. Seus receptores são os mecanoceptores especializados da pele, das articulações, dos tendões e dos músculos (ver Tabela 7.1). Eles estão conectados a fibras nervosas mielinizadas grossas das classes Aα e Aβ, que enviam informação para os centros talamocorticais pela via coluna dorsal/lemnisco medial. A representação cortical desse sistema está situada no giro parietal pós-central e áreas adjacentes. Essa atividade somestésica é utilizada intensamente para o controle da musculatura esquelética e, por conseguinte, do controle da postura e dos movimentos. Reflexos classicamente estudados, como o reflexo flexor ou de retirada e o reflexo miotático ou de estiramento, têm sua alça aferente originada nesses receptores, embora o reflexo flexor também possa ser produzido pela ativação de outros receptores sensoriais.

A outra faceta da somestesia diz respeito ao sentido da condição fisiológica do corpo e ao controle homeostático do organismo. Atualmente, o conceito restrito de interorrecepção, tal como a atividade de receptores viscerais com fins puramente de controle autônomo, tem sido ampliado para incluir também o conjunto de atividades das terminações nervosas livres distribuídas em praticamente todos os demais tecidos do corpo. Esses receptores somestésicos homeostáticos incluem mecanoceptores, termoceptores, quimioceptores e nociceptores ligados a fibras nervosas mielinizadas finas da classe Aδ ou fibras nervosas amielínicas da classe C. Essas fibras transmitem uma variedade de informações provenientes da pele (toque e pressão difusos, frio e calor, dor primária e dor secundária ou em queimação, prurido), dos órgãos genitais (sensações sexuais) e dos tecidos profundos, tais como articulações, músculos, fáscias e tendões, e meninges (pressão, dor secundária) (ver Tabela 7.1). Além desses já mencionados, ainda se inclui entre os receptores homeostáticos uma série de receptores localizados nas paredes das vísceras e dos grandes vasos sanguíneos (pressão, dor secundária, pressão arterial, concentração de gases no sangue, concentração de solutos no tubo digestório), os quais ainda carecem de uma sistematização mais completa. Esse sistema somestésico está associado ao controle autônomo da musculatura cardíaca, da musculatura lisa e das glândulas exócrinas, distinguindo-se, portanto, da informação extero e proprioceptiva que está associada ao controle motor esquelético. A informação homeostática segue no SNC através das vias anterolaterais para núcleos talâmicos e áreas corticais distintos daqueles que processam a informação extero e proprioceptiva.

Receptores somestésicos

A descrição completa dos aspectos morfológicos e fisiológicos de todos os receptores somestésicos está além dos limites do presente capítulo, mas nos próximos parágrafos é feita uma rápida comparação entre os mecanoceptores da pele glabra. Uma lista ampliada dos receptores somestésicos extero e proprioceptivos está apresentada na Tabela 7.1.

A pele glabra possui quatro classes de receptores somestésicos especializados, ligados a fibras nervosas mielinizadas de grande calibre que são dendritos de neurônios situados nos gânglios somestésicos, com diferentes sensibilidades a estímulos mecânicos: células de Merkel (fibras SA1) e corpúsculos de Meissner (fibras RA) nas camadas superficiais da pele; corpúsculos de Ruffini (fibras SA2) e corpúsculos de Pacini (fibras PC) nas camadas profundas da pele (ver Tabela 7.1).

As células de Merkel estão situadas na camada basal da epiderme que envolve a extremidade das fibras SA1. Cada fibra nervosa ramifica-se profusamente na pele e cada terminal dendrítico, já sem a bainha de mielina, faz contato com uma célula de Merkel, até 100 células por fibra nervosa. A célula de Merkel faz sinapse com o terminal dendrítico, tendo vesículas sinápticas com glutamato como neurotransmissor, de tal modo que constitui um sistema semelhante ao das células ciliadas da orelha interna, embora existam evidências de que o estímulo possa atuar diretamente no próprio terminal dendrítico. A densidade de inervação pode chegar a $1/mm^2$, com campos receptivos de 2 a 3 mm de diâmetro. O campo receptivo de uma fibra nervosa SA1 possui regiões de alta sensibilidade que correspondem aos terminais dendríticos individuais. Quando o estímulo apresenta detalhes mais finos que o diâmetro do campo receptor, uma dessas regiões torna-se dominante, e isso explica como a resolução das fibras SA1 pode chegar até 0,5 mm.

Os corpúsculos de Meissner são grandes agregados celulares situados nas papilas dérmicas, imediatamente abaixo da epiderme, circundados por uma cápsula de tecido conjuntivo. Compreendem células de Schwann modificadas, achatadas, arranjadas em lamelas horizontais, as quais englobam e sustentam de 2 a 6 terminais dendríticos de fibras nervosas RA, os quais não possuem mielina na sua porção dentro do corpúsculo. A estrutura do corpúsculo de Meissner faz com que ele atue como um filtro para atenuação das frequências temporais baixas, tornando esses receptores insensíveis a estímulos estáticos. Assim, as fibras SA1 respondem preferencialmente às frequências temporais altas, com ótimo de sensibilidade em torno de 40 a 60 Hz. Pela mesma razão, elas também respondem otimamente durante a fase de aplicação ou retirada de estímulos abruptos. A densidade de inervação cutânea das fibras nervosas RA chega a $1,5/mm^2$, mas seus campos receptores têm diâmetro entre 3 e 5 mm maior do que o das fibras SA1, sem sub-regiões dominantes, o que se traduz em uma resolução espacial inferior à das fibras SA1.

Os corpúsculos de Ruffini, localizados no tecido conjuntivo da derme, são relativamente grandes e fusiformes, e fortemente ligados à matriz colágena local. Dessa maneira, atuam de forma semelhante ao órgão tendinoso de Golgi, respondendo vigorosamente ao estiramento do tecido. Os corpúsculos de Ruffini estão ligados a fibras nervosas mielinizadas grossas SA2, cuja densidade de inervação na pele é menor do que a das fibras SA1 ou RA, e cujos campos receptores têm diâmetro cerca de cinco vezes maior do que o das fibras SA1.

Os corpúsculos de Pacini ficam situados na derme, em certos tecidos profundos, tais como as cápsulas articulares, e no mesentério. São estruturas grandes (2 mm × 0,5 mm), formadas por até 70 camadas de células semelhantes a fibroblastos, as quais englobam o terminal dendrítico amielínico de uma única fibra nervosa mielinizada grossa PC. As camadas funcionam como uma série de filtros mecânicos que atenuam fortemente as frequências baixas e tornam o terminal insensível a estímulos estáticos. Assim, de forma ainda mais acentuada do que ocorre com as fibras SA1, as fibras PC respondem preferencialmente durante a fase de aplicação ou retirada dos estímulos abruptos ou, no caso de estímulos periódicos, a frequências temporais altas, com o ótimo de estimulação deslocado para cerca de 200 a 300 Hz. A densidade de inervação das fibras PC é baixa; existem cerca de 350 fibras para cada dedo e cerca de 800 na palma da mão, e seus campos receptores são bastante grandes, frequentemente correspondendo à mão inteira.

Têm sido usadas duas formas principais de interpretar como esses diferentes receptores somestésicos compartilham a função de transmitir ao SNC a informação sobre os diversos estímulos mecânicos que incidem na pele. Essas formas podem ser comparadas àquelas empregadas para se estudar o compartilhamento da transmissão de informação visual pelas diversas classes de células ganglionares retinianas. Em ambos os casos, as funções atribuídas aos mecanoceptores cutâneos (ou células ganglionares retinianas) são estritamente baseadas no cuidadoso mapeamento de suas respostas a estímulos dos mais variados, sejam estímulos simples do ponto de vista espaçotemporal, tais como pontos ou periodicidades senoidais, sejam estímulos que compreendem formas, perfis temporais ou perfis dinâmicos de variados graus de complexidade.

Uma abordagem consiste em determinar o estímulo específico capaz de ativar o receptor. Esse tipo de análise levou à atribuição da função de reconhecimento de padrões espaciais às fibras SA1, dada a sua alta discriminação espacial e sua resposta temporal mais sustentada que os demais mecanoceptores da pele glabra (ver Figura 7.19). Acredita-se que as fibras RA sejam otimamente estimuladas por estímulos abruptos que informam ao SNC os pequenos deslocamentos que um objeto sofre quando segurado, o que permitiria o ajuste apropriado da força empregada. As fibras SA2, por seu turno, sinalizariam a direção do movimento de um objeto ou de uma força aplicada na pele mediante estiramento do tecido. Além disso, elas poderiam contribuir, juntamente com os receptores articulares e musculares, para a percepção da forma da mão e da posição dos dedos por meio do padrão de estiramento da pele produzido por cada conformação da mão e dos dedos. As fibras PC, devido à sua localização profunda na pele e à sua grande sensibilidade à amplitude do estímulo (3 nm diretamente no corpúsculo de Pacini e 10 nm na pele), desde que aplicado abruptamente, desempenhariam papel fundamental na percepção de eventos distantes, transmitidos pelo contato com o solo, com outras superfícies ou com objetos empunhados.

Mecanismos de transdução somestésicos

Nos parágrafos anteriores, foi descrito como os receptores somestésicos são diversos em sua forma preferida de estimulação. Por conseguinte, é de se esperar que os mecanismos de transdução sejam igualmente diversos. Os canais iônicos da família TRP estão envolvidos em uma série de mecanismos celulares de transdução, incluindo diversos sistemas sensoriais e, em especial, a somestesia. Esses canais estão situados nos primeiros passos da transdução em diversos sistemas sensoriais. Eles podem funcionar diretamente como a molécula transdutora, sobre a qual o estímulo sensorial incide, ou podem atuar em um dos passos seguintes da transdução, como a molécula efetora, que serve de intermediária entre a molécula receptora e o potencial receptor. Em vertebrados e/ou invertebrados, seja como receptores ou como efetores, os canais TRP respondem a variações de energia nos mais diversos domínios relacionados com as sensações: temperatura, toque, dor, osmolaridade, feromônios, odores, sabores, sons e luz (Tabela 7.2). Porém, seu papel é bem mais amplo do que o desempenhado na função sensorial, uma vez que eles fazem parte do aparelho primordial de interação dos organismos unicelulares com o meio ambiente e se modificaram para atuar em uma grande variedade de funções nos organismos multicelulares.

Os canais TRP de mamíferos são proteínas integrais da membrana com seis segmentos transmembranares, as quais podem ser agrupadas em seis subfamílias, tomando-se por base a sequência de aminoácidos de sua conformação primária: TRPC, TRPV, TRPM, TRPA, TRPP e TRPML. Uma sétima subfamília possivelmente só é encontrada em invertebrados: TRPN. Os canais TRP são canais de cátions, geralmente com uma razão de permeabilidade elevada para os íons cálcio e sódio. São exceções os canais TRPM4, TRPM5, seletivos a cátions monovalentes, e os canais TRPV5, TRPV6, seletivos a Ca^{2+} e que têm uma razão $PCa^{2+}/PNa^{+} > 100$. A permeabilidade a esses dois cátions faz com que os canais TRP promovam tanto a despolarização da membrana, pela entrada de Na^+, quanto a regulação, pela entrada de Ca^{2+}, de eventos bioquímicos citoplasmáticos, nucleares ou da própria membrana plasmática.

Em alguns casos, existem evidências bastante fortes de que um ou mais tipos de canais TRP estejam envolvidos no mecanismo de transdução, como é o caso da termorrecepção, tendo-se observado que os canais termossensíveis são ativados em diferentes limiares de temperatura e provavelmente atuam como canais de transdução em toda a faixa fisiológica de termorrecepção (TRPV1-V3 e TRPM8). Por outro lado, pouco se conhece sobre a diversidade e a identidade das moléculas que realizam a mecanotransdução nos receptores somestésicos. Os estudos realizados com as células ciliadas (auditivas e vestibulares) têm revelado certas propriedades que podem ser generalizadas aos demais mecanoceptores: (1) os canais são as próprias moléculas receptoras nos mecanoceptores, já que a velocidade do fenômeno é tal que só pode ser explicada pela ativação direta dos canais iônicos pelo estímulo mecânico; (2) os canais estão ligados por pontes proteicas ao citoesqueleto e/ou à matriz extracelular, de tal forma que variações de força mudam a tensão entre as pontes e os canais de transdução, regulando a sua abertura; (3) motores moleculares intracitoplasmáticos podem regular a tensão nessas pontes, contribuindo para a adaptação sensorial. Os estudos de genética molecular em invertebrados identificaram pelo menos duas famílias de moléculas transdutoras que podem estar envolvidas em mecanismos mecanoceptores com essas características: os canais iônicos TRP e os canais de Na^+ da família MDEG/ENaC.

A importância dos canais MDEG/ENaC parece ir muito além da transdução de sinal. Problemas no funcionamento dos canais ENaC estão relacionados com o desenvolvimento de hipertensão, ansiedade, doenças neurodegenerativas e câncer. De fato, o aumento da expressão do canal MDEG/ENaC induziu a elevação crônica de Ca^{2+} intracelular e espécies reativas de oxigênio, além de causar morte apoptótica via ativação de caspase 8. Devido ao profundo impacto dos canais MDEG/ENaC na sobrevivência celular, existe intensa busca por antagonistas mais específicos ou até mesmo por estratégias de entrega de mutantes constitutivamente ativos por meio de vetores virais, com o objetivo de eliminar tumores, causando influxo irregular de Na^+ e promovendo rápida morte celular.

Vias e centros somestésicos

Os receptores somestésicos de todas as classes enviam informação codificada em sequências de potenciais de ação para o SNC através de fibras nervosas com muitas características de axônios, inclusive com células de Schwann associadas, formando bainha de mielina nas mais calibrosas. Essas fibras dirigem-se aos gânglios somestésicos dos nervos raquidianos e cranianos e, a partir daí, à medula espinal e ao tronco

TABELA 7.2 Funções e permeabilidades dos canais de cátions da família TRP.

TRP*	Funções	Permeabilidade iônica
C1	Sistema nervoso central	$P_{Ca}/P_{Na} < 10$
C2	Quimiorrecepção de feromônio	
C3	Vasorregulação (resistência arterial); regulação das vias respiratórias; sistema nervoso central	$P_{Ca}/P_{Na} = 1,6$
C4	Vasorregulação; permeabilidade vascular; sistema nervoso central; motilidade gastrintestinal	P_{Ca}/P_{Na} cerca de 1
C5	Sistema nervoso central; morfologia dos cones de crescimento axônico	P_{Ca}/P_{Na} cerca de 1
C6	Vasorregulação (resistência arterial); regulação das vias respiratórias; musculatura lisa	$P_{Ca}/P_{Na} = 5$
C7		P_{Ca}/P_{Na} cerca de 0,5
V1 VR1	Nocirrecepção (calor > 43°C); nocirrecepção (pimenta); hiperalgesia térmica inflamatória; interorrecepção (distensão da bexiga)	$P_{Ca}/P_{Na} = 10$ $P_{Mg}/P_{Na} \geq 5$
V2 VRL1; GRC	Nocirrecepção (calor > 52°C); degeneração muscular; nocirrecepção	$P_{Ca}/P_{Na} = 3$
V3	Termorrecepção (calor de 31 a 39°C); nocirrecepção	P_{Ca}/P_{Na} cerca de 10
V4 OTRPC4 VR-OAC	Interorrecepção (osmolaridade); mecanorrecepção (gânglio da raiz dorsal); nocirrecepção; termorrecepção (calor > 27°C)	$P_{Ca}/P_{Na} = 6$
V5 ECaC1; CaT2	Captação de Ca^{2+} nos rins e no intestino	$P_{Ca}/P_{Na} > 100$
V6 ECaC2; CaT1	Captação de Ca^{2+} no intestino	$P_{Ca}/P_{Na} > 100$
M1 MLSN		
M2	Sensor de estresse oxidativo	P_{Ca}/P_{Na} cerca de 1
M3	Captação de Ca^{2+} nos rins	$P_{Ca}/P_{Na} = 1,6$
M4		$P_{Ca}/P_{Na} < 0,05$
M5 Mtr1	Gustação (doce, amargo, *umami*)	$P_{Ca}/P_{Na} < 0,05$
M6 CHAK2	Captação de Mg^{2+} nos rins e no intestino	
M7 TRP-PLIK	Homeostase celular de Mg^{2+}	$P_{Ca}/P_{Na} = 0,3$
M8 CMR1	Termorrecepção (frio de 8 a 28 °C); nocirrecepção; câncer	$P_{Ca}/P_{Na} = 1$ a 3
A1 ANKTM1	Nocirrecepção (frio < 17 °C)	$P_{Ca}/P_{Na} = 1,4$ $P_{Ca} < P_{Mg}$
P2 PC2; PKD2	Mecanorrecepção ciliar; fertilidade	P_{Ca}/P_{Na} cerca de 1 a 5
P3 PKD2 L1	Desenvolvimento retiniano e renal	P_{Ca}/P_{Na} cerca de 4
P5 PKD2 L2		P_{Ca}/P_{Na} cerca de 1 a 5 $P_{Mg} < 0$

*TRP: potencial receptor transitório (do inglês *transient receptor potential*). Reproduzida de Clapham, 2003. Para uma tabela mais detalhada das características dos canais TRP e de sua distribuição tecidual, ver http://clapham.tch.harvard.edu/.

encefálico, respectivamente. Essas fibras são dendritos modificados na sua porção entre o gânglio somestésico – na qual estão os corpos celulares dos neurônios – e a periferia. Por outro lado, entre os gânglios e seus locais de terminação no SNC elas são axônios verdadeiros. As duas porções se juntam durante o desenvolvimento, e ambas são capazes de conduzir potenciais de ação, tornando-se vias rápidas para levar a informação dos receptores até os neurônios de segunda ordem, localizados a grandes distâncias na medula espinal ou no tronco encefálico.

Como já mencionamos, as fibras nervosas dos nervos raquidianos ou cranianos terminam em regiões diferentes topograficamente definidas (nas lâminas de Rexed)[11] conforme sejam fibras mielinizadas grossas, oriundas de mecanoceptores especializados do sistema extero e proprioceptivo, ou fibras mielinizadas finas ou amielínicas oriundas de mecanoceptores, termoceptores, quimioceptores e nociceptores do sistema homeostático.

Sistema somestésico exteroceptivo e proprioceptivo

As características particulares aos sistemas extero e proprioceptivo são: transmissão sináptica com alta eficiência, de tal forma que os neurônios interconectados vão respondendo à entrada sensorial com grande possibilidade de levar a informação até o nível cortical; modalidade sensorial altamente específica de seus neurônios, já que são encontrados em todos os níveis da via neurônios com propriedades semelhantes aos dos receptores com os quais estão conectados; mapeamento topográfico detalhado das regiões corporais, preservado em todos os níveis. Essas características são chamadas "epicríticas" na Neurologia clássica e, de certa forma, são encontradas em outros sistemas sensoriais altamente envolvidos na discriminação de informação proveniente do meio ambiente, tais como a visão, a audição e o equilíbrio. Em animais nos quais a olfação e a gustação são extremamente importantes para a sua relação com o meio ambiente, esses sentidos também têm características obviamente epicríticas.

As fibras mielinizadas grossas oriundas dos dermátomos cervicais, torácicos, lombares, sacrais e coccígeos (correspondendo sucessivamente à região occipital da cabeça, do pescoço, dos membros superiores, do tronco e dos membros inferiores) entram na medula espinal através das raízes dorsais dos nervos raquidianos, posicionam-se na região dorsal da medula espinal, nos feixes grácil e cuneiforme, e seguem até terminar nos núcleos de mesmo nome na região inferior do bulbo raquidiano. Muitas fibras terminam e/ou enviam ramos colaterais para as lâminas IIb e III do corno dorsal da medula espinal. Os neurônios da lâmina III enviam axônios que se juntam às fibras de primeira ordem e seguem com elas para os núcleos grácil e cuneiforme do bulbo raquidiano. Por outro lado, as fibras mielinizadas grossas oriundas dos dermátomos cefálicos, cujos corpos celulares estão situados em núcleos dos nervos cranianos, entram no tronco encefálico, em sua maioria, através das três raízes sensoriais do nervo trigêmeo (V par craniano), com um pequeno componente entrando por outros nervos cranianos: intermediário (VII bis), glossofaríngeo (IX) e vago (X). Essas fibras fazem sinapse no núcleo sensorial principal do trigêmeo, situado na ponte, cujos neurônios são semelhantes aos núcleos grácil e cuneiforme do bulbo raquidiano.

Os neurônios dos núcleos grácil e cuneiforme projetam para o núcleo ventral posterior lateral do tálamo contralateral ao longo do feixe chamado "lemnisco medial", enquanto os neurônios do núcleo sensorial principal projetam para a porção magnocelular do núcleo ventral posterior medial do tálamo contralateral através do lemnisco trigeminal. Uma segunda via oriunda do núcleo sensorial principal posiciona-se na região tegmentar dorsal do tronco encefálico e projeta para a mesma região do tálamo ipsilateral. Os neurônios desses núcleos somestésicos talâmicos enviam axônios para os córtices somestésico primário (S1) e secundário (S2), situados na face lateral do giro parietal pós-central (S1) e no teto do sulco lateral (S2).

A área S1 contém quatro representações distintas do mapa corporal, dispostas no sentido anteroposterior nas áreas 3a, 3b, 1 e 2 de Brodmann, que diferem entre si por sua arquitetura, conectividade e contribuição diferencial da informação dos mecanoceptores somestésicos retransmitida pelos neurônios talamocorticais. As áreas 3b e 1 recebem informação dos mecanoceptores cutâneos, a área 2a recebe dos mecanoceptores articulares, e a área 3a recebe dos mecanoceptores musculares, o que ilustra o processamento paralelo da informação somestésica no córtex cerebral.

A área S2 contém duas representações do mapa corporal com informação ipso e contralateral, em grande parte devido ao corpo caloso, o grande trato nervoso que associa áreas semelhantes dos dois hemisférios cerebrais. Na região do lobo parietal imediatamente atrás do giro pós-central estão situadas as áreas 5 e 7 de Brodmann, que também têm função somestésica e estão envolvidas em níveis mais complexos do processamento sensorial.

Ao longo do trajeto, a informação extero e proprioceptiva é distribuída para várias regiões do SNC, que dão origem a vias secundárias que influenciam o controle motor da musculatura esquelética, efetora da postura e do movimento. Isso ocorre na altura da medula espinal, do tronco encefálico e dos centros cerebrais. Por exemplo, o corno dorsal da medula espinal e o complexo nuclear do trigêmeo originam vias que trazem a informação proveniente dos mecanoceptores especializados para o paleocerebelo, a divisão funcional do cerebelo responsável pelo controle da postura e do movimento. Essas vias compreendem: (1) o trato espinocerebelar posterior, que traz a informação proveniente dos membros inferiores e da região inferior do tronco; (2) o trato cuneocerebelar, que traz a informação da região superior do tronco e dos membros superiores; e (3) o trato trigeminocerebelar, que traz a informação proveniente da cabeça.

Sistema somestésico homeostático

As características da via homeostática são, em linhas gerais, contrastantes com as das vias extero e proprioceptiva: a transmissão sináptica é menos eficiente, de tal forma que em diversas estações sinápticas ao longo da via ela pode ser influenciada e suprimida por fatores convergentes de várias fontes (a

---

[11] As lâminas de Rexed são as dez camadas da substância cinzenta medular (I-X), identificadas no começo da década de 1950 por Bror Rexed de acordo com estrutura e função, algumas das quais contêm corpos neuronais de destino das aferências sensoriais.

supressão da dor pelo efeito placebo ou por manobras como a acupuntura ilustra essa baixa segurança sináptica). A modalidade sensorial é menos importante, e encontram-se neurônios que respondem em diversos contínuos, seja por características da própria molécula receptora presente na membrana do receptor sensorial, seja pela convergência polimodal ou polissensorial em níveis mais centrais da via; a topografia da representação corporal nos núcleos e nas áreas da via é menos precisa, porém tem sido mais bem caracterizada nas últimas duas décadas particularmente para a submodalidade de dor. Essas características estão relacionadas com as funções do sistema somestésico homeostático de construir a representação do estado fisiológico do indivíduo – prazer, desconforto, dor, fome, sede e assim por diante – e de contribuir para o controle das funções orgânicas, de tal forma que suas conexões sinápticas são feitas por meio de um plano diferente dos sistemas somestésicos extero e proprioceptivo, voltado para a relação do indivíduo com o meio ambiente, o controle da postura e dos movimentos.

As fibras mielinizadas finas (Aδ) e amielínicas (C) entram na medula espinal e no tronco cerebral seguindo os mesmos nervos raquidianos e cranianos das fibras mielinizadas grossas, mas têm destinos diferentes. Na medula espinal, elas terminam nas lâminas I e IIa do corno dorsal. No tronco encefálico, terminam no núcleo espinal do trigêmeo e no núcleo do trato solitário. As vias anterolaterais, originadas do corno dorsal da medula, unem-se a vias originadas no nível do tronco encefálico e ascendem até núcleos talâmicos, porém com amplas conexões com outros locais ao longo do trajeto, tais como a formação reticular do tronco encefálico e o núcleo parabraquial, importantes para a regulação das funções orgânicas. Os núcleos talâmicos projetam para regiões corticais distintas daquelas dos sistemas somestésicos extero e proprioceptivo. Para o sistema somestésico homeostático há uma representação cortical no nível da região posterior dorsal da ínsula, relacionada com as sensações corpóreas internas, incluindo sensações sexuais, dor, temperatura, prurido, sensações musculares e viscerais, fome, sede e falta de ar. Outra representação está localizada na região anterior da ínsula direita e fornece a base para a imagem subjetiva do próprio ser e da sua consciência emocional.

Sistema nociceptivo

Dor é uma submodalidade da somestesia definida, de acordo com a *International Association for the Study of Pain* (www.iasp-pain.org), como uma "experiência sensorial e emocional desagradável, associada ou descrita em termos de lesão tecidual". Existem diversos tipos de dor, e uma generalização que se faz é que, quando a dor é aguda, a sensação é desconfortável, mas necessária por servir de alerta para sinalizar um problema a ser respondido de imediato. O benefício é observado em casos extremos: pacientes que não apresentam o alerta devido a neuropatias hereditárias têm uma vida encurtada por automutilação, infecções não percebidas e agravamento de lesões. A dor aguda tem um grande arsenal de combate terapêutico com resultados em geral positivos. Já a dor crônica, aquela que persiste por mais de 3 meses, é um dos maiores problemas médicos atuais, afetando cerca de 20% da população adulta, particularmente mulheres e pessoas idosas. Frequentemente leva a um quadro incapacitante, cujo custo estima-se na casa de centenas de bilhões de dólares por ano. Para centenas de milhões de pessoas, o sistema da dor está fora de controle, atingindo componentes neurais (dor neuropática). A sensação da dor é inicialmente captada por nociceptores cutâneos presentes em um grupo heterogêneo de neurônios cujas terminações nervosas livres pertencem às classes Aδ e C. Por ser uma experiência subjetiva e pessoal, e por envolver aspectos afetivos e culturais, lida com aspectos psicológicos que tornam o efeito final variável, com inúmeros fatores influenciados por memórias, emoções, quadros patológicos, fatores cognitivos (atenção, distração, ansiedade) e um fundo genético. Por exemplo, demonstrou-se que pequenos RNAs modificam a expressão de genes das famílias *Runx1*, *Nav1.8* e *P2X3*, que alteram a excitabilidade dos nociceptores e, consequentemente, o limiar da dor em camundongos. Por outro lado, em 2019, foi descrito o caso de uma escocesa de 66 anos, Jo Cameron, que, mesmo após queimaduras, fraturas e uma cirurgia dita como excruciante nas mãos, não sentia dor. O caso levou à descoberta de uma mutação na enzima hidrolase das amidas de ácidos graxos (FAAH), que atua no apetite, na sensação de dor, no humor e na memória, e que degrada amidas de ácidos graxos, como a anandamida, um endocanabinoide que pode se tornar um novo alvo da indústria farmacêutica.

Registros unitários extracelulares nas fibras nervosas em nervos periféricos de preparações de mamíferos, através de microneurografia combinada com medidas de psicofísica em humanos, têm mostrado uma classe distinta de nociceptores ativados por diversos estímulos – como temperaturas extremas (abaixo de 5 °C e acima de 40 a 45 °C), pressão intensa – e compostos químicos que podem danificar o tecido. A velocidade de transmissão dos potenciais de ação dessas fibras se correlaciona com o diâmetro dos axônios sensoriais e com a apresentação ou não de mielina. A maioria das fibras C (amielínicas) conduzem dor lenta, persistente, de queimação, provenientes de estímulos químicos, mecânicos e térmicos (polimodais), cuja velocidade de propagação está na faixa de 0,4 a 1,4 m/s. As fibras Aδ, por outro lado, são mais rápidas, transmitem dor aguda de estímulos intensos, lesivos, mecânicos ou mecanotérmicos: são um pouco mais calibrosas e têm mielina, propagando na faixa de 5 a 30 m/s. A dor rápida faz parte do sistema neoespinotalâmico, cujos aferentes inervam a lâmina I de Rexed (zona marginal), e apresentam sinais inibidos por agentes anti-inflamatórios não esteroidais, como dipirona, acetoaminofeno, ibuprofeno e ácido acetilsalicílico, inibidores da ciclo-oxigenase, enzima que converte ácido araquidônico em autacoides (prostaglandinas, prostaciclinas e tromboxanos). A dor lenta do sistema neoespinotalâmico está representada na lâmina II de Rexed (substância gelatinosa) e apresenta uma grande densidade de receptores metabotrópicos ativados pelo alcaloide morfina, e por peptídeos opioides derivados das proteínas pró-opiomelanocortina (POMC). Esses peptídeos, como a leuencefalina e metencefalina, e a endorfina, entre outros, são gerados em condição de estresse, são analgésicos e têm efeitos comportamentais euforizantes e amnésicos. A partir do ano 2000, diversos canais iônicos e receptores foram revelados, como DEG,[12] DRASIC[13] e TREK,[14] ativados por estímulos mecânicos, e os canais P2X3,[15] ASIC,[16] DRASIC e TRVP1[17], ativados por estímulos químicos e por ácidos (H$^+$). Essas moléculas são alvos importantes para a dor neuropática e a dor isquêmica nas vísceras, e pode contribuir para formas de mecano e termossensação.

Esses nociceptores polimodais, quando ativados por lesões no tecido, provocam três fases da dor. A primeira é a fase aguda, com uma resposta rápida do SNC que deve ser tratada à base de analgésicos e anti-inflamatórios. A segunda é aquela na qual o estímulo doloroso prolongado leva a uma resposta inflamatória com descarga contínua dos nociceptores periféricos e a mudanças da excitabilidade do corno dorsal. E, por fim, a terceira fase inclui uma lesão nervosa periférica, com a chamada "dor neuropática", que envolve plasticidade de circuitos centrais. A ocorrência de eventos dolorosos agudos e crônicos em situações patológicas leva a dois estados importantes: o primeiro é *hiperalgesia*, descrita como uma resposta exagerada a estímulos lesivos, induzida por um quadro inflamatório localizado no tecido, provocando hiperexcitabilidade dos nociceptores. Quando se dá em nível periférico (primária), a sensibilização dos receptores é produzida por diversas substâncias liberadas com a lesão tissular, como íons potássio, serotonina, trifosfato de adenosina (ATP), histamina, prostaglandinas, e peptídeos, como bradicinina, substância P e o peptídeo relacionado com o gene da calcitonina (CGRP). Já quando ocorre em neurônios secundários centrais, a hipersensibilidade envolve alterações nas propriedades bioquímicas e na excitabilidade de neurônios no corno dorsal da medula, frequentemente associados com ativação de receptores glutamatérgicos, induzindo plasticidade com o fenômeno de potenciação de longa duração (LTP). O segundo estado é a *alodínia*, descrito como um quadro de dor em resposta a estímulos inócuos relacionado com a ativação de mecanoceptores Aβ, que acontece, por exemplo, na artrite reumatoide.

Técnicas de neuroimagem, como a ressonância magnética funcional (RMf) e a tomografia por emissão de pósitrons (PET), têm sido usadas com sucesso na elucidação do processamento das vias da dor aguda, revelando como se dá o mecanismo de ativação de estímulos dolorosos na amplificação da dor crônica. A diferença é que existe uma correlação entre o fluxo sanguíneo local cerebral e a atividade sináptica revelada pela PET, enquanto a técnica de RMf é baseada na mudança do fluxo sanguíneo em função da atividade neuronal, com base nos valores de deóxi-hemoglobina e óxi-hemoglobina, gerando dados com resoluções espacial e temporal adequadas. Ambas as técnicas são não invasivas, e a dor não é representada em uma única área cortical (S1), mas distribuída em várias áreas em um contexto de redes difusas corticais e subcorticais para o processamento da dor, gerando uma matriz de dor.

A informação nociceptiva, após entrar no corno dorsal, ascende ao tálamo pelo trato espinotalâmico contralateral, seguindo pelo bulbo e o tronco cerebral pelos tratos espinoparabraquial e espinomesencefálico. Estudos anatômicos e funcionais nas divisões talâmicas mostram que o trato espinotalâmico da lâmina I projeta para o núcleo posteroventral (VP), para o núcleo inferior posteroventral (VPi) e para a divisão caudoventral do núcleo dorsal medial (MDvc). Uma experiência dolorosa aguda envolve diversas áreas: tálamo, córtex somestésico S1 e S2, ínsula, córtex cingulado anterior, além do córtex pré-frontal (Figura 17.17). Estudos de imagem associados a neurofarmacologia mostram efeitos predominantes dessas regiões cerebrais em analgesia induzida. Outras regiões, como os gânglios da base, cerebelo, hipocampo e áreas do córtex parietal e temporal, podem ser ativadas dependendo de circunstâncias particulares.

Codificação da informação sensorial

O meio externo e o meio interno são representados várias vezes no espaço neural pela atividade do sistema nervoso a partir das respostas dos receptores sensoriais provocadas pela variação da energia do estímulo que neles incide. Portanto, o procedimento fundamental a ser realizado para, a partir do estímulo, construir uma representação sensorial é a medida da intensidade do estímulo. Naturalmente, a intensidade do estímulo assume forma diversificada, de acordo com o sistema sensorial envolvido: luminância, concentração de substância odorífera no ar, concentração de substância palatável na saliva, pressão acústica, pressão arterial, concentração de oxigênio no sangue, fluxo urinário no meato uretral e assim por diante. Os diversos mecanismos de transdução sensorial, descritos nos parágrafos anteriores, encarregam-se de reduzir essa diversidade de fenômenos físicos a uma única linguagem: a variação do potencial de membrana das células receptoras.

A intensidade do estímulo varia no espaço e no tempo e, correspondentemente, os sistemas sensoriais têm mecanismos apropriados para codificar a variação em ambos os domínios.

---

[12] *Degenerin sodium channel* (DEG).
[13] *Dorsal root acid-sensing ionic channel* (DRASIC).
[14] *Two-pore domain potassium channel* (TREK).
[15] *P2X purinoceptor 3* (P2X3).
[16] *Acid-sensing ionic channel* (ASIC).
[17] *Transient receptor potential vanilloid 1* (TRPV1).

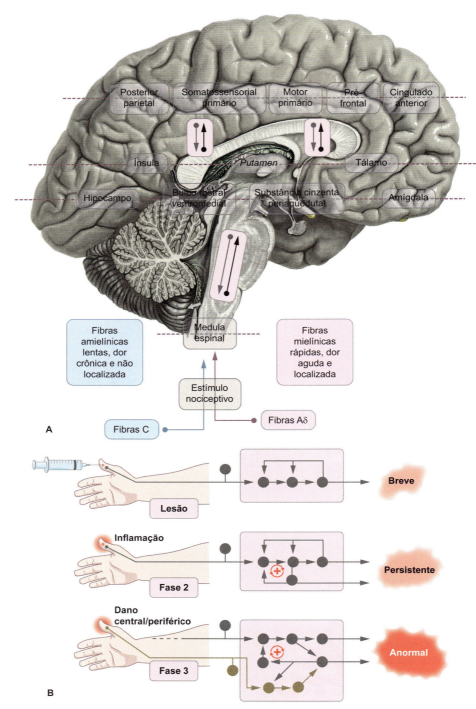

FIGURA 7.17 A. Nociceptores nos neurônios do gânglio da raiz dorsal apresentam fibras lentas (C, *em azul*) e rápidas (Aδ, *em rosa*) que entram no corno dorsal da medula. Aferentes da dor rápida inervam a lâmina I (zona marginal), ao passo que a dor lenta inerva a lâmina II de Rexed (substância gelatinosa). A informação nociceptiva ascende ao tálamo pelo trato espinotalâmico contralateral, seguindo pelo bulbo e o tronco cerebral pelos tratos espinoparabraquial e espinomesencefálico. Estudos anatômicos e funcionais nas divisões talâmicas mostram que o trato espinotalâmico da lâmina I projeta para o núcleo posteroventral (VP), para o núcleo inferior posteroventral (VPi) e para a divisão caudoventral do núcleo dorsal medial (MDvc). Uma experiência dolorosa aguda envolve diversas áreas: tálamo, o córtex somestésico S1 e S2, ínsula, córtex cingulado anterior, além do córtex pré-frontal. Estudos de imagem mostram efeitos predominantes dessas regiões cerebrais em analgesia induzida. Outras regiões, como gânglios da base, cerebelo, hipocampo e áreas do córtex parietal e temporal, podem ser ativados dependendo de circunstâncias particulares. **B.** Nociceptores são estimulados diferentemente quanto ao aspecto temporal, quando ativados de forma aguda (fase 1), de forma persistente, o que leva a um quadro inflamatório (fase 2) e consequentemente a lesão do tecido, com dor neuropática (fase 3). A fase aguda, com uma resposta rápida do SNC, deve ser tratada com analgésicos e anti-inflamatórios. Na segunda fase, em que o estímulo doloroso prolongado leva a uma resposta inflamatória, ocorre descarga contínua dos nociceptores periféricos, levando a mudanças da excitabilidade do corno dorsal (+). E na terceira fase ocorre lesão nervosa periférica – com a chamada "dor neuropática", que envolve plasticidade de circuitos centrais. (Adaptada de Cervero & Laird, 1991.)

Além disso, em cada domínio sensorial – luz, pressão acústica, estimulação cutânea – existem outras dimensões do estímulo, além da intensidade, que são de interesse para o organismo. Essas dimensões dão origem a outros aspectos da sensação que, em conjunto, são chamados "qualidades" (ou "submodalidades") sensoriais e são codificados de maneira particular em cada sistema sensorial.

Codificação da intensidade do estímulo

O primeiro passo para a codificação da intensidade do estímulo ocorre no próprio receptor sensorial. Em quase todas as situações, a amplitude do potencial receptor é proporcional à intensidade do estímulo. Pode-se estudar essa relação entre estímulo e resposta registrando-se o potencial ou a corrente de membrana com estímulos de intensidade crescente. A Figura 7.18 ilustra um estudo desse tipo realizado em cones de macaco, que são, em diversos aspectos, bastante semelhantes aos cones humanos. A resposta dos cones à luz é uma hiperpolarização do potencial de membrana, em virtude da supressão da corrente iônica que entra na célula no escuro. Essa resposta guarda estreita relação com a intensidade do estímulo visual, ou seja, com a intensidade luminosa, aumentando à medida que a intensidade do estímulo aumenta.

A amplitude do potencial receptor, cuja soma eventualmente atinge o limiar de disparo, determina a frequência de descarga da fibra nervosa associada ao receptor sensorial, constituindo o segundo passo da codificação da intensidade do estímulo em sistemas sensoriais. Essa etapa é essencial para a transmissão a longas distâncias da informação sobre a magnitude do estímulo, uma vez que protege o sistema de perdas dissipativas que ocorreriam em qualquer processo de transmissão que envolvesse o próprio potencial receptor (ver Capítulo 4, *Funcionamento do Sistema Nervoso*). A longa distância, tudo o que é necessário computar é o número de impulsos nervosos que chegam a uma dada unidade de tempo, independentemente de sua amplitude. Esse fato foi descoberto pelos engenheiros nas primeiras tentativas de transmissão de sinais de rádio a longas distâncias, mediante perturbações atmosféricas e de outras naturezas. Podem-se estudar os diversos aspectos desse fenômeno registrando-se os potenciais de ação das fibras de um nervo sensorial. A Figura 7.19 ilustra as relações complexas entre intensidade e frequência temporal do estímulo acústico, e a frequência de descarga de potenciais de ação de uma fibra do nervo coclear no gato. Na sua frequência característica (ótima para estimulação), a fibra coclear começa a responder a níveis baixos de intensidade do estímulo, apresenta uma faixa dinâmica relativamente estreita e satura a níveis altos de intensidade, enquanto em frequências maiores ou menores a fibra só começa a responder em níveis relativamente altos de intensidade.

Codificação das propriedades temporais do estímulo

A codificação temporal é essencialmente direta, traduzindo-se na variação "em tempo real" da amplitude do potencial receptor em função da variação da intensidade do estímulo.

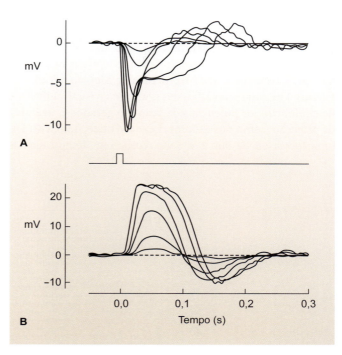

FIGURA 7.18 A amplitude do estímulo sensorial determina a amplitude do potencial receptor, constituindo o primeiro passo da codificação de intensidade do estímulo em sistemas sensoriais. Pode-se estudar essa relação entre estímulo e resposta registrando-se o potencial de membrana ou a corrente de membrana com estímulos de intensidade crescente. A figura ilustra um estudo desse tipo realizado em cones de macaco, que são bastante semelhantes aos cones humanos nesse aspecto. **A.** Fotovoltagem registrada em um diminuto segmento da membrana, representando as respostas de um cone de tipo L (com uma pequena contribuição de bastonetes via junções comunicantes) a estímulos luminosos de intensidade crescente, variando de $3,68 \times 10^3$ a $2,96 \times 10^6$ fótons/μm^2. O segmento externo do cone foi iluminado com luz de 660 nm (*de cor laranja*). Os cones respondem à luz com um potencial receptor hiperpolarizante, cuja amplitude (voltagem) cresce em função da intensidade do estímulo (0 mV no gráfico corresponde ao potencial de membrana de –30 mV no escuro). Cada traçado é uma média de várias respostas. **B.** Fotocorrente da membrana de outro cone L, em resposta a estímulos luminosos cuja intensidade varia de $3,36 \times 10^3$ a $6,23 \times 10^5$ fótons/μm^2 e de cor semelhante. A resposta dos cones à luz é uma supressão da corrente iônica que entra na célula no escuro, a qual depende da intensidade do estímulo. Nos traçados (médias de várias respostas), a corrente de escuro dirigida para dentro corresponde ao nível constante de 0 pA, enquanto a resposta celular ao estímulo é mostrada como deflexões positivas a partir desse nível. Essa alteração da corrente de membrana ilustrada em **B** leva à hiperpolarização celular mostrada em **A**. A forma de onda e a duração do estímulo (10 ms) são mostradas no gráfico do meio. (Adaptada de Schneeweis & Schnapf, 1999.)

Isso ocorre em todas as classes de receptores da olfação, da visão, da audição, do equilíbrio, da gustação e da somestesia. A maioria dos receptores transmite essa informação às células de segunda ordem mediante modulação da liberação de neurotransmissor pela própria variação do potencial receptor (p. ex., cones e bastonetes; células ciliadas do órgão de Corti, das máculas do sáculo e do utrículo e das cristas ampulares; células de Merkel). Alternativamente, o potencial receptor gera diretamente potenciais de ação na própria membrana da célula receptiva, e estes vão, por seu turno, modular a liberação de neurotransmissor ao chegarem à primeira sinapse (p. ex., neurônios quimioceptores olfatórios; terminais receptores dos corpúsculos de Meissner, Ruffini e Pacini). Em outras modalidades (gustativa, visual, auditiva e de equilíbrio), os potenciais de ação são gerados em células de projeção, como nos axônios do nervo ótico, das CGR. De uma forma ou de outra, o SNC recebe em "tempo real" a informação de como está variando a intensidade da estimulação sensorial na miríade de receptores periféricos, através de milhões de fibras nervosas, de modo codificado na frequência de descarga dos potenciais de ação dessas fibras.

Entretanto, os diversos canais de transmissão de informação sensorial – as diversas vias sensoriais – sinalizam os fenômenos temporais com diferente precisão de amostragem. A precisão depende essencialmente do tamanho da janela de amostragem temporal, ou seja, do intervalo de tempo em que uma única medida da intensidade do estímulo é feita. Como essa janela nunca é infinitésima, cada medida é sempre uma média das flutuações de intensidade em um certo intervalo de amostragem. Quando a janela de amostragem é pequena, a precisão é alta, e, em teoria da informação, diz-se que a entropia é baixa. Quando o intervalo de amostragem é grande, dá-se o oposto: a precisão é baixa e a entropia é alta. Vale ressaltar, entretanto, que uma janela de amostragem grande

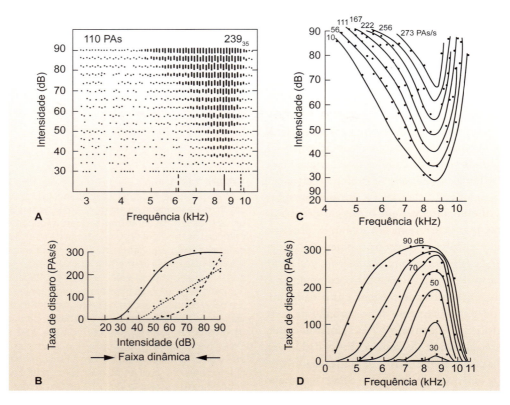

FIGURA 7.19 A amplitude do potencial receptor determina a frequência de descarga da fibra nervosa associada ao receptor sensorial, constituindo o segundo passo da codificação de intensidade do estímulo em sistemas sensoriais, o qual é essencial para a transmissão a longas distâncias da informação sobre a magnitude do estímulo. Para estudar os diversos aspectos desse fenômeno, registram-se os potenciais de ação das fibras de um nervo sensorial. A figura ilustra as relações complexas entre intensidade e frequência temporal do estímulo acústico, e a frequência de descarga de potenciais de ação de uma fibra do nervo coclear no gato. **A.** Área de resposta de frequência da fibra nervosa. O comprimento de cada linha vertical indica o número médio de potenciais de ação provocados por um estímulo de 50 ms na frequência e intensidade indicadas. **B.** Funções frequência *versus* intensidade obtidas por "cortes verticais" nas frequências indicadas pelos símbolos correspondentes em A. Na sua frequência característica, a fibra coclear começa a responder a níveis baixos de intensidade do estímulo, apresenta uma faixa dinâmica relativamente estreita e satura em níveis altos de intensidade (linha contínua). Em frequências maiores ou menores, a fibra só começa a responder em níveis relativamente altos de intensidade (linhas pontilhada e tracejada, respectivamente). **C.** Contornos de isofrequência da resposta da fibra coclear, obtidos por meio de "cortes horizontais" em **B**. **D.** Contornos de isointensidade da fibra coclear, obtidos por meio de cortes horizontais em **A**. (Adaptada de Evans, 1982.)

tem a vantagem de tornar a medida final menos sensível a pequenas variações do sinal irrelevantes para a medida, outro princípio fundamental da engenharia usado para melhorar a relação sinal/ruído e chamado "promediação" (tirar a média de uma distribuição).

Assim, não surpreende que vários sistemas sensoriais apresentem pelo menos duas classes de canais trabalhando lado a lado, porém operando com janelas de amostragem temporal de diferentes durações. As vias M e P da visão, as vias associadas aos receptores de Meissner e Merkel da pele superficial e as vias associadas aos receptores de Pacini e Ruffini da pele profunda, para citar alguns exemplos, compreendem pares cujas janelas temporais são relativamente curtas e longas, respectivamente.

Codificação das propriedades espaciais do estímulo

Ao lado da amostragem temporal, os sistemas sensoriais também medem as variações espaciais da energia associada aos estímulos. A amostragem espacial constitui um aspecto fundamental da somestesia cutânea e da visão humanas.

Na visão, o sistema óptico forma uma imagem sobre a retina na qual estão representados, com alto grau de detalhamento, os objetos distribuídos no campo visual monocular correspondente. Essa imagem é amostrada por um mosaico de cones e bastonetes, que alimentam circuitos neuronais retinianos cuja saída é constituída pelos axônios das células ganglionares que constituem o nervo óptico. Na fóvea do ser humano e de outros primatas, as células ganglionares P estão conectadas a células bipolares MB, e essas a cones M e L, em uma razão de um cone para uma célula bipolar e uma célula ganglionar. Nesse caso, a precisão da amostragem espacial é determinada pela região capaz de estimular aquele cone, ou seja, pelo campo receptivo do cone. Entretanto, fora da região foveal, a via P está organizada com grande convergência a cada estação sináptica. Isso também ocorre com outros circuitos retinianos em toda a retina, incluindo a fóvea, como é o caso da via M. Nesse caso, a janela de amostragem espacial é o campo receptivo da célula ganglionar, cujas dimensões determinam a precisão espacial do sistema.

As vantagens e desvantagens apresentadas por canais de processamento sensorial com campos receptivos pequenos ou grandes são semelhantes ao que já foi dito anteriormente para os intervalos de amostragem temporal. Campos receptivos pequenos, como os da via P, asseguram alto grau de precisão de amostragem espacial. Por outro lado, campos receptivos grandes, como os da via M, apresentam a vantagem de aumentar a relação sinal/ruído para sinais espaciais relativamente grandes.

Para a somestesia cutânea, há vias de campos receptivos pequenos e grandes tanto para a pele superficial quanto para a profunda. Nas camadas superficiais da pele, as vias associadas aos receptores de Merkel e Meissner apresentam campos receptivos pequenos e grandes, respectivamente. Nas camadas profundas, o mesmo é encontrado para as vias associadas aos receptores de Ruffini e Pacini, respectivamente. Essas diferenças entre os mecanoceptores cutâneos e suas fibras nervosas associadas, na maneira como codificam as propriedades espaciais e temporais do estímulo, explicam a enorme capacidade sensorial da pele, capaz de representar com precisão estímulos relativamente complexos (Figura 7.20).

O mais comum é que uma célula ganglionar na visão ou uma fibra aferente na somestesia transmitam para os centros nervosos mais centrais informação tanto espacial quanto temporal, ou seja, de como a intensidade do estímulo está variando simultaneamente nesses dois domínios. Devido às limitações na capacidade de amostragem dessas células, geralmente é necessário algum tipo de compromisso entre precisão no espaço e precisão no tempo. Qualquer ganho em precisão espacial acaba sendo acompanhado de uma perda de precisão temporal, e vice-versa. Assim, uma razão adicional para que os sistemas visual e somestésico das diversas espécies trabalhem com vias paralelas, apresentando janelas espaciais e temporais de diferentes dimensões, é obter precisão suficiente simultaneamente no espaço e no tempo para a solução eficiente das tarefas comportamentais.

Codificação espectral

Além do compromisso entre precisão no espaço e no tempo, há outro fator limitante fundamental que influencia o desenho de qualquer sistema de amostragem, seja dos sistemas sensoriais, seja dos equipamentos de medida construídos pelo homem. Trata-se de como um sistema amostra simultaneamente um determinando domínio e sua transformada espectral, ou seja, domínios que são transformações de Fourier um do outro.[18] Por exemplo, quando um estímulo acústico atua

---

[18] A transformada de Fourier permite a expansão de funções em somatórios de funções periódicas senoidais. Existem outras formas de expansões matemáticas comumente utilizadas, por exemplo, o somatório de funções polinomiais. Do ponto de vista físico, a expansão de funções permite recalcular a distribuição de energia de um fenômeno apresentada em um determinado domínio funcional (p. ex., a distribuição de energia em momentos do tempo ou em pontos do espaço) e expressá-la em outro domínio funcional que guarde determinada relação matemática com o primeiro (p. ex., a distribuição de energia em frequências senoidais temporais ou espaciais, como ocorre no emprego da transformada de Fourier). A transformada de Fourier foi desenvolvida pelo matemático francês Jean-Baptiste Fourier (1768-1830), ao estudar a propagação de calor, e constitui um tópico absolutamente essencial da Física Matemática. A descrição dos fenômenos temporais ou espaciais pelo seu espectro de frequências é satisfatoriamente completa em si mesma, tanto quanto o é a descrição desses mesmos fenômenos no tempo ou no espaço. Além disso, a transformada de Fourier é reversível e permite passar do espaço-tempo para o espectro espaçotemporal e vice-versa, facilitando determinadas operações matemáticas e a compreensão de certos fenômenos físicos. Como se trata de uma operação matemática fundamental, ela também pode ser empregada em outras dimensões além de espaço e tempo.

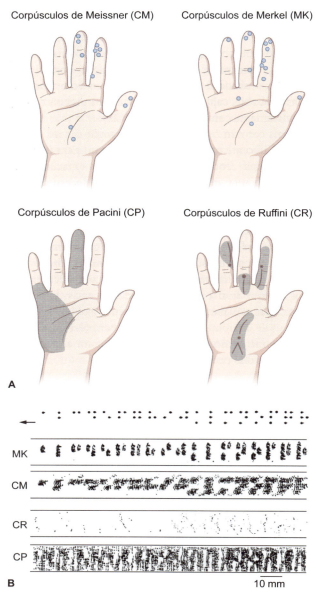

FIGURA 7.20 A. Mapas de campos receptivos das quatro classes de mecanoceptores especializados encontrados na pele glabra humana: corpúsculos de Meissner (CM); células de Merkel (MK); corpúsculos de Pacini (CP); corpúsculos de Ruffini (CR). Meissner e Merkel são receptores superficiais, com campos receptivos pequenos, enquanto Pacini e Ruffini são receptores profundos, com campos receptivos grandes. **B.** Resposta de fibras nervosas periféricas a um padrão de pontos da escrita braile deslocado sobre a superfície da ponta do dedo humano a uma velocidade de 60 mm/s, na direção indicada pela seta, com mudança de 200 mm em sua posição a cada passagem. Cada potencial de ação disparado pela fibra nervosa é representado por um ponto nos gráficos. Somente as fibras nervosas associadas às células de Merkel (MK) seguem de forma fiel o padrão braile, uma vez que apresentam os menores campos receptivos e sua janela temporal de amostragem é relativamente grande, permitindo uma resposta sustentada à estimulação. As respostas das fibras nervosas associadas aos corpúsculos de Meissner (CM) e aos corpúsculos de Pacini (CP) distorcem a informação presente no estímulo. As fibras nervosas associadas aos corpúsculos de Ruffini (CR) pouco respondem a esse tipo de estímulo. (Adaptada de Hendry & Hsiao, 2002.)

no sistema auditivo, este tem que medir como esse evento está ocorrendo no tempo e, simultaneamente, medir qual é o conteúdo de frequência temporal desse evento a cada intervalo de tempo. Ambas as medidas são feitas com uma certa precisão, que depende da janela de amostragem no tempo e da janela de amostragem nas frequências temporais, mas essas necessidades são conflitantes.

Uma solução idealizada para esse problema seria obtida se o sistema operasse com canais de amostragem em paralelo, especializados para cada domínio, com precisão infinita em cada caso. Dessa forma, poder-se-ia fazer uma amostragem infinitamente precisa no tempo por meio de um canal com janela de amostragem temporal infinitésima. Contudo, esse canal não poderia discriminar frequências temporais, uma vez que responderia igualmente a todas elas. Simultaneamente, seria possível obter precisão infinita no domínio das frequências temporais usando filtros perfeitamente sintonizados para uma única frequência. Como esses filtros precisariam ter janelas de amostragem de duração infinita, eles seriam incapazes de assinalar o momento de ocorrência de qualquer evento.

Nenhum desses extremos existe no mundo físico, sendo apenas idealizações matemáticas. Todos os sistemas de medidas naturais e artificiais construídos para armazenar, transmitir ou analisar informação acústica representam graus diferentes de compromisso entre precisão nos domínios do tempo e das frequências temporais. Dénes Gábor (1900-1979), cientista húngaro que recebeu o prêmio Nobel de física em 1971 pela invenção da holografia, demonstrou que a incerteza ou entropia (grandeza inversa à precisão) de dois domínios relacionados pela transformada de Fourier são inversamente proporcionais, de tal forma que, quando a incerteza diminui em um domínio, simultaneamente aumenta no outro.

Assim, um sistema de medida acústica precisa ser otimizado para amostrar com maior precisão o domínio que contiver a informação necessária à tarefa a ser desempenhada. No caso do sistema auditivo humano, ele precisa ser otimizado para possibilitar, por exemplo, a compreensão da fala. A Figura 7.21 ilustra como é essencial a análise simultânea no tempo e nas frequências temporais para a compreensão da fala. Essa análise é feita na natureza pelo sistema auditivo humano e, em laboratório, por espectrografia acústica, como mostra a figura. Em ambos os casos, é necessário que o sistema de amostragem tenha a precisão necessária no domínio do tempo e das frequências temporais.

A situação pode ser ainda mais complexa no sistema visual, no qual a informação presente na imagem retiniana está contida na variação de energia no tempo, em duas dimensões de espaço e nas suas transformadas espectrais – uma dimensão de frequências temporais e duas dimensões de frequências espaciais. Esse também é o caso da informação somestésica cutânea, na qual essas seis dimensões precisam ser consideradas.

Tomando-se a visão como exemplo, os estímulos encontrados na natureza são compostos por objetos isolados ou, frequentemente, por grupos de objetos similares. Assim, os estímulos visuais exibem simultaneamente singularidades e periodicidades espaciais. Da mesma maneira, os estímulos visuais compreendem singularidades e periodicidades temporais, devido aos movimentos dos objetos em uma cena visual.

Tanto as singularidades quanto as periodicidades são bastante limitadas em condições naturais – somente na matemática os pontos são infinitésimos e as frequências estendem-se infinitamente. Quando uma singularidade tem dimensão finita, o sistema que a mede também pode ter precisão finita, e sua janela de amostragem pode ter certa extensão ou duração. Isso também se aplica às periodicidades: se elas não se estendem infinitamente, parte substancial da energia espalha-se para as frequências vizinhas, e os filtros que serão utilizados para medi-las não necessitam ter precisão infinita, podendo ter alguma sensibilidade a frequências espaciais ou temporais em torno da sua frequência ótima.

Na visão, esses canais estão implementados em circuitos retinianos cujas saídas são os axônios das células ganglionares. As diferentes classes de células ganglionares retinianas representam diferentes compromissos de precisão no espaço e no tempo (como já mencionamos nas seções anteriores), mas também diferentes compromissos de precisão nesses domínios e suas transformadas, como nosso grupo de pesquisa pôde comprovar. Por exemplo, no homem e em outros primatas, as células M e P respondem com diferentes graus de precisão nos domínios do espaço, tempo, frequências espaciais e frequências temporais (Tabela 7.3). Dessa forma, elas remetem ao córtex cerebral informações complementares – uma hipótese para explicar esse fenômeno é que nas diversas vias corticais essa informação talvez seja usada de acordo com a tarefa comportamental a ser executada.

Um arranjo semelhante é encontrado na somestesia cutânea, com as vias relacionadas com os corpúsculos de Meissner e Merkel, da pele superficial, e as vias relacionadas com os corpúsculos de Pacini e Ruffini, da pele profunda, realizando o compartilhamento das tarefas de transmissão de informação ao córtex cerebral de uma forma que guarda certa semelhança operacional com as vias M e P da visão (ver Tabela 7.3).

Codificação da qualidade sensorial

Muitos sistemas sensoriais estão organizados para extrair informação sobre outras propriedades do estímulo além da intensidade, do tempo, do espaço e do espectro espaçotemporal. Essas propriedades são peculiares a cada tipo de estímulo sensorial e originam aspectos da sensação chamados, em conjunto, "qualidades" (ou "submodalidades") sensoriais.

Em certos casos, o sistema sensorial está organizado em torno de receptores seletivos aos aspectos do estímulo que são relevantes para cada qualidade sensorial. A informação é enviada em canais paralelos para o SNC, no qual é integrada. Isso ocorre no sistema sensorial somático, em que existem receptores específicos para diferentes tipos de dor, frio, calor, diversas qualidades de mecanorrecepção cutânea e mecanorrecepção articular, todas contribuindo para a percepção de estímulos somestésicos de qualidades distintas.

Em outros casos, circuitos neurais específicos operam sobre a saída de receptores sensoriais sensíveis às variações de intensidade do estímulo com diferentes faixas de sensibilidade, gerando novas qualidades sensoriais, tais como os odores, as cores, os timbres e os sabores, entre outras. Cada qualidade sensorial pode ser mapeada em espaços sensoriais, que representam a sua diversidade de forma quantitativa e estabelecem os limites da percepção humana no domínio considerado.

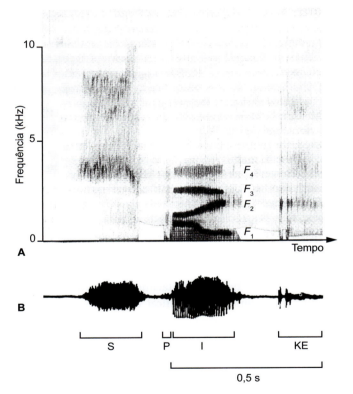

FIGURA 7.21 A análise simultânea no tempo e nas frequências temporais da fala é essencial para compreendê-la. Isso é feito na natureza pelo sistema auditivo humano e, em laboratório, por espectrografia acústica. **A.** Registro feito por um espectrógrafo da palavra inglesa "*spike*". O espectrograma mostra a energia (nível de cinza) em função do tempo (abscissa) e da frequência temporal (ordenada). **B.** Registro feito por um microfone do mesmo som. Nesse caso a energia (ordenada) é mostrada apenas em função do tempo (abscissa). Note que a energia das consoantes *S, P* e *K* distribui-se em uma larga faixa de frequências, predominantemente acima de 4 Hz no caso do *S*. A energia da vogal inglesa *I* concentra-se nos quatro formantes da fala, F_1 a F_4. O espaçamento e deslocamento temporal de F_1 e F_2 caracterizam a vogal. (Adaptada de Evans, 1982.)

TABELA 7.3 Divisão de tarefas entre os canais de processamento de informação sensorial.

Vias M e P do sistema visual; vias associadas aos corpúsculos de Meissner e Merkel do sistema sensorial somático cutâneo superficial; vias associadas aos corpúsculos de Pacini e Ruffini do sistema sensorial somático cutâneo profundo. A comparação é apenas relativa entre cada par de canais e é estritamente dependente do local considerado (p. ex., células M e P da mesma região da retina e assim por diante)

Domínio de amostragem	Canal M / Canal de Meissner / Canal de Pacini	Canal P / Canal de Merkel / Canal de Ruffini
Precisão no espaço / Tamanho do campo receptivo	Baixa / Campo receptivo grande	Alta / Campo receptivo pequeno
Precisão nas frequências espaciais / Largura da banda espectral	Alta / Banda estreita	Baixa / Banda larga, estendendo-se a frequências espaciais altas
Precisão no tempo / Duração da resposta a um pulso luminoso	Alta / Resposta breve	Baixa / Resposta longa
Precisão nas frequências temporais / Largura da banda espectral	Baixa / Banda larga, estendendo-se a frequências temporais altas	Alta / Banda estreita

A Figura 7.22 ilustra como a discriminação de cores é construída neurofisiológica e psicofisicamente. No primeiro estágio, os três cones têm sensibilidades diferentes aos diversos comprimentos de onda, mas, por si sós, não podem dar suporte à discriminação de cores (Figura 7.22 A). Isso porque a resposta de um cone pode ser equalizada em toda a faixa de comprimentos de onda, ajustando-se à intensidade do estímulo, o que é chamado "princípio da univariância de Rushton",[19] em homenagem ao fisiologista inglês William Rushton (1901-1980). No segundo estágio, mecanismos retinianos pós-receptores operam sobre a saída dos três cones, constituindo canais de oposição de cores – um para o azul/amarelo e outro para o verde/vermelho. Nos estágios subsequentes, esses canais são modificados em nível cortical, podendo sua sensibilidade ser quantificada nos experimentos de cancelamento de matizes (Figura 7.22 B). Finalmente, o produto da discriminação de cores pode ser mapeado em espaços sensoriais tridimensionais, por exemplo, o que usa as coordenadas *xyz* do espaço de cores da CIE 1931[20] (Figura 7.22 C). Nesse espaço, o plano *xy* representa todas as cromaticidades, combinações de matiz e saturação, discriminadas pela visão humana, enquanto a dimensão perpendicular a esse plano, *z*, representa a luminância. Quando as três dimensões são combinadas, verifica-se que o ser humano é capaz de discriminar até 16 milhões de cores, representadas nesse espaço de cor.

Organização topográfica do processamento sensorial: do neurônio primário ao córtex sensorial

Nos receptores sensoriais iniciam-se as vias sensoriais, que levam diversos tipos de informação para o SNC, cada uma delas sendo portadora de um tipo de mensagem. As modalidades de informação ascendente que dão origem à atividade consciente trafegam por vias que, através de várias estações sinápticas, vão até o córtex cerebral. Como mencionamos no início deste capítulo, outros tipos de informação ascendente não originam nenhum grau de atividade consciente e, nesse caso, suas vias podem ou não envolver o córtex cerebral.

Quase todas as vias que vão ao córtex cerebral, e não apenas as sensoriais, mas também certas vias do controle motor, têm uma estação sináptica no tálamo. Essa volumosa massa de substância cinzenta subcortical é dividida em diversos núcleos, cada qual recebendo um tipo de aferência e projetando para uma região específica do isocórtex cerebral. Por exemplo, o núcleo geniculado lateral recebe informação da retina e conecta-se com a área visual primária no lobo occipital; o núcleo geniculado medial recebe informação proveniente da cóclea e projeta para a área auditiva primária no lobo temporal; o complexo ventrobasal recebe informação dos receptores somestésicos especializados e projeta para a área somestésica primária no lobo parietal; e assim por diante. Uma exceção importante é a via olfatória, que projeta inicialmente para várias regiões do alocórtex cerebral. De uma dessas regiões, o córtex piriforme, uma via olfatória de segunda ordem, projeta para o núcleo mediodorsal do tálamo e daí para as áreas orbitofrontais medial e lateral do isocórtex cerebral.

Dois princípios importantes influenciam a organização das vias e centros sensoriais: (1) a informação sensorial é

---

[19] Considerando-se que a curva de sensibilidade espectral de um cone tem a forma de um sino, haverá uma cor à qual o cone terá maior sensibilidade do que às outras, sendo as intensidades iguais. Porém, se os estímulos das outras cores forem cuidadosamente manipulados de modo a aumentar as intensidades para atingir a mesma sensibilidade da cor de preferência, a curva passará a ser plana, e não será mais possível discriminar os estímulos de acordo com a sua faixa espectral.

[20] CIE = Commission Internationale de l'Éclairage (Comissão Internacional de Iluminação).

Capítulo 7 ◆ Sentidos e Percepção

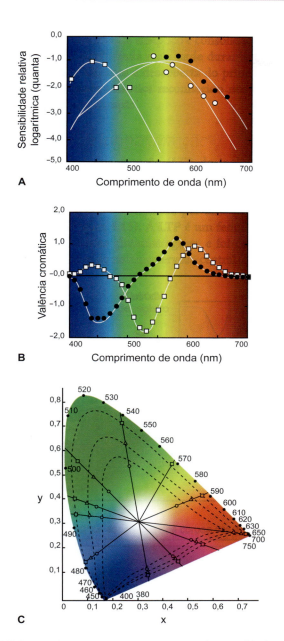

FIGURA 7.22 As cores representam uma das qualidades sensoriais visuais. Esses gráficos representam três estágios dos mecanismos neurofisiológicos e psicofísicos da visão humana de cores. **A.** Sensibilidade relativa das três classes de cones: S (*quadrados brancos*), M (*círculos brancos*) e L (*círculos pretos*). Cada cone é diferentemente sensível aos comprimentos de onda do estímulo luminoso. Entretanto, podem-se equalizar as respostas de um cone aos vários comprimentos de onda variando-se a intensidade do estímulo. **B.** Funções de cancelamento de matizes, que são medidas psicofísicas da sensibilidade dos canais de oposição de cores em função do comprimento de onda do estímulo luminoso. Os mecanismos pós-receptores retinianos operam na saída das três classes de cones para produzir os primeiros estágios da oposição de cores, que é modificada nos estágios corticais e leva ao processo de percepção cromática. **C.** Diagrama de cromaticidade CIE 1931, construído a partir de experimentos de equalização de cores. Esse diagrama é uma maneira de expressar quantitativamente o espaço de cores da visão humana. (Adaptada de Werner, 1998.)

transmitida ao longo de linhas rotuladas (ou marcadas) e (2) a anatomia e a fisiologia das vias e dos centros sensoriais são dominadas pela sua organização topográfica.

Linhas rotuladas

O fisiologista alemão Johannes Müller (1801-1858) foi o responsável por enunciar a chamada "lei das energias nervosas específicas", que estabelece que, quando uma determinada população neuronal é ativada, isso origina sempre a mesma percepção consciente, independentemente de o estímulo utilizado ter sido o estímulo natural para aquela via ou qualquer outro. Por exemplo, a compressão do globo ocular produz um fosfeno, uma forma de percepção visual, na região apropriada do campo visual, ou seja, diametralmente oposta à região retiniana estimulada, apesar de o estímulo mecânico não ser a forma natural de se estimular a visão. A existência de linhas sensoriais rotuladas deve-se não somente à maior sensibilidade dos receptores sensoriais a um dado tipo de estímulo, mas também à sua conexão, por meio de uma sequência altamente organizada, de estações sinápticas com centros cerebrais específicos.

Organização topográfica

As vias sensoriais, assim como as motoras, estão organizadas topograficamente, ou seja, os neurônios de localizações vizinhas representam progressivamente, ordenadamente, um contínuo funcional correspondente.

A compreensão desse arranjo estrutural provém da análise de cada sistema sensorial em particular. Na somestesia, os receptores sensoriais de cada local do corpo conectam-se ordenada e sequencialmente a locais específicos dos núcleos e áreas somestésicos, o que é chamado "somatotopia" (termo também empregado nas vias motoras). Na visão, cada região do campo visual corresponde a uma determinada região da retina, e os fotorreceptores de cada local da retina originam vias que projetam para localizações específicas nos núcleos e nas áreas visuais, sendo esse arranjo chamado "retinotopia ou visuotopia" (Figura 7.23). Assim, na somestesia, na motricidade e na visão, as vias neuronais conectam regiões corporais contíguas a localizações também contíguas do espaço neural. Essa ordem é mantida ao longo de sucessivas estações sinápticas, sobrevivendo a reorganizações muitas vezes complexas ao longo do seu trajeto.

Independentemente de suas peculiaridades, na somestesia, na motricidade e na visão a topografia altamente ordenada das projeções neurais gera mapas espaciais do corpo ou do campo visual no espaço neural. Na audição, entretanto, o que é similarmente representado é a frequência temporal do estímulo, a tonalidade. Isso se deve à maneira como sons de frequências diferentes são mapeados ao longo da cóclea, o que é feito graças às propriedades mecânicas da membrana basilar, sendo chamado "tonotopia coclear". A partir daí existe uma projeção ordenada das diferentes regiões da cóclea ao longo das vias auditivas, de tal forma que o mapa tonotópico é preservado em quase todos os níveis. Os módulos cerebrais arranjados topograficamente estão sendo revelados e revisitados por técnicas de neuroimagem. Um aspecto-chave na definição de área/módulo é o processamento hierárquico e paralelo das vias, e que tem sido reavaliado em termos do conectoma cerebral e com consequências para a neuroproteção e plasticidade após lesões, além de desordens neurológicas e psiquiátricas.

Cada contínuo sensorial está representado várias vezes no SNC. Em primeiro lugar, ele é mapeado em cada nível da via. No caso da visão, por exemplo, existem mapas na retina, no tálamo, no córtex cerebral e assim por diante. Em segundo lugar, em cada um desses níveis existem

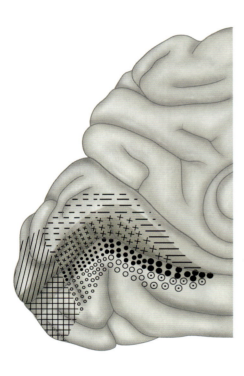
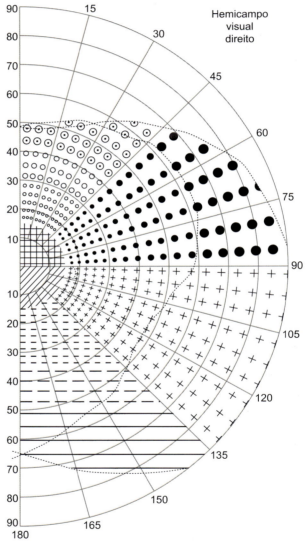

FIGURA 7.23 O córtex cerebral contém vários mapas do campo visual, sendo um deles localizado no córtex estriado ou na área visual primária. A metade direita do campo visual está representada na área estriada do hemisfério esquerdo cerebral, mostrada na figura com o sulco calcarino aberto. Símbolos iguais são usados para delimitar as diversas regiões do campo visual à direita e da área estriada à esquerda na figura. A região central do campo visual está representada posteriormente no cérebro e ocupa uma área relativamente grande. A região periférica do campo visual está representada anteriormente no cérebro e ocupa uma região relativamente pequena. O meridiano horizontal está representado ao longo do sulco calcarino, em sua profundidade, enquanto o meridiano vertical é representado ao longo das margens superior e inferior do córtex estriado. Nos mapas corticais e de outros centros neurais, cada região tem um tamanho proporcional, em primeiro lugar, à densidade dos elementos periféricos e, em segundo lugar, à inserção de circuitos neuronais especiais para o processamento de certas funções. A região central do campo visual ocupa uma área maior no córtex visual primário por ambas as razões: a densidade de fotorreceptores e células retinianas de segunda e terceira ordens é maior no centro da retina, e há mais circuitos neuronais corticais para essa região do campo visual devido ao processamento de certas funções, tais como estereopsia e visão de cores. (Adaptada de Holmes, 1945.)

vários mapas, uma multiplicidade que atende às necessidades do processamento paralelo de informação de cada sistema sensorial. Assim, existem diversas áreas corticais, cada qual contendo um mapa do campo visual, especializadas para o processamento de diversos aspectos do estímulo visual: cor, movimento e assim por diante. Finalmente, esses vários mapas de um mesmo nível ou de níveis diferentes estão conectados por vias descendentes e ascendentes, sendo recrutados para a execução de tarefas comportamentais de acordo com as necessidades, de uma forma que se assemelha ao processamento distribuído usado em engenharia da computação.

Bases psicofísicas da percepção sensorial

A Psicofísica, fundada pelo médico, físico, matemático e filósofo alemão Gustav Fechner (1801-1887), é a ciência que procura quantificar as sensações. Fechner mostrou que muitos eventos mentais não só eram mensuráveis, mas, inclusive, podiam ser medidos por suas relações com os eventos físicos que lhes dão origem, possibilitando a exploração experimental quantitativa dos fenômenos sensoriais e estabelecendo a Psicofísica como um dos métodos fundamentais da Psicologia Científica.

Os métodos psicofísicos dependem essencialmente do conhecimento do estímulo físico e da resposta dada pelo sujeito. O estímulo pode variar ao longo de numerosas dimensões, incluindo intensidade, tempo, espaço e as dimensões de qualidade. A resposta do sujeito pode ser uma resposta verbal ou de outro tipo, tal como pressionar manualmente um botão. Através do uso dessas outras formas de resposta, métodos semelhantes aos empregados na psicofísica humana têm sido empregados em animais, tornando possível a comparação das capacidades sensoriais das várias espécies.

Limiares de detecção

Grande parte da psicofísica sensorial é dedicada à medida dos *limiares de detecção*, ou seja, os valores mínimos para cada dimensão do estímulo que o torna detectável pelo sujeito – por exemplo, descobrir a menor luminância que um padrão exibido em um monitor precisa ter para ser percebido por um ser humano ou um animal. Esse tipo de limiar é comumente chamado de "limiar absoluto".

Existem vários procedimentos de medida de limiares de detecção. No método dos limites, o estímulo é aumentado (série ascendente) ou diminuído (série descendente) até que se torne minimamente visível. O sujeito participa assinalando em cada apresentação do estímulo sua presença ou não. No método do ajuste, o sujeito tem um papel mais ativo e controla o nível de estimulação, aumentando-o ou diminuindo-o até encontrar seu próprio limiar. Nesses procedimentos, um fator indesejável é a expectativa do sujeito, que sabe, em cada apresentação, se ela consistirá em um estímulo maior ou menor que o anterior. Já no método dos estímulos constantes, a ordem de apresentação dos vários níveis de estimulação é aleatória, de tal modo que a expectativa do sujeito é mantida constante ao longo de todo o procedimento. Outro método de medida dos limiares psicofísicos é o da escolha forçada entre duas ou mais alternativas. Nesse caso, o sujeito é obrigado a escolher entre dois ou mais estímulos apresentados simultaneamente. Esse procedimento pode ser associado aos demais já mencionados, de forma a minimizar o tempo despendido, combinando-o com o método do ajuste, ou minimizar artifícios como a expectativa do sujeito, combinando-o com o método dos estímulos constantes.

As medidas dos limiares psicofísicos resultam em valores ligeiramente diferentes em tentativas sucessivas, seja porque os limiares efetivamente variam, seja porque um certo grau variável de ruído está sempre presente no processo. A consequência é que a relação entre o percentual de acertos e o nível de estimulação não é uma função degrau, como seria se as medidas fornecessem sempre o mesmo valor para o limiar, mas sim uma função sigmoidal, chamada "função psicométrica" (Figura 7.24). O limiar passa a ser definido estatisticamente em um ponto dessa curva, que depende do número de alternativas apresentadas ao sujeito, sendo 50% para o caso mais simples em que o sujeito responde "sim" ou "não" a uma alternativa, 75% para o caso de escolha forçada com duas alternativas e assim por diante. A função psicométrica é a probabilidade de o limiar ser menor ou igual a um determinado nível de estimulação, em função do nível de estimulação, e, como tal, corresponde à integral da função probabilidade do limiar de ocorrer em um determinado nível de estimulação em função do próprio nível de estimulação (Figura 7.25).

Limiares de discriminação

Os métodos psicofísicos também podem ser usados para a medida da diferença mínima entre dois estímulos que um sujeito é capaz de perceber. Esse tipo de limiar é comumente chamado de "limiar diferencial" ou "diferença mínima perceptível". Os procedimentos usados são os mesmos descritos na seção anterior, mas neles se quantifica a mudança em um determinado estímulo necessária para que ele seja percebido como diferente pelo sujeito.

A propriedade do estímulo a ser variada pode ser quantitativa ou qualitativa, embora os trabalhos pioneiros do médico e anatomofisiologista alemão Ernst Weber (1795-1878) tenham sido realizados com variáveis quantitativas. A chamada "Lei de Weber" estabelece que a diferença mínima perceptível de intensidade $\Delta(I)$, tamanho, duração ou outra propriedade quantitativa de um estímulo é proporcional ao valor dessa mesma grandeza no estímulo de comparação (I_0):

$$\Delta I = k \log I_0$$

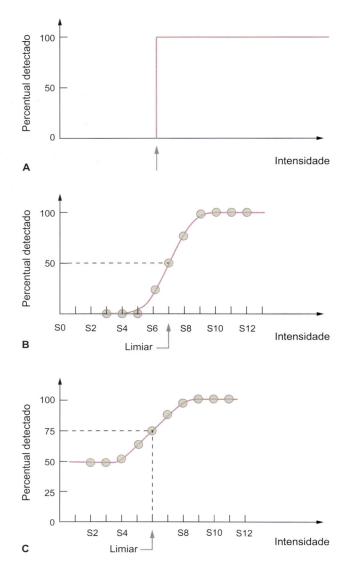

FIGURA 7.24 Resultados esperados de experimentos para medida do limiar de detecção de estímulos sensoriais. Os gráficos representam a proporção de acertos para cada nível de estimulação. **A.** Resultado esperado se o limiar de detecção medido não variasse em medidas sucessivas, representado por uma função psicométrica em degrau. **B.** Resultado geralmente obtido quando a resposta do sujeito à apresentação de um único estímulo é "sim" ou "não", mostrando que o limiar muda ligeiramente de uma medida para outra, resultando em uma função psicométrica com a forma sigmoidal. **C.** Resultado geralmente obtido quando o sujeito é obrigado a escolher entre dois estímulos apresentados simultaneamente (escolha forçada com duas alternativas, 2AFC). (Adaptada de Levine, 2000.)

Essa equação pode ser modificada para expressar o fato de que a diferença mínima perceptível é uma fração constante do estímulo de comparação, a chamada "fração de Weber" *(k)*:

$$k = \log I/I_0$$

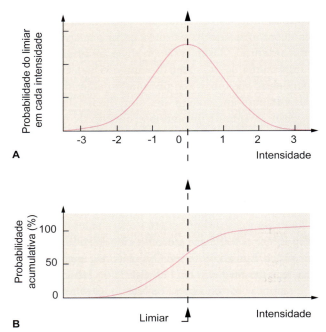

FIGURA 7.25 A. Probabilidade de o limiar ocorrer nos diversos níveis de estimulação testados. A maior probabilidade corresponde ao valor aceito como mais representativo do limiar sensorial. **B.** A função psicométrica corresponde à integral da função de probabilidade. (Adaptada de Levine, 2000.)

A Lei de Weber é uma formulação fundamental da psicofísica. Essencialmente, ela mostra que, quanto maior o estímulo, maior o incremento necessário para se notar uma variação deste.

Magnitude da sensação

Os métodos psicofísicos também podem ser usados para responder à questão da magnitude da sensação produzida por um determinado estímulo, problema esse referido como escalonamento sensorial. A primeira tentativa de abordar o problema foi feita por Fechner, partindo da Lei de Weber para deduzir uma relação teórica entre estímulo e sensação. Fechner considerou que a diferença mínima perceptível poderia ser usada como escala para se medir a sensação. Ao longo de todo o contínuo, a diferença mínima perceptível tem valor limiar e, portanto, deve significar a mesma magnitude da sensação. Assim, à medida que cresce o estímulo ao longo do contínuo considerado (intensidade, tamanho, duração), a sensação aumenta em unidades de diferença mínima perceptível, originando uma função desacelerada, ou seja, cuja taxa de crescimento progressivamente diminui (Figura 7.26). A Lei de Fechner usa uma função logarítmica para descrever essa relação entre a magnitude da sensação (S) e a magnitude do estímulo (I), a qual pode ser obtida pela integração da Lei de Weber:

$$S = c \cdot \log (I)$$

A constante de proporcionalidade, c, é diretamente relacionada com *a fração de Weber, k*. Outras funções não lineares desaceleradas podem ser usadas para descrever essa relação, notadamente funções potência de expoente menor que 1 (n), apresentadas pelo físico belga Joseph Plateau (1801-1883) a partir de experimentos de escalonamento visual:

$$S = k \cdot I^n$$

O psicólogo americano Stanley Stevens (1906-1973) utilizou o método de escalonamento sensorial direto, no qual o sujeito declara a magnitude das sensações produzidas por uma série de estímulos, para mostrar que a relação encontrada por Plateau podia ser aplicada a um grande número de contínuos. Essa relação é conhecida modernamente como *Lei de Stevens*. Dependendo do contínuo, n pode assumir valores menores que 1 (gerando funções não lineares desaceleradas que relacionam sensação e estímulo), iguais a 1 (funções lineares) ou maiores que 1 (funções não lineares aceleradas) (Tabela 7.4).

Teoria de detecção de sinais

Mais modernamente, o campo da Psicofísica tem utilizado *a teoria de detecção de sinais*, um ramo da Engenharia de Comunicação, para dar outro tratamento à maneira como um sujeito determina se um estímulo está ou não presente.

Os resultados dos experimentos de medida dos limiares sensoriais podem ser interpretados por essa teoria (Figura 7.27). Quando não há sinal a ser detectado pelo sujeito, o sistema sensorial está exposto apenas a um certo nível de ruído, originado externa ou internamente. Quando há um sinal a ser detectado pelo sujeito, esse sinal soma-se ao ruído presente no sistema sensorial que o irá detectar. A diferença entre as duas situações é dada pela *detectabilidade* (*d'*), ou por quão diferentes são o sinal superposto ao ruído e o ruído sozinho. Conforme o critério de decisão adotado pelo sujeito, ocorre um certo número de respostas corretas, falso-positivas e falso-negativas, e o sujeito na verdade usa um critério adequado à situação, influenciado pela presença ou não de recompensa, punição ou ambas para o seu desempenho.

As características do desempenho do sujeito podem ser quantificadas para os diversos *d'* e critérios de decisão, levantando-se a função ROC[21] para o sistema sensorial considerado. A ROC relaciona a probabilidade de acertos (na presença do sinal) com a probabilidade de falso-positivos (na sua ausência, quando só o ruído está presente), as quais são obtidas integrando-se as funções que relacionam probabilidade de ocorrência com o nível de ativação do sistema sensorial a partir do critério de decisão. Quando a ROC coincide com a primeira diagonal, a situação é de não detectabilidade – ou seja, não há diferença entre a presença de sinal mais ruído ou de ruído sozinho (*d'* = 0). Curvas ROC altas, atraídas para o extremo superior esquerdo do gráfico, são situações progressivamente mais próximas do ideal, de perfeita detectabilidade (*d'* → ∞). Valores intermediários de *d'* originam curvas ROC intermediárias, e o desempenho do indivíduo, de acordo com seu critério de decisão, corresponde a um ponto sobre a curva mais próximo da origem (critério pouco exigente) ou do extremo superior direito (critério muito exigente), ou ainda a regiões intermediárias da curva para critérios balanceados.

Avaliação do desempenho sensorial

Os métodos desenvolvidos para investigar as funções sensoriais têm sido aplicados em diversos problemas práticos nos campos da Neurociência, da Medicina e da Psicologia, para avaliar os efeitos dos processos de desenvolvimento e envelhecimento do organismo humano, verificar a perda funcional imposta por determinadas patologias e averiguar a capacidade do sujeito de executar determinadas tarefas profissionais. Por exemplo, é importante testar a capacidade de discriminar cores em trabalhadores de fábricas de tintas e tecidos, em guardas de trânsito e em outros profissionais. Também é de grande interesse avaliar a discriminação de cores em

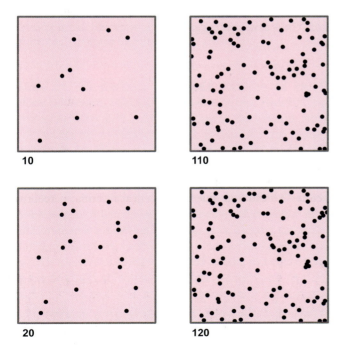

FIGURA 7.26 Representação da Lei de Weber-Fechner. Em cada lado, as figuras inferiores (20 e 120) apresentam dez pontos a mais que seus correspondentes de cima (10 e 110). Apesar disso, a representação do painel na esquerda inferior (20) aparenta ser distinta de sua equivalente (10) quando comparada com as figuras no painel superior (110) e inferior (120) à direita.

---

[21] ROC: do inglês *receiver operating characteristic*, expressão que vem da terminologia da teoria de detecção de sinais, originalmente desenvolvida para Engenharia de Comunicação.

TABELA 7.4 Tabela de expoentes (n) para a Lei de Stevens, que relaciona a magnitude da sensação (S) com a magnitude do estímulo (I), através da função $S = k \cdot I^n$. Dependendo do contínuo, n pode assumir valores menores que 1 (gerando funções não lineares desaceleradas), iguais a 1 (funções lineares) ou maiores do que 1 (funções não lineares aceleradas).

Contínuo sensorial	Expoente medido	Estímulo
Audibilidade	0,67	Pressão sonora, 3.000 Hz
Vibração	0,95	Amplitude, 60 Hz, no dedo
Vibração	0,6	Amplitude, 250 Hz, no dedo
Brilho	0,33	Alvo de 5° no escuro
Brilho	0,5	Fonte puntiforme
Brilho	5	Lampejo breve
Brilho	1	Lampejo de fonte puntiforme
Brancura	1,2	Refletância de papéis cinza
Comprimento visual	1	Linha projetada
Área visual	0,7	Quadrado projetado
Saturação	1,7	Mistura vermelho-cinza
Gosto	1,3	Sacarose
Gosto	1,4	Sal
Gosto	0,8	Sacarina
Odor	0,6	Heptano
Frio	1	Contato de metal no braço
Calor	1,6	Contato de metal no braço
Calor	1,3	Irradiação de uma área pequena da pele
Calor	0,7	Irradiação de uma área grande da pele
Desconforto, frio	1,7	Irradiação de todo o corpo
Desconforto, calor	0,7	Irradiação de todo o corpo
Dor térmica	1	Calor radiante sobre a pele
Aspereza tátil	1,5	Atritar tecido de esmeril
Resistência tátil	0,8	Apertamento de borracha
Abertura dos dedos	1,3	Espessura de blocos
Pressão palmar	1,1	Força estática na pele
Força muscular	1,7	Contração estática
Peso	1,45	Levantamento de peso
Viscosidade	0,42	Mistura de silicone fluido
Choque elétrico	3,5	Corrente elétrica através dos dedos
Esforço vocal	1,1	Pressão sonora vocal
Aceleração angular	1,4	Rotação de 5 s
Duração	1,1	Ruído branco

Adaptada de *College of Science*. Recuperado de http://www.cis.rit.edu/people/faculty/montag/vandplite/pages/chap_6/ch6 p10.html.

pacientes sob suspeita de serem portadores de certas patologias, uma vez que se trata de uma função extremamente sensível a várias formas de afecções retinianas e de outros locais das vias visuais.

A descrição dos sistemas sensoriais e dos problemas envolvidos na quantificação de seu funcionamento torna claro que o grau de sensibilidade desses sistemas aos estímulos apropriados é um dos aspectos mais importantes desse estudo. Como já vimos aqui, é de grande interesse a medida da sensibilidade dos sistemas sensoriais a variações da amplitude do estímulo no tempo e no espaço. Isso foi percebido desde os trabalhos clássicos da Neurologia e da Psicofísica no século XIX e tem sido paulatinamente transferido para a prática de médicos, psicólogos e neurocientistas.

Por exemplo, na Psicofísica Visual, na Neurologia e na Oftalmologia, um dos testes mais importantes é o da avaliação da sensibilidade ao contraste (Figura 7.28). Como a visão é um sistema sensorial igualmente envolvido na percepção de

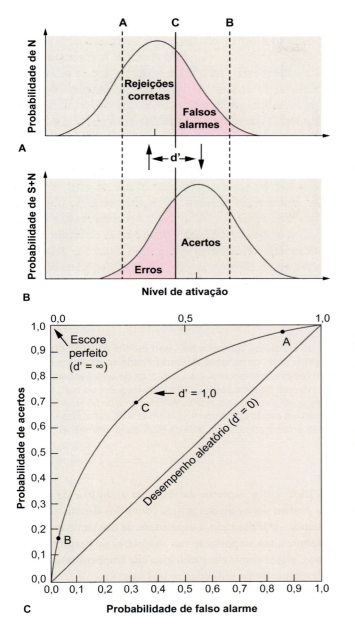

FIGURA 7.27 Interpretação dos resultados dos experimentos de medida dos limiares sensoriais por meio da teoria de detecção de sinais. **A.** Na ausência do sinal a ser detectado pelo sujeito, o sistema sensorial está exposto apenas a um certo nível de ruído. **B.** Quando o sinal é apresentado ao sujeito, ele se soma ao ruído presente no sistema sensorial que o irá detectar. A diferença entre as duas situações é dada pela detectabilidade (d'). Conforme o critério de decisão adotado pelo sujeito – menos exigente (*linha vertical A*), mais exigente (*linha vertical B*) e balanceado (*linha vertical C*) –, ocorre um certo número de respostas corretas, respostas falso-positivas e respostas falso-negativas. **C.** As características do desempenho do sujeito são quantificadas através do levantamento da sua função ROC, na qual são relacionadas para os diversos d' e critérios de decisão a probabilidade de acertos e a probabilidade de falso-positivos. Essas probabilidades são obtidas integrando-se a função em A no intervalo de falso-positivos e a função em B no intervalo de acertos. A curva em C é chamada "ROC" (do inglês *receiver operating characteristic*, expressão que vem da terminologia da teoria de detecção de sinais). (Adaptada de Levine, 2000.)

estímulos espaçotemporais, a sensibilidade ao contraste precisa ser medida independentemente no tempo (Figura 7.28 A), no espaço (Figura 7.28 B) e em combinações dessas duas dimensões. Além disso, como o sistema visual humano possui três canais independentes de processamento cromático, sua descrição completa exige a medida da sensibilidade aos contrastes temporal e espacial nas dimensões de luminância (branco/preto) e crominância (verde/vermelho e azul/amarelo). Na Figura 7.28, somente as funções de luminância são ilustradas.

A sensibilidade ao contraste ou à modulação de amplitude é apenas um dos dois termos independentes da descrição completa do sistema em relação à variação de frequência, ou seja, de como o sistema transmite frequências. O outro é a sensibilidade à fase. Quando se tem a função completa, é possível usar a transformada de Fourier para obter o desempenho do sistema no tempo ou no espaço, conforme o caso. Assim, é possível quantificar quão pequeno é o intervalo de tempo ou de espaço usado pelo sistema nas suas medidas dos eventos de interesse para o indivíduo e, portanto, qual o grau de detalhamento no espaço e no tempo com o qual esse indivíduo percebe o mundo à sua volta. Do ponto de vista prático, isso nos diz, por exemplo, qual o menor detalhe ou qual o evento mais rápido que o sistema visual de uma pessoa é capaz de enxergar. Por exemplo, a visão humana não é capaz de distinguir as penas das asas de um beija-flor em movimento, dada a rapidez da sucessão de eventos (Figura 7.29).

Esse tipo de medida pode ser feito em qualquer nível da via visual, por meio de procedimentos ópticos, eletrofisiológicos ou psicofísicos, conforme o caso. Assim, é possível levantar a função de sensibilidade ao contraste só da parte óptica ou só da parte neural do sistema visual, bem como do seu desempenho até o nível retiniano e do córtex visual primário. Essa dissecção funcional de um sistema é importante em determinadas patologias para que se possa compreender onde o agente agressor está atuando e as consequências dessa atuação para o desempenho sensorial do indivíduo durante seu processo de recuperação.

Na audição e na somestesia existem medidas semelhantes. Por exemplo, nos campos da Psicofísica da Audição, da Neurologia e da Otologia, um dos testes mais importantes é o da audiometria. Embora existam vários procedimentos para o levantamento da função audiométrica, esta consiste essencialmente na medida da sensibilidade do sujeito a modulações de amplitude no tempo. O resultado é uma curva em forma de sino, com a sensibilidade atingindo o pico em torno de 3.500 Hz e caindo progressivamente nas frequências temporais baixas e altas até desaparecer por volta de 20 Hz e 20.000 Hz, respectivamente. Na somestesia, tal como na visão, pode ser medida a sensibilidade a modulações temporais ou espaciais. As curvas resultantes também têm a forma de sino, com picos de sensibilidade máxima nas regiões intermediárias, que variam quantitativamente conforme a região do corpo estimulada.

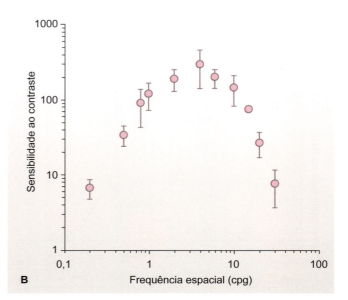

FIGURA 7.28 Avaliação da função sensorial humana. **A.** Sensibilidade ao contraste temporal da visão central de um homem de 29 anos, testado monocularmente com modulações temporais senoidais sem conteúdo espacial. **B.** Sensibilidade ao contraste espacial da visão central de uma mulher de 26 anos, testada monocularmente com redes espaciais senoidais estáticas de diversas frequências espaciais. Em ambos os casos, a sensibilidade atinge um valor máximo em valores intermediários, caindo nas frequências mais baixas e mais altas. As frequências mais altas percebidas pelo homem, nas melhores condições de visibilidade, são de cerca de 50 Hz e 60 ciclos/grau, respectivamente. Essas curvas são afetadas por vários fatores, tais como a região do campo visual em que os estímulos são apresentados e o nível de luminância média dos padrões temporais ou espaciais empregados. (Adaptada de Rodrigues, Teixeira, & Silveira.)

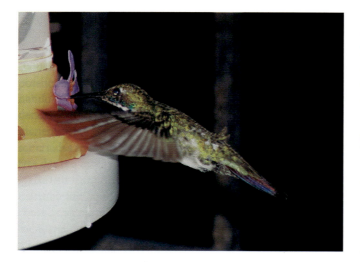

FIGURA 7.29 As penas das asas de um beija-flor durante o voo são invisíveis ao sistema visual humano, só podendo ser discernidas com a ajuda de instrumentos. Isto ilustra as limitações dos sistemas sensoriais mesmo em situações inteiramente biológicas. Essas limitações tornam-se mais graves quando se trata de perceber eventos relacionados com certas inovações tecnológicas, tais como as hélices de um ventilador em funcionamento, sendo causa frequente de acidentes no trabalho. Essas limitações impõem um sério limite à capacidade humana de dirigir veículos a alta velocidade, como aviões de combate ou mesmo carros de passeio. (Imagem gentilmente cedida por Luiz Carlos de Lima Silveira.)

Vários outros aspectos da visão, da audição e da somestesia podem ser avaliados, assim como dos demais sentidos humanos – por exemplo, a capacidade de discriminar aromas ou sabores, tão importante nas indústrias de perfumes e de vinhos, assim como em patologias que impõem uma queda de desempenho do indivíduo nessas funções.

Considerações finais

O homem possui cinco sentidos especiais – visão, olfação, gustação, audição e equilíbrio –, além de um sentido geral, a somestesia. Esta última apresenta duas facetas muito distintas. Uma delas está voltada para o meio ambiente e o controle da postura e dos movimentos. Outra, homeostática, é voltada para a representação da noção subjetiva do próprio eu e do seu estado fisiológico, assim como do controle das funções orgânicas. A Neurociência avança para a compreensão de como os sistemas sensoriais alimentam de informação a percepção humana do meio ambiente e de si próprio. Em outra frente, testes altamente sensíveis e específicos, desenvolvidos inicialmente para o estudo da fisiologia e da psicofísica dos sistemas sensoriais, estão sendo entregues aos profissionais de muitas áreas, incluindo a Medicina, a Psicologia e a Engenharia, na expectativa de que se possa assegurar não somente a saúde, mas o desenvolvimento social e humano.

Bibliografia

Ashmore, J. F., & Kolston, P. J. (1994). Hair cell-based amplification in the cochlea. *Current Opinion in Neurobiology, 4*, 504.

Bushdid, C., Magnasco, M. O., Vosshall, L. B., & Keller, A. (2014). Humans can discriminate more than 1 trillion olfactory stimuli. *Science*, 343, 1370-1372.

Cervero, F., & Laird, J. M. A. (1991) *One pain or many pains? A new look at pain mechanisms.* NIPS, 6: 268-273.

Clapham, D.E. (2003). TRP channels as cellular sensors. *Nature*, 426(6966), 517-524.

Craig, A. D. (2003). Interoception: the sense of the physiological condition of the body. *Current Opinion in Neurobiology, 13*, 500-505.

Eickhoff, S. B., Constable, R. T., & Yeo, B. T. T. (2018). Topographic organization of the cerebral cortex and brain cartography. *Neuroimage, 170*, 332-347.

Evans, E. F. (1982a). Functional anatomy of the auditory system. In H. B. Barlow, J. D Mollon (Eds.). *The senses.* Cambridge: Cambridge University Press.

Friedman, T., Battey, J., Kachar, B., Riazuddin, S., Noben-Trauth, K., Griffith, A., & Wilcox, E. (2000). Modifier genes of hereditary hearing loss. *Current Opinion in Neurobiology, 10*, 489.

Fuchs, P.A., Glowatzki, E., & Moser, T. (2003). The afferent synapse of cochlear hair cells. *Current Opinion in Neurobiology, 13*, 452-458.

Hendry, S. H., & Hsiao, S. S. (2002). The somatosensory system. In L. R. Squire, D. Berg, F. Bloom, S. du Lac, A. Ghosh, N. Spitzer (Eds.). *Fundamental Neuroscience* (2nd ed., p. 671, 672). San Diego: Academic Press.

Holmes, G. (1945). Ferrier Lecture: The organization of the visual cortex in man. *Proceedings of the Royal Society of London. Series B, Biological Sciences, 132*, 442.

Johnson, K. O. (2001). The roles and functions of cutaneous mechanoreceptors. *Current Opinion in Neurobiology, 11*, 455-461.

Junqueira, L. C., & Carneiro, J. (1971). *Histologia básica* (2a ed., p. 433). Rio de Janeiro: Guanabara Koogan.

Levine, M. W. (2000). *Levine & Shefner's fundamentals of sensation and perception* (pp. 6, 10). Oxford: Oxford University Press.

MacLeish, P. R., Shepherd, G. M., Kinnamon, S. C., & Santos-Sacchi, J. (2003). Sensory transduction. In L. R. Squire L. R. Squire, D. Berg, F. Bloom, S. du Lac, A. Ghosh, N. Spitzer (Eds.), *Fundamental Neuroscience* (2nd ed., p. 603). San Diego: Academic Press.

Montmayeur, J. P., & Matsunami, H. (2002). Receptors for bitter and sweet taste. *Current Opinion in Neurobiology, 12*, 369.

Nilsson, D. E. [2004]. Eye evolution: a question of genetic promiscuity. *Current Opinion in Neurobiology, 14*, 407-414.

Reid, R. C. Vision. In L. R. Squire L. R. Squire, D. Berg, F. Bloom, S. du Lac, A. Ghosh, N. Spitzer (Eds.) (2003). *Fundamental Neuroscience* (2a ed., pp. 730, 739). San Diego: Academic Press.

Rodrigues, A. R., Teixeira, C. E. C., & Silveira, L.C. L. Universidade Federal do Pará, Núcleo de Medicina Tropical, Laboratório de Neurologia Tropical. Não publicado.

Schneeweis, D. M., & Schnapf, J. L. (1999). The photovoltage of macaque cone photoreceptors: adaptation, noise, and kinetics. *Journal of Neuroscience, 19*, 1204.

Scott, K. (2004). The sweet and the bitter of taste. *Current Opinion in Neurobiology, 14*, 424.

Silveira, L. C. L., de Mello Jr., H. D. (1998). Parallel pathways of the primate vision: sampling of the information in the Fourier space by M and P cells. In L. M. Chalupa & B. L. Finlay (eds.), Development and *Organization of the Retina: From Molecules to Function* (pp. 173-199). Nova York: Plenum Press.

Silveira, L. C. L., Grünert, U., Kremers, J., Lee, B. B., & Martin, P. R. (2005). Comparative anatomy and physiology of the primate retina. In J. Kremers, (ed.) *Structure, Function, and Evolution of the Primate Visual System* (pp. 127-160). Chichester: John Wiley & Sons.

Singer, S. J., & Nicolson, G. L. (1972). The fluid mosaic model of the structure of cell membranes. *Science, 175*, 720-731.

Smith, D. V., & Shepherd, G. M. (2003). Chemical senses: taste and olfaction. In L. R. Squire L. R. Squire, D. Berg, F. Bloom, S. du Lac, A. Ghosh, N. Spitzer (Eds.). *Fundamental Neuroscience* (2a ed., p. 664). San Diego: Academic Press.

Swanson, L. W. (2012). Basic plan of the nervous system. In L. R. Squire L. R. Squire, D. Berg, F. Bloom, S. du Lac, A. Ghosh, N. Spitzer (Eds.), *Fundamental Neuroscience* (4th edition). California: Elsevier.

Tracey, I., Mantyh, P. W. (2007). The cerebral signature for pain perception and its modulation. *Neuron, 55*, 377-391.

Werner, J. S. (1998). Aging through the eyes of Monet. In W. G. K. Backhaus, R. Kliegl, & J. S. Werner. (Eds.). *Color vision: Perspectives from different disciplines* (pp. 11, 20, 25). Berlin: Walter de Gruyter.

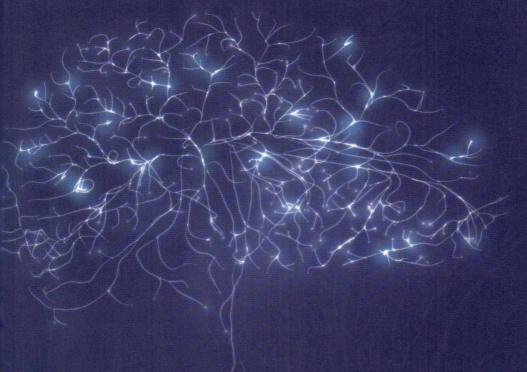

capítulo 8

Neurobiologia da Dor

Leda Menescal-de-Oliveira

Resumo

Os nociceptores são terminações nervosas livres de aferentes sensoriais situados na superfície da pele, de articulações, tendões, músculos e vísceras, com propriedades de detectar estímulos intensos que causam dor. Esses estímulos, de natureza mecânica, térmica ou química, são transduzidos nos nociceptores em potenciais de ação e transmitidos para o sistema nervoso central onde ocorre a percepção da dor ou desconforto. A dor pode ser caracterizada como nociceptiva ou fisiológica (dor aguda), que é transitória, propiciando reações de retirada e alerta, além de respostas comportamentais; e dor patológica ou crônica, que provém de uma lesão tecidual (dor inflamatória) e de lesões do sistema nervoso periférico ou central (dor neuropática), que tem como característica a persistência mesmo na ausência do estímulo nocivo desencadeante.

Introdução

O termo "dor" tem origem no latim "*dolor*", que significa sofrimento. Em inglês, o termo "*pain*" deriva da palavra grega "*poine*" e da latina "*poena*", que significam punição ou pena. Nas civilizações primitivas, existia a compreensão clara da dor associada a lesões físicas, entretanto, a dor relacionada a doenças era atribuída a forças sobrenaturais que penalizavam os indivíduos que cometiam pecado. No século XVII, o filósofo francês René Descartes (1596-1650) considerou o cérebro a sede das sensações e das funções motoras. Ele propôs que a dor era transmitida ao cérebro por nervos finos e que dele dependia a reação de retirada, introduzindo, assim, o conceito de reflexo nervoso. Contudo, uma nova definição de dor foi elaborada pelo fisiologista Charles Sherrington (1857-1952) no início do século XX, quando indicou que "o reflexo de proteção seria o complemento físico da dor".

A dor é uma experiência complexa, subjetiva, de danos em parte do corpo, sendo atualmente definida pela International Association for the Study of Pain (www.iasp-pain.org) como "uma experiência sensorial e emocional desagradável, associada ou descrita em termos de lesão tecidual real ou potencial." Essa definição é única e foi a primeira a reconhecer o fenômeno da dor como uma experiência, já que envolve dois componentes, o sensorial-discriminativo e o afetivo-motivacional. O componente sensorial-discriminativo da dor se refere à percepção e à detecção do estímulo nocivo quanto a intensidade, localização, duração, padrão temporal e qualidade, sendo relacionado com a dor aguda; já o componente afetivo-motivacional relaciona-se às reações emocionais e comportamentais desencadeadas pelo processo doloroso, sendo, portanto, mais associado a aspectos da dor crônica. Todavia, dependendo de algumas características da dor, ela pode ser classificada em nociceptiva (fisiológica) e patológica. A dor nociceptiva (fisiológica), ou aguda, requer uma estimulação intensa e geralmente é transitória, pois tende a desaparecer quando cessa o estímulo nocivo. Esse tipo de dor propicia o alerta do organismo, ocasionando respostas comportamentais e reação de retirada ou de afastamento do estímulo doloroso. Um exemplo desse tipo de dor é aquela desencadeada por uma espetada na ponta do dedo. Já a dor patológica ou crônica tem como características a persistência mesmo na ausência do estímulo nóxio desencadeante, bem como a produção de modificações plásticas nos sistemas nervoso periférico e central. Geralmente é de difícil localização e pode resultar em sintomas secundários envolvendo ansiedade e depressão, que contribuem para marcante diminuição da qualidade de vida. As dores patológicas estão associadas à inflamação do tecido periférico desencadeada por lesão tissular (dor inflamatória) e por lesões do sistema nervoso periférico ou central (dor neuropática). Essas dores podem ser espontâneas ou produzidas por um estímulo normalmente inócuo, tal como um toque suave na pele. Além disso, nas dores crônicas, principalmente nas neuropáticas, em geral ocorrem mudanças plásticas que se perpetuam em vários níveis do SNC, contribuindo para seu caráter não adaptativo. Detalharemos mais adiante esses dois principais tipos de dor crônica: a inflamatória, resultante de uma lesão tissular, e a neuropática, advinda de lesão do sistema nervoso periférico ou central.

A dor é uma sensação dominante em relação aos outros sentidos, pois, além de ter um papel protetor fundamentalmente importante alertando para ameaças, proporciona um ímpeto para a preservação da integridade do corpo. Portanto, é considerada um componente essencial na defesa corporal diante de ambiente hostil, já que, graças a ela, o organismo protege-se de estímulos perigosos. Assim, um indivíduo que nasce geneticamente insensível à dor não sobrevive, por exemplo, a uma infecção aguda do apêndice que pode evoluir em pouco tempo para um quadro de septicemia fatal. Também pode tornar-se cego por lesões inadvertidas da córnea causadas por estimulação mecânica intensa dos olhos. Por isso, a pessoa que não sente dor geralmente morre muito cedo. Atualmente sabe-se que a insensibilidade congênita à dor é decorrente de mutações nos genes responsáveis pela expressão dos receptores de tirosinoquinase A (TrkA). Essa mutação produz uma redução ou ausência desses receptores impedindo a ação da neurotrofina fator de crescimento neural (NGF) que tem alta afinidade pelo receptor TrkA, imprescindível para o desenvolvimento e a manutenção dos nociceptores. Além disso, estudos genéticos recentes concluíram que mutações que produzem perda total da função do canal de sódio dependente de voltagem, Nav1, também propiciam a insensibilidade à dor, visto que a integridade da função do Nav1 se faz necessária para a sensação de dor em mamíferos. A síndrome de insensibilidade congênita à dor é também considerada uma neuropatia sensorial e autonômica rara, caracterizada por febre inexplicável, insensibilidade à dor e anidrose (sintoma que se manifesta por redução ou ausência da secreção de suor). Essa síndrome é classificada dentro de um grupo de doenças chamado "neuropatia autonômica sensorial hereditária".

É pertinente diferenciar os termos "nocicepção" e "dor". Nocicepção refere-se à detecção de estímulos nocivos pelos nociceptores, seguida pela transdução e transmissão da informação nervosa sensorial da periferia para o encéfalo. Já dor refere-se ao produto do processamento dessa informação no encéfalo e implica a real experiência emocional e sensorial desagradável gerada a partir de sinais nervosos. Os relatos de dor não derivam apenas das aferências nociceptivas diretas, pois envolvem interação com inúmeros circuitos relacionados com a atenção, a dimensão afetiva, a variável autonômica e a variáveis imunológicas, entre outras.

Neste capítulo, pretendemos abordar os processos envolvidos na detecção (transdução), na transmissão e na percepção da informação nociceptiva, bem como os relativos à modulação, envolvendo os mecanismos de analgesia endógena.

Neurônios aferentes primários nociceptivos

Os nociceptores são neurônios aferentes primários que se projetam de tecidos, como pele, músculos, articulações, vasos, meninges, ossos e vísceras, para a medula espinal ou seu equivalente no tronco encefálico, o núcleo trigeminal. Entretanto, o parênquima cerebral é destituído de nociceptores. Ao contrário de outras classes de aferentes primários, como os que transmitem o tato, os nociceptores preferencialmente transduzem estímulos com intensidades na faixa nociva, respondendo a esses estímulos prejudiciais. Os neurônios aferentes primários são denominados "pseudounipolares", visto que seus axônios se bifurcam, ao deixarem o gânglio sensorial correspondente, em um prolongamento que se projeta para a região periférica, denominado "ramo distal", e em outro que se estende ao sistema nervoso central (medula espinal e tronco encefálico), chamado "ramo proximal". O ramo distal tem como função detectar o estímulo nocivo físico ou químico e transduzi-lo em um sinal biológico em forma de potenciais de ação. Os potenciais de ação são conduzidos pelo ramo proximal para o sistema nervoso central, onde ocorre a primeira sinapse da via de condução da informação nociceptiva (Figura 8.1).

Estudos eletrofisiológicos mostraram a existência de neurônios aferentes primários que podem ser excitados por estímulos nocivos térmicos, pressão intensa e irritantes químicos, mas não por estímulos inócuos como um toque suave na pele. Esses nociceptores são denominados "polimodais". Dessa forma, os nociceptores possuem limiares altos característicos ou sensibilidade baixa que os distinguem dos neurônios aferentes primários de outras modalidades sensoriais. Com base em critérios anatômicos e funcionais, os axônios dos neurônios nociceptivos destinados à detecção e à transmissão dos estímulos de dor são classificados em dois tipos: os de diâmetro fino, com pouca bainha de mielina e

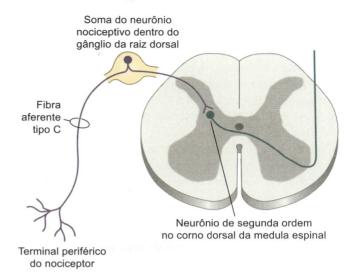

FIGURA 8.1 Desenho esquemático de um neurônio aferente primário nociceptivo do tipo C, com o corpo celular (soma) dentro do gânglio da raiz dorsal e o prolongamento (fibra C) projetando para as regiões periférica (terminal periférico do nociceptor) e central (corno dorsal da medula espinal).

com velocidade de condução média entre 5 e 30 m/s, denominados "nociceptores de *fibras tipo Aδ*"; e os amielínicos, com velocidade de condução lenta, na faixa de 0,5 a 2,0 m/s, denominados "nociceptores de *fibras tipo C*". Corpos neuronais cujos axônios são calibrosos, mielinizados e com alta velocidade de condução constituem as fibras Aβ também presentes nos gânglios sensoriais: gânglios da raiz dorsal (GRD) e gânglios trigêmeos. A função de fibras Aβ está relacionada com a detecção de estímulos inócuos aplicados na pele, nos músculos e nas articulações e que, dessa forma, não contribuem para a transmissão da dor em situações fisiológicas normais. Entretanto, em situações especiais, como nos processos inflamatórios, as fibras Aβ podem participar da transmissão nociceptiva.

Os nociceptores são capazes de detectar estímulos de alta intensidade e convertê-los em sinais eletroquímicos que serão conduzidos para o sistema nervoso central (SNC) como potenciais de ação. Esse processo de conversão é denominado "processo de transdução", e os nociceptores são equipados com um repertório rico de processos de transdução, pois têm grande sensibilidade para detectar ampla faixa de modalidades de estímulos, incluindo os de natureza física e química. Os nociceptores utilizam diferentes tipos de mecanismos de transdução para detectar estímulos nocivos diferentes. Estudos recentes mostraram que, na membrana plasmática dos nociceptores, encontram-se famílias de proteínas transmembranares constituindo receptores e canais que participam no processo de transdução das várias modalidades de estímulos nocivos. As moléculas proteicas que constituem os canais iônicos responsáveis pela detecção do calor nocivo são parte de uma família denominada "potencial receptor transitório" (TRP, do inglês *transient receptor potential*), que inclui os receptores vaniloides tipo 1 (TRPV1) e tipo 2 (TRPV2).[1] Os canais envolvidos na detecção dos estímulos mecânicos nocivos são denominados "canais epiteliais de sódio". Além disso, foi mostrado que o estímulo ao frio nocivo é detectado por nociceptores de fibras C que expressam o canal iônico sensível ao mentol e ao frio denominado "TRP melastina 8" (TRPM8). Assim, o receptor para o mentol é apontado como tendo função importante na transdução do estímulo do frio. Ao mesmo tempo, um único tipo de estímulo pode interagir com vários detectores, como mostra a habilidade do próton H^+ para ativar tanto o receptor TRPV1 como os receptores de canais iônicos de sódio sensíveis aos ácidos (ASICs) que também são membros da família de canais epiteliais de sódio e do Degenerin (ENaC/DEG).[2] A ativação de um número suficiente dessas moléculas transdutoras nos nociceptores da pele, dos músculos ou das vísceras dá origem a potenciais de ação que são conduzidos pelos axônios de fibras amielínicas C e mielínicas finas Aδ para o SNC, produzindo sensação de dor. Com base em estudos eletrofisiológicos, os nociceptores de fibras Aδ podem ser subdivididos em duas classes: tipo I e tipo II. Os nociceptores de fibras Aδ do tipo I têm como função responder a estímulos mecânicos e químicos, mas geralmente detectam somente calor intenso (acima de 50 °C). Ao contrário, os nociceptores de fibra Aδ do tipo II têm alta sensibilidade ao calor, ou seja, respondem a um estímulo térmico moderado (aproximadamente 45 °C), mas apresentam alto limiar mecânico (Tabela 8.1). Assim, em situações em que ocorre um estímulo mecânico direto (p. ex., uma picada), os nociceptores Aδ do tipo I são os primeiros a serem requisitados, ao passo que, em casos de calor nocivo agudo, o aumento de atividade mais provável é dos nociceptores Aδ tipo II. No caso desses últimos, revelou-se a participação de um receptor com características funcionais semelhantes às do receptor vaniloide (TRPV1), que é ativado pela capsaicina e por outros compostos vaniloides. O TRPV1 é um canal não seletivo de cátions da membrana plasmática, com limiar de ativação térmica de aproximadamente 43 °C. A hipótese de que o calor e a capsaicina ativam um mesmo transdutor é apoiada pela forte correlação entre a sensibilidade à capsaicina e ao calor moderado, e pela semelhança das correntes não seletivas de cátions e correlatos farmacológicos dessas respostas. O TRPV1 é um canal intrinsecamente sensível ao calor, que funciona como um termômetro molecular sobre a superfície da célula. Com relação ao aferente nociceptivo Aδ do subtipo I, que responde a estímulos térmicos de alto limiar, o candidato a transdutor é o receptor semelhante ao vaniloide, o TRPV2, que possui uma sequência de identidade molecular de aproximadamente 50% do receptor (TRPV1). Esse receptor é ativado por estímulo térmico nocivo com limiar de aproximadamente 52 °C e é expresso em neurônios sensoriais mielínicos de tamanhos médio e grande do gânglio da raiz dorsal.

Como dito, os nociceptores de fibras amielínicas C são denominados "polimodais" porque respondem a diferentes estímulos físicos nocivos. Assim, como as fibras Aδ do subtipo II, eles também respondem a estímulos térmicos moderados e à capsaicina e apresentam receptores com características dos vaniloides (TRPV1). Entretanto, existe ainda uma subpopulação de nociceptores – os chamados "nociceptores silenciosos" – que permanecem um enigma desde sua descoberta na década de 1990. O termo nociceptor "*silencioso*" foi originalmente introduzido para descrever os aferentes sensoriais de fibras C que disparam potenciais de ação em resposta à estimulação elétrica do seu campo receptivo, mas não podem ser ativados por estímulos mecânicos nocivos fisiologicamente relevantes. Os nociceptores *silenciosos* foram encontrados em grande número na bexiga urinária, no cólon distal e na articulação do joelho. Na pele humana, os aferentes silenciosos respondem por quase um quarto de todos os nociceptores de fibra C. Como os nociceptores silenciosos não são normalmente ativados por estímulos mecânicos, isso sugere que eles não estão envolvidos na sinalização mecânica da dor em indivíduos saudáveis. No entanto, vários estudos mostraram que os aferentes silenciosos são sensibilizados a estímulos mecânicos por uma variedade de compostos comumente usados para induzir inflamação experimentalmente, bem como por mediadores inflamatórios endógenos, como o fator de crescimento neural (NGF, do inglês *nerve growth factor*). Considerando a grande proporção de aferentes mecanicamente insensíveis nesses tecidos mencionados, é possível supor que, se esses nociceptores não fossem silentes, aumentaria sobremaneira a ativação nociceptiva nos circuitos de processamento da dor tanto na medula espinal como nas regiões do encéfalo. Diante disso, é possível que os aferentes silenciosos possam contribuir significativamente para a hiperalgesia mecânica durante a inflamação. Portanto, em condições normais, eles são insensíveis a um estímulo nocivo mecânico e, por isso, são também chamados "nociceptores *mecanicamente insensíveis*".

Os nociceptores de fibras Aδ e C estão envolvidos, respectivamente, na transmissão da dor "rápida ou primária" e da dor "lenta ou secundária". A primeira está relacionada com a

---

[1] Receptor vaniloide tipo 1 (TRPV1) é um canal não seletivo de cátions encontrado nos nociceptores de fibras Aδ do subtipo II e C, ativado pela capsaicina (principal ingrediente picante e irritante encontrado na pimenta) e por prótons, apresentando um limiar de ativação térmica de aproximadamente 43 °C. Demonstrou-se que camundongos geneticamente modificados para serem deficientes do receptor TRPV1 respondem a estímulos nocivos mecânicos, mas não ao estímulo térmico e à capsaicina. Assim, o TRPV1 é essencial para as ações nociceptivas dos compostos vaniloides, tais como a capsaicina e a resiniferatoxina (RTX), para a resposta normal ao estímulo térmico e para a hiperalgesia térmica resultante da inflamação cutânea. Já outro receptor semelhante é o TRPV2, também um canal não seletivo de cátions encontrado nos nociceptores de fibras Aδ do subtipo I, que não é ativado pela capsaicina nem por prótons, e só responde a um estímulo térmico de alto limiar (~52 °C).

[2] ENaC/DEG são canais de cátions insensíveis à voltagem, derivados de uma grande família de proteínas e ativados por diversos estímulos, incluindo prótons, neuropeptídeos e deformações mecânicas.

TABELA 8.1 Diferentes tipos e subtipos de nociceptores e algumas de suas características.

Nociceptores	Limiar térmico	Tipo de fibra	Diâmetro	Velocidade de condução	Porcentagem de neurônios pequenos e médios no gânglio da raiz dorsal (GRD)	Sensibilidade à capsaícina
Fibra Aδ						
subtipo I	Cerca de 52 °C	Mielínica fina	1 a 5 µm	5 a 30 m/s	45%	Insensível
subtipo II	Cerca de 45 °C	Mielínica fina			5 a 10%	Sensível
Fibra C	Cerca de 45 °C	Amielínica	0,3 a 1,5 µm	0,5 a 2 m/s	50%	Sensível

dor aguda, resultante de um estímulo pontual, bem localizada e discriminativa. A dor lenta compartilha as características da dor crônica por ser de difícil localização, difusa, sendo, por isso, denominada também "dor surda".

Os aspectos até então descritos dos nociceptores referem-se principalmente às fibras que inervam o tecido cutâneo. Entretanto, diferentes aspectos caracterizam os nociceptores em outros tecidos. Por exemplo, apesar de os aferentes da córnea serem ativados pela capsaicina e sensibilizados por mediadores inflamatórios, a dor é desencadeada por estímulos muito delicados e inócuos, que normalmente causariam apenas estimulação tátil. A dor visceral é a única que não apresenta os componentes primário (rápido) e secundário (lento); em vez disso, ela é frequentemente de difícil localização, dita surda ou profunda. A dor visceral pode ocorrer sem que haja necessariamente lesão da víscera, resultante de uma excessiva distensão, como ocorre com as vísceras ocas do sistema digestório. Esses aspectos ilustram a dificuldade de definir um nociceptor com base somente no seu limiar de ativação ou no fato de sua ativação evocar ou não a dor.

As informações nociceptivas são primeiramente transmitidas para neurônios de segunda ordem dentro do corno dorsal da medula espinal e, depois, para estruturas supraespinais.

Neurotransmissão na primeira sinapse da via nociceptiva

A primeira sinapse da via de transmissão nociceptiva ocorre no corno dorsal da medula espinal entre os aferentes primários nociceptivos e os neurônios de segunda ordem ou neurônios de transmissão. Além dos neurônios de segunda ordem, existem também interneurônios excitatórios e inibitórios que participam da modulação da dor. O neurotransmissor excitatório predominante em todos os neurônios aferentes nociceptores primários é o aminoácido glutamato. Este, quando liberado das terminações aferentes Aδ e C, produz potenciais pós-sinápticos excitatórios nos neurônios do corno dorsal por ativação de receptores do tipo AMPA, específicos para o glutamato. Estudos histoquímicos em gânglios da raiz dorsal de animais adultos, entretanto, revelaram que neurônios de fibras amielínicas do tipo C podem liberar de seus terminais outros neurotransmissores. Uma população desses neurônios dentro do gânglio, chamada "peptidérgica", sintetiza, armazena e libera o polipeptídeo *substância P* (SP), a *neurocinina A* e o *peptídeo relacionado com o gene da calcitonina* (CGRP), além de expressar o TrkA, que possui alta afinidade com o NGF. Juntamente com a SP, pode ser coliberado o CGRP, que tem como função potencializar a ação da SP na fenda sináptica (Figura 8.2). Para isso, o CGRP hidrolisa a enzima que degrada a SP, aumentando, assim, seu efeito na fenda sináptica. Outros neuropeptídeos, como a *somatostatina* e o *peptídeo intestinal vasoativo* (VIP), podem participar, direta ou indiretamente, como neurotransmissores liberados do neurônio aferente nociceptivo primário para o segundo neurônio. Este último pode ser denominado também "neurônio de transmissão". Outro grupo de neurônios aferentes nociceptivos com axônios amielínicos, que projetam para a medula,

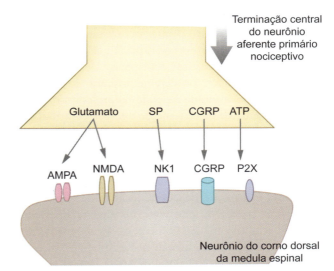

FIGURA 8.2 Diagrama esquemático mostrando os principais neurotransmissores e receptores envolvidos na sinapse entre o neurônio aferente primário nociceptivo e o neurônio do corno dorsal da medula espinal. O glutamato pode ativar o receptor do tipo ácido α-amino-3-hidróxi-5 metilisoxazol-4-propiônico (AMPA), que produz um potencial pós-sináptico muito rápido, ou então o receptor do tipo N-metil-d-aspartato (NMDA), cujo potencial pós-sináptico é mais lento ou de longa duração; a substância P ativa o receptor denominado "neurocinina 1" (NK1); o CGRP, peptídeo relacionado com o gene da calcitonina, ativa o receptor denominado "CGRP"; e trifosfato de adenosina (ATP) ativa o receptor purinérgico denominado "P2X".

não expressa a SP nem seu TrkA, e é denominado "não peptidérgico". Esses neurônios expressam nas suas terminações centrais um tipo de receptor purinérgico denominado "P2X3", que é um subtipo específico de canal iônico sensível ao trifosfato de adenosina (ATP). Assim, o ATP também tem ação como neurotransmissor entre a terminação aferente nociceptiva e neurônios no corno dorsal da medula espinal. Apesar dessa distinção neuroquímica dos nociceptores, ainda não foi esclarecido se isso significa uma diferença funcional entre eles. Além disso, sabe-se que, após uma lesão tissular com inflamação ou após uma lesão do nervo (dor neuropática), há uma drástica alteração na expressão dos neurotransmissores, nos tipos de receptores e de outras moléculas sinalizadoras no gânglio sensorial e nos neurônios do corno dorsal. Durante os processos inflamatórios, ocorre um aumento na liberação de substâncias neurotransmissoras, como a substância P e o CGRP no corno dorsal da medula espinal, ao passo que, nas neuropatias periféricas, o aumento observado é principalmente do neuropeptídeo Y, da galanina e do peptídeo intestinal vasoativo. Isso mostra que, dependendo do tipo de lesão e do substrato envolvido, ocorre liberação de diferentes neurotransmissores. A influência dessas substâncias neurotransmissoras pode alterar a sensibilidade periférica ou central dos aferentes nociceptores e dos neurônios de transmissão.

Sensibilização periférica e central dos nociceptores

Quando os nociceptores são estimulados repetidamente em decorrência de uma lesão tissular, ocorre um processo denominado "sensibilização do nociceptor", que modifica sobremaneira suas características funcionais. Dessarte, o limiar de ativação do nociceptor aferente primário é reduzido sob estímulo intenso, estímulo repetido ou prolongado. O limiar relativamente baixo da terminação nervosa contribui para a alta frequência de descarga da fibra para estímulos de todas as intensidades. Os nociceptores, que normalmente têm alto limiar e respondem a estímulos intensos produzindo dor, depois de sensibilizados passam a responder a estímulos leves (mecânicos e térmicos) pela diminuição do seu limiar de ativação. Nessa condição, pode haver um aumento da resposta a um dado estímulo ou simplesmente ao aparecimento de atividade espontânea. Quando ocorre o estímulo lesivo, as células danificadas no próprio local de lesão, bem como células imunitárias, liberam uma variedade de substâncias químicas que vão produzir a sensibilização do nociceptor, resultando na produção dos processos inflamatórios. Tais substâncias são denominadas, em conjunto, "sopa inflamatória" e incluem os prótons extracelulares (H^+), a substância P, as prostaglandinas (derivadas do ácido araquidônico), a serotonina, a histamina e a bradicinina, nucleotídeos como o ATP e o NGF. Também são expressas nas terminações dos aferentes nociceptivos diversas moléculas (receptores e canais iônicos) envolvidas diretamente nos processos de ativação e sensibilização do nociceptor por interação com as substâncias da sopa inflamatória. Algumas dessas substâncias (bradicinina, serotonina, histamina, H^+ e ATP) têm a capacidade de ativar diretamente os terminais nociceptivos por interagirem com canais iônicos sensíveis ao ligante ou com receptores, produzindo despolarização e condução dos potenciais de ação. Outras substâncias, representadas por prostaglandinas, SP e NGF, apenas reduzem o limiar de despolarização necessário para gerar potenciais de ação, facilitando a ação das substâncias que promovem ativação diretamente. Assim, a bradicinina liberada dos vasos no local da lesão atua sobre receptores BK2 (um tipo de receptor para bradicinina) produzindo imediata despolarização da membrana, bem como sensibilização para outros estímulos nocivos ou, ainda, para estímulos inócuos. A SP e o CGRP liberados das terminações periféricas dos aferentes nociceptivos promovem a ativação de mastócitos ou de neutrófilos, que liberam histamina e NGF, contribuindo para maior excitação dos nociceptores e, portanto, aumentando a dor (Figura 8.3). Esse fenômeno é conhecido como *inflamação neurogênica*. A SP e o CGRP produzem também extravasamento de plasma e vasodilatação no local lesado, facilitando a formação do edema e da vermelhidão que acompanham os processos inflamatórios.

A sensibilização periférica resulta no aumento da frequência de disparo de potenciais de ação de neurônios nociceptivos de primeira ordem, em decorrência da ação dos produtos liberados pela lesão. A sensibilização central é dependente do incremento de excitabilidade de neurônios do corno dorsal da medula espinal, em resposta aos altos níveis de atividade dos aferentes nociceptivos. Durante a sensibilização central no corno dorsal da medula espinal, as terminações aferentes nociceptivas liberam glutamato e substância P que atuam nos receptores pós-sinápticos N-metil-D-aspartato (NMDA) e neurocinina 1 (NK1). Este mecanismo prolonga o estado doloroso. Há também sensibilização central pela lesão aguda de um nervo periférico, ocorrendo uma redução acentuada do controle inibitório de interneurônios GABAérgicos, com perda da liberação de GABA e consequente aumento das descargas de neurônios no corno dorsal da medula espinal. Células da glia e imunocompetentes situadas no corno dorsal promovem a liberação de substâncias como glutamato, citocinas, neurotrofinas, óxido nítrico, prostaglandinas e trifosfato de adenosina (ATP), que podem amplificar as vias nociceptivas. O fator neurotrófico derivado do cérebro (BDNF, do inglês *brain-derived neurotrophic factor*) foi identificado como um regulador crítico do desenvolvimento neuronal, da transmissão sináptica e da plasticidade sináptica. O BDNF pode agir nos neurônios do corno dorsal da medula espinal e aumentar sua excitabilidade e potenciação espinal a longo prazo, além de induzir dor inflamatória. Também pode melhorar a facilitação sináptica e, portanto, estar envolvido nos mecanismos de sensibilização central. Dessa forma, a sensibilização central está relacionada com o envolvimento de neurônios de segunda ordem ou de transmissão no corno dorsal, enquanto a sensibilização periférica envolve os nociceptores. Quando os neurônios de segunda

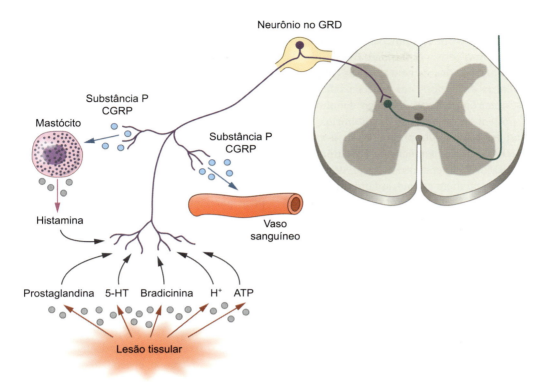

FIGURA 8.3 A lesão tissular promove a liberação de substâncias químicas no local da lesão, que sensibilizam ou ativam diretamente os nociceptores, produzindo um aumento da sensibilidade à dor (hiperalgesia). A bradicinina, potente substância algogênica (produz dor), atua ativando os nociceptores; a prostaglandina produz sensibilização. A ativação dos nociceptores produz liberação de substância P e CGRP (peptídeo relacionado com o gene da calcitonina), que atuam sobre mastócitos e os fazem liberar histamina que também excita os nociceptores; além disso, promovem extravasamento de plasma e dilatação dos vasos sanguíneos, contribuindo para o edema e a vermelhidão, características dos processos inflamatórios.

ordem do corno dorsal tornam-se sensibilizados em decorrência de uma lesão, a ativação de aferências convergentes mecanorreceptoras (inócuas, correspondentes às fibras Aβ) podem produzir dor. A indução de dor por um estímulo normalmente inócuo é chamada "alodínia", e o aumento da dor produzido por um estímulo nocivo é denominado "hiperalgesia". Então, os nociceptores não só sinalizam a dor aguda, mas também contribuem para promover a dor patológica e persistente (alodínia) concomitante com uma lesão, quando a dor é produzida por um estímulo inócuo. A alodínia pode resultar de duas condições diferentes: diminuição do limiar de ativação do nociceptor (sensibilização periférica) ou respostas aumentadas de neurônios de transmissão da dor localizados na medula espinal (sensibilização central). Esta última é também chamada "hiperalgesia secundária" e tem lugar nos neurônios do corno dorsal, enquanto a *hiperalgesia primária* ocorre nas terminações dos aferentes nociceptivos. Portanto, hiperalgesia se caracteriza por uma resposta exacerbada de dor evocada por um estímulo nocivo.

Mecanismos da nocicepção e da dor no corno dorsal da medula

Todos os neurônios nociceptivos primários convergem e efetuam sinapses excitatórias com neurônios de transmissão ou de segunda ordem situados no corno dorsal da medula espinal e no núcleo trigeminal bulbar. As aferências nociceptivas que se projetam para o corno dorsal da medula espinal são provenientes do tronco e dos membros, enquanto as do núcleo trigeminal provêm de regiões da cabeça. Os neurônios de segunda ordem que recebem os impulsos dos nociceptores podem ser classificados em dois tipos fisiológicos. O primeiro tipo, denominado "neurônio nociceptivo específico" (NS), recebe exclusivamente impulsos de aferentes nociceptivos primários dos tipos Aδ e C. Esses neurônios de segunda ordem respondem exclusivamente a impulsos nocivos, de alto limiar provenientes de estimulação somática ou visceral. O segundo tipo, chamado de "neurônio de ampla faixa dinâmica" (WDR), pode efetuar sinapses tanto com os aferentes primários mecanorreceptivos de baixo limiar (fibras do tipo Aβ, relacionadas com o tato) quanto com aferentes nociceptivos (fibras Aδ e C). Os neurônios de projeção WDR estão localizados nas lâminas mais profundas do corno dorsal da medula, os quais sinalizam a intensidade da dor e suas respostas características que podem ser modificadas por impulsos aferentes. Os neurônios WDR, também chamados "convergentes", são capazes de responder com baixa frequência a estímulos inócuos, tais como o estímulo tátil, e com alta frequência a estímulos nocivos. Os neurônios convergentes ou WDR são apontados como envolvidos no processo de dor referida que será abordado posteriormente. A substância cinzenta da medula espinal, em que se situam os corpos neuronais, é uma estrutura morfofuncional heterogênea. Foi dividida em lâminas que têm funções distintas, sendo que as seis primeiras compõem o corno dorsal (Figura 8.4), no qual se encontram abrigados os neurônios de projeção e os interneurônios locais envolvidos nos processos de modulação da dor. Esses neurônios locais, também denominados "interneurônios", podem ser excitatórios ou inibitórios. Dessa forma, na lâmina I existe uma alta proporção de neurônios nociceptivos específicos (NS), enquanto os neurônios de ampla faixa dinâmica (WDR) encontram-se predominantemente na lâmina V, mas também em outras lâminas, inclusive fora do corno dorsal (VI-VII e X). A lâmina II, também chamada "substância gelatinosa", é rica em interneurônios excitatórios e inibitórios que desempenham funções moduladoras na transmissão da informação nociceptiva.

Em relação à função moduladora que ocorre na medula espinal, os fisiologistas ingleses Ronald Melzack e Patrick Wall a evidenciaram em 1965, quando propuseram a *teoria da comporta espinal da dor* (Figura 8.5). Essa teoria postula que a modulação da dor ocorre no corno dorsal da medula pela interação de fibras aferentes grossas Aβ e das fibras Aδ e C, envolvendo também interneurônios inibitórios da substância gelatinosa (lâmina II) e neurônios de transmissão na lâmina V. Colaterais de fibras mielinizadas grossas Aβ, associadas à sensibilidade tátil, quando estimuladas, ativam os interneurônios inibitórios da lâmina II, que conduz a um decréscimo da atividade dos neurônios de transmissão situados na lâmina V. O efeito desse processo é a diminuição dos disparos dos neurônios de transmissão e consequente diminuição da dor. Inversamente, quando as atividades das fibras Aδ e C são maiores do que a das fibras Aβ, os mesmos interneurônios inibitórios (lâmina II) que recebem um colateral dessas fibras nociceptivas são inibidos e, consequentemente, há ativação dos neurônios de segunda ordem e, portanto, mais dor. Assim, os interneurônios inibitórios atuam como uma comporta, pois, ao serem ativados, impedem a transmissão da dor, e quando inibidos facilitam a passagem das informações nociceptivas. Um exemplo do efeito desse mecanismo de modulação da dor é o ato de ativar aferentes táteis, por meio da fricção de uma área com dor para reduzir ou inibir esta sensação.

Outras lâminas, VII, VIII e IX, estão situadas no corno ventral da medula espinal e abrigam neurônios com funções principalmente motoras; a lâmina X, situada ao redor do canal central, possui neurônios também envolvidos na transmissão nociceptiva, relacionada prioritariamente à dor visceral. Os prolongamentos axônicos dos neurônios de segunda ordem originam as principais vias de transmissão dos impulsos nociceptivos, decussam (ou seja, cruzam a linha média) ainda dentro da medula espinal e ascendem em direção a estruturas supraespinais. Os axônios de ambos os tipos de neurônios, NS e WDR, projetam para múltiplos níveis do sistema nervoso central, enviando ramos colaterais para várias estruturas do tronco encefálico. Essas incluem os núcleos inferiores da *formação reticular* bulbar, o mesencéfalo, as camadas profundas do colículo superior, a substância cinzenta periaquedutal, o complexo parabraquial, o diencéfalo, o hipotálamo e núcleos talâmicos, e a amígdala. É interessante observar que as características das duas principais classes de neurônios de projeção do corno dorsal da medula espinal são preservadas dentro das áreas cerebrais que recebem impulsos desses neurônios. Tanto os neurônios nociceptivos específicos (NS) como os de ampla faixa dinâmica (WDR) são também

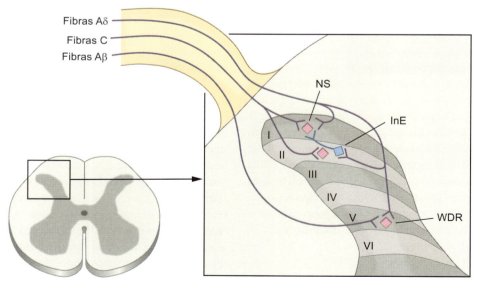

FIGURA 8.4 Corno dorsal da medula espinal no qual ocorre a primeira sinapse da via nociceptiva. As fibras aferentes primárias nociceptivas Aδ e C e fibras não nociceptivas (Aβ, táteis) penetram pela raiz dorsal e terminam principalmente nas lâminas I, II e V, onde efetuam sinapses com neurônios de segunda ordem (transmissão) ou com os interneurônios (situados principalmente na lâmina II, interneurônio excitatório, InE). O neurônio de segunda ordem da lâmina V recebe projeções tanto de fibras Aδ (nociceptivas) como de fibras Aβ (táteis), e por isso é denominado "neurônio de convergência" ou "ampla faixa dinâmica" (WDR). Os neurônios centrais que efetuam sinapses exclusivamente com aferências Aδ e C são também denominados "nociceptivos específicos" (NS).

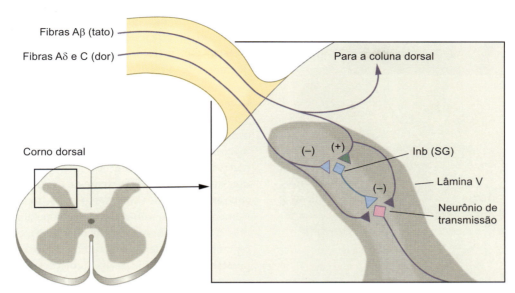

FIGURA 8.5 Teoria da comporta espinal de Ronald Melzack e Patrick Wall. Modulação da informação dolorosa no corno dorsal envolvendo interneurônios inibitórios (Inb, *em azul*) localizados na substância gelatinosa (SG), que atuam como comporta ou portão. Quando os Inb são ativados por colateral excitatório [(+) *em verde*] de fibras grossas Aβ, promovem bloqueio na transmissão da informação para os neurônios de segunda ordem ou de transmissão (lâmina V, *em lilás*), fechando a comporta e diminuindo a dor. Quando colaterais inibitórios [(–) *em azul*] de fibras Aδ e C estão ativos, suprimem a inibição dos Inb sobre os neurônios de segunda ordem, facilitando a transmissão nociceptiva, ou seja, abrindo a comporta e, consequentemente, aumentando a dor. Vale lembrar que este circuito na medula espinal pode ser modulado para aumentar a analgesia ou para aumentar a dor, dependendo da maior intensidade de ativação das diferentes fibras.

encontrados em vários níveis do tronco encefálico e até do córtex cerebral, conservando as características fisiológicas que relembram aquelas dos neurônios nociceptivos do corno dorsal. Entretanto, importantes diferenças são detectadas em estruturas mais rostrais; algumas regiões cerebrais envolvidas no processamento da informação de dor parecem conter e somente receber impulsos de neurônios WDR, enquanto outras só contêm e recebem impulsos de neurônios NS. As características fisiológicas e o destino das diferentes vias ascendentes de transmissão da dor definem o processamento diferencial dos componentes e as respostas relacionadas com a dor que incluem: (1) reflexos somáticos (medula espinal), (2) respostas autonômicas e neuroendócrinas (conexões com núcleos parabraquial, substância cinzenta periaquedutal e hipotálamo), (3) alerta (conexões espinorreticulares), (4) discriminação sensorial da intensidade, localização e qualidade associadas ao estímulo evocador (conexões espinotalâmicas) e (5) dimensões afetivo-motivacionais (conexões espinotalâmica, espino-hipotalâmica, espinopontoamigdaloide, espino-mesencefálica e suas subsequentes projeções mais rostrais).

Tratos ascendentes da informação nociceptiva

As vias da dor representam um sistema sensorial complexo com elementos cognitivos, emocionais e comportamentais, tendo evoluído para detectar e integrar uma resposta protetora a estímulos nocivos. Em décadas passadas, reconheciam-se como as principais vias de transmissão da informação dolorosa os tratos chamados "espinotalâmicos", que compreendiam o neoespinotalâmico e o paleoespinotalâmico (Figura 8.6). O trato neoespinotalâmico é filogeneticamente mais recente, só aparecendo em mamíferos superiores. Tem poucas sinapses ao longo do seu trajeto ascendente, conduz as informações nociceptivas com alta velocidade e, por isso, está envolvido na transmissão da dor rápida ou aguda. O trato paleoespinotalâmico, mais antigo – já aparece nos répteis –, é multissináptico, conduz a informação nociva em baixa velocidade e está relacionado com a dor lenta ou crônica. Assim, os tratos espinotalâmicos, com suas projeções para estruturas do tronco encefálico, para o tálamo e o córtex cerebral, podem ser considerados as principais vias ascendentes centrais da dor. Esse sistema foi caracterizado, anatômica e fisiologicamente, com grande detalhe em diversas espécies de mamíferos, incluindo os seres humanos. As funções dos tratos espinotalâmicos nos processos dolorosos em humanos foram investigadas observando-se que a interrupção dos feixes ascendentes na medula espinal produzia uma profunda, mas temporária analgesia. Já a estimulação elétrica desses tratos, ou dos núcleos talâmicos com os quais eles efetuam sinapses, produz sensações de dor. Os tratos espinotalâmicos são compostos principalmente pelos axônios dos neurônios situados no corno dorsal (principalmente lâminas I e V) e, em menor extensão, nos axônios do corno ventral. Os neurônios NS e WDR do corno dorsal possuem axônios que cruzam a linha média na altura do canal central e abandonam a substância cinzenta medular para adentrarem a substância branca do funículo anterolateral. Em seguida, projetam para o núcleo talâmico ventral posterior lateral (VPL) e para certos núcleos talâmicos mediais (Figura 8.6).

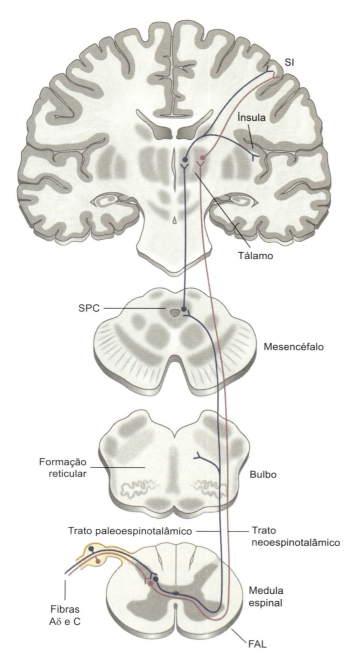

FIGURA 8.6 Principais vias ascendentes anterolaterais de transmissão da dor. Ambos os tratos têm origem nos axônios dos neurônios de segunda ordem do corno dorsal (lâminas I e V principalmente), que decussam dentro da medula espinal e ascendem pelo funículo anterolateral (FAL) para estruturas supraespinais. O trato neoespinotalâmico (*em rosa*), relacionado com a transmissão da dor rápida, tem poucas sinapses, sendo a primeira na medula, a segunda no complexo ventral posterior do tálamo (VPL/VPM) e a terceira no córtex somatossensorial primário, SI. O trato paleoespinotalâmico (*em azul*) transmite a dor lenta, efetuando várias sinapses com estruturas bulbares, pontinas (não mostradas) e mesencefálicas (SCP) antes de alcançar os núcleos mediais do tálamo (CL/Pf e MDvc/VMpo) e daí projetar para o córtex S e para a ínsula. VPL/VPM: núcleos ventral posterolateral e ventral posteromedial do tálamo; CL/Pf: núcleos central lateral e parafascicular do tálamo; MDvc/VMpo: porção ventrocaudal mediodorsal e complexo posterior ventromediano do tálamo.

Além disso, os neurônios espinotalâmicos de cada modalidade (nociceptivo específico e de ampla faixa dinâmica) projetam por meio de colaterais para vários alvos em níveis diferentes do encéfalo. Esses alvos incluem os núcleos da formação reticular do tronco encefálico pontino e do mesencéfalo, as camadas profundas do colículo superior, a substância cinzenta periaquedutal, o núcleo parabraquial, o hipotálamo e os núcleos talâmicos. O trato espinotalâmico transmite informações nociceptivas para várias regiões supraespinais relacionadas com diferentes funções. Essa via ascendente transmite uma ampla variedade de eventos somatossensoriais, incluindo aqueles relacionados com o tato grosseiro, com a dor e possivelmente com a sensibilidade para temperaturas inócuas. Esses dois tratos de fibras também podem ser classificados como espinotalâmico lateral (neoespinotalâmico) e medial (paleoespinotalâmico), em função das projeções para núcleos talâmicos situados, respectivamente, mais lateral (VPL e VPM), ou mais medialmente (centrolateral ou CL, parafascicular ou Pf, porção ventrocaudal mediodorsal ou MDvc, e complexo posterior ventromediano ou VMpo). O núcleo talâmico ventral posteromedial (VPM) recebe informações provenientes do sistema trigeminal (face). Assim, os tratos espinotalâmicos lateral e medial estão envolvidos, respectivamente, nos componentes sensorial-discriminativo e afetivo-motivacional da dor, embora essa dicotomia não seja total.

Os tratos espinorreticular, espinomesencefálico e espino-hipotalâmico estão também incluídos entre os que ascendem pelo funículo anterolateral e que se originam de corpos neuronais situados na medula nas lâminas I, V, VII, VIII e X. Uma característica comum entre eles é o envolvimento nos aspectos afetivo-motivacionais da dor. Esses tratos, antes de alcançarem o tálamo e o córtex, efetuam sinapses com núcleos da formação reticular (espinorreticular) e da substância cinzenta periaquedutal (espinomesencefálico). Eles são considerados fontes importantes na modulação de vias nociceptivas por ativarem estruturas do tronco encefálico envolvidas na supressão descendente da dor, que será contemplado posteriormente. O trato espino-hipotalâmico origina-se principalmente dos axônios de neurônios situados nas lâminas I e V que projetam diretamente para núcleos do hipotálamo. Sua função é semelhante à dos anteriores, mas inclui uma possível participação na regulação de respostas autonômicas e endócrinas. Ele também trafega via funículo anterolateral contralateral.

Mais recentemente, foi descoberta a existência de outros tratos ascendentes que igualmente trafegam contralateralmente, mas pelo funículo dorsolateral da medula espinal. Uma possível explicação para o retorno da dor, em um indivíduo submetido a uma cordotomia para o alívio de uma dor intratável, seria a transmissão das informações nociceptivas via funículo dorsolateral. A cordotomia geralmente consiste na transecção cirúrgica terapêutica de um dos cordões (funículos) medulares e, nesse caso, efetuada no cordão anterolateral. Esse procedimento mostra-se eficiente, durante semanas ou meses, na supressão da dor na região do corpo localizada caudal à transecção. No entanto, a dor pode retornar nesses indivíduos, possivelmente, devido a uma reorganização plástica nas vias de transmissão nociceptiva. Neste caso, pode estar sendo ativado um pequeno contingente de fibras anterolaterais que ascendem ipsilateralmente, mas também pode estar ocorrendo recrutamento dos tratos que trafegam pelo funículo dorsolateral contralateral. Esses tratos de fibras são denominados "espinoparabraquioamigdaloide" e "espinoparabraquio-hipotalâmico" (Figura 8.7). Ambos se originam em neurônios nociceptivos específicos da lâmina I, cujos axônios cruzam para o lado contralateral e ascendem pelo funículo dorsolateral. Esses tratos estão envolvidos sobretudo nas respostas relativas ao componente afetivo-motivacional da dor e na elaboração das respostas autonômicas e endócrinas que acompanham o processo doloroso. No trato espinoparabraquioamigdaloide, a primeira sinapse tem lugar entre o aferente nociceptivo primário e o neurônio de segunda ordem da medula espinal, cujos axônios trafegam pelo funículo dorsolateral contralateral. Uma segunda sinapse ocorre entre os axônios desses neurônios de segunda ordem e neurônios de núcleos parabraquiais em sua divisão mesencefálica. Dos núcleos parabraquiais, as informações nociceptivas alcançam o núcleo central da amígdala (terceira sinapse) e, deste, finalmente, chegam a estruturas corticais, como o córtex do cíngulo e a ínsula. É importante salientar a participação espinoparabraquial não só na transmissão das informações de dor, mas também na modulação nociceptiva. No trato espinoparabraquio-hipotalâmico, as duas primeiras sinapses ocorrem também na medula e no núcleo parabraquial (divisão pontina), e a terceira efetua-se em núcleos hipotalâmicos. Assim como o trato espinoparabraquioamigdaloide, o trato hipotalâmico também efetua sinapses com as mesmas áreas corticais envolvidas no componente afetivo-motivacional da dor e respostas autonômicas correlatas. Como nos demais tratos, ocorrem projeções colaterais de axônios parabraquiais para núcleos talâmicos mediais. Mais adiante descreveremos a participação de núcleos parabraquiais na modulação da dor, além do seu envolvimento na transmissão da nocicepção.

Pelo funículo dorsolateral trafega outro trato de fibras denominado "espinocervical", mais nítido em carnívoros e descoberto há mais tempo. Esse trato origina-se de neurônios de ampla faixa dinâmica localizados nas lâminas III, IV e V, cujos axônios, na sua maior proporção, ascendem ipsilateralmente, via funículo dorsolateral, para o núcleo cervical lateral nos níveis segmentares C1 a C3. A segunda sinapse tem lugar principalmente nos neurônios dos núcleos talâmicos VPL e VMpo, dos quais emanam projeções para o córtex cerebral. Essa via está relacionada com ambas as dimensões ou componentes da dor (sensorial-discriminativo e afetivo-motivacional).

Por fim, uma via recentemente incluída como participante na transmissão das informações dolorosas, principalmente viscerais, é a *via pós-sináptica da coluna dorsal*, que também pode ser denominada "via da coluna dorsal" (Figura 8.8). Existe certa semelhança dessa via com aquela que transmite as informações táteis (denominada "via da coluna dorsal/lemnisco medial"), no que diz respeito ao funículo pelo qual trafegam as fibras e aos núcleos bulbares em que ocorrem as sinapses. Entretanto, a primeira sinapse da via da coluna dorsal/lemnisco medial (tato) ocorre no bulbo, nos núcleos da coluna dorsal (grácil e cuneiforme), ao passo que a primeira sinapse da *via pós-sináptica da coluna dorsal* tem lugar dentro da medula espinal. Essa via tem origem principalmente em neurônios das lâminas III a V e, em menor quantidade, das lâminas VI, VII e X, cujos axônios ascendem ipsilateralmente pelo funículo dorsomedial ou pela coluna dorsal em direção aos núcleos bulbares grácil e cuneiforme, nos quais ocorre a segunda sinapse. Após estabelecerem sinapses nesses núcleos, os axônios de terceira ordem da via pós-sináptica decussam e projetam para os núcleos talâmicos VPL e VMpo. As regiões corticais que recebem projeções do VPL e do VMpo estão relacionadas, respectivamente, com os componentes sensorial e afetivo da dor. Além do envolvimento da via

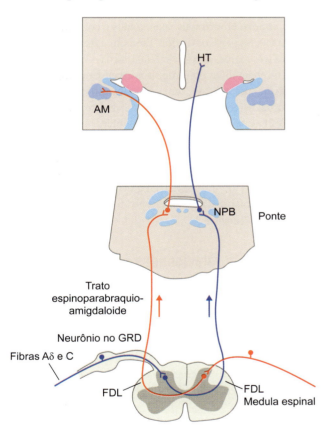

FIGURA 8.7 Vias ascendentes dorsolaterais, também denominadas "espinotalâmicas dorsolaterais". Ambas têm origem principalmente em neurônios nociceptivos específicos da lâmina I, nos quais ocorre a primeira sinapse. Os axônios dos neurônios secundários ascendem contralateralmente pelo funículo dorsolateral (FDL), efetuando uma segunda sinapse no núcleo parabraquial (NPB). Os axônios do NPB, ao projetarem para a amígdala (AM) e o hipotálamo (HT), dão origem aos tratos espinoparabraquioamigdaloide (*em vermelho*) e espinoparabraquio-hipotalâmico (*em azul*), que também têm projeções colaterais para núcleos do tálamo (não mostrados). Esses tratos projetam para o córtex insular e anterior do cíngulo (não mostrados) e estão envolvidos principalmente no componente afetivo-motivacional da dor.

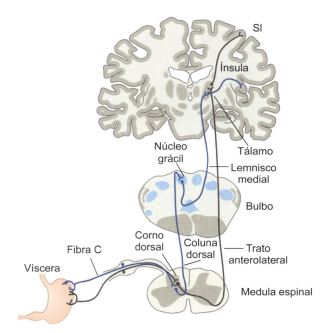

FIGURA 8.8 Vias envolvidas na transmissão da dor visceral. A via pós-sináptica da coluna dorsal (*em azul*) trafega ipsolateralmente pelo funículo ou pela coluna dorsal, efetua sinapses no núcleo grácil, decussa e, em seguida, ascende como lemnisco medial até o tálamo (núcleo ventral posterior lateral), de onde projeta para o córtex insular. Tratos anterolaterais que ascendem contralateralmente estão representados *em marrom*.

pós-sináptica da coluna dorsal com as dimensões sensorial-discriminativa e afetivo-motivacional da informação nociceptiva, novos estudos incluem essa via como uma das mais importantes na transmissão de informações de dor visceral.

Núcleos talâmicos relacionados com os componentes sensorial-discriminativo e afetivo-motivacional da dor

O tálamo, constituído de vários núcleos, é considerado um dos mais importantes relés (ou seja, uma estação de transmissão) para as informações sensoriais destinadas ao córtex, incluindo as nociceptivas, com participação na recepção, integração e transferência dessas informações. O complexo lateral do tálamo compreende os núcleos ventral posterolateral (VPL), ventral posteromediano (VPM) e ventral posteroinferior (VPI), que estão envolvidos principalmente no aspecto sensorial-discriminativo da dor. Os núcleos VPL/VPM são particularmente responsáveis pela codificação tanto da intensidade como da localização do estímulo nocivo provenientes dos membros e do tronco (VPL) e da face (VPM). Essas duas regiões do tálamo recebem informações originadas do trato espinotalâmico lateral (neoespinotalâmico), bem como das vias espinocervical e pós-sináptica da coluna dorsal. Isso sugere que essas duas últimas vias também estão envolvidas na dimensão sensorial-discriminativa da dor. Por outro lado, o VPI recebe informações provenientes das vias espinotalâmicas dorsais. Já os núcleos talâmicos mediais, que estão envolvidos no componente afetivo-motivacional da dor, incluem os núcleos parafascicular (Pf), o complexo posterior do ventromediano do tálamo (VMpo) e a porção ventrocaudal do núcleo mediodorsal (MDvc). Esses núcleos são afetados por informações relacionadas com estados emocionais, atencionais e cognitivos envolvidos nos aspectos afetivos da dor. Também é interessante observar que as três regiões dos núcleos talâmicos – VPM, Pf/MDvc e VMpo – recebem diferentes impulsos ascendentes do trato espinotalâmico e, por sua vez, têm conexões diferentes e distintas com o córtex cerebral. Em suma, pode-se dizer que os núcleos VPM e VPL, que projetam predominantemente para o córtex somatossensorial primário S1 (e alguns para o S2), estão mais envolvidos nos aspectos sensorial-discriminativos da informação dolorosa. Os núcleos VMpo e Pf/MDvc que projetam para o córtex insular e para o córtex do cíngulo anterior, componentes do sistema límbico, estão mais envolvidos nas funções afetivo-motivacionais (Tabela 8.2).

Áreas corticais relacionadas com os componentes sensorial-discriminativo e afetivo-motivacional da dor

Durante muitos anos houve um intenso debate sobre a possibilidade de o córtex cerebral, como um todo, estar envolvido na percepção da dor. Sabe-se hoje que a percepção dos estímulos nociceptivos ocorre quando informações sensoriais relacionadas a eles alcançam o córtex cerebral, onde várias

TABELA 8.2 Principais núcleos talâmicos envolvidos na transmissão da dor e suas funções.

Núcleos talâmicos	Tratos ascendentes que transmitem informações	Projeções corticais	Funções
VPL/VPM e VPI (laterais)	Espinotalâmico lateral; espinocervical e pós-sináptico da coluna dorsal	SI e SII (principalmente)	Sensorial-discriminativa
Pf; VMpo e MDvc (mediais)	Espinotalâmico medial; espinoparabraquioamigdaloide e espinoparabraquio-hipotalâmico	Córtex insular e córtex do cíngulo anterior (principalmente)	Afetivo-motivacional

VPL/VPM: núcleo ventral posterolateral do tálamo/núcleo ventral posteromedial do tálamo; VPI: núcleo ventral posteroinferior; Pf: núcleo parafascicular do tálamo; VMpo: complexo posterior ventromediano do tálamo; MDvc: porção ventrocaudal do núcleo mediodorsal do tálamo; SI: córtex somatossensorial primário; SII: córtex somatossensorial secundário.

áreas são ativadas. As informações de dor chegam ao córtex via projeções talamocorticais que são provenientes dos dois conjuntos de núcleos talâmicos que compõem os sistemas nociceptivos lateral e medial. O sistema lateral, relacionado principalmente com o aspecto sensorial-discriminativo da dor, está envolvido na localização, na modalidade e na intensidade do estímulo nocivo. A localização do estímulo nocivo é precisa na pele, porém mais difícil nos tecidos profundos, como as articulações e os músculos, e notoriamente muito pobre nas vísceras. Assim, as projeções talamocorticais do sistema lateral alcançam principalmente as áreas corticais somatossensoriais primária (SI) e secundária (SII).

Os neurônios nociceptivos da área SI são encarregados de codificar topograficamente as informações nociceptivas de intensidades diferentes. Alguns pesquisadores mostraram que os neurônios corticais do tipo WDR codificam muito melhor a intensidade do estímulo do que os neurônios nociceptivos específicos (NS). Essas pequenas diferenças de intensidade são detectadas com maior precisão pelos neurônios de ampla faixa dinâmica. Há relatos indicando que os neurônios nociceptivos da área SII do córtex somatossensorial estão envolvidos na codificação temporal da informação dolorosa.

Já o sistema talâmico medial participa principalmente do componente afetivo-motivacional da dor, visto que as projeções dos núcleos intralaminares ou mediais espalham-se para várias áreas corticais, incluindo estruturas límbicas, como o córtex insular e o córtex do cíngulo anterior. O córtex do cíngulo anterior é considerado uma área funcionalmente heterogênea, implicada na integração de respostas afetivas, cognitivas e aspectos ligados ao comportamento social. Observações em humanos mostraram que a ablação cirúrgica do córtex do cíngulo anterior reduz significativamente a sensação de desconforto causada pela dor, sem, no entanto, influenciar a capacidade do sujeito de detectar a localização ou a intensidade do estímulo doloroso. Em pacientes sob influência de sugestão hipnótica, a conclusão foi que manipulações específicas relacionadas com o aspecto de desconforto da dor são moduladas no córtex do cíngulo anterior, enquanto aquelas relacionadas com a intensidade da dor são moduladas no córtex somatossensorial primário ou S1. Esses estudos foram feitos com a utilização de técnicas de imagem por ressonância magnética funcional (RMf) e tomografia por emissão de pósitrons (PET), que mostram um aumento do fluxo sanguíneo nas áreas corticais ativadas durante os diferentes estados de dor envolvendo os componentes sensorial-discriminativo e afetivo-motivacional.

O córtex insular contribui para a regulação da atividade autonômica durante os processos dolorosos e, portanto, para o processamento de informações do estado interno do corpo. Lesões do córtex insular resultam em ruptura das conexões sensório-límbicas, produzindo uma síndrome peculiar denominada "assimbolia à dor". Pacientes que têm essa síndrome são incapazes de expressar respostas emocionais adequadas relacionadas com a dor, diante de estímulos nocivos aplicados sobre o corpo, porém conservam a percepção e a discriminação dos elementos da sensibilidade tátil. Parece que a interação sensório-límbica é essencial para a resposta apropriada relacionada com o contexto afetivo-motivacional da experiência de percepção da dor.

Vias descendentes de modulação da dor

A primeira evidência marcante da existência de sistemas inibitórios endógenos da dor foi em 1969, com os achados do psicólogo americano David Reynolds. Ele verificou que a estimulação elétrica do tronco encefálico, incluindo a substância cinzenta periaquedutal (SCP) do mesencéfalo, produzia uma potente analgesia em ratos acordados, que eram capazes de suportar uma cirurgia abdominal sem manifestações comportamentais ou motoras de dor. Posteriormente, foi observado que a ativação da SCP em diferentes espécies, incluindo o homem, também produzia analgesia. Depois, verificou-se que outras estruturas do tronco encefálico, como bulbo rostroventromedial (RVM) – que inclui o núcleo magno da rafe, a formação reticular bulbar, os núcleos parabraquiais e o *locus coeruleus* –, quando estimuladas também produziam analgesia. O mesmo efeito foi encontrado em algumas regiões do diencéfalo e do telencéfalo, tais como a habênula, o hipotálamo lateral, a amígdala e o hipocampo. Alguns relatos fundamentados em experimentos com animais de laboratório apontaram semelhanças entre os mecanismos envolvidos na analgesia produzida pela morfina e pela estimulação de certas estruturas do SNC. A morfina é uma substância narcótica retirada da papoula, com potente ação analgésica. Para produzir esse efeito, a morfina se liga a receptores específicos denominados "receptores opioides", distribuídos em diversos locais dos sistemas nervosos central e periférico. Os receptores opioides foram classificados em três categorias denominadas μ, δ e κ, dentro das quais já foram descritas subcategorias. A ação analgésica da morfina ocorre principalmente pela sua ligação com os receptores opioides do tipo μ, podendo esse efeito ser abolido ou diminuído pela naloxona, um bloqueador da morfina com ligação preferencial para os receptores μ. Além dos receptores opioides, foram também revelados, no sistema nervoso de mamíferos, polipeptídeos endógenos de diferentes tamanhos com propriedades analgésicas importantes. Estes foram denominados genericamente "endorfinas" ou "peptídeos opioides endógenos", representados principalmente pela *metilencefalina*, pela *leucinaencefalina*, pela *dinorfina* e pela *β-endorfina*. A ação analgésica dos peptídeos opioides endógenos é produzida pelo acoplamento deles com os diferentes tipos de receptores opioides. A β-endorfina e a metilencefalina têm maior afinidade com o receptor β, embora o efeito analgésico da β-endorfina seja mais duradouro devido a um maior número de aminoácidos na sua molécula. Já a leucinaencefalina e a dinorfina produzem seus efeitos pelo acoplamento com os receptores δ e κ, respectivamente. A maior densidade de receptores e de peptídeos opioides endógenos coincide com os locais do sistema nervoso central cuja estimulação induz analgesia, e é onde atua a morfina, produzindo seu efeito analgésico.

Nas décadas de 1970 e 1980, diferentes trabalhos evidenciaram o papel fundamental de estruturas do tronco encefálico na modulação das informações nociceptivas. Essas estruturas, quando ativadas, enviam impulsos descendentes que inibem a transmissão dos sinais de dor nos neurônios do corno dorsal da medula espinal. Os principais substratos envolvidos nesse sistema descendente inibitório são a substância cinzenta periaquedutal (SCP), o bulbo rostroventromedial (RVM), que inclui o núcleo magno da rafe (NMR), e o *locus coeruleus* (LC). Mais recentemente, o núcleo parabraquial lateral foi também apontado como tendo ação na modulação descendente da dor via ativação do RVM. A ativação da SCP produz efeito antinociceptivo por meio de projeções excitatórias para o RVM ou o LC, pois existem poucas conexões diretas para a medula espinal. Os axônios dos neurônios do RVM têm projeções descendentes, via funículo dorsolateral, e terminam efetuando sinapses inibitórias com neurônios nociceptivos de segunda ordem ou interneurônios, no corno dorsal da medula espinal, promovendo uma inibição da transmissão nociceptiva (Figura 8.9).

As projeções provenientes do NMR liberam principalmente serotonina no corno dorsal da medula espinal, enquanto as projeções provenientes do LC liberam noradrenalina. A serotonina (5-HT) proveniente do NRM produz seus efeitos atuando sobre diferentes receptores serotoninérgicos. Dependendo do tipo de receptor 5-HT ativado, os efeitos podem ser tanto inibitórios como excitatórios. Assim, a ativação dos receptores 5-HT1 e 5-HT7 produz ação inibitória no corno dorsal, enquanto os receptores 5-HT2 e 5-HT3, efeito excitatório. Então, a serotonina liberada no corno dorsal da medula espinal pode ter efeito antinociceptivo ou pró-nociceptivo, dependendo do subtipo de receptor 5-HT ativado. Por outro lado, a noradrenalina liberada do LC tem ação prioritariamente inibitória nos neurônios do corno dorsal, via receptores α2 adrenérgicos (α2-adrenorreceptor). Existem evidências de que interneurônios encefalinérgicos e GABAérgicos também participam na modulação nociceptiva, não somente no corno dorsal da medula, mas também em outros sítios do SNC. A SCP, que pode ser ativada por impulsos provenientes da amígdala e do hipotálamo, desencadeados em situações de medo ou de estresse, atua como uma via final comum das respostas de defesa incluindo a dor, pois, quando se exclui essa substância experimentalmente, a ação antinociceptiva decorrente da ativação da amígdala ou do hipotálamo cessa. Isso demonstra que o efeito antinociceptivo pela estimulação da amígdala, por exemplo, depende de sua conexão neural com a SCP. Em apoio a essa proposição, experimentos utilizando cobaios em nosso laboratório mostraram que a estimulação do núcleo central da amígdala com um agente colinérgico produzia potente antinocicepção (analgesia), que era suprimida pela retirada funcional da SCP em decorrência da microinjeção nesse sítio de um anestésico local (xilocaína).

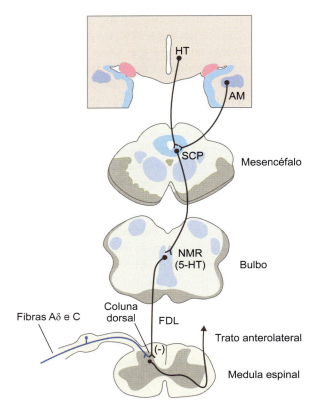

FIGURA 8.9 Vias descendentes analgésicas endógenas regulam a atividade dos neurônios de transmissão nociceptiva no corno dorsal da medula espinal. A via descendente inibitória da dor pode ser recrutada em situações de estresse pela ativação da substância cinzenta periaquedutal (SCP) por impulsos provenientes da amígdala (AM) e do hipotálamo (HT). Projeções da SCP alcançam o núcleo magno da rafe (NMR), no qual estimulam neurônios serotoninérgicos cujos axônios trafegam pelo funículo dorsolateral (FDL), liberam 5-HT no corno dorsal da medula espinal e modulam a transmissão da passagem da informação nociceptiva para o segundo neurônio de transmissão, diretamente ou através de interneurônios. A modulação inibitória da dor pode ocorrer pela ativação de vias descendentes noradrenérgicas que têm origem no *locus coeruleus* (não mostrado).

Além da situação de medo ou de estresse, esse sistema endógeno de modulação da dor pode ser recrutado durante o exercício intenso ou quando o animal é ferido no confronto presa *versus* predador, o que indica que o controle da dor tem um alto valor adaptativo. A analgesia nesse contexto foi atribuída principalmente à atuação do sistema opioide endógeno em substratos do tronco encefálico. Estudos recentes mostram que outras substâncias, tais como os endocanabinoides, podem ser liberadas pelo sistema nervoso em situações de estresse, produzindo ação analgésica. Eles têm efeitos semelhantes aos dos canabinoides, substâncias exógenas derivadas da *Cannabis sativa* (maconha), que atuam em receptores específicos. Em vários modelos de dor experimental em animais, há evidências das propriedades analgésicas dos endocanabinoides.

Embora tenha sido amplamente reconhecida a participação do RVM nos processos de analgesia endógena, achados recentes apontam para o seu envolvimento na facilitação da transmissão da dor durante processos patológicos. Dessa forma, o RVM pode modular a nocicepção de maneira bidirecional, facilitando ou inibindo a dor. A capacidade para o controle bidirecional provém de duas classes de neurônios do RVM referidas como *células OFF* e *células ON*, com propriedades distintas. Evidências robustas demonstraram que as *células OFF* exercem um nítido efeito inibitório sobre a transmissão nociceptiva, ao passo que as *células ON* têm uma clara ação pró-nociceptiva. A designação delas com nomes de preposições em inglês deve-se ao fato de que as células OFF cessam seus disparos ou silenciam quando um animal responde a um estímulo nocivo, enquanto as células ON são ativadas ou ligadas em associação a respostas ao estímulo nocivo. Embora a ativação não seletiva de todos os neurônios RVM produza analgesia, a ativação seletiva das células ON resulta em hiperalgesia. A ativação exógena de células OFF ou a eliminação da pausa da célula OFF é suficiente para produzir antinocicepção, e estima-se que a ativação de apenas 30 células OFF produza analgesia avaliada por testes comportamentais. A atividade das células ON e OFF é geralmente alternada e sincronizada com períodos de silêncio e atividade. Os axônios das células ON e OFF projetam-se via funículo dorsolateral para o corno dorsal da medula espinal.

Assim, as eferências dessas duas classes de células modulam a transmissão nociceptiva no corno dorsal de forma paralela, podendo ocorrer antinocicepção (analgesia) ou pró-nocicepção (aumento da nocicepção, dor) pela ativação das células OFF e ON, respectivamente. Em situações de estresse ou de dor aguda, quando é acionado o sistema analgésico endógeno, o RVM é ativado e produz antinocicepção. Entretanto, há relatos indicando que, na manutenção dos estados de dor crônica verificada nas neuropatias, o RVM atua como estrutura pró-nociceptiva facilitando a transmissão da dor no corno dorsal da medula espinal. Em um contexto funcional, não se reconhece qual é a vantagem biológica da via descendente facilitatória para o organismo, ativada em situações de dor crônica neuropática (causadas por lesões ou por processos inflamatórios nos nervos), nas quais o RVM passa a ativar neurônios nociceptivos no corno dorsal da medula espinal e, em consequência, facilita a transmissão da dor. No caso de dor neuropática decorrente de lesão de nervos periféricos, geralmente um estímulo inócuo, como o simples movimento da roupa sobre a pele, pode produzir uma dor insuportável. Esse quadro decorre de uma reorganização anatômica, dentro da medula espinal, de axônios remanescentes de aferentes primários ou de atividade ectópica de neuromas que se formam no coto central do nervo seccionado. Junto com a reorganização na medula espinal pode ocorrer alguma reorganização no RVM, embora a influência facilitatória descendente para a medula espinal se deva ao aumento da atividade dos neurônios do RVM, e esse processo pode ser também importante para a manutenção de dores persistentes na ausência de uma patologia tecidual óbvia. Há vários exemplos de doenças chamadas "funcionais", sem patologia tecidual visível (p. ex., fibromialgia, dor nas articulações, dor temporomandibular), que estão associadas a dores e desconfortos muito sérios.

Dor referida

A dor referida é uma condição em que a dor sentida não é localizada na região da lesão, mas em local adjacente ou distante. As dores referidas frequentemente ocorrem por lesão em tecidos profundos como músculos, articulações ou vísceras. Com frequência, esse tipo de dor e a hiperalgesia associada são localizadas pelo paciente nos músculos e na pele do mesmo dermátomo do órgão lesado (ver Capítulo 7, *Sentidos e Percepção*), e advêm de patologias como apendicite e angina de peito. A distribuição espacial da dor referida aumenta com a intensidade e a duração da estimulação nociva da víscera atingida. Em geral ela se restringe a um mesmo segmento espinal; em alguns casos, foi detectada uma expansão para segmentos vizinhos ou mais distantes. Em associação à dor referida, há, na maioria das vezes, o desenvolvimento de maior sensibilidade na área atingida, que é a hiperalgesia referida. Curiosamente, ambas se instalam lentamente após a lesão do tecido profundo, de modo semelhante ao que acontece com a hiperalgesia secundária após uma lesão cutânea. As teorias propostas para explicar a dor referida têm em comum o consenso de que ela depende de mecanismos neurais. Uma delas, proposta pelo famoso neurocirurgião canadense Wilder Penfield (1891-1976), em 1925, sugere que a dor referida depende de impulsos provenientes da região do tecido profundo lesado, produzindo uma sensibilização da área referida por meio de um reflexo axônico, ou seja, da transmissão de impulsos de uma ramificação a outra do mesmo axônio nociceptivo. Outra teoria, proposta pelo neurofisiologista Theodore Ruch (1906-1983), em 1947, ficou conhecida como teoria das projeções convergentes. Ruch procurou explicar como a dor proveniente de um órgão poderia ser referida às estruturas somáticas. Em essência, a teoria afirmava que as aferências sensoriais nocivas viscerais e somáticas convergem para um conjunto comum de neurônios de projeção, como neurônios do trato espinotalâmico, dentro do sistema nervoso central. Portanto, os axônios dos nociceptores provenientes das regiões lesada (víscera) e referida (pele) convergem sobre o mesmo segundo neurônio de transmissão (WDR) no corno dorsal da medula (Figura 8.10).

Ambas as teorias se mostraram, em parte, verdadeiras. O mecanismo periférico é dependente do reflexo axônico e da sensibilização periférica, enquanto o mecanismo central depende da convergência dentro do sistema nervoso central com ou sem sensibilização central. Há evidências consideráveis apoiando a ideia de que a dor referida depende da convergência de impulsos para a medula espinal. Muitos experimentos mostram que uma grande proporção de neurônios do corno dorsal recebe impulsos de ambas as aferências, viscerais e somáticas, apoiando a teoria das projeções convergentes. Um

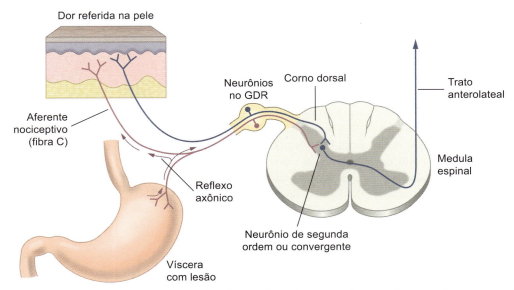

FIGURA 8.10 Na dor referida, os sinais transmitidos pela ativação de nociceptores de uma víscera podem ser percebidos como dor em uma região cutânea distante. A convergência de aferências nociceptivas viscerais e aferências somáticas (pele) sobre o mesmo neurônio de segunda ordem no corno dorsal da medula espinal propicia a interpretação errônea da origem da fonte do estímulo nocivo por parte do cérebro. Pela teoria de Penfield, por meio de um reflexo axônico, o mesmo neurônio aferente primário nociceptivo que inerva a víscera envia ramificações para a área referida (pele), promovendo sua sensibilização.

dos exemplos mais utilizados para ilustrar a dor referida é o da dor de origem cardíaca. A dor é comumente referida ao ombro esquerdo e à porção flexora do braço esquerdo, mas também pode ocorrer, embora seja menos comum, no braço direito, pescoço ou mandíbula, ou na região epigástrica. Assim, a dor é frequentemente referida a regiões superficiais derivadas do mesmo segmento embriológico.

Dor visceral

A dor visceral surge principalmente das vísceras e estruturas somáticas profundas (p. ex., dor do trato gastrintestinal). Não é bem localizada e é transmitida pelas fibras Aδ e C das estruturas profundas para a medula espinal. A dor é a sensação que mais frequentemente acomete as vísceras. Algumas características clínicas são peculiares à dor visceral: (1) pode não ser evocada em todos os órgãos viscerais possivelmente por falta de um estímulo nocivo apropriado ou porque nem todas as vísceras são inervadas por receptores sensoriais; (2) pode nem sempre estar associada à lesão da víscera; (3) pode ser referida para os tecidos periféricos e isso pode ser explicado pela convergência central viscerossomática; (4) é difusa e pobremente localizada, possivelmente devido ao pequeno número de fibras aferentes que inervam as vísceras em comparação com o tecido somático; (5) é frequentemente acompanhada de reflexos motores e autônomos. De certa forma, a dor visceral vai depender da natureza do estímulo físico para ser percebida como tal. Um estímulo adequado refere-se então àquele que produz uma dada sensação. Os estímulos adequados que produzem dor visceral são distensão, isquemia e inflamação (em geral, um órgão oco como o cólon é sensível tanto à distensão luminar como à inflamação, mas é completamente insensível a cortes ou queimaduras). Entretanto, a intensidade da dor nem sempre reflete a condição que promoveu sua causa. Por exemplo, dor intensa abdominal pode estar associada à presença de gases, enquanto uma dor relatada pela pessoa como dor média pode ser provocada por um câncer de cólon. No caso das vísceras ocas (bexiga, cólon, estômago e outras), estímulos como a contração tônica dos músculos lisos ou uma inflamação leve da mucosa causam intensa dor pela ativação dos nociceptores viscerais. Diferentemente da dor somática, em que a emissão do reflexo de retirada possibilita o afastamento do organismo da fonte causadora de dor, na dor visceral é impossível a remoção imediata do estímulo nocivo como acontece na dor somática. As dores viscerais e cutâneas frequentemente eliciam comportamentos e respostas autonômicas altamente divergentes. Enquanto a dor cutânea geralmente evoca reflexos rápidos de proteção, taquicardia, hipertensão e estado de alerta, algumas dores viscerais produzem quiescência, hipotensão, bradicardia e perda de interesse ao ambiente.

A sensação consciente da dor visceral é detectada pelos nociceptores dos órgãos internos, distribuídos em três classes que incluem: mecanorreceptores que codificam intensidade, mecanorreceptores de alto limiar e receptores insensíveis ao estímulo mecânico. Os mecanorreceptores que codificam intensidade têm um limiar baixo para estímulos mecânicos, mas codificam ambas as intensidades. Eles respondem com uma frequência de descarga baixa para estímulos inócuos e com alta frequência para estímulos nocivos. Esses receptores são responsáveis pelas sensações viscerais, que inicialmente não são percebidas como dolorosas, mas que podem evoluir para um estado de dor pelo aumento da duração e da intensidade do estímulo. Os mecanorreceptores de alto limiar só respondem a estímulos mecânicos intensos, ou seja, só codificam estimulações na faixa nociva, e podem ser ativados em decorrência de uma cólica aguda ou durante a contração intensa de uma víscera oca. Os nociceptores viscerais insensíveis a estímulos mecânicos ou nociceptores "silenciosos" são aqueles que normalmente não respondem a estímulos mecânicos nocivos, mas, quando sensibilizados por estímulos químicos ou inflamatórios, respondem com grande intensidade. Essa classe de nociceptores silenciosos pode ser especialmente importante nas vísceras, pois o estímulo químico e a inflamação são mais efetivos em produzir dor do que a estimulação mecânica. No coração, por exemplo, o estímulo mecânico não evoca sensação alguma, enquanto o estímulo químico e a isquemia do músculo cardíaco produzem uma dor intensa. Assim, formas mais prolongadas de estimulação visceral, incluindo aquelas que levam à hipoxia e à inflamação do tecido, resultam na sensibilização de receptores viscerais de alto limiar e na ativação de fibras aferentes "silenciosas", que normalmente não respondiam. Essa atividade aferente aumentada contribui para a elevação da excitabilidade de neurônios centrais e, em consequência, para o desenvolvimento do estado de dor persistente.

Os aferentes nociceptivos viscerais alcançam o corno dorsal da medula espinal, onde mantêm sinapses principalmente com neurônios de segunda ordem ou convergentes nas lâminas I, V e X. Apenas 10% do total de fibras aferentes que chegam à medula espinal são viscerais, sendo a maioria constituída de aferentes somáticos. Estudos anatômicos e eletrofisiológicos mostraram que os neurônios de segunda ordem do corno dorsal e de estruturas supraespinais recebem aferências viscerais e somáticas, o que indica uma convergência viscerossomática. Assim, parece não ser frequente a ocorrência de neurônios de transmissão recebendo apenas aferências viscerais. Durante certo tempo pensava-se que as vias relacionadas com a transmissão nociceptiva visceral ascendiam somente pelo funículo anterolateral, incluindo os tratos espinotalâmicos, espinorreticular e espinomesencefálico. Além disso, acreditava-se que as informações sensoriais que trafegavam pela coluna dorsal eram exclusivamente táteis. Estudos recentes, no entanto, mostram que a *via pós-sináptica da coluna dorsal também está envolvida na transmissão da dor visceral*, especialmente em condições de inflamação periférica.

Diferente dos tratos espinotalâmicos que ascendem contralateralmente, os axônios da *via pós-sináptica da coluna dorsal* trafegam ipsilateralmente próximo à linha média (pela coluna dorsal) antes de alcançarem os núcleos bulbares grácil e cuneiforme (ver Figura 8.8). Juntos, esses núcleos formam o núcleo da coluna dorsal cujos axônios decussam e, via lemnisco medial, transmitem impulsos nociceptivos viscerais para o núcleo ventral posterior lateral do tálamo. Para a percepção da dor visceral, estudos mostram que as projeções talamocorticais para o córtex insular e a área anterior do cíngulo são mais importantes do que aquelas, em menor proporção, para o córtex somatossensorial primário e secundário.

O envolvimento da via pós-sináptica da coluna dorsal na dor e na hiperalgesia visceral foi avaliado em animais que haviam sofrido lesão da coluna dorsal, e se constatou uma diminuição efetiva das respostas de dor visceral. Nos dias atuais, seres humanos acometidos de dores fortes devidas a um câncer pélvico, por exemplo, podem ser submetidos a um procedimento cirúrgico denominado "mielotomia", que consiste na lesão pontual de fibras da coluna dorsal para alívio da dor. A interrupção da coluna dorsal impede que as informações dolorosas alcancem as estruturas supraespinais encarregadas da percepção da dor visceral.

Dor do membro fantasma

A dor do membro fantasma é uma sequela da amputação. Refere-se à dor em uma parte do corpo que não está mais presente, de modo que o amputado continue a relatar uma percepção consciente do membro ausente. Diferentes fatores periféricos e centrais contribuem para o aparecimento e manutenção desse tipo de dor fantasma. Os fatores periféricos incluem modificações locais no membro residual e alterações nos nervos seccionados e gânglios da raiz dorsal associados, enquanto as modificações centrais compreendem a reorganização sináptica espinal, no tronco encefálico, no tálamo e em todos os níveis corticais. A maquinaria central para o processamento de informações sensoriais somáticas não está parada nem desativada, mesmo na ausência de estímulos periféricos. O processamento sensorial central continua a operar independentemente da periferia. Uma hipótese explicativa da dor do membro fantasma aventa que impulsos do tronco de nervos lesados por amputação, ou de células dos gânglios da raiz dorsal correspondentes, geram sinais que são transmitidos para o SNC, onde são interpretados como provenientes do membro ausente. Uma surpreendente propriedade da dor do membro fantasma é a persistência de uma dor que existiu no membro antes da amputação: muitos pacientes descrevem sua dor fantasma como semelhante àquela que sentiam no membro antes da amputação. Nos indivíduos amputados ocorre uma reorganização funcional considerável dos mapas somatotópicos do córtex somatossensorial primário, bem como do córtex motor. Essa reorganização inicia-se logo após a amputação e tende a evoluir por vários anos. Um dos efeitos desse processo é que neurônios que tinham perdido seus impulsos originais (ou seja, do membro removido) passam a responder a estímulos táteis de outras partes do corpo. Uma consequência surpreendente é que a estimulação da face ou do antebraço pode ser percebida como se o membro ausente tivesse sido tocado. A reorganização cortical envolvendo as áreas representando a extremidade amputada é ocupada pelas zonas representativas vizinhas em ambos os córtices primários somatossensorial e motor. Em parte, a reorganização cortical explica por que a estimulação neuronal nociceptiva aferente dentro do coto ou área circundante produz a sensação no membro perdido. Os lobos parietal e frontal também estão envolvidos na percepção do fenômeno anormal somatossensorial. Curiosamente, crianças que nasceram sem braços relatam sensações fantasmas ricas, embora nunca tenham tido braços. Essas observações sugerem que a representação total do corpo no córtex se faz presente independentemente da existência de elementos periféricos. A dor fantasma pode também estar associada à remoção ou à desaferentação de outras estruturas, incluindo a mama removida em casos de câncer. Estudos recentes de ressonância magnética mostram que as amputações de extremidades são seguidas por uma reorganização massiva dos correspondentes córtices sensoriais e motores primários, e o grau dessa reorganização está diretamente correlacionado com o aparecimento da dor do membro fantasma. A dor do membro fantasma é considerada um tipo de dor neuropática, sendo apontada como uma das mais persistentes e de difícil tratamento.

Dor neuropática

A dor neuropática é aquela decorrente de lesões do sistema somatossensorial, que podem ocorrer tanto em um nervo periférico como em estruturas centrais. Manifesta-se como dor espontânea com episódios dolorosos semelhantes a choques, hiperalgesia (dor grave produzida por estímulos nociceptivos leves) e alodínia (dor produzida por um estímulo não doloroso ou inócuo). Esse estado envolve processamento anormal da informação nociva em regiões centrais do SN, como na medula espinal, iniciado e mantido por impulsos periféricos anormais. Alguns fatores periféricos que contribuem para a dor neuropática incluem a sensibilização anormal dos nociceptores gerando atividade espontânea, o desenvolvimento de atividade ectópica nos aferentes axotomizados ou nos neurônios correspondentes do gânglio da raiz dorsal e a sensibilidade anormal após brotamento terminal de neurônios aferentes primários. Após a lesão periférica do nervo, ocorrem modificações dinâmicas nos canais de sódio, que seguramente estão envolvidos na geração dessas atividades anômalas que contribuem para a dor neuropática. Nos casos de lesão de um nervo periférico, é comum a ocorrência de respostas de retirada, interpretadas como indicativas de dor, em decorrência de estímulos normalmente inócuos como a estimulação suave da pele. Logo após a lesão do nervo, ocorre um aumento de células gliais do tipo *micróglia* no segmento correspondente do corno dorsal da medula espinal, que também contribui para o aparecimento de alodínia. Assim como na micróglia, o perfil temporal da ativação dos astrócitos foi observado na dor neuropática; astrogliose (aumento do número de astrócitos) torna-se aparente após a resposta microglial, vários dias depois da lesão do nervo periférico. Isso mostra a função dos astrócitos na manutenção da dor neuropática. Além deste fato, há o envolvimento do sistema nervoso simpático em algumas dores neuropáticas. A dor neuropática pode estar também associada à inflamação e compartilha aspectos da dor inflamatória. Entretanto, a lesão do nervo produz mudanças neuroquímicas distintas nos neurônios aferentes primários, que são completamente diferentes daquelas produzidas pela inflamação. A dor patológica que ocorre no câncer compartilha alguns aspectos da dor neuropática.

As lesões que induzem dor neuropática podem resultar de cirurgias, neuropatias diabéticas, amputações, infecções virais, traumatismos e outras condições. Modelos animais de dor neuropática são muito utilizados para a compreensão dos mecanismos e a proposição de tratamentos para esse tipo de dor. Os sintomas característicos da dor neuropática são a alodínia mecânica e a hiperalgesia para estímulos mecânicos e térmicos. Na dor neuropática, ocorrem alterações plásticas permanentes no sistema nervoso central. Isso inclui uma sensibilização duradoura nos neurônios convergentes do corno dorsal da medula, ou decorrente das mudanças estruturais nos contatos sinápticos de aferentes de limiar baixo (fibras Aβ) com esses neurônios ou devido à redução de mecanismos inibitórios pela perda de interneurônios inibitórios. Essa perda pode representar uma alteração permanente e assim prover uma explicação para a própria dor após a lesão do nervo. Há também uma modificação no padrão de composição dos neurotransmissores liberados no corno dorsal após a lesão do nervo periférico, decorrente principalmente da impossibilidade do complexo NGF/TrkA de alcançar retrogradamente os neurônios do gânglio da raiz dorsal. Após a lesão, os níveis de galanina, colecistocinina (CCK) e neuropeptídeo Y aumentam em virtude da ausência do NGF, que exerce uma influência supressiva sobre a expressão dos genes desses neurotransmissores no corpo dos neurônios nociceptivos dentro do gânglio sensorial ou da raiz dorsal. Depois da lesão de aferentes nociceptivos, outros fatores neurotróficos podem influenciar a liberação de neurotransmissor produzida no gânglio da raiz dorsal, visto que o aumento da liberação do VIP independe do NGF. Ao contrário, os níveis de SP e CGRP liberados no corno dorsal diminuem significativamente, pois dependem do NGF que foi suprimido pela lesão do nervo periférico.

Inflamação e dor

A inflamação é um mecanismo crítico de proteção que ocorre em resposta a lesão, infecção ou irritação. É caracterizada por cinco componentes definidores: vermelhidão, calor, inchaço, perda de função e dor. Em condições fisiológicas, a inflamação permite a remoção ou reparação do tecido danificado após uma lesão no organismo.

Nestas circunstâncias, o papel da dor inflamatória é protetor, limitando o uso da área afetada e prevenindo danos adicionais durante o processo de cicatrização. Entretanto, em pacientes com condições inflamatórias crônicas, como artrite, a hipersensibilidade à dor crônica é uma queixa comum. A presença continuada de mediadores algogênicos resulta na sensibilização dos tecidos periféricos. Assim, a inflamação é um processo resultante da liberação de uma porção de substâncias, muitas delas neuroativas, em decorrência de lesão tissular provocada por irritantes químicos, estímulo térmico intenso, como ocorre nas queimaduras, ou mesmo por traumatismos mecânicos. Essas substâncias estimulam os nociceptores quimiossensíveis que atuam em sua maior parte no desenvolvimento da dor inflamatória. No local da lesão, as células danificadas liberam substâncias endógenas que estimulam diretamente ou sensibilizam os terminais de nociceptores Aδ e C. O processo de sensibilização periférica, como já foi descrito, produz diminuição do limiar de despolarização dos nociceptores, os quais se tornam responsivos a estímulos de baixa intensidade. Essa modificação fenotípica reflete um ou mais dos seguintes aspectos: diminuição do limiar de resposta, aumento da frequência de impulsos para o mesmo estímulo e, às vezes, também a ampliação da atividade espontânea de disparo desses nociceptores. Com inflamação, tanto a própria região da lesão como a adjacente tornam-se mais sensíveis a tipos específicos de estimulação sensorial. A sensibilidade à dor, aumentada no local da lesão, é denominada "hiperalgesia primária", e a da região adjacente, "hiperalgesia secundária". A primeira envolve mecanismos relacionados ao terminal periférico do nociceptor no qual ocorreu a lesão, enquanto a hiperalgesia secundária envolve a ativação e a sensibilização do segundo neurônio de transmissão, localizado na medula espinal, para lesões em regiões dos membros e do tronco. Uma das características dos processos inflamatórios é o aparecimento da condição denominada *windup* (termo da língua inglesa que significa "amplificação"), que resulta de um progressivo aumento da frequência de disparo dos neurônios da medula espinal em resposta a uma ativação repetida de baixa frequência dos aferentes nociceptivos, principalmente de fibras C.

Durante os processos inflamatórios, também são liberadas, no local da lesão, as citocinas, as interleucinas e o fator de necrose tumoral, bem como as neurotrofinas, especialmente o fator de crescimento neural (NGF), sendo este último importante não só na fase de desenvolvimento do neurônio aferente nociceptivo mas também durante o processo inflamatório. Estudos apontam que o NGF é um importante fator envolvido na sensibilização aguda dos nociceptores, pois nesse caso há um aumento da atividade espontânea dos neurônios peptidérgicos que expressam os receptores do NGF, o TrkA. Experimentos feitos com camundongos transgênicos com superexpressão de NGF na pele mostraram que esses animais apresentavam hiperalgesia sem nenhum sinal de inflamação no tecido cutâneo. Registros eletrofisiológicos revelam, nos mesmos animais, um quadro quatro vezes maior na sensibilidade dos nociceptores amielínicos para respostas a estímulos térmicos, mas não mecânicos, o que sugere um envolvimento superior do NGF na regulação da sensibilidade ao calor. Assim, o NGF liberado por mastócitos, fibroblastos, células de Schwann e outros tipos de células nos locais da lesão e da inflamação atua sobre os terminais dos neurônios nociceptivos sensoriais primários para promover hipersensibilidade térmica. Durante a inflamação, existe um aumento dos níveis de NGF que se ligam ao seu receptor para formar o complexo NGF-TrkA. Esse complexo é então transportado retrogradamente para o corpo da célula dentro do gânglio, no qual aumenta a transcrição de neuropeptídeos (substância P e CGRP) e canais iônicos (VR1 e TTXr, exclusivos dos nociceptores). Nos processos inflamatórios, o aumento da liberação de SP nos neurônios do corno dorsal da medula espinal resulta em elevação da sensibilidade destes e consequente diminuição do seu limiar de estimulação. Há também um aumento considerável dos níveis de acidez no tecido inflamado, o que ativa os canais iônicos TRPV1 e ASICs dos nociceptores tendo, como consequência, um acréscimo na transmissão das informações dolorosas. No item seguinte, abordamos a influência das células gliais na iniciação e manutenção das dores persistentes.

Participação da glia na dor persistente

Até recentemente, a glia (micróglia e astrócitos) foi apontada como responsável por pouca ou nenhuma função na sinalização neural. Entretanto, a partir das últimas décadas, estudos estão delineando a importância da glia na regulação neural, em geral e particularmente na modulação da dor. Em condições normais, a glia é quiescente na medula espinal. Perturbações das funções da glia ou o bloqueio das ações de substâncias derivadas da glia, como as citocinas pró-inflamatórias, não apresentam efeito no limiar de dor para estímulos nocivos térmicos ou mecânicos. Assim, a glia não parece ter função no processamento normal da dor. Contudo, a função da glia se altera sobremaneira durante condições de dor exacerbada. Neste caso, os astrócitos e microgliócitos se tornam ativos e afetam a intensidade da dor. A ativação da micróglia e dos astrócitos pode ser decorrente de diferentes manipulações que induzem aumento da dor, como inflamação produzida pela lesão corporal, lesões de nervos periféricos, da raiz dorsal ou medula espinal. Assim, o processo de ativação glial parece ser importante não só na iniciação como na manutenção da dor patológica. Micróglia é o termo coletivo que se usa para designar as células imunes residentes no SNC que, como tal, respondem à liberação de mediadores de células danificadas decorrentes de insulto patológico ou lesão tecidual. Essas células ativam-se com vários mediadores que estão aumentados no corno dorsal após lesão periférica. As células microgliais expressam receptores para os neurotransmissores liberados a partir dos terminais centrais dos aferentes primários: receptores glutamatérgicos NMDA e AMPA, o receptor SP, NK1 e o receptor CGRP. Também expressam os receptores TrkB para o fator neurotrófico derivado do cérebro (BDNF) e receptores purinérgicos incluindo P2X7 e P2X4, muitos dos quais são regulados pela lesão na periferia. A micróglia responde rapidamente a uma lesão da medula espinal ou infecção do SNC, crescendo em número para expandir sua população; esse processo é geralmente denominado "microgliose". Em modelos de lesão do nervo periférico em roedores para induzir dor neuropática, há aumento de micróglia no corno dorsal da medula espinal em decorrência das descargas elevadas das fibras aferentes primárias. Essa mudança fenotípica é frequentemente chamada "ativação da micróglia". Os impulsos da periferia são vitais para esse processo; o bloqueio da condução do nervo periférico pela aplicação de um anestésico local previne a resposta microglial induzida pela lesão.

Em condições fisiológicas, os astrócitos são muitas vezes referidos como "ativos" devido às suas muitas funções na manutenção da homeostase do SNC. Após uma mudança em seu ambiente, como a que ocorre na medula espinal em modelos de dor crônica, essas células adquirem um fenótipo "reativo"; sofrem hipertrofia e aumentam a expressão de várias proteínas celulares, que são usadas como marcadores de reatividade astrocitária. Esse processo é referido como astrogliose e foi demonstrado em modelos de dor neuropática. A reatividade do astrócito pode ocorrer através da ativação de várias vias. Essas células expressam os receptores para os neurotransmissores NMDA, SP e CGRP e, portanto, respondem ao aumento da liberação do transmissor no corno dorsal da medula espinal após a lesão do nervo periférico. Além disso, os astrócitos dispõem de uma variedade de receptores de citocinas e quimiocinas que podem ser ativados por seus ligantes liberados da micróglia; exemplos-chave incluem a interleucina 18 e seu receptor (IL-18/IL-18R), o fator de necrose tumoral e seu receptor (TNF/TNFR) e a quimiocina denominada "ligante 2", citocina quimiotática, e seu receptor (CCL2/CCR2). Uma das alterações astrocíticas mais provavelmente responsáveis pela contribuição dessas células para a manutenção da dor é a diminuição dos transportadores de glutamato GLT1 e GLAST. Esses transportadores funcionam para regular as concentrações de glutamato extracelular em níveis não tóxicos. Uma diminuição na sua expressão ou função resulta em uma elevação na concentração de glutamato extracelular da medula espinal, que pode provocar hipersensibilidade nociceptiva por meio da ativação dos receptores NMDA e AMPA. Evidências recentes indicam que os astrócitos, como a micróglia, desempenham um papel crítico na sinalização da dor aberrante, já que a administração de inibidores gliais, como o fluorocitrato, atenua os comportamentos de dor em roedores. Nos últimos anos, evidências consideráveis demostraram que mecanismos mediados por células gliais modulam o processamento neuronal na medula espinal e contribuem para a facilitação da sinalização da dor.

Bibliografia

Bannister, K., & Dickenson, A. H. (2017). The plasticity of descending controls in pain: translational probing. *Journal of Physiology*, 595, 4159-4166.

Basbaum, A. I., & Jessell, T. M. (2013). Pain. In E. R. Kandel, J. H. Schwartz, & T. M. Jessell (Orgs.). *Principles of Neural Science* (5a ed., Cap. 24, pp. 530-555). New York: McGraw-Hill.

Barik, A. A., Thompson, J. H., Seltzer, M., Ghitani, N., & Chesler, A. T. (2018) Brainstem-spinal circuit controlling nocifensive behavior. *Neuron*, 100, 1491-1503.

Buch, N. S., Nikolajsen, L., & Karlsson, P. (2019). Possible inflammatory pain biomarkers in postamputation pain. *Scandinavian Journal of Pain*, 19, 1-16. doi.org/10.1515/sjpain-2019-0042.

Chen, Q., Roeder, Z., Li, M. H., Zhang, Y., Ingram, S. L., & Heinricher, M. M. (2017). Optogenetic evidence for a direct circuit linking nociceptive transmission through the parabrachial complex with pain-modulating neurons of the rostral ventromedial medulla (RVM). *eNeuro*, 26, 1-16. doi: 10.1523/ENEURO.0202-17.2017

Dostrovsky, J. O., Carr, D. B., & Koltzenburg, M. (2003). *Progress in Pain Research and Management*, 24 – Proceedings of the 10th World Congress of Pain. Seattle: IASP Press.

Julius, D., & Basbaum, A. I. (2001). Molecular mechanisms of nociception. *Nature*, 413, 203-210.

Leite-Panissi, C. R., Coimbra, N. C., & Menescal-de-Oliveira, L. (2003). The cholinergic stimulation of the central amygdala modifying the tonic immobility response and antinociception in guinea pigs depends on the ventrolateral periaqueductal gray. *Brain Research Bulletin*, 60, 167-178.

Lent R. (2022). *Cem bilhões de neurônios: Conceitos fundamentais de neurociência* (3a ed.). Rio de Janeiro: Atheneu.

Lewin, G. R., Lu, Y., & Park, T. J. (2004). A plethora of painful molecules. *Current Opinion in Neurobiology*, 14, 443-449.

Matsuda, M., Huh, Y., & Ji, R. R. (2019). Roles of inflammation, neurogenic inflammation, and neuroinflammation in pain. *Journal of Anesthesiology*, 33, 131-139.

Millan, M. J. (2002). Descending control ofp. *Progress in Neurobiology*, 66, 355-474.

Roeder, Z., Chen, Q. L., Davis, S., Carlson, J. D., Tupone, D., & Heinricher, M. M. (2017). The parabrachial complex links pain transmission to descending pain modulation. *Pain*, 157, 2697-2708.

Smith EStJ (2018). Advances in understanding nociception and neuropathic pain. *Journal of Neurology*, 265, 231-238.

Ruch, T. C. (1947). Visceral sensation and referred pain. In J. F. Fulton (Ed.). *Hoowell's Textbook of Physiology* (15a ed., pp. 385-401). Philadelphia: Saunders.

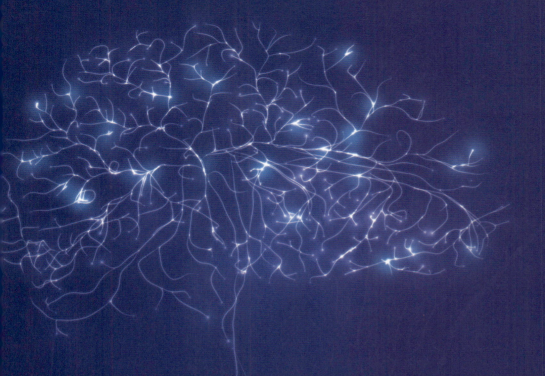

capítulo 9
Controle Motor

Claudia D. Vargas,
Erika Carvalho Rodrigues,
Ana Paula Fontana,
Thiago Lemos

Resumo

O controle motor pode ser definido como a capacidade de produzir um plano motor que leva à contração dos músculos, de forma tal que a sua atividade orquestrada resulta em um movimento biologicamente adequado ao contexto. Estudos sugerem que o planejamento, a execução e a correção e dos movimentos estão inscritos em redes neurais que incluem o córtex pré-frontal, o córtex motor primário, o córtex pré-motor, a área motora suplementar, o córtex parietal, o córtex cingulado, o cerebelo e os núcleos da base, além de núcleos talâmicos, núcleos do tronco encefálico e a medula espinal. Os programas ou planos motores e a sua execução derivam da atividade orquestrada dessas redes cerebrais corticais, subcorticais e medulares interconectadas, organizadas em série e em paralelo. O grau e a maneira como esses circuitos serão recrutados dependerão, em última instância, da experiência individual, da integridade dessas redes neurais e do tipo e da complexidade do movimento a ser executado. Além disso, esses circuitos estão envolvidos na codificação da representação do movimento, incluindo o reconhecimento, a predição e o aprendizado de ações por meio da observação e a capacidade de simular mentalmente os movimentos. Finalmente, esses circuitos são plásticos, ou seja, passíveis de se modificar pelo aprendizado ou após lesões centrais e periféricas.

Introdução ao movimento

Nossa capacidade de gerar movimentos coordenados em diferentes contextos é fascinante. O controle motor é a capacidade de produzir a contração dos músculos de modo tal que a sua atividade orquestrada resulta em um movimento biologicamente adequado ao contexto. O sistema musculoesquelético é considerado um sistema multidimensional de alta complexidade, cujo número de combinações possíveis que envolvem a contração de aproximadamente 600 músculos no corpo humano é quase inimaginável. Que mecanismos neurais possibilitam essa capacidade? Como é feita a seleção apropriada dos movimentos? Como esses repertórios motores estão organizados no cérebro? Como eles podem ser modificados?

No fim do século XIX o fisiologista inglês Charles Sherrington (1857-1952) propôs pioneiramente que a unidade básica de integração sensorimotora consistia no arco reflexo, isto é, um estímulo sensorial de natureza proprioceptiva ou nociceptiva desencadeando uma resposta motora automática e estereotipada. Segundo Sherrington, movimentos mais complexos deveriam derivar da concatenação dessas respostas simples. Nesse modelo em cadeia, a resposta motora seguinte seria desencadeada pelas informações sensoriais disparadas pelo movimento anterior.

A partir de 1870, com a contribuição dos fisiologistas alemães Eduard Hitzig e Gustav Fritsch, que mostraram ser possível evocar movimentos a partir da estimulação elétrica do giro pré-central em cães, surge o conceito de "centros motores". Como veremos adiante, esses experimentos, que revelaram uma organização somatotópica de movimentos no córtex motor, foram reproduzidos posteriormente em diferentes animais. Até mesmo em seres humanos, os movimentos complexos parecem estar codificados através de *sinergias motoras*, de modo que a eletroestimulação cortical levaria ao recrutamento sistemático de certas combinações de grupamentos musculares. Emilio Bizzi e colaboradores, já no século XX, mostraram em diversas espécies de vertebrados que tais reflexos combinados, também denominados "primitivos motores", eram evocados também a partir da eletroestimulação da medula espinal.

Conforme apontado recentemente pelo eminente neurofisiologista francês Marc Jeannerod, foi necessária uma verdadeira revolução conceitual para que a proposta de que os animais são capazes de criar ativamente as suas interações com o ambiente passasse a ser considerada com seriedade. Para tal, era preciso considerar a possibilidade de que as ações são criadas, armazenadas e implementadas de maneira independente do contexto em que o animal se encontra. Além disso, era preciso supor a existência de um "modelo do mundo" que permitisse o controle operacional adequado desse sofisticado sistema.

A existência de um mecanismo central capaz de gerar estimativas sobre as ações e suas consequências já havia sido intuída pelo brilhante cientista alemão Hermann von Helmholtz em 1867. Em um modelo mais recente, proposto pelos neurofisiologistas Daniel Wolpert e Mitsuo Kawato, o sistema motor é visto como uma alça sensorimotora fechada: comandos motores geram contrações musculares, que, por sua vez, acionam uma alça de retroação (*feedback*) sensorial, que desencadeia um novo movimento. Essa retroação é composta pelas informações sensoriais derivadas tanto do próprio movimento quanto das modificações nas relações físicas entre as partes do sistema musculoesquelético e as informações provenientes do ambiente. O novo comando motor incorpora essas informações, gerando em seguida outro comando motor, e assim por diante.

Um mesmo comando motor pode ter consequências muito diferentes na periferia corporal, dependendo do "estado" em que esta se encontra. As retroações sensoriais visual, vestibular e proprioceptiva fornecem, a cada momento, informação necessária para a realização das correções do movimento. Porém, há grandes demoras (latências) na transdução e no envio das informações sensoriais ao sistema nervoso central (SNC) durante a execução do movimento. Por exemplo, a retroação visual leva cerca de 100 ms (um décimo de segundo) para ser processada com o detalhe capaz de produzir ajustes motores! Assim, tanto o início de um movimento como a precisão com que se desenrola dependem crucialmente dos programas motores preexistentes.

Os fisiologistas Daniel Wolpert e Mitsuo Kawato propuseram então que, durante o planejamento, o controle e o aprendizado dos movimentos, o SNC simularia internamente todos os aspectos da alça sensorimotora. As redes neurais que realizam essas operações foram denominadas "modelos internos". Modelos internos que predizem os efeitos sensoriais de uma determinada ação são chamados "proativos" (antecipatórios), pois modelam a relação causal entre as ações e suas consequências. Um modelo proativo é capaz de predizer como o "estado" do sistema sensorimotor muda em função de um determinado movimento. Toda vez que um comando motor é enviado ao sistema musculoesquelético, uma cópia desse comando (chamada "cópia eferente") é enviada a circuitos especializados que simulam as modificações que o próprio movimento produzirá sobre os sensores corporais e o ambiente (Figura 9.1). O modelo inverso, por sua vez, realiza a operação contrária, ou seja, determina quais comandos motores serão necessários para a execução do movimento desejado.

Assim, a realização precisa de movimentos voluntários ou intencionais requer preditores do ambiente e do nosso próprio corpo. Como a nossa dinâmica corporal muda ao longo do desenvolvimento, e nós vivenciamos continuamente novas interações com o ambiente, adquirimos constantemente novos modelos e atualizamos os existentes. Além disso, a comparação entre a retroalimentação sensorial e o estado estimado pelo modelo interno gera um sinal de erro que pode ser utilizado pelo sistema para modificar o modelo existente, fornecendo a base para o aprendizado motor.

Qual é a base neural para a aquisição de novos movimentos? Segundo a teoria dos modelos internos, o aprendizado poderia ocorrer pela aquisição tanto de novos modelos de predição (antecipação) como de novos comandos motores (por meio do modelo inverso), utilizando recursos tais como a imitação de movimentos, reforço dos resultados e "punição" dos erros a partir dos sistemas de recompensa e dos mecanismos de aprendizado que se encontram na interface entre a intenção e os sistemas motivacionais.

A motivação é crucial tanto para a formação de novos comportamentos motores quanto para a manutenção dos comportamentos já estabelecidos (Figura 9.2). Por exemplo, antes de conseguirem controlar os movimentos de alcance, as crianças passam horas e horas tentando levar a mão ao objeto, apesar de falharem sistematicamente, pelo menos no início. Pelas mesmas razões, abandonam padrões motores estabelecidos em prol de novos padrões. Os bebês frequentemente tentam caminhar na idade em que já se locomovem muito mais eficientemente engatinhando. As crianças parecem ter prazer em explorar as suas novas possibilidades motoras. Ao mesmo tempo, essas possibilidades motoras são causa e consequência do estabelecimento de novas conexões neurais, novos ganhos perceptuais e mudanças biomecânicas.

Esses parâmetros dinâmicos, esquemas ou *representações motoras*, adquiridos ao longo do desenvolvimento, são modificáveis pela experiência.

Entretanto, em que consiste uma representação motora? Como as representações motoras são implementadas no cérebro? Quais são os requisitos básicos para se considerar um neurônio como participante de uma representação motora?

O postulado básico é que essas representações motoras são construídas a partir da atividade neural que emerge de estruturas relevantes aos vários estágios do ato motor. O *layout* neural da representação pode ser concebido como uma rede na qual o objetivo da ação surge como um padrão de atividade neural peculiar, gerado a partir da atividade de milhares de neurônios distribuídos em várias estruturas cerebrais. Enquanto a atividade desse *layout* neural é sustentada, os neurônios associados aos aspectos mais pragmáticos da ação são recrutados até esta ser completada.

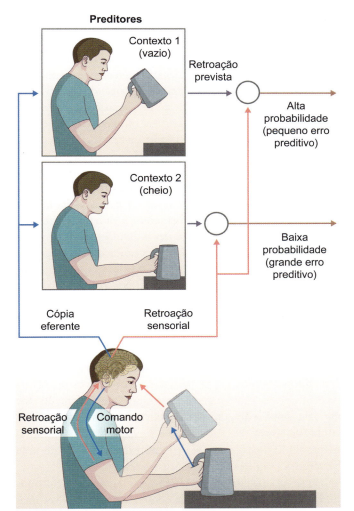

FIGURA 9.1 Esquema de predição de um movimento em função do contexto em que há apenas duas possibilidades, um bule de chá vazio ou cheio. Quando um comando motor é gerado, uma cópia eferente desse comando motor é utilizada para simular as consequências sensoriais nos dois contextos possíveis. As predições baseadas no bule vazio sugerem que será mais rápido levantá-lo e que ele poderá ser levado mais alto. As predições são comparadas com a retroação atual. Como o bule está de fato vazio, a retroação sensorial coincide com as predições do contexto "bule vazio". (Adaptada de Wolpert & Flanagan, 2001.)

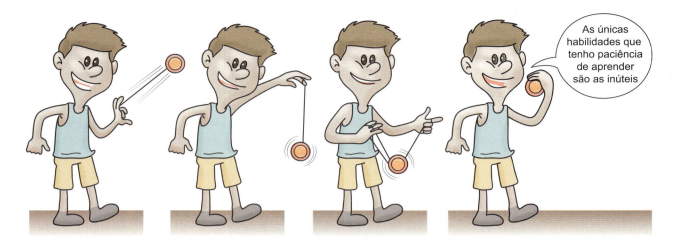

FIGURA 9.2 A importância da motivação no aprendizado motor.

Para serem consideradas substratos para uma representação neural determinada, essas redes neurais devem preencher um certo número de critérios: (1) devem estar relacionadas com a preparação de uma determinada ação, mas não necessariamente com a sua execução; (2) devem apresentar atividade neural sustentada enquanto a ação não for completada; (3) não devem ser influenciadas pela presença ou não do alvo.

Qual seria a ordem de ativação desses neurônios? A reciprocidade de conexões entre essas regiões cerebrais sugere um modo de processamento altamente distribuído. Além disso, como vimos anteriormente, a informação proveniente dos níveis inferiores de processamento carreia dados fundamentais sobre o estado da periferia sensorial, sendo, portanto, capaz de modificar os parâmetros do planejamento das etapas seguintes do movimento (retroação externa). Por fim, como vimos anteriormente, a própria estimativa da execução (modelo interno) afeta o planejamento do movimento.

Bases neurais para o movimento

Nos últimos 100 anos, um modelo da contribuição funcional de cada uma das regiões cerebrais envolvidas no planejamento e na execução dos movimentos vem sendo construído a partir de abordagens experimentais em que se utilizam animais anestesiados, ou então acordados e realizando tarefas comportamentais, além de estudos feitos com pessoas com lesões cerebrais. Mais recentemente, o estudo do movimento em seres humanos tem se beneficiado grandemente das modernas técnicas de registro não invasivo da atividade cerebral. Novas abordagens experimentais têm possibilitado, por exemplo, a realização de medidas da atividade neural associada ao movimento, a partir do estudo da atividade elétrica e metabólica do sistema nervoso. Técnicas de neuroimagem baseadas em medidas do fluxo sanguíneo e no metabolismo cerebral local têm possibilitado melhor compreensão e o mapeamento das regiões cerebrais que participam na produção do movimento.

Finalmente, o uso da estimulação magnética e elétrica de forma não invasiva vem possibilitando o estudo da atividade neuromotora induzida a partir de pequenas correntes elétricas geradas pela estimulação cortical ou medular, por exemplo.

Esses estudos sugerem que os programas ou planos motores, assim como a sua execução, derivam da atividade orquestrada dessas redes cerebrais corticais, subcorticais e medulares interconectadas, organizadas em série e em paralelo. O grau e a maneira como esses circuitos serão recrutados dependerá, em última instância, da experiência individual, da integridade das redes neurais, do tipo e da complexidade do movimento a ser executado.

Vamos considerar, por exemplo, que regiões cerebrais poderiam estar ativas durante um movimento dirigido a um alvo. Como essas estruturas atuam para gerar um movimento preciso? O modelo clássico da organização dos sistemas motores pressupõe dois princípios básicos: o primeiro preconiza que cada estrutura motora contém uma representação somatotópica do corpo, ou seja, cada área cerebral envolvida na produção de movimentos contém um "mapa", cujo detalhe varia em função do grau de controle neural correspondente à contribuição relativa daquela área à execução daquele movimento. O segundo princípio preconiza a existência de uma hierarquia, com três níveis de organização.

No nível inferior ou primitivo de integração sensorimotora está a medula espinal. Ela contém a chamada "via final comum", composta pelas unidades motoras, isto é, o conjunto de *motoneurônios* e as fibras musculares que eles inervam. Na medula espinal ocorre o primeiro nível de integração entre a informação sensorial aferente, proveniente das articulações, dos músculos e da pele, e as projeções descendentes, provenientes dos centros superiores, por meio de *interneurônios medulares*. Alguns desses interneurônios conectam segmentos medulares adjacentes formando uma rede intersegmentar, sendo por isso denominados "proprioespinais". O repertório motor nesse nível mais elementar de integração inclui respostas estereotipadas multiarticulares e eventualmente envolvendo mais de um membro, tal como o reflexo de retirada, assim como padrões locomotores básicos.

Estudos experimentais realizados em várias espécies de animais utilizando a estimulação elétrica da medula espinal, desconectada dos centros superiores, indicam que esta é organizada em conjuntos de "módulos" distintos. Cada módulo, quando ativado, induz um chamado "campo de força" específico, ou seja, um padrão motor de certa complexidade. A ativação simultânea de vários módulos leva à sua soma vetorial, produzindo um movimento de maior complexidade. Segundo a equipe do já mencionado neurofisiologista italiano Emilio Bizzi, esses campos de força são utilizados pelo sistema para gerar um vasto conjunto de comportamentos motores. Além da somação linear dos campos de força, a geração dos movimentos requer a ativação desses módulos elementares em uma sequência temporal definida (integração temporal). Poderíamos imaginar que as vias descendentes corticais e subcorticais coordenam o movimento utilizando esses módulos disponíveis na medula.

No segundo nível de integração sensorimotora, regiões como a formação reticular, os núcleos vestibulares e o colículo superior selecionam e recrutam os repertórios espinais para proverem o controle da musculatura axial do corpo, promovendo a estabilidade postural, assim como a regulação da velocidade e da qualidade dos padrões oscilatórios para a locomoção. As respostas posturais automáticas, realizadas quando ocorrem perturbações inesperadas do eixo corporal, são chamadas "compensatórias", e correspondem a circuitos de retroação desencadeados por estimulação somatossensorial, vestibular e visual. Essas respostas são, porém, mais complexas do que os reflexos medulares, variando em função do contexto e da experiência recente. Ajustes posturais também ocorrem durante o movimento voluntário, em antecipação às perturbações decorrentes do plano de execução do movimento. Os ajustes posturais antecipatórios fazem parte dos planos motores selecionados para execução de uma determinada ação. Por exemplo, a musculatura axial será recrutada antes e no decorrer do ato de se levantar uma cadeira, possibilitando a estabilização do eixo corporal durante o movimento.

Além disso, estruturas como o cerebelo e os núcleos da base participam tanto do planejamento motor quanto do controle da execução do movimento. Essas regiões encefálicas apresentam alças de projeção para o córtex cerebral por meio de núcleos talâmicos distintos. O circuito funcional dos núcleos da base envolve cinco núcleos interconectados: caudado, *putamen*, substância negra, globo pálido e núcleo subtalâmico. Por meio de um sistema complexo de alças de controle interno, os núcleos da base exercem um efeito regulatório sobre o controle motor.

O cerebelo está localizado na fossa posterior do crânio abaixo dos hemisférios cerebrais, e é subdividido em regiões de acordo com o seu padrão de aferências e eferências, cuja heterogeneidade reflete a complexidade da sua contribuição para o movimento. O *vestibulocerebelo* recebe informações sensoriais diretas dos núcleos vestibulares, e é essencial para o controle do equilíbrio e dos movimentos oculares reflexos. O *espinocerebelo* recebe extensas aferências sensoriais, visual, proprioceptiva e vestibular, e toma parte essencial no controle dos movimentos do corpo. O *cerebrocerebelo* recebe projeções provenientes dos córtices sensorimotores e tem papel fundamental no controle dos movimentos voluntários complexos, bem como na aprendizagem e na memória dos movimentos.

O nível mais elevado de controle motor é fornecido pelo córtex cerebral, que permite um repertório motor amplo e adaptável (Figura 9.3). No modelo vigente, quanto maior a complexidade e a novidade do movimento, maior será a participação das áreas de planejamento motor do córtex cerebral. Como mencionamos anteriormente, esses circuitos cerebrais corticais consistem em redes interconectadas que codificam as chamadas "representações do movimento". Por exemplo, em primatas, mostrou-se que neurônios do córtex pré-frontal e do córtex cingulado são seletivos à ordem de execução de uma determinada sequência de movimentos. Outros neurônios, como os do córtex parietal ou pré-motor, codificam aspectos mais elementares do movimento, e são pouco ou nada influenciados pela sequência de movimentos. Essas últimas regiões se conectam fortemente com o córtex pré-frontal, o que sugere que o plano de ação selecionado por essa região cerebral pode ativar os elementos necessários à implementação daquela ação. Por sua vez, o córtex motor primário (M1) recebe projeções de praticamente todas as áreas relacionadas com o controle motor, incluindo o córtex pré-motor, a área motora suplementar, o córtex parietal, os córtices frontais, os núcleos da base e o cerebelo.

A resultante do planejamento do movimento será enviada aos circuitos medulares por meio das chamadas "vias descendentes", com origem no córtex motor primário, no córtex pré-motor e na área motora suplementar, bem como na área somestésica primária (Figura 9.4). Os axônios dos neurônios corticospinais formam um feixe descendente posicionado no terço posterior da cápsula interna. Parte dessas fibras faz contato com núcleos pontinos, que, por sua vez, projetam para o cerebelo. O restante das fibras formará as *pirâmides* bulbares e depois o *feixe corticospinal lateral* da medula. A maior parte das fibras cruza a linha média, controlando os movimentos do lado contralateral do corpo. Uma pequena parcela não cruza a linha média, formando o trato *corticospinal ventral* ou anterior.

Além do trato corticospinal, as áreas motoras do córtex cerebral projetam também para o núcleo rubro e para as formações reticulares, que, por sua vez, projetam para a medula. Finalmente, neurônios que têm origem nos núcleos vestibulares, no colículo superior e na formação reticular projetam para o corno ventral da medula espinal. Os tratos corticospinal e corticorrubroespinal formam o *sistema descendente lateral*, que controla principalmente os movimentos distais, ao passo que os tratos corticorreticuloespinal, vestibuloespinal

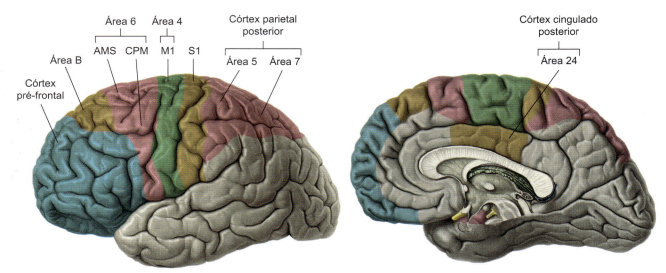

FIGURA 9.3 Regiões corticais envolvidas na produção de movimentos. AMS: área motora suplementar; CPM: córtex pré-motor; M1: área motora primária; S1: área somestésica primária.

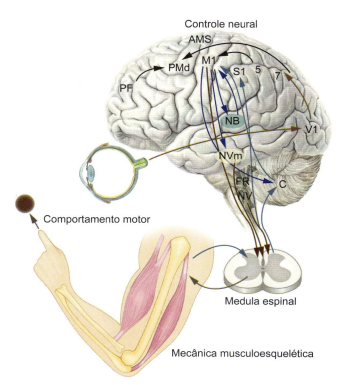

FIGURA 9.4 Regiões cerebrais que participam de um comportamento dirigido a um alvo. O planejamento motor e a retroação visual são possíveis graças a um circuito de processamento que inclui as áreas pré-frontais (PF), o córtex parietal (áreas 5 e 7) e o córtex pré-motor dorsal (PMd). O córtex motor primário (M1) recebe e processa informações provenientes das áreas de planejamento de mais alta ordem. A maior parte dos axônios descendentes tem origem em M1 (alguns, no entanto, originam-se do núcleo rubro [NR]). As informações sensoriais provêm do córtex somatossensorial primário (S1), do córtex parietal posterior e das vias cerebelares. Os núcleos da base (NB) e o cerebelo (C) também são fundamentais para a função motora por meio das suas conexões com os córtices motores. O processamento automático dos ajustes posturais se faz a partir da atividade dos núcleos vestibulares (NV), da formação reticular (FR) e do colículo superior (não ilustrado).

e tectoespinal formam o *sistema descendente medial*, mais envolvido nos movimentos da musculatura axial do corpo (Figura 9.5).

Segundo o modelo hierárquico, as estruturas corticais "superiores" não processam detalhes do movimento, mas atuam sobre os parâmetros dele através da modulação dos circuitos do tronco encefálico e da medula espinal, por meio das projeções descendentes, fornecendo maior flexibilidade às ações motoras. Para alguns autores, o modo de organização dos sistemas motores refletiria o aumento progressivo de complexidade adquirida durante nossa história filogenética ao longo de milhões de anos. Esse aumento de complexidade teria ocorrido pela incorporação de novos módulos de processamento sensorimotor a estruturas filogeneticamente antigas. Um exemplo clássico seria o surgimento de módulos de processamento dedicados à preensão manual nos córtices parietal, pré-motor e cerebelar de primatas, inexistentes nos mamíferos filogeneticamente mais antigos.

Vamos agora examinar em mais detalhes as propriedades funcionais de algumas dessas áreas cerebrais.

Córtex motor primário

A representação corporal no córtex motor primário (M1) é classicamente definida como *somatotópica* (Figura 9.6), ou seja, movimentos relacionados com cada parte do corpo estão representados em porções adjacentes da superfície cortical. O conceito de uma representação motora somatotópica no cérebro humano tem origem nas observações clínicas de pacientes epilépticos. Na segunda metade do século XIX, quando se discutia se as funções cerebrais eram difusamente organizadas ou localizadas em áreas cerebrais específicas (ver Capítulo 1, *Breve História da Neurociência*), o neurologista inglês Hughlings Jackson (1835-1911) observou que os pacientes epilépticos que apresentavam convulsões de origem unilateral

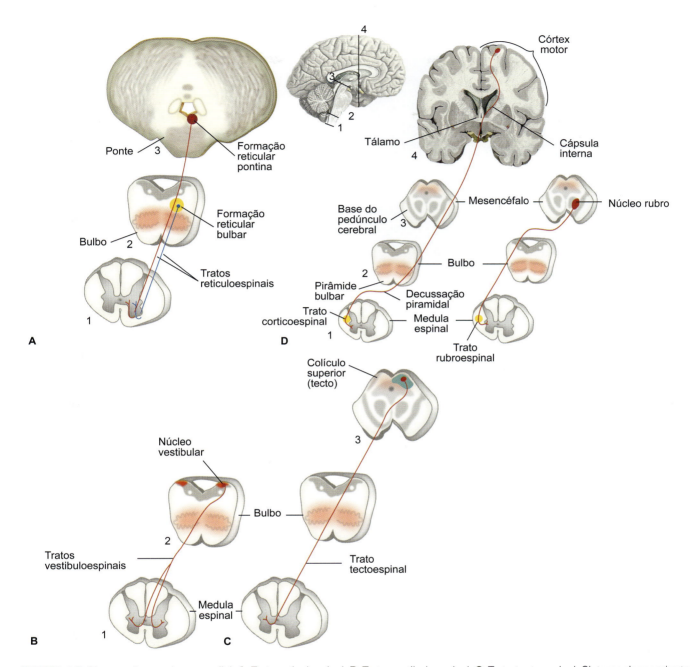

FIGURA 9.5 Sistema descendente medial. **A.** Trato reticulospinal. **B.** Trato vestibuloespinal. **C.** Trato tectoespinal. Sistema descendente lateral. **D.** Tratos corticospinal e rubrospinal. (Adaptada de Bear, Connors, & Paradiso, 2002.)

exibiam um padrão sistemático de deslocamento da atividade epiléptica. Por exemplo, se a convulsão começava na face, ela se deslocaria em seguida para o membro superior, o tronco e o membro inferior. Com base nessas observações, Jackson especulou que deveria haver uma representação ordenada dos movimentos no córtex cerebral.

Em 1950, o neurocirurgião canadense Wilder Penfield (1891-1976), estimulando eletricamente a superfície do córtex motor primário durante cirurgias realizadas sob anestesia local, constatou a existência de uma representação independente de grandes regiões corporais, cuja assimetria refletiria a relativa desproporção das representações dos movimentos da mão e da face em relação aos movimentos axiais do corpo. O mapa somatotópico de Penfield ficou conhecido como "homúnculo de Penfield" (Figura 9.6).

A partir dos anos 1960, estudos eletrofisiológicos pioneiros registraram a atividade de neurônios isolados no córtex motor de primatas acordados, durante a realização de tarefas motoras, mostrando uma grande correlação entre o aumento da frequência de disparo de neurônios em M1 e o início de um movimento voluntário. A partir de uma grande série de estudos realizados desde então, sabe-se hoje que os neurônios

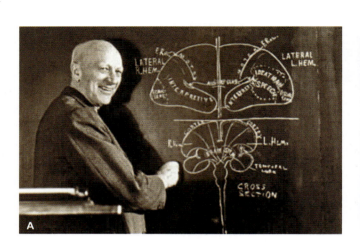
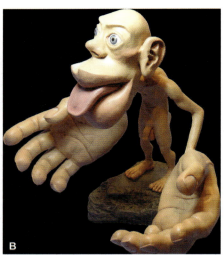
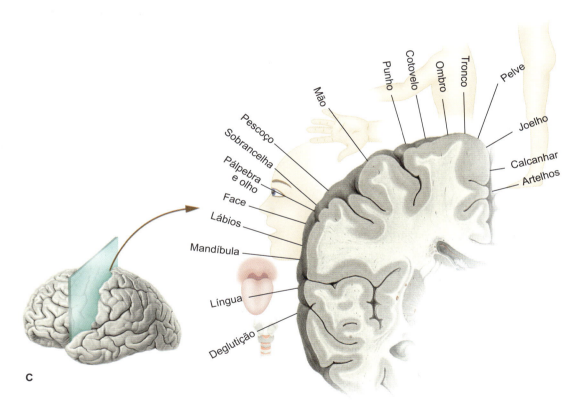

FIGURA 9.6 A. Foto de Wilder Penfield. **B.** Caricatura do homúnculo motor de Penfield, concebida em três dimensões pelo artista. **C.** Representação dos movimentos no córtex motor primário (M1). As diferentes partes do corpo estão representadas em sequência ao longo do giro pós-central, onde fica situada M1 nos seres humanos. Em razão do predomínio funcional dos movimentos das mãos e da face em relação aos do corpo, o mapa é distorcido, podendo-se representá-lo como uma caricatura. (**B**, fonte: Wikimedia Commons – Mpj29.)

do córtex motor codificam os parâmetros de força, direção, amplitude e velocidade dos movimentos, sendo também influenciados pela postura corporal do indivíduo a cada momento.

Por exemplo, nos anos 1980, o fisiologista de origem grega Apostolos P. Georgopoulos treinou macacos para levarem uma alavanca até oito alvos situados em posições espaciais diferentes e em seguida voltarem à posição inicial (Figura 9.7 A), enquanto a atividade neuronal de neurônios individuais em M1 era registrada. Georgopoulos verificou que cada neurônio tinha uma preferência direcional relativamente grosseira (Figura 9.7 B). A partir da frequência de disparo de cada neurônio individual, calculou-se então o vetor resultante para cada direção preferencial. A resultante vetorial de centenas de

Capítulo 9 ◆ Controle Motor 203

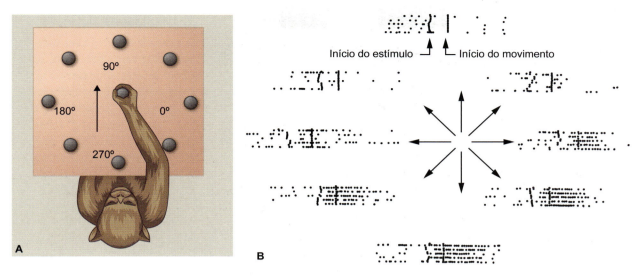

FIGURA 9.7 A. Dispositivo experimental de Georgopoulos, com o macaco segurando a alavanca próximo à posição de partida no centro do tabuleiro, para iniciar um movimento à frente (convencionalmente considerado a 90°) logo que se acende o círculo branco correspondente. **B.** Registro dos potenciais de ação de um único neurônio cortical (cada potencial representado por um ponto) para movimentos realizados pelo macaco em cada direção. Percebe-se que o neurônio dispara mais para movimentos realizados entre as direções 0 e 225°. (Adaptada de Gazzaniga, Ivry, & Magoun, 1998.)

células, calculada a partir do somatório dos vetores obtidos de cada neurônio individual, apontava exatamente para onde o animal havia levado a alavanca (Figura 9.8).

Em outro experimento, Georgopoulos e colaboradores introduziram um intervalo de tempo entre o acender do alvo e a execução do movimento. Esses resultados sugerem que os neurônios em M1 são recrutados durante o planejamento motor proveniente das áreas pré-motoras, parietais e pré-frontais (Figura 9.9 A). O cálculo do vetor populacional resultante, no intervalo entre a pista e o início da execução do movimento, revelou que este se orientava corretamente na direção do alvo antes mesmo que fosse detectada atividade eletromiográfica (atividade elétrica indicativa de contração muscular) que indicasse o início do movimento (Figura 9.9 B).

Estudos realizados em primatas, incluindo humanos, convergem hoje para um modelo dinâmico da representação corporal em M1. Apesar de a organização somatotópica em M1 incluir claramente representações em separado da face, do membro superior e do membro inferior, têm sido demonstradas, no interior dessas representações, sobreposições e

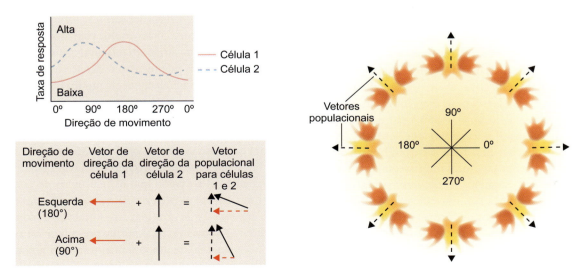

FIGURA 9.8 Representação gráfica das resultantes vetoriais que representam os movimentos predominantes de diferentes populações de neurônios de M1. Verifica-se que há neurônios seletivos para todas as direções. A soma da contribuição individual (voto) de cada neurônio determinará para onde o movimento será realizado, o que torna o animal capaz de realizar movimentos nas diferentes direções possíveis exigidas por seu comportamento. (Adaptada de Gazzaniga et al., 1998.)

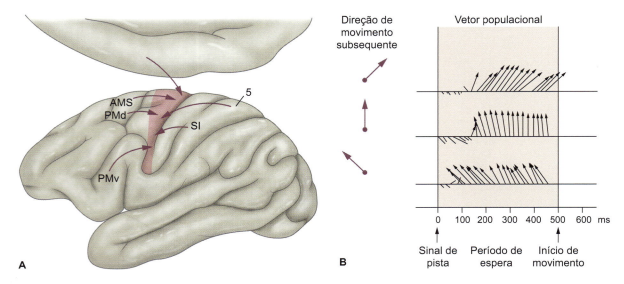

FIGURA 9.9 A. Aferências do córtex motor do macaco. **B.** Vetores populacionais mostram uma orientação concordante com a direção do movimento subsequente realizado pelo animal.

mesclas consideráveis de porções do corpo. Em primatas, mostrou-se que os campos motores de neurônios na área da mão se sobrepõem consideravelmente, e um mesmo neurônio pode ser ativado pelo movimento de dedos distintos. Do mesmo modo, um neurônio cortical que é ativado para determinado movimento de preensão não estará ativo para outro tipo de movimento, embora os mesmos músculos estejam envolvidos nos dois casos. Ainda em primatas, mostrou-se haver uma grande divergência das projeções corticoespinais, com neurônios corticais projetando simultaneamente para motoneurônios proximais e distais. Estudos com a técnica de imagem funcional por ressonância magnética (fMRI, do inglês *functional magnetic resonance imaging*) em humanos confirmam a existência de uma sobreposição espacial em M1 para movimentos que envolvem segmentos corporais adjacentes tais como a mão, o ombro e o punho.

A consequência lógica desses resultados é que existem várias representações corticais para um mesmo músculo, sendo cada representação ativada em função do tipo de movimento que se deseja realizar. Portanto, em contraposição à ideia clássica de uma organização estritamente somatotópica, esses estudos sugerem que a execução de movimentos depende de uma rede distribuída no córtex, apta a codificar as sinergias motoras multissegmentares com grande eficiência. Por exemplo, se estivermos registrando a atividade eletromiográfica dos músculos flexores da mão durante a preensão de objetos de formas variadas, teremos, para cada músculo, padrões distintos de recrutamento das unidades motoras, compondo ações sinérgicas diversas que refletem a seleção de representações corticais adaptadas ao objetivo. Esses resultados têm correlatos clínicos importantes. Por exemplo, tanto em humanos como em macacos, a lesão de M1 raramente afeta os movimentos relativos a apenas um conjunto articular restrito.

Córtex pré-motor e área motora suplementar

O córtex pré-motor (PM) e a área motora suplementar (AMS), que compõem a área 6 de Brodmann em humanos, foram inicialmente definidos como as regiões corticais cuja estimulação elétrica também era capaz de induzir movimentos, desde que as correntes aplicadas fossem de maior intensidade. Mais recentemente, a área 6 foi subdividida em quatro sub-regiões: *áreas pré-motoras dorsal e ventral*, *área motora suplementar* e *área motora do cíngulo*, que será apresentada mais adiante, juntamente com o córtex pré-frontal.

O neurofisiologista norte-americano Michael Graziano e colaboradores mostraram recentemente que a aplicação da estimulação elétrica de longa duração (em torno de 500 ms) nas áreas pré-motoras e no córtex motor primário produz movimentos que envolvem várias articulações, que se parecem com movimentos naturais de preensão e alcance ou de esquiva. A estimulação da AMS frequentemente produz movimentos bilaterais, o que sugere que essa área cerebral participa da coordenação de movimentos que envolvem os dois lados do corpo.

Estudos eletrofisiológicos realizados em primatas treinados mostram que a atividade neuronal da AMS estaria correlacionada com sequências memorizadas de movimentos, iniciadas voluntariamente, ao passo que os neurônios do córtex pré-motor estariam ativos preferencialmente em tarefas cuja realização dependesse de uma pista sensorial visual, somestésica ou auditiva. Por essa razão, o córtex pré-motor foi associado a uma "alça externa" de processamento sensorimotor, da qual participariam o córtex parietal posterior e o cerebelo, com os quais a área pré-motora tem fortes conexões, enquanto a AMS faria parte de um "circuito interno" de processamento motor envolvendo os núcleos da base, ambas as vias estando sob o controle do córtex pré-frontal (Figura 9.10).

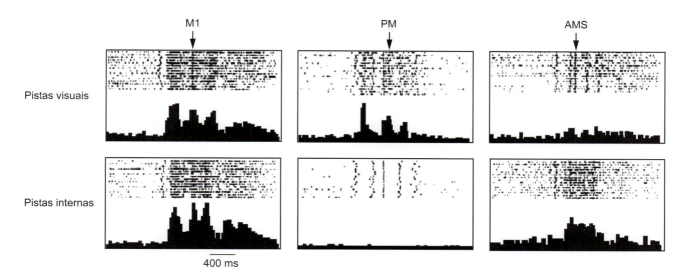

FIGURA 9.10 Atividade neural de três células – uma em M1, outra no córtex pré-motor (PM) e uma terceira na área motora suplementar (AMS) – registradas enquanto um macaco apertava três botões em sequência, inicialmente disparada a partir de pistas visuais. À medida que o macaco se acostumava com uma dada sequência, a intensidade das luzes ia sendo diminuída até que o macaco realizasse a tarefa de memória. Os neurônios em M1 tinham atividade neural similar independentemente do modo de realização da tarefa, fosse visual ou disparado pelas pistas internas. O neurônio PM, porém, era muito mais ativo em resposta a pistas visuais do que às pistas internas, enquanto o oposto ocorria com o neurônio da AMS.

Essa dicotomia só fica evidente, porém, em situações em que se quer testar explicitamente essa segregação. Por exemplo, se a tarefa requer o uso de sequências motoras aprendidas, espera-se que a maior contribuição para a realização da tarefa advenha da AMS. Se, ao contrário, a tarefa requer uma integração entre os planos motores aprendidos e a retroação sensorial para a sua realização, como no caso do jogador de tênis que deve saber a posição da bola para corrigir o movimento da sua raquete, serão utilizadas provavelmente as duas alças de processamento motor. Por fim, se o movimento depende exclusivamente do sinal sensorial para ser disparado, como no caso de um motorista dentro do carro aguardando a mudança do sinal de trânsito para passar a marcha, então se espera que a alça externa seja primariamente recrutada.

Córtex parietal posterior

Nos seres humanos, o *córtex parietal posterior* (CPP) é composto por duas grandes sub-regiões, *superior* (áreas 5 e 7 de Brodmann) e *inferior* (áreas 39 e 40). Em macacos, o lobo parietal posterior também é dividido em superior e inferior, e tem sido descrito como um mosaico de áreas, cada qual recebendo informação sensorial específica e transformando-a para a ação.

Para representarmos o espaço em torno do nosso corpo e, principalmente, para atuarmos sobre esse espaço, precisamos integrar as informações provenientes da visão, da propriocepção e do tato, assim como as sensações vestibulares e auditivas. Como veremos em mais detalhes adiante, há evidências de que o CPP é a região do cérebro na qual as diferentes modalidades sensoriais e as representações motoras são integradas. Um neurônio no córtex parietal é capaz de integrar informações visuais e táteis, compondo o que seria uma resposta chamada "bimodal" (Figura 9.11). Essa integração permite, por exemplo, construir uma resposta motora apropriada à aproximação de um objeto ao espaço corporal.

O CPP teria também papel fundamental na transformação das coordenadas espaciais provenientes das representações sensoriais em coordenadas centradas nos efetores, mediante computação dos chamados "sistemas de referência". Um sistema de referência pode ser definido como um conjunto de coordenadas que descreve a localização de um determinado objeto. Por exemplo, imagine que você esteja sentado à mesa, olhando para um copo de café posicionado sobre ela. O copo de café pode ser descrito a partir de vários sistemas de referência. Em relação aos seus olhos, o copo está à sua frente. Em relação à sua mão esquerda, o copo está à direita. O copo pode ser descrito também em relação aos outros elementos presentes no ambiente externo, como em relação à sua posição sobre a mesa.

A capacidade de calcular a localização de um objeto em relação a diversos sistemas de referência é fundamental para a realização de tarefas diferentes. Por exemplo, você pode querer calcular a probabilidade de o copo cair da mesa e, para tal, deve poder dirigir o olhar na direção do copo e estimar a posição deste sobre a mesa. Se você quiser beber o conteúdo do copo, será preciso definir um novo sistema de referência, calculando agora a posição do copo em relação ao seu braço. Para estimar a posição do braço, você vai precisar "casar" as informações táteis, proprioceptivas e visuais provenientes do braço, uma tarefa para os neurônios do CPP. O cálculo dos diferentes

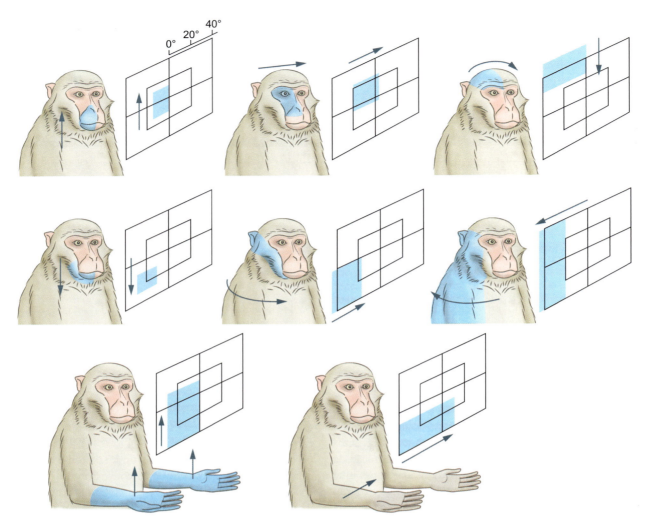

FIGURA 9.11 Oito neurônios bimodais registrados no córtex parietal posterior do macaco, aqui representados pelas suas propriedades em pares de desenhos, mostrando um padrão coerente de seletividade direcional. As áreas *em azul* representam os campos receptores somestésicos e visuais (na face, no ombro ou na mão e no campo visual, respectivamente), e as *setas* indicam a direção preferencial de movimento dos estímulos tátil e visual. (Adaptada de Duhamel, Colby, & Goldberg, 1998.)

sistemas de referência não é trivial e envolve frequentemente a transformação de um determinado sistema de coordenadas espaciais, como, por exemplo, o sistema retinotópico, em coordenadas apropriadas para a realização do ato motor, que são centradas no efetor (o braço, no nosso exemplo).

O cálculo do sistema de referências leva também em consideração a própria cópia eferente do movimento, ou seja, a estimativa das consequências sensoriais da execução do movimento. Muitas das células no CPP apresentam uma atividade antecipatória, ou seja, disparam antes e durante o movimento, em função da retroação proveniente do córtex pré-motor e do cerebelo. Esses neurônios poderiam, portanto, ter um papel fundamental no monitoramento *on-line* dos movimentos.

Além do seu papel fundamental no movimento, os neurônios do CPP estão relacionados com aspectos complementares ao processamento sensorimotor, tais como atenção, saliência e variáveis associadas aos processos de tomada de decisão. Várias dessas propriedades estão presentes e podem ser extraídas da atividade neural de células do CPP enquanto o animal realiza a sua tarefa, ou seja, as variáveis codificadas pela taxa de disparo do neurônio em questão mudam à medida que as demandas sensoriais, motoras e cognitivas da tarefa evoluem.

Uma característica interessante dos neurônios bimodais do CPP foi revelada em 1996 pelos estudos do fisiologista japonês Atsushi Iriki e colaboradores. Esses pesquisadores treinaram macacos para alcançarem e trazerem para si pedaços de comida com auxílio de uma ferramenta parecida com um rodo de escoar água. Após 4 semanas de execução da tarefa, os animais eram capazes de realizá-la habilmente. O grupo mostrou então que os campos receptores visuais dos neurônios bimodais no CPP "cresciam", passando a incorporar também a extensão do rodo após 5 minutos de execução da tarefa, retornando ao tamanho normal quando o macaco voltava a alcançar a comida com as mãos. Se os macacos simplesmente segurassem o rodo sem buscar com ele a comida, não havia modificação no tamanho dos campos receptores. Portanto, os neurônios do córtex parietal são modificáveis segundo a experiência ativa do indivíduo e refletem a capacidade de "incorporação" dos acessórios utilizados para a realização das ações ao seu esquema corporal.

Córtex pré-frontal e o córtex cingulado

A habilidade de selecionar uma estratégia precisa de movimento (uma postura ou uma resposta motora) entre várias opções possíveis dentro de um vasto repertório motor é determinante para garantir a sobrevivência do animal. O córtex pré-frontal (CPF) tem sido apontado como uma região cortical aprimorada na supervisão da seleção das tarefas relevantes ao contexto.

O conceito de um sistema central de monitoramento das ações foi proposto nos anos 1980. De acordo com esse modelo, o controle das ações voluntárias e automáticas é realizado em diferentes graus, dependendo da dificuldade e da complexidade da tarefa. Quando uma ação envolve uma resposta treinada ou automática, o sistema opera em um modo mais simples, pela inibição dos esquemas ou sequências motoras não relacionados com a resposta motora apropriada. Quando a tarefa é nova ou complexa, um sistema adicional (supervisor) é necessário para selecionar uma sequência de respostas desejadas. Experimentos com neuroimagem localizaram várias regiões cerebrais que mediam as diferentes funções do sistema executivo central (ver o Capítulo 14, *Funções Executivas*). Entre essas regiões se encontram o córtex cingulado, o córtex pré-frontal e os núcleos da base.

Localizado na porção anterior do lobo frontal, o CPF pode ser subdividido anatomofuncionalmente em três sub-regiões: *dorsolateral*, *orbitofrontal* e *ventromedial*. O CPF apresenta extensa projeção para o córtex motor primário e regiões pré-motoras dorsal, ventral e motora suplementar, bem como para os córtices parietal, temporal e pré-estriado (visual). Entre as projeções subcorticais, têm-se projeções para os núcleos talâmicos, os núcleos da base, o cerebelo, a amígdala, o hipocampo e os núcleos do tronco cerebral.

Lesões no CPF acarretam um déficit de acesso ao conhecimento prévio armazenado para a adequação comportamental de cada momento, por exemplo, informação relevante conferida por pistas ou regras comportamentais. Estudos feitos em pacientes e em primatas não humanos que apresentam lesões no CPF têm enfatizado a importância dessa região cerebral nos comportamentos direcionados para um objetivo (conhecidos pela expressão em inglês *goal-directed behaviors*), em situações que requerem monitoramento e adequação contextual de sequências de tarefas. Sustentar um objetivo requer habilidade de manter em mente informações relevantes referentes a ele – função semelhante a uma memória de trabalho –, como o significado de uma pista ou uma instrução, ao mesmo tempo ignorando informações distratoras e pouco relevantes para a execução da tarefa e inibindo respostas inadequadas. Pode-se registrar a atividade cerebral por meio de fMRI em voluntários saudáveis, durante a realização de uma tarefa para a qual é preciso selecionar a resposta correta entre várias opções, emitindo uma resposta motora (tal como apertar um botão). Trabalhos desse tipo evidenciaram a ativação do córtex pré-frontal dorsolateral no processo de seleção da resposta apropriada na situação de competição.

Portanto, o córtex pré-frontal dorsolateral é ativado em tarefas que requerem a alternância atencional ou a inibição da resposta motora, e é considerado "o" sistema supervisor de monitoramento das ações. Lesões no córtex frontal em humanos produzem transtornos de desempenho em tarefas que requerem o processamento cognitivo complexo ou a inibição de ações. Esses pacientes apresentam como sinais clínicos hiperatividade, desinibição, impulsividade, podem ser distraídos e têm dependência exagerada em relação a eventos externos. Um comportamento peculiar, descrito pelo famoso neurologista francês François Lhermitte em 1982, e que parece resultar da lesão dos circuitos frontoestriatais, foi denominado "comportamento de perseveração": quando apresentados a certos objetos, uma garrafa d'água, por exemplo, esses pacientes bebem vários copos em sequência, como se fossem incapazes de inibir seu comportamento e adequá-los ao contexto.

O córtex cingulado contém várias subdivisões que parecem envolvidas em diversas funções cognitivas. Juntamente com o CPF, vários estudos implicam o córtex cingulado anterior (CCA) em tarefas que requerem a inibição de estímulos irrelevantes para a emissão de uma resposta correta, assim como em tarefas que envolvem a detecção de erros e o monitoramento de respostas motoras, o que sugere uma contribuição específica do CCA para as funções executivas. A lesão do giro do cíngulo e das regiões próximas (área motora suplementar) produz redução grave da atividade motora espontânea, incluindo a fala. É o denominado "mutismo acinético".

Núcleos da base e a modulação do movimento

Boa parte dos trabalhos clínicos e experimentais que envolvem os núcleos da base (NB) foi inspirada na ideia de que estes podem liberar ou inibir movimentos mediante duas influências opostas. Essas influências são provenientes de duas vias principais que têm origem no corpo estriado, estendendo-se até o globo pálido: a via de liberação de movimento, chamada "direta", e a via motora inibitória, chamada "indireta". As projeções corticais e talâmicas para essas vias são excitatórias, e estas, por sua vez, modulam uma extensa rede de conexões inibitórias estriatais. Vejamos como a via direta funciona em detalhes.

Em repouso, os neurônios do globo pálido são ativos espontaneamente e inibem ativamente os neurônios talâmicos (Figura 9.12). A ativação do córtex cerebral produz a ativação dos neurônios do *putamen* que, por sua vez, inibem

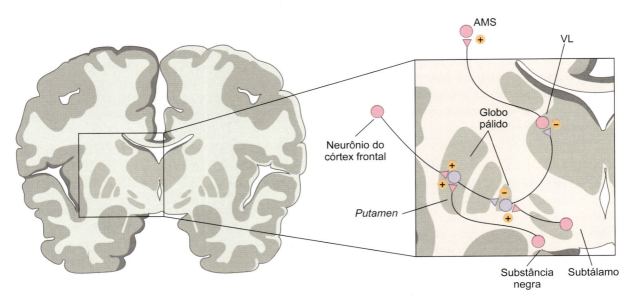

FIGURA 9.12 Circuitos motores dos núcleos da base. (Adaptada de Bear *et al.*, 2002.)

os do globo pálido, levando à desinibição dos neurônios do núcleo ventrolateral do tálamo, o que leva à ativação da área motora suplementar e à iniciação do movimento. Portanto, a via direta funciona como deflagradora do movimento. Uma via proveniente do córtex motor e de outras áreas corticais projeta para o globo pálido e para o núcleo subtalâmico e controla a via indireta. Esse modelo tem sido utilizado não só para compreensão mas também para intervenção nos circuitos dos núcleos da base, como na doença de Parkinson.

Situados na interface funcional do córtex pré-frontal com o córtex motor, os núcleos da base parecem ter papel fundamental no planejamento e no aprendizado motores. Muitos neurônios do núcleo caudado se parecem, por sua atividade eletrofisiológica, com os neurônios encontrados no córtex pré-frontal. Enquanto o córtex pré-frontal constrói a representação do movimento de acordo com as pistas disponíveis e o objetivo da ação, os núcleos da base realizam o monitoramento do início e do fim de cada etapa do movimento. Atividade antecipatória, tanto sensorial como motora, é registrada nos NB de primatas durante a realização de tarefas visualmente guiadas, sugerindo que estes teriam papel fundamental em sinalizar a sequência temporal de eventos ao longo do desenrolar da tarefa. Contrariamente aos neurônios do córtex pré-frontal, porém, essas células contêm o registro de pequenos segmentos da tarefa. Estudos em que se utilizou neuroimagem em voluntários sãos mostram que, à medida que uma nova sequência é aprendida, a atividade frontal tende a ser substituída por um aumento na atividade dos núcleos da base, indicando que eles teriam a função de manipular rotinas aprendidas para levar a cabo a ação.

Cerebelo e aprendizado motor

O cerebelo humano ocupa cerca de 30% do volume cerebral, mas contém o maior contingente dos neurônios cerebrais, organizados de maneira altamente regular, formando módulos de processamento. O que distingue os módulos cerebelares é o seu padrão de conexões, o qual sugere que o cerebelo realiza operações computacionais semelhantes a partir de informações distintas. Com base em experimentos animais e modelos computacionais, hoje se acredita que o cerebelo influencie os sistemas motores por meio do cálculo da congruência entre a intenção e a ação, utilizando o resultado dessa operação para regular a atividade dos sistemas motores corticais e do tronco encefálico.

Há evidência de que o cerebelo atua como um componente do modelo antecipatório, provendo rápidas estimativas sobre as consequências sensoriais das ações, que são comparadas com as consequências sensoriais reais. Por exemplo, durante a manipulação de objetos, o ajuste da força e do tipo de movimento com os dedos ocorre de maneira automática e sem esforço consciente. Esses ajustes finos do movimento são claramente antecipatórios e estão comprometidos em pacientes que apresentam lesões cerebelares. Isso sugere que a antecipação feita pelo cerebelo é um processo altamente eficiente e veloz que ocorre contínua e automaticamente durante atividades do dia a dia.

Daniel Wolpert e Mitsuo Kawato propuseram que o córtex cerebelar adquire novos modelos internos por meio do aprendizado. De fato, em estudo de neuroimagem funcional realizado em adultos jovens, o fisiologista japonês Hiroshi Imamizu e colaboradores mostraram que diferentes padrões de ativação do cerebelo são observados durante os estágios iniciais e os estágios finais do aprendizado de uma tarefa motora, por exemplo, a utilização de novas ferramentas. Após algumas repetições da tarefa, há um decréscimo da ativação do cérebro-cerebelo, proporcional ao número de erros que os voluntários cometem ao usarem a nova ferramenta, evidenciando a aquisição de modelos internos para a realização de tal tarefa. Outras regiões cerebelares próximas à fissura póstero-superior continuam ativas mesmo após os sujeitos terem aprendido a tarefa, provavelmente fazendo uma regulação contínua do novo modelo aprendido. Discrepâncias entre as consequências reais do movimento e aquelas esperadas podem ser usadas para atualizar o modelo interno do movimento, visando à otimização do aprendizado motor. A ativação cerebelar nos estágios iniciais do aprendizado motor pode corresponder à identificação dos sinais de erro resultantes da comparação entre os resultados previstos e os resultados obtidos quando da execução do plano motor designado. Esse resultado seria utilizado para apurar o modelo de antecipação e guiar a aquisição de novos modelos internos.

As fisiologistas Ângela Sirigu e Sarah-Jayne Blakemore sugeriram em 2004 que, entre os diversos modelos internos usados para o controle do movimento voluntário, um módulo no cerebelo proveria um processamento implícito rápido para a execução de ações e prediria as consequências sensoriais delas, constituindo um sistema de predição para a execução do plano motor definido. Outro módulo, situado no córtex parietal posterior, monitoraria intenções e permitiria o acesso explícito ao planejamento motor de mais alto nível.

Cognição motora
Visão para o movimento

Um exemplo de aquisição evolutiva recente que está, tanto em macacos quanto em seres humanos, fortemente associada ao desenvolvimento de um circuito cerebral complexo é a capacidade de preensão de objetos por meio de informação visual. Muitas ações humanas são dirigidas para objetos. Vários aspectos fundamentais do nosso comportamento, como a habilidade de manipular ferramentas, são originários da nossa capacidade de perceber, agarrar, reconhecer e categorizar objetos.

Durante o desenvolvimento motor, o surgimento de um sistema de alcance funcional para a preensão de objetos depende do controle diferenciado dos movimentos do braço e da mão, de um grau considerável de controle da posição do corpo no espaço, da percepção da tridimensionalidade e do movimento dos objetos, além do controle dos movimentos oculares e da motivação para realização de cada tarefa. Nos últimos anos, tem sido feito um esforço conjunto no sentido de definir as bases neurais de um circuito cerebral dedicado aos movimentos dirigidos para um alvo.

As primeiras evidências experimentais de que o córtex parietal posterior (CPP) teria papel relevante nos movimentos de alcance manual são derivadas de estudos de lesões em primatas não humanos. Esses animais são incapazes de alcançar um alvo no espaço contralateral a uma lesão situada no CPP. Tais estudos guiaram as investigações subsequentes, utilizando o registro eletrofisiológico de neurônios isolados no córtex parietal de macacos despertos. Presentes nas áreas 5 e 7 do córtex parietal posterior, esses neurônios disparam durante o alcance ativo de objetos que despertam seu interesse, como um pedaço de alimento, ou durante a manipulação ativa desses alimentos.

Conforme descrito no Capítulo 7, *Sentidos e Percepção*, o cérebro pode processar informação visual com objetivos diferenciados, mediados por vias corticais distintas (ver o capítulo mencionado). A via ventral, primeira via de processamento, seguiria pelo córtex estriado até as áreas de processamento localizadas no córtex inferotemporal, e seria responsável pelo reconhecimento e pela discriminação de objetos. Já a via dorsal, a segunda, seguiria do córtex visual em direção ao CPP e estaria envolvida na estimativa da posição dos objetos no espaço, na ação dirigida a eles e na configuração da mão em relação às características do objeto. A hipótese de dissociação entre um sistema dorsal, de processamento visuomotor, e outro ventral, de processamento perceptual, pressupõe que a lesão em um dos dois sistemas deve produzir um déficit seletivo em cada uma dessas capacidades, deixando o outro subsistema intacto.

Em 1991, os psicólogos David Milner e Melvyn Goodale estudaram uma paciente, chamada DF, que apresentava uma lesão extensa na via ventral (córtex occipitotemporal), o que comprometeu a sua capacidade de discriminar a forma de objetos. Uma das tarefas propostas a DF consistia em julgar a orientação de uma determinada fenda. Em uma segunda tarefa, ela deveria inserir um cartão de papelão através da fenda. Apesar de errar no julgamento explícito da orientação da fenda, a paciente era capaz de orientar corretamente o cartão a fim de inseri-lo (Figura 9.13). Da mesma maneira, quando solicitada a realizar a preensão de um determinado objeto, ela o fazia de modo acurado, embora fosse incapaz de indicar com os dedos a largura do mesmo objeto. Esses e outros exemplos confirmam que a via de processamento dorsal é essencial para o movimento visualmente guiado e que esse processamento é paralelo ao necessário para o reconhecimento dos objetos, realizado pela via ventral.

A via dorsal de processamento foi ainda subdividida em dois canais: um mais voltado para o alcance de um objeto e outro, para o ato de agarrá-lo (Figura 9.14). O alcance opera dentro de um sistema de referências espaciais centradas no corpo. É realizado principalmente pelas articulações proximais, especialmente do braço ou da perna que irá interagir com o objeto. Portanto, a via de processamento visual responsável pelo alcance deveria ter mecanismos que permitissem a transformação do espaço visual em um espaço centrado no membro efetor. A via responsável pelo agarrar, por sua vez, deveria conter elementos neurais que codificassem tanto a forma dos objetos como a correspondente forma da mão mais adequada para agarrá-los. Existem diversas evidências fisiológicas de que essas duas vias de processamento visual formam canais diferentes e parcialmente independentes de processamento até o córtex pré-frontal.

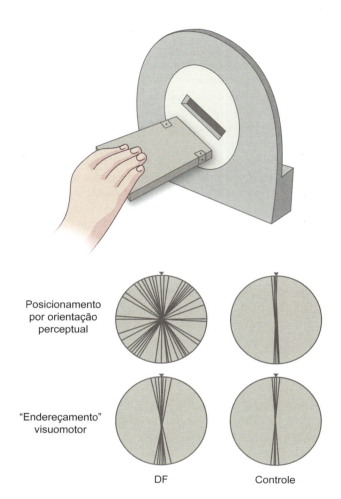

FIGURA 9.13 O desenho de cima mostra a tarefa que devia ser executada pela paciente DF. A fenda podia ser girada e posicionada em diferentes orientações, e a paciente devia inserir o cartão na fenda, o que ela fazia corretamente (*figura de baixo, à esquerda*). No entanto, quando solicitada a demonstrar a orientação da fenda com auxílio do cartão, ela errava sistematicamente.

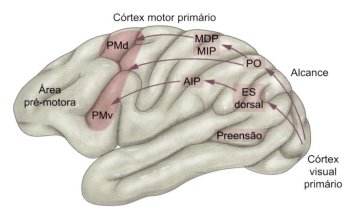

FIGURA 9.14 Subdivisões da via de processamento dorsal, com suas respectivas funções. AIP: área intraparietal anterior; MDP: área parietal dorsal medial; MIP: área intraparietal medial; PMd: córtex pré-motor dorsal; PMv: córtex pré-motor ventral; PO: área parietoccipital. (Adaptada de Milner & Goodale, 1995.)

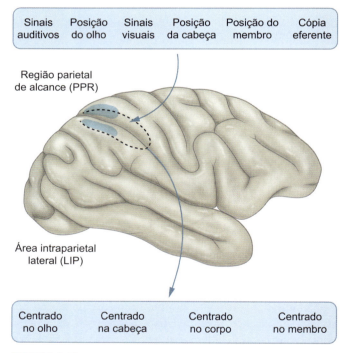

FIGURA 9.15 Esquema ilustrativo de um cérebro de macaco. Nas áreas intraparietal lateral (LIP) e na região parietal de alcance (PPR), sinais visuais, auditivos, da posição da cabeça, do membro, assim como a cópia eferente do movimento, são utilizadas para o cálculo de um novo sistema de coordenadas centrado agora no efetor.

Hoje se sabe que grande parte da atividade neural do CPP está correlacionada com o planejamento motor. Como já mencionamos, mostrou-se que diferentes porções do córtex parietal de primatas são especializadas no processamento do movimento de efetores específicos, como os olhos, as mãos e os braços. As células que codificam tipos específicos de movimento estão agrupadas em três sub-regiões funcionais do CPP, duas das quais estão ilustradas na Figura 9.15.

A área intraparietal lateral (LIP, do inglês *lateral intraparietal*) está situada na parede lateral do sulco intraparietal e é especializada para o controle de movimentos automáticos dos olhos. A região de alcance do parietal (PRR, do inglês *parietal reach region*) é especializada em alcance e inclui a área intraparietal medial (MIP, do inglês *medial intraparietal*), situada na parede medial do sulco intraparietal, e o setor dorsal da área parietoccipital (PO). A área intraparietal anterior (AIP, do inglês *anterior intraparietal*) situa-se ao longo da porção anterior do sulco intraparietal e está relacionada com movimentos de preensão.

O papel das áreas LIP e PRR no planejamento motor foi elucidado a partir de tarefas em que macacos eram treinados para realizar sacadas visuais ou movimentos de alcance de memória, ou seja, para locais em que alvos específicos haviam sido previamente apresentados. Se os neurônios codificassem apenas os aspectos atencionais da tarefa, deveriam responder igualmente a ambas as situações, movimentos dos olhos e da mão. Se, ao contrário, estivessem envolvidos no planejamento motor, deveriam responder seletivamente a um dos efetores. Recentemente, mostrou-se que o segundo caso é verdadeiro.

O papel da AIP no planejamento da preensão manual foi investigado pelo fisiologista japonês Hideo Sakata e colaboradores em 1986. Macacos foram treinados para realizar a preensão de objetos de diferentes formas, tamanhos e orientações. Em seguida, os pesquisadores injetaram muscimol, um agonista do neurotransmissor inibitório GABA, na região correspondente à AIP. Durante o período de efeito inibitório da droga, os macacos realizavam o alcance de maneira coordenada, mas eram incapazes de fazer o movimento de preensão do objeto. Em outro experimento, eles foram treinados a realizar a preensão dos objetos de memória, isto é, o objeto era apresentado por um curto período e em seguida as luzes eram apagadas. Os neurônios seletivos ao objeto na AIP continuavam disparando após o apagar das luzes até o animal completar a tarefa, condizente com a ideia de que esses neurônios participam na programação motora da preensão.

Neurônios com respostas eletrofisiológicas similares vêm sendo encontrados no córtex pré-motor de macacos. Estudos anatômicos já haviam revelado a existência de uma forte conexão entre o CPP e o córtex pré-motor. Em especial, a área do córtex pré-motor ventral (PMv) parece representar o espaço imediatamente em torno da face, dos braços e do tronco em coordenadas centradas no corpo. Segundo o pesquisador italiano Giacomo Rizzolatti e colaboradores, os neurônios bimodais do córtex pré-motor ventral codificariam uma "ação em potencial", dirigida a um local específico do espaço em torno do animal. Essas ações potenciais corresponderiam a uma espécie de vocabulário motor, cuja combinação apropriada seria enviada ao córtex motor primário e à medula espinal, possibilitando a execução de movimentos complexos.

Em uma outra região do córtex pré-motor ventral (PMv) encontram-se neurônios que codificam principalmente movimentos da mão e da boca. A maioria desses neurônios é ativada durante movimentos dirigidos a um alvo, por exemplo, agarrar, manipular, rasgar e segurar objetos. Essas respostas ocorrem mesmo se o movimento for realizado com diferentes efetores. Por exemplo, uma célula pode ser ativada durante o agarrar do objeto com a mão direita ou com a esquerda, ou até mesmo com a boca. Muitos desses neurônios são disparados em associação com um tipo particular de preensão. As propriedades funcionais dessa área cerebral sugerem que ela estoca esquemas motores ou um vocabulário de atos motores dirigidos a um alvo.

A equipe de Rizzolatti mostrou ainda que uma parte dos neurônios do PMv é ativada não apenas quando um macaco realiza uma ação dirigida a um alvo, mas também quando ele observa outro macaco ou o próprio pesquisador realizando a mesma ação (Figura 9.16). Foram, por esta razão, denominados "neurônios-espelho" (do inglês *mirror neurons*). Esses neurônios codificariam uma ação potencial, disparada automaticamente, no caso da observação de um movimento,

ou voluntariamente, no caso da execução da ação. Tomados em conjunto esses estudos sugeriram que o PMv e o CPP comporiam um circuito neural fortemente interconectado implicado na identificação de uma ação dirigida a um objetivo final, independentemente de quem seja o agente da ação. Como veremos mais adiante, ações geradas por outros indivíduos são uma categoria de estímulos de alta relevância para os macacos em termos de sobrevivência e organização social. Em humanos, esse processo poderia assegurar não só a compreensão da intenção da ação, como também a imitação e o aprendizado motores.

Déficits na cognição motora

Nos seres humanos, o processamento adequado das coordenadas espaciais confere uma habilidade conhecida como cognição espacial. Em 1909, o neurologista e psiquiatra austrohúngaro Rudolf Balint (1874-1929) descreveu uma síndrome que levou seu nome, na qual o paciente, após lesão envolvendo o córtex parietal posterior superior unilateral ou bilateral, apresenta incapacidade de guiar o movimento do braço em direção a um alvo e apanhá-lo, apesar de não apresentar qualquer dificuldade em relatar as características dos objetos e identificá-los nem déficits sensorimotores que comprometessem o movimento de alcance. Com dificuldade de direcionar o movimento dos olhos para a posição exata em que se localiza o objeto-alvo, o paciente superestima ou subestima a posição desse no espaço, condição essa conhecida como dismetria ou ataxia óptica. É como se o paciente não pudesse mais acessar o sistema de referências espaciais para calcular a posição do objeto em relação ao seu braço e à sua mão (espaço egocêntrico). Esses pacientes sofrem grande incapacidade motora, embora geralmente não apresentem déficits primários ou de coordenação que justifiquem os sinais clínicos descritos. Em revisão publicada em 2018, os pesquisadores italianos Claudio Galletti e Patrizia Fattori questionam a proposta de segregação de áreas corticais estritamente dedicadas a funções específicas, sugerindo que numerosas redes funcionais, frequentemente envolvendo as mesmas áreas corticais, estariam envolvidas na geração das tarefas de alcance e preensão do dia a dia.

Outra síndrome clássica característica que ocorre após uma lesão do CPP é a *heminegligência espacial*. Nesse caso, há um déficit lateralizado de percepção espacial e dos eventos que ocorrem do lado contralesional: o paciente não percebe conscientemente nem interage com eventos e/ou com o próprio corpo no espaço contralateral à sua lesão cerebral. Esses sintomas estão presentes mesmo na ausência de déficits sensorimotores importantes, tais como hemianopsia, hemianestesia superficial ou profunda e hemiparesia ou hemiplegia. Ainda não está esclarecido se o problema subjacente à negligência é um déficit de orientação atencional para uma parte do espaço ou uma falência na capacidade de construir a representação mental desse espaço.

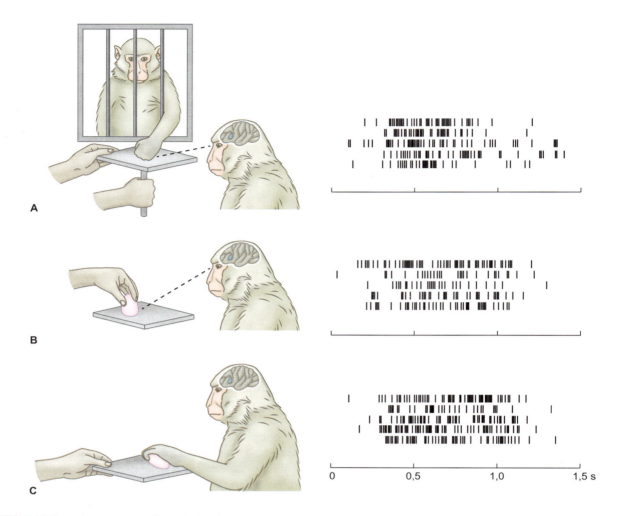

FIGURA 9.16 Experimento no qual neurônios do córtex pré-motor ventral são registrados durante diferentes situações. **A.** O animal vê outro animal pegar o objeto colocado na plataforma em frente. Nessa situação, um dos neurônios corticais registrados aumenta a frequência de potenciais de ação (representados pelos pequenos traços verticais à direita). **B.** O pesquisador realiza a preensão do objeto, observado pelo animal. O neurônio também aumenta a frequência de potenciais de ação. **C.** Finalmente, o neurônio se comporta do mesmo modo quando é o próprio animal que agarra o objeto.

A hemineligência espacial é mais comum após lesão do CPP direito, podendo ocorrer também após lesões frontoparietais, frontais e talâmicas. Como mencionado anteriormente, o CPP é reconhecido como sítio de integração de informações oriundas dos córtices sensitivos primários como, por exemplo, o córtex visual, sensitivo, insular e vestibular. Tal integração das informações sensitivas seria a base para uma atualização constante do estado de vigília e percepção do espaço próximo, muito próximo e distante do corpo, e de suas possíveis interações com objetos e ferramentas. Circuitos neurais interativos parecem ser necessários para conferir a atualização dos mapas espaciais, apesar de o córtex parietal parecer ser imprescindível nesse processo. Outra característica dessa síndrome é o fato de seus sintomas poderem se expressar no espaço pessoal, peripessoal e extrapessoal, sendo classificados como *alocêntricos* (centrados nas coordenadas espaciais referentes ao objeto) ou *egocêntricos* (centrados nas coordenadas espaciais referentes ao corpo do sujeito). Um exemplo de déficit alocêntrico é quando o paciente, solicitado a copiar um desenho (p. ex., uma flor), omite a parte esquerda do objeto copiado.

Além disso, esses pacientes tendem a orientar o olhar e desviar a cabeça e o tronco para o lado ipsilateral à lesão cerebral (p. ex., lesão do CPP direito), negligenciando o hemicorpo esquerdo. A falta de interação com o hemicorpo afetado pode acarretar um desuso deste, com consequente perda de independência funcional após a lesão cerebral. Finalmente, pacientes com hemineligência podem apresentar déficits no planejamento e na execução do plano motor. Apesar de apresentarem pouco ou nenhum déficit sensorimotor primário, esses pacientes mostram um alentecimento no tempo de reação para iniciar uma atividade motora que exija o cruzamento da linha média do corpo, tal como levar o braço direito (para um paciente que sofreu lesão do CPP direito) a realizar alguma ação no espaço referente ao lado esquerdo do corpo. Podem ainda apresentar uma alentecimento dos movimentos realizados pelo braço esquerdo no espaço negligenciado.

Reconhecida como uma síndrome neurológica a partir de 1970, atualmente considera-se a heminegligência como uma alteração das redes neurais de integração sensitiva e cognitiva de alta ordem. Em relação ao prognóstico clínico do paciente, a heminegligência está associada à pobre recuperação funcional do membro superior afetado. Portanto, a heminegligência e a síndrome de Balint comprometem as interações do indivíduo com seu ambiente.

A *apraxia ideomotora* é uma disfunção neurológica caracterizada pela incapacidade de, ou déficit em, produzir determinados atos motores, tais como a utilização de objetos, ou mesmo de identificar corretamente a mímica correspondente ao uso de determinado objeto (pantomima). O estudo dos déficits que esses pacientes apresentam no reconhecimento, na compreensão e na produção do movimento nos permite investigar como são construídas e onde estão estocadas as representações motoras relacionadas com ações dirigidas a objetos. A pesquisadora Angela Sirigu e colaboradores relataram em 1995 o caso de uma paciente apráxica, LL, que sofrera lesão bilateral do CPP. A paciente realizava uma preensão manual adequada quando solicitada a levar objetos de um local a outro. No entanto, se fosse solicitada a utilizar ou a simular a utilização desses mesmos objetos – como uma tesoura –, mostrava-se incapaz de fazê-lo. Os autores propuseram a existência de mecanismos corticais especializados para a representação e a ativação de esquemas de postura da mão necessários para a realização de ações complexas, tais como utilização de objetos. Ou seja, quando um indivíduo pega um objeto apenas para reposicioná-lo, a configuração da mão depende da forma e do tamanho do objeto, que podem ser obtidos *on-line* através de informação oriunda dos córtices de integração sensitiva, como o sulco temporal superior (STS) e o CPP. No entanto, a configuração da mão para a utilização do objeto inclui o conhecimento de um repertório gestual adequado, que está indisponível no caso dos pacientes apráxicos.

Outros autores evidenciaram, por meio da técnica de fMRI, a ativação de regiões frontoparietais bilaterais durante a imitação de gestos, e ainda uma dominância do córtex parietal inferior esquerdo para essa tarefa, fortalecendo as teorias baseadas em estudos clínicos de pacientes apráxicos, que propõem o envolvimento do CPP inferior na imitação de gestos e na produção de ações manuais. Tomados em conjunto, os resultados de lesão nas regiões frontoparietais em humanos apontam para a grande complexidade dos circuitos neurais implicados no vasto repertório de produção das ações humanas.

Simulação mental da ação

O sistema motor é responsável não somente pela produção como também pela codificação dos aspectos representacionais do movimento, como se mostra evidente, por exemplo, pela nossa capacidade de simular mentalmente uma determinada ação. É consenso que os mecanismos neurais envolvidos na execução de um movimento são utilizados, ao menos parcialmente, também na sua simulação mental. A principal diferença entre as condições é que, na simulação mental, nenhum comportamento motor explícito é observado. Nesse contexto, a *imagética motora* é definida como um processo dinâmico no qual a pessoa acessa o plano motor de uma dada ação e acompanha ativamente o seu desdobramento. Outra faceta da simulação mental de movimentos se apresenta quando da *observação da ação* de outro, também capaz de ativar áreas encefálicas importantes para o controle motor em primatas.

Imagética motora

Estudos em que se utilizaram técnicas comportamentais, respostas fisiológicas e neuroimagem confirmam a existência de forte paralelismo entre a imaginação e a execução de um determinado movimento. Assim, as características temporais desse tipo de simulação mental de um movimento são similares à sua execução. Por exemplo, o tempo necessário para uma pessoa se imaginar caminhando até alvos posicionados em diferentes distâncias é similar ao tempo gasto para ela de fato caminhar até os mesmos alvos. Além disso, as características cinemáticas dos movimentos também são preservadas durante a imagética motora.

Assim como durante a execução de movimentos, foi demonstrado que a imagética motora também modula o sistema nervoso autônomo. Durante a simulação de movimentos observa-se, por exemplo, aumento da frequência cardíaca proporcional à carga do exercício imaginado, mesmo que não haja evidência eletromiográfica ou metabólica de atividade muscular. Estudos feitos com neuroimagem funcional confirmam que a imagética motora induz a ativação de áreas cerebrais envolvidas no planejamento e na execução de ações, tais como a área pré-motora, a área motora suplementar, o córtex parietal, o córtex pré-frontal, os núcleos da base, o cerebelo e o córtex motor primário.

Essas semelhanças entre a execução e a simulação mental de movimentos tornam intuitivo pensar que a imagética motora pode ser empregada no intuito de aprender ou melhorar a execução de uma ação. Esse tipo de treinamento sem a execução de movimentos é chamado "prática mental". Existem relatos, datando do início do século XX, que fazem referência ao uso da prática mental com o objetivo de obter melhora no desempenho esportivo. Essa técnica tem-se mostrado eficiente também na aquisição de habilidades cirúrgicas e até mesmo no ganho de força muscular. Tais modificações são decorrentes da reorganização e do refinamento de programas motores. Marc Jeannerod, fisiologista francês pioneiro no estudo da imagética motora, propôs que o aumento do tráfego de informações pelos circuitos neurais durante a simulação de movimentos pode ser responsável pelo aumento da eficácia sináptica em regiões críticas do encéfalo, por exemplo, no cerebelo e nos núcleos da base. Isso resultaria em aumento da capacidade de sintonizar populações de motoneurônios e de ajustar a coordenação entre músculos agonistas e antagonistas do movimento, melhorando sua execução por meio de modificações no sistema nervoso central.

Com base nas semelhanças entre a imaginação e a execução de atos motores e nos efeitos da prática mental, alguns pesquisadores propuseram o uso dessa técnica para guiar o processo de organização do sistema sensorimotor de maneira funcional durante a reabilitação após lesão neurológica. De fato, existem evidências clínicas de que o treino sistemático com a simulação mental de movimentos pode gerar ganhos funcionais nas atividades da vida diária de pacientes após sofrerem uma lesão encefálica. Essa melhora ocorre não só para as atividades treinadas: há também uma transferência das habilidades adquiridas para outras funções que não fizeram parte do programa de treinamento.

Mesmo na ausência de lesão central, durante períodos de imobilização que impeçam um indivíduo de executar movimentos já treinados há perda do repertório especializado de movimentos. Também nesse caso a imaginação da ação pode prevenir a ocorrência de uma reorganização (mal) adaptativa do SNC, decorrente da falta de atividade motora. Assim, a prática mental pode representar uma importante ferramenta de baixíssimo custo a ser utilizada dentro do programa de tratamento de pacientes que apresentam ou não lesão neural.

Entretanto, algumas condições podem afetar a própria representação de movimentos ou o acesso consciente a essas representações. Por exemplo, lesões no mesencéfalo (substância negra), no cerebelo e no córtex motor primário alentecem a execução de movimentos. Esse prejuízo também ocorre na simulação mental, ou seja, tais lesões não alteram as relações temporais existentes entre a imaginação da ação e a execução de movimentos, o que sugere que essas áreas não estariam envolvidas na geração da imagem mental de movimentos propriamente dita nem no acesso a ela. Porém, em casos de pacientes com lesões das áreas parietal posterior e superior, pode ocorrer uma dissociação entre execução e imaginação dos movimentos do membro contralateral à lesão, com a imaginação tornando-se a principal afetada. Tais pacientes apresentam um déficit seletivo para predizer, mediante imagética motora, o tempo necessário para executarem o movimento. Esses resultados indicam que o córtex parietal é importante para a geração de representações mentais de movimentos, e na ausência dessa representação a prática mental seria impossível.

Além da prática mental, outra área de interação entre a imagética motora e a reabilitação é a relacionada com interfaces cérebro-máquina (BMI, do inglês *brain-machine interface*). Desde a revolução tecnológica ocorrida em meados do século XX, com o aparecimento do computador e outros sistemas eletrônicos, diversos pesquisadores têm se dedicado à pesquisa básica e clínica nessa área. Ferramentas como a eletroencefalografia (EEG), a espectrografia funcional próxima ao infravermelho (fNIRS, do inglês *functional near-infrared spectroscopy*) e a fMRI têm sido utilizadas para registro da atividade neuronal que, em tempo real, são convertidas em sinais eletrônicos para controle de um cursor em uma tela de computador ou o movimento de uma prótese robótica, por exemplo.

Nesse contexto, a imagética motora tem sido a maneira mais utilizada para evocar a atividade neuronal, principalmente naqueles indivíduos impossibilitados de controlar o movimento do corpo ou de parte dele, seja por conta de lesões medulares, seja por amputações. Não surpreende o fato de que aqueles indivíduos que apresentam maior capacidade em imaginar um movimento, principalmente usando pistas somestésicas, são os mesmos com maior habilidade de controle de BMI. Nos sistemas de BMI que se utilizam de sinais de EEG, as duas principais maneiras de atividade neuronal adquiridas são o ritmo *Mu* na banda alfa (oscilações elétricas cerebrais entre 8 e 13 Hz) e o ritmo na frequência alfa e beta (13 – 30 Hz), ambos com origem no córtex sensorimotor. Assim como outros sinais fisiológicos, essas oscilações se modificam de modo semelhante durante a execução e a imaginação de um movimento, apresentando maior ou menor contribuição para o sinal de EEG de acordo com a tarefa.

Em um trabalho seminal sobre o tema, Gert Pfurtscheller e Christa Neuper demonstraram que as alterações nas oscilações do EEG decorrentes da prática mental de apenas poucos dias de duração podem ser utilizadas como classificadores de diferentes tarefas, como imaginar o movimento da mão direita ou da mão esquerda. Fazendo uso desse procedimento, esses pesquisadores foram capazes de capacitar um paciente tetraplégico para o uso de uma prótese manual. Para além desse exemplo, são inúmeras as aplicações das interfaces cérebro-máquina controladas por intermédio da imaginação da ação, com potencial impacto em áreas tão diversas como a neurorreabilitação e o desenvolvimento de próteses robóticas, assim como as atividades de entretenimento que fazem uso de jogos virtuais.

Observação da ação

Na seção "Visão para o movimento", destacamos o papel crucial de neurônios do córtex pré-motor e parietal para a organização de uma ação dirigida a um alvo. A partir dos anos 1990, Rizzolatti e colaboradores mostraram a existência de neurônios que se ativavam não apenas quando um macaco realizava a ação, mas também quando ele observava outro macaco ou o próprio pesquisador realizando a mesma ação (ver Figura 9.16). Tais células foram, por essa razão, denominadas "neurônios-espelho".

Segundo os autores dessa linha de pesquisa, esses neurônios codificariam uma ação potencial, disparada automaticamente, no caso da observação de um movimento, ou voluntariamente, durante a execução da ação. É como se a ação viesse à mente, isto é, fosse representada internamente, apenas ao observar a realização do movimento por outra pessoa, independentemente do fato de o observador estar ou não realizando a mesma ação. A mesma representação será evocada quando o indivíduo pensar em realizar o movimento e, obviamente, quando o realizar de fato, mas somente no último caso as ações potenciais são transformadas em ações reais. Para testar se os neurônios do córtex pré-motor ventral codificam realmente a intenção motora, a pesquisadora italiana Maria Alessandra Umiltà e colaboradores idealizaram um paradigma no qual o macaco ora observava uma ação direcionada para um objeto (a mão do pesquisador se aproximava do objeto e o agarrava), ora observava a mesma ação, porém com o final (quando o objeto era agarrado) escondido da visão do animal. Os autores observaram que os neurônios-espelho do córtex pré-motor ventral, que eram ativados durante a observação da parte final da ação, também eram ativados quando esta era encoberta. Esses resultados sugerem uma correlação entre a atividade dos neurônios-espelho e o significado da tarefa em si, ou seja, a intenção do gesto, e não as características físicas da ação.

Outros pesquisadores estudaram as propriedades funcionais de neurônios no CPP inferior de macacos, encontrando grupos de neurônios semelhantes aos descritos para as regiões pré-motoras. Neurônios no CPP eram ativados quando o macaco realizava uma determinada ação, tal como agarrar um objeto e levá-lo à boca, e quando observava o mesmo gesto sendo realizado por outro indivíduo, o pesquisador.

O córtex pré-motor ventral e o CPP poderiam, portanto, ser integrantes de um circuito neural implicado na identificação de uma ação dirigida a um objetivo final, independentemente de quem seja o agente da ação.

Ações geradas por outros indivíduos são uma categoria de estímulos de alta relevância para os macacos em termos de sobrevivência e organização social. Em humanos, esse processo poderia assegurar não só a compreensão da intenção da ação como também a imitação e o aprendizado motores. O pesquisador britânico James Kilner e colaboradores mostraram, pioneiramente em 2004, que o circuito parietofrontal é recrutado quando o indivíduo prevê a ocorrência de um movimento a ser realizado por outra pessoa, antes mesmo do início do movimento, o que indica que esse circuito poderia ser utilizado de modo a antecipar ações alheias.

Ao longo dos anos, estudos utilizando diferentes técnicas de neuroimagem forneceram evidências de que a observação de ações realizadas por outrem ativa uma extensa rede cortical que inclui os córtices pré-motor e parietal. A confirmação direta da existência de neurônios-espelho em humanos foi obtida a partir de estudos em indivíduos submetidos a cirurgia para tratamento de quadro epiléptico (em procedimento semelhante ao usado décadas antes nos estudos de Penfield). Talvez o mais importante desses estudos seja o realizado por Roy Mukamel e colaboradores, em 2010, que registraram a atividade extracelular de mais de 1.000 células neuronais dos córtices frontal e temporal de 21 indivíduos durante a execução e a observação de ações de preensão manual e expressões faciais. Os autores encontraram respostas tanto durante a observação quanto durante a execução do movimento em células de regiões tais como a área motora suplementar e o hipocampo. Técnicas invasivas, como a eletrocorticografia, também foram utilizadas. Com essa ferramenta, Anat Perry e seu grupo observaram um padrão de atividade gama (oscilações elétricas cerebrais em faixas acima de 30 a 50 Hz) em áreas sensorimotoras previamente identificadas em macacos, como a região parietal e o giro frontal inferior, durante as mesmas tarefas de observação e execução de movimentos de preensão manual.

As possíveis implicações clínicas dessa integração visuomotora começaram a ser discutidas já na década seguinte à descoberta, quando se sugeriu que alterações desse "sistema-espelho" pudessem estar relacionadas com distúrbios do desenvolvimento tais como o autismo. Indivíduos com transtorno de espectro autista em geral apresentam déficits de imitação e empatia, que poderiam estar associados a prejuízos no reconhecimento da ação do outro. De fato, ao medir as oscilações do ritmo Mu em áreas sensorimotoras, um marcador bem estabelecido da atividade visuomotora, a equipe de Lindsay Oberman observou, em 2005, que indivíduos controle (sem diagnóstico de autismo) e aqueles com espectro autista apresentavam aumento da atividade cortical (supressão do ritmo Mu) durante a realização de movimentos manuais, mas somente os primeiros (controles) o faziam durante a observação desses mesmos movimentos. Exames por neuroimagem também demostraram que a atividade de áreas como o giro frontal inferior é reduzida ou nula em crianças com autismo, quando observam expressões emocionais, diferentemente daquelas do grupo típico, que apresentavam ativação significativa nessa tarefa.

Outras implicações têm se mostrado evidentes na literatura e na prática clínica em reabilitação. Por exemplo, a integração visuomotora tem servido de base explicativa para o efeito de terapias com espelho, como utilizado para tratamento de dor fantasma (dor em uma parte do corpo previamente amputada em um acidente ou por motivos terapêuticos). Além disso, todo um campo de investigação em neurociência social foi expandido graças a esses achados. Esse tema mostra como avanços pontuais no conhecimento das bases neurais do comportamento humano podem nos levar às fronteiras do conhecimento nos mais diversos campos do saber.

Plasticidade cerebral

A produção dos diferentes comportamentos motores descritos anteriormente, nos seus diversos graus de complexidade, é resultado da atividade orquestrada dos bilhões de unidades neuronais interconectadas que compõem o cérebro de mamíferos superiores. Modificações estruturais e funcionais das conexões dentro do sistema nervoso possibilitam a aquisição de novos padrões comportamentais ao longo da vida do animal. A plasticidade neural consiste no conjunto de formas pelas quais essas modificações são implementadas em resposta a estímulos intrínsecos e extrínsecos (ver Capítulo 6, *Neuroplasticidade*). Hoje é consenso que os mecanismos de plasticidade constituem a base fisiológica para o funcionamento normal do encéfalo humano.

O conceito de plasticidade cerebral tem se revelado especialmente fértil no domínio do controle motor. Até os anos 1980, acreditava-se que, uma vez estabelecidas durante o desenvolvimento, as representações sensorimotoras tornavam-se estáveis, permanecendo fixas por toda a vida adulta. Foi constatado, entretanto, que essas representações são dinâmicas e estão em constante mudança no cérebro humano normal, em função do aprendizado e da experiência individual. Além disso, foi amplamente demonstrado, por exemplo, que a aquisição de habilidades motoras, como aprender a tocar um instrumento musical ou praticar um esporte, altera a topografia das representações sensorimotoras.

Chama a atenção o fato de que não só a função mas também a estrutura do sistema nervoso se modificam ao longo de todo o ciclo de vida. O desenvolvimento das técnicas disponíveis para o estudo do sistema nervoso permitiu grande avanço do conhecimento sobre a neuroplasticidade nas últimas décadas. Mudanças na espessura do córtex e na substância branca de diferentes regiões do sistema nervoso relacionadas com o aprendizado em humanos são evidenciadas por técnicas modernas de neuroimagem. Os mecanismos plásticos envolvidos no aprendizado motor são muitos e envolvem diferentes escalas espaciais e temporais. Abrangem, por exemplo, remodelamento no funcionamento de redes de áreas cerebrais, modificações sinápticas, regulação da mielina axonal e transformações epigenéticas do DNA.

Após lesões do sistema nervoso central ou até mesmo na periferia corporal, esses processos plásticos tendem a ser ainda mais intensos, e uma nova arquitetura cerebral pode se estabelecer. A configuração exata dessa nova arquitetura vai depender de uma série de fatores, tais como as áreas atingidas pela lesão, a idade do indivíduo, o estado pré-mórbido do encéfalo do paciente e o processo de reabilitação e interação com o ambiente que irá se suceder.

Plasticidade motora após lesão central

Déficits nos movimentos são muito comuns após lesões encefálicas, como as que ocorrem nos acidentes vasculares (AVC), traumatismos cranianos, tumores, entre tantas outras condições. As repercussões motoras mais comuns vão atingir o hemicorpo contralateral e incluem paralisia ou fraqueza muscular, tônus muscular anormal, modificações do controle postural e alterações da coordenação entre as diferentes articulações durante o movimento. Como visto, as modificações e as adaptações na *performance* motora que ocorrem em consequência do AVC e no processo de reabilitação podem estar relacionadas com mudanças nos mapas de representação sensorimotora.

Em meados da década de 1990, o pesquisador norte-americano Randolph Nudo mostrou que, após lesões que atingiam parte da representação da mão em M1 de macacos, se os animais não fossem submetidos a nenhum treinamento específico nem fossem estimulados a usar o membro afetado, a área restante de representação da mão, aquela que não foi lesada, diminuiria de tamanho. Já se o animal tivesse o uso do membro não afetado restrito por uma jaqueta e fosse submetido a um treino diário da mão parética (com o objetivo de melhorar a habilidade de usá-la para alcançar e pegar comida), esse membro voltaria a apresentar um grau de funcionalidade similar ao do período anterior à lesão, sendo a área de representação da mão no córtex motor primário preservada.

Resultados similares podem ser observados com auxílio da estimulação magnética transcraniana (EMT) em pacientes após uma lesão cerebral. Mapas motores são menores em pacientes com maior incapacidade. Ademais, verifica-se, depois de um treinamento adequado, um aumento do mapa motor cortical dos segmentos envolvidos e da excitabilidade corticospinal que acompanha a recuperação motora desses pacientes. De fato, hoje se sabe que, mesmo cronicamente após uma lesão, a função motora pode melhorar. Pesquisas com abordagens de reabilitação, como a terapia por contenção induzida (TCI) em pacientes com sequelas motoras crônicas pós-AVC, por exemplo, demonstram mudanças plásticas marcantes no sistema nervoso desses pacientes, que não se restringem às regiões perilesionais. O encéfalo é um órgão complexo e extremamente interconectado. Mudanças na espessura de diferentes regiões relacionadas com o controle de movimentos e da conectividade funcional e estrutural entre suas diferentes áreas podem ser implementadas. Até mesmo a interação entre as regiões sensorimotoras dos dois hemisférios cerebrais se modifica após uma lesão unilateral no córtex motor. Efetivamente, pode ocorrer um verdadeiro rearranjo de redes neuronais. Em primatas, por exemplo, áreas corticais importantes para o controle motor normal, mas com pequena conexão física direta de axônios, como o córtex pré-motor e S1, podem passar a exibir uma ampla conexão estrutural após lesão de M1.

Plasticidade sensorimotora após lesão periférica

Um dos casos mais radicais de lesão na periferia do corpo é a amputação de um membro. Ela envolve a perda dos estímulos aferentes e eferentes relacionados com parte do corpo perdida. No caso da amputação de um membro, ocorre uma reorganização nos córtices motor e somatossensorial primários. Essa se caracteriza de maneira geral por uma expansão da representação do coto e de áreas somatotopicamente vizinhas no córtex somatomotor, que passam a ocupar a área de representação antes relacionada com o segmento amputado. Apesar dessa invasão, uma representação motora cortical residual do segmento amputado continua a existir. Frequentemente, as amputações estão associadas à manutenção de uma sensação vívida da presença do membro, fenômeno denominado "sensação fantasma". Essas sensações podem ser mecânicas, térmicas e até mesmo extremamente dolorosas (gerando a dor no membro fantasma), e têm sido relacionadas com a reorganização cerebral após a amputação. A dor fantasma é um dos exemplos mais marcantes de que a plasticidade cerebral pode ser mal-adaptativa, ou seja, pode ser associada com consequências negativas, como a dor ou a perda de função. No entanto, mesmo condições mais corriqueiras do que a amputação, como a presença de dor lombar crônica não específica, por exemplo, estão associadas a modificações cerebrais marcantes e alterações no controle motor. Assim, nem toda plasticidade é positiva.

Uma vez estabelecida, a reorganização de uma representação motora pode ser modificada? A resposta parece ser sim, mesmo em cenários extremos. Em 2009, nosso grupo acompanhou um paciente cronicamente amputado que recebeu um transplante bilateral de mãos. Em uma cirurgia complexa, as mãos de um doador foram implantadas ao coto do paciente que viveu sem as mãos por anos. Empregando a EMT, foi realizado o mapeamento de diferentes músculos do membro superior e da face ao longo dos períodos pré e pós-operatórios. O estudo revelou que o córtex motor do paciente receptor do transplante adquiriu uma representação dos músculos intrínsecos da mão proveniente do doador. Esse achado demonstra uma grande maleabilidade nas representações sensorimotoras (Figura 9.17).

Os mecanismos plásticos associados a lesões periféricas, no entanto, não envolvem somente mudanças funcionais nas representações sensorimotoras. Modificações na substância cinzenta tanto cortical quanto subcortical, além de extensas modificações na conectividade funcional e estrutural cerebral, já foram demonstradas por diferentes grupos de pesquisa, incluindo o nosso, em modelos animais e em humanos.

Implicações do estudo translacional da neuroplasticidade

O progresso dos estudos em modelos animais, somado à combinação de diferentes técnicas neurofisiológicas, de neuroimagem, medidas clínicas e comportamentais em humanos, têm permitido grande desenvolvimento da investigação sobre a plasticidade neural. Os estudos sobre o efeito de lesões, a recuperação motora e o aprendizado apontam para a existência de diversas formas de neuroplasticidade acontecendo concomitantemente, desde o nível celular até o comportamental. As descobertas dos mecanismos da plasticidade neural podem inspirar o desenvolvimento de terapias com o objetivo de potencializar a própria capacidade plástica do sistema nervoso. Um desafio é determinar como guiar a plasticidade para um sistema particular.

Atualmente, os avanços computacionais e de neuroimagem permitem que uma pessoa possa acompanhar em tempo real a atividade de regiões específicas do seu próprio cérebro. Esse *neurofeedback* por imagens de ressonância funcional (NFBf) permite que o voluntário controle a atividade de redes cerebrais de interesse, podendo ser associado a outros estímulos internos ou externos. Nosso grupo tem investigado o uso no NFBf associado à imagética motora, sendo bastante promissores os resultados encontrados. No estudo realizado em 2019 por Theo Marins e colaboradores, foi observado um aumento do recrutamento de áreas relacionadas com o controle motor, modificações na conectividade sensorimotora e,

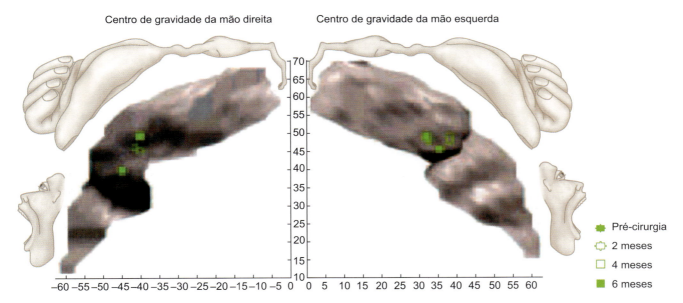

FIGURA 9.17 Reconstrução da região correspondente ao córtex motor primário (M1). Para efeito de comparação com os sujeitos normais, o homúnculo de Penfield foi representado bilateralmente. Os símbolos em verde indicam o centro de gravidade das ativações obtidas por movimentos de abertura e fechamento da mão, a cada avaliação (antes da cirurgia, dois, quatro e seis meses após a cirurgia).

o mais surpreendente, a indução de plasticidade estrutural no corpo caloso, tudo isso em apenas uma única sessão de treinamento. Outra abordagem de neuromodulação que tem como objetivo interferir sobre redes neurais específicas, e que pode vir a produzir um grande impacto clínico, são as técnicas de estimulação cerebral não invasiva, como a estimulação magnética transcraniana repetitiva ou a estimulação transcraniana por corrente elétrica.

Além dos benefícios citados, os avanços no conhecimento dos mecanismos de neuroplasticidade, seus limites e variações individuais podem ser usados para traçar prognósticos mais acurados para pessoas acometidas por doenças que afetem o sistema nervoso, permitindo a prescrição mais precisa, individualizada e eficiente de tratamentos, de modo a oferecer, assim, grandes benefícios à sociedade.

Bibliografia

Badgaiyan, R. D. (2000). Executive control, willed actions, and nonconscious processing. *Human Brain Mapping*, 9, 38-41.

Balasubramaniam, R., & Wing, A. M. (2002). The dynamics of standing balance. *Trends in Cognitive Sciences*, 6, 531-536.

Bear, M. F., Connors, B. W., & Paradiso, M. A. (2002). *Neurociências: Desvendando o sistema nervoso* (2a ed). Porto Alegre: Artmed.

Bizzi, E., Tresch, M. C., Saltiel, P., & d'Avella, A. (2000). New perspectives on spinal motor systems. *Nature Reviews Neuroscience*, 1, 101-108.

Classen, J., Liepert, J., Wise, S. P., Hallett, M., & Cohen, L. G. (1998). Rapid plasticity of human cortical movement representation induced by practice. *Journal of Neurophysiology*, 79, 1117-1123.

Cohen, Y. E., & Andersen, R. A. (2002). A common reference frame for movement plans in the posterior parietal cortex. *Nature Reviews Neuroscience*, 3, 553-562.

Cramer, S. C., & Bastings, E. P. (2000). Mapping clinically relevant plasticity after stroke. *Neuropharmacology*, 39, 842-851.

Doron, N., & Rand, D. (2019). Is unilateral spatial neglect associated with motor recovery of the affected upper extremity poststroke? A systematic review. *Neurorehabilitation and Neural Repair*, 33, 179-187.

Duhamel, J. R., Colby, C. L., & Goldberg, M. E. (1998). Ventral intraparietal area of the macaque: Congruent visual and somatic response properties. *Journal of Neurophysiology*, 79(1), 126-136.

Fadiga, L., Fogassi, L., Gallese, V., & Rizzolatti, G. (2000). Visuomotor neurons: Ambiguity of the discharge or 'motor' perception? *International Journal of Psychophysiology*, 35, 165-177.

Galletti, C., & Fattori, P. (2018). The dorsal visual stream revisited: Stable circuits or dynamic pathways? *Cortex*, 98, 203-217.

Gazzaniga, M., Ivry, R. B., & Magoun, G. R. (1998). *Cognitive neuroscience: the biology of the mind*. New York: W.W. Norton & Company, Inc.

Giraux, P., Sirigu, A., Schneider, F., & Dubernard, J. M. (2001). Cortical reorganization in motor cortex after graft of both hands. *Nature Neuroscience*, 4, 691-692.

Graziano, M. S., Taylor, C. S., & Moore, T. (2002). Complex movements evoked by microstimulation of precentral cortex. *Neuron*, 34, 841-851.

Heilman, K. M., & Valenstein, E. (2003). *Clinical neuropsychology*. New York: Oxford University Press.

Hofsten, C. von. (2004). An action perspective on motor development. *Trends in Cognitive Sciences*, 8, 266-272.

Imamizu, H., Miyauchi, S., Tamada, T., Sasaki, Y., Takino, R., Putz, B., Yoshioka, T., & Kawato, M. (2000). Human cerebellar activity reflecting an acquired internal model of a new tool. *Nature*, 403, 192-195.

Iriki, A., Tanaka, M., & Iwamura, Y. (1996). Coding of modified body schema during tool use by macaque postcentral neurons. *Neuroreport*, 7, 2325-2330.

Jeannerod, M. (1997). The cognitive neuroscience of action. New York: Blackwell Publishers.

Jeannerod, M. (2006). The origin of voluntary action: History of a physiological concept. *Comptes Rendues Biologies*, 329, 354-362.

Jeannerod, M. (2006). *Motor cognition: What actions tell the self*. Oxford University Press.

Kandel, E., Schwartz, J. H., & Jessel, T. M. (2013). *Principles of neural science* (5a ed). New York: McGraw-Hill.

Kilner, J. M., Vargas, C., Duval, S., Blackemore, S. J., & Sirigu, A. (2004) Motor activation prior to observation of a predicted movement. *Nature Neuroscience*, 7, 1299-1301.

Langer, K. G., Piechowski-Jozwiak, B., & Bogousslavsky, J. (2019). Hemineglect and attentional dysfunction. *Frontiers in Neurology and neuroscience*, 44, 89-99.

Lent, R (2010). *Cem bilhões de neurônios? Conceitos fundamentais de Neurociência* (2a ed). Rio de Janeiro: Atheneu.

Marins, T., Rodrigues, E. C., Bortolini, T., Melo, B., Moll, J., & Tovar-Moll, F. (2019) Structural and functional connectivity changes in response to short-term neurofeedback training with motor imagery. *Neuroimage*, 194, 283-290.

Merzenich, M. (1998). Long-term changes of mind. *Science*, 282, 1062-1063.

Milner, A. D., & Goodale, M. A. (1995). *The visual brain in action*. New York: Oxford University Press.

Mukamel, R., Ekstrom, A. D., Kaplan, J., Iacoboni, M., & Fried, I. (2010). Single neuron responses in humans during execution and observation of actions. *Current Biology*, 20, 750-756.

Mushiake, H., Inase, M., & Tanji, J. (1991). Neuronal activity in the primate premotor, supplementary, and precentral motor cortex during visually guided and internally determined sequential movements. *Journal of Neurophysiology*, 66, 705-718.

Nudo, R. J., Wise, B. M., SiFuentes, F., & Milliken, G. W. (1996). Neural substrates for the effects of rehabilitative training on motor recovery after ischemic infarct. *Science*, 272, 1791-1794.

Oberman, L. M., Hubbard, E. M., McCleery, J. P., Altschuler, E. L., Ramachandran, V. S., & Pineda, J. A. (2005) EEG evidence for mirror neuron dysfunction in autism spectrum disorders. *Brain Research/Cognitive Brain Research*, 24, 190-198.

Perry, A., Stiso, J., Chang, E. F., Lin, J. J., Parvizi, J., & Knight, R. T. (2018). Mirroring in the human brain: deciphering the spatial-temporal patterns of the human mirror neuron system. *Cerebral Cortex*, 28, 1039-1048.

Pfurtscheller, G., & Neuper, C. (2001) Motor imagery and direct brain-computer communication. *Proceedings of the IEEE*, 89, 1123-1134.

Preuss, T. M., & Kaas, J. H. (1999). Human brain evolution. In Zigmond, M. J. et al. (Eds.). *Fundamental Neuroscience*, p. 1283-1311. New York: Academic Press.

Sanes, J. N., & Schieber, M. H. (2001). Orderly somatopy in primary motor cortex: Does it exist? *Neuroimage*, 13, 968-974.

Schieber, M. H. (2003). Voluntary descending control. In Zigmond, M. J. et al. (Eds.). *Fundamental Neuroscience* (p. 791-814). New York: Academic Press.

Scott, S. H. (2004). Optimal feedback control and the neural basis of volitional motor control. *Nature Reviews Neuroscience*, 5, 534-545.

Sirigu, A., Duhamel, J. R., Cohen, L., Pillon, B., Dubois, B., & Agid, Y. (1996). The mental representation of hand movements after parietal cortex damage. *Science*, 273, 1564-1568.

Umiltà, M. A., Kohler, E., Gallese, V., Fogassi, L., Fadiga, L., Keysers, C., & Rizzolatti, G. (2001). I know what you are doing: A neurophysiological study. *Neuron*, 31, 155-65.

Vargas, C. D., Aballéa, A., Rodrigues, E. C., Reilly, K. T., Mercier, C., Petruzzo, P., Dubernard, J. M., & Sirigu, A. (2009) Re-emergence of hand-muscle representations in human motor cortex after hand allograft. *Proceedings of the National Academy of Sciences U.S.A.*, *106*, 7197-202.

Villalobos, M. E., Mizuno, A., Dahl, B. C., Kemmotsu, N., & Müller, R. A. (2005) Reduced functional connectivity between V1 and inferior frontal cortex associated with visuomotor performance in autism. *Neuroimage*, *25*, 916-25.

Von Helmholtz, H. (1867). *Handbuch der physiologischen Optik*, III (Leopold Voss, 1867). Traduzido por The Optical Society of America, em 1924, da 3ª ed. alemã de 1910, *Treatise on physiological optics*, III.

Ward, N. S. (2004). Functional reorganization of the cerebral motor system after stroke. *Current Opinion in Neurobiology*, *17*, 725-730.

Weiss, E. J., & Flanders, M. (2004). Muscular and postural synergies of the human hand. *Journal of Neurophysiology*, *92*, 523-535.

Wolpert, D. M., & Flanagan, J. R. (2001). Motor prediction. *Current Biology*, *11*, R729-R732.

Wolpert, D. M., Ghahramani, Z., & Flanagan, J. R. (2001). Perspectives and problems in motor learning. *Trends in Cognitive Sciences*, *5*, 487-494.

capítulo 10

Comportamentos Motivados e Emoções

Antonio de Pádua Carobrez,
Simone Cristina Motta

Resumo

Durante as 24 horas de um dia, todos os mamíferos são submetidos a situações diversas que requerem ajustes no padrão de respostas comportamentais, neuroendócrinas e autonômicas, para a consumação de uma estratégia de enfrentamento. Essa resposta integrada aciona um conjunto de processos coletivamente denominados "*motivação*". Neste capítulo, abordaremos as influências e interações entre os circuitos neurais que participam da expressão dos comportamentos motivados. Para tanto, apresentaremos uma abordagem proximal e mecanicista de como são organizados os comportamentos motivados em termos dos aspectos neuroanatômicos e funcionais para as categorias de respostas de enfrentamento exibidas durante a defesa, a agressão, a nutrição, o balanço hídrico e a reprodução.

Introdução

A motivação se refere ao processo consciente ou inconsciente essencial dos organismos, que coordena o início, a manutenção e a direção de uma atividade em resposta a uma demanda. Em geral, a motivação pode ter origem a partir de processos orgânicos ou fisiológicos – tais como a sede e a fome – ou de processos individuais ou sociais – como a competição, os interesses e a defesa em situações aversivas. Neste capítulo, abordaremos as influências e as interações entre os circuitos neurais que participam da expressão dos comportamentos motivados. Em comum, os comportamentos motivados apresentam três fases sequenciais: a fase de *iniciação*, a fase de *procura* e a fase *consumatória*.

A iniciação de um comportamento motivado leva em consideração a percepção de informações interoceptivas e proprioceptivas, a informação sensorial do ambiente externo e fatores cognitivos que convergem e são traduzidos para o processamento no sistema nervoso central. A soma dessas diferentes informações determina o valor da motivação (valência[1]) associado a um comportamento específico e seleciona a estratégia comportamental adequada. A fase seguinte é a procura, marcada por um estado geral de alerta comportamental, quando, por exemplo, um animal utiliza informações sensoriais, experiências prévias e atividade locomotora, para atingir o objetivo determinado. Essa fase, composta por processos individualizados para situações específicas, é variada, multifacetada e complexa e está sob o controle cognitivo. Com a localização do alvo, inicia-se a última fase, a consumatória, que finaliza a busca motivada. É durante ela que o animal executa respostas motoras pré-programadas ou estereotipadas de acordo com o comportamento motivado em questão, como descreveram os pesquisadores Larry Swanson e Gordon Mogenson em 1981. A aversão, a recompensa, o aprendizado e a memória são processos críticos quando ocorrem a procura e a consumação almejada. Finalmente, com a consumação em andamento, sinais interoceptivos de retroalimentação são gerados, aumentando a probabilidade de encerramento do comportamento iniciado, também chamado "saciedade".

Os comportamentos motivados envolvem processos emocionais também, incluindo nessa definição tanto o sentimento como o comportamento emocional, sendo este último utilizado como medida indireta da emoção em animais para a experimentação. Existe um consenso de que as emoções interferem na percepção, no julgamento e finalmente na definição da melhor estratégia de enfrentamento a ser adotada em determinada situação, tanto em humanos quanto em animais. Desta forma, o processo emocional, assim como outras experiências mentais, é gerado a partir de uma atividade neural no encéfalo, e os estudos mais recentes que envolvem neuroimagem em humanos tentam estabelecer critérios científicos mais apropriados para uma melhor definição sobre os sítios ou arranjos neurais que estariam envolvidos na elaboração de emoções específicas.

Uma abordagem proximal e mecanicista para o entendimento dos comportamentos motivados deveria responder às seguintes questões fundamentais: (1) quais os estímulos internos e externos que os iniciam e (2) que estruturas neurais integradas entre si, e na sua relação com experiências anteriores, estariam envolvidas nos processos mediadores. A Figura 10.1 ilustra, de maneira sintética, o fluxograma com os domínios fundamentais que regem o estudo dos comportamentos motivados descritos na sequência.

Quais estímulos internos e externos iniciam os comportamentos motivados?

A percepção é a representação '*on-line*' do mundo pelos sistemas sensoriais e deve ser usada para tomar decisões. (Keeler & Robbins, 2011)

Os estímulos necessários para dar início aos comportamentos motivados acionam os analisadores sensoriais pela saliência de estímulos visuais, táteis, olfatórios, gustativos e auditivos, detectados pelos órgãos dos sentidos ou por hormônios endócrinos liberados seja por ritmos biológicos (infradianos, circadianos, ultradianos), seja por controles de retroalimentação. As alterações ambientais abrangem grande variedade de estímulos que, dependendo de sua relevância e saliência, fluem pelos órgãos dos sentidos convergindo para áreas associativas do cérebro, percorrendo, ao longo desse trajeto, os sistemas de instrução primária, os sistemas cognitivos, os sistemas para o processamento social e sistemas regulatórios necessários para providenciar a energia necessária para o estado de alerta. Em roedores, tem sido demonstrado que substâncias químicas podem dar início a comportamentos motivados a partir da sua detecção

---

[1] A valência positiva está relacionada a emoções positivas a partir de situações de recompensa, aproximação e comportamento consumatório. Já a valência negativa refere-se a emoções negativas geradas a partir de situações ou contextos aversivos.

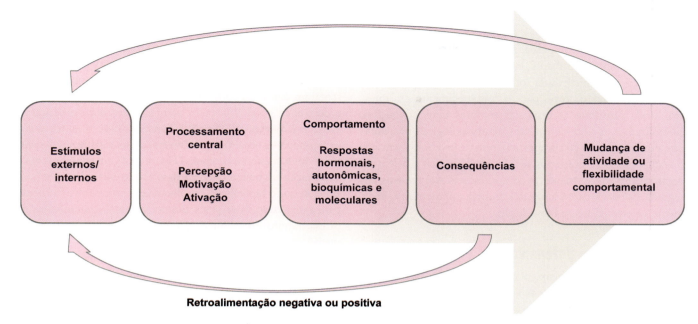

FIGURA 10.1 Esquema geral para os comportamentos motivados. Estímulos endógenos (ambiente interno) ou exógenos (ambiente externo) podem iniciar o processamento pelo sistema nervoso central através da percepção (sistemas sensoriais exteroceptivos e interoceptivos) e da motivação (cognição baseada em experiências prévias de estratégias de enfrentamento). A fase de ativação corresponde à fase de procura na qual o comportamento motor é acionado em concerto com processos de dinâmica celular, órgãos e sistemas responsáveis por suprir as necessidades fisiológicas para atingir o objetivo determinado. Essa última fase, consumatória, pode resultar em mecanismos de retroalimentação com objetivos de reforçar (positiva) ou finalizar (negativa) determinado comportamento ou gerar uma nova sequência de comportamentos com características distintas pela mudança no ambiente externo (flexibilidade comportamental). (Adaptada de Lerner, 1998.)

ambiental (p. ex., feromônios,[2] alomônios,[3] cairomônios[4] e sinomônios[5]) e/ou através de alterações hormonais internas em função dos ritmos biológicos e das necessidades metabólicas em condições normais ou especiais (p. ex., gravidez e lactação).

Os comportamentos motivados podem ser acionados a partir de estímulos biologicamente relevantes (odor de um predador ou associação a algum estímulo incondicionado), que ativam vias neurais moldadas durante o processo evolutivo da espécie (memória filogenética) ou ao longo da experiência de cada indivíduo (memória ontogenética). Antecipam, assim, situações de confronto causadoras de prejuízo físico ou psicológico, garantindo tanto a economia de energia quanto a maximização da eficiência no uso desta energia. Além disso, os comportamentos motivados podem ter origem na reflexão isolada de fatores causais externos.

---

[2] Substâncias químicas secretadas por um indivíduo (emissor) para a sua comunicação com outros indivíduos (receptor) da mesma espécie.
[3] Substâncias químicas secretadas por um indivíduo para sua defesa, causando desvantagem ou dano para o indivíduo receptor de outra espécie.
[4] Substâncias químicas secretadas por um indivíduo que favorece a espécie receptora, causando desvantagem ou danos para o emissor de outra espécie.
[5] Substâncias químicas secretadas por um indivíduo que favorece tanto a espécie emissora quanto a receptora de outra espécie.

Quais estruturas neurais estão envolvidas nos processos mediadores integrados entre si e na sua relação com experiências anteriores?

A visão centenária de que o encéfalo seria um órgão mediador das informações provenientes do ambiente externo e interno, respondendo passivamente a esses estímulos, vem sendo modificada para uma nova concepção. O encéfalo teria um papel mais ativo, formando representações neurais construídas de experiências prévias e antecipando informações sensoriais, reduzindo, por conseguinte, o erro de predição.[6] Neste cenário, o encéfalo, por intermédio de processos contínuos de remodelamento sináptico (plasticidade sináptica), seria ajustado com base em experiências anteriores, antecipando a informação sensorial e, assim, aumentando a eficiência na elaboração das respostas a um determinado evento. Com base nessa assertiva, uma análise completa dos circuitos neuronais básicos envolvidos em sua organização deve considerar o fluxo e a dinâmica temporal dos comportamentos motivados.

O hipotálamo é considerado uma estrutura crucial, que recebe as informações importantes para cada situação e organiza as respostas neuroendócrinas, autonômicas e comportamentais. De modo geral, núcleos da zona medial do hipotálamo

---

[6] Erro de predição se refere às discrepâncias que ocorrem quando há diferenças entre o que é esperado e o que realmente acontece.

respondem aos estímulos específicos, e suas projeções coordenam as respostas mencionadas. A busca motivada depende da ativação da via de recompensa, mobilizando a área tegmentar ventral e o núcleo acumbente. Já a fase consumatória depende das projeções dos núcleos da zona medial do hipotálamo, que, além de preparar o corpo para o comportamento em questão, ainda direciona as respostas motoras mais adequadas. Abordaremos adiante os aspectos neurofisiológicos relacionados a quatro classes de comportamentos motivados essenciais. Inicialmente, descreveremos aqueles relacionados à defesa do organismo; posteriormente, os comportamentos agressivos; em seguida, os relacionados à ingestão hídrica e alimentar; e, finalmente, os envolvidos na reprodução.

Comportamento defensivo e as emoções

O comportamento defensivo pode ser definido como um conjunto de respostas exibidas por um organismo frente a estímulos que apresentem características aversivas, ou a situações que sejam resultados da sua adaptação evolutiva para reduzir a possibilidade de dano físico ou psicológico. Presente em organismos invertebrados e vertebrados, as respostas defensivas têm por objetivo reduzir o dano imediato de um estímulo aversivo presente, ou prevenir um dano potencial detectado através de mecanismos neurais, envolvidos no armazenamento de informações oriundas de situações aversivas anteriores (memória aversiva ou traumática).

Charles Darwin destacou em seu trabalho sobre a expressão das emoções nos homens e nos animais que o estudo do comportamento de outras espécies permitiria o entendimento das emoções humanas. Assim, o estudo das respostas defensivas exibidas por animais frente a estímulos aversivos, desde que controlados os antecedentes causais e os processos mediadores, constituir-se-ia uma ferramenta importante na elucidação das bases neurobiológicas do comportamento defensivo com possíveis implicações sobre o medo e a ansiedade, emoções comuns a todos os mamíferos em situações de perigo à sua integridade física ou intelectual.

A percepção das demandas ambientais, bem como as informações interoceptivas e os recursos individuais, resultam em uma estratégia de enfrentamento passível de modificações ao longo do tempo, seja pela efetividade da resposta, pela alteração da percepção ou pelo desenvolvimento de habilidades próprias. Assim, podemos sugerir que as reações de defesa executadas por um organismo frente a uma ameaça aumentariam as chances de sobrevivência e, uma vez que essas reações foram sendo aperfeiçoadas pela seleção natural, sua regulação permitiria a situação ideal para a sua expressão.

O interesse científico pelo estudo de estruturas encefálicas e a sua relação com comportamentos motivados começou no final do século XIX e início do século XX em experimentos usando cães ou gatos com ablação dos hemisférios cerebrais, mantidos vivos por períodos variáveis, que exibiam comportamentos caracterizados pelo pesquisador inglês Charles Sherrington (1857-1952) como reflexos pseudoafetivos, ou pelos norte-americanos Walter B. Cannon (1871-1945), Sidney W. Britton (1892-1960) e Philip Bard (1898-1977) como ira fictícia. Fenômeno semelhante foi relatado em pacientes humanos, vítimas de hipoglicemia insulínica ou envenenamento por monóxido de carbono, que apresentaram danos no córtex mantendo as funções hipotalâmicas e do tronco encefálico, pelos pesquisadores norte-americanos Herman I. Wortis e William S. Maurer, em 1942. A natureza dos experimentos e observações dessa época em organismos desprovidos dos hemisférios cerebrais (Figura 10.2), em conjunto com a observação em humanos com extensa lesão cortical, permitiram concluir que o hipotálamo era uma região necessária e suficiente para a expressão da resposta comportamental e autonômica de defesa, porém impediam avaliar o papel do diencéfalo como mediador da experiência emocional.

Estudos baseados em padrões de comportamentos defensivos em animais a partir da ativação seletiva de estruturas encefálicas permitiram aprofundar o entendimento da neurobiologia das respostas defensivas (Figura 10.3). A partir dessas prospecções, vários estudos têm sido realizados para revelar sistemas encefálicos capazes de evocar, modular e organizar os comportamentos defensivos. O psicólogo britânico Jeffrey Gray (1934-2004) propôs o conceito de sistema encefálico inibitório (*brain inhibitory system*) para funções da área septal medial e do hipocampo na mediação do comportamento defensivo de animais, sugerindo para essas áreas o papel de sistema de avaliação de risco, por sua importância na discriminação entre atualizações de informações já processadas de estímulos inéditos. Neste caso, a ansiedade poderia ser avaliada pela inibição comportamental a partir do descompasso entre a expectativa e a realidade do evento. Em 1981, o farmacologista brasileiro Frederico G. Graeff propôs o conceito de sistema encefálico aversivo (*brain aversive system*) incluindo a amígdala, o hipotálamo e a matéria cinzenta periaquedutal como o substrato da ansiedade. Neste caso, a ativação desse sistema produziria comportamentos ativos de defesa, tais como fuga e imobilidade ativa, comuns em transtornos de ansiedade em que as respostas de pânico seriam prevalentes.

O estudo das respostas defensivas frente a estímulos ameaçadores condicionados tem sido uma ferramenta importante para a elucidação das bases neurobiológicas do processamento

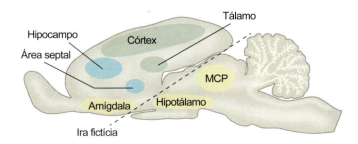

FIGURA 10.2 Desenho ilustrando um corte sagital do encéfalo de um rato com estruturas que foram desconectadas nos experimentos realizados originalmente em gatos por Philip Bard. A ablação da região prosencefálica (*anterior à linha tracejada*), mantendo intactos o hipotálamo e o mesencéfalo, era suficiente para a expressão da resposta comportamental e autonômica de defesa.

Capítulo 10 ◆ Comportamentos Motivados e Emoções 225

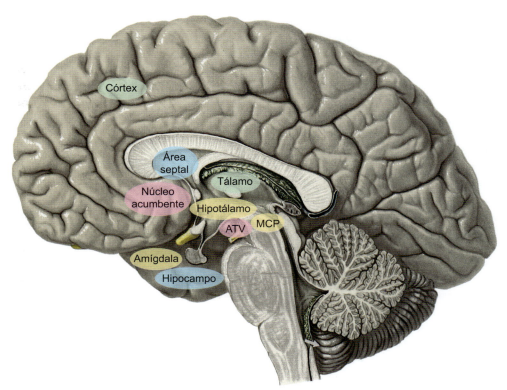

FIGURA 10.3 Desenho ilustrativo de um corte sagital do encéfalo humano contendo as principais estruturas neurais envolvidas com a modulação dos comportamentos motivados. O sistema encefálico inibitório, representado pelo sistema septo-hipocampal, está caracterizado pela *cor azul*. O sistema encefálico aversivo, representado pela matéria cinzenta periaquedutal (MCP), hipotálamo e amígdala, está caracterizado pela *cor amarela*. O sistema de recompensa, representado pela área tegmentar ventral e pelo núcleo acumbente, caracterizado pela *cor rosa*.

das memórias a eventos aversivos. Além de auxiliar no entendimento de como as emoções influenciam o comportamento, a investigação das bases neuroquímicas e neuroanatômicas que modulam respostas defensivas em situações de perigo tem sido um pré-requisito no desenvolvimento de estratégias para o tratamento e cura de alguns transtornos de ansiedade.

O neurocientista estoniano Jaak Panksepp (1943-2017) propôs a existência de três níveis de integração neural das emoções (Figura 10.4). Por essa concepção, as estruturas subcorticais (mesencefálicas, hipotalâmicas e talâmicas) fariam parte de um estágio primário, responsável por iniciar processos emocionais a partir da detecção de estímulos interoceptivos e exteroceptivos, capazes de interagir com estruturas mais rostrais do neuroeixo. Um nível secundário, denominado "superior límbico", envolveria a amígdala, o hipocampo, o núcleo do leito da estria terminal, os núcleos da base e a área septal, integrando processos de aprendizado e memória, instruídos a partir das informações pré-processadas no nível primário, de maneira subconsciente. Finalmente, um nível de processamento terciário envolveria o neocórtex, responsável por aspectos de consciência reflexiva e tomada de decisão.

Dentro desta visão, os estímulos interoceptivos (neurovegetativos, hormonais) e exteroceptivos (sinais externos de ameaça), após processamento sensorial convergiriam para o processamento primário em estruturas mesencefálicas e

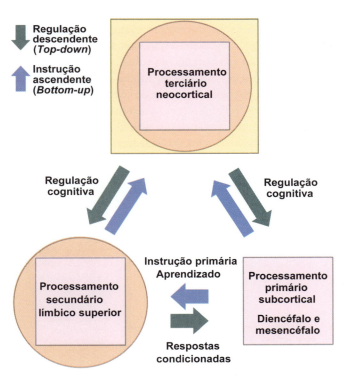

FIGURA 10.4 Representação esquemática da proposta de Jaak Panksepp (2011) dos três níveis hierárquicos da integração neural das emoções.

diencefálicas que, dependendo da emergência da situação (distância, relevância biológica, grau de ameaça etc.), causariam uma resposta defensiva imediata não requerendo, necessariamente, processamento subsequente. Caso o perigo fosse distal ou a partir de pistas contextuais (ambientais) e biologicamente relevantes (odor do predador, por exemplo), essa informação atingiria o nível secundário onde se encontra grande parte do processamento mnemônico, e o nível terciário, constituído por áreas do neocórtex capazes de planejar e organizar os processos de adaptação necessários para respostas imediatas a eventos futuros de natureza semelhante. A regulação cognitiva promovida pela intensa atividade entre os setores terciário, secundário e primário seria responsável por promover remodelamento anatomofisiológico das vias de contato sináptico entre os neurônios (plasticidade sináptica) localizados nas vias de conexões entre esses setores, promovendo melhor eficiência para respostas a eventos futuros.

Em apoio à visão integrada, artigos de revisão e metanálises em humanos mostram um aumento na ativação funcional de neurônios em várias áreas envolvidas na mediação do comportamento defensivo. Em particular, destacamos o papel da matéria cinzenta periaquedutal, uma área mesencefálica cuja participação, além de via final comum para a seleção e a expressão de comportamentos defensivos, constitui uma região de convergência e integração de informações interoceptivas e exteroceptivas. Uma vez integradas, adquirem características emocionais primárias capazes de interferir com o processamento de aprendizado e memória.

Assim, estudos realizados em humanos e mamíferos não humanos têm mostrado que a matéria cinzenta periaquedutal está ativada em situações fisiológicas variadas tais como a regulação cardiovascular, regulação respiratória, sede, micção, distensão intestinal e no comportamento sexual, durante o orgasmo. Além disso, situações emocionais ligadas a dor neuropática, angina de peito, migrânea, síndrome do cólon irritável, medo de aranhas ou objetos próximos com características aversivas, atenção e distração, e antecipação de um estímulo doloroso, todas ativam áreas da matéria cinzenta periaquedutal. Por outro lado, esta região também se mostrou ativada em situações com valência positiva tais como o afeto, a empatia e o prazer. Assim, ao longo dos anos, vários têm sido os estudos que apontam para um papel central da matéria cinzenta periaquedutal e a sua interatividade com o hipotálamo como um exemplo de áreas encefálicas subcorticais, envolvidas no processamento primário da informação com característica afetiva, servindo como interface interoceptiva e exteroceptiva para as emoções.

Ameaça predatória

Um exemplo de ativação do comportamento defensivo é a ameaça predatória observada em roedores confrontados com o predador (gato) ou com o seu odor. Os sinais aleloquímicos (cairomônios) emitidos pelo odor do gato são detectados pelo sistema olfatório acessório (órgão vomeronasal) e repassadas ao núcleo medial da amígdala enquanto outras percepções polimodais do predador utilizam o núcleo lateral e basomedial da amígdala. Tanto as pistas olfatórias como polimodais chegam ao hipotálamo na parte dorsomedial do núcleo ventromedial, que as emite ao núcleo pré-mamilar dorsal (Figura 10.5). Este último também recebe as informações contextuais do sistema septo-hipocampal advindas do núcleo anterior do hipotálamo. Com todas essas informações chegando ao núcleo pré-mamilar dorsal, este se projeta para o tálamo em uma via de processamento da memória e para as colunas dorsomedial e, principalmente, dorsolateral da matéria cinzenta periaquedutal, que organiza as respostas motoras estereotipadas de defesa (congelamento, avaliação de risco, ou esquiva) e ativação do sistema nervoso simpático com aumento da pressão arterial. A consequência desta expressão de respostas comportamentais e autonômicas permite o estabelecimento de um condicionamento ao contexto aversivo. No entanto, a matéria cinzenta periaquedutal não apenas organiza a resposta comportamental nesta situação: ela é crucial para a formação da memória desse evento aversivo. Experimentos recentes têm demonstrado que este aprendizado associativo entre os estímulos interoceptivos que sinalizam perigo e a percepção do contexto em que está inserido é dependente da convergência dessas informações para áreas subcorticais, tais como a matéria cinzenta periaquedutal e áreas do hipotálamo responsáveis pela instrução primária, com

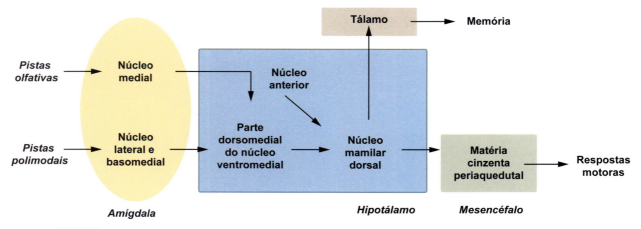

FIGURA 10.5 Organização neural do comportamento defensivo expresso frente a uma ameaça predatória.

característica de valência negativa. Diretamente a partir da matéria cinzenta periaquedutal ou da zona medial do hipotálamo, essa informação ascende ao tálamo e ao sistema secundário ou límbico superior, representado pela amígdala, hipocampo, área septal (sistema BIS de Jeffrey Gray) e ao nível terciário cortical, representado pela área do cíngulo anterior e área retrosplenial, que por sua vez exercem regulação cognitiva diretamente sobre a formação hipocampal e áreas ecto e perirrinal, que atuam sobre a parte lateral da amígdala. Desta forma, a informação processada ficaria armazenada como memória ligada a uma estratégia de enfrentamento para situações futuras de natureza semelhante.

Ameaça social

Outro cenário que coloca a vida de animais em risco pode ser exemplificado pela ameaça originária de um coespecífico, chamada "ameaça social". Neste caso, as pistas olfatórias feromonais mobilizam o núcleo medial da amígdala. Este então se projeta para o circuito hipotalâmico responsivo às pistas sociais, composto pelos núcleos pré-óptico medial, parte ventrolateral do núcleo ventromedial e núcleo pré-mamilar ventral. As informações processadas neste circuito são encaminhadas ao núcleo pré-mamilar dorsal que também recebe informações contextuais do hipocampo, relativas à tomada de decisão do córtex pré-frontal. Desta forma, o núcleo pré-mamilar dorsal, estimulado durante a defesa social, envia projeções excitatórias para as colunas dorsomedial e lateral da matéria cinzenta periaquedutal. Trabalhos recentes indicam que a coluna dorsomedial é importante para a execução dos comportamentos defensivos estereotipados, enquanto a coluna lateral seria importante para a tentativa de escapar da situação.

Comportamentos agressivos

Comportamentos agressivos apresentam definições variadas na literatura. No estudo em roedores, podemos definir comportamentos agressivos como aqueles que visam a causar dano ao oponente, e à obtenção/manutenção de recursos ou à defesa da vida. Quando o ataque é motivado pela obtenção ou manutenção de recursos entre animais da mesma espécie, é chamado "agressão ofensiva" (p. ex., agressão territorial) e, em roedores, será direcionado a alvos no corpo do oponente que não levam à morte do mesmo, mas que, pela dor, impõem os limites da relação.

Quando o ataque é um recurso de revide utilizado para evitar a morte do animal que está sendo atacado ou de sua prole, é chamado "agressão defensiva", podendo ser voltado para animais de outra espécie no caso de um ataque predatório ou para animais da mesma espécie, durante a agressão maternal, por exemplo. A agressão defensiva objetiva alvos sensíveis do corpo do animal, como cabeça e ventre, com o intuito de impedir os avanços deste animal.

Agressão territorial

A agressão territorial é um tipo de agressão ofensiva marcada pela defesa do território. Os roedores são animais territoriais, e a maioria dos estudos foi conduzida com esses animais. Por ser um comportamento social, isto é, direcionado a um coespecífico intruso no território, as informações feromonais são muito importantes para a latência e a intensidade do ataque. A latência para o ataque é considerada um índice de motivação, uma vez que, quanto mais motivado para o ataque o animal estiver, menor a latência para o primeiro ataque. Já a manutenção dos ataques depende, em boa parte, do comportamento do coespecífico que está sendo atacado, isto é, espera-se que a expressão de comportamentos defensivos pelo animal intruso resulte na diminuição e suspensão dos ataques do animal residente nesse território. A informação feromonal também é detectada inicialmente a partir do núcleo medial da amígdala, como já descrito anteriormente para outros comportamentos sociais. A partir da amígdala, essa informação chega à parte ventrolateral do núcleo ventromedial do hipotálamo, componente do circuito sexualmente dimórfico do hipotálamo, sensível ao hormônio testosterona. O histórico do hipotálamo na geração de comportamentos agressivos é bastante extenso e a parte ventrolateral do núcleo ventromedial do hipotálamo faz parte da área hipotalâmica do ataque, identificada em alguns trabalhos publicados entre os anos 1970 e 1980, que utilizaram estímulos elétricos em diferentes regiões do hipotálamo para delinear essa região específica que produziria ataques quando estimulada. Trabalhos recentes limitaram esta região hipotalâmica que induz ataques à parte ventrolateral do núcleo ventromedial do hipotálamo, sendo que mais estudos são necessários para compreendermos como esta região organiza a busca motivada e a fase consumatória da agressão territorial.

Agressão materna

Fêmeas lactantes expressam comportamentos agressivos em direção a um macho intruso. Por se tratar de uma defesa da prole, essa agressão é defensiva e, desta forma, tem como alvos principais a cabeça e o ventre do animal. Da mesma forma que o comportamento territorial, a informação feromonal chega ao hipotálamo pelo núcleo medial da amígdala. Em ratos, a maior densidade de projeção deste núcleo da amígdala para o circuito sexualmente dimórfico do hipotálamo é para o núcleo pré-mamilar ventral, que mantém relações bidirecionais com os demais elementos do circuito hipotalâmico. Assim, lesões bilaterais do núcleo pré-mamilar ventral do hipotálamo, em fêmeas, provocam aumento da latência e diminuição dos ataques agressivos, uma vez que a informação do intruso chega em menor intensidade para a parte ventrolateral do núcleo ventromedial do hipotálamo, que também organiza os ataques nesta situação. Já o núcleo pré-óptico medial do hipotálamo, também parte do circuito sexualmente dimórfico, leva informações táteis do ventre da lactante estimuladas pelos filhotes para a parte ventrolateral do núcleo ventromedial do hipotálamo, sendo que a ausência desta informação tátil, por exemplo pela remoção dos filhotes por algumas horas, leva à inibição completa deste tipo de agressão.

Comportamento de ingestão hídrica e alimentar

O corpo da maioria dos mamíferos é composto de aproximadamente 2/3 de água, que se perdem, diariamente, por diversas formas. Igualmente, precisamos de nutrientes e energia para manter nossas funções celulares e os retiramos dos alimentos. Assim, suprimos nossas necessidades biológicas de nutrientes por meio da ingestão hídrica e alimentar com adequado processamento fisiológico. Os comportamentos motivados de comer e beber são facilmente relacionados à manutenção da homeostase do indivíduo, e também apresentam as fases já descritas anteriormente. Nesta seção, serão abordadas as particularidades desses comportamentos.

Ingestão hídrica

A sede é o impulso motivacional que vivenciamos quando nosso corpo percebe um desbalanço hídrico e gera o comportamento de busca por água que, quando bem-sucedida, leva à ingestão desta, saciando o ímpeto de sede. Assim, a sede é fruto principalmente de informações interoceptivas como a alteração da osmolaridade sanguínea, o aumento da concentração sanguínea de angiotensina II (AII) e a alteração na pressão arterial, percebidos em órgãos circunventriculares específicos e baroceptores arteriais. Essas informações chegam ao núcleo pré-óptico mediano do hipotálamo que, via hipotálamo lateral, organiza a busca por água, ativando a área tegmentar ventral e o núcleo acumbente, enquanto sua projeção para a parte descendente do núcleo paraventricular está envolvida na fase consumatória, uma vez que a fonte de água foi identificada e está disponível. A fase consumatória executa programas motores preestabelecidos e estereotipados, utilizando principalmente núcleos motores no tronco encefálico. A Figura 10.6 esquematiza as principais conexões neurais envolvidas na ingestão hídrica.

Ingestão alimentar

A fome é o estado motivacional que leva os animais à busca e ao consumo de alimentos. Assim, a sensação de fome é resultado de informações interoceptivas (neural e hormonal) e exteroceptivas (como a visão de alimentos apetitivos, por exemplo), além de aspectos cognitivos, como a percepção de que já está na hora do almoço ou de que ontem, neste horário, você encontrou o restaurante ainda vazio. Assim, os hormônios leptina, produzido no tecido adiposo, e grelina, produzido no estômago, têm ação no núcleo arqueado do hipotálamo, sendo que a leptina inibe a ingestão alimentar, enquanto a grelina a estimula. O núcleo arqueado envia essas informações para a parte descendente do núcleo paraventricular do hipotálamo, que também recebe informações viscerais provenientes do nervo vago, como a plenitude de estômago e intestino, e a quantidade de glicose e gordura no fígado. Todas essas informações juntas deflagram o forrageamento, isto é, a busca pelo alimento. Essa busca é organizada pela projeção do núcleo arqueado para a área hipotalâmica lateral e, como já descrito na ingestão hídrica, mobiliza a área tegmentar ventral e o núcleo acumbente, levando à busca motivada. Também, como descrito anteriormente, projeções da parte descendente do núcleo paraventricular do hipotálamo, principalmente para núcleos motores e pré-motores do tronco encefálico, organizam os comportamentos estereotipados necessários para a ingestão alimentar.

Estudos recentes apontam para o impacto dos estados metabólicos sobre o processamento neural das emoções, que leva ao equilíbrio entre o comportamento e o balanço energético. Desta maneira, tem sido demonstrado que a fome interfere no circuito de defesa, reduzindo a esquiva e auxiliando na procura dos alimentos, ao passo que a saciedade ou a obesidade aumentam a esquiva, reduzindo o risco desnecessário envolvido na procura de alimentos.

Comportamentos reprodutivos

Os comportamentos reprodutivos são os comportamentos motivados adaptativos relacionados à manutenção da espécie e, em comum, têm uma forte modulação hormonal. Uma razão para essa forte influência hormonal deve-se ao envolvimento de núcleos sexualmente dimórficos na amígdala e no hipotálamo na organização de comportamentos sociais. Assim,

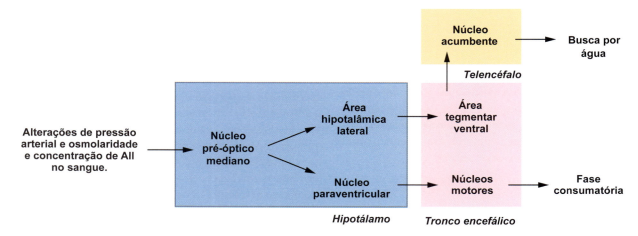

FIGURA 10.6 Organização neural do comportamento de ingestão hídrica.

os comportamentos motivados reprodutivos são: os *comportamentos sexuais* e o *comportamento maternal*. A informação olfatória principal e acessória começa seu processamento no encéfalo no núcleo medial da amígdala e, a partir deste, se projeta para núcleos hipotalâmicos também bastante sensíveis a hormônios sexuais: o núcleo pré-óptico medial, a parte ventrolateral do núcleo ventromedial e o núcleo pré-mamilar ventral, que compõem o circuito sexualmente dimórfico do hipotálamo. A participação de cada um desses núcleos hipotalâmicos depende dos estímulos percebidos, e a saída desse circuito hipotalâmico leva aos comportamentos motivados sociais específicos. Informações cognitivas, do hipocampo e do córtex pré-frontal, também influenciam os circuitos hipotalâmicos em questão e, assim, experiências prévias, informações do ambiente e de tomada de decisão tornam-se importantes para a organização da busca motivada e da fase consumatória. Comentaremos as especificidades de cada um a seguir.

Comportamento sexual masculino

Em roedores, os principais fatores que estimulam o comportamento sexual masculino são as informações olfatórias feromonais, já mencionadas anteriormente, estímulos táteis na região do ventre e na pelve e informações cognitivas do hipocampo e do córtex pré-frontal. Todas essas informações chegam ao núcleo pré-óptico medial do hipotálamo, que é bastante sensível a um metabólito da testosterona, produzido localmente a partir deste hormônio. Desse modo, os níveis desse hormônio sexual circulante somados aos demais estímulos mencionados iniciam a busca e o cortejamento de uma fêmea receptiva em decorrência da ativação da área tegmentar ventral e do núcleo acumbente a partir de projeções do núcleo pré-óptico medial do hipotálamo. A fase consumatória é a fase de cópula, que apresenta comportamentos motores bastante estereotipados de monta, penetração e ejaculação. A execução desses comportamentos utiliza projeções do núcleo pré-óptico medial do hipotálamo para a coluna ventrolateral da matéria cinzenta periaquedutal. Outro núcleo da zona medial do hipotálamo que parece estar mobilizado na percepção olfatória é o núcleo pré-mamilar ventral, que recebe densas projeções do núcleo medial da amígdala e, por sua vez, se projeta para o núcleo pré-óptico medial do hipotálamo, amplificando a informação que chega a este núcleo.

Comportamento sexual feminino

O comportamento sexual feminino é expresso quando a fêmea está na fase de estro, sob a influência dos hormônios estrógeno e progesterona, sendo caracterizado pela receptividade dessa fêmea, expressando o comportamento de lordose que permite a monta pelo macho. Durante o comportamento sexual feminino, todos os componentes do circuito sexualmente dimórfico do hipotálamo têm um aumento na expressão da proteína *Fos*, utilizada como um marcador de atividade neuronal. Desta forma, a parte ventrolateral do núcleo ventromedial do hipotálamo, o núcleo pré-óptico medial do hipotálamo e o núcleo pré-mamilar ventral do hipotálamo participam do comportamento sexual feminino. No entanto, a parte ventrolateral do núcleo ventromedial do hipotálamo é a estrutura central na expressão da lordose. As fêmeas estão sob a influência dos mesmos estímulos que os machos: feromonais, a partir do núcleo medial da amígdala, informações táteis da pelve e do ventre e informações cognitivas do hipocampo e córtex pré-frontal. Uma parte dessas informações chega ao núcleo pré-óptico medial do hipotálamo, e este organiza os comportamentos de busca, como já descrito para o comportamento masculino, como a aproximação do macho. Já a fase consumatória, de receptividade da fêmea, é organizada pela parte ventrolateral do núcleo ventromedial do hipotálamo, que se projeta para a coluna ventrolateral da matéria cinzenta periaquedutal.

Comportamento maternal

Ratas virgens apresentam aversão a filhotes e não expressam comportamentos maternais quando expostas a eles. Deste modo, uma fêmea primípara precisa de algumas condições hormonais e sensitivas para expressar comportamentos como fazer o ninho, juntar e cuidar dos filhotes. As alterações hormonais que acontecem ao fim da gestação, como a queda de progesterona e o pico de estrógeno, levam à liberação de ocitocina que, além de suas funções durante o parto, também é importante para o cuidado materno. No hipotálamo, a área pré-óptica medial é sensível aos hormônios mencionados e àqueles relacionados à lactação, como a prolactina, além de receber informações feromonais do núcleo medial da amígdala, cognitivas do hipocampo e córtex pré-frontal e táteis do ventre e da pelve. Os comportamentos de busca motivada no comportamento maternal incluem a construção do ninho e a busca dos filhotes, juntando-os no ninho, e esses comportamentos também são organizados pela mobilização da área tegmentar ventral e núcleo acumbente, via estímulo da área pré-óptica medial. Já os comportamentos consumatórios de cuidado com os filhotes são organizados pela projeção da área pré-óptica medial para a coluna ventrolateral da matéria cinzenta periaquedutal. A cifose, postura na qual a lactante se deita por cima dos filhotes, permitindo a amamentação, parece ser um comportamento reflexo relacionado às informações táteis dos mamilos, que chegam à matéria cinzenta periaquedutal.

Considerações finais

[...] quando os motivos contrários são do mesmo tipo e diferem apenas em quantidade, pode ser fácil dizer qual é o mais forte. Assim, um suborno de mil libras é um motivo mais forte do que um suborno de cem libras. Mas quando os motivos são de diferentes tipos, como dinheiro e fama, dever e interesse mundano, saúde e força, riqueza e honra, por qual regra devemos julgar qual é o motivo mais forte? *(Thomas Reid [1710-1796])*

A organização neural de comportamentos motivados é bastante complexa e revela a importância de uma percepção acurada de todos os aspectos ambientais e fisiológicos para a seleção da estratégia comportamental mais adaptativa. Quando existem diferentes interesses, é importante para os animais estabelecer uma prioridade comportamental, e esta será o resultado da soma das motivações internas e das oportunidades ambientais. Um exemplo de situação cuja prioridade comportamental é bastante clara é quando um animal enfrenta uma ameaça predatória. No momento da detecção da ameaça, o animal interrompe o que estava fazendo e expressa comportamentos defensivos. Se for possível, foge para um lugar seguro. Posteriormente, é observada uma inibição comportamental (redução ou não expressão dos demais comportamentos motivados), por vezes bastante duradoura, dependendo da ameaça sofrida (encontro com o predador ou com pistas deste).

Essa flexibilidade comportamental é demandada em situações de conflitos. Conflitos originam-se a partir de múltiplos estímulos relevantes, que ocorrem simultaneamente e são divergentes (aproximação-aproximação) ou a partir de estímulos relevantes que, para serem atendidos, demandam a exposição a situações ou eventos aversivos (aproximação-esquiva). Por exemplo, uma estratégia de enfrentamento para situações de conflito aproximação-esquiva são os comportamentos deslocados, nos quais as reações irrelevantes para a situação são exibidas como mecanismos de defesa para reduzir a intensidade da emoção da valência negativa gerada em uma situação específica. Logo, situações de conflito provocam oportunidades para o estudo de mecanismos envolvidos no estabelecimento das prioridades e nas mudanças comportamentais.

Espécies tidas como presas tomam decisões baseadas na relação custo-benefício quando estão forrageando, isto é, o custo do forrageamento não é apenas a demanda energética despendida para a busca por alimento, mas também o risco de ameaças encontradas no ambiente. Assim, esses animais tendem a ser mais cautelosos em suas buscas. No entanto, animais com fome correm mais risco na busca por comida (a prioridade é encontrar comida) e são menos agressivos frente a um coespecífico. Explicando essa mudança comportamental, foi identificado que neurônios do núcleo arqueado do hipotálamo, envolvidos na ingestão alimentar, influenciam diretamente o núcleo medial da amígdala, importante região encefálica no processamento de pistas olfatórias, tanto do predador quanto de coespecíficos.

Uma vez que a seleção comportamental reflete uma escolha entre opções, o estudo das mudanças comportamentais, isto é, o momento em que o animal toma a decisão de parar de expressar um comportamento para expressar outro, também leva em conta fatores internos e externos, como relevância de estímulo e nível de saciedade. Ratas lactantes, por exemplo, deixam de cuidar de seus filhotes e passam a predar insetos quando recebem morfina na coluna lateral rostral da matéria cinzenta periaquedutal. As bases neurais envolvidas nessa mudança ainda não são completamente compreendidas e devem envolver regiões distintas entre os diferentes comportamentos motivados.

Glossário de estruturas

Quando falamos em organização neural de comportamentos motivados, algumas estruturas encefálicas são recorrentemente mencionadas. A Tabela 10.1 as apresenta brevemente.

TABELA 10.1 Estruturas encefálicas envolvidas nos comportamentos motivados.

Amígdala	A amígdala é uma estrutura telencefálica subcortical localizada no lobo temporal anteriormente ao hipocampo. Recebe esse nome, do grego, por ter o formato de uma amêndoa. É subdividida em núcleos envolvidos em funções diversas, como olfatórias (principal e acessória), autonômicas e de processamento cortical.
Hipocampo	O hipocampo leva esse nome, do grego, porque, em cortes frontais de encéfalo humano, se assemelha a um cavalo-marinho. É uma estrutura telencefálica localizada no lobo temporal, sendo que suas projeções formam um feixe de fibras chamado "fórnice" (ou fórnix), que adentra o diencéfalo terminando nos corpos mamilares do hipotálamo. Tem uma estrutura cortical simples, composta por três camadas, e é crucial para o aprendizado e a memória.
Córtex pré-frontal	O córtex pré-frontal é uma região do córtex cerebral situada na parte anterior do lobo frontal. Em humanos, foi identificada como uma estrutura-chave para a expressão da personalidade de uma pessoa, sendo importante para tomada de decisões e o planejamento de estratégias comportamentais.
Núcleo acumbente	O núcleo acumbente é uma estrutura dos núcleos da base do telencéfalo que compõe o estriado ventral. Está localizado no prosencéfalo basal. É o integrante emocional dos núcleos da base, sendo tradicionalmente incluído no circuito encefálico de recompensa.
Hipotálamo	O hipotálamo é uma estrutura diencefálica situada ao redor do terceiro ventrículo e inferior ao tálamo. Apresenta três zonas médio-laterais e quatro regiões anteroposteriores. O hipotálamo é muito conhecido por suas funções neuroendócrinas e autonômicas. No entanto, as zonas medial e lateral são importantes para a organização dos comportamentos motivados.
Matéria cinzenta periaquedutal (MCP)	A matéria cinzenta periaquedutal (MCP) é uma estrutura mesencefálica localizada ao redor do aqueduto cerebral com grande extensão rostrocaudal. Dividida em colunas (dorsomedial, dorsolateral, lateral e ventrolateral) que apresentam identidade química e projeções distintas, a MCP é historicamente conhecida por seu envolvimento na expressão de comportamentos defensivos, mas hoje em dia conhece-se sobre sua participação na expressão de diversos comportamentos e na instrução de centros superiores, responsáveis pela formação de memórias relacionadas a eventos aversivos.

Bibliografia

Barrett, L. F, & Simmons, W. K. (2015). Interoceptive predictions in the brain. *Nature Reviews Neuroscience, 16*(7), 419-429.

Canteras, N. S. (2012). Hypothalamic goal-directed behavior: ingestive, reproductive and defensive. In C. Watson, G. Paxinos, L. & Puelles (Eds), *The mouse nervous system*. Academic Press. (pp. 539-562).

Colgan, P. W. (1989). *Animal motivation* (Chapman and Hall Animal Behaviour Series). Dordrecht: Springer.

Graeff, F. G. (1981). Minor tranquilizers and brain defense systems. *Brazilian Journal of Medical and Biological Research, 14*(4-5), 239-265.

Gray, J. A. (1983). A theory of anxiety: the role of the limbic system. *Encephale, 9*(4 Suppl 2), 161B-166B.

Keeler, J. F., Robbins, T. W. (2011). Translating cognition from animals to humans. *Biochemical Pharmacology, 81,* 1356-1366.

Lerner, P. N. (1998). *Handbook of ethological methods* (2nd ed.). Cambridge: Cambridge University Press.

Linnman, C., Moulton, E. A., Barmettler, G., Becerra, L., & Borsook D. (2012). Neuroimaging of the periaqueductal gray: state of the field. *Neuroimage, 60*(1), 505-522.

Motta, S. C., Carobrez, A. P., & Canteras, N. S. (2017). The periaqueductal gray and primal emotional processing critical to influence complex defensive responses, fear learning and reward seeking. *Neuroscience and Biobehavioral Reviews, 76,* 39-47.

Panksepp, J. (2005). Series in affective science. *Affective neuroscience: The foundations of human and animal emotions.* New York: Oxford University Press.

Panksepp, J. (2011). Cross-Species affective neuroscience decoding of the primal affective experiences of humans and related animals. *PLoS ONE 6*(9), e21236.

Swanson, L. W. (2000). Cerebral hemisphere regulation of motivated behavior. *Brain Research, 886,* 113-164.

Wortis, H., & Maurer, W. S. (1942). "Sham rage" in man. *American Journal of Psychiatry,* 98(5), 638-644.

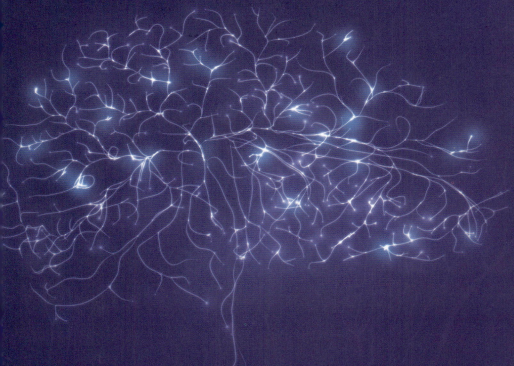

capítulo 11

Aprendizagem e Memória

Claudio Da Cunha,
William N. Sanchez-Luna,
José A. Pochapski

Resumo

O sistema nervoso dos animais tem a capacidade de armazenar informações sobre o ambiente e aprender como atuar sobre ele de forma produzir consequências vantajosas. Essas informações são armazenadas na forma de traços de memória que são formados pelo aumento ou pela diminuição da força das sinapses entre os neurônios envolvidos no processo de percepção de estímulos ambientais ou de controle motor que resultam nas ações sobre o ambiente. As lembranças de fatos, eventos e conceitos que podem ser evocadas de forma consciente são chamadas "memórias declarativas". Sua aquisição e sua consolidação dependem de estruturas do lobo temporal, como o hipocampo e os córtices entorrinal e perirrinal. Memórias declarativas remotas se tornam independentes do lobo temporal porque são armazenadas de forma dispersa em diversas regiões do córtex associativo. A expressão de ações motoras apropriadas para responder a estímulos ambientais ou para se atingir um objetivo resulta da evocação das chamadas "memórias de procedimentos". A aquisição e o armazenamento desses traços de memória dependem de processos de plasticidade sináptica que acontecem nos núcleos da base, cerebelo e córtex frontal. Os processos de aprendizagem que dependem de reforço ou punição são chamados "condicionamento instrumental ou operante". A memória de estados emocionais que expressamos em antecipação a algo bom ou ruim que está por acontecer são aprendidos por outro processo de aprendizagem chamado "condicionamento clássico ou pavloviano" e depende de estruturas como amígdala, hipocampo e córtices límbicos. Esse tipo de memória não declarativa é formado pela associação de um estímulo preditivo (estímulo condicionado) e um estímulo gratificante ou aversivo (estímulo incondicionado). Os traços de memória recém-adquiridos precisam ser consolidados para perdurar. Os processos de consolidação envolvem alterações sinápticas, sinaptogênese e poda sináptica, que são influenciadas por hormônios e neuromoduladores por períodos que variam de horas a semanas. Ocorre também uma consolidação sistêmica das memórias que pode levar de meses a anos. A consolidação sistêmica envolve a transferência dos traços de memória armazenados inicialmente em estruturas límbicas, como o hipocampo e a amígdala, para o córtex cerebral. Mais recentemente, descobriu-se que certos traços de memória que já foram consolidados tornam-se lábeis novamente quando evocados e podem ser reconsolidados na forma de memórias mais fortes ou fracas.

Introdução

O capítulo sobre aprendizagem e memória da versão anterior deste livro foi escrito pelos professores Iván Izquierdo[1] e Martín Camarota.[2] O Professor Izquierdo foi orientador de doutorado de um dos autores deste capítulo, na década de 1990, e o Professor Martín foi seu colega de laboratório por muitos anos. Infelizmente o Professor Iván Izquierdo faleceu em 2021 após uma longa e produtiva carreira científica, e gostaríamos de começar este capítulo fazendo uma homenagem à sua prodigiosa memória – a memória de um neurocientista que passou a vida estudando a memória.

Em uma tarde do ano de 1989, o Professor Iván Izquierdo estava em seu escritório no primeiro andar do Departamento de Bioquímica da Universidade Federal do Rio Grande do Sul (UFRGS) trabalhando na redação de um artigo científico. Ele escrevia em inglês usando um editor de texto chamado *Volkswriter*. Enquanto escrevia, conversava em português com Beatriz Ferreira, Ester Pereira e comigo,[3] e, em espanhol, com Diana Jerusalinsky. Ele inseriu todas as referências bibliográficas no artigo sem nenhuma consulta. Em menos de duas horas o artigo estava terminado e nenhuma revisão foi necessária. A capacidade de memória do Professor Izquierdo não é comum para a maioria das pessoas. Porém, esse episódio e a memória que guardamos dele ilustram muitas das propriedades e dos processos neurobiológicos de aprendizagem e memória que serão abordados neste capítulo.

As memórias são adquiridas, armazenadas e evocadas por processos que envolvem a participação de vários sistemas neuronais. Sabemos hoje que armazenamos não apenas um tipo de memória, mas vários. Enquanto escrevemos este texto, estamos evocando conscientemente uma classe de memória chamada "episódica", a qual guarda os detalhes de uma história que vivenciamos. As memórias episódicas dependem de uma estrutura do lobo temporal chamada "hipocampo". No entanto, alguns detalhes relatados aqui foram evocados de outro tipo de memória chamada "semântica", formada pela generalização de fatos que se repetem de modo consistente e que depende de diversas áreas do neocórtex. A evocação da emoção associada a essa memória já depende de um outro núcleo cerebral chamado "amígdala". Para digitar esse texto não precisamos olhar para o teclado ou pensar em cada letra digitada. Essa habilidade motora foi aprendida por um terceiro sistema de memória, que é expresso de forma implícita (inconsciente) e automática e que depende do cerebelo. Porém, a elaboração das frases depende da memória de trabalho ou memória operacional, que armazena temporariamente as palavras digitadas até que elas formem uma frase que faça sentido. A memória operacional depende de outras estruturas cerebrais, como o córtex pré-frontal e os núcleos da base.

Neste capítulo, vamos abordar o que há de comum e o que há de particular em cada classe de memória. Vamos mostrar as evidências de que todas as memórias têm como substrato biológico as alterações das conexões sinápticas entre os neurônios. Ademais, estudaremos os processos bioquímicos que ocorrem para fortalecer as sinapses entre os neurônios que armazenam uma memória. Vamos também apresentar as evidências que associam essas diferentes classes de memória a diferentes regiões do encéfalo.

---

[1] Iván Izquierdo, neurocientista argentino naturalizado brasileiro (1937-2021).
[2] Martín Camarota, neurocientista argentino.

[3] Claudio Da Cunha

Como as memórias são armazenadas no sistema nervoso?

A descoberta de como a informação genética é armazenada e transmitida de geração em geração ocorreu antes da descoberta do que consiste e de como são armazenadas as memórias formadas pelas experiências que temos ao longo da vida. Desde a década de 1950 sabemos que a informação sobre a sequência de aminoácidos que forma cada uma das proteínas de um organismo vivo é armazenada em moléculas de ácido desoxirribonucleico (DNA). O Projeto Genoma Humano revelou a sequência de nucleotídeos de todos os genes de um ser humano. Porque sabemos o código para traduzir uma sequência de nucleotídeos em uma sequência de aminoácidos, podemos determinar a estrutura química de todas as proteínas de um ser humano. Por algum tempo se especulou que as memórias produzidas pela aprendizagem também eram armazenadas em moléculas de ácidos nucleicos ou proteínas, mas várias evidências científicas mostraram que essa hipótese estava equivocada. No entanto, se as memórias aprendidas não são armazenadas em moléculas, uma memória poderia então ser armazenada em um único neurônio? Evidências científicas também mostraram que não. Embora a atividade elétrica de um único neurônio possa codificar um aspecto específico de um estímulo sensorial, essas alterações elétricas não persistem após o término do estímulo.

O primeiro neurocientista a apresentar uma hipótese que se provou correta sobre como as memórias são armazenadas no sistema nervoso foi o espanhol Santiago Ramón y Cajal. Ainda no início do século XX, ele propôs que as memórias são formadas pelo fortalecimento das conexões sinápticas entre os neurônios ativados para codificar uma determinada informação. Segundo essa hipótese, a ativação simultânea dos neurônios que codificam uma informação faz com que as conexões sinápticas entre eles se fortaleçam. São essas conexões fortalecidas que constituem os traços de memória. Do mesmo modo, a evocação da memória ocorre quando a mesma rede de neurônios que codificam essa memória é reativada.

De acordo com a hipótese proposta por Cajal, a formação de uma memória depende do fortalecimento das sinapses entre neurônios ativados de forma simultânea. Quando ele formulou essa hipótese, não havia sequer evidência científica da existência das sinapses. Em 1949, ainda sem evidências científicas, o psicólogo canadense Donald Hebb reformulou a hipótese de Cajal da seguinte maneira: a sinapse entre dois neurônios será fortalecida quando o neurônio pré-sináptico e o neurônio pós-sináptico forem despolarizados ao mesmo tempo. Essa é a chamada "regra de Hebb", e as sinapses que apresentam esse tipo de plasticidade são chamadas "sinapses hebbianas". A primeira evidência de que sinapses hebbianas existem surgiu em 1966 com os experimentos do neurocientista norueguês Terje Lømo, que assim descreveu sua descoberta:

> Em 1966, eu tinha acabado de começar um trabalho independente para a minha tese de doutorado em medicina no laboratório de Per Andersen em Oslo, após um estágio de 18 meses. Ao estudar o efeito da ativação da via perfurante em coelhos anestesiados, observei que breves salvas de estímulos elétricos resultaram em aumento da eficiência da transmissão nas sinapses entre os neurônios da via perfurante e os neurônios do giro denteado do hipocampo; esse aumento poderia durar horas. Em 1968, Tim Bliss veio ao laboratório de Per Andersen para aprender a registrar potenciais de campo no hipocampo para estudos de possíveis mecanismos de memória. Nós dois seguimos meus resultados preliminares de 1966 e fizemos os experimentos que resultaram em um artigo que hoje é considerado a referência básica para a descoberta da potenciação de longa duração (LTP).

Os neurônios da via perfurante são glutamatérgicos e excitatórios. No protocolo estabelecido por Lømo e Bliss ao serem estimulados por salvas de pulsos elétricos de alta (cerca de 10 pulsos em 100 milissegundos), os neurônios pré-sinápticos permaneciam despolarizados por tempo suficiente para que os neurônios pós-sinápticos também estivessem despolarizados (Figura 11.1). Essa preparação gerava a condição que, segundo a regra de Hebb, deveria produzir o fenômeno de fortalecimento das sinapses entre dois neurônios. Lømo e Bliss constataram que, de fato,

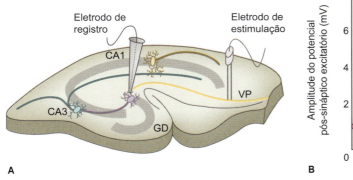
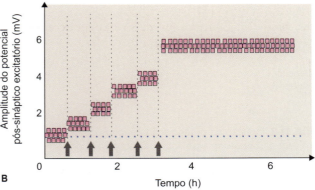

FIGURA 11.1 Ilustração esquemática de um registro de potenciação de longa duração (LTP). **A.** Fatia de hipocampo onde se registrava o potencial pós-sináptico excitatório nos dendritos de uma célula piramidal do giro denteado (GD) do hipocampo de um coelho sempre que a via perfurante (VP) era estimulada com um único pulso elétrico despolarizante. **B.** As amplitudes dos potenciais pós-sinápticos em resposta à estimulação com um único potencial elétrico estão representadas pelos quadrados rosa. Após cada uma das estimulações tetânicas indicadas no gráfico por uma seta (estimulação com frequência de 20 Hz durante 15 segundos), houve aumentos consistentes na amplitude do potencial pós-sináptico em resposta a um único pulso elétrico. Essa potenciação da resposta sináptica podia ser mantida por horas.

após serem submetidos a esse protocolo, as sinapses entre dois neurônios eram potencializadas, e essa potenciação permanecia por horas. Posteriormente constatou-se que essa potenciação poderia durar por quanto tempo fosse possível manter o registro simultâneo dos mesmos neurônios, e que ela é uma propriedade comum a praticamente todas as sinapses glutamatérgicas. Esse fenômeno foi denominado "potenciação de longa duração" (LTP, do inglês *long-term potentiation*). A LTP pode ser medida pela comparação da magnitude da despolarização do neurônio pós-sináptico em resposta à aplicação de um único pulso elétrico ao neurônio pré-sináptico antes e após a aplicação da salva de pulsos elétricos. Em registros de campo, onde o eletrodo de registro está localizado no espaço extracelular próximo ao axônio do neurônio pós-sináptico, observa-se que a frequência de potenciais de ação do neurônio pós-sináptico em resposta à estimulação do neurônio pré-sináptico com um único pulso elétrico é maior após a indução. A LTP não é um fenômeno exclusivo das sinapses glutamatérgicas do coelho. Ela já foi registrada em todas as sinapses glutamatérgicas de todos os animais vertebrados que já foram estudadas com essa metodologia, inclusive nas sinapses glutamatérgicas dos seres humanos.

Foi necessário um grande esforço de muitos cientistas para elucidar os mecanismos da LTP. Para que a LTP possa ser induzida (iniciada), pela regra de Hebb deve haver um mecanismo biológico que funcione como um detector de coincidências. Só assim seria possível detectar quando ocorresse a ativação simultânea dos neurônios pré e pós-sinápticos. As moléculas de glutamato liberadas na fenda sináptica se ligam a duas famílias de receptores glutamatérgicos chamados "N-metil-D-aspartato" (NMDA) e ácido alfa-amino-3-hidroxi-metil-5-4-isoxazol propiônico (AMPA). Os receptores NMDA funcionam como detectores de coincidências, pois sua abertura depende da ocorrência simultânea de dois eventos: a liberação de glutamato pelos neurônios pré-sinápticos e a despolarização da membrana pós-sináptica. Essa despolarização é necessária para remover os íons Mg^{2+} que permanecem ligados aos canais iônicos do receptor NMDA quando a membrana está em repouso (Figura 11.2). Os íons Mg^{2+} causam um bloqueio para a passagem dos íons Ca^{2+}. Na indução da LTP a ativação de receptores AMPA promove a entrada de íons Na^+, despolarizando, assim, a membrana pós-sináptica. Uma rápida despolarização do neurônio pós-sináptico não é suficiente para remover os íons Mg^{2+} do receptor NMDA. Porém, quando a despolarização do neurônio pré-sináptico ocorre por um tempo suficientemente longo para despolarizar a membrana pós-sináptica enquanto o neurônio pré-sináptico ainda está liberando glutamato, os íons Mg^{2+} são removidos de forma concomitante com a ligação do glutamato nos receptores NMDA que, abertos, permitem a entrada de íons Ca^{2+}. Esse é,

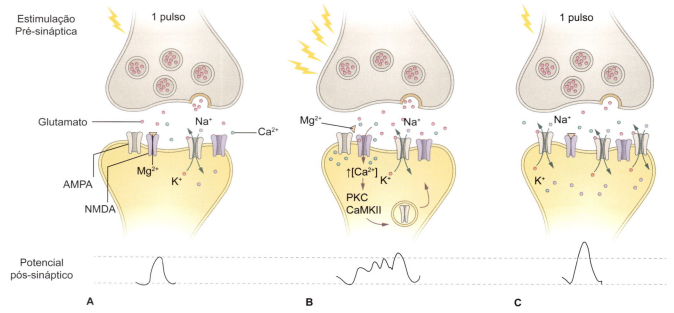

FIGURA 11.2 Indução da potenciação de longa duração (LTP). **A.** A ativação do neurônio pré-sináptico promove a liberação do neurotransmissor glutamato que se liga nos receptores pós-sinápticos do tipo NMDA e AMPA. Porém, só os receptores AMPA se abrem, permitindo a entrada de íons Na^+ que produzem um potencial pós-sináptico de uma certa magnitude. **B.** Uma estimulação tetânica do neurônio pré-sináptico promove uma despolarização prolongada da membrana pós-sináptica, longa o suficiente para expulsar dos receptores NMDA os íons Mg^{2+} que bloqueavam o canal iônico enquanto o glutamato ainda estava ligado ao receptor NMDA. Somente assim o receptor NMDA se torna permeável aos íons Ca^{2+}. Os íons Ca^{2+} atuam como um mensageiro intracelular que causa a indução da LTP. Os íons Ca^{2+} ativam enzimas como a proteinoquinase C (PKC) e a proteinoquinase dependente de Ca^{2+} e calmodulina (CaMKII). **C.** A PKC e a CaMKII ativam uma cascata de reações enzimáticas que resultam no aumento da quantidade dos receptores AMPA e no aumento da sua permeabilidade aos íons Na^{2+} quando neles se liga o glutamato. Dessa maneira, quando o neurônio pré-sináptico é novamente ativado por um estímulo da mesma intensidade com que foi ativado antes da LTP, ele deixa entrar muito mais íons Na^+ produzindo, portanto, um potencial pós-sináptico excitatório de maior magnitude.

portanto, o detector de coincidências da hipótese do Hebb: o receptor NMDA só é ativado quando as membranas pré e pós-sinápticas estão despolarizadas ao mesmo tempo. Uma concentração intracelular elevada de íons Ca^{2+} é o sinal bioquímico para a indução da LTP. Os íons Ca^{2+} ativam proteínas quinases que, por mecanismos diversos, levam a um aumento na densidade de receptores AMPA na membrana pós-sináptica e a um aumento na condutância de íons Na^+ por meio dos receptores AMPA. Dessa forma, após a indução da LTP, a ativação do neurônio pré-sináptico produzirá uma despolarização do neurônio pós-sináptico maior do que produzia antes da indução da LTP. Certos tipos de LTP também decorrem do aumento do número de contatos sinápticos entre os neurônios pré e pós-sinápticos. Ao fim, os eventos bioquímicos que resultam na LTP envolvem a ativação de cascatas de segundos mensageiros, síntese de proteínas codificadas por genes de expressão imediata e síntese de novas proteínas responsáveis pelo aumento na densidade de receptores AMPA e pelo brotamento de novas sinapses.

Quando a ativação de uma sinapse glutamatérgica ocorre a uma frequência muito baixa por um período prolongado de tempo, o que se observa é um fenômeno chamado "depressão de longa duração" (LTD, do inglês *long-term depression*), que consiste no enfraquecimento dessa sinapse por um mecanismo duradouro. Esse enfraquecimento pode ser mediado por um mecanismo oposto ao da LTP, ou seja, por redução no número de receptores AMPA na membrana pós-sináptica e/ou perda de sensibilidade ou de condutância do Na^+. Também em oposição à LTP, que é induzida por uma alta concentração intracelular de íons Ca^{2+}, a LTD é induzida pela entrada de pequenas quantidades de íons Ca^{2+} pelos receptores NMDA, causando uma ativação de fosfatases. Essas fosfatases causam a desfosforilação de receptores AMPA da membrana pós-sináptica, levando a sua interiorização (ver a Figura 6.17) (Figura 11.3).

Embora não haja consenso de que a LTP e a LTD sejam as únicas formas de plasticidade sináptica envolvidas na formação de memórias, esses são os mecanismos de plasticidade sináptica mais bem estudados. O Professor Iván Izquierdo foi um dos muitos neurocientistas que testaram se a administração de substâncias que interferem em cada etapa da LTP afeta a aquisição, a consolidação e a evocação de memórias em modelos animais. Esses estudos mostraram que tudo o que afeta a LTP também afeta os processos de memória. O bloqueio de receptores NMDA impede a aquisição de memórias, e o bloqueio de receptores AMPA impede a expressão de memórias. Substâncias que aumentam metabólitos de cadeias bioquímicas que resultam na expressão de genes envolvidos na LTP também facilitam a consolidação da memória, mesmo quando administrados após a fase de aquisição (aprendizagem). Animais nocaute (nos quais foi deletado um gene) para proteínas que desempenham um papel crítico na formação da

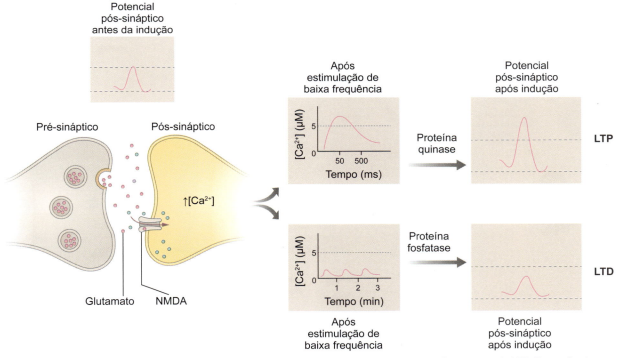

FIGURA 11.3 Indução da LTP e da LTD. Nas sinapses glutamatérgicas muito ativas ocorre o fenômeno da LTP. Esses fenômenos são importantes na formação dos traços de memória associativa pois fortalece a associação entre neurônios que representam estímulos que são apresentados de forma pareada por um tempo relativamente longo (> 100 ms). A LTP e a LTD podem ser induzidas em fatias de tecidos pela estimulação repetitiva do neurônio pós-sináptico com uma frequência alta (LTP) ou baixa (LTD). Tanto a LTP como a LTD dependem da ativação de receptores NMDA do glutamato e da entrada de íons Ca^{2+}. Concentrações intracelulares elevadas desse íon ativam proteinoquinases que fosforilam outras proteínas pós-sinápticas para desencadear a LTP. Por outro lado, pequenas elevações na concentração pós-sináptica Ca^{2+} quando ocorrem de forma intermitente e de baixa frequência (< 1 pico por segundo) ativam proteino-fosfatases que defosforilam proteínas pós-sinápticas desencadeando uma LTD.

LTP apresentam dificuldade de aprendizagem, ao passo que animais que superexpressam esses genes apresentam maior facilidade de aprendizagem. Com todas essas evidências acumuladas, é altamente provável que os mecanismos da LTP e os mecanismos da aquisição de memórias sejam os mesmos.

Multiplicidade de sistemas de aprendizagem e memória

Se todas as memórias formadas pelo sistema nervoso têm em comum os mesmos mecanismos básicos de plasticidade sináptica, podemos dizer que existe um único sistema neurobiológico de aprendizagem e memória, correto? Errado. Isso se tornou evidente a partir dos estudos com o paciente conhecido como H. M. (Henry Molaison, 1926-2008). Na sua infância, H. M. sofreu um acidente de bicicleta que resultou em um quadro de epilepsia progressivamente grave. Aos 28 anos, mesmo medicado, as crises epilépticas eram tão incapacitantes que um neurocirurgião estadunidense chamado William Scoville o submeteu a uma cirurgia para remover as áreas cerebrais identificadas como o foco epiléptico. Nessa cirurgia foi feita a remoção bilateral da maior parte do hipocampo e de outras áreas do lobo temporal. Após a cirurgia, H. M. melhorou das crises epilépticas, mas desenvolveu uma condição grave de amnésia. Então a neuropsicóloga inglesa Brenda Milner submeteu H. M. a diversos testes que mostraram que ele não conseguia nem evocar as memórias dos episódios vivenciados nos 2 anos antes da cirurgia nem formar novas memórias sobre os episódios vividos após ela – sintomas conhecidos como amnésia retrógrada e amnésia anterógrada, respectivamente. Porém, ele não havia perdido as memórias e a capacidade de aprendizagem para habilidades e procedimentos motores, tampouco as respostas emocionais evocadas de forma inconsciente. Estudos em outros pacientes com lesões no lobo temporal e por meio do mapeamento das áreas encefálicas ativas durante a aprendizagem de tarefas de memória declarativa confirmaram os achados iniciais. Brenda Milner e o psiquiatra estadunidense Larry Squire propuseram a existência de dois sistemas de memória: *declarativa* e *não declarativa* (Figura 11.4).

Memórias declarativas

Embora outras áreas do córtex pré-frontal e áreas do lobo temporal, tais como os córtices entorrinal e perirrinal, também estejam implicadas em alguns aspectos da memória declarativa, inicialmente foi dada mais ênfase para a formação hipocampal como sendo o foco da memória declarativa

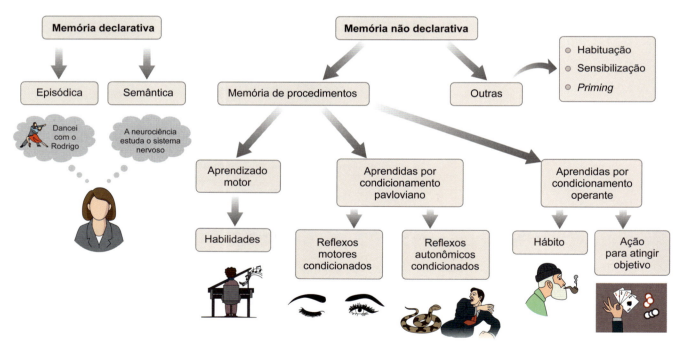

FIGURA 11.4 Existem muitos sistemas de memória no encéfalo. As memórias que evocamos de forma consciente sobre fatos e eventos (memória episódica) ou sobre conceitos (memória semântica) formam as memórias declarativas. Em seres humanos, embora as memórias declarativas possam ser expressas por meio de uma declaração verbal, elas podem também ser evocadas apenas na forma de pensamentos. Já as memórias não declarativas só podem ser expressas por intermédio de uma ação motora ou autonômica, e a maioria delas pode ser evocada de forma inconsciente ou implícita. As memórias de procedimentos incluem as habilidades, as ações motoras voluntárias para se atingir um objetivo e os hábitos estímulo-resposta. Os hábitos e as ações direcionadas a um objetivo são aprendidas por condicionamento operante. As memórias formadas por condicionamento pavloviano são expressas na forma de reflexos motores ou emoções em resposta a um estímulo condicionado que foi pareado com um estímulo incondicionado (estímulo que evoca a resposta independente de aprendizagem). As emoções são expressas por meio de reflexos autonômicos e expressões faciais e corporais involuntárias. A Tabela 11.1 traz exemplos de modelos animais de diferentes tipos de memórias.

TABELA 11.1 Modelos animais de aprendizagem e memória.

Modelo/tarefa	Animal	Aprendizagem	Memória	Estruturas envolvidas
Delayed non-match-to-sample	Macaco	Manipulação de objetos	Memória declarativa	Hipocampo, córtex pré-frontal dorsolateral e dorsomedial, córtex entorrinal e córtex perirrinal
Reconhecimento de objetos	Rato, camundongo	Exploração de objetos	Memória declarativa	Hipocampo, córtex entorrinal e córtex perirrinal
Labirinto aquático de Morris (versão espacial)	Rato, camundongo	Navegação espacial	Memória declarativa	Hipocampo, estriado dorsomedial
Labirinto aquático de Morris (versão com dica visual)	Rato, camundongo	Nadar para a plataforma	Memória não declarativa	Estriado dorsolateral
Condicionamento de piscar	Coelho*	Condicionamento pavloviano*	Memória não declarativa	Cerebelo e hipocampo
Aversão condicionada de sabor	Rato, camundongo	Condicionamento pavloviano	Memória não declarativa	Núcleo do trato solitário, núcleo parabraquial pontino e amígdala
Preferência condicionada de lugar	Rato, camundongo	Condicionamento pavloviano	Memória não declarativa	Amígdala basolateral, área tegmentar ventral, núcleo acumbente e hipocampo
Aversão condicionada de lugar	Rato, camundongo	Condicionamento pavloviano	Memória não declarativa	Amígdala basolateral, substância negra compacta, área tegmental ventral, núcleo acumbente e hipocampo
Condicionamento de medo ao contexto	Rato, camundongo	Condicionamento pavloviano	Memória não declarativa	Hipocampo e amígdala
Condicionamento de medo ao tom	Rato, camundongo	Condicionamento pavloviano	Memória não declarativa	Amígdala basolateral
Aproximação apetitiva condicionada	Rato, camundongo	Condicionamento pavloviano	Memória não declarativa	Núcleo acumbente, área tegmental ventral, córtex orbitofrontal, córtex pré-límbico, amígdala, hipocampo
Caixa operante (pressionar uma barra para receber alimento)	Rato, camundongo	Condicionamento operante com reforço positivo de razão fixa	Memória não declarativa: memória de procedimento do tipo ação direcionada a um objetivo	Núcleo *accumbens*, estriado dorsomedial (roedores), núcleo caudado (primatas), área tegmentar ventral
Caixa operante (pressionar uma barra para receber alimento)	Rato, camundongo	Condicionamento operante com reforço positivo de intervalo variável	Memória não declarativa: memória de procedimento do tipo hábito estímulo-resposta	Estriado dorsolateral (roedores), *putamen* (primatas), substância negra parte compacta
Esquiva ativa	Rato, camundongo	Condicionamento operante com reforço negativo	Memória não declarativa: memória de procedimento	Estriado, amígdala e hipocampo
Esquiva inibitória	Rato, camundongo	Condicionamento operante com punição	Memória não declarativa: memória de procedimento	Estriado, amígdala e hipocampo
Rota-rod	Rato, camundongo	Treinamento motor	Memória não declarativa: memória de procedimento do tipo habilidade	Córtex pré-frontal, córtex motor primário, córtex somatossensorial, corpo estriado e cerebelo
Habituação	Invertebrados e vertebrados	Exposição a estímulo não nocivo	Memória não declarativa, não associativa	
Sensibilização	Invertebrados e vertebrados	Exposição a estímulo nocivo	Memória não declarativa, não associativa	

*Existem também tarefas de condicionamento pavloviano para invertebrados.

(Figura 11.5). Posteriormente, ficou evidente que o hipocampo é crítico para um subtipo específico de memória declarativa pela qual lembramos de fatos vivenciados por nós mesmos (episódios). Esse subtipo foi chamado "memória episódica" pelo psicólogo Endel Tulving, nascido na Estônia. Ele a diferenciou de outro subtipo de memória declarativa chamada "memória semântica" (ver Figura 11.4). Se você se lembra do que fazia quando começou a ler este livro, esse é um exemplo de memória episódica. Entretanto, se você se lembra dos conceitos que aprendeu lendo este livro, já se trata de um exemplo de memória semântica. Diferentemente da memória episódica que seria evocada como se você estivesse revivendo um evento que presenciou, a memória semântica é formada pela generalização de eventos que se repetiram de forma consistente e por conceitos ou explicações que aprendemos sobre o mundo real ou imaginário.

Quando presenciamos um fato, adquirimos uma memória declarativa episódica que guarda as informações sobre "o que" vimos, "onde" o fato aconteceu e "quando" ele aconteceu. Por exemplo, quando deixamos a chave do carro sobre a mesa e depois voltamos para buscá-la, estes três elementos da memória episódica são cruciais para guiar nosso comportamento:

- **O que** estou procurando? A chave.
- **Onde** ela está? Sobre a mesa da sala.
- **Quando** eu a deixei lá? Na última vez que a usei.

Outras duas características de uma memória declarativa são a *evocação de forma consciente*, a qual podemos expressar por meio de uma *declaração verbal* – daí o nome "memórias declarativas".

Outra característica das memórias declarativas é a *flexibilidade*. Uma memória declarativa adquirida em um determinado contexto pode ser usada em outro contexto.

A primeira vez que fui à sala da Professora Glaci Zancan[4] no Departamento de Bioquímica da Universidade Federal do Paraná (UFPR), eu tive a impressão de estar percorrendo um labirinto. A sala está localizada no setor de Ciências Biológicas, um edifício formado por sete braços que saem de um quadrado central. Entrei pela rampa da frente, virei à direita, depois à esquerda, desci uma escada, entrei no segundo corredor da direita e lá estava a Professora Glaci, em sua sala do lado direito desse corredor. Hoje, após décadas andando pelos corredores do setor de Ciências Biológicas, tenho uma memória que me permite chegar a qualquer sala, de qualquer departamento, não importa por onde eu tenha entrado ou de onde eu tenha saído. Ou seja, já não me perco se entro pelos fundos ou por um dos lados, e não pela frente. Afinal, a memória declarativa que tenho do prédio me permite usar essa informação de forma flexível.[5]

---

[4] Glaci T. Zancan (1935-2007). Bioquímica brasileira, defensora das políticas de financiamento público da Ciência.
[5] O relato vivenciado por um dos autores deste capítulo foi propositadamente contado em primeira pessoa porque as memórias episódicas são evocadas dessa forma; é a memória de uma experiência vivida, lembrada como uma história, na qual contamos o que aconteceu conosco naquela ocasião.

Podemos então resumir assim as principais propriedades das memórias declarativas: (1) sua aquisição e sua consolidação dependem do lobo temporal; (2) são evocadas de forma consciente; (3) podem ser expressas por meio de uma declaração verbal; (4) são flexíveis; (5) as memórias declarativas episódicas guardam informação sobre "o quê", "onde" e "quando" aconteceu um fato que vivenciamos.

As propriedades 2 e 3 das memórias declarativas não podem ser testadas em modelos animais, já que eles não têm uma linguagem simbólica semelhante à nossa para que possam dizer se têm lembrança consciente de um fato que vivenciaram. Porém, sabemos que os animais armazenam memórias com as demais propriedades das memórias declarativas dos humanos (ver Tabela 11.1). Os primeiros modelos animais foram desenvolvidos logo após as primeiras publicações sobre o caso H. M. e incorporaram a propriedade das memórias declarativas de serem dependentes do lobo temporal medial (Figura 11.5).

Em 1982, o neuropsicólogo estadunidense Mortimer Mishkin desenvolveu um teste de memória no qual macacos com lesão no lobo temporal medial obtinham escores muito baixos quando comparados aos animais controle. Em inglês, esse teste se chama *delayed non-match-to-sample*. A tradução literal para o português não faz muito sentido, mas o teste recebeu esse nome porque consistia em apresentar ao macaco um objeto desconhecido (*sample*) que cobria um buraco dentro do qual o animal poderia encontrar uma recompensa, por exemplo, um amendoim (Figura 11.6). Em seguida uma cortina em frente à gaiola se fechava por algum tempo (*delay*) e, quando se abria, o animal encontrava o mesmo objeto que havia visto antes e um objeto novo, mas agora a recompensa estava sob objeto que não correspondia ao mostrado anteriormente (*non-match-to-sample*). Portanto, durante o intervalo de tempo em que a cortina permanecia fechada, o animal devia guardar na memória qual objeto ele havia visto antes ("o quê") e usar essa informação de forma *flexível*: para ganhar a recompensa, ele não devia repetir a resposta de escolher o objeto visto antes, mas sim escolher o outro objeto. A lesão do hipocampo não impede os macacos de aprenderem uma variação dessa tarefa na qual a recompensa esteja sobre o objeto apresentado antes (versão *match-to-sample*) ou de aprenderem outra variação da tarefa na qual a recompensa esteja sempre no mesmo buraco (versão *match-to-place*) não importando se ele está sendo ocultado pelo objeto conhecido ou pelo objeto novo. Estudos mais recentes mostraram que a aprendizagem dessa tarefa depende também da integridade do córtex pré-frontal, outra região que desempenha um papel crítico nas operações mentais que envolvem flexibilidade.

Outro modelo de memória declarativa para ratos que se tornou muito popular entre os neurocientistas da memória é o labirinto aquático de Morris (Figura 11.7, ver Tabela 11.1), assim chamado em homenagem a seu criador, o neurocientista escocês Richard Morris. O teste consiste em liberar o rato em uma piscina circular de 1,5 a 2 metros que é instalada em

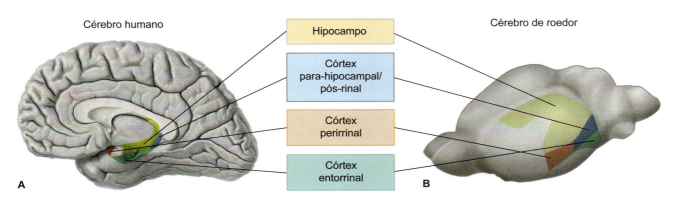

FIGURA 11.5 Estruturas do lobo temporal medial vistas em um cérebro humano (**A**) e em um cérebro de roedores (**B**). O lobo temporal medial inclui a formação hipocampal (giro denteado, hipocampo e subículo), o córtex perirrinal, o córtex para-hipocampal, as áreas medial e lateral do córtex entorrinal, o pré-subículo e o parassubículo. O córtex pós-rinal dos roedores é homóloga ao córtex para-hipocampal dos primatas.

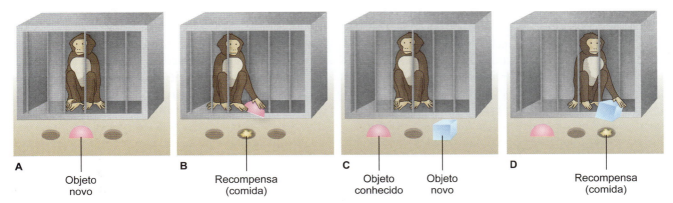

FIGURA 11.6 Teste *delayed non-match-to-sample*. **A.** Inicialmente é apresentado um objeto que encobre uma recompensa (p. ex., um amendoim). **B.** O animal pode remover o objeto e coletar a recompensa. Em seguida, uma cortina é fechada, bloqueando a visão do macaco, e ele deve guardar na memória "qual" objeto viu. **C.** Após a reabertura da cortina, o objeto visto na fase anterior é apresentado junto com um objeto novo. **D.** Desta vez, porém, a recompensa está sob o objeto novo.

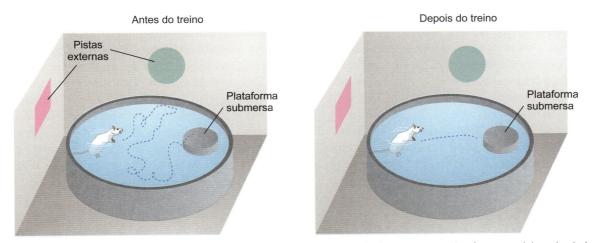

FIGURA 11.7 Labirinto aquático de Morris. Nessa tarefa, o "labirinto" é uma piscina com uma plataforma posicionada abaixo do nível da água e pistas externas ao labirinto, posicionadas nas paredes ao redor da piscina. O animal é colocado na borda da piscina e nada até encontrar a plataforma submersa onde pode subir. São necessários muitos dias de treinamento para que o animal aprenda a nadar direto para a plataforma, independentemente da posição em que tenha sido liberado na piscina. Postula-se que o animal forma uma espécie de "mapa cognitivo" baseado na posição da plataforma em relação a pistas externas à piscina. A prova definitiva de que ele formou a memória do lugar onde a plataforma estava consiste em uma sessão de teste chamada *probe trial*, em que o animal é colocado para nadar na piscina após a remoção da plataforma. Os animais que formaram na memória esse mapa cognitivo permanecem nadando a maior parte do tempo no quadrante onde a plataforma estava antes nas sessões de treino.

uma sala onde existem várias pistas nas paredes que podem ser usadas como pontos de referência. No centro de um dos quadrantes (imaginários) da piscina fica uma pequena plataforma transparente em que o animal pode subir para parar de nadar. A piscina é enchida com água fria até cobrir a plataforma que fica submersa, cerca de 2 cm abaixo do nível da água, de maneira que não possa ser vista pelo animal. Quando são utilizadas linhagens de ratos que apresentam uma ótima visão, adiciona-se tinta para turvar a água. Na primeira tentativa o rato nada de forma errática até que, por acaso, esbarre na plataforma, onde ele pode subir para escapar da água fria. Depois de muitas tentativas o rato vai nadar direto para a plataforma, e para isso ele precisa se lembrar do local onde a plataforma fica. Portanto, essa tarefa modela a propriedade do "onde" das memórias declarativas. Porém, animais com lesão na formação hipocampal não aprendem a nadar direto para a plataforma. A cada nova tentativa o rato é liberado na borda da piscina em uma posição diferente da(s) tentativa(s) anterior(es). Isso obriga o animal a usar essa memória espacial de forma "flexível", uma outra propriedade das memórias declarativas. Se ele foi liberado no quadrante oposto ao que estava a plataforma, ele precisa nadar em uma direção para uma pista externa que está entre ele e a plataforma (pista A). Porém, se for liberado no quadrante onde está a plataforma, ele precisa nadar na posição oposta, afastando-se da pista A e se aproximando de outra pista. Postula-se que o animal forma uma memória equivalente a um mapa baseado na triangulação de várias pistas, um mapa semelhante aos dos navegadores do século XV, que usavam a posição das estrelas como pontos de referência.

Richard Morris testou a hipótese de que o hipocampo é necessário para o animal encontrar a plataforma usando de forma flexível um mapa mnemônico baseado apenas nas pistas externas através de outra versão do labirinto aquático onde a plataforma ficava visível, pouco acima do nível da água. Assim, o rato não precisa do mapa cognitivo para encontrar a plataforma, podendo simplesmente nadar em direção à plataforma. Ele descobriu que ratos com lesão no hipocampo podem aprender essa versão não espacial da tarefa tão bem como os ratos controle.

No laboratório do psicólogo estadunidense Howard Eichenbaum (1947-2017), na Universidade de Boston, e também em um laboratório da UFPR, foi feito outro teste para confirmar se a formação hipocampal era necessária para a aprendizagem da tarefa do labirinto aquático quando demandava o uso flexível da informação de onde a plataforma estava localizada. A plataforma foi deixada submersa, invisível para o rato, mas ele era liberado sempre da mesma posição inicial. Assim ele poderia encontrar a plataforma sempre nadando em direção a uma das pistas externas que estavam nas paredes da sala. Tal como esperado, ratos com lesão no hipocampo nadavam direto em direção à plataforma quando eram liberados da mesma posição que nas sessões de treino, mas se perdiam quando eram liberados de outra posição da qual precisavam nadar na direção oposta da qual saíam sempre nas sessões de treino. Nesse experimento, descobrimos também que ratos com lesão na parte compacta da substância negra também tinham dificuldade de aprender a tarefa com a plataforma submersa quando eram liberados sempre do mesmo lugar, mas aprendiam a tarefa quando eram liberados de posições diferentes na piscina.

O neurocientista estadunidense Mark Packard, trabalhando no laboratório do neurocientista James McGaugh na Universidade da Califórnia, em Irvine também fez uma descoberta importante para estabelecer a tarefa espacial do labirinto aquático de Morris como um modelo de memória declarativa, diferente de outros tipos de memória. Eles descobriram que ratos com lesão no corpo estriado, mas não no hipocampo, podiam aprender a tarefa do labirinto aquático em que a plataforma estava visível, mas mudava de lugar a cada nova tentativa. Pouco depois, o mesmo grupo da UFPR demonstrou que a lesão ou a inativação do hipocampo dorsal de ratos também prejudicava a expressão da memória espacial (plataforma submersa, ratos liberados de diversos pontos no labirinto), mas não afetava a expressão da memória na tarefa com plataforma visível. Por outro lado, a lesão dos neurônios dopaminérgicos da substância negra não afetava a memória dos animais para achar a plataforma submersa, mas afetava a memória para nadar em direção à plataforma visível. Essa segunda versão da tarefa do labirinto aquático (plataforma visível) foi tomada como um modelo de memória não declarativa em que o animal é reforçado por nadar direto em direção a um estímulo (plataforma) visível porque assim ele pode escapar da sensação desagradável de permanecer na água fria (ver adiante o tópico sobre condicionamento instrumental com reforço negativo).

Outras três tarefas usadas para testar a propriedade das memórias declarativas de guardar informação sobre "o quê", "onde" e "quando" um fato foi presenciado se baseia do comportamento inato dos roedores de explorar mais objetos novos, objetos que mudaram de lugar ou que foram vistos há mais tempo (Figura 11.8 A). Esse comportamento inato foi descrito no final dos anos 1980 pelo neurocientista britânico John Aggleton e pelos neurocientistas franceses Addel Ennaceur e Jean Delacour. Na primeira versão do teste, o rato é colocado em uma caixa onde há dois objetos idênticos nunca explorados por ele antes. Já na sessão seguinte, o rato é colocado na mesma caixa, onde vai encontrar dois objetos colocados nos mesmos locais da sessão anterior: um deles estava presente na sessão anterior e o outro objeto é novo. Essa sessão de teste pode acontecer após um curto intervalo de tempo (desde minutos até 2 horas) para avaliar a memória de curta duração ou em intervalos maiores (de várias horas até dias) para avaliar a memória de longa duração. Independentemente do intervalo entre as duas sessões, um rato controle passa mais tempo explorando o objeto novo. Esse comportamento é uma evidência de que ele formou uma memória do objeto visto na sessão anterior – daí o motivo pelo qual esse teste é considerado um modelo da propriedade das

Capítulo 11 ◆ Aprendizagem e Memória 243

Teste de memória episódica para roedores

Memória de "o quê": qual objeto já é conhecido?

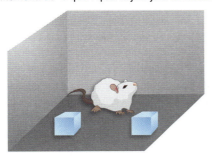 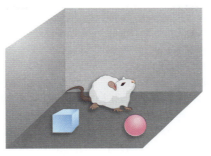

Memória de "onde": qual objeto está fora de onde estava antes?

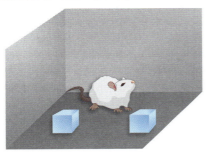 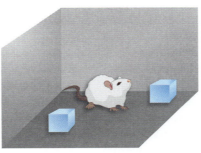

Memória de "quando": qual objeto foi visto por último?

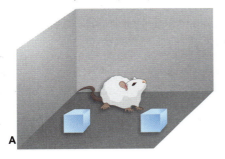 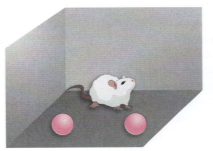 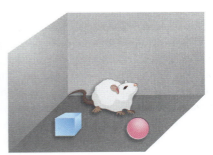

A

Modelo do item no contexto de Eichenbaum

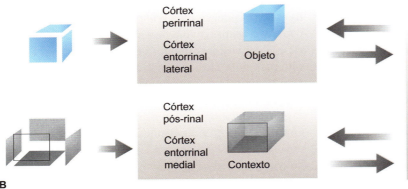 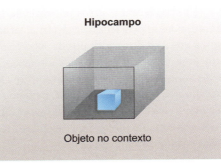

B

FIGURA 11.8 Modelo da codificação da memória declarativa pelo lobo temporal medial. **A.** Três variações da tarefa de reconhecimento de objetos por roedores é usada para testar as propriedades de "o quê", "onde" e "quando" das memórias declarativas. A memória desses elementos é mensurada pela preferência dos roedores em explorar um objeto novo, um objeto conhecido colocado em lugar diferente dentro da caixa teste ou um objeto conhecido que tenha sido visto há mais tempo que outro objeto. **B.** Para explicar o papel do lobo temporal na formação das memórias declarativas, Howard Eichenbaum propôs esse modelo segundo o qual a memória de reconhecimento de objetos é codificada no córtex perirrinal e na parte lateral do córtex entorrinal, a memória do contexto (ambiente) é codificada no córtex pós-rinal e na parte medial do córtex entorrinal, e a junção desses dois elementos da memória (objeto no contexto) depende do hipocampo. A localização dessas áreas cerebrais está ilustrada na Figura 11.5.

memórias declarativas de guardar informação sobre "o que" foi explorado antes e agora é familiar. Além disso, tal como na tarefa do *delayed non-match-to-sample*, esse teste também demanda *flexibilidade* para expressar essa memória por meio de um comportamento diferente: explorar o objeto novo. A integridade de outra estrutura do lobo temporal medial diferente do hipocampo, o *córtex perirrinal*, e também a do *córtex pré-frontal* são críticas para a aprendizagem dessa tarefa (ver a anatomia no lobo temporal medial na Figura 11.5).

A Figura 11.8 B ilustra um modelo de *binding items and contexts* (BIC) proposto por Howard Eichenbaum para explicar como o lobo temporal medial codifica as memórias declarativas com as informações necessárias para identificar um objeto e sua posição em determinado ambiente (contexto). O modelo BIC propõe que informações necessárias para identificação de um objeto são armazenadas no córtex perirrinal e entorrinal lateral, as informações sobre o ambiente (contexto) são armazenadas no córtex pós-rinal e no córtex entorrinal medial. Ainda segundo o modelo BIC, é no hipocampo que é feita junção (*binding*) entre o objeto e o contexto para formar a memória sobre "em que lugar dentro dessa caixa estava esse objeto antes". Esse papel integrador do hipocampo pode ser inferido por suas conexões anatômicas. A formação hipocampal tem conexões recíprocas com os córtices entorrinal, perirrinal e pós-rinal (a localização anatômica destas regiões no lobo temporal medial está ilustrada na Figura 11.5). Como essas regiões corticais também têm conexões recíprocas com áreas que processam informações sensoriais nos córtices temporal, occipital e outras regiões do lobo temporal, é possível que, quando evocamos uma memória episódica, a ativação dos neurônios hipocampais que ligaram o objeto ao contexto durante a sessão de treino ativem novamente as mesmas áreas sensoriais do córtex que estavam ativas quando essa memória episódica foi formada. Essa hipótese consegue explicar por que a formação destas memórias depende do fortalecimento das sinapses entre os neurônios que estavam ativos ao mesmo tempo: por meio de mecanismos de plasticidade sináptica como a LTP, as sinapses entre os neurônios que permaneceram ativos por mais de 100 ms durante a codificação das informações sensoriais se tornaram mais fortes. Assim, a ativação dos neurônios do lobo temporal que armazenam uma memória episódica pode fazer "acender" toda a rede neural que estava "acesa" (ativada) quando vivenciamos o episódio que gerou essa memória. É como se o hipocampo e as regiões do lobo temporal medial que codificam a memória episódica fossem um projetor que acendesse todos os *pixels* que formam cada quadro de um filme.

Entretanto, como a atividade dos neurônios do lobo temporal medial codifica uma memória episódica? As pesquisas das últimas décadas focaram no mais simples: se um dos elementos das memórias episódicas é a presença da pessoa que formou essa memória em um ambiente, como os neurônios do lobo temporal medial codificam a nossa localização dentro de um ambiente? Imagine que você está em uma sala vazia. Para fazer uma planta baixa que mostre sua posição dentro da sala, você pode desenhar um retângulo para representar as paredes da sala e dividir o espaço interno em pequenos quadrados, marcando o quadrado que representa sua posição em relação à porta e às janelas da sala. Os neurônios do lobo temporal medial fazem algo parecido. Em 2014, o prêmio Nobel de Fisiologia ou Medicina foi dado aos três neurocientistas responsáveis por coordenar as pesquisas que levaram às principais descobertas para entender como essa informação é codificada: John O'Keefe, dos EUA, e May-Britt Moser e Edvard Moser, da Noruega. O'Keefe descobriu que, quando um rato explora uma caixa vazia, existem neurônios do hipocampo que estão ativos (disparam potenciais de ação com maior frequência) quando o rato está em um dos quadrantes do desenho da planta baixa (Figura 11.9 A). Ele chamou esses neurônios de células de lugar (*place cells*). Quando o rato se afasta desse quadrante, a atividade da célula de lugar ativa diminui ou desaparece por completo. E no momento em que o rato retorna ao mesmo quadrante, essa célula de lugar volta a se ativar. Outras células de lugar se ativam quando o rato está em locais (quadrantes) diferentes da caixa. Em conjunto as células de lugar funcionam como um GPS no qual cada célula de lugar indica em que local do mapa formado por esses quadrantes o rato está naquele momento. Além disso, as células de lugar guardam a memória de que o animal esteve naquele lugar antes pois, se o animal for recolocado na caixa horas ou dias após ser retirado dela, cada célula de lugar volta a se ativar quando o rato passar pelo mesmo lugar. Hoje, sabemos que não apenas os ratos têm células de lugar; elas já foram registradas no hipocampo de vários outros animais, inclusive primatas.

O casal Moser descobriu no córtex entorrinal outro tipo de neurônio, a que chamaram *grid cells* (célula de grátícula). Se dividirmos a área da planta baixa de uma caixa, não em quadrados, mas em triângulos, cada vez que o rato passar pelo vértice que une as linhas de cada triângulo, as *grid cells* se ativam (Figura 11.9 B). Uma área dividida por linhas que formam triângulos lembra uma grade, daí o nome *grid cell*. Diferentemente das células de lugar, cada *grid cell* não se ativa apenas quando o rato está apenas em um desses vértices, mas também quando ele está em qualquer um dos vértices. Se o animal for transferido para uma caixa maior, cada *grid cell* continua dividindo a área de caixa com o mesmo número de triângulos, ou seja, a área representada por cada triângulo será maior. É como se as *grid cells* representassem o ambiente (contexto) onde o rato está, dividindo-o em triângulos. Os Moser descobriram ainda uma outra classe de neurônios no subículo, no pré-subículo e no córtex entorrinal que chamaram de células da borda (*border cells*), que se ativam quando o rato está em uma das bordas da caixa, ou seja, próximo de uma das paredes (Figura 11.9 C). É como se as células da borda representassem os limites do ambiente onde o rato está. O neurofisiologista americano James Ranck descobriu também outra classe de neurônios, que são chamadas células da direção da cabeça (*head-direction cells*). As células de direção da cabeça estão ativas quando o rato olha para uma certa direção (Figura 11.9 D). Além do córtex entorrinal,

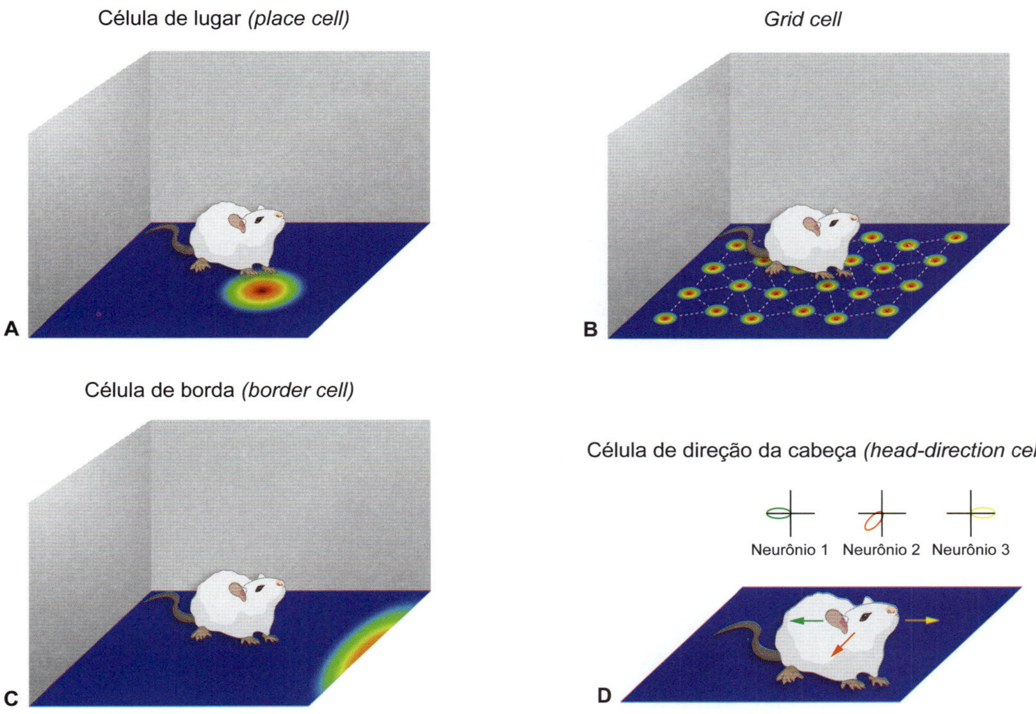

Capítulo 11 ◆ Aprendizagem e Memória   245

Célula de lugar *(place cell)*

Grid cell

Célula de borda *(border cell)*

Célula de direção da cabeça *(head-direction cell)*

Neurônio 1   Neurônio 2   Neurônio 3

FIGURA 11.9 Neurônios do lobo temporal medial que codificam informações sobre a localização de um animal dentro de um ambiente ou contexto. As figuras representam uma caixa onde um rato foi colocado para explorar. A atividade individual de quatro classes de neurônio estão representadas em um código de cores: as cores mais frias (azul, verde) indicam baixa atividade, e as cores mais quentes (amarelo, vermelho) indicam uma atividade mais alta daquele neurônio quando o rato está em uma posição específica da caixa. **A.** Atividade de uma célula de lugar que se ativa sempre que o rato passa por um ponto localizado na parte inferior direita da caixa. **B.** As *grid cells* "dividem" a área da caixa em triângulos e se ativam sempre que o rato passa por um vértice desses triângulos. **C.** Uma célula de borda se ativa sempre que o rato se aproxima da borda (parede) da caixa. **D.** Cada célula de direção da cabeça se ativa quando o rato está com a cabeça virada para um certo lado. Nessa ilustração, três células de direção da cabeça estão ativas apenas quando o rato vira a cabeça para trás (neurônio representado em verde), para a direita (vermelho) ou quando está com a cabeça apontada para a frente (amarelo), respectivamente.

existem também neurônios do tipo células de direção da cabeça no córtex retrosplenial e em várias regiões subcorticais, tais como alguns núcleos do tálamo, o núcleo mamilar lateral, o núcleo tegmental dorsal e o corpo estriado.

Em resumo, apenas para codificar a própria localização do indivíduo em um ambiente, temos a participação de ao menos quatro classes de neurônios do lobo temporal medial. A codificação de um objeto dentro desse contexto já envolve a participação de outros neurônios, muitos dos quais ainda não foram descobertos. Portanto, as memórias episódicas são armazenadas por uma ampla rede de neurônios do lobo medial temporal que se ativam para codificar o ambiente ou contexto onde o sujeito está, a sua localização dentro desse contexto e a identificação dos objetos e sua localização dentro do mesmo contexto. Há também um componente temporal nesse tipo de memória.

Memórias não declarativas

Os estudos com pacientes e animais de experimentação com lesões mostraram que existem outros sistemas de memória que não dependem do hipocampo e das regiões corticais que fazem com ele conexões recíprocas. Desde os estudos do caso H. M., essas memórias são chamadas "memórias não declarativas". Nessa categoria estão vários subtipos de memória que apresentam características psicológicas e neurofuncionais distintas. Entre eles estão memórias não associativas, as memórias de procedimentos tais como habilidades motoras, as memórias aprendidas por condicionamento pavloviano e as memórias aprendidas por condicionamento operante, tais como os hábitos estímulo-resposta e as ações motoras voluntárias, mais comumente chamadas "ações direcionadas a um objetivo" (ver Figura 11.4).

Condicionamento clássico ou pavloviano

As respostas aprendidas por condicionamento clássico são responsáveis por um grande número de comportamentos do repertório da espécie humana de todos os animais, incluindo os invertebrados com sistemas nervosos mais rudimentares. Os *estímulos condicionados* (EC) são evocados de forma inconsciente e influenciam nosso comportamento mesmo quando não nos damos conta disso. Esse tipo de condicionamento também está implicado em muitas doenças psiquiátricas, como o transtorno do estresse pós-traumático (TEPT) e outros transtornos de ansiedade, e a exposição a estímulos condicionados que foram pareados com uma droga de abuso é uma das principais causas de recaída em pacientes com transtorno de uso de substâncias.

O médico russo Ivan Pavlov (1849-1936) descobriu o condicionamento clássico no início do século passado enquanto estudava o reflexo de salivação em cães. Em sua homenagem, o condicionamento clássico é também chamado "condicionamento pavloviano". Nos estudos de condicionamento pavloviano um reflexo inato, como o da salivação, é chamado "resposta incondicionada" (RI), e o estímulo que provoca a RI é chamado "estímulo incondicionado" (EI). Nas sessões de condicionamento, também chamadas "sessões de treino" ou "sessões de aprendizagem", um estímulo neutro (que não provoca uma resposta fisiológica de forma inata) é repetidamente pareado com o EI, ou seja, os dois estímulos são apresentados juntos. Após o condicionamento, o estímulo neutro passa a provocar uma resposta semelhante à resposta provocada. Ele foi chamado por Pavlov "estímulo condicionado" (EC), e a resposta por ele produzida foi chamada "resposta condicionada" (RC).

Nos experimentos de Pavlov, a presença de um alimento (EI) na boca do cão o fazia salivar. Isso acontecia sem que fosse necessário nenhum treinamento prévio, ou seja, salivar em resposta à presença do alimento na boca era um comportamento inato. Porém, após repetir o experimento por vários dias, Pavlov observou que o cão salivava apenas com a presença no laboratório do assistente (EC) que trazia o alimento. Na versão mais conhecida desse experimento, Pavlov usou um estímulo sonoro, o tocar de um sino, ou de um diapasão, como EC. Pavlov propôs que o condicionamento clássico resulta na formação de uma memória da associação EC-EI. Ele observou que uma condição para que o condicionamento acontecesse era a *contiguidade temporal* entre o EC e o EI. Contiguidade não é o mesmo que continuidade; contiguidade quer dizer que dois eventos, tais como a apresentação do EC e a do EI, ocorrem um após o outro, mesmo que exista um breve intervalo de tempo entre os dois. Os dois protocolos de condicionamento clássico mais eficientes são o *condicionamento de traço*, em que o EI é apresentado poucos segundos após o término do EC, e o *condicionamento de demora*, que começa com a apresentação do EC e é seguida da apresentação do EI. Porém, a apresentação do estímulo condicionado não termina antes do início do EI, ela continua (demora) para terminar apenas com a finalização do EI. No *condicionamento simultâneo*, o EC e o EI são apresentados simultaneamente. Embora esse protocolo também seja produzir condicionamento, ele é menos eficaz. Porém, a apresentação do EI antes do EC (condicionamento inverso) é completamente ineficaz para produzir o condicionamento clássico. Mais ainda, se um EC1 for apresentado antes de um EC2 e, em seguida, o EI for apresentado, a memória para a associação EC2-EI não é formada. Esse fenômeno é chamado "bloqueio" – o EC1 bloqueia a aprendizagem da associação EC2-EI. A *generalização* consiste na propriedade de estímulos sensorialmente parecidos com o EC de também provocarem a RC, embora com menor intensidade. Se, por exemplo, a nota musical mi (ondas sonoras na frequência de 330 Hz) fosse usada como EC, quando se apresentasse a nota fá (349 Hz) ou a nota ré (294 Hz), o cão também iria salivar, embora o volume de saliva produzida fosse menor. Já a apresentação de um tom de 335 Hz iria provocar uma resposta de salivação quase tão intensa quanto a produzida pela nota mi. A *discriminação* ocorre quando o EI sempre é apresentado após a ocorrência do EC+, mas o EI nunca é apresentado após a ocorrência do EC. Nesse caso, apenas o EC+ adquire a propriedade de provocar a RC. O EC– passa a funcionar como um fator preditivo de que a apresentação do EI não é iminente.

A regra da contiguidade temporal descoberta por Pavlov explica a ineficácia do condicionamento reverso, mas não explica nem a menor eficácia do condicionamento simultâneo nem o bloqueio. No condicionamento simultâneo, a contiguidade temporal entre o EC e o EI é ainda maior que nos condicionamento de traço e no condicionamento de demora. Para explicar esses fatos, no final dos anos 1980 o psicólogo estadunidense Robert A. Rescorla propôs que a condição crítica para que o condicionamento clássico acontecesse é a *contingência* entre o EC e o EI. Existe contingência máxima entre dois eventos se a ocorrência do primeiro evento prevê a ocorrência do segundo e o segundo evento nunca ocorre sem ser precedido pelo primeiro evento. Portanto, para que exista contingência, o primeiro evento deve acontecer antes do segundo – o que explica a ineficácia do condicionamento inverso. No caso do bloqueio, o EC1 já é suficiente para prever a ocorrência do EI. A ocorrência do EC2 é irrelevante e, portanto, dispensável para prever a ocorrência do EI. Rescorla propôs que a principal função do condicionamento clássico é atribuir *poder preditivo* ao EC. Devido a esse poder preditivo, sempre que o EC ocorrer, pode-se prever que um estímulo biologicamente relevante vai acontecer. Essa previsão nem sempre é consciente, mas deflagra de forma involuntária um reflexo motor ou autonômico semelhante ao reflexo que é deflagrado pelo EI.

Além desse poder preditivo, após o pareamento de um EC com um EI gratificante (uma recompensa), o EC também adquire *saliência de incentivo*. Por gratificante, entenda-se um estímulo que causa as sensações agradáveis, tais como alimentos apetitosos, sexo, aprovação social, entre outros. A saliência de incentivo é um tipo de saliência motivacional que faz com que o EC passe a ser atrativo, no sentido de que ele motiva a resposta comportamental de busca pela recompensa. A saliência de incentivo é uma das principais causas de recaída de dependentes de drogas de abuso. Quando o dependente é exposto a estímulos ambientais que estavam presentes sempre que ele consumia a droga, ele sente uma vontade, às vezes irresistível, de buscar e consumir a droga. Esse estado emocional evocado pelos EC com saliência de incentivo é chamado "fissura" (*craving*, em inglês).

O poder motivacional do EC também se manifesta no *condicionamento de segunda ordem*. Esse tipo de condicionamento ocorre em duas etapas. Na primeira, um EC1 é pareado com um EI apetitivo e adquire saliência motivacional. Em seguida, um EC2 é pareado com o EC1. Como o EC1 adquiriu saliência motivacional, ele funciona como se fosse um EI. Portanto, quando o EC2 é apresentado sozinho ele irá causar a RC que foi pareada com o EC1. Como será visto no próximo tópico, um EC que foi antes pareado com um EI apetitivo também pode funcionar como um reforçador positivo de segunda ordem, podendo reforçar uma resposta instrumental emitida antes da apresentação deste EC.

Os modelos animais de condicionamento clássico mais usados são o reflexo condicionado de piscar, a aversão condicionada de sabor, a preferência condicionada de lugar, a aversão condicionada de lugar, a resposta condicionada de medo e a aproximação apetitiva condicionada. Os estudos com esses diferentes modelos mostraram as propriedades de condicionamento clássico comuns a todos, e as que são diferentes entre eles. Além disso, evidenciaram que eles formam traços de memória armazenados em diferentes áreas encefálicas (ver Tabela 11.1).

Um dos pioneiros na busca do sítio de armazenamento do traço de memória associativa EC-EI foi o neurocientista estadunidense Richard Thompson. Trabalhando inicialmente na Universidade da Califórnia, em Irvine, em colaboração com William Alden Spencer, ele descobriu que o traço de memória EC-RC do condicionamento de demora da membrana nictitante do coelho (um modelo animal do *condicionamento de piscar*) é armazenado no núcleo interpósito do cerebelo. Mais adiante, trabalhando na Universidade Harvard em associação com Theodore Berger, eles descobriram que o hipocampo também desempenha um papel crítico no condicionamento de traço, aquele no qual há um breve intervalo entre o fim da apresentação do EC e o início da apresentação do EI. É, portanto, provável que o hipocampo seja o sítio de armazenamento do traço de memória EC-EI para o condicionamento pavloviano de traço.

O *condicionamento de aversão ao sabor* foi descoberto nos anos 1950 pelo neurocientista John Garcia, do Laboratório de Defesa Radiológica de Hunters Point, em São Francisco, EUA. Ele verificou que ratos que haviam sido expostos a raios X desenvolviam aversão pelo sabor de uma solução que ingeriam. Outros pesquisadores mostraram que a associação com outros tratamentos que causam mal-estar, como a administração de cloreto de lítio que causa vômitos, também são associados ao sabor de uma comida ou líquido que o animal tenha experimentado anteriormente. Esse tipo de aprendizagem ficou conhecido como condicionamento de aversão ao sabor. Embora esse tipo de aprendizagem seja considerado um condicionamento clássico (pavloviano), ele viola a condição proposta por Pavlov de que o intervalo de tempo entre a apresentação do EC e a do EI deve ser breve para que o condicionamento aconteça. Ratos aprendem essa associação e apresentam expressões orofaciais semelhantes às que apresentam quando estão doentes. Eles também passam a evitar alimentos com o mesmo sabor. Esse tipo de condicionamento é curioso, pois viola o princípio da contiguidade, já que o enjoo ocorre horas após a ingestão do alimento. No contexto da teoria de saliência de incentivo, assume-se que o condicionamento de aversão de sabor causa uma redução do valor hedônico do sabor do alimento, ou seja, na sua palatabilidade. O condicionamento de aversão de sabor altera a ativação de neurônios em resposta ao EC no núcleo do trato solitário, no núcleo parabraquial pontino e na amígdala, o que faz dessas áreas encefálicas os mais prováveis sítios de armazenamento desse tipo de memória.

Outros dois modelos animais de condicionamento pavloviano são chamados "preferência condicionada de lugar" e "aversão condicionada de lugar". Eles têm sido amplamente usados em estudos sobre dependência de drogas e neurobiologia da dor. A *preferência condicionada de lugar* em ratos consiste em manter o animal confinado em um dos três compartimentos de uma caixa com estímulos visuais e táteis salientes, como listras verticais pretas em uma caixa branca e piso de madeira. Esse compartimento é denominado "neutro" porque não será associado a um EI. Em outra sessão, em geral conduzida várias horas após a primeira, o animal é exposto a outro compartimento com estímulos visuais e táteis bem diferentes. Um dos compartimentos pode ter, por exemplo, paredes com listras horizontais e piso de vidro, e o outro, listras verticais e piso de madeira. No compartimento escolhido para fazer o pareamento entre o EC (o próprio ambiente ou lugar) e o EI, o animal também pode consumir um EI apetitivo, como bolinhas de sacarose, uma droga de abuso ou pode ter a estimulação intracraniana de áreas envolvidas na via da recompensa (via dopaminérgica mesolímbica e certas áreas límbicas do córtex pré-frontal). Nos estudos sobre dor, o EI pode ser também a administração de um analgésico ou anestésico local em um animal que estava antes submetido a um tratamento de dor persistente. Nas sessões de aquisição da *aversão condicionada de lugar*, o animal é submetido a um EI aversivo, por exemplo, um estímulo doloroso ou a administração oral de uma substância amarga. Após várias sessões de confinamento no compartimento neutro (sem o EI) e no compartimento apetitivo ou aversivo (com o EI), o animal é submetido a uma sessão de teste na qual é colocado em um terceiro compartimento que serve de passagem entre o compartimento neutro e o compartimento que foi pareado com o EI. As portas de ligação a esses compartimentos permaneciam fechadas nas sessões de treino, mas agora estão abertas na sessão de teste. Na sessão de teste, os animais permanecem por um tempo muito maior no compartimento associado com o EI apetitivo. De maneira coerente, após o condicionamento de aversão de lugar, os animais permanecem por muito mais tempo no compartimento neutro. Estudos conduzidos no laboratório do psicólogo Norman White, na Universidade McGill, no Canadá, mostraram que a amígdala basolateral tem um papel crítico no condicionamento de preferência de lugar. Outros estudos conduzidos no nosso laboratório na UFPR mostraram que a substância negra, parte compacta, também desempenha um papel crítico na aversão condicionada de lugar, mas não na preferência condicionada de lugar. Existem também evidências de que a via dopaminérgica mesolímbica (entre a área tegmental ventral e o núcleo acumbente) e o hipocampo também desempenhem um papel crítico no condicionamento de lugar (ver Tabela 11.1).

Outro modelo animal de condicionamento pavloviano que é muito empregado para estudar a exposição a estímulos com saliência de incentivo como fator de risco para a recidiva em pacientes que tentam parar de usar uma droga de abuso é a tarefa da *aproximação apetitiva condicionada ou aproximação pavloviana* (Figura 11.10). Nela, ratos são treinados em uma caixa automatizada como as usadas para o condicionamento operante (ver tópico seguinte), na qual existe uma alavanca retrátil, um dispensador de bolinhas de açúcar (ou de líquido adocicado) e uma lâmpada. Nas sessões de treino, em intervalos variáveis de tempo, a lâmpada se acende e a barra é apresentada (geralmente logo abaixo da lâmpada). Nesse caso, tanto a lâmpada como a alavanca funcionam como ECs. O EC é mantido por alguns segundos até que o mecanismo dispensador libere a recompensa (EI). Nesse momento a luz se apaga e, de forma concomitante, a alavanca é retraída (ocultada). Após a apresentação desses ECs, o tempo que o animal demora para se aproximar e pressionar a alavanca e para se aproximar do dispensador e consumir a recompensa é registrado de forma automática. É importante ressaltar que, diferentemente do protocolo de condicionamento operante, nesse protocolo de condicionamento pavloviano o animal não precisa pressionar a alavanca para receber a recompensa (EI). A recompensa é liberada após a apresentação da alavanca (EC), não importando que o rato tenha pressionado a alavanca ou não. Após a aprendizagem, espera-se que, quando o EC aparecer, o animal corra para o dispensador e aguarde pela liberação do EI. Porém, quando o EC adquire saliência de incentivo, antes de correr para o dispensador e consumir a recompensa, o rato corre para pressionar a alavanca. Muitos ratos até lambem ou mordem a alavanca como se ela fosse apetitosa e pudesse ser consumida. Os animais que expressam de forma preferencial a resposta de se aproximar do EC são chamados *sign-tracking*, e aqueles que expressam a resposta de correr para o dispensador são chamados *goal-tracking*.[6] Os animais *sign-tracking* são considerados um modelo de pessoas que são atraídas facilmente por estímulos que se tornaram salientes porque foram pareados com uma recompensa, por exemplo, uma droga de abuso. Esses animais, assim como as pessoas com esse viés motivacional, são mais propensos a desenvolver dependência de drogas de abuso e recaída em tentativas de interrupção de uso da droga.

A tarefa de condicionamento de medo em ratos é um modelo animal do tipo e condicionamento pavloviano que ocorre em transtornos de ansiedade, como o TEPT. Em humanos, a ansiedade é uma emoção expressa em resposta à expectativa de que algo que pode nos colocar em risco está por acontecer. Ela tem alguns substratos neuronais em comum com o medo, que é uma emoção experimentada quando "de fato" estamos em uma situação de perigo iminente que represente risco para nossa integridade física. A evocação da ansiedade é deflagrada por ECs que foram associados a um estímulo aversivo que nos causou medo, dor ou desconforto. Os comportamentos com os quais expressamos uma reação de medo são inatos, não precisam ser aprendidos: ativação do sistema nervoso simpático com aumento da pressão arterial e aumento da força e frequência dos batimentos cardíacos (como se "o coração quisesse sair pela boca"), boca seca, uma sensação de "nó no estômago" (já que todo o sistema gastrintestinal é

---

[6] *Sign-tracking* é um termo técnico em inglês que significa que a resposta condicionada do animal consiste em se aproximar do estímulo condicionado (luz). Já o animal *goal-tracking* se aproxima do estímulo incondicionado (comida).

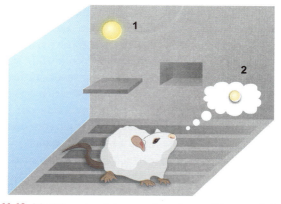
Animal goal-tracking

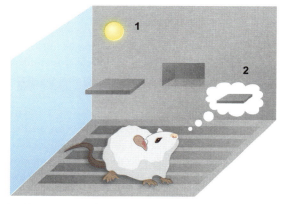
Animal sign-tracking

FIGURA 11.10 Modelo animal de aproximação apetitiva condicionada. Nas sessões de treino, logo após a apresentação do EC (luz e exposição da alavanca), uma bolinha de açúcar (EI) é liberada em um dispensador. Após muitas repetições da apresentação pareada do EC-EI, o animal passa a expressar a resposta condicionada de aproximação do EC (rato *sign-tracking*) ou de aproximação do EI (rato *goal-tracking*). Os balões dos *cartoons* ilustram de modo figurativo a memória que supostamente é evocada pelo animal: para o rato *sign-tracking*, o EC evoca a resposta de correr para o próprio EC, que supostamente adquiriu saliência de incentivo e se tornou para o rato mais atrativo do que a própria recompensa. Já para o rato o *goal-tracking*, o EC evoca a memória resposta de correr para o lugar onde está o objetivo final desse comportamento, ou seja, a bolinha de açúcar que ele pode consumir.

paralisado), respiração ofegante, aumento no nível de alerta etc. Quando esse estímulo que causa medo (EI) é pareado com estímulos ambientais (ECs, que podem ser o lugar em que estamos, estímulos visuais e auditivos), esses ECs passam a evocar uma resposta emocional semelhante à que chamamos de ansiedade. Esse tipo de aprendizagem tem um grande valor adaptativo – afinal, dependendo do perigo em potencial, pode salvar nossa vida, já que permite que nos preparemos para enfrentar ou evitar aquela ameaça. Por essa razão, o aprendizado de medo condicionado é muito rápido – a memória de medo aprendido pode ser adquirida com um único pareamento de EC-EI.

Na sessão de treino da tarefa de *condicionamento de medo ao contexto*, o rato é colocado em uma caixa onde recebe choques elétricos inescapáveis nas patas. Na sessão de teste, conduzida horas ou dias mais tarde, o animal é colocado na mesma caixa (mesmo contexto), e o tempo em que permanece imóvel, como se estivesse "congelado de medo", é computado. O "congelamento" é uma resposta de medo que roedores apresentam quando estão a uma distância segura de um predador. É uma resposta adaptativa que reduz a chance de ser detectado pelo predador. Nesse modelo, a sensação de medo que ocorreu em resposta ao choque elétrico (EI) é associada ao contexto (conjunto de estímulos da caixa, EC). Na sessão de teste, a resposta condicionada de medo é muito robusta – animais que antes exploravam a caixa agora passam mais de 50% do tempo como se estivessem congelados. Na tarefa de *condicionamento de medo ao tom* (Figura 11.11) durante a sessão de treino, uma série de tons (estímulos sonoros, EC) é pareada com os choques elétricos (EI) e a sessão de teste é conduzida em um contexto diferente – uma caixa com estímulos visuais e táteis distintos (outro contexto). Essa diferença na natureza dos ECs usados na tarefa de condicionamento de medo ao contexto e no condicionamento de medo ao tom faz com que o traço de memória associativa EC-EI seja armazenado em estruturas cerebrais diferentes. Quando o EC é o contexto ou lugar onde o rato estava, o traço de memória associativa EC-EI é armazenado no hipocampo. Já quando o EI é um estímulo sensorial discreto (como o tom), o traço de memória EC-EI é armazenado na parte basolateral da amígdala.

Porque no condicionamento de medo o traço de memória da associação EC-EI é aprendido em uma única sessão, esse modelo animal tem sido bastante utilizado nos estudos de consolidação e reconsolidação da memória. Outro modelo animal também muito utilizado nesses estudos é a esquiva inibitória (ver adiante).

Condicionamento operante

O *condicionamento instrumental* ou *condicionamento operante* é o tipo de aprendizagem que forma as memórias de procedimento conhecidas como *hábitos* e *ações direcionadas a um objetivo*. Essa forma de aprendizagem foi descoberta pelo psicólogo estadunidense Edward Lee Thorndike em um estudo no qual ele prendia gatos famintos em "caixas-problema" e anotava quanto tempo tardava para que cada animal acionasse o mecanismo que abria a porta da caixa. Ele usou caixas-problema em que esse mecanismo era acionado quando o animal puxava uma corrente ou pressionava um pedal. Do lado de fora da caixa, havia comida. Inicialmente o animal expressava os comportamentos do seu repertório de forma aleatória (andar, cheirar, arranhar) até que, de forma acidental, executava a resposta comportamental que resultava na abertura da porta e dava acesso ao alimento. Como isso acontecia ao acaso, nas primeiras tentativas a latência para apresentar essa resposta operante era longa. Porém, a cada sessão experimental diminuía o tempo que o animal demorava para emitir essa resposta operante. Thorndike propôs que esse aprendizado ocorria pelo que denominou de **lei do efeito** (Figura 11.12), segundo a qual uma resposta comportamental que resulta em uma consequência gratificante é reforçada. O estímulo que produzia esse reforço

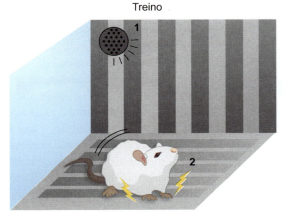
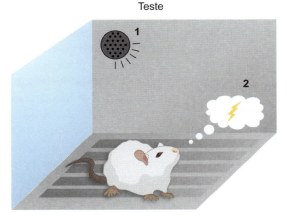

FIGURA 11.11 Condicionamento de medo ao tom. Nas sessões de treino, logo após o soar de uma campainha (EC), o animal recebe um choque nas patas (EI). Na sessão de teste, o rato é colocado em um ambiente diferente daquele da sessão de treino. Mesmo assim, ele fica imóvel, como se estivesse "congelado". Esse é um comportamento típico de roedores quando estão com medo de serem atacados por um predador, como uma coruja. Ao se manter imóvel, ele aumenta a chance de não ser detectado pelo predador. Os seres humanos expressam outros comportamentos quando expressam medo evocado por um EC, mas o medo condicionado dos humanos (também denominado "ansiedade") guarda semelhanças neuro-humorais com o medo condicionado dos roedores.

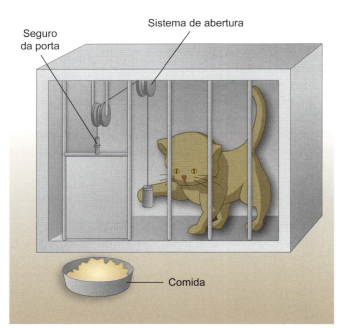

FIGURA 11.12 A descoberta da lei do efeito. Edward L. Thorndike fez um experimento no qual prendia um gato dentro de uma "caixa-problema", fora da qual havia um prato de comida. Cada caixa-problema tinha um mecanismo que o gato poderia acionar para abrir a porta. Na primeira vez que o animal era preso na caixa, ele demorava a sair, pois só descobria o mecanismo de forma aleatória. Porém, nas vezes seguintes, o tempo para acionar esse mecanismo e sair da caixa para comer era cada vez menor. A lei do efeito foi a explicação que Thorndike deu para o que hoje é chamado "aprendizagem por reforço positivo", segundo a qual um comportamento que resulte em uma consequência prazerosa (ou desejada) tem maior probabilidade de se repetir. Pelo mesmo princípio, a frequência de um comportamento que leva a uma consequência aversiva diminui. Esse último é um caso de aprendizagem por punição. Existe ainda a aprendizagem por reforço negativo, quando uma ação evita ou interrompe um evento aversivo esperado.

(no caso, a comida) foi denominado "reforçador", e o aumento na frequência de apresentação da resposta operante foi denominado "reforço positivo". Segundo Thorndike, o condicionamento operante reforça a associação entre um estímulo neutro (p. ex., a visão do pedal) e a resposta operante (pressionar o pedal) que resulta na obtenção do reforçador (comida). Para ressaltar o conceito de que esse estímulo associado à resposta é específico e diferente de outros estímulos que não estavam presentes durante o condicionamento operante, ele foi denominado "estímulo discriminativo". Sabemos hoje que o traço de memória formado pelo condicionamento operante resulta do fortalecimento das sinapses entre os neurônios que representam o estímulo discriminativo e os neurônios que desencadeiam a resposta operante. Esse traço de memória associativa estímulo-resposta não guarda informação sobre a natureza gratificante do estímulo reforçador. Portanto, essa memória serve apenas para desencadear de forma automática e inconsciente a mesma resposta operante sempre que o estímulo discriminativo for apresentado, e o traço de memória formado é denominado "hábito estímulo-resposta". Embora acreditemos que, ao emitirmos uma resposta, isso ocorra de forma consciente e tenha o objetivo explícito de produzir uma situação gratificante, estudos recentes têm mostrado que boa parte dos nossos comportamentos são hábitos expressados de forma inconsciente. Um exemplo ilustrativo é que, quando falta energia elétrica, mesmo conscientes disso nós levamos a mão para acionar o interruptor de luz. É que, durante a aprendizagem, esse comportamento foi reforçado pela consequência desejada, qual seja, acender a luz. Porém, esse aprendizado lento e gradual levou à formação de uma memória de hábito que agora pode ser evocada de forma automática e inconsciente – mesmo quando não nos damos conta de que esse comportamento é automático e inconsciente. Vários outros exemplos de hábitos que são predominantes em nossos comportamentos mais corriqueiros estão ilustrados no livro *O poder do hábito*, best-seller do jornalista Charles Duhigg, do *New York Times*.

A associação estímulo-resposta pode também ser reforçada pela retirada de um estímulo aversivo. Nesse caso, a interrupção do estímulo é chamada "reforço negativo". Uma resposta operante de **fuga** pode ser aprendida por reforço negativo. Outro tipo de aprendizagem com reforço negativo é a **esquiva ativa**. O aprendizado da esquiva ativa é um misto de condicionamento clássico e condicionamento operante. O condicionamento clássico acontece quando a ocorrência de um estímulo aversivo pode ser prevista pela ocorrência de um EC. Em seguida, aprende-se que o estímulo aversivo pode ser evitado por uma resposta operante. Um modelo animal muito estudado desse tipo de condicionamento é a esquiva ativa de duas vias. Nesse modelo, um rato aprende que pode evitar um choque nas patas se correr para o outro lado da caixa de condicionamento sempre logo após um estímulo sonoro (p. ex., o soar de uma campainha) ou visual (p. ex., o acender de uma lâmpada). Nesse caso, a associação entre o EC (campainha ou luz) e o estímulo aversivo (choque) é aprendida por condicionamento clássico, e a resposta operante de correr para um ou outro lado da caixa para evitar o estímulo aversivo (reforço negativo) é aprendido por condicionamento operante. Ainda segundo a lei do efeito, a frequência de uma resposta comportamental pode ser inibida se ela resultar na apresentação de um estímulo aversivo. Esse tipo de condicionamento operante é chamado "punição". Um modelo animal de punição muito utilizado é a *esquiva inibitória* (ver adiante).

Por uma razão adaptativa, a aprendizagem que depende de reforço positivo acontece de forma muito mais rápida do que a aprendizagem que depende de punição – um animal que não aprende em uma única ocasião a emitir uma resposta útil para obter alimento, mesmo com fome, irá sobreviver e terá outras oportunidades de encontrar alimento. Porém, se após um comportamento de risco ele for exposto a um predador e tiver a sorte de escapar, é pouco provável que ele possa sobreviver a mais um encontro com o predador se persistir no comportamento de risco. Porém, certas situações de perigo que o homem pré-histórico enfrentava com frequência já não são mais comuns nos dias de hoje. E como a punição também causa ansiedade, ela deve ser evitada como método de ensino-aprendizagem sempre que possível. Citamos como exemplo as sessões de fisioterapia a que um dos autores deste capítulo se submeteu para se recuperar de uma cirurgia de correção de uma ruptura de tendão do ombro. A consequência de curta duração que ele experimentou nas primeiras sessões foi a dor. Mesmo assim, continuou frequentando as sessões de fisioterapia porque sua memória declarativa lhe dizia que o benefício viria com o tempo. Porém, um efeito colateral de aprendizagem por punição ou por condicionamento clássico com estímulos aversivos é a ansiedade, uma sensação aversiva difusa e involuntária que sentimos quando estamos em perigo. Devido a esses efeitos colaterais da aprendizagem por punição, recomenda-se aos pais e professores dar preferência aos métodos de aprendizagem por reforço positivo em detrimento daqueles que usam estímulos aversivos.

O psicólogo estadunidense Burrhus Frederic Skinner inventou uma *caixa de condicionamento operante* (Figura 11.13) que passou a ser bastante usada em modelos de condicionamento operante com reforço positivo em ratos e pombos. Na versão para pombos, quando o animal bica um disco, ele aciona um mecanismo automático que libera alimento ou água. Na versão para ratos o animal deve *pressionar uma barra para receber o reforço positivo*, que pode ser alimento, líquido doce ou mesmo a infusão de uma droga estimulante, como a cocaína, na corrente sanguínea. Existe também hoje uma versão de caixa operante para camundongos que estimula o comportamento operante reforçado de inserir o focinho em um orifício. Semelhante à caixa de condicionamento usada para estudar a aproximação pavloviana, descrita anteriormente, as caixas instrumentais modernas também incluem como estímulos discriminativos, além das alavancas retráteis, uma lâmpada e uma campainha. Nos estudos iniciais de punição foram também utilizadas caixas instrumentais que liberavam choques elétricos moderados nas barras do piso quando o rato pressionava uma barra e não a outra. Atualmente, caixas de condicionamento operante raramente são utilizadas para estudar aprendizagem por punição, pois seus resultados são mais difíceis de serem interpretados. Isso porque, nesses modelos, o animal precisa primeiro aprender a pressionar a barra para receber um reforço positivo e, depois, deixar de pressionar a barra para evitar o choque. O modelo animal de punição mais usado atualmente é a *esquiva inibitória*, que faz uso do comportamento natural de um rato que evita entrar em um ambiente mais escuro por ser punido com um choque nas patas (ver tópico anterior). As vantagens desse último modelo são que o comportamento punido é inato e a aprendizagem é muito rápida, acontecendo em apenas uma única sessão.

As maiores vantagens da caixa operante são permitir o registro automatizado e contínuo do tempo em que os estímulos foram apresentados e as respostas emitidas. Como a aprendizagem por reforço positivo em geral demanda várias semanas com sessões diárias de treino, seria muito grande o tempo gasto para os registros – considere-se um experimentador liberando manualmente o reforço quando um certo número de respostas instrumentais ocorrer de acordo com um protocolo específico, e ainda anotando o tempo em que essas respostas ocorreram. Muitos estudos detalhados sobre o efeito de diferentes *esquemas de reforço* sobre a taxa de aprendizagem e sobre as características das memórias formadas foram realizados com o uso das caixas instrumentais automatizadas. O *esquema de reforço de razão fixa* (RF), no qual a cada número fixo de pressões à barra ocorre a liberação do reforço, resulta em aprendizado rápido. Porém, as memórias formadas por esse esquema de reforço são facilmente extintas quando o comportamento operante deixa de ser reforçado. O animal poderá continuar respondendo se a razão fixa aumentar ao longo das sessões, por exemplo, de uma vez (RF1), para duas vezes (RF2), para quatro vezes (RF4) etc., até um certo limite que está relacionado com o estado motivacional do animal e ao valor do reforço. O limite será maior quando o reforço for uma barra de cereal do que quando for uma bolinha de ração. O limite também será maior para o mesmo reforço (p. ex., ração) se o animal estiver com mais fome do que quando estiver com menos fome. Essa propriedade tem sido usada para determinar o poder reforçador de drogas de abuso. Em um regime de razão fixa progressiva, um rato pode pressionar uma barra por até 500 vezes para receber uma infusão venosa de cocaína. Porém, o número máximo de pressões à barra para receber nicotina é menor.

O protocolo pelo qual um reforço é liberado na primeira ocorrência de pressão à barra após um intervalo fixo de tempo é chamado "esquema de reforço de tempo fixo". Esse esquema também é rapidamente aprendido e extinto, mas as respostas são mais frequentes na véspera da liberação do reforço e menos frequentes logo após a sua liberação. Existem outros esquemas de reforço que são aprendidos mais lentamente, mas eles são mais resistentes à extinção. No *esquema de reforço de razão variável* (RV), o número de respostas que devem ser apresentadas para a liberação do reforço varia de forma aleatória. Por exemplo, no esquema RV10, o número de respostas necessárias para liberar o reforço pode variar entre 5 e 15. No *esquema de reforço de tempo variável*, o intervalo mínimo entre um reforço e outro se modifica de modo variável, também em torno de um valor médio. Nesse esquema, a liberação do reforço ocorre após uma pressão à barra apenas depois de um intervalo de tempo predeterminado após a liberação do último reforço, e esse intervalo de tempo varia a cada tentativa. Os esquemas de reforço de tempo e razão variáveis resultam em um aprendizado muito lento, com menor taxa de resposta, mas essas respostas são mais resistentes à extinção.

No esquema de reforço de razão fixa, a associação entre a resposta instrumental e a sua consequência é bem mais evidente que no esquema de reforço de tempo variável. Uma pergunta que causou muita controvérsia nas décadas de 1970 e 1980 foi "o que é aprendido por condicionamento operante?". Assim como Thorndike, os psicólogos adeptos da corrente behaviorista defendida por Skinner acreditavam que o condicionamento operante resultava na aprendizagem de

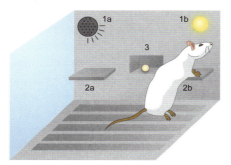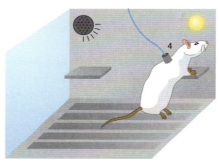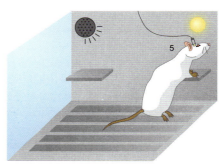

FIGURA 11.13 Aprendizagem por reforço em uma caixa instrumental ou operante. A caixa-problema inventada por Thorndike (ver Figura 11.12) foi aprimorada por Burrhus Skinner, que chamou sua invenção de caixa operante (também denominada "caixa instrumental"). Nela, um animal (p. ex., rato) pressionava uma alavanca para receber água ou um alimento palatável como reforço. Existem também caixas operantes para aves, nas quais a barra é substituída por um disco acionado por bicadas, e para camundongos, em que o reforço é liberado quando o animal enfia o focinho em um buraco. A esse tipo de aprendizagem Skinner deu o nome de aprendizagem por reforço ou punição de condicionamento operante ou instrumental: a alavanca era o instrumento pelo qual o animal passava a controlar a liberação do reforço. A vantagem desse tipo de caixa operante sobre as caixas-problema é que ela permitia que o animal repetisse o comportamento aprendido (pressionar a alavanca) muitas vezes sem ter que ser recolocado na caixa. Além disso, as caixas operantes foram automatizadas para registrar os comportamentos operantes e para liberar o reforço segundo regras programadas pelo pesquisador e exercitadas de modo automático. A elas também foram adicionadas uma campainha e uma lâmpada que poderiam ser acionadas para servir como dicas sobre quando o comportamento operante seria reforçado. As caixas operantes são também usadas para estudar o efeito reforçador de drogas de abuso liberadas através de um cateter previamente implantado na veia jugular do animal quando o animal pressiona a alavanca (autoadministração). Hoje, também se usam caixas operantes que liberam um estímulo elétrico ou luz em certo comprimento de onda em uma região do encéfalo do animal onde foi implantado um eletrodo ou uma fibra óptica. No último caso, administra-se, antes, um vetor viral com o gene de uma proteína que altera o potencial da membrana dos neurônios em resposta à luz (optogenética). Assim, pode-se estudar se a autoestimulação optogenética ou elétrica de uma estrutura cerebral tem um efeito reforçador.

uma associação automática entre o estímulo discriminativo e a resposta operante. Embora os behavioristas radicais não trabalhassem com o conceito de memória, essa associação poderia ser conceituada como o traço de memória estímulo-resposta (E-R). Isso quer dizer que as respostas seguidas de reforço poderiam ser expressas de forma automática como consequência da apresentação do estímulo, sem que o sujeito tivesse qualquer expectativa de receber o reforço. Como já mencionado, esse tipo de resposta automática é chamado "hábito estímulo-resposta". Os behavioristas acreditavam que qualquer tipo de comportamento aprendido poderia ser explicado como o resultado de respostas automáticas a estímulos, sem que houvesse a aprendizagem de uma expectativa de recompensa ou punição. Já os psicólogos cognitivistas acreditavam que, ao contrário, o condicionamento operante e outros tipos de condicionamento produziam uma representação mental associando a resposta comportamental com uma expectativa de consequência prazerosa ou aversiva. Em outras palavras, para os cognitivistas, o condicionamento operante resultava na formação de um traço de memória associando a resposta a uma consequência, formando um traço de memória associativa ação-consequência (A-C). Esse tipo de comportamento, expresso pela evocação de um traço de memória A-C, é chamado "ação direcionada a um objetivo": uma ação voluntária é expressa na expectativa de ser recompensada.

No início dos anos 1980, Anthony Dickinson, um psicólogo da Universidade de Cambridge no Reino Unido, desenvolveu uma técnica chamada desvalorização da consequência, com a qual elucidou essa questão. Ele treinou ratos em um esquema de razão fixa para pressionar uma barra a fim de obter bolinhas de ração e puxar uma corrente para obter uma solução de amido. Previamente, ele permitiu que, para saciar a fome, um subgrupo de ratos comesse ração à vontade e outro bebesse solução de amido à vontade. Na sessão de teste, no grupo saciado com ração predominou a ação de pressionar a barra, e no grupo saciado com solução de amido predominou a ação de puxar a corrente. Esse resultado não pode ser explicado pela hipótese de que os animais aprenderam a responder de forma automática a um estímulo. É que, segundo essa ideia, os animais não tinham expectativa de receber ração ou solução de sacarose como recompensa, logo as respostas comportamentais de pressionar a barra ou puxar a corrente deveriam ocorrer na mesma proporção. Como se viu, o resultado foi diferente, sugerindo que os animais aprenderam as relações causais nas duas situações: pressionar a barra e receber ração, e puxar a corrente e receber solução de amido. Portanto, os experimentos de desvalorização da recompensa favoreceram a hipótese de que o esquema de reforçamento de razão fixa favorece a aprendizagem de ações direcionadas a um objetivo, com a formação de um traço de memória associativa ação-consequência.

Isso, porém, não quer dizer que uma memória de hábito estímulo-resposta não possa ser formada em paralelo ou em outra condição de aprendizagem. Na Universidade da Califórnia, em Los Angeles, os psicólogos Bernard Balleine e Henry Yin usaram a técnica de desvalorização da recompensa para demonstrar que, após um treinamento prolongado de várias semanas no regime de reforçamento de tempo variável, ratos continuam pressionando uma barra para obter um reforço alimentar, mesmo quando são previamente saciados com esse alimento. Porém, nos primeiros dias de treinamento, quando essa memória ação-consequência ainda não está formada, os animais já aprendem a pressionar a barra para receber o reforço, mas só o fazem quando não estão saciados. Com esse experimento eles demonstraram que, durante o condicionamento operante, as memórias A-C e E-R são formadas em paralelo. A memória do tipo A-C é formada mais rapidamente e sustenta o comportamento de pressionar a barra, enquanto a memória de hábito E-R ainda não foi formada.

A esse tempo já havia evidências de que a parte dorsal do corpo estriado tem um papel crítico no condicionamento operante. Esses pesquisadores mostraram que a lesão da parte dorsal lateral do estriado de ratos abolia a aprendizagem do hábito E-R. Eles observaram que os ratos com esse tipo de lesão aprendiam em poucas sessões a tarefa de pressionar uma barra para receber alimento. Porém, mesmo se o treino fosse estendido por muito tempo, os ratos com lesão no estriado dorsal lateral sempre paravam de apresentar a resposta operante se fossem pré-alimentados com a ração usada como reforço. Por outro lado, ratos com lesão na parte medial do estriado dorsal formaram a memória de hábito após um treinamento prolongado, mas não apresentaram essa resposta nos primeiros dias de treinamento, período em que os animais-controle já haviam aprendido a associação A-C. Esses e outros experimentos mais recentes sugerem que a formação do traço de memória de hábito E-R depende do estriado dorsal lateral e que a formação do traço A-C que sustenta as ações direcionadas a um objetivo depende do estriado dorsal medial.

Habilidades motoras

A aprendizagem de uma habilidade motora consiste em aumentar com a prática a capacidade de executar automática e muitas vezes inconscientemente certos movimentos com maior acuidade e rapidez. São exemplos de habilidades motoras andar de bicicleta, dirigir um automóvel, comer com talheres e vários outros comportamentos importantes na rotina diária de nossas vidas. Entre os modelos experimentais mais usados em seres humanos para estudar a aprendizagem de habilidades motoras estão tarefas visuomotoras (p. ex., seguir com os olhos um ponto móvel em uma tela de computador), sequências de movimentos, malabarismo, tarefas que envolvem a produção isométrica de força, tocar um instrumento musical, entre outros. Outro modelo para o estudo da aprendizagem motora que não envolve necessariamente a aquisição de uma nova habilidade consiste na adaptação a perturbações externas introduzidas enquanto os sujeitos executam tarefas motoras simples, por exemplo, acertar uma bola no alvo com um movimento balístico (como no basquete). Neste caso, avalia-se o número de tentativas necessárias para se retornar ao desempenho apresentado antes da introdução da perturbação. Entende-se aqui por perturbação qualquer alteração física no ambiente que necessite de um ajuste no programa motor que foi otimizado para a habilidade em questão.

Por exemplo, se um jogador de basquete aplicar determinada força em um arremesso, errar uma cesta ao pegar uma bola mais pesada, isso seria uma "perturbação" no programa motor que precisa ser ajustado. Outro exemplo de aprendizagem de uma habilidade motora é chamado "rota-rod", que consiste em um bastão cilíndrico que gira constantemente. O rato ou camundongo é colocado nesse aparelho, às vezes com aumento progressivo da velocidade, e, quando o animal aprende a se equilibrar no bastão que gira a uma certa velocidade, isso significa que desenvolveu essa habilidade. Se o bastão para de girar ou se passa a girar mais rápido, o programa motor correspondente a essa habilidade precisa ser ajustado para responder a essa perturbação. A habilidade do animal em se equilibrar é avaliada pelo tempo que tarda em cair do bastão giratório.

Assim como os hábitos, a aprendizagem das habilidades motoras é lenta, necessitando de um grande número de sessões para atingir o desempenho máximo. Tipicamente, há uma fase de aprendizagem rápida que ocorre na primeira sessão, seguida de uma fase de aprendizagem lenta nas sessões seguintes do treinamento. As melhoras de desempenho são observadas durante a sessão de treino (*on-line*) e também após a mesma (*off-line*). A melhora *off-line* decorre do fenômeno da consolidação da memória. Tanto os ganhos motores *on-line* quanto os *off-line* podem ser duradouros, resultando na retenção de longa duração da memória.

Estudos em modelos animais e em humanos mostraram que a aprendizagem de habilidades motoras envolvendo sequências de movimentos demandam um envolvimento complexo de várias áreas corticais e subcorticais envolvidas com o controle motor do movimento e de recursos atencionais. De acordo com o modelo proposto pelo neurocientista japonês Okihide Hikosaka, na fase rápida as aprendizagens dos aspectos espaciais e motores ocorrem em paralelo. A aprendizagem das coordenadas espaciais depende do circuito frontoparietal associativo/estriato-cerebelar, enquanto o aprendizado das coordenadas motoras depende de interações do córtex motor primário com o cerebelo e estriado sensorimotor (*putamen* em primatas). As demandas atencionais dessa etapa também requerem a ativação do córtex pré-frontal. Esse modelo está de acordo com estudos de neuroimagens em humanos e estudos com camundongos no modelo do rota-rod. Em camundongos, foi evidenciado o recrutamento de um grande número de neurônios no córtex motor primário e a indução tanto de LTP como de LTD.

A duração da fase de aprendizagem lenta depende muito do tipo de habilidade aprendida. Essa fase pode variar de semanas, nos casos de tarefas de aprendizagem de uma sequência simples de movimentos, até meses ou anos, no caso de aprender a tocar uma peça musical complexa. Na transição entre os estágios rápido e lento, o padrão de ativação muda de áreas encefálicas anteriores como o córtex pré-frontal para áreas mais posteriores, tais como o córtex motor primário, córtex somatossensorial e o *putamen*. Ocorre também uma redução na ativação do lóbulo VI do cerebelo. O aumento da área do córtex motor primário dedicada a movimentos voluntários dos dedos da mão está bem documentado no caso de músicos e de macacos que foram treinados em uma habilidade motora que envolve movimentos dos dedos.

Outras classes de memórias não declarativas

Quando um dos autores deste capítulo estudava no ensino médio, havia um professor que costumava dizer só as primeiras sílabas de uma palavra para que os alunos a completassem. Ele usava esse recurso, chamado "*priming*" (completar um uma palavra iniciada), para ajudar os estudantes a memorizar palavras técnicas da sua disciplina. Vale lembrar também do programa de TV "Qual é a música", apresentado pelo Silvio Santos. Nele, a memória de *priming* dos participantes era testada primeiramente com a emissão de uma única nota de uma música popular. Se nenhum dos participantes acertasse, era apresentada também a segunda nota, posteriormente a terceira, e assim por diante. Isso mostra que o *priming* pode também nos ajudar a lembrar de uma música. Aqueles que frequentaram o ensino fundamental durante o período da ditadura militar, provavelmente, vão se lembrar de toda a letra do hino nacional após ouvir as palavras: "ouviram do Ipiranga...". Bastam as duas primeiras palavras para desencadear a memória das demais. Os neuropsicólogos estadunidenses Endel Tulving e Daniel Schacter definem o *priming* como uma classe de memória implícita (inconsciente) que se expressa por meio de mudanças comportamentais na identificação, produção ou classificação de um estímulo e que foi adquirida pela exposição prévia a esse mesmo estímulo ou a um estímulo similar. O *priming* é considerado uma memória não declarativa porque ele não requer a evocação consciente e explícita da memória do estímulo que o formou. Existe também o fenômeno do *priming* conceitual ou semântico, no qual a apresentação de uma palavra facilita a evocação de outra semanticamente relacionada. Por exemplo, se nos é apresentada a palavra "banana", vai ser mais fácil lembrá-la mais tarde se tivermos como dica a palavra "fruta". Um estudo recente de meta-análise mostrou que tanto o *priming* sensorial quanto o *priming* semântico estão associados a uma inibição do giro frontal inferior esquerdo e do giro fusiforme no momento da evocação da memória.

Uma das formas de aprendizagem e memória mais simples é chamada "habituação", fenômeno que consiste na redução em uma resposta fisiológica ou comportamental a um estímulo inócuo apresentado de forma repetitiva. Existem protocolos de habituação onde essa redução na resposta acontece ao longo das repetições durante uma mesma sessão, com intervalos de tempo curto, na ordem de segundos a minutos. Trata-se, portanto, de uma memória de curta duração. Já em outros protocolos a diminuição na resposta é observada entre as sessões nas quais o estímulo é apresentado de forma repetida. O intervalo entre essas sessões pode ser de horas a dias, sendo, portanto, necessário para isso a formação de uma memória de longa duração. Por ser uma forma simples de aprendizagem, a habituação já foi observada até em organismos unicelulares como os protozoários ameba e o paramécio que, obviamente, não têm neurônios. Em um desses estudos desenvolvidos pelo grupo do neurocientista estadunidense Daniel Koshland, utilizou-se células da linhagem PC12 cultivadas em laboratório. Essas respondem a uma despolarização com pulsos de íons potássio e também a uma estimulação com o neurotransmissor acetilcolina com uma liberação do neurotransmissor noradrenalina. Esse estudo mostrou que a estimulação repetitiva com uma dessas substância causava habituação da resposta secretora com as mesmas propriedades que foram observadas na habituação do reflexo de flexão mediado por um circuito polissináptico envolvendo o músculo e neurônios da medula espinal de mamíferos.

Um dos mais influentes estudos de habituação em invertebrados foi realizado pelo grupo do neurocientista austríaco naturalizado estadunidense, Eric Kandel, que rendeu o Prêmio Nobel em Fisiologia ou Medicina de 2000. Ele estudou o reflexo de contração da guelra em resposta a um estímulo tátil leve aplicado na cauda de uma lesma-marinha (*Aplysia californica*). A magnitude dessa resposta podia ser medida pela amplitude do potencial pós-sináptico excitatório registrado por um eletrodo inserido no neurônio motor. Assim, se antes a estimulação do sifão com um pincel causava um aumento de 1 mV no potencial elétrico da membrana pós-sináptica do neurônio motor, com a aplicação repetida do mesmo estímulo ele passava a aumentar o potencial pós-sináptico em 0,5 mV, 0,2 mV, e assim por diante, até desaparecer por completo. Kandel concluiu que essa habituação decorria de uma redução na liberação do neurotransmissor pelo neurônio sensorial que faz sinapse com o neurônio motor que deflagra esse reflexo motor. Os neurocientistas estadunidenses William Spencer (1931-1977) e Richard Thompson (1930-2014) também chegaram ao mesmo mecanismo de ação (redução na liberação do neurotransmissor) estudando o reflexo de flexão medular em mamíferos.

A habituação a um ambiente novo em roedores é um modelo animal muito usado para estudar os processos neurobiológicos da memória não associativa em mamíferos e também para testar drogas que podem melhorar ou piorar a memória. O teste é feito em duas sessões nas quais o animal é colocado em um campo aberto – uma caixa que forma uma arena circular ou quadrada, sem nada dentro. Durante cada sessão, conta-se quanto o animal andou e quantas vezes expressou o comportamento de se levantar sobre as patas traseiras (*hearing*). A locomoção pode ser medida pela distância percorrida, e isso pode ser feito ou por intermédio de um *software* que rastreia o animal, ou desenhando, sobre o piso da caixa, linhas que dividem o espaço em quadrados e depois contando quantas dessas linhas o animal cruzou. Devido à habituação, esses parâmetros de atividade exploratória se reduzem ao longo da sessão que pode durar de 5 minutos a 1 hora. E em virtude da formação de uma memória de longa duração, no dia seguinte, se o animal for colocado no mesmo campo aberto, a atividade exploratória também será menor em comparação com a sessão anterior. Porém, é necessário cautela na interpretação da redução na atividade exploratória como uma medida da memória de habituação, pois o comportamento exploratório dos roedores é também afetado por várias outras variáveis que precisam ser controladas. Entre essas variáveis estão o grau de alerta (*arousal*), a atenção, o medo de novidade e a motivação – se o animal estiver com fome ou com sede, ou se um macho sentir no biotério o odor de uma fêmea no cio, sua motivação para explorar um ambiente novo em busca de água, comida ou parceira será maior. O ciclo estral das fêmeas também terá uma grande influência na motivação por explorar em busca de um parceiro.

Outra forma de memória não associativa, chamada "sensibilização", foi também estudada em detalhes por Erik Kandel em um modelo que utilizou uma lesma-marinha. A sensibilização permite aos animais responderem de forma mais intensa nas próximas vezes que estiverem em contato com um estímulo nocivo. Kandel estudou a memória de sensibilização usando também a resposta de contração da guelra em resposta a um leve toque no sifão com um pincel. Se, para produzir habituação da contração da guelra, esse estímulo inócuo era aplicado de forma repetida, para produzir a sensibilização da mesma resposta era aplicado um choque elétrico na cauda do animal. No caso de, após a habituação, ocorrer uma redução na magnitude da resposta de contração da guelra, após a sensibilização essa resposta estava aumentada. Assim, se antes a estimulação do sifão com um pincel causava um aumento de 1 mV no potencial da membrana pós-sináptica do neurônio motor, após a aplicação do choque elétrico o toque no sifão com o pincel causava um aumento de 2 mV. Essa resposta exacerbada durava alguns minutos se fosse aplicado um único choque elétrico na cauda. Tratava-se, portanto, de uma memória de curta duração. Já a aplicação de vários choques levava à formação de uma memória de longa duração – a resposta ao estímulo com o pincel permanecia aumentada por semanas. Os estudos de Kandel mostraram que o choque elétrico ativava um interneurônio serotoninérgico que faz sinapse axo-axônica com o neurônio sensorial. A serotonina se ligava aos neurorreceptores localizados no terminal sináptico do neurônio sensorial e promovia um fenômeno de plasticidade chamado "facilitação sináptica". Como resultado, quando novamente estimulado pelo toque do pincel no sifão, o neurônio sensorial liberava uma quantidade maior de neurotransmissor, causando, assim, maior despolarização do neurônio motor.

Como as memórias são moduladas por neurotransmissores

Tal como foi detalhado no primeiro tópico deste capítulo, o substrato neural da memória baseia-se no fortalecimento ou no enfraquecimento de sinapses específicas. Como o neurotransmissor *glutamato* tem um papel central nos fenômenos de plasticidade sináptica, todos os sistemas de memória descritos anteriormente dependem de alterações na neurotransmissão glutamatérgica. Durante o processo de aquisição, a ativação de receptores glutamatérgicos que causam um aumento abrupto na concentração intracelular de íons Ca^{2+} (p. ex., receptores NMDA) é o gatilho que desencadeia os demais processos de plasticidade sináptica. Estes resultam em uma alteração na densidade de receptores glutamatérgicos do tipo AMPA na membrana pós-sináptica e/ou em uma alteração na quantidade de moléculas de glutamato liberadas na fenda sináptica em resposta a uma despolarização da membrana pós-sináptica. Como a abertura do canal de Ca^{2+} do receptor NMDA requer, além da ligação do glutamato, uma despolarização concomitante da membrana pós-sináptica, todos os neurotransmissores que aumentam essa despolarização pós-sináptica facilitam a consolidação da aquisição da memória. Por outro lado, todos os neurotransmissores que causam inibição pós-sináptica inibem a consolidação da memória (Figura 11.14). Isso pode se dar pela abertura de canais iônicos ou pela ativação de cascatas de

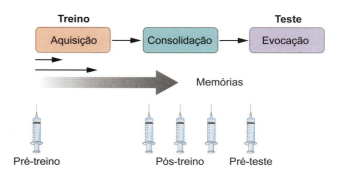

FIGURA 11.14 Nos experimentos para estudar os mecanismos neuroquímicos das diferentes fases da formação da memória usa-se esse esquema, no qual uma memória é aprendida em uma sessão de treino em um processo chamado "aquisição", que envolve a percepção. Após a aquisição forma-se um traço de memória pelo fortalecimento de sinapses que dependem de processos neuroquímicos que perduram por tempos diferentes. As memórias de curta duração dependem da fosforilação de proteínas pós-sinápticas e do recrutamento de neurorreceptores que estão armazenados em vesículas. Memórias que podem durar meses dependem da síntese de novo de neurorreceptores, e as memórias que duram anos dependem da formação de novas sinapses. Esses processos que levam ao fortalecimento das memórias são chamados em conjunto "consolidação". A qualquer momento uma memória pode ser evocada. Para se testar se essa memória perdurou após algum tempo, faz-se uma sessão de teste na qual ela é evocada pela apresentação de um estímulo ao qual foi associada. Uma forma de se estudar os processos neuroquímicos e sistêmicos dessas fases de formação e evocação da memória é a administração de drogas que podem interferir no processo de aquisição (administração pré-treino), na consolidação (pós-treino) ou na evocação da memória (pré-teste). Como a consolidação da memória depende de diferentes processos que ocorrem em diferentes tempos, para estudá-los administram-se drogas – agonistas e antagonistas de neurotransmissores, inibidores enzimáticos e drogas que atuam nas cascatas bioquímicas que ocorrem durante os processos de consolidação – em diferentes intervalos de tempo após a aquisição. O efeito dessas drogas é medido pelos escores de memória que se obtém na sessão de teste. Para se estudar onde esses mecanismos de consolidação acontecem, as drogas podem também ser administradas diretamente em uma estrutura encefálica. Mais recentemente tornou-se também possível estudar a participação de diferentes vias neuronais por meio da ativação optogenética ou química em animais transgênicos.

segundos mensageiros que culminam na abertura de canais de K⁺ ou no bloqueio de canais de Ca^{2+}. A universalidade desse fenômeno foi amplamente estudada por neurocientistas de todo o mundo. Entre eles, destacamos a contribuição do grupo do neurocientista Iván Izquierdo. Um dos autores deste capítulo, durante seu doutoramento, teve a oportunidade de tê-lo como orientador, no período em que o neurocientista trabalhava na Universidade Federal do Rio Grande do Sul, também em Porto Alegre. Entre os muitos estudos publicados por seu grupo, um dos mais citados mostra que os neurotransmissores glutamato, ácido gama-aminobutírico (GABA), acetilcolina e noradrenalina têm um papel importante na consolidação da memória, atuando no hipocampo, septo medial e amígdala. Outros estudos desse e de vários outros grupos acrescentaram a essa lista dopamina, serotonina, vários neuropeptídeos, óxido nítrico, adenosina, endocanabinoides e muitos outros. Nos parágrafos a seguir apresentamos em mais detalhe o papel do GABA, da noradrenalina, da acetilcolina e da dopamina sobre os sistemas de aprendizagem e memória.

O GABA é o principal neurotransmissor inibitório do sistema nervoso. A maioria dos neurônios GABAérgicos são interneurônios que mantêm os neurônios de projeção sob um tônus inibitório. Dessa forma, os neurônios GABAérgicos têm um papel supressivo sobre os neurônios de projeção que participam do fluxo de informações. Alguns circuitos neuronais se organizam em cadeias onde neurônios GABAérgicos removem a inibição tônica de outros neurônios GABAérgicos. É por esse mecanismo que as memórias de hábito e ações direcionadas a um objetivo (dependentes dos núcleos da base) e as memórias para as habilidades (dependentes do cerebelo) se organizam. É importante ressaltar, porém, que mesmo nesses dois sistemas as vias de entrada de informação são formadas por neurônios glutamatérgicos. É a força dessas sinapses excitatórias que é alterada para armazenar memórias. As sinapses GABAérgicas têm também um papel supressivo sobre a aquisição e a expressão de memórias declarativas dependentes do lobo temporal. Os receptores GABA-A dessas sinapses são modulados por um grande número de hormônios e outros moduladores endógenos. Na década de 1990, um dos autores deste capítulo participou de um estudo liderado por Iván Izquierdo em associação com o grupo do neurocientista argentino Jorge Medina. Os resultados desse projeto mostraram que a modulação das sinapses GABAérgicas por benzodiazepinas no hipocampo, na amígdala e em outras estruturas cerebrais desempenha um papel crítico em vários modelos animais de aprendizagem e memória. As benzodiazepinas são mais bem conhecidas como medicamentos usados no tratamento de insônia, ansiedade e epilepsia. No entanto, além disso, todos os benzodiazepínicos e vários outros medicamentos com efeitos ansiolíticos, anestésicos, anticonvulsivantes e hipnóticos podem se ligar a diferentes sítios nos receptores GABA-A e têm efeitos amnésicos. Esses estudos mostraram também que benzodiazepinas sintetizadas no sistema nervoso e armazenadas em vesículas sinápticas podem inibir a aquisição da memória. É, portanto, provável que as benzodiazepinas endógenas tenham um papel fisiológico na prevenção da formação de memórias mal-adaptativas, tais como as memórias responsáveis pelos transtornos de ansiedade. Ademais, outro estudo, conduzido posteriormente por um grupo de pesquisa na UFPR, mostrou que, durante as sessões de treino em três modelos de aprendizagem e memória, a concentração intracerebral de substâncias que se ligam a um anticorpo monoclonal para benzodiazepinas e a densidade de receptores GABA-A com sítios de ligação para benzodiazepinas aumenta de modo proporcional ao grau de ansiedade avaliado pelo comportamento dos ratos no teste do labirinto em cruz elevado.

A noradrenalina, a dopamina e a acetilcolina são neurotransmissores produzidos por neurônios concentrados em pequenos núcleos do tronco encefálico e na base do prosencéfalo, cujos axônios se ramificam por áreas muito extensas do encéfalo. Essa arquitetura sugere que esses neurotransmissores sinalizam de forma difusa a mensagem de que um evento de importância fisiológica está ocorrendo para que cada sistema neuronal ajuste sua atividade da forma apropriada. Visto sob essa perspectiva, se quisermos entender o papel desses neurotransmissores nos sistemas de memória, temos que descobrir que mensagem é transmitida por cada um deles.

Estudos do grupo do neurocientista estadunidense James L. McGaugh e de outros grupos de pesquisa mostram que a liberação de *noradrenalina* na amígdala e em outras regiões do cérebro ocorre quando uma situação de estresse promove a liberação de adrenalina na corrente sanguínea. Por um mecanismo que envolve a estimulação de receptores de fibras ascendentes do nervo vago que terminam no núcleo do trato solitário, o aumento da adrenalina na corrente sanguínea promove a liberação de noradrenalina na amígdala. Na amígdala, a noradrenalina facilita a consolidação de memórias que associam os estímulos aversivos presentes na situação de estresse com estímulos condicionados. A ativação da amígdala pela noradrenalina também promove a consolidação de memórias contextuais e episódicas no hipocampo. Memórias formadas em situações de forte comoção são lembradas com uma grande riqueza de detalhes a respeito de onde o sujeito estava, com quem estava e sobre o que estava fazendo, um fenômeno conhecido como "*flashbulb memory*".[6] A amígdala também atua sobre o estriado dorsal e o núcleo acumbente fortalecendo a consolidação da memória para respostas de fuga e esquiva da situação aversiva. Todas essas memórias têm um grande valor adaptativo em momentos de estresse, pois ajudam a evitar situações que coloquem a vida em risco.

Outro neurotransmissor que desempenha papel crítico nas memórias declarativas é a *acetilcolina*. Todos os medicamentos que bloqueiam os receptores muscarínicos da acetilcolina no

---

[6] *Flashbulb memory* é o fenômeno pelo qual se formam memórias duradouras e muito detalhadas do que acontece quando estamos diante de uma forte emoção. É como se a emoção fosse um *flash* de luz que iluminou o que aconteceu naquela ocasião. Quem não se lembra com detalhes de onde estava, com quem estava e sobre o que conversavam quando recebeu a notícia de que foi aprovado(a) no vestibular? Ou quando soube pela primeira vez que iria ter um filho?

encéfalo são amnésicos. Os medicamentos que inibem a acetilcolinesterase estão entre os poucos que melhoram os sintomas de amnésia em todos os quadros de demência, inclusive na fase inicial da doença de Alzheimer. Por outro lado, os agonistas muscarínicos não têm o mesmo efeito terapêutico. A acetilcolinesterase é a enzima que metaboliza a acetilcolina liberada nas sinapses. Portanto, sua inibição aumenta a concentração de acetilcolina na fenda sináptica só quando ela é liberada de forma fisiológica pelos neurônios colinérgicos. Isso explica a falta de eficácia dos agonistas muscarínicos no tratamento das demências e sugere que, durante a evocação das memórias declarativas, os neurônios colinérgicos são ativados em resposta a algum evento ou estado emocional específico. Dois exemplos são o estado de vigília e o sono REM. A ativação de neurônios colinérgicos do núcleo tegmentar laterodorsal, do núcleo pedunculopontino e do núcleo basal de Meynert promove um estado de ativação cortical que ocorre durante a vigília e durante o sono REM. Para que a aquisição de uma memória ocorra de forma eficiente, é necessário certo grau de atenção durante a aprendizagem. Porém, a atenção está reduzida durante o estado de sonolência. Embora seja controverso, preconiza-se também que o sono REM é necessário para a consolidação de certos tipos de memória. O hipocampo recebe projeções colinérgicas dos núcleos do septal medial e da banda diagonal de Broca. O papel da acetilcolina liberada no hipocampo na consolidação da memória também está bem-estabelecido. Um grande número de estudos mostrou evidências de que a via septo-hipocampal tem importante papel na aquisição, na consolidação e na evocação de vários tipos de memória. Os neurônios colinérgicos da via septo-hipocampal podem também afetar a memória de forma indireta por seu papel em outras funções fisiológicas, tais como manutenção do ritmo teta-hipocampal, modulação do estado de alerta, processamento sensorial, atenção, ansiedade, medo, estresse, entre outros.

A elucidação do papel do neurotransmissor *dopamina* nas memórias de procedimentos tem sido o tema principal do nosso grupo de pesquisa nas últimas décadas. A dopamina está implicada na fisiopatologia de transtornos do movimento (como a doença de Parkinson) e em vários transtornos psiquiátricos como dependência de drogas de abuso, esquizofrenia, transtorno do déficit de atenção e hiperatividade, entre outros. Déficits de aprendizagem e da expressão de memórias não declarativas são um sintoma comum a todos esses transtornos. Estudos pré-clínicos do nosso grupo de pesquisa mostraram que tanto a lesão parcial de neurônios dopaminérgicos da substância negra quanto a infusão de antagonistas de receptores dopaminérgicos no corpo estriado de ratos causam déficits na aquisição e consolidação de memórias não declarativas e memória operacional, mas não na de memórias espaciais (um modelo animal de memória declarativa). As memórias de hábito e de ações direcionadas a um objetivo consistem no fortalecimento de sinapses glutamatérgicas entre neurônios do córtex cerebral que codificam um estímulo discriminativo e os neurônios do estriado que iniciam uma ação motora. A dopamina tem um papel crítico para que a LTP ocorra nessas sinapses. O neurocientista alemão Wolfram Schultz, da Universidade de Cambridge, foi o primeiro a demonstrar que a ativação dos neurônios dopaminérgicos da substância negra e da área tegmental ventral sinalizam que algo melhor do que o esperado ocorreu. Altas concentrações de dopamina no estriado favorecem o fortalecimento (LTP) das sinapses que codificam um estímulo discriminativo presente quando a ação é iniciada e os neurônios do corpo estriado que deflagram o início dessa ação. Por outro lado, baixas concentrações de dopamina no estriado facilitam o enfraquecimento dessas sinapses por LTD. É por esse mecanismo que as ações que resultam em consequências gratificantes e que evitam consequências aversivas são aprendidas. Estímulos condicionados que predizem eventos gratificantes também promovem a liberação de dopamina em uma região do corpo estriado chamada "núcleo acumbente", e isso causa um aumento na motivação para se aproximar do local onde o evento gratificante ocorreu no passado e para expressar ações que resultaram em consequências gratificantes. Os terminais sinápticos dos neurônios dopaminérgicos mesencefálicos chegam também a estruturas do lobo temporal envolvidas no processamento de memórias declarativas e a regiões do córtex frontal envolvidas no processamento de memórias operacionais. Desse modo, essas memórias também são moduladas pela dopamina, favorecendo ajustes quando uma resposta comportamental aprendida já não produz os resultados esperados.

Considerações finais

As memórias são formadas por alterações na força das sinapses entre os neurônios. Como resultado, certos grupos de neurônios passam a ser ativados de maneira simultânea, formando os engramas ou *neuronal ensambles*. Assim, quando uns poucos neurônios de um engrama são ativados, ele reativa aos demais neurônios do engrama, o que resulta na evocação da memória codificada por ele.

Os fenômenos de plasticidade que causam alterações na força das sinapses ocorrem principalmente nas sinapses que usam o glutamato como neurotransmissor. A LTP resulta no fortalecimento, e a LTD no enfraquecimento de uma sinapse. Tanto a LTP como a LTD são induzidas pelo aumento da concentração intracelular de íons Ca^{2+}. A LTP é induzida por uma alta concentração de íons Ca^{2+} que atravessam a membrana pós-sináptica principalmente por meio dos receptores NMDA e ativam proteinoquinases desencadeando uma cascata de reações bioquímicas que culminam no aumento na densidade de receptores AMPA na membrana pós-sináptica. Por outro lado, na LTD um pequeno aumento intermitente na concentração de Ca^{2+} (via receptores NMDA) ativa proteinofosfatases que ativam outras vias bioquímicas que causam uma redução na densidade de receptores AMPA na membrana pós-sináptica.

Os neurônios que formam os engramas estão distribuídos em diversas estruturas encefálicas. Existem, portanto, diferentes sistemas de memória. Em mamíferos, incluindo os da espécie humana, as memórias são classificadas em declarativas e não declarativas. As declarativas dependem de estruturas do lobo temporal medial, podem ser evocadas de forma consciente, na espécie humana podem ser comunicadas a outros por intermédio da linguagem e podem ser usadas mesmo em contextos diferentes daqueles onde foram formadas. Elas se dividem em memórias para fatos autobiográficos (memórias episódicas) e memórias para conceitos (semânticas). Já as memórias não declarativas podem ser evocadas de maneira implícita (inconsciente) e são formadas por um número grande de subtipos de memórias que dependem de diferentes estruturas encefálicas. Quanto às memórias formadas por condicionamento pavloviano, elas são evocadas por estímulos ambientais que sinalizam a iminência de que algo agradável ou aversivo está por acontecer. O condicionamento operante nos permite ter expectativas sobre as consequências de ações motoras voluntárias. Esse tipo de aprendizagem pode também formar memórias de hábito, em que um estímulo ambiental evoca uma resposta comportamental expressa automaticamente, executada sem a expectativa de que possa produzir uma consequência agradável ou aversiva. As memórias formadas por condicionamento pavloviano e operante dependem dos núcleos da base e de estruturas límbicas corticais e subcorticais. As memórias formadas por condicionamento operante, juntamente com as memórias de habilidades motoras, formam a classe das memórias procedurais ou de procedimento. A aprendizagem de habilidades motoras, tais como andar de bicicleta, dirigir um carro etc., dependem do cerebelo e do córtex motor.

As memórias não associativas também fazem parte da classe de memórias não declarativas. Entre elas estão o *priming* – evocado pela apresentação de parte da informação –; a habituação, em que a apresentação repetida de um estímulo inócuo leva a uma diminuição da resposta a esse estímulo; e a sensibilização, na qual a apresentação repetida de um estímulo nocivo provoca um aumento na resposta a um outro estímulo inócuo.

Existem etapas para a formação e a expressão de uma memória. A etapa de aquisição corresponde à apresentação de estímulos, contextos ou procedimentos motores a serem aprendidos. Nessa etapa se forma uma memória lábil, dependente apenas de fenômenos de plasticidade sináptica que não envolve a síntese de novas proteínas. Para que essa memória de curta duração perdure, ela precisa ser consolidada. Durante a consolidação, a força das sinapses entre os neurônios que codificam a memória (engrama) é aumentada por meio da síntese de novas proteínas e de seu transporte para as membranas pré e pós-sinápticas. Em casos de memórias muito duradouras, novos contatos sinápticos entre os neurônios que formam o engrama são formados. Os diferentes processos envolvidos na consolidação duram de horas a semanas para se completarem. Há também evidências de processos de consolidação sistêmica, nos quais a informação codificada por engramas localizados em certas estruturas é transferida para um engrama formado por neurônios localizados em outra estrutura encefálica. Durante a consolidação, as memórias podem ser enfraquecidas ou fortalecidas pela administração de drogas ou pela exposição a estímulos que interferem nos processos bioquímicos em curso. Memórias consolidadas podem se tornar novamente lábeis quando são evocadas, podendo ser reconsolidadas para a formação de memórias mais fortes ou mais fracas.

Bibliografia

Asok, A., Leroy F., Rayman J. B., & Kandel, E.R. (2019). Molecular mechanisms of the memory trace. *Trends in Neurosciences 42*, 14-22.

Berridge, K. C. (2012). From prediction error to incentive salience: mesolimbic computation of reward motivation. *European Journal of Neuroscience, 35*, 1124-1143.

Burker, G. R. I., & Warburton, E.C. (2011). When is the hippocampus involved in recognition memory? *The Journal of Neuroscience, 31*, 10721-10731

Da Cunha C., Wietzikoski E. C., Dombrowski, P., Santos, L. M., Bortolanza, M., Boschen, S. L., & Miyoshi E. (2009). Learning processing in the basal ganglia: A mosaic of broken mirrors. *Behavioural Brain Research, 199*, 156-169.

Dayan, E., & Cohen, L. G. (2011). Neuroplasticity subserving motor skill learning. *Neuron, 72*, 443-454.

Hebb, D. O. (1949). *The organization of behavior*. New York: Wiley.

Izquierdo, I. (2018). *Memória*. (3a ed.). Porto Alegre: Artmed.

Izquierdo, I., Da Cunha, C., Rosat, R., Jerusalinsky, D., Ferreira, M. B. C., & Medina, J. H. (1992). Neurotransmitter receptors involved in post-training memory processing by the amygdala, medial septum, and hippocampus of the rat. *Behavioral and Neural Biology, 58*, 16-26.

Josselyn, S. A., & Tonegawa, S. (2020). Memory engrams: Recalling the past and imaging the future. *Science, 367*, 6473, aaw4325.

Kandel E.R. (2003). *Memória: Da mente às moléculas*. Porto Alegre: Artmed.

Lee S.-M., Henson, R. N., & Lin, C.-Y. (2020). Neural correlates of repetition priming: A coordinate-based meta-analysis of fMRI studies. *Frontiers in Human Neuroscience, 14*, 565114.

Lima, F. C., Ramos, D. C., Barbiero, J. K., Polido, L., Redgrave, P., Robinson, D. L., Gomez-A, A., & Da Cunha, C. (2017). Partial lesion of dopamine neurons of rat substantia nigra impairs conditioned place aversion but spares conditioned place preference. *Neuroscience, 349*, 264-277.

Milner, B. (1998). *The history of neuroscience in autobiography* (Vol. 2). London: Academic Press.

Nicoll, R.A. (2017). A brief history of long-term potentiation. *Neuron, 93*, 281-290.

Peng, X., & Burwell, R. D. (2021). Beyond the hippocampus: The role of parahippocampal-prefrontal communication in context-modulated behavior. *Neurobiology of Learning and Memory, 185*, 107520.

Thompson, R.F. (2009). Habituation: A history. *Neurobiology of Learning and Memory, 92*, 127-134.

Tulving, E. (2002). Episodic memory: From mind to brain. *Annual Review of Psychology, 53*, 1-25.

Warburton, E.C., & Brown, M.W. (2015). Neural circuitry for rat recognition memory. *Behavioural Brain Research, 285*, 131-139.

Wendler, E., Gaspar, J. C. C., Ferreira, T. L., Barbiero, J. K., Andreatini, R., Vital, M., Blaha, C. D., Winn, P., & Da Cunha, C. (2014). The roles of the nucleus accumbens core, dorsomedial striatum, and dorsolateral striatum in learning: Performance and extinction of Pavlovian fear-conditioned responses and instrumental avoidance responses. *Neurobiology of Learning and Memory, 109*, 27-36.

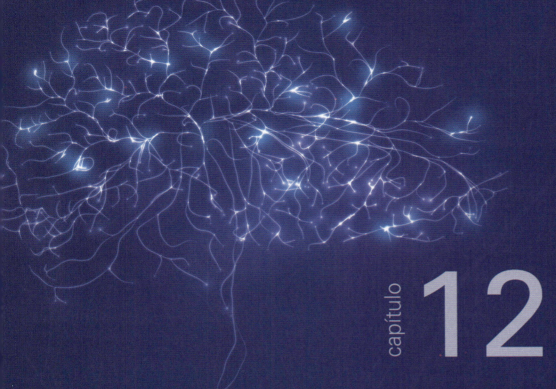

capítulo 12

Reações Emocionais Adaptativas e Processamento Cerebral em Humanos

Leticia de Oliveira,
Mirtes Garcia Pereira,
Eliane Volchan

Resumo

As emoções em humanos podem ser consideradas resultado da ativação de uma rede neural complexa e elaborada, cujo acionamento promove um repertório bastante variado de respostas comportamentais. O estudo do processamento da emoção no cérebro humano é de fundamental importância não apenas para o entendimento da neurofisiologia das emoções, mas também para a compreensão de vários transtornos mentais. Este capítulo descreve as principais estruturas cerebrais envolvidas no comportamento emocional em humanos, apresentando as evidências experimentais que sugerem a participação de cada estrutura na rede neural subjacente ao comportamento emocional.

Introdução

A emoção pode ser considerada como uma predisposição para a ação, resultante da ativação de diferentes circuitos cerebrais por estímulos significativos para o organismo. Predisposições motivacionais automáticas são continuamente evocadas pelas pistas ambientes, de maneira involuntária e inconsciente, e exercem forte efeito nas decisões e comportamentos (ver Capítulo 10, *Comportamentos Motivados e Emoções*). Sugere-se que toda experiência é continuamente avaliada como positiva ou negativa pela ativação de predisposições para ações de aproximação ou esquiva. Os substratos neurais que levam a ações de aproximação e afastamento têm sido estudados no âmbito da neurobiologia da emoção. Propõe-se que a identificação de pistas de segurança ou de ameaça dispare processos fisiológicos voltados respectivamente para comportamentos apetitivos ou defensivos; e que o balanço da interação entre fatores de risco e de segurança, internos e externos ao indivíduo, resulte em comportamentos adaptativos.

Vínculos sociais

Nos mamíferos sociais, incluindo os humanos, sugere-se que as predisposições a ações de cuidados parentais e de formação e manutenção de laços sociais constituem uma característica essencial para a preservação da sobrevivência. A proximidade e o contato social interpessoal são componentes proeminentes da ligação social em seres humanos. Supõe-se que os laços sociais têm consequências para praticamente todos os aspectos do comportamento e que os sistemas motivacionais e comportamentais subjacentes a eles são traços evolutivamente antigos.

A motivação automática para buscar companhia prové, entre outros benefícios, uma proteção efetiva contra predadores; estar sozinho é uma condição que estimula o medo, enquanto estar em companhia é altamente gratificante e reduz o medo. Como muitos estudos já demonstraram, o vínculo social, além de gratificante, é necessário para a saúde e bem-estar.

Contato pró-social

De uma perspectiva evolutiva, responder prontamente a pistas pró-sociais tem um grande valor adaptativo, uma vez que favorece a manutenção de vínculos sociais. Estudos em primatas propuseram que a percepção do isolamento e a motivação para restabelecer os vínculos sociais são cruciais para a sobrevivência e foram fundamentais na evolução destas espécies. Dada a relevância primordial para a sobrevivência, a busca por sinais de elos sociais deve ser contínua e ininterrupta. Ainda, a identificação dessas pistas deve promover prontamente ações (ou predisposições para agir) no sentido de aumentar a proximidade e o contato físico.

O toque social (*grooming* mútuo/*allo-grooming*) é um comportamento natural bastante comum em muitas espécies de animais, especialmente em primatas, incluindo humanos. Entre as pistas sensoriais visuais, auditivas, vestibulares e olfativas, que podem indicar a presença de proteção, o toque afetuoso é uma das mais fundamentais pistas de segurança para bebês e filhotes de outras espécies de mamíferos, sendo necessário estar continuamente presente. A ausência do toque social é considerada um dos estressores mais marcantes do desenvolvimento de bebês humanos, assim como de filhotes de outras espécies de mamíferos, sendo capaz de ameaçar sua sobrevivência.

Na última década, vários estudos abordaram em humanos os fundamentos neurais da percepção do toque social afetuoso sobre a pele, desde os receptores cutâneos até o processamento central envolvendo regiões corticais como córtex somestésico, ínsula, cingulado anterior e córtex orbitofrontal.

Igualmente importante, mas menos explorado em humanos e outras espécies, é a investigação da ação motora de prover o toque social/carícia.

Com base em estudos de microestimulação de áreas corticais motoras de macacos *Rhesus*, o pesquisador Michael Graziano sugeriu a existência de circuitos motores pré-estabelecidos (córtex pré-motor e motor primário) associados a um repertório de ações etologicamente relevantes como atitudes de defesa do envoltório corporal, de levar alimento à boca e de toque social. Estudo de campo em macacos mostrou que ver coespecíficos envolvidos em carinho mútuo tem efeito relaxante no observador e promove o engajamento imediato em comportamento de toque social recíproco. Em humanos, com o emprego de eletroencefalografia e de eletromiografia dos músculos flexores dos dedos, nosso grupo de pesquisa evidenciou que a visualização de pistas de interação social ativa circuitos visuomotores implícitos e preestabelecidos, promovendo motivação e predisposição para movimentos de carícia.

Inúmeros benefícios para a saúde mental e física têm sido apontados para o toque social. Está comprovado que tanto dar quanto receber toque afetivo levam a muitos efeitos psicológicos e psicofisiológicos positivos, e que a privação de toque social causa sequelas negativas.

Isolamento social

Interações sociais afetuosas são essenciais para a sobrevivência e intrínsecas à natureza humana. Evidências substanciais mostram que as relações sociais são importantes para o bem-estar físico e mental ao longo de toda vida e são preditores significativos da velocidade de recuperação de diversas doenças e também da longevidade. Trabalhos do psicólogo norte-americano John T. Cacioppo (1951-2018) e colaboradores mostraram que a solidão, também definida como o isolamento social percebido (quando uma pessoa se percebe socialmente isolada mesmo quando está entre outras pessoas), é fator de risco significativo para a morbidade e mortalidade. Dada a alta prevalência e efeitos deletérios alarmantes, muitos autores vêm considerando a solidão como um problema de saúde pública.

Há fortes indícios de que os vínculos sociais desempenham um papel crítico no modo como os seres humanos gerenciam a adversidade e reagem a eventos traumáticos. Autores propõem que a busca de proximidade é uma das principais estratégias utilizadas para lidar com experiências estressantes e para a recuperação pós-trauma. A percepção de isolamento social é alarmante, angustiante e dolorosa. Assim como a dor física, a dor social (associada a perdas, rejeição ou exclusão) captura a atenção, interrompe o comportamento corrente e motiva ações visando a recuperar a segurança e mitigar a experiência dolorosa. Regiões cerebrais envolvidas no processamento da dor física, como o córtex somestésico, a ínsula e o cingulado anterior dorsal, encontram-se também ativos em situações de dor social.

Recentemente, a pandemia do Covid-19 impôs um isolamento social a longo prazo e em larga escala sem precedentes. O isolamento social, estratégia de proteção eficaz para impedir a propagação do vírus, teve o potencial de aumentar os efeitos indesejados provocados pela solidão. A falta do contato físico afetuoso foi um dos principais problemas, logo, passou-se a dar mais atenção e relevância às pesquisas sobre a neurobiologia do toque social. Também se detectou aumento da adoção de animais de estimação, o que parcialmente pôde compensar a falta de contato físico com outras pessoas. A ampliação da disponibilidade de meios de comunicação através de recursos virtuais audiovisuais também tem sido apontada como estratégia importante para abrandar sequelas da privação de toque social.

Reações defensivas básicas

O comportamento defensivo é filogeneticamente antigo. A percepção de perigo potencial ou real ativa circuitos cerebrais que medeiam a defesa do organismo. As reações que promovem a sobrevivência no contexto de situações de ameaça à vida têm um valor de proteção e são adaptativas.

Estudando as reações defensivas de várias espécies em ambiente natural, o psicólogo norte-americano Stanley Ratner (1925-1975) propôs um modelo para interação "presa-predador" em campo aberto (sem obstruções no ambiente que encurralassem a presa). A reação correlata ao contexto, no qual o predador está distante da presa, seria a de imobilidade atenta: a presa identifica o predador, mas percebe que este não a avistou ou está longe. Essa reação seria adaptativa na medida em que a imobilidade aumentaria as chances de a presa passar despercebida ao predador. Se o predador iniciar um ataque, a reação defensiva será de fuga. E se a fuga não for exitosa, a presa irá lutar. Em situações nas quais o predador subjuga a presa, adviria a reação de imobilidade tônica.

Estudos em roedores mostraram que, na ausência de rota de escape, a percepção do ataque de um predador evoca imobilidade e, ainda, ataque defensivo, se a ameaça ficar muito próxima e a rota de fuga estiver bloqueada.

Em humanos, empregando posturografia e estímulos (fotografias) que mimetizavam diferentes contextos de ameaça, nosso grupo de pesquisa fez registros de reatividade motora similar à imobilidade atenta e à imobilidade sob ataque em contextos com baixa chance de escape.

Em laboratório, nosso grupo registrou ainda, em humanos, uma reatividade defensiva semelhante à imobilidade tônica apontando para um paralelo importante entre reações em humanos e outras espécies. A imobilidade tônica é uma reação defensiva involuntária à percepção de morte iminente, caracterizada por profunda inibição motora (reversível) e analgesia, sem perda de consciência. Descrita em inúmeras espécies, a imobilidade tônica também ocorre em humanos como uma estratégia defensiva involuntária a eventos que representem risco de vida, como violência interpessoal (p. ex., assalto e estupro). Em humanos, a reação de imobilidade tônica provoca sentimentos de vergonha e culpa pela incapacidade de impedir o ataque. A pessoa passa por uma experiência corporal muito angustiante em que não consegue mexer nenhuma parte do corpo, nem mesmo o aparelho fonador – ela não consegue sequer gritar. A reação de imobilidade tônica peritraumática, ainda negligenciada em muitos trabalhos, foi associada à gravidade de sintomas de estresse pós-traumático. Saber que essa reação ocorre de forma involuntária em humanos em situações de risco de vida e medo intenso pode trazer benefícios diretos para aqueles que a vivenciam, atenuando a sensação de culpa e angústia. Além disso, poderão advir benefícios indiretos pela disseminação dessas informações para o sistema de assistência social e de saúde e, principalmente, para o sistema judicial, protegendo, por exemplo, as vítimas de estupro, em vez de imputar-lhes, na ausência de sinais de mobilização ativa de defesa, "consentimento" com a agressão.

Breve histórico de teorias sobre as emoções

Historicamente, várias teorias foram elaboradas para explicar o que são as emoções e de que maneira elas são geradas. Uma das mais interessantes e polêmicas foi proposta em 1884, pelo psicólogo e filósofo americano William James (1842-1910), junto com o psicólogo dinamarquês Carl Lange (1834-1900). Basicamente, eles propuseram que as emoções são experimentadas a partir da percepção das alterações fisiológicas em nosso organismo. A ideia é contraintuitiva e sugere que as alterações corporais produzidas pelas emoções (p. ex., taquicardia, sudorese, contração muscular e outras) é que nos levariam a sentir uma determinada emoção. Segundo as próprias palavras de William James, sentiríamos medo porque corremos de um animal bravo, como um urso, e não o contrário (correr pela prévia existência de medo). Segundo ele, sentimos tristeza porque choramos, e não choramos porque nos sentimos tristes. Nesse caso, os estímulos emocionais seriam processados pelo encéfalo e promoveriam as ativações corporais e as respostas motoras para o estímulo emocional (Figura 12.1). Essa ativação corporal seria percebida pelo encéfalo e só então teríamos a experiência consciente da emoção correspondente. A teoria de James-Lange propõe, portanto, um papel crucial das "ativações periféricas corporais" na origem das sensações emocionais. Embora tenha sido posteriormente desacreditada por vários autores, mais recentemente essa teoria ressurgiu, e a percepção dos "estados corporais" tem sido cogitada como importante para a emoção (ver a hipótese do marcador somático mais adiante neste capítulo).

A teoria de James-Lange foi bastante considerada no início do século XX, mas recebeu de imediato uma importante contestação. Em 1927, o fisiologista americano Walter Cannon (1871-1945) se contrapôs frontalmente às ideias de William James. Em primeiro lugar, Cannon argumentou que podemos vivenciar as emoções mesmo que nenhuma mudança fisiológica seja produzida. Além disso, muitas das respostas fisiológicas são comuns a várias emoções, e seria difícil que essas respostas pudessem gerar diferentes emoções. Por exemplo, pode-se observar a ocorrência de taquicardia, sudorese e inibição da digestão para várias emoções distintas, tais como medo, raiva, e até mesmo emoções positivas, tal como alegria. A proposta de Cannon é de que a informação emocional é processada pelo encéfalo e *ao mesmo tempo* seriam geradas a ativação corporal e a experiência consciente da emoção (Figura 12.1). Segundo essa hipótese, e diferentemente da proposta de James-Lange, a ativação corporal não contribuiria muito para as sensações emocionais. Essa discussão ainda não está resolvida, e há vários pesquisadores que advogam por uma e outra hipótese, ou, ainda, por um misto entre as duas.

Emoção e seu substrato neural

Durante o século XX, alguns pesquisadores começaram a investigar de maneira mais sistemática as regiões cerebrais que estariam envolvidas nas emoções. Uma das primeiras propostas da literatura sobre um circuito relacionado com a emoção foi apresentada em 1937 pelo norte-americano James Papez (1883-1958). Como anatomista, Papez tinha sido muito influenciado pelo trabalho de Charles Herrick (1866-1960), grande nome da anatomia comparativa, que havia proposto uma diferença evolutiva entre as partes laterais e mediais do cérebro. A parte medial seria responsável pelas funções mais primitivas, e a parte lateral seria de aparecimento mais recente na evolução. Essa região medial identificada por Herrick já

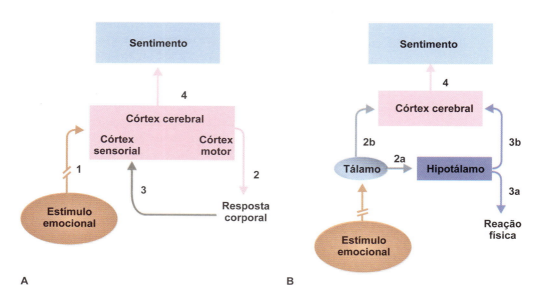

FIGURA 12.1 Representação esquemática das principais teorias da emoção. **A.** As vias cerebrais segundo William James. Um estímulo de perigo, por exemplo, seria percebido pelas regiões sensoriais do cérebro (1), que produziriam uma resposta corporal, por exemplo, taquicardia ou contração muscular (2). Essa resposta seria percebida pelo encéfalo (3) e só então haveria a sensação consciente da emoção (4). Segundo essa teoria, a sensação emocional seria decorrente das respostas corporais. **B.** As vias da emoção, segundo William Cannon e Philip Bard. Esses autores postulavam que os estímulos emocionais seriam percebidos pelo cérebro (tálamo) com ativação do hipotálamo (2a) e do córtex cerebral (2b e 3b), para gerar a sensação emocional, ocorrendo em paralelo à ativação corporal (3a). Nesse caso, as respostas corporais não seriam necessárias para a sensação da emoção. (Adaptada de LeDoux, 1998.)

havia sido denominada também "lobo límbico" pelo neurologista francês Paul Broca (1824-1880). A atribuição do nome em francês, *lobe limbique*, é um reflexo da sua forma característica de borda (*limbus*, em latim). Em seguida, foi proposto que o lobo límbico estaria envolvido na percepção de odores, e ele recebeu então a denominação *rinencéfalo*, que significa *cérebro olfatório*. A proposta de Herrick era de que as funções motoras e sensoriais básicas, realizadas nos animais mais antigos pelo córtex medial, haviam sido transferidas gradualmente para a região lateral, que teria sofrido grande expansão de suas funções. Papez, ao publicar seu trabalho sobre as emoções, agrupou as ideias sobre as diferenças evolutivas dos córtices lateral e medial com as consequências de danos ao cérebro medial de humanos, junto com as publicações sobre o envolvimento do hipotálamo no controle das reações emocionais em animais, como havia sido apontado por Cannon. A partir dessa síntese de ideias surgiu a teoria que explica a experiência subjetiva da emoção como um fluxo de informações que obedecem a conexões anatômicas entre o hipotálamo e o córtex medial, e deste de volta ao hipotálamo. Esse circuito foi denominado "circuito de Papez", e teve uma influência muito grande, sendo retomado e ampliado posteriormente por outros pesquisadores. O circuito proposto por Papez foi fruto de muita especulação, pois a maioria das conexões propostas por ele na época ainda não havia sido identificada. Embora quase todas essas conexões propostas realmente existam, algumas das estruturas cerebrais incluídas no circuito por Papez foram questionadas em estudos posteriores como não envolvidas nas emoções. No entanto, o circuito de Papez é uma parte essencial da história sobre a base neural das emoções.

Em 1949, a teoria de Papez foi recuperada e ampliada pelo anatomista norte-americano Paul MacLean. Naquela época, outros trabalhos importantes já haviam sido publicados e apontavam para a contribuição de outras estruturas cerebrais. Um dos mais marcantes foi o trabalho realizado pelos neurologistas estadunidenses Heinrich Klüver (1897-1979) e Paul Bucy (1904-1992), que mencionaram a contribuição das estruturas do lobo temporal para as emoções. MacLean construiu uma proposta mais abrangente para o cérebro emocional: destacou a importância do hipotálamo para a *expressão* emocional e do córtex cerebral para a *experiência* emocional. Em 1952, MacLean introduziu na literatura a expressão *sistema límbico*, que incluiria as estruturas do circuito de Papez mais outras regiões, tais como a amígdala, o septo e o córtex pré-frontal (ver também Capítulo 10, *Comportamentos Motivados e Emoções*).

A expressão *sistema límbico* continua sendo usada até hoje na maioria dos livros para se referir ao conjunto de estruturas do sistema nervoso central que participam da coordenação subjetiva e comportamental das emoções. No entanto, algumas estruturas ainda incluídas nesse sistema, pela sua origem conceitual a partir do circuito de Papez, exercem influência significativa em outras funções e podem estar pouco relacionadas com as emoções. Um exemplo é o hipocampo, sobre o qual hoje se sabe estar amplamente relacionado com a memória, enquanto sua função para as emoções ainda não está plenamente esclarecida.

Muitos trabalhos foram desenvolvidos nos últimos anos visando a identificar estruturas cerebrais relacionadas com as emoções. Algumas têm sido frequentemente apontadas como essenciais e já foram mais amplamente exploradas – por exemplo, a amígdala e o córtex-pré-frontal. Neste capítulo, será realizada uma breve revisão de algumas das principais regiões cerebrais envolvidas na percepção da emoção em humanos e na organização das respostas diante desse tipo especial de estímulo capaz de provocar a experiência emocional. Especificamente, serão abordadas quatro regiões cerebrais: a amígdala, o córtex pré-frontal, o giro do cíngulo e a ínsula. Para a localização anatômica dessas estruturas, ver a Figura 12.2 e o Capítulo 2, *Estrutura do Sistema Nervoso*.

Amígdala

A amígdala parece ser uma estrutura-chave para o processo de integrar as informações sensoriais às respostas comportamentais e fisiológicas, especialmente para estímulos que sinalizam perigo. Discutiremos brevemente a organização básica da amígdala e as evidências iniciais do seu envolvimento no circuito neural do medo. Em seguida, passaremos a explorar os experimentos mais recentes sobre o papel dessa estrutura.

A amígdala é uma estrutura complexa, composta por vários núcleos distintos e localizada no polo do lobo temporal, logo abaixo do córtex, medialmente (Figura 12.2; ver também Capítulo 2, *Estrutura do Sistema Nervoso*). Em geral o complexo amigdaloide é dividido em três grupos de núcleos, em cada lado do cérebro: basolateral, corticomedial e central. As aferências da amígdala têm diversas origens, incluindo o neocórtex, o giro para-hipocampal e o córtex cingulado. As informações de todos os sistemas sensoriais são enviadas para a amígdala por meio do núcleo basolateral, exceto as olfatórias, que são enviadas para o núcleo corticomedial. A amígdala se conecta ao hipotálamo através de dois grandes feixes, que são a estria terminal e a via amigdalofugal ventral.

Evidências da participação da amígdala nas emoções

É notório, há mais de um século, que a destruição do lobo temporal em primatas não humanos tem sido associada a mudanças drásticas no comportamento emocional. O psiquiatra americano Sanger Brown (1852-1928) e o fisiologista inglês Edward Schafer (1850-1935) descreveram, em 1888, que macacos *Rhesus* se tornavam mais mansos após sofrerem lesão nessa região. Essa importante descoberta foi confirmada, em 1937, quando Heinrich Klüver e Paul Bucy realizaram uma série de experimentos envolvendo novamente a remoção bilateral do lobo temporal e descreveram as alterações comportamentais exibidas pelos macacos após a lesão.

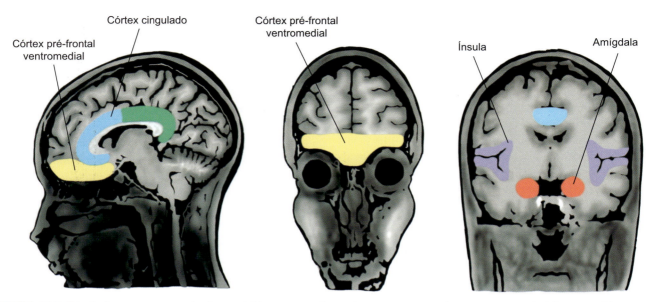

FIGURA 12.2 Principais estruturas cerebrais envolvidas na emoção em humanos, mostradas em cortes sagital (*à esquerda*) e coronal (*no centro e à direita*). (Adaptada de Dolan, 2002.)

Os sintomas apresentados pelos animais incluíam: agnosia visual – falha no reconhecimento visual de objetos; perda da reatividade emocional; oralidade – tendência a examinar os objetos com a boca; hipermetamorfose – tendência a trocar rapidamente de um comportamento para outro, frequentemente expressa como um aumento no comportamento exploratório; mudanças anormais na dieta – mais notavelmente a coprofagia. Esse conjunto de alterações ficou conhecido como síndrome de Klüver-Bucy, e foi também referido como "cegueira psíquica", pois os animais eram dotados de perfeita acuidade visual, mas pareciam cegos ao significado psicológico dos estímulos. Estudos subsequentes, em que se provocaram lesões mais seletivas, mostraram que lesões bilaterais da amígdala, mais especificamente, eram suficientes para produzir a maioria dessas mudanças descritas. No entanto, esses experimentos com lesões causadas por aspiração do tecido neural causam inevitavelmente lesões de regiões adjacentes. Assim, o esclarecimento da contribuição específica da amígdala adveio de trabalhos posteriores com métodos de lesão realmente seletivos (que não incluíam o tecido adjacente nem axônios corticais que passam pela amígdala), realizados com o uso de ácido ibotênico. Nesse caso, o emprego dessa substância causava lesão *excitotóxica*, ou seja, por despolarização excessiva exclusivamente dos corpos neuronais da região, sem atingir os axônios de passagem. Os trabalhos feitos com lesão bilateral da amígdala por ácido ibotênico revelaram que os animais apresentaram aumento no desejo de comer carne, uma exacerbação na tendência a pegar e explorar objetos que não fossem alimentos (frequentemente levando-os à boca) e um declínio na reatividade emocional, incluindo perda das reações de medo e diminuição das respostas agressivas.

Essa revelação, de que uma lesão da amígdala causaria perda das respostas de medo, foi investigada de forma quantitativa em trabalho recente de um grupo de pesquisadores estadunidenses, que avaliaram a reação de animais portadores de lesão da amígdala aos objetos que normalmente causam respostas de medo em animais normais – por exemplo, uma cobra artificial (Figura 12.3). Essa avaliação foi realizada monitorando-se o tempo que os animais levavam para pegar uma recompensa (uma uva) quando esta era apresentada na presença do estímulo aversivo (a cobra). Para os animais normais, a latência em apanhar a recompensa era maior quando o estímulo aversivo estava presente do que quando a recompensa era apresentada sozinha. Por outro lado, o grupo de animais portadores de lesão da amígdala não apresentou esse aumento da latência. Além disso, eles exploravam com as mãos os objetos aversivos, comportamento não observado nos animais normais. Esses achados levaram os autores a proporem que a lesão da amígdala prejudica um sistema que normalmente está engajado na verificação de perigos.

Amígdala e medo condicionado

Uma das abordagens que têm contribuído enormemente para o conhecimento dos mecanismos do medo é a utilização de paradigmas de medo condicionado em animais experimentais. O condicionamento do medo transforma estímulos inexpressivos em sinais de alerta, pistas que indicam situações potencialmente perigosas com base em experiências do passado. Por exemplo: se, ao caminhar para casa, você for assaltado em frente a uma determinada loja, no futuro ficará temeroso ao passar no mesmo local, e a loja e outros estímulos visuais ou sonoros presentes no momento do assalto terão se transformado em estímulos emocionais para você, devido

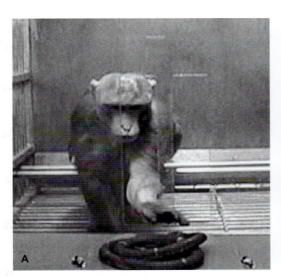 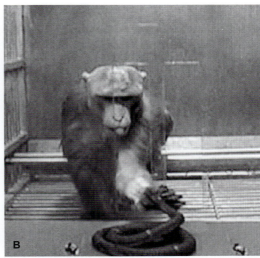

FIGURA 12.3 Macaco adulto participando do teste de responsividade a uma série de objetos novos. O animal apresentado nestas imagens sofreu uma lesão bilateral da amígdala. **A.** Ele imediatamente pega a uva colocada em frente à réplica de cobra. **B.** Após colocar a uva na boca, passa a explorar a cobra sintética. Animais normais não se aproximam da cobra e nunca a manuseiam. (Reproduzida de Amaral *et al*, 2003.)

à associação com o incidente desagradável. Os trabalhos realizados por vários pesquisadores, entre eles o americano Joseph LeDoux e colaboradores, mostraram amplamente que a amígdala é uma região cerebral importante na interação entre a entrada de informações e a emissão das respostas do sistema de medo. Nesses estudos, eles observavam as respostas apresentadas por ratos ao associarem um estímulo auditivo a um breve choque elétrico nas patas. O choque causa uma resposta emocional denominada "incondicionada": os animais saltam, há um aumento da frequência cardíaca e da pressão arterial, e as glândulas suprarrenais secretam hormônios relacionados com o estresse, tais como adrenalina e glicocorticoides. Após pareamentos entre o estímulo auditivo e o choque, observaram então as respostas desencadeadas pelo som (sem a presença do choque). Ao ouvirem o som (estímulo condicionado), os ratos apresentavam o mesmo tipo de resposta fisiológica desencadeada pelo choque, ou seja, aumento da frequência cardíaca e da pressão arterial e uma imobilidade comportamental. Essa resposta ao som é chamada "resposta condicionada" (ver Capítulo 11, *Aprendizagem e Memória*). Vários pesquisadores mostraram que a amígdala é necessária para o desenvolvimento dessa resposta condicionada, pois uma lesão nesse complexo nuclear impede o condicionamento. Na verdade, embora a amígdala tenha várias subdivisões ou núcleos, apenas duas são necessárias para o condicionamento de medo. As informações sobre o ambiente são transmitidas para o núcleo lateral através do córtex e do tálamo, possibilitando à amígdala monitorar os sinais de perigo do mundo externo. Se o núcleo lateral detecta o perigo, isso promove a ativação do núcleo central, que inicia a expressão das respostas comportamentais e mudanças na fisiologia do organismo que caracterizam estados de medo. Estudos realizados por LeDoux mostraram ainda que a via cortical de projeção para a amígdala pode não ser necessária para a formação do condicionamento. O córtex parece ser uma via essencial para ativação da amígdala na formação de condicionamento apenas quando é necessário discriminar, reconhecer e/ou categorizar estímulos complexos. Portanto, para estímulos simples, a projeção do tálamo para a amígdala seria suficiente para formar novos condicionamentos. Essa descoberta de diferentes vias de projeções para a amígdala levou LeDoux a propor a existência de duas rotas de ativação da amígdala: a via rápida de projeção direta do tálamo e a via lenta, composta pela projeção do tálamo para o córtex e deste para a amígdala. A existência de uma via subcortical (via rápida) de ativação propicia à amígdala detectar estímulos ameaçadores do ambiente rapidamente, na ausência de uma análise completa e mais demorada que seria realizada pelo córtex. Essa rota de processamento rápido, porém grosseiro, pode conferir uma vantagem biológica importante ao sistema defensivo.

Como se dá o condicionamento de modo que um estímulo que não disparava respostas de medo passe a fazê-lo? Quando um som é apresentado a um animal, essa informação é enviada ao núcleo lateral da amígdala, ativando-o fracamente. No entanto, se o som for seguido de um choque, a resposta preexistente (e fraca) ao som é fortemente amplificada, e ocorrem mudanças nesse circuito, tornando as sinapses dessa via mais estabilizadas e eficientes. Essa plasticidade neural (ver Capítulo 6, *Neuroplasticidade*) fará com que o som sozinho, ou seja, sem o choque, passe a desencadear excitações fortes da amígdala, uma vez que o som está agora associado a um estímulo negativo, o choque. É importante dizer que, se esse som for repetido algumas vezes sem o choque, haverá atenuação ou extinção da resposta que havia sido condicionada. Entretanto, essa resposta condicionada pode ser facilmente recuperada com um novo pareamento entre som e choque, sugerindo que não há apagamento completo desse condicionamento.

Estudos realizados em pacientes portadores de lesão da amígdala revelaram que as observações básicas da relação da amígdala com o condicionamento também se aplicam à espécie humana. Pesquisadores da Universidade Yale, nos EUA, observaram que pacientes que sofreram lobectomia temporal unilateral (retirada de grande extensão do lobo temporal, incluindo a amígdala) para controle de epilepsia apresentavam uma incapacidade de estabelecer condicionamento de medo. Outro estudo, realizado por António Damásio e colaboradores, também mostrou que o condicionamento do medo estava comprometido em um paciente que sofrera lesão bilateral da amígdala. O experimento consistia na apresentação de imagens de cores distintas, sendo que a imagem de uma cor específica (o azul, por exemplo) era pareada com a apresentação de um som aversivo, que comprovadamente causava uma resposta emocional medida por um aumento na sudorese do indivíduo. Em indivíduos sem lesões, após a apresentação pareada da imagem azul com o som, apenas a apresentação da cor já promovia a resposta de sudorese – ou seja, era obtida a resposta condicionada, como explicamos anteriormente. Por outro lado, os pacientes que tinham lesão da amígdala não apresentavam a resposta condicionada – ou seja, com a apresentação apenas das imagens azuis nenhum aumento de sudorese era registrado. Pacientes que haviam sofrido lesões em outras áreas cerebrais, como o hipocampo, apresentavam a resposta condicionada semelhante aos sujeitos normais. Um fato extremamente importante é que nesse trabalho foi avaliada também a formação de memórias declarativas nos pacientes (ver Capítulo 11, *Aprendizagem e Memória*), solicitando aos sujeitos que relatassem qual imagem fora pareada com o som aversivo. O desempenho dos indivíduos que tinham lesão da amígdala foi igual ao dos sujeitos normais, o que mostra que, embora esses pacientes fossem incapazes de estabelecerem uma nova memória emocional (pelo condicionamento do medo), sua formação de novas memórias declarativas estava preservada. Por outro lado, os pacientes portadores de lesão do hipocampo, que haviam apresentado a resposta condicionada à imagem azul, foram incapazes de identificar por relato verbal que esse era o estímulo pareado com o som, o que revela que sua memória declarativa estava prejudicada. Esses achados confirmam que os circuitos envolvidos na memória explícita são distintos daquele utilizado para o estabelecimento de uma memória implícita (como as memórias emocionais). Mais recentemente foi demonstrado, em estudos feitos por meio de neuroimagem funcional (RMf, ressonância magnética funcional), que ocorre uma ativação da amígdala durante o estabelecimento do condicionamento de medo, mesmo se o estímulo condicionado for subliminar, ou seja, não percebido conscientemente pelo participante. Isso mostra que a amígdala pode estar envolvida no aprendizado de medo, mesmo para estímulos não detectados conscientemente.

A amígdala, além de estar envolvida no armazenamento das memórias implícitas sobre situações perigosas, modula a formação de memórias explícitas no hipocampo e áreas afins. De maneira geral, as emoções facilitam o estabelecimento de memórias explícitas. Estudos do americano James McGaugh e colaboradores mostraram a participação da amígdala na amplificação de memórias explícitas. Durante uma situação de alerta emocional, projeções da amígdala provocam, mediante uma série de estágios neurais e humorais, a liberação de hormônios da glândula suprarrenal que atuam de volta sobre a amígdala. Esse mecanismo de retroação (*feedback*) pode ser de ação direta sobre os neurônios da amígdala, como no caso do cortisol, ou por ação indireta, como no caso da adrenalina, que atua perifericamente nos aferentes vagais, que por sua vez projetam para uma região cerebral conectada à amígdala. Por intermédio das suas conexões com o hipocampo, a amígdala modula (facilita ou dificulta) a consolidação das memórias explícitas formadas em uma situação de alerta emocional. Posteriormente, essas memórias são mais facilmente evocadas, e os detalhes da experiência tornam-se mais vívidos. No entanto, a facilitação de memórias explícitas em situações de alerta emocional pode ser invertida se o alerta for muito intenso. Em situações de intenso estresse, a concentração de cortisol liberada pela suprarrenal é muito grande, e, ao se ligarem aos receptores existentes no hipocampo, isso acaba por diminuir a atividade deste, enfraquecendo a capacidade do sistema do lobo temporal de formar memórias explícitas. Se o estresse continuar, as células hipocampais começam a degenerar. Ao contrário dos seus efeitos sobre o hipocampo, estresse intenso parece amplificar a contribuição da amígdala para o medo. Portanto, as mesmas condições que levam ao enfraquecimento da capacidade de formar memórias explícitas podem amplificar as reações de medo e aumentar nossa capacidade de estabelecer memórias implícitas sobre a situação traumática. O lado positivo desse arranjo é que, mesmo se as nossas memórias explícitas tiverem sido prejudicadas, ainda assim guardamos informação sobre situações perigosas na nossa memória implícita. O lado negativo é que, se não sabemos explicitamente o que armazenamos na nossa memória, aqueles estímulos podem em ocasiões posteriores disparar respostas de medo que não compreendemos e que são difíceis de controlar, podendo levar, em vez de a um resultado adaptativo, ao surgimento de patologias.

Envolvimento da amígdala no comportamento social

Além de uma redução na reatividade emocional, descobriu-se também que a remoção da amígdala podia afetar o comportamento social de macacos. Um dos primeiros estudos explicitamente planejados para avaliar a participação da amígdala no comportamento social foi desenvolvido em 1954 pelo neurocientista canadense Haldor Rosvold (1916-1997) e colaboradores. Eles criaram grupos sociais artificiais de macacos *Rhesus* do sexo masculino e observaram a dominância hierárquica que surgia no grupo. Em seguida, realizaram lesões bilaterais na amígdala dos animais mais dominantes, e estudaram a dominância hierárquica enquanto o grupo se reorganizava. Observaram que a lesão levava a um decréscimo na dominância social, e os animais que haviam sido submetidos a lesão caíam para as posições mais subordinadas do grupo. Um trabalho recente também investigou a contribuição da amígdala para o comportamento social. Nesse caso, observou-se o comportamento de macacos *Rhesus* do sexo masculino, após lesão da amígdala, em uma variedade de encontros sociais. Os macacos que haviam sofrido lesão, quando colocados em contato com outros animais, apresentavam um aumento significativo do comportamento de apego direcionado ao outro macaco. Eles pareciam socialmente desinibidos, não apresentando um período normal de avaliação do outro animal antes de se engajar em interações sociais. Isso levantou a hipótese de que um papel primário da amígdala é avaliar o ambiente e verificar a existência de perigos potenciais. A descrição das mudanças comportamentais em humanos portadores de lesão bilateral da amígdala é similar em alguns aspectos. O déficit primário desses pacientes parece ser a incapacidade de interpretar sinais de perigo em outras pessoas, tais como expressão de medo, resultando em excesso de confiança em indivíduos desconhecidos.

Trabalhos recentes contribuíram ainda mais para a suposição de um envolvimento da amígdala nas interações sociais. Descreveu-se, por exemplo, que indivíduos brancos, ao serem expostos a faces de afro-americanos desconhecidos, apresentavam um aumento da ativação da amígdala, e que o grau de ativação estava correlacionado com a pontuação obtida pelo indivíduo em uma escala de avaliação de preconceito racial. É importante ressaltar que a escala utilizada era uma medida implícita do preconceito racial, o que sugere que tendências implícitas (não conscientes) ao racismo se refletem no grau de ativação da amígdala quando uma pessoa é exposta ao estímulo para o qual ela apresenta algum preconceito.

Envolvimento da amígdala no processamento de expressões faciais emocionais e em julgamentos sociais

As expressões faciais são um meio pelo qual os estados emocionais internos e intenções "ocultas" dos indivíduos se tornam acessíveis como sinais externos, desempenhando um papel essencial na cognição social. Como discutimos anteriormente, a amígdala está relacionada com o processamento de estímulos emocionais e, em especial, com o processamento de medo. Portanto, outro aspecto investigado para se compreender a participação da amígdala nos mecanismos cerebrais das emoções é o estudo do processamento das expressões faciais emocionais. Esses estudos corroboram o envolvimento da amígdala no circuito do medo. Ficou bem conhecido o caso de uma paciente, portadora de lesão bilateral da amígdala, que não apresentava dificuldade alguma em reconhecer faces, e que também respondia normalmente à maioria das expressões faciais. Porém, quando exposta a uma face que expressava medo, ela apresentava dificuldades no reconhecimento do teor emocional daquela face. Evidências da importância da amígdala no processamento de faces de medo também foram obtidas com estudos de neuroimagem. Esses trabalhos demonstraram maior atividade neural na amígdala enquanto os sujeitos visualizavam expressões faciais de medo, em comparação com outras expressões faciais. Mesmo quando os sujeitos estudados não experimentam medo conscientemente, ocorre uma ativação da amígdala. Isso foi demonstrado em estudos em que se fez a apresentação subliminar de faces expressando medo. Essa resposta da amígdala para faces com medo pode, mais uma vez, refletir o papel mais geral da estrutura para a vigilância ou o processamento de atributos que tornam um estímulo significativo. Faces com medo significam mais provavelmente um sinal de perigo presente no ambiente, pois as pessoas que as veem não relatam sentir medo quando são expostas a essas faces.

Considerando-se as evidências do envolvimento da amígdala nas expressões faciais, é razoável pensar que essa estrutura tem participação em aspectos da cognição social, especialmente os que se baseiam no reconhecimento de informações sociais comunicadas por faces humanas. Essa predição tem sido confirmada em trabalhos recentes. Um deles investigou o papel da amígdala em julgamentos sociais mais globais, avaliando a capacidade de indivíduos de julgar quão confiáveis ou aproximáveis outras pessoas seriam, ao olharem para fotografias das faces dessas pessoas. Tal habilidade deveria basear-se em aspectos de reconhecimento social, bem como na capacidade de tomada de decisão. Os autores observaram que indivíduos que haviam sofrido lesão bilateral da amígdala julgaram as fotos anormalmente, atribuindo alto nível de confiabilidade e aproximação a fotos que indivíduos normais (sem lesão da amígdala) consideraram não confiáveis. Os sujeitos que tinham lesão da amígdala apresentaram grande tendência a julgar todas as fotos como positivas, o que evidencia um déficit especial no julgamento das faces consideradas mais negativas pelos sujeitos normais. A investigação dos prejuízos na cognição social desses pacientes na vida real é mais difícil de ser avaliada. No entanto, conforme descrevemos, a observação de pacientes portadores de lesão bilateral completa da amígdala sugere um aspecto comum para o seu comportamento social: eles tendem a se tornar exageradamente amigáveis em relação a outras pessoas, o que condiz com a ideia de que lhes faltam os mecanismos normais necessários para detectarem indivíduos que devem ser evitados.

Outras pesquisas têm sido feitas na tentativa de compreender o envolvimento da amígdala com diferentes tipos de informações sociais, obtidas por outros tipos de estímulos. Um trabalho interessante utilizou pistas visuais em movimento para fornecer informação sobre categorias psicológicas. Nesse estudo, os sujeitos assistiam a um vídeo que consistia em três formas geométricas movendo-se sobre um fundo branco (Figura 12.4). Apesar de o movimento ser a única pista disponível no experimento, sujeitos normais não têm dificuldade de interpretar o movimento das formas geométricas em termos de categorias sociais: eles atribuem a elas estados psicológicos, tais como objetivos, crenças, desejos e emoções, com base no movimento realizado. Por outro lado, pacientes que sofreram lesão da amígdala, ao assistirem o mesmo vídeo, o descrevem em termos puramente geométricos, demonstrando a falta da interpretação social automática dos sujeitos normais.

Considerando-se os vários aspectos discutidos sobre a amígdala, podemos concluir que essa estrutura é um componente-chave dos sistemas neurais pelos quais um estímulo dispara reações emocionais grosseiramente construídas. Tais reações emocionais incluem mudanças autonômicas, endócrinas e somáticas, bem como alterações neuromodulatórias da função cerebral. Essas respostas multidimensionais servem para modular e criar tendências cognitivas e comportamentais em função do estímulo que foi detectado. Esse papel da amígdala pode ser especialmente importante para a avaliação automática e rápida de estímulos biologicamente relevantes, a qual irá ocorrer, sem dúvida, em paralelo com outros sistemas.

Córtex pré-frontal

O córtex pré-frontal é uma região no cérebro bastante estudada por vários pesquisadores das áreas da emoção, da memória, da atenção e dos processos cognitivos de mais alta ordem relacionados com a capacidade de planejamento de ações e de previsão das consequências destas no futuro (ver Capítulo 14, *Funções Executivas*). É uma região cerebral bastante desenvolvida em humanos, e certamente participa da complexa rede neural que possibilita à nossa espécie o desenvolvimento de comportamentos mais elaborados e flexíveis.

O córtex pré-frontal corresponde à porção mais anterior do lobo frontal (Figuras 12.2 e 12.5; ver também Capítulo 2, *Estrutura do Sistema Nervoso*). Anatomicamente, essa região é definida como aquela que se localiza à frente do córtex motor e pré-motor no lobo frontal. Entretanto, não se trata de uma região homogênea. Ao contrário, é composta por diversas sub-regiões que apresentam diferenças anatômicas e funcionais. Em uma revisão recente, Dixon e colaboradores propuseram que o córtex pré-frontal poderia ser dividido em, ao menos, oito sub-regiões com diferentes papéis na geração e regulação das emoções. Essa divisão se baseia em estudos de lesão, eletrofisiologia, neuroimagem funcional e conectividade estrutural de cada sub-região. Resumidamente, a primeira delas, o córtex orbitofrontal lateral estaria relacionado com a avaliação emocional de estímulos exteroceptivos, ou seja, de estímulos do meio externo. Nessa proposta, tal região faria uma avaliação da relevância emocional de estímulos externos em combinação com expectativas de recompensa ou punição promovidas por esses estímulos em relação às necessidades sociais e fisiológicas do organismo. A segunda região seria o córtex orbitofrontal medial (muitas vezes referido como parte do córtex pré-frontal ventromedial), que estaria relacionado com a avaliação de eventos emocionais gerados internamente, tais como a memória de eventos passados ou eventos futuros imaginados. Essa ideia se aproxima

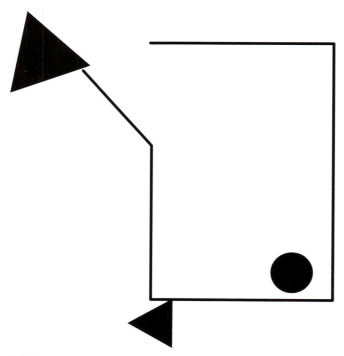

FIGURA 12.4 Um paciente portador de lesão bilateral da amígdala e os sujeitos do grupo-controle (não lesados) assistiram a um vídeo silencioso que apresentava três formas em movimento ao redor das bordas de um retângulo grande. Antes de começar o filme, todos foram informados de que assistiriam a um filme de aproximadamente 2 minutos de duração ao qual eles deveriam prestar atenção, já que no término dele deveriam relatar o que viram. Um indivíduo normal relatou: "O triângulo grande estava no controle, ou tentando assumir o controle do triângulo pequeno e do círculo. O local com forma triangular era parecido com um quarto com uma porta fechada; se você entrasse ficava seguro até o triângulo entrar. O triângulo pequeno e o círculo estavam tentando escapar do triângulo grande e, quando conseguiram, o triângulo grande ficou muito furioso e destruiu coisas". Já o paciente portador de lesão da amígdala contou: "Certo, um retângulo, dois triângulos e um pequeno círculo. Vamos ver, o triângulo e o círculo entraram no retângulo, e depois o outro triângulo entrou, e depois o triângulo e o círculo saíram, sobrando um triângulo lá. Depois as duas partes do retângulo fizeram como se fosse um V invertido, e foi isso". (Reproduzida de Heberlein & Adolphs, 2004.)

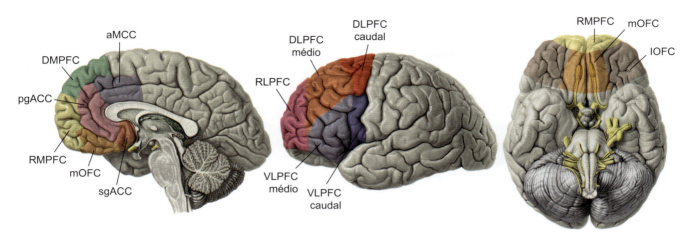

FIGURA 12.5 Parcelamento funcional-anatômico do córtex pré-frontal. sgACC: córtex cingulado anterior subgenual; pgACC: córtex cingulado anterior pregenual; aMCC: córtex cingulado medial; lOFC: córtex orbitofrontal lateral; mOFC: córtex orbitofrontal medial; RMPFC: córtex pré-frontal rostromedial; DMPFC: córtex pré-frontal dorsomedial; RLPFC: córtex pré-frontal rostrolateral; VLPFC: córtex pré-frontal ventrolateral; DLPFC: córtex pré-frontal dorsolateral. (Adaptada de Dixon, Thiruchselvam, Todd, & Christoff, 2017.)

da proposta de envolvimento de tomada de decisões e a hipótese do marcador somático para esta região (ver tópico a seguir). Nessa perspectiva, a principal diferença entre os córtices orbitofrontais lateral e medial seria a origem de avaliação emocional realizada. Enquanto o córtex orbitofrontal lateral atribuiria valor a estímulos externos, o córtex orbitofrontal medial estaria mais associado à atribuição de valores emocionais a eventos internos. De fato, o córtex orbitofrontal lateral tem muitas conexões com os sistemas sensoriais, enquanto o córtex orbitofrontal medial tem fracas conexões com sistemas sensoriais, mas muitas conexões com regiões relacionadas com a memória, tais como hipocampo e giro para-hipocampal. A terceira região seria o córtex cingulado subgenual, considerado um centro de controle autonômico, uma vez que tem conexões com o hipotálamo e a substância cinzenta periaquedutal. A proposta para essa região é que estaria envolvida nas mudanças fisiológicas (p. ex., cardíacas e endócrinas) necessárias para o enfrentamento de situações emocionais. Segundo os autores, essa região contribuiria para predições de estados fisiológicos antecipatórios de acordo com o contexto. Tais predições exerceriam um controle "*top-down*" sobre regiões como o hipotálamo, alterando estados fisiológicos via processos autonômicos ou endócrinos. A quarta região seria o córtex cingulado pregenual, região associada com a percepção subjetiva emocional, particularmente felicidade e aversividade relacionada com a dor. Essa região recebe muitas informações aferentes viscerais e interoceptivas e contribuiria para a interpretação das sensações corporais relacionadas com a geração e com a regulação das emoções. Nessa proposta, tanto o córtex cingulado subgenual quanto o pregenual processariam informações viscerais e interoceptivas relacionadas com eventos emocionais. Entretanto, o primeiro seria mais visceromotor (eferente) e o segundo mais viscerossensorial (aferente). O córtex cingulado médio seria a quinta região descrita e estaria relacionado com aspectos motores das respostas emocionais. Essa região estaria envolvida no ajuste do comportamento, especificamente na seleção de ações frente a eventos emocionais de acordo com o contexto. A sexta região descrita seria o córtex pré-frontal dorsomedial, que estaria envolvido em interpretar estados mentais de outras pessoas. Especificamente, essa região faria uma inferência dos pensamentos e desejos de outros indivíduos para avaliar se esses pensamentos facilitariam ou não a execução dos próprios objetivos. A avaliação das intenções de outros é fundamental para a geração e ajustes das respostas emocionais. O córtex pré-frontal rostromedial, a sétima região, estaria preferencialmente envolvida com a avaliação de informações autorrelacionadas, particularmente baseadas na avaliação social. Essa região contribuiria para a avaliação abstrata sobre si mesmo baseada em normas sociais. Para humanos, as conexões sociais são fundamentais para a sobrevivência. Portanto, a autoimagem do indivíduo em relação ao grupo social tem poderosa influência sobre as emoções. A última sub-região descrita seria o córtex pré-frontal lateral (muitas vezes ainda subdividida em córtex pré-frontal dorsolateral e ventrolateral), que seria uma área importante para a avaliação dos estados emocionais com implementação de diferentes estratégias de regulação e controle das respostas emocionais, tais como reavaliar cognitivamente o significado de um evento de modo a torná-lo menos emocional (ver tópico "Córtex pré-frontal e a regulação da emoção"). É importante destacar que essa proposta de funções mais especializadas para diferentes regiões do córtex pré-frontal ainda está em debate e sofrerá modificações com o avanço do conhecimento. Além disso, a especialização apontada aqui deve ser considerada relativa, ou seja, muitas áreas pré-frontais têm superposições de funções, e muitas dessas funções estão relacionadas com várias outras áreas do cérebro além das áreas pré-frontais.

Córtex pré-frontal e a importância da emoção na tomada de decisões

Uma das primeiras descrições a evidenciar a importância do córtex pré-frontal para as emoções e a tomada de decisões foi realizada no século XIX com o famoso caso "Phineas Gage". Esse episódio aconteceu nos EUA, em 1848, quando o trabalhador ferroviário Phineas Gage (1823-1860), então com 25 anos, foi exposto a uma explosão mal programada que lhe causou um acidente com consequências desastrosas. Uma barra de ferro de 1 m de comprimento por 3 cm de diâmetro, com 6 kg, atravessou seu crânio, provocando uma grande lesão na porção frontal do cérebro e perda do olho esquerdo (Figura 12.6). Surpreendentemente, Phineas Gage sobreviveu ao acidente e às infecções graves que o acometeram e para as quais ainda não havia, na época, tratamento medicamentoso adequado. Esse episódio foi tão inusitado que o médico que o atendeu, John Harlow (1819-1907), fez relatos bastante detalhados da lesão, dos déficits apresentados por Gage e de sua recuperação. Após aproximadamente 2 meses, o restabelecimento físico de Gage foi considerado completo. Todos os sentidos haviam sido preservados – o paciente podia sentir, ouvir, ver (a visão no olho direito estava perfeita), além de não apresentar nenhum prejuízo motor aparente nem problemas na fala. Entretanto, o relato de todos que o conheciam era de que "Gage não era mais Gage", ou seja, de que havia ocorrido uma mudança drástica em sua maneira de agir e de se comportar. Antes descrito como uma pessoa persistente, astuta, responsável, eficiente e capaz, Gage passou, após a lesão, a ser considerado caprichoso, irreverente, obsceno, incapaz de cumprir suas atribuições e responsabilidades, além de se mostrar socialmente inadequado. Tal mudança de conduta acabou lhe causando consequências desastrosas: perdeu o emprego e, entre outras atividades, terminou trabalhando como uma atração de circo, em que mostrava sua lesão e o ferro que a provocara. Morreu cedo, aos 36 anos, devido a um suposto ataque epiléptico, após uma vida desregrada e de dependência da família.

O caso Phineas Gage foi tão notório que seu crânio e a barra de ferro foram retirados de seu túmulo e hoje estão expostos em um museu nos EUA (Figura 12.6 A). Tal fato possibilitou que dois pesquisadores, António e Hanna Damásio, em conjunto com sua equipe, realizassem uma reconstituição da região frontal lesada. Por meio de uma sofisticada simulação em computador, o cérebro de Gage foi reconstruído tridimensionalmente, assim como o trajeto da barra de ferro (Figura 12.6 B). Esses estudos indicaram que a região lesada fora o córtex pré-frontal ventromedial, especialmente no hemisfério esquerdo. Atualmente, vários pesquisadores têm mostrado a importância dessa região para o processamento emocional e a tomada de decisões (ver Capítulo 14, *Funções Executivas*). Especialmente Damásio e seu grupo têm investigado, de maneira sistemática, lesões no córtex pré-frontal ventromedial em pacientes considerados "Phineas Gages do nosso tempo". Em seu livro *O erro de Descartes*, Damásio

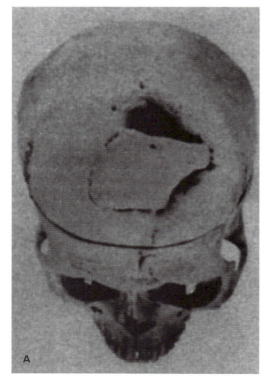
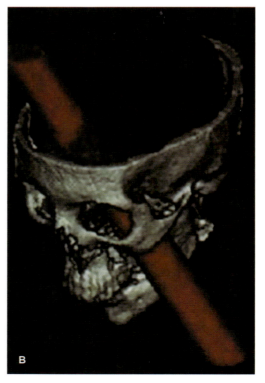

FIGURA 12.6 A. Ilustração do crânio de Phineas Gage com a lesão promovida pela passagem da barra de ferro. **B.** Reconstrução computadorizada mostrando o trajeto da barra e a lesão no córtex pré-frontal ventromedial. (Reproduzida de Damásio, 1996.)

descreve um paciente em particular, Elliot, que o levou a investigar essa região cerebral. Elliot, um homem de negócios de cerca de 30 anos, submeteu-se a uma cirurgia para retirada de um tumor cerebral no córtex pré-frontal, o que acabou por destruir boa parte dessa região. Tal como em Gage, mantiveram-se intactas várias das funções cognitivas, tais como atenção e memória. Por outro lado, novamente como Gage, Elliot passou a apresentar várias condutas alteradas. Especificamente, não conseguia desempenhar suas atividades no tempo certo, embora as realizasse corretamente como antes. Elliot passou a apresentar também uma grande falta de iniciativa para realizar as tarefas, e parecia, nos negócios, sempre tomar decisões arriscadas e que mais tarde se confirmariam como inadequadas. Em suma, ele se transformou em uma pessoa pouco prática, dispersa, apática e com pouca capacidade de decidir adequadamente. Todas essas características fizeram com que Elliot não fosse mais capaz de planejar adequadamente o seu futuro, o que o levou a uma aposentadoria por invalidez.

Entretanto, qual seria o "real" problema de Elliot? Por que ele não conseguia decidir adequadamente, uma vez que todas as suas funções cognitivas estavam preservadas? Para tais perguntas, Damásio e colaboradores apresentam algumas possíveis respostas. A primeira observação importante é oriunda do exame do comportamento de Elliot. Curiosamente, ele descrevia seus problemas com uma frieza e uma imparcialidade que surpreendiam os médicos e os familiares. Ele parecia plenamente consciente dos problemas, sem se mostrar abalado. Esse fato levou a equipe médica a suspeitar de um problema *emocional*, ou seja, uma incapacidade de sentir as emoções e de usá-las para guiar suas decisões futuras. Uma série de trabalhos científicos foi realizada com Elliot e outros pacientes portadores de lesão pré-frontal para investigar essa questão. Primeiramente, foram apresentadas a eles várias fotografias capazes de provocar emoções extremamente negativas: corpos mutilados, pessoas se afogando, casas se incendiando. Ao mesmo tempo, os indivíduos tinham a sua resposta de sudorese palmar monitorada. Pessoas sem lesão apresentam um aumento da resposta de sudorese quando observam esse tipo de figura. Elliot e os demais pacientes, entretanto, não apresentaram esse aumento, indicando uma falta de reatividade emocional às figuras. Além disso, o próprio Elliot relatou saber racionalmente que as imagens eram muito negativas, mas que elas já não lhe provocavam quaisquer reações emocionais. Com isso, ele demonstrou estar consciente de que sua reatividade emocional havia sido alterada após a lesão. Em suma, seu estado poderia ser descrito como de "saber mas não sentir".

Um experimento que evidencia essa dissociação foi desenvolvido ainda por Damásio e seu grupo por meio de um jogo de cartas que simula as tomadas de decisões que são realizadas na vida real, nas quais custos e benefícios de cada opção devem ser pesados para uma ação bem-sucedida (Figura 12.7). Tanto voluntários normais, sem lesão, quanto pacientes portadores de lesão pré-frontal participaram do jogo, que consistia em escolher e expor cartas que representavam ganho ou perda de dinheiro. Os participantes deveriam tentar ganhar o máximo de dinheiro e, portanto, evitar perdas. Estavam dispostas pilhas de cartas a respeito das quais os voluntários não tinham conhecimento prévio. Escolher e virar uma carta representava uma recompensa imediata de 100 dólares na pilha A e de 50 dólares na pilha B. De maneira imprevisível, entretanto, algumas cartas significavam perda de dinheiro, que era bem maior na pilha A. Em suma, a pilha A era de alto risco e acabava representando uma desvantagem em termos financeiros. Como se esperava, os voluntários normais aprendiam que a pilha B, apesar de menos tentadora (pelo fato de o ganho ser menor), era mais vantajosa (já

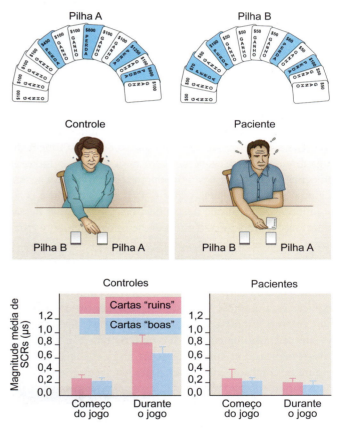

FIGURA 12.7 Desenho esquemático representando o "jogo de cartas" desenvolvido por Bechara *et al*. Voluntários sem lesão (controles) e pacientes com lesão pré-frontal deviam virar aleatoriamente cartas que representavam ganho ou perda de dinheiro, mas eles não tinham conhecimento prévio sobre as cartas. A pilha A, apesar de envolver somas maiores de dinheiro, era mais desvantajosa e representava perda de dinheiro a longo prazo em relação à pilha B. No decorrer do jogo, os voluntários sem lesão passaram a escolher a pilha mais vantajosa e apresentaram uma resposta de sudorese aumentada (SCRs, no painel inferior) antes de virar as cartas da pilha de alto risco. Curiosamente, os pacientes com lesão pré-frontal não escolheram preferencialmente a pilha menos arriscada e não apresentaram respostas antecipatórias de sudorese. (Adaptada de Bechara *et al*. 1997.)

que as perdas eram menores), e passaram a escolhê-la. Além disso, apresentavam um aumento das respostas de sudorese palmar (monitorada durante todo o experimento), antecipatória da escolha de cada carta (especialmente para a pilha desvantajosa), e, em certo momento do experimento, expressavam verbalmente que estavam conscientes de que a pilha B eram mais vantajosa. Ao contrário, os pacientes com lesão pré-frontal não escolhiam preferencialmente as pilhas menos arriscadas – ou seja, continuavam investindo na pilha A – e não apresentavam respostas antecipatórias de sudorese; mas, curiosamente, muitos deles relatavam estar cientes de que a pilha B era mais vantajosa (Figura 12.7).

Esses curiosos resultados confirmam várias das hipóteses de Damásio e seu grupo. Os pacientes são mesmo incapazes de decidir adequadamente, apesar de "racionalmente" estarem cientes de qual seria a melhor decisão. Como explicar esse paradoxo? Segundo a proposta de Damásio e colaboradores, nossas decisões são embasadas não apenas na avaliação racional das consequências de nossas ações no futuro, mas também em uma antecipação emocional de como nos sentiríamos após ter tomado uma ou outra decisão. Pense em uma decisão que você precisa tomar, por exemplo, ir ou não a um disputado jogo de final de campeonato. Por um lado, você gostaria de ir e pode inconscientemente antecipar todas as emoções que sentiria ao estar no estádio e ver seu time jogar e ganhar. Por outro, você também pode antecipar todas as emoções negativas caso seu time perca o jogo, ou caso ocorra alguma briga e você seja exposto a riscos. Damásio e colaboradores propõem que nossas decisões são baseadas nessas antecipações emocionais (muitas vezes inconscientes) e enfatizam que as emoções, ao contrário do que o senso comum acredita, não só *não* atrapalham nossas decisões como são fundamentais para que elas aconteçam adequadamente. No entanto, como ocorreria essa "antecipação emocional"? Para explicar essa questão, Damásio e colaboradores desenvolveram então a "hipótese do marcador somático". Segundo ela, ao simularmos uma emoção futura, teríamos reações corporais, somáticas, tais como alterações na frequência cardíaca, sudorese, contração da musculatura da face, que sinalizariam para o encéfalo nosso estado corporal naquela situação. Esse "estado corporal" influenciaria nossas decisões futuras e poderia ser construído com base nas nossas experiências anteriores em situações análogas àquelas que simulamos mentalmente a cada momento. De certa forma, essa hipótese recupera a teoria de William James acerca da importância das respostas corporais para as sensações emocionais. Entretanto, a hipótese do marcador somático pressupõe que as reações corporais não precisam de fato ocorrer, ou seja, você pode até não apresentar taquicardia ou sudorese ao fazer a antecipação emocional, mas, se as áreas no cérebro que organizam essas reações estiverem ativas, você teria uma simulação cerebral suficiente para indicar o "estado corporal" naquela situação. O cérebro estaria ativado "como se" você estivesse vivenciando uma determinada emoção (p. ex., assistindo a seu time no estádio), mesmo que não chegue a apresentar as respostas corporais reais durante essa antecipação emocional.

Voltando aos pacientes portadores de lesão no pré-frontal: como explicar seus déficits na tomada de decisão para o jogo de cartas? Segundo a hipótese do marcador somático, esses pacientes não conseguiam antecipar emocionalmente quão desagradável seria a sensação ao virar uma carta na pilha de alto risco, que representasse perda de dinheiro. Eles eram capazes de "saber", mas não de "sentir", as consequências futuras de suas ações. De fato, esses pacientes, ao contrário dos voluntários que não tinham lesão, não apresentavam resposta de sudorese aumentada antes de virar as cartas, o que indicava que não estavam antecipando uma emoção futura. Se a hipótese de Damásio e colaboradores estiver certa, os déficits de Phineas Gage, Elliot e outros pacientes portadores de lesão pré-frontal seriam decorrentes de uma disfunção nessa capacidade de utilizar as emoções na tomada de decisões. Esses pacientes teriam perdido a capacidade de antecipar emocionalmente as consequências futuras de seus atos, provocando a tomada de decisões desvantajosas, o que explica o acúmulo de fracassos que essas pessoas vão tendo no decorrer de suas vidas.

Córtex pré-frontal e a regulação da emoção

A regulação da emoção inclui todas as estratégias conscientes e inconscientes para aumentar, manter ou diminuir um ou mais componentes da resposta emocional. Esses componentes são os sentimentos, os comportamentos e as respostas fisiológicas que constroem as emoções. Para melhor compreensão desse conceito, imagine uma situação na qual você não possa apresentar as reações emocionais que gostaria. Imagine que você ganhou um presente de aniversário de uma pessoa muito querida. Ao abrir o embrulho, ao contrário da sua expectativa, você se depara com um objeto horrível que o desagrada muito. O que faz? Expressa livremente suas emoções? Provavelmente, não. Ao contrário, você *regula* suas respostas emocionais e apresenta a resposta que imagina ser a mais apropriada. Esse é apenas um exemplo, mas durante nossa vida inteira realizamos várias estratégias diferentes de regulação. Um ponto importante nesta discussão é *quando* a regulação da emoção acontece. Há pelo menos duas estratégias diferentes: a regulação *antecipatória* da emoção e a regulação da emoção *focada na resposta*.

Na regulação antecipatória da emoção, várias estratégias são possíveis para evitar que determinadas emoções de fato aconteçam. Imagine que você tenha uma prova muito difícil a ser realizada e que esteja tentando não ficar muito nervoso por conta disso. Você pode esquivar-se antecipadamente dessa emoção procedendo de várias maneiras: (1) evitando locais em que encontrará colegas discutindo a matéria. Se isso não for possível, (2) você pode tentar não prestar atenção à discussão, ou pode ainda (3) mudar cognitivamente o caráter emocional da situação, convencendo a si mesmo de que será apenas uma prova e de que isso não mede seu valor enquanto pessoa. Essa última estratégia de regulação antecipatória é uma das mais utilizadas, e é denominada "reavaliação". Nesse caso, elaboramos uma estratégia de mudança cognitiva para alterar o impacto emocional de uma situação.

No caso da regulação da emoção focada na resposta, a emoção já foi instalada, e o que fazemos é inibir as respostas emocionais de maneira que as outras pessoas não possam perceber o que estamos sentindo. É importante ressaltar que todas essas estratégias podem ser estabelecidas automaticamente, sem que se perceba conscientemente o que está acontecendo.

Como já se poderia imaginar, o córtex pré-frontal parece ser uma estrutura-chave para a regulação da emoção. Isso ficou evidente no trabalho recente de um grupo de pesquisadores liderado pelo psicólogo americano Kevin Ochsner. Eles solicitaram a voluntários normais que, ao visualizarem fotos desagradáveis, tentassem regular suas emoções seguindo as instruções para, em alguns momentos, aumentar e, em outros, diminuir o impacto emocional que as figuras pudessem provocar. Foi interessante constatar que o córtex pré-frontal tornou-se mais ativo durante as estratégias de regulação da emoção em que os sujeitos tentavam *diminuir* o impacto emocional das figuras, enquanto a amígdala apresentava um declínio de sua atividade nessa situação. Esses resultados sugeriram aos autores que o córtex pré-frontal pudesse estar inibindo a atividade da amígdala, a estrutura-chave para desencadear as respostas emocionais, como já abordado neste capítulo. Essa hipótese tem algum respaldo em trabalhos com animais e humanos que mostram que o córtex pré-frontal é importante para a extinção do medo condicionado. Assim, há possibilidade de que o córtex pré-frontal possa exercer algum efeito inibitório sobre a amígdala para controlar as respostas emocionais.

Ínsula e interocepção

William James e Carl Lange propuseram que a representação cerebral das respostas corporais é importante para as sensações emocionais subjetivas. A hipótese dos marcadores somáticos de António Damásio de certa forma retomou essa teoria (ver adiante neste capítulo), propondo que a percepção dos nossos estados corporais é subjacente à sensação da emoção. Entretanto, pouco ainda se conhece sobre quais regiões cerebrais estão envolvidas no processamento dos nossos estados internos.

Os seres humanos percebem sensações do corpo que fornecem informação sobre suas condições físicas e acompanham as variações de humor e os estados emocionais. Percebemos sensações do nosso corpo que relatam sobre o nosso bem-estar, nossos níveis de energia e de estresse, humor e disposição. Mas, afinal, como essas sensações aparecem? Recentemente, pesquisadores têm procurado desvendar as vias neurais que levam informações aferentes sobre as condições fisiológicas das várias regiões do corpo. O cientista americano Arthur Craig tem feito avanços crescentes nessa procura. Com base em achados anatômicos e funcionais, Craig propôs uma redefinição do conceito de *interocepção*, antes restrito à sensibilidade visceral, como uma modalidade sensorial que engloba o sentido da condição fisiológica de todo o corpo. Esse sistema seria composto por vias aferentes "homeostáticas" que, mediante impulsos nervosos conduzidos ao longo de fibras aferentes primárias de pequeno calibre, levam para o cérebro sinais representativos do estado fisiológico de todos os tecidos do corpo. Passando pela lâmina I da medula espinal (aferentes simpáticos) ou pelo núcleo do trato solitário (aferentes parassimpáticos) e outras estruturas do tronco encefálico, essas informações sensoriais são enviadas através do tálamo principalmente para duas regiões cerebrais: o *córtex insular* e o *córtex cingulado anterior* (ver Figura 12.2).

O córtex insular – situado no fundo e nas margens do sulco lateral do cérebro (ver Figura 12.2) – tem papel central na atenção voltada para os estados corporais internos e as consequentes sensações subjetivas dos estados emocionais. A ínsula tem sido considerada o "córtex sensorial emocional" devido à convergência de informações aferentes sobre as condições fisiológicas de todos os tecidos corporais. Esse sistema aferente chamado "interoceptivo", acoplado ao controle motor autônomo, difere do sistema *exteroceptivo* (mecanorrecepção cutânea e propriocepção), que guia a atividade motora somática. A representação interoceptiva primária na ínsula codifica sensações específicas e definidas do corpo, incluindo dor, temperatura, coceira, sensações musculares e viscerais, atividade vasomotora, fome e sede, e inclusive contato físico agradável. A parte "interoceptiva" do córtex insular está localizada na região posterior dorsal, média e anterior do lobo da ínsula (ver também Capítulo 2, *Estrutura do Sistema Nervoso*). A região mais anterior da ínsula tem sido implicada na mediação do conhecimento explícito dos processos corporais internos, o que sugere um substrato neuroanatômico para os estados emocionais que fundamentam a representação consciente da própria pessoa (*self*) e um circuito que possibilita ao cérebro julgar e prever os efeitos de estímulos relevantes sobre o corpo. Por esse motivo, António Damásio propõe um papel central para o córtex insular na hipótese dos marcadores somáticos, considerando-o o substrato de um circuito que possibilita não só guiar nossas decisões comportamentais no presente mas também projetar uma ação futura pela representação mental dos estados corporais.

Córtex cingulado médio
Emoção é ação

A proposta de que há uma ligação estreita entre emoção e ação já havia sido levantada por Darwin, em 1872, no livro *A expressão das emoções nos homens e nos animais*. Segundo o naturalista, as emoções são adaptativas na medida em que provocam ações benéficas ao organismo. Teorias contemporâneas da emoção também se baseiam na ideia de que, para sobreviver, os animais devem ser capazes de identificar sinais de ameaça que permitam evitar lesões ao seu corpo. A partir dessa perspectiva, seria de se esperar que o processamento cerebral de estímulos emocionais modificasse atividade de áreas cerebrais mais classicamente relacionadas com o processamento motor. De fato, estudos com estimulação magnética transcraniana relataram um aumento da excitabilidade do córtex motor durante o processamento emocional em humanos. Além disso, alguns estudos mostraram que a valência emocional, ou seja, a agradabilidade ou desagradabilidade de um estímulo com o qual se está prestes a interagir influencia o planejamento motor. Essa influência foi capturada por intermédio da medição do potencial de prontidão, um marcador eletrofisiológico de preparação motora. A existência de um sistema emomotórico também é apoiada por estudos com RMf que fornecem evidências de modulação emocional em áreas cerebrais classicamente relacionadas com o sistema motor, tais como áreas pré-motoras e córtex motor primário. Trabalhos de neuroimagem funcional mostraram também que estímulos emocionais visuais, em comparação a estímulos neutros, promovem a modulação da atividade dos neurônios da parte ventral (anterior) da medula espinal. Desta forma, a associação entre a indução de um estado emocional e uma modificação na preparação motora já foi demonstrada inclusive no nível hierárquico mais baixo do sistema motor, ou seja, na medula espinal. Pelas evidências atuais da literatura, a interação emomotórica parece estar presente desde as áreas cerebrais envolvidas com planejamento motor até os neurônios que comporão os nervos periféricos que efetivamente irão causar a excitação dos músculos.

Córtex cingulado médio e a interação emomotórica

Uma região cerebral que parece ser um *hub* importante para a integração emomotórica é o córtex cingulado médio (CCM). O CCM é uma das áreas do giro do cíngulo. O giro do cíngulo e suas divisões – córtex cingulado anterior, córtex cingulado médio e córtex cingulado posterior – foram extensamente estudados ao longo de décadas pelos neurocientistas norte-americanos Brent e Leslie Vogt, que propuseram que cada região do cíngulo apresenta subdivisões com funções, citoarquitetura e conexões distintas. A literatura tem mostrado um interesse crescente no córtex cingulado médio como uma unidade funcional separada das demais regiões do cíngulo e com contribuições únicas para a função cerebral.

Uma das características do CCM é seu envolvimento na seleção de respostas e seu papel importante no controle dos músculos esqueléticos. Essas regiões mediais são caracterizadas como áreas pré-motoras mediais e se projetam topograficamente para o córtex motor primário, área motora suplementar e *putamen*, além de ter conexões diretas com a medula espinal. Desde a década de 1970, Jean Talairach (1911-2007) e colaboradores mostraram que a estimulação elétrica do CCM evocava movimentos e gestos como tocar (acariciar), esfregar ou sugar, mas não evocava movimento em grupos musculares únicos. Esses movimentos coordenados evocados pela estimulação do cingulado médio refletem comportamentos emocionais e sugerem que o cingulado médio está especialmente envolvido com padrões motores que são dependentes do contexto. O córtex cingulado médio é subdividido em duas partes, o córtex cingulado médio anterior (CCMa) e o córtex cingulado médio posterior (CCMp). O CCMp contém a área caudal motora do cíngulo e interage com o córtex parietal posterior. Essa subdivisão está envolvida com respostas multissensoriais iniciais de orientação da cabeça e do corpo no espaço. O CCMa contém a área rostral motora do cíngulo e é frequentemente ativado durante condições motivacionais salientes, tais como contextos de medo ou dor, e parece estar envolvido com a coordenação entre identificar um contexto emocional e enviar um sinal pré-motor para selecionar a resposta apropriada. A informação emocional/saliência é transmitida ao CCMa por conexões da amígdala e da ínsula anterior. A modulação da atividade no CCMa em situações, por exemplo, de medo funcionaria como um sinal pré-motor, atuando como um substrato para gerar as respostas de evitação.

A participação do CCMa na integração emomotórica foi demonstrada também em um trabalho de nosso grupo no qual usamos RMf para medir a reatividade cerebral de participantes enquanto estes realizavam uma tarefa motora imediatamente após visualizarem imagens desagradáveis ou neutras. Nesse trabalho, mostramos que o CCMa foi recrutado apenas quando os participantes realizavam a tarefa motora no contexto desagradável, mas não nas condições em que a tarefa era executada em contexto neutro, nem quando o contexto era desagradável mas não havia tarefa. Esse achado reforça a proposta de que a interação entre emoção e sinal motor é componente essencial para evocar a atividade no CCMa. Interessantemente, nesse mesmo estudo foi observado que o aumento da atividade do CCMa no contexto negativo estava associado à magnitude da modulação emocional sobre o comportamento dos indivíduos. A modulação do comportamento pelo estímulo negativo era calculada a partir da subtração do tempo que o participante levava para executar a tarefa no contexto neutro (condição controle) do tempo para executar a mesma tarefa no contexto negativo. Os participantes que apresentaram maior atividade no CCMa também foram aqueles que apresentaram maior influência do contexto negativo sobre o seu comportamento. Esses resultados contribuíram para reforçar a proposta de que o CCMa é possivelmente uma região-chave para a interação motora e emocional.

Em um trabalho mais recente, também com RMf, nosso grupo investigou como o aumento da relevância de um contexto de ameaça impactaria os circuitos cerebrais, e novamente o CCMa se mostrou uma região importante na integração entre emoção e ação (Figura 12.8). Os participantes desse experimento foram expostos a fotografias de homens armados enquanto realizavam uma tarefa motora (apertar uma tecla ao detectar um estímulo visual). Nas fotografias, a

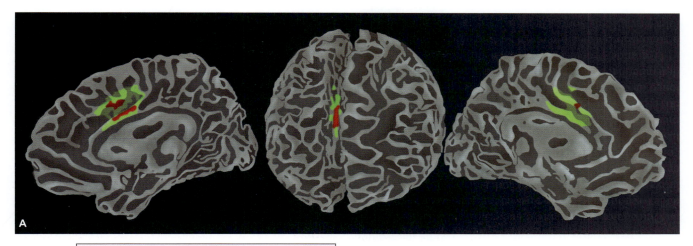

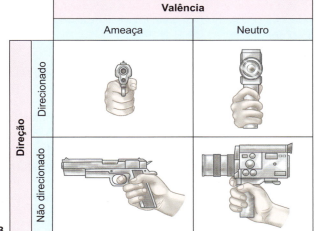
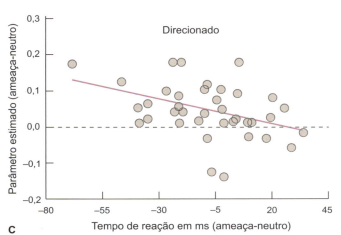

FIGURA 12.8 Interação entre emoção e ação: o papel do CCMa. **A.** Córtex cingulado médio anterior (região *em verde* e *vermelho*). **B.** No trabalho de Portugal *et al.* (2020), os participantes visualizavam fotografias de homens armados (representadas pelas ilustrações) nas quais a arma poderia estar ou não apontada para o participante (ameaça direcionada ou não direcionada) e realizavam uma tarefa (apertar uma tecla ao detectar um círculo no centro da imagem). Estímulos neutros, também direcionados ou não direcionados ao participante, foram apresentados como controle. A atividade no CCMa foi maior em ambas as condições emocionais, quando comparada a sua neutra pareada (especialmente na região em vermelho), mas com atividade máxima quando a arma estava direcionada ao participante. Além disso, a atividade do CCMa apresentou correlação com o comportamento no contexto direcionado. **C.** Observa-se que o aumento da atividade no CCMa está associado à magnitude da modulação emocional na tarefa comportamental (medido pela diferença no tempo de resposta para executar a tarefa em um contexto de ameaça em relação ao contexto neutro pareado). Participantes com maior ativação do CCMa quando a arma estava direcionada apresentaram tempos de reação mais rápidos (valores mais negativos) nessa condição em relação à condição neutra. (Adaptada de Portugal *et al.*, 2020.)

arma de fogo poderia estar ou não direcionada ao voluntário. O aumento da relevância da situação de ameaça para o indivíduo, representado pelas situações em que a arma estava direcionada para ele, foi traduzido em maior recrutamento de áreas cerebrais relacionadas com o processamento motor, tais como o córtex motor primário e área motora suplementar, e também do CCMa. Além disso, a atividade do CCMa mostrou-se novamente correlacionada com a magnitude da modulação emocional sobre o comportamento (medido novamente pela diferença no tempo de resposta para executar a tarefa em um contexto de ameaça ou neutro). Participantes com maior nível de atividade no CCMa durante o contexto de ameaça, em relação ao neutro, também apresentaram maiores diferenças no tempo de reação no contexto de ameaça em relação ao neutro (Figura 12.8 C).

Portanto, da mesma maneira que a emoção interage com a percepção e a cognição, existem muitas evidências de que ela interage também com as funções motoras, a serviço de comportamentos adaptativos.

Bibliografia

Adolphs, R., Tranel, D., & Damásio, A. R. (1998). The human amygdala in social judgment. *Nature*, 393, 470-474.

Amaral, D. G., Bauman, M. D., Capitanio, J. P., Lavenex, P., Mason, W. A., Mauldin-Jourdain, M. L., & Mendoza, S. P. (2003). The amygdala: Is it an essential component of the neural network for social cognition? *Neuropsychologia*, *41*, 517-522.

Bechara A. (2004). The role of emotion in decision-making: evidence from neurological patients with orbitofrontal damage. *Brain and Cognition*, *55*, 30-40.

Bechara, A., Damásio, H., Tranel, D., & Damásio, A. R. (1997). Deciding advantageously before knowing the advantageous strategy. *Science*, *275*, 1293-1295.

Bechara, A., Tranel, D., Damásio, H., Adolphs, R., Rockland, C., & Damásio, A. R. (1995). Double dissociation of conditioning and declarative knowledge relative to the amygdala and hippocampus in humans. *Science*, *269*, 1115-1118.

Bradley, M. M., Codispoti, M., Cuthbert, B. N., & Lang, P. J. (2001). Emotion and motivation I: defensive and appetitive reactions in picture processing. *Emotion*, *1*(3), 276-98.

Brown, S., & Schafer, E. A. (1888). An investigation into the functions of the occipital and temporal lobes of the monkeys brain. *Philosophical Transactions of the Royal Society of London. B*, *179*, 303-327.

Cacioppo, J. T., & Patrick, W. (2010). *Solidão*. Rio de Janeiro: Record.

Cacioppo, S., & Cacioppo, J. T. (2012). Decoding the invisible forces of social connections. Front. Integr. *Neuroscience*, *6*, 51.

Campagnoli, R. R., Krutman, L., Vargas, C. D., Lobo, I., Oliveira, J. M., Oliveira, L., Pereira, M. G., David, I. A., & Volchan, E. (2015). Preparing to caress: a neural signature of social bonding. *Frontiers in Psychology*, *6*, 16.

Craig, A. D. (2002). How do you feel? Interoception: the sense of the physiological condition of the body. *Nature Reviews Neuroscience*, *3*, 655-666.

Craig, A. D. (2003). Interoception: the sense of the physiological condition of the body. *Current Opinion in Neurobiology*, *13*, 500-505.

Craig, A. D. (2004). Human feelings: why are some more aware than others? *Trends in Cognitive Sciences*, *8*, 239-241.

Critchley, H. D., Wiens, S., Rotshtein, P., Ohman, A., & Dolan, R. J. (2004). Neural systems supporting interoceptive awareness. *Nature Neuroscience*, *7*, 189-195.

Damásio, A. R. (2000). *O mistério da consciência*. São Paulo: Companhia das Letras.

Damásio, A. R. (2004). *Em busca de Espinosa: Prazer e dor na ciência dos sentimentos*. São Paulo: Companhia das Letras.

Damásio, A. R. (1996). *O erro de descartes: Emoção, razão e o cérebro humano*. São Paulo: Companhia das Letras.

Darwin, C. (2000). *A expressão das emoções no homem e nos animais*. São Paulo: Companhia das Letras.

Davidson, R. J., Coe, C. C., Dolski, I., & Donzella, B. (1999). Individual differences in prefrontal activation asymmetry predict natural killer cell activity at rest and in response to challenge. Brain, *Behavior and Immunity*, *13*, 93-108.

Davidson, R. J., & Fox, N. A. (1989). Frontal brain asymmetry predicts infants' response to maternal separation. *Journal of Abnormal Psychology*, *98*, 127-131.

Davidson, R. J., & Irwin, W. (1999). The functional neuroanatomy of emotion and affective style. *Trends in Cognitive Sciences*, *3*, 11-21.

Davidson, R. J., Jackson, D. C., & Kalin, N. H. (2000). Emotion, plasticity, context, and regulation: Perspectives from affective neuroscience. *Psychological Bulletin*, *126*, 890-909.

Dixon, M. L., Thiruchselvam, R., Todd, R., & Christoff, K. (2017). Emotion and the prefrontal cortex: An integrative review. *Psychological Bulletin*, *143*(10), 1033-1081

Dolan, R. J. (2002). Emotion, cognition, and behavior. *Science*, *298*(5596), 1191-1194.

Eisenberger, N. I., & Lieberman, M. D. (2004). Why rejection hurts: a common neural alarm system for physical and social pain. *Trends in Cognitive Sciences*, *8*, 294-300.

Graziano, M. (2006).The organization of behavioral repertoire in motor cortex. *Annual Review of Neuroscience*, *29*,105-134.

Gross, J. J. (2002). Emotion regulation: affective, cognitive, and social consequences. *Psychophysiology*, *39*, 281-291.

Heberlein, A. S., & Adolphs, R. (2004). Impaired spontaneous anthropomorphizing despite intact perception and social knowledge. *Proceedings of the National Academy of Sciences*, *101*, 7487-7491.

Kluver, H., & Bucy, P. C. (1939). Preliminary analysis of functions of the temporal lobes in monkeys. *Archives of Neurology and Psychiatry*, *42*, 979-1000.

Kross, E., Berman, M. G., Mischel, W., Smith, E. E., & Wager, T. D. (2011). Social rejection shares somatosensory representations with physical pain. *Proceedings of the National Academy of Sciences*, *108*, 6270-6275.

LeDoux, J. (1998). *O cérebro emocional: Os misteriosos alicerces da vida emocional*. Rio de Janeiro: Objetiva.

Meunier, M., Bachevalier, J., Murray, E. A., Malkova, L., & Mishkin, M. (1999). Effects of aspiration versus neurotoxic lesions of the amygdala on emotional responses in monkeys. *European Journal of Neuroscience*, *11*, 4403-4418.

Murray, E. A., Gaffan, E. A., & Flint, R. W. Jr. (1996). Anterior rhinal cortex and amygdala: dissociation of their contributions to memory and food preference in rhesus monkeys. *Behavioral Neuroscience*, *110*, 30-42.

Ochsner, K. N., Ray, R. D., Cooper, J. C., Robertson, E. R., Chopra, S., Gabrieli, J. D., & Gross, J. J. (2004). For better or for worse: neural systems supporting the cognitive down- and up-regulation of negative emotion. *Neuroimage*, *23*, 483-499.

Pereira, M. G., de Oliveira, L., Erthal, F. S., Joffily, M., Mocaiber, I. F., Volchan, E., & Pessoa, L. (2010). Emotion affects action: midcingulate cortex as a pivotal node of interaction between negative emotion and motor signals. *Cognitive, Affective & Behavioral Neuroscience*, *10*, 94-106.

Phelps, E. A., O'Connor, K. J., Cunningham, W. A., Funayama, E. S., Gatenby, J. C., Gore, J. C. & Banaji, M. R. (2000). Performance on indirect measures of race evaluation predicts amygdala activation. *Journal of Cognitive Neuroscience*, *12*, 729-738.

Portugal, L. C. L, Alves, R. S., Fernandes-Junior, O., Sanchez, T. A., Mocaiber, I., Volchan, E., Erthal, F., David, I. A., Oliveira, L., Padmala, S., Pessoa, L., & Pereira, M. G. Interactions between emotion and action in the brain. (2019). *Neuroimage*, 2020.

Rolls, E. T. (2004). The functions of the orbitofrontal cortex. *Brain and Cognition*, *55*, 11-29

Rosvold, H. E., Mirsky, A. F., & Pribram, K. H. (1954). Influence of amygdalectomy on social behavior in monkeys. *Journal of Comparative Physiology and Psychology*, *47*, 173-178.

Smith, A. D., & Kornelsen, J. (2011). Emotion-dependent responses in spinal cord neurons: A spinal fMRI study. *Neuroimage*, *58*, 269-274.

Vogt, B. (2016). Midcingulate cortex: Structure, connections, homologies, functions and diseases. *Journal of Chemical Neuroanatomy*, *74*, 28-46.

Volchan, E., Rocha-Rego, V., Bastos, A. F., Oliveira, J. M., Franklin, C., Gleiser, S., Berger, W., Souza, G. G. L., Oliveira, L., David, I. A, Erthal, F. S., Pereira, M. G., & Figueira, I. (2017). Immobility reactions under threat: A contribution to human defensive cascade and PTSD. *Neuroscience & Biobehavioral Review*, *76*, 29-38.

Weiskrantz, L. (1956). Behavioral changes associated with ablation of the amygdaloid complex in monkeys. *Journal of Comparative Physiology and Psychology*, *49*, 381-391.

capítulo **13**

Neurobiologia do Sono

Gabriel Natan Pires,
Sergio Tufik,
Monica Levy Andersen

Resumo

O sono é um dos temas mais intrigantes da neurobiologia humana. Ainda que passemos aproximadamente 1/3 das nossas vidas dormindo, somos incapazes de definir exatamente o que é o sono ou por que dormimos. Mesmo assim, sabemos bastante sobre os mecanismos neurobiológicos envolvidos na promoção do sono e em cada um dos seus estágios. Este capítulo busca discutir o sono sob uma perspectiva ampla, abordando definições e conceitos básicos, como o sono se apresenta e se modifica ao longo da vida, seus estágios e as características principais associadas a cada um deles. Por fim, é apresentada uma discussão sobre a neurobiologia dos sonhos.

Introdução

O sono é um dos fenômenos mais intrigantes da fisiologia humana. Considerando que dormimos em média 8 horas por noite, pode-se calcular que passamos 1/3 da nossa vida dormindo. Essa simples observação foi a força motriz das primeiras abordagens sobre o sono, suas funções e importância. Aristóteles, em *De Somno et Vigilia*, afirma que o sono é um período quiescente, marcado pela ausência das atividades comuns à vigília. Essa constatação de que o sono seria um estado passivo perdurou por séculos. Contudo, foi finalmente e irrevogavelmente rechaçada nos anos 1950 e 1960, quando se descobriu e se descreveu um estado de atividade cortical marcante durante o sono, associado com atonia muscular e movimentos rápidos dos olhos. Esse estágio foi posteriormente chamado "sono REM" (do inglês *rapid eye movements*, que pode ser traduzido como *movimentos rápidos dos olhos*).

Outro fator importante é que ciclos circadianos de atividade e repouso estão presentes ao longo de toda a escala evolutiva, mesmo em organismos unicelulares. Especificamente em vertebrados, o sono (ou ao menos estágios compatíveis com o sono, visto que muitos vertebrados não possuem neocórtex) é comum a todas as espécies, sendo especialmente bem-definidos para aves e mamíferos. A conservação dos aspectos comportamentais e eletrofisiológicos do sono ao longo da escala evolutiva demonstra que esse fenômeno deve desempenhar algum papel fisiológico fundamental.

O grande propulsor do avanço do conhecimento sobre o sono, sob o aspecto tanto neurobiológico quanto médico, foi a privação de sono. De maneira geral, um tema se torna especialmente relevante às ciências da saúde na medida em que suas alterações geram repercussões importantes, dentre as quais se encontram aumento de mortalidade e morbidade, diminuição de qualidade de vida e de produtividade e incapacidade. Nas três últimas décadas, diversos estudos têm indicado que a falta de sono está diretamente associada à maior incidência de desfechos cardiovasculares, metabólicos e neuropsiquiátricos. De certa maneira, a Medicina do Sono só se tornou expressiva quando se notou a magnitude dos problemas decorrentes da falta de sono. Como a privação de sono é cada vez mais comum em nossa sociedade, a compreensão do sono e suas alterações torna-se ainda mais necessária. Estima-se que, nas últimas 6 décadas, a média do tempo total de sono por noite diminuiu em cerca de 2 horas. Nos EUA, estima-se que 30% da população durma menos de 6 horas por noite. Na cidade de São Paulo, a prevalência de sonolência excessiva diurna (principal sintoma na Medicina do Sono e diretamente relacionada à privação de sono) é de quase 40%. A Figura 13.1 ilustra os impactos da privação de sono na sociedade atual.

Ao perceberem a importância do sono à biologia humana, as pesquisas sobre a fisiologia e neurobiologia do sono se concentraram em responder três perguntas bastante básicas: *O quê?*; *Por quê?*; e *Como?* Essas questões ainda hoje não são facilmente respondidas, mas tentaremos descrevê-las independentemente nas seções a seguir.

O que é o sono?

Pode-se encontrar em todo livro-texto de Fisiologia Humana ou Neurobiologia alguma definição técnica para o sono. Nenhuma delas é precisa e inequívoca, elas costumam ser incorretas ou incompletas. Como não poderia deixar de ser, apresentamos aqui uma possível definição sobre o que é o sono, ainda que de antemão já se admita uma parcela de incertezas:

> O sono é um estágio fisiológico temporário e reversível, caracterizado por níveis variáveis de inconsciência e aumento do limiar de resposta a estímulos; associado a padrões cíclicos de sincronização e dessincronização eletroencefalográficas e posturas corporais específicas.

A dificuldade em definir o sono se dá pela complexidade e multidisciplinaridade desse fenômeno, fato que faz com que todas as definições (inclusive a nossa) sejam excessivamente descritivas. Ainda assim, deve-se notar que qualquer descrição técnica sobre o que seria o sono não supera a experiência empírica que todos seres humanos têm. Nós dormiremos do primeiro ao último dia de nossa vida. Assim, dado que todos sabemos o que é dormir (e quão problemático pode ser ficar uma noite em claro), explicações técnicas sobre o que é o sono se tornam desnecessárias, por não agregarem conhecimento ao que aprendemos empiricamente.

Por que dormimos?

Diferentemente da primeira pergunta, esta realmente importa definir, uma vez que não pode ser explicada pela experiência pessoal. Ainda assim, sua resposta é igualmente imprecisa. Em 2005, na celebração dos seus 125 anos, a revista americana *Science* listou as 125 questões que a Ciência ainda não fora capaz de solucionar. Entre estas estavam "*Por que dormimos?*" e "*Por que sonhamos?*".

Existem diversas hipóteses e teorias que tentam explicar o motivo pelo qual dormimos. Todas parecem ser ao menos parcialmente corretas, mas nenhuma se mostra como a resposta definitiva. Desta maneira, mesmo depois de décadas de pesquisa, ainda não somos capazes de responder a essa

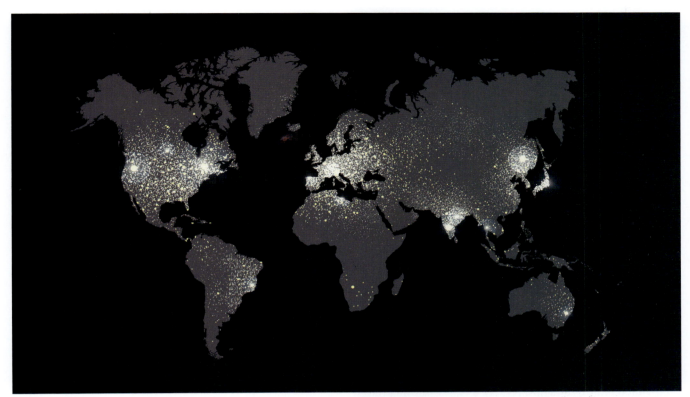

FIGURA 13.1 Imagens noturnas de satélite. A distribuição luminosa pode ser explicada por dois fatores: densidade populacional e desenvolvimento econômico. Em qualquer caso, nota-se como atualmente o ser humano pode modificar sua fisiologia. Somos "programados" para responder à luz ambiente como sincronizador, com a tendência de dormir quando o sol se põe e de acordar ao nascer do sol. Nossa capacidade de desrespeitar essa premissa neurofisiológica tem dois culpados: (1) Thomas Edison, pois somente a partir do advento da luz elétrica conseguimos estender significativamente o período de atividade para além do fotoperíodo (período de luz natural); (2) Adam Smith, afinal, foi no contexto da Revolução Industrial inglesa que se deu motivo para que permanecêssemos acordados além do fotoperíodo, uma vez que se tornou cada vez mais necessário produzir em escala. Em conjunto, esses dois fatores explicam a condição crônica de privação de sono vivida pela nossa sociedade, em especial nas grandes cidades. Deve-se entender que não há qualquer indício de que isso vá mudar nas próximas décadas, visto que esse padrão de atividade 24/7 é conveniente à sociedade (é interessante às grandes cidades que tenhamos mercados, farmácias e postos de gasolina abertos 24 horas por dia, por exemplo). Ainda assim, em nível individual, o preço da privação de sono pode ser alto. (Fonte: iStock-cienpies.)

pergunta pretensamente simples. Uma limitação de todas essas explicações é que nenhuma delas é capaz de explicar por que apresentamos diferentes estágios de sono (sobretudo se compararmos estágios N3 e REM), tampouco por que esses estágios se apresentam em ciclos ao longo da noite. Ainda assim, listamos adiante possíveis motivos para dormirmos.

Produção e recuperação energética. Segundo essa explicação, o sono é importante para o restabelecimento metabólico e energético. Isso se embasa no fato de que o tônus parassimpático aumenta consideravelmente durante o sono, sobretudo durante o sono de ondas lentas (N3), sendo este o momento em que hormônios anabólicos como o hormônio do crescimento (GH) e a prolactina são secretados.

Consolidação da memória. Diversos estudos relacionam o sono REM a processos cognitivos e funções executivas, por exemplo atenção, memória de trabalho, julgamento crítico e tomada de decisões, entre outros. Porém, a função mais comumente associada ao sono REM seria a consolidação de memórias.

Proteção da espécie. Essa explicação se aplica mais para nos fazer entender por que o padrão de sono se apresenta de maneira diferente entre as espécies. Dado que o sono é um período de diminuição de responsividade ao ambiente externo, em um contexto de relações presa-predador o sono representa um período com maior suscetibilidade à predação. Por esse motivo, presas menores tendem a fragmentar seu sono (dormir intermitentemente com períodos menores de sono ao longo do dia), de maneira a não ficarem alheios aos arredores por muito tempo, bem como a inverterem seu ciclo de sono com seus predadores. Esse padrão de sono (polifásico primordialmente diurno) é exatamente o que se observa na maioria dos roedores (inclusive naqueles usados em experimentação animal).

Viabilidade sináptica. Essa é uma das hipóteses mais recentes sobre o sono, postulada pelos pesquisadores Giulio Tononi e Chiara Cirelli, da Universidade de Wisconsin, nos EUA. Segundo eles, o sono é o preço que pagamos pela plasticidade sináptica, sendo seu objetivo a regulação homeostática da eficiência sináptica. Em outras palavras, o sono garante que as sinapses se tornem metabolicamente viáveis, ao passo que a privação de sono comprometeria a viabilidade e eficácia das comunicações sinápticas. Trata-se de uma hipótese muito interessante, mas ainda em construção.

Todas essas explicações parecem ser mutuamente válidas e não são excludentes. No entanto, ainda se busca por uma razão definitiva que explique por que dormimos.

Como dormimos?

Dentre as três questões básicas levantadas anteriormente, essa é a única para a qual há respostas satisfatórias. Sabemos muito bem como dormimos e como o sono ocorre, sob uma perspectiva neurobiológica. Conhecemos bem quais são os mecanismos que regem sono e vigília, conseguimos diferenciar quais sistemas de neurotransmissão são ativos em cada estágio de sono e sabemos quais são as alterações neurofisiológicas que ocorrem durante o sono. As próximas seções discutirão como o sono se apresenta e quais são seus mecanismos subjacentes.

Estágios de sono

O sono humano é dividido em duas grandes etapas: o sono não REM (NREM) e o sono REM. O período NREM é ainda subdividido em três estágios: N1, N2 e N3.[1] Essas duas fases alternam-se ao longo da noite, de maneira que a sequência de um período de sono NREM e um de sono REM é "ciclo de sono". Cada ciclo de sono tem duração de cerca de 90 minutos. Ainda assim, sua arquitetura e duração não são fixas: ciclos de sono na primeira metade da noite tendem a ser mais compridos e concentram mais sono NREM (sobretudo o estágio N3), ao passo que ciclos de sono da segunda metade da noite concentram mais sono REM. Em geral há de quatro a seis ciclos de sono por noite. A sequência dos estágios de sono observados em uma noite é clinicamente apresentada por meio de um hipnograma, como ilustrado na Figura 13.2.

Cada estágio de sono é marcado por eventos fisiológicos específicos. Em geral, pode-se dizer que o sono NREM cursa com alentecimento progressivo de diversas variáveis fisiológicas, dentre as quais se podem salientar variáveis cardiovasculares (pressão arterial e frequência cardíaca), respiratórias (frequência respiratória e volume corrente), atividade cortical, temperatura corporal e tônus muscular. Especificamente, com relação à atividade cortical, observa-se tendência progressiva à sincronização do traçado do eletroencefalograma (EEG). Dessa maneira, à medida que se aprofunda no sono NREM, ondas cada vez mais lentas são observadas. Em contrapartida, o sono REM apresenta uma grande dessincronização da atividade eletroencefalográfica.

Uma abordagem interessante sobre a relação do sono com a fisiologia humana é dada pelo fisiologista argentino Daniel Cardinali. Segundo ele, o Sistema Nervoso Autônomo teria três configurações básicas: a vigília, marcada por um predomínio da atividade simpática; o sono NREM, marcado por predomínio de atividade parassimpática; e o sono REM, período em que se observa um desbalanço entre tônus simpático e parassimpático (de maneira a lembrar uma desautonomia). Os próximos tópicos abordam cada um dos estágios de sono em separado.

Vigília

Ainda que a vigília logicamente não faça parte do sono, esse período é estagiado durante a polissonografia (PSG), uma vez que é necessário diferenciar quando um indivíduo está acordado de quando está dormindo. Trata-se de um estágio caracterizado por atividade eletroencefalográfica intensa e por ondas rápidas de baixa amplitude (sobretudo ondas beta e alfa). Para o interesse da Medicina do Sono, divide-se a vigília em atenta e relaxada. Na vigília atenta, quando o indivíduo está desperto, atento e de olhos abertos, observa-se predomínio do padrão de ondas beta no EEG, com frequências maiores do que 13 Hz. Já na vigília relaxada, marcada pela diminuição dos níveis atencionais, sobretudo pelo fechamento dos olhos, nota-se a aparição do padrão de ondas alfa, predominando as frequências entre 8 e 13 Hz.

Sono NREM

Estágio N1

O estágio N1 é o primeiro estágio de sono, sendo considerado um período de transição entre a vigília e o sono. Por ser um estado transicional, ocupa apenas cerca de 5% da noite de sono. É marcado pelo alentecimento do traçado eletroencefalográfico, com o aparecimento de um padrão de ondas teta no EEG, com frequência entre 3 e 7 Hz. É possível serem observados movimentos lentos dos olhos associados a este estágio, bem como a presença de ondas agudas do vértice (pequenas ondas agudas de 20 a 50 ms de duração), embora nenhum desses eventos seja condicional à identificação deste estágio.

Estágio N2

Neste estágio observa-se a consolidação do sono. O EEG apresenta traçado semelhante ao observado no estágio N1, apresentando predomínio de atividade teta (ao menos 50% da época[2] analisada). Soma-se a isso o aparecimento de dois elementos gráficos característicos e condicionais desse estágio: os complexos K

---

[1] Ainda que muitos materiais apresentem um quarto estágio do sono NREM (estágio 4), deve-se saber que esta é uma classificação obsoleta, cujo uso foi abolido pela publicação da primeira edição do *Manual de Estadiamento de Sono*, da American Academy of Sleep Medicine. Atualmente, o estágio N3 engloba o que anteriormente correspondia aos estágios 3 e 4.

[2] Em Medicina do Sono, época é a menor porção de um registro polissonográfico usado para a avaliação de um determinado parâmetro. Para estadiamento do sono, analisam-se épocas de 30 segundos de duração.

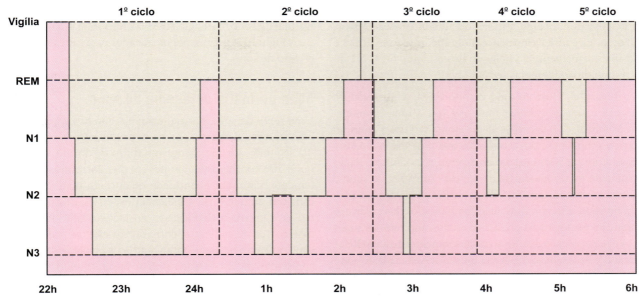

FIGURA 13.2 Hipnograma representando uma noite normal de sono. Em cada noite apresentamos de quatro a seis ciclos de sono, cada um composto por uma fase NREM seguida de uma fase REM. Em geral, os ciclos da primeira metade da noite são mais longos e apresentam maior porcentagem de estágio N3, ao passo que os ciclos da segunda metade da noite são mais curtos e contêm mais sono REM. Deve-se notar que, entre um período de estágio N3 e um REM subsequente, é muito comum haver um pequeno período de estágio N2. Deve-se entender que a atividade elétrica cerebral funciona como um contínuo de diversas frequências. Dessa maneira, para que se passe da atividade altamente sincronizada do sono de ondas lentas até a atividade dessincronizada do sono REM é necessário que a frequência eletroencefalográfica vá alentecendo gradualmente, momento em que se observa esse estágio N2 intermediário.

e os fusos do sono. O complexo K é uma onda de grande amplitude (maior que 75 μV) e com duração maior do que 0,5 segundo. Os fusos do sono são disparos súbitos de origem talâmica, caracterizados por longa duração (0,5 a 1,5 segundos) e alta frequência (11,5 a 14,5 Hz). A função desses elementos ainda é matéria de debate entre pesquisadores, mas especula-se que estejam envolvidos em uma espécie de filtro para estímulos sensoriais externos, fazendo com que o sono se estabeleça mesmo que haja uma perturbação externa (um som alto, por exemplo). Outra possível explicação afirma que esses eventos estão associados à formação de novas memórias, de maneira que suas densidades são maiores após testes de aprendizado. Neste estágio começa-se a notar o alentecimento de diversas funções fisiológicas, como frequência cardíaca, temperatura corporal e tônus muscular.

Estágio N3

Neste estágio observa-se a aparição do ritmo delta no EEG. Esse ritmo deve ser ocorrer em ao menos 20% de uma época de PSG. Trata-se do ritmo mais lento entre aqueles de interesse da Medicina do Sono, caracterizado pela alta sincronização do EEG e composto por ondas de grande duração, baixa frequência (0,5 a 3 Hz) e alta amplitude (maior que 75 μV). Por isso, este estágio do sono é chamado "sono de ondas lentas" (SOL), sendo aquele de sono mais profundo. Nesse momento observa-se a secreção de importantes hormônios anabólicos, como o GH e a prolactina. Além disso, dá-se continuidade ao alentecimento fisiológico, com aumento do tônus parassimpático e diminuição nos níveis de diversas variáveis cardiorrespiratórias, na temperatura corporal e no tônus muscular. Este estágio corresponde a cerca de 20% de uma noite de sono.

Sono REM

O sono REM[3] é sem dúvida o mais popularmente conhecido e anedótico entre os estágios do sono, devido à sua fisiologia peculiar. Este estágio foi descoberto e descrito ao longo das décadas de 1950 e 1960, com contribuições importantes dos pesquisadores Eugene Aserinsky, Nathaniel Kleitman, William Dement e Michel Jouvet.

Este estágio caracteriza-se por dois tipos de eventos: eventos tônicos, que são consistentemente presentes durante todo o período de sono REM; e eventos fásicos, que ocorrem intermitentemente durante esse estágio, descritos a seguir.

Eventos tônicos

Dessincronização. O sono REM é marcado por um EEG dessincronizado, composto por ondas mistas de alta frequência, dentre as quais predomina o ritmo teta. Um tipo específico de onda, chamada "onda em dentes de serra", é característico deste estágio, sendo encontrado principalmente na região central, com frequências entre 2 e 6 Hz. Diferentemente do

---
[3] O termo "REM" se refere aos movimentos rápidos dos olhos (do inglês *rapid eye movements*), um dos primeiros fenômenos associados ao sono REM a serem observados.

que se pensa popularmente, o sono REM não é o estágio de sono mais profundo, algo que se pode entender pela dessincronização. O padrão eletroencefalográfico do sono REM é muito mais semelhante à vigília ou aos estágios N1 e N2 do que ao sono de ondas lentas (estágio N3).

Atonia muscular. Durante todo o sono REM, a musculatura esquelética é sujeita à atonia muscular (ou a uma hipotonia muito pronunciada). Exceções a essa atonia são observadas no diafragma e nos músculos associados aos movimentos oculares. Essa atonia apresenta algumas repercussões clínicas, sendo determinante na fisiopatologia da apneia obstrutiva do sono e do distúrbio comportamental do sono REM. Na apneia obstrutiva do sono, a atonia muscular dos músculos da orofaringe (destaque ao genioglosso) predispõe as vias respiratórias superiores à obstrução. Já o distúrbio comportamental do sono REM é marcado pela ausência da atonia muscular associada ao sono REM, fazendo com que o indivíduo seja capaz de emitir comportamentos relativos a seus próprios sonhos. A atonia muscular do REM também apresenta repercussões práticas: como o EEG é incapaz de diferenciar propriamente o sono REM de estágios superficiais de sono e mesmo da vigília, a avaliação do tônus muscular auxilia nessa tarefa. Na PSG, um eletromiograma submentoniano geralmente é feito com esse propósito.

Eventos fásicos

Movimentos rápidos dos olhos. Os movimentos rápidos dos olhos foram um dos primeiros fenômenos associados ao sono REM. Esse evento é a principal manifestação da atividade onírica e reflete a predominância da visão nos nossos sonhos. Curiosamente, animais como os roedores não apresentam movimentos rápidos de olhos ao dormir, mas sim movimentos de focinho e vibrissas ("bigodes"). Isso nos faz crer que roedores têm sonhos primordialmente olfativos e táteis (ainda que isso seja uma suposição, uma vez que não se pode perguntar sobre o conteúdo dos sonhos a um rato de laboratório). Nota-se, contudo, que por constituírem uma atividade fásica, os movimentos de olhos não ocorrem durante todo o sono REM, mas apenas intermitentemente durante este período.

Atividade onírica. A maior parte dos sonhos ocorre durante o sono REM. Ainda assim, não sonhamos durante todo este estágio. A atividade onírica é associada aos movimentos de olhos.

Abalos musculares. Pequenos abalos musculares podem ser notados intermitentemente ao decorrer do sono REM. Isso é uma estratégia de proteção contra possíveis hipoperfusões ou hipóxias em regiões específicas devido à imobilidade associada ao sono REM.

Taquicardia e taquipneia. São observadas durante o sono REM, sendo concomitantes a surtos de atividade simpática que ocorrem intermitentemente durante o período.

Com base nas descrições apresentadas, pode-se perceber que, apesar do nome, os movimentos dos olhos associados ao sono REM não são os eventos mais importantes, tampouco ocorrem em todos os episódios deste estágio. Em uma noite normal de sono, o estágio REM corresponde a 20 a 25%.

A Figura 13.3 apresenta os traçados característicos de cada estágio de sono.

Sono normal e ontogenia do sono

Uma noite de sono normal é aquela que nos capacita a permanecermos despertos, ativos e produtivos durante todo o dia seguinte, até que chegue o horário de dormir na próxima noite. Em contrapartida, noites em que dormimos insuficientemente, tanto em quantidade quanto em qualidade, implicam um aumento da sonolência excessiva diurna, além de fadiga, cansaço, irritabilidade, ansiedade, falta de atenção e maior risco de acidentes, entre outros efeitos. A definição de sono normal é bastante abrangente e os principais parâmetros apresentam faixas de normalidade bastante amplas.

Em relação ao tempo total de sono, a média na população adulta é entre 7 e 8 horas. Ainda assim, esses valores não devem ser aplicados a todas as pessoas, pois existe grande variabilidade individual. Existem aqueles que dormirão menos do que 6,5 horas por noite (chamados "pequenos dormidores") e aqueles que dormirão mais do que 9,5 horas por noite (chamados "grandes dormidores"). Pessoas incluídas nessas duas categorias podem apresentar esses padrões de sono de modo fisiológico, sem que apresentem consequências relacionadas ao sono insuficiente. Um dos maiores desafios clínicos da Medicina do Sono é justamente diferenciar pequenos ou grandes dormidores fisiológicos (ou primários) daqueles que apresentam esses padrões como consequência de alguma patologia de base.

Alguns exemplos de condições clínicas que podem levar à diminuição do tempo total de sono são a depressão, o hipertireoidismo e a fase de mania no transtorno bipolar. Neste último caso, os indivíduos podem dormir menos de 4 horas por noite sem que se queixem sobre seu padrão de sono. Todos estes casos devem ser tratados, não apenas pensando nas queixas de sono, mas também em sua patologia primária. Em contrapartida, indivíduos com padrão de pequenos dormidores, mas que não apresentam queixas ou consequências da falta de sono nem indícios de alguma patologia de base, não devem necessariamente ser tratados.

Alguns exemplos de condições que levam a aumento do tempo total de sono são a depressão e o hipotireoidismo. Deve-se entender que a maior parte dos distúrbios de sono[4] pode levar a aumento do tempo na cama. Quando há prejuízo significativo à qualidade de sono (ou seja, prejuízo ao tempo de N3 e ao sono REM), uma estratégia compensatória é aumentar o tempo total de sono. Em geral, essas condições cursam com sonolência excessiva diurna, fadiga e cansaço.

---

[4] Tem-se convencionado o uso do termo "distúrbios de sono" para a lista de doenças e condições clínicas listadas pela *Classificação internacional de distúrbios de sono*. O termo "transtorno" é ligado a condições de saúde mental, de modo que o uso de "transtornos do sono" é desencorajado.

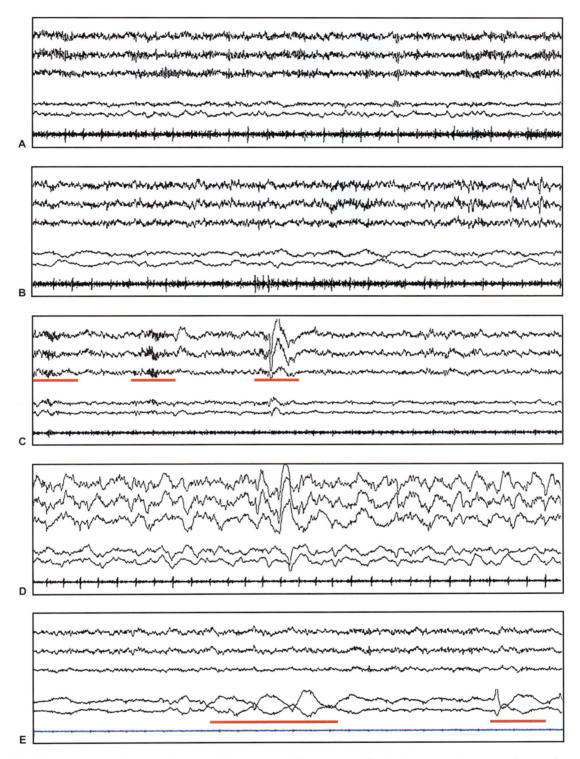

FIGURA 13.3 Principais características polissonográficas dos estágios de sono. Em todos os quadros, os registros são compostos por EEG (*3 traçados superiores*), eletro-oculograma direito (*quarto traçado*) e esquerdo (*quinto traçado*) e eletromiograma submentoniano (*traçado inferior*). **A.** Vigília relaxada. Nota-se dessincronização cortical com predomínio de ondas alfa. **B.** Estágio N1. Presença de dessincronização cortical, predomínio de ondas teta e aparecimento de movimentos lentos dos olhos. **C.** Estágio N2. Observa-se o aparecimento de fusos do sono e complexos K (*ressaltados em vermelho*). **D.** Estágio N3. Marcado pela alta sincronização cortical, em que se observa a presença marcante de ondas lentas no EEG. As alterações na linha de base dos traçados do eletro-oculograma não são movimentos de olhos propriamente, mas sim artefatos devidos à interferência da atividade de alta voltagem do EEG. Em relação ao eletromiograma, o registro ritmado observado não representa atividade muscular primária, e sim artefato em virtude da interferência com registro de eletrocardiograma. **E.** Estágio REM. Há a retomada da dessincronização cortical, bem como a presença de ondas em dente de serra, movimento rápido de olhos (*ressaltados em vermelho*) e atonia muscular.

As pessoas com esses sintomas certamente devem ser tratadas para sua condição de base. Em contrapartida, os poucos possíveis casos de indivíduos grandes dormidores fisiológicos, caso não apresentem queixas ou consequências da privação de sono, não necessariamente devem ser tratados, mas sim conscientizados. De qualquer maneira, cabe ressaltar que a presença de grandes dormidores fisiológicos tem sido questionada, de modo que há autores que negam sua existência, afirmando que todo grande dormidor apresenta alguma patologia de base.

Além do tempo total de sono, também são importantes às definições de sono normal as discussões sobre cronotipo e preferência circadiana. As pessoas podem ser classificadas em três cronotipos distintos: os matutinos, os vespertinos e os indiferentes/intermediários, podendo os dois primeiros ainda ser considerados entre moderados e extremos. Matutinos são aqueles indivíduos que tendem a dormir e acordar mais cedo do que a média populacional, atingindo seus picos de produtividade pela manhã. Vespertinos são aqueles que preferem dormir e acordar mais tarde do que a norma social, atingindo pico de produtividade no fim da tarde ou à noite. Por fim, indiferentes são aqueles com valores intermediários, sendo capazes de se adaptar bem a variações de horários.

Tanto o tempo total de sono quanto a preferência circadiana tendem a variar ao longo da vida. Recém-nascidos apresentam sono polifásico, dormindo e acordando diversas vezes ao longo das 24 horas. Nos primeiros 3 meses, é normal que o bebê durma cerca de 16 horas, sendo 50% deste tempo em sono REM. Esse padrão de sono evolui rapidamente até a idade escolar. O sono polifásico dá lugar por volta do primeiro ano de vida a um sono geralmente bifásico (um período de sono principal à noite e um menor durante o dia), consolidando-se como monofásico aos 6 anos. Nessa idade o tempo total de sono reduz para cerca de 10 horas por noite. Essa redução é dada principalmente pela diminuição no tempo de sono REM, que agora ocupa cerca de 20% da noite (valor que se manterá estável durante toda a vida), ao passo que o sono NREM mantém-se estável desde o nascimento. Por fim, nessa fase há também uma leve tendência à matutinidade.

Na adolescência, o aspecto mais marcante do sono é a vespertinidade. Adolescentes são biologicamente mais suscetíveis a serem vespertinos, por motivos como menor capacidade de perceber a luz como sincronizador e maior resistência aos efeitos da melatonina. A vespertinidade característica dos adolescentes é a maior responsável pela privação de sono nessa faixa etária, uma vez que esses indivíduos têm grande dificuldade em ajustar seu cronotipo a suas atividades sociais e escolares. Esse perfil cronobiológico se mantém até a idade de adultos jovens.

Ao longo de toda a vida adulta, o padrão tenderá a progredir muito lentamente, com diminuição muito leve no tempo total de sono, às custas da redução do sono NREM e manutenção do sono REM. Isso progredirá até a velhice, quando normalmente se observa tempo total de sono bastante reduzido (por volta de 6 horas de sono por noite), associado à tendência de matutinidade e maior fragmentação do sono.

Controle central do ciclo vigília-sono[5]

Como mencionado anteriormente, o sono não é um período de inativação e quiescência. De fato, por muito tempo pensou-se que o sono fosse resultado da inativação de mecanismos promotores de vigília. Com a evolução da pesquisa em sono, notou-se que existem mecanismos neurofisiológicos próprios, específicos à vigília, ao sono NREM e ao sono REM. A próxima seção abordará o controle central do sono, considerando seus aspectos gerais e especificidades a cada estágio.

Modelo dos 2 processos

No começo dos anos 1980, o farmacologista suíço Alexander Borbély desenvolveu um modelo teórico que buscava explicar os motivos que nos induzem ao sono, denominado "modelo dos 2 processos da regulação do sono". Segundo Borbély, o sono seria mutuamente regulado por um processo circadiano (processo C) e um processo homeostático (processo S). O sono (ou a tendência a dormir) se daria pela interação dos dois processos (conforme ilustrado na Figura 13.4).

O processo C estabelece que temos tendência de exibir um ciclo vigília-sono de aproximadamente 24 horas (isso é, um ritmo circadiano). No caso do ser humano, somos biologicamente programados a concentrar nosso sono no período noturno e nossa vigília no período diurno. Essa ciclicidade com período de 24 horas na nossa tendência a dormir corresponde ao processo C. Esse processo não é cumulativo, o que significa que o processo C não se altera nem aumenta mesmo que se passe uma noite em claro.

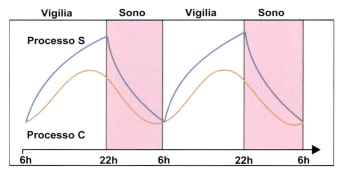

FIGURA 13.4 Modelo dos 2 processos de regulação do sono. O eixo horizontal representa o tempo em horas, enquanto o eixo vertical representa a tendência a dormir. O processo circadiano (processo C, *linha laranja*) é relacionado ao controle circadiano do sono e ao efeito de sincronizadores (*Zeitgebers*), como a luz ambiente, sendo não cumulativo. O processo homeostático (processo S, *linha azul*) corresponde ao controle metabólico e homeostático do sono, sendo cumulativo e diretamente relacionado à pressão de sono. Tendemos a dormir no horário em que o processo circadiano (C) e o processo homeostático (S) estão concomitantemente próximos a seus picos.

---

[5] Este tema pode ser encontrado em outros livros sob os nomes de "neurobiologia do sono", "bases neurais do sono" ou "fisiologia do sono".

O processo S diz respeito à relação do sono com aspectos metabólicos e homeostáticos. Nesse caso, quanto maior o tempo de vigília estendida (ou de privação de sono), maior a sonolência. Deve-se notar que se trata de um processo cumulativo, ou seja, após uma noite de privação de sono a tendência de dormir de acordo com esse processo é maior. Essa tendência cumulativa para dormir também é conhecida como pressão de sono. Em contrapartida, ao dormir, o efeito desse processo cai consistentemente.

Esses 2 processos foram pensados por Borbély apenas de um ponto de vista teórico. Porém, hoje já se sabe que ambos apresentam correlatos neurobiológicos concretos. Esses correlatos serão abordados nas próximas seções (especialmente em "Neurobiologia do sono NREM").

Neurobiologia da vigília

Um dos primeiros marcos na neurobiologia da promoção de vigília foi feito por Giuseppe Moruzzi (1910-1986) e Horace Magoun (1907-1991) durante as décadas de 1940 e 1950, por meio de estudos em gatos, envolvendo secções experimentais e estimulação elétrica em diferentes níveis do tronco cerebral.

Primeiramente, os autores fizeram secções em um nível caudal do tronco encefálico, de maneira a separar encéfalo e medula (em uma preparação chamada "encéfalo isolado"). Percebeu-se que não houve alteração eletroencefalográfica nesses animais e que o ciclo vigília-sono se manteve basicamente intacto. Em seguida, por meio de uma secção entre os colículos superiores e inferiores, de maneira a separar ponte e mesencéfalo (em uma preparação chamada "cérebro isolado"), os animais apresentaram um padrão eletroencefalográfico contínuo, compatível com o sono de ondas lentas. Uma vez que secções que mantinham o contato entre tronco e cérebro mantinham também o ciclo vigília-sono normal, ao passo que a separação dessas estruturas induzia algo similar a um sono constante, pôde-se concluir que o tronco encefálico está relacionado à promoção da vigília. Ainda, de maneira confirmatória, a estimulação elétrica dessa região também promoveu atividade eletroencefalográfica compatível com a vigília.

Às regiões do tronco relacionadas à vigília convencionou-se chamar de sistema ativador reticular ascendente (SARA), nome bastante adequado e autoexplicativo: trata-se de um sistema situado junto à formação reticular, com projeções ascendentes que promovem ativação cortical. Deve-se mencionar que esse sistema não possui bordas bem-definidas, sendo na verdade constituído de diversos núcleos e regiões distintas encontradas no tronco cerebral, envolvendo diversos neurotransmissores. Os principais núcleos do SARA estão resumidos na Tabela 13.1.

Dentre todos os neurotransmissores relacionadas ao SARA, dá-se destaque principal a dois: a acetilcolina e a noradrenalina. A acetilcolina é relacionada com a dessincronização cortical (por vezes chamada "despertar cortical"). Em contrapartida, a noradrenalina é responsável pelo "despertar comportamental", ou seja, pelas manifestações comportamentais compatíveis com o estado de vigília e alerta. Outros neurotransmissores, como serotonina e dopamina, também têm papel na atividade do SARA.

Além do SARA, alguns neurotransmissores hipotalâmicos são importantes à promoção da vigília. O primeiro deles é a hipocretina (também conhecida como orexina). Sabe-se que esse neurotransmissor é deficiente na narcolepsia, um distúrbio de sono que cursa com enorme sonolência e ataques de sono inescapáveis. Se a falta desse neurotransmissor induz ao sono, explica-se logicamente que sua função biológica é a promoção da vigília. Outro neurotransmissor importante à vigília é a histamina. Uma correlação clínica também pode ser interessante

TABELA 13.1 Neurotransmissores envolvidos na regulação do sono, suas ações e localizações.

Neurotransmissor	Localização	Ação
Acetilcolina	Tegmento laterodorsal, tegmento pedúnculo-pontino e prosencéfalo basal	Promoção da dessincronização cortical. Ação na vigília e no sono REM
Adenosina	Prosencéfalo basal	Marcador do processo homeostático de regulação do sono
Dopamina	Área tegmentar ventral, substância cinzenta periaquedutal e substância negra	Atividade durante a vigília e o sono REM. Sujeito a supersensibilidade mediante privação de sono REM
GABA	Área pré-óptica ventrolateral, núcleos pontinos	Principal neurotransmissor para geração do sono de ondas lentas. Inibição de núcleos monoaminérgicos do SARA
Glutamato	Núcleos talâmicos	Promoção de vigília, em sinergia com a acetilcolina
Glicina	Núcleos pontinos	Promoção da atonia muscular durante o sono REM
Hipocretina	Hipotálamo lateral	Promoção da vigília. A deficiência em neurônios secretores de hipocretina está relacionada à narcolepsia
Histamina	Núcleo tuberomamilar	Promoção de vigília
Noradrenalina	*Locus coeruleus*	Promoção de despertar comportamental. Atividade predominante durante a vigília, com ação gradualmente menor ao longo do sono NREM até o sono REM
Serotonina	Núcleos dorsais da rafe	Relacionada à promoção do início do sono (similarmente à adenosina), mas inibição do sono REM.

para entender sua função: o uso de drogas anti-histaminérgicas que cruzam a barreira hematencefálica (como alguns antialérgicos mais antigos) induzem ao sono; logo, um dos papéis biológicos da histamina é a promoção da vigília.

Neurobiologia do sono NREM

O sono geralmente tem início pelo sono NREM (exceções costumam ser patológicas, como na narcolepsia). O início do sono ocorre como resultado da ação dos dois processos discutidos anteriormente, os quais apresentam, ambos, seus correlatos neurobiológicos.

O processo C é representado principalmente pela capacidade do núcleo supraquiasmático (NSQ) de detectar e responder a sincronizadores ambientais,[6] sobretudo o ciclo claro-escuro externo. Por essa característica, o NSQ é tomado como o principal marca-passo circadiano no sistema nervoso central (SNC). A ativação do NSQ chega pelo trato retino-hipotalâmico, a partir primariamente de células ganglionares fotorreceptoras da retina. Uma vez ativado, este núcleo repassa essas informações adiante, modulando a atividade circadiana de outras áreas do SNC.

O correlato neurobiológico do processo S ainda suscita discussões, contudo a melhor explicação se dá pelo acúmulo da adenosina em uma região chamada "prosencéfalo basal". Segundo essa teoria, quando maior for o período de vigília estendida, bem como quanto maior for o gasto energético em um dia, mais adenosina será produzida e acumulada. A adenosina pode acumular em basicamente qualquer região do corpo e do SNC. É no prosencéfalo basal, no entanto, que se encontram condições favoráveis para a sinalização do sono, incluindo alta densidade de receptores adenosinérgicos e projeções a outros núcleos promotores de sono. A importância da ação adenosinérgica como um sinalizador da pressão de sono explica o uso e ação da droga promotora de vigília mais utilizada no mundo: o café. A cafeína age diretamente sobre os receptores adenosinérgicos, atuando como um antagonista e inibindo sua ação.

As regiões responsivas aos dois processos (processo C – NSQ; processo S – prosencéfalo basal) emitem projeções convergentes principalmente para a área pré-óptica ventrolateral (POVL). Essa região apresenta atividade GABAérgica intensa, com projeções inibitórias ao SARA. O efeito dessas projeções é a inibição progressiva de todas as regiões do tronco encefálico promotoras de vigília.

Essa ação inibitória generalizada parece lembrar a ideia antiga de que o sono é um processo passivo resultante simplesmente da inativação de mecanismos promotores de vigília. Porém, deve-se considerar que as ações do NSQ, do prosencéfalo basal e da POVL são específicas ao sono NREM. Portanto, mesmo o sono NREM é fisiologicamente ativo, no sentido de que apresenta mecanismos próprios para sua promoção.

Neurobiologia do sono REM

Durante o sono REM observa-se a retomada da dessincronização cortical (de maneira semelhante à vigília e aos primeiros estágios de sono), bem como da atonia muscular. Em outras palavras, ocorre algo como um despertar cortical, não acompanhado por despertar comportamental. Essa disparidade, em que o corpo denota quietude e imobilidade, ao passo que o sistema nervoso apresenta alta atividade, é o motivo pelo qual o sono REM também é conhecido como *sono paradoxal*.

O gatilho ou estímulo para o começo do sono REM ainda não é bem elucidado (diferentemente do sono NREM, cujos gatilhos são conhecidos). Ainda assim, conhece-se bem quais são as alterações que ocorrem nesse estágio. Primeiramente, há a reativação de projeções colinérgicas ascendentes vindas do SARA e de outros locais. Estas são as responsáveis pela dessincronização cortical. Núcleos noradrenérgicos permanecem tonicamente inibidos, motivo pelo qual não se observa despertar comportamental. Adicionalmente, projeções descendentes inibitórias, tanto GABAérgicas quanto glicinérgicas, garantem a atonia muscular.

Melatonina

Muito tem sido discutido acerca do papel da melatonina no sono, algo que tem sido fortemente divulgado pela mídia e que tem resultado no uso indiscriminado para tratamento de sintomas associados à insônia.

A melatonina é secretada principalmente pela glândula pineal, localizada na porção mais posterior do terceiro ventrículo, agindo tanto como neurotransmissor quanto como hormônio, com ação em basicamente todos os tecidos do corpo. Sua secreção se dá principalmente à noite, visto que seu estímulo primário é a ausência de percepção luminosa. Tal constatação fez com que esse hormônio fosse intimamente ligado ao sono. De fato, nenhum outro hormônio ou função fisiológica tem sua curva de secreção ou ação tão bem sincronizada ao ciclo vigília-sono.

A rota de secreção da melatonina em parte corresponde a uma via simpática atípica. Mediante exposição à luz, células fotossensíveis da retina comunicam-se com o NSQ via trato retino-hipotalâmico, inibindo-o. Dessa maneira, entende-se que a falta de estímulos luminosos promove o contrário: ativação do NSQ. Outras projeções vão do NSQ para o núcleo paraventricular no hipocampo, e deste para o gânglio cervical superior (correspondendo, portanto, à porção pré-ganglionar de uma transmissão simpática). Do núcleo cervical superior saem projeções diretamente à pineal, onde é secretada noradrenalina, a qual age sobre os pinealócitos, estimulando a secreção de melatonina.

Ainda que a melatonina seja um produto da atividade do marca-passo circadiano principal (NSQ), ela é paralela à via principal de promoção do sono NREM (via POVL). Com isso,

---

[6] Em cronobiologia costuma-se dar o nome de *Zeitgebers* (que, em alemão, significa "doadores de tempo") aos sincronizadores, que são todos os processos internos e externos que sincronizam nosso ritmo circadiano. Ainda que o ciclo claro-escuro seja o mais importante deles, são também considerados *Zeitgebers* a temperatura, a rotina social, os ciclos de secreção hormonal, entre outros.

ainda que a melatonina tenha alguma ação direta sobre o sono, ela é pequena e não condicional. Uma boa interpretação é a de que a melatonina não simplesmente promova o sono, mas esteja envolvida na regulação de diversas funções concomitantes a ele. Uma boa evidência para isso é a de que a inibição da atividade melatoninérgica até pode aumentar a latência para o início do sono, mas não impede que ele ocorra. Além disso, o fato de a melatonina agir principalmente como hormônio (disponibilizada para ação periférica via corrente sanguínea), e não como neurotransmissor, reforça esse aspecto.

Evidências recentes têm apontado para a ação da melatonina como um regulador não unicamente para ritmos circadianos, mas sim para ritmos infradianos. Estes são ritmos com frequência menor do que 1/dia, ou seja, com duração maior do que 24 horas (em oposição aos ritmos ultradianos, com frequência maior do que 1/dia e duração menor do que 24 horas). Um dos principais ritmos infradianos é a ciclicidade sazonal.

Para entender a relação entre melatonina e ritmos sazonais, considere um urso-pardo nas florestas canadenses. Por viver em condições de grandes variações anuais, incluindo oscilações de temperatura, luminosidade e disponibilidade de comida, esse animal precisa adaptar seu comportamento e fisiologia. Bons exemplos de adaptação são a hibernação durante o inverno e o aumento no comportamento reprodutivo durante a primavera e o verão. O modo mais eficaz de detectar essas variações circadianas é por meio da avaliação do fotoperíodo (período do dia em que há disponibilidade de luz natural). Quanto mais perto dos polos, maior o período de luz natural durante o verão e maior o período de escuridão durante o inverno. Como a melatonina é secretada exclusivamente mediante ausência de luz, quanto menor for o fotoperíodo, maior a duração da fase de secreção de melatonina. Dessa maneira, uma abordagem atual da ação da melatonina é a de que a duração da sua secreção seja um marcador de ritmos infradianos coordenando adaptações comportamentais e fisiológicas a variações sazonais.

Em resumo, deve-se ter cuidado ao dizer que a melatonina é o hormônio do sono, pois isso pode levar a interpretações equivocadas sobre a sua função fisiológica. A melatonina não é a promotora principal do sono, mas sim a facilitadora de diversas alterações comportamentais e fisiológicas que ocorrem em concomitância ao sono, em aspecto tanto circadiano quanto infradiano.

Sob o aspecto terapêutico, estudos e meta-análises recentes têm indicado que a melatonina tem efeito unicamente na diminuição da latência de sono, não sendo eficaz no aumento do tempo total de sono, tampouco na qualidade de sono. Por esse motivo, o uso da melatonina não é recomendado para o tratamento da insônia. Todavia, para distúrbios de ritmos em que seja necessário adiantar a fase de sono (como no distúrbio de atraso de fase e em casos de *jet lag* para voos em direção leste) a melatonina parece ser eficaz. Além disso, drogas melatoninérgicas têm sido desenvolvidas e têm chegado ao mercado, com ações variadas. Uma das primeiras disponíveis foi a agomelatina, antidepressivo com ação mista serotoninérgica e de agonista melatoninérgico, sendo bastante eficaz para casos de distúrbios de ritmos associados à depressão ou de depressão sazonal. Outra droga é a ramelteona, uma medicação hipnogênica com ação agonista para receptores melatoninérgicos.

Polissonografia e distúrbios de sono

A polissonografia é o principal exame da Medicina do Sono, sendo utilizado tanto para estadiamento do sono quanto para diagnóstico de diversos distúrbios de sono. Como sugere seu nome, trata-se do registro de diversas variáveis fisiológicas durante uma noite de sono. A Figura 13.5 ilustra um paciente realizando um exame de polissonografia. A montagem desse exame pode variar, mas é basicamente composta por:

- Eletroencefalograma: utilizado para estadiamento do sono, avaliando o padrão eletroencefalográfico de cada estágio.
- Eletromiograma de mento (queixo): realizado para avaliar a atonia muscular associada ao sono REM, auxiliando na identificação desse estágio.
- Eletro-oculograma: composto pelo posicionamento de eletrodos no canto externo dos olhos, avalia a movimentação ocular, auxiliando no estadiamento do sono REM.
- Eletrocardiograma: realizado com apenas uma derivação, modificada especificamente aos interesses da polissonografia.
- Avaliação respiratória: composto por cânula de pressão nasal, sensor de temperatura (para avaliação de fluxo respiratório em pacientes respiradores orais), oximetria e cintas torácicas e abdominais para avaliação de esforço

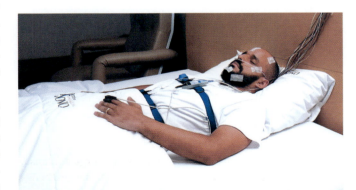

FIGURA 13.5 Exame de polissonografia. Neste exame o paciente passa a noite em um laboratório de sono, onde é acompanhado e monitorado. Nesta figura, podem-se observar alguns eletrodos de eletroencefalograma, eletro-oculograma (no canto externo do olho direito), eletromiograma (eletrodos no queixo), sensores de fluxo aéreo (cânula de pressão nasal e sensor de temperatura), oximetria (indicador da mão esquerda) e cinta torácica. Todos os registros são conectados a um polígrafo e monitorados em tempo real. Apesar da quantidade de aparelhos (note a quantidade de fios na porção superior da imagem), não é comum que o desconforto prejudique o sono a ponto de invalidar o exame. Recomenda-se que o paciente durma normalmente, com liberdade para movimentar-se como faria em sua própria cama. (Reproduzida de Associação Fundo de Incentivo à Pesquisa.)

respiratório. As cintas são úteis no diagnóstico diferencial entre apneias obstrutivas (causadas por obstrução das vias respiratórias superiores, quando há esforço respiratório) e apneias centrais (causadas por alguma ausência de estímulos centrais para respiração, condições em que não há esforço respiratório).
- Eletromiograma de membros inferiores: a avaliação da movimentação dos músculos tibiais anteriores é usada para diagnóstico da síndrome de movimentos periódicos de membros, além de outras manifestações motoras associadas ao sono.

Segundo a *Classificação internacional de distúrbios de sono*, existem mais de 50 entidades clínicas associadas ao ritmo vigília-sono, distribuídas em sete classes principais. Os principais distúrbios de sono de cada uma dessas classes estão listados na Tabela 13.2.

TABELA 13.2 Principais distúrbios de sono.

I. Insônias
Insônia aguda
Insônia crônica
II. Distúrbios respiratórios de sono
Apneia obstrutiva do sono
Apneia central com respiração de Cheyne-Stokes
Apneia central de alta altitude
Apneia central primária
III. Hipersonias de origem central
Narcolepsia (tipos 1 e 2)
Hipersonia idiopática
Síndrome de Kleine-Levin
IV. Distúrbios do ritmo circadiano
Distúrbio da fase de sono atrasada
Distúrbio da fase de sono avançada
Ritmo irregular de sono-vigília
Distúrbio do tipo livre-curso
Jet lag
Trabalho em turno
V. Parassonias
Despertar confusional
Sonambulismo
Terror noturno
Distúrbio comportamental do sono REM
VI. Distúrbios do movimento relacionados ao sono
Síndrome das pernas inquietas
Distúrbio de movimentos periódicos dos membros
Bruxismo relacionado ao sono

Adaptada da *Classificação internacional de distúrbios de sono*, 3ª edição (ICSD-3).

Deve-se notar que nem todos esses distúrbios têm etiologia neurobiológica. Pode-se agrupá-los, de maneira bastante simplificada, em três grupos etiológicos: distúrbios de etiologia neurobiológica (p. ex., insônia, narcolepsia e síndrome da apneia central do sono), etiologia sistêmica (síndrome da apneia obstrutiva do sono e bruxismo não psicogênico) e etiologia ambiental (*jet lag* e trabalho em turno).

Sonhos

Os sonhos sempre foram um tema de interesse ao ser humano, cercado de misticismos e crenças. Diversas religiões fazem menção a mensagens e mandamentos passados pelas divindades aos indivíduos por meio dos sonhos. A interpretação dos sonhos sempre foi algo que permeou o imaginário popular. Com tanto interesse, é inevitável que a Ciência também busque entender esse fenômeno. Porém, assim como a respeito do sono, somos praticamente incapazes de definir os sonhos de maneira adequada. Robert Stickgold, pesquisador da Universidade Harvard, lista seis motivos pelos quais o estudo sobre o sonho é tão difícil:

- Ele é mal-definido e não há consenso sobre como defini-lo.
- Não há correlatos fisiológicos claros.
- Suas bases biológicas são largamente incompreendidas.
- Não há correlatos comportamentais facilmente identificáveis.
- Não se pode afirmar nada sobre sua função.
- Sua existência em outras espécies não se pode confirmar, pela incapacidade de relato em animais não humanos.

Esta última razão é importante, pois parece ser a grande limitação para o avanço dessa área de pesquisa: toda informação obtida sobre o sonho é indireta, obtida unicamente pelo relato de pacientes e voluntários de pesquisa sobre algo que recordam ter ocorrido durante o sono. Por depender de autorrelato em uma condição tão peculiar, é compreensível que a avaliação que se faz sobre o sonho seja muito especulativa e sujeita a imprecisões. Dessa maneira, se já nos parecia difícil conceituar o sono, a conceituação dos sonhos é ainda mais incerta.

Ainda assim, a Ciência tem se esforçado para entender esse fenômeno. Dois marcos iniciais são importantes à pesquisa sobre os sonhos. O primeiro deles foi a publicação do livro *A interpretação dos sonhos*, em 1899, pelo psicanalista austríaco Sigmund Freud. Neste livro, Freud atribui valor simbólico, clínico e diagnóstico aos sonhos, valendo-se da interpretação dos relatos e recordações dos sonhos. Ainda que isso pareça bastante infundado aos parâmetros científicos atuais, foi um estímulo marcante para que os sonhos fossem considerados sob aspectos científicos. O segundo marco se deu na década de 1950, em meio à verve da descoberta do sono REM. Nessa época, notou-se que pacientes acordados logo após o aparecimento de movimentos rápidos de olhos eram mais capazes de relatar seus sonhos. A relação entre sonhos e sono REM tornou-se tão forte que o termo "*dream deprivation*" foi popularizado como um sinônimo ao que hoje é mais conhecido como privação de sono REM (ou de sono paradoxal, em modelos animais). Desde então, a pesquisa sobre os sonhos evoluiu lentamente, até ter sido sujeita a uma nova onda de interesse a partir da década de 1990, com o uso de estudos de imagem associados ao sono, os quais trouxeram dados interessantes, mas ainda incapazes de elucidar seus mecanismos e funções.

Hoje se sabe que os relatos de sonhos são muito mais frequentes quando associados ao sono REM, ainda que possam ocorrer também no sono NREM ou nos primeiros minutos de sono (conhecidos como *sonhos hipnagógicos*). Em qualquer caso, parece que a capacidade de relatar um sonho é maior quando se é despertado logo após um episódio de sono REM. O conteúdo relatado dos sonhos associados ao sono REM e ao NREM também são distintos. Sonhos associados ao sono REM costumam ser mais longos e vívidos, apresentam enredo e podem ter natureza bizarra ou fantasiosa; ao passo que sonhos associados ao NREM são mais realistas e curtos. Todavia, ressalta-se a palavra "relato", que permeia todas as explicações sobre as diferenças entre os sonhos associados ao REM ou ao NREM. Uma explicação possível às diferenças dos sonhos em diferentes estágios seria a de que sonhos associados ao REM seriam simplesmente mais facilmente evocados. A menor frequência e a simplicidade dos sonhos associados ao NREM seriam fruto da dificuldade em recordá-los e relatá-los de maneira adequada. Como fato, é seguro afirmarmos que sonhamos todas as noites, provavelmente múltiplas vezes por noite, contudo, nossa capacidade de recordá-los é variada.

Em relação à função dos sonhos, os avanços nessa área também são cheios de incertezas. Sabemos que uma função importante do sono é a manutenção homeostática da fisiologia sináptica: durante o sono ativamos mecanismos de reparo a alterações sinápticas e neuronais deletérias que invariavelmente ocorrem ao longo do dia. Outra interpretação adequada é a de que o sono serve para um processamento *off-line* das informações adquiridas durante o dia, o que também implicaria plasticidade sináptica e estrutural ocorrendo durante a noite. Em ambos os casos, especula-se que os sonhos possam exercer papel importante. Apesar disso, questiona-se se os sonhos são mecanismos ativos e participantes nesse processo (fato que tornaria o sonho evolutivamente importante) ou se seriam subprodutos fortuitos e secundários desses processamentos.

O grau de questionamentos em relação à neurobiologia do sonho tem mesmo levado à recontextualização de um conhecimento que já vinha sendo tido como estabelecido nos últimos anos: o de que a consolidação da memória é associada ao sono REM. Hoje se sabe que há processos ativos de consolidação de memória em diferentes estágios. Memórias visuais e emocionais tendem a ser mais associadas ao sono REM, enquanto demais memórias dependentes do hipocampo (declarativas semânticas e episódicas) são mais associadas ao sono NREM. Isso pode ser razão para a distinção dos sonhos mais rebuscados e ricos do sono REM em relação aos mais duros e simples do sono NREM.

A avaliação dos sonhos apresenta algumas aplicações e correlações clínicas. Em primeiro lugar, no distúrbio comportamental do sono REM (condição caracterizada por ausência de atonia muscular) os indivíduos interpretam seus próprios sonhos, simulando comportamentalmente os atos que desempenham em suas mentes. Esses sonhos são geralmente de natureza agressiva, sendo recorrentes relatos que tratam de agressão física, atividades esportivas e com a presença de animais. Curiosamente, enquanto acordados, os indivíduos com esse distúrbio não se apresentam mais agressivos do que a média da população. Os pesadelos também são uma manifestação expressiva relacionada aos sonhos, podendo ser tanto um distúrbio de sono primário quanto um fator associado a outras condições como os transtornos de ansiedade. Uma correlação importante pode ser feita com o transtorno de estresse pós-traumático: caso alguém acometido por esse transtorno venha a sonhar ou a ter um pesadelo com o evento traumatizante, pode desenvolver aversão ao ambiente ou ao comportamento de dormir, desenvolvendo insônia por um mecanismo de condicionamento aversivo (basicamente se tem medo de dormir por ter pareado o sono com a experiência traumatizante). Por fim, quanto à frequência dos relatos de sonhos, não há nenhum manual que afirme ou indique que sua avaliação tem valor clínico ou diagnóstico. Ainda assim, pode-se especular que, se os relatos dos sonhos são mais comuns mediante um episódio de sono REM seguido de despertar, eles devem ser mais frequentes em pacientes que estão sujeitos a muitos despertares. De fato, indivíduos com o sono muito fragmentado são capazes de relatar sonhos mais frequentemente. Isso acontece durante a gestação, com pacientes apneicos graves e com pessoas que usam medicamentos da classe dos inibidores seletivos de recaptação de serotonina, por exemplo.

Em suma, os sonhos são um dos fenômenos mais curiosos da fisiologia humana, para os quais se tem muito interesse, mas poucas ferramentas para estudá-los profundamente. Nessa área existem mais indefinições do que certezas. Avanços na área de exames de imagem, neurofisiologia e biologia molecular devem cada vez mais nos trazer novas informações sobre a neurobiologia dos sonhos.

Considerações finais

O sono permeia nossa vida de diversas maneiras. Em primeira instância, todos nós dormimos, e faremos isso por cerca de 1/3 da nossa vida. Ademais, toda nossa fisiologia é alterada pelo ciclo vigília-sono. Todas as pessoas estão sujeitas eventualmente à privação de sono, seja ela aguda ou crônica, voluntária ou involuntária. Por fim, os distúrbios de sono são comuns, e suas prevalências têm aumentado mundialmente, sobretudo porque seus principais fatores de risco também estão em ascensão (entre os quais se podem citar obesidade, ansiedade, privação de sono e baixa expectativa de vida). Como exemplos, a prevalência mundial de apneia obstrutiva do sono é de cerca de 25% (chegando a 32% na cidade de São Paulo); a prevalência de insônia pode chegar a mais de 30% e a prevalência de distúrbios de movimento associados ao sono varia de 5 a 10%. Mais alarmante é a prevalência de queixas e insatisfações em relação ao sono, que geralmente variam entre 60 e 80% nas grandes cidades.

Apesar do grande impacto dos distúrbios e da privação de sono, o conhecimento sobre o sono ainda é restrito. Lamentavelmente, é bastante infrequente que aulas sobre fisiologia do sono componham o currículo dos cursos de Fisiologia nas graduações em Ciências da Saúde. Da mesma maneira, muitos livros-texto de Fisiologia pouco ou nada abordam sobre o sono. Como consequência, os profissionais da saúde em nosso país são graduados com pouco ou nenhum conhecimento sobre o tema. Por conseguinte, o conhecimento que se adquire é o anedótico e popular, sendo muitas vezes errôneo.

A combinação da alta prevalência dos distúrbios de sono com o baixo conhecimento dos nossos profissionais clínicos sobre o tema pode ser bastante perigosa, levando a dois grandes problemas:

- A perpetuação de mitos sobre o sono. É comum ouvir de profissionais de saúde inverdades como "o sono REM é o estágio mais profundo", "devemos dormir 8 horas por noite" ou "é perigoso despertar um sonâmbulo".
- O manejo clínico inadequado de distúrbios de sono, com a prescrição de medicamentos ineficazes e diagnósticos imprecisos (algo que ocorre não por má índole, mas por má instrução).

A fisiologia e neurobiologia do sono são temas muito complexos, logo é bastante difícil estudá-los com profundidade em um único capítulo. Espera-se com este capítulo que os cientistas, profissionais de saúde e estudantes interessem-se, dominem e entendam cada vez mais a neurobiologia do sono, de modo que o conhecimento e as evidências superem o conhecimento anedótico que permeia esse campo.

Bibliografia

AASM. (2014). International Classification of Sleep Disorders. Darien, IL: American Academy of Sleep Medicine.

AASM. (2017). The AASM Manual for the Scoring of Sleep and Associated Events – version 2.4. American Academy of Sleep Medicine.

Aserinsky, E., & Kleitman, N. (1953). Regularly occurring periods of eye motility, and concomitant phenomena, during sleep. *Science, 118*, 273-274.

Bixler, E. (2009). Sleep and society: an epidemiological perspective. *Sleep Medicine, 10* Suppl 1, S3-S6.

Borbély, A. A., & Achermann, P. (1999). Sleep homeostasis and models of sleep regulation. *Journal of Biological Rhythms, 14*, 557-568.

Boulos, M., Jairam, T., Kendzerska, T., Im, J., Mekhael, A., & Murray, B. (2019). Normal polysomnography parameters in healthy adults: A systematic review and meta-analysis. *Lancet. Respiratory Medicine, 7*, 533-543.

Cardinali, D. P. (2017). *Autonomic nervous system – basic and clinical aspects*: Berlin: Springer.

Cipolla-Neto, J., & Amaral, F. G. D. (2018). Melatonin as a hormone: new physiological and clinical insights. *Endocrinology Reviews, 39*, 990-1028.

Dement, W. (1960). The effect of dream deprivation. *Science, 131*, 1705-1707.

Foster, R. G., & Wulff, K. (2005). The rhythm of rest and excess. *Nature Reviews. Neuroscience, 6*, 407-414.

Jouvet, M. (1967) Neurophysiology of the states of sleep. *Physiological Reviews, 47*, 117-177.

Kornum, B. R., Knudsen, S., Ollila, H. M., Pizza, F., Jennum, P. J., Dauvilliers, Y., & Overeem, S. (2017). Narcolepsy. *Nature Reviews Disease Primers, 3*, 16100.

Kryger, M., Roth, T., & Dement, W. C. (2017). *Principles and practice of sleep medicine* (7a ed). Philadelphia: Elsevier.

Leproult, R., & Van Cauter, E. (2010). Role of sleep and sleep loss in hormonal release and metabolism. *Endocrine Development, 17*, 11-21.

Rajaratnam, S. M., & Arendt, J. (2001). Health in a 24-h society. *Lancet, 358*, 999-1005.

Roffwarg, H. P., Muzio, J. N., & Dement, W. C. (1966), Ontogenetic development of the human sleep-dream cycle. *Science, 152*, 604-619.

Tononi, G., & Cirelli, C. (2014), Sleep and the price of plasticity: from synaptic and cellular homeostasis to memory consolidation and integration. *Neuron, 81*, 12-34.

Tufik, S., Santos-Silva, R., Taddei, J. A., & Bittencourt, L. R. Obstructive sleep apnea syndrome in the São Paulo Epidemiologic Sleep Study. (2010). *Sleep Medicine, 11*, 441-446.

Tufik, S. (2008). *Medicina e biologia do sono*. São Paulo: Manole.

Walker, M. P., & Stickgold, R. (2004). Sleep-dependent learning and memory consolidation. *Neuron, 44*, 121-133.

capítulo **14**

Funções Executivas

Ricardo de Oliveira Souza,
Thiago Paranhos,
Maria Mussi,
Jorge Moll

Resumo

Para que a utilização dos recursos materiais e sociais seja eficaz na vida prática, não basta que as categorias cognitivas (percepção, memória, linguagem e práxis) estejam intactas: é imprescindível, além disso, que se integrem aos propósitos de curto, médio e longo prazos do indivíduo. É precisamente nessa aplicação da cognição categórica aos propósitos do indivíduo que reside a essência da função executiva. A organização cerebral das funções executivas e os sintomas que refletem seu comprometimento constituem um dos tópicos mais complexos da Neurologia e da Neuropsiquiatria. Seu estudo, não obstante, é essencial para a compreensão dos mecanismos que presidem as formas mais complexas do comportamento humano. As funções executivas foram inicialmente relacionadas à integridade anatômica dos lobos frontais. Todavia, a ocorrência de síndromes disexecutivas por lesões extrafrontais enfatizou a importância de lesões temporais anteriores e insulares na gênese de síndromes disexecutivas. A demonstração de que testes executivos recrutam regiões fora dos lobos frontais forneceu evidência adicional de que regiões extensas dos hemisférios cerebrais e do cerebelo participam ativamente da elaboração executiva. O conceito de "redes executivas" acomodou esses achados aparentemente paradoxais postulando que o desempenho executivo é mediado por alças corticossubcorticais integradas em setores especializados dos lobos frontais, temporais e insulares. O objetivo deste capítulo é oferecer uma visão de conjunto do conceito de função executiva e suas bases neurais, finalizando com um roteiro de exame para pacientes com disfunção executiva.

Domínios executivos da cognição

Os domínios executivos circunscrevem um elenco de operações mentais que compreendem a flexibilidade cognitiva, a capacidade de planejar, a autorregulação do comportamento e a criatividade. Essas operações se manifestam em graus variáveis na maior parte dos mamíferos, dependendo da espécie e de sua posição na cadeia alimentar. Como notado pelo biólogo alemão Jakob von Uexküll (1864-1944), são, portanto, bem mais desenvolvidas nos predadores do que nas presas.

Cognição categórica: 4 ases e 1 coringa

Os domínios executivos organizam e direcionam as *categorias cognitivas*, conferindo propósito e direção a percepções, ideias e ações. Para entender essa distinção, precisamos remontar à formulação dos domínios categóricos da cognição, cuja origem coincide com a criação da Neurologia como especialidade médica por Jean-Martin Charcot (1825-1893), em 1881. A observação de que lesões cerebrais localizadas resultavam em manifestações distintas delineou as quatro síndromes anatomoclínicas que fundamentam a Neurologia do comportamento até nossos dias, sumariadas na alegoria dos "4 ases e 1 coringa": os ases correspondendo às síndromes cognitivas clássicas, e o coringa às funções executivas (Tabela 14.1).

TABELA 14.1 Síndromes cognitivas clássicas, domínios cognitivos inferidos e referências originais.

Síndrome clínica	Domínios cognitivos categóricos	Autor
Apraxia	Pantomimas,[1] gestos e prosódia,[2] e ações instrumentais[3] aprendidas	Hugo Karl Liepmann (1863-1925)
Afasia	Linguagem propositiva	Carl Wernicke (1848-1905)
Agnosia	Percepção	Heinrich Lissauer (1861-1891)
Amnésia	Capacidade de lembrar fatos antigos ou aprender fatos novos	Sergei Sergeievich Korsakoff (1854-1900)

[1] Pantomimas são ações que encapsulam um significado completo em si mesmas, específicas para cada cultura, que dispensam palavras para se fazerem entender. Bons exemplos de pantomima são o V da vitória e o polegar para cima com os outros dedos dobrados sobre a palma da mão para significar "tudo bem", "tudo certo". [2] Gestos são movimentos dos olhos, da face, dos braços e do tronco que acompanham a linguagem falada para conduzir o estado emocional de quem fala; prosódia são "gestos vocais", isto é, inflexões da voz que acompanham a fala para, como os gestos, conferir tonalidade emocional à mensagem verbal. A importância dos gestos e da prosódia emocional se torna evidente quando ausentes na linguagem escrita, o que, muitas vezes, dá origem a mal-entendidos. Os "*emoticons*" tentam, com sucesso relativo, preencher essa lacuna nas mensagens escritas. [3] Ações instrumentais são ações aprendidas, referidas ao uso de ferramentas, utensílios e instrumentos, cuja aquisição frequentemente exige investimento de esforço e tempo consideráveis. Bons exemplos são o aprendizado de se vestir, usar o sanitário, dar laço nos sapatos, colocar a gravata; mais complexos são aprender a escrever, tocar um instrumento, realizar uma cirurgia abdominal.

Os domínios categóricos foram inferidos a partir da observação sistemática dos 4 ases. Assim, a afasia (sintoma) correspondia a uma alteração da linguagem (função), a agnosia a um comprometimento da percepção, e assim por diante. Com o tempo, cada uma delas foi fracionada em síndromes subordinadas, como no caso da agrafia (subtipo de comprometimento da práxis caracterizado pela perda da capacidade de escrever) e da prosopagnosia (subtipo de agnosia caracterizado pela perda do reconhecimento de faces conhecidas). Esse fracionamento continua até hoje. Além disso, novos domínios foram acrescentados aos quatro originais, sendo a heminegligência, talvez, o melhor exemplo (Figura 14.1).

Em toda parte, em parte alguma

O problema surge quando tentamos lidar com as funções executivas seguindo a linha de raciocínio que utilizamos para as categorias cognitivas. Isso se deve a duas razões principais. Em primeiro lugar, a correspondência entre desempenho executivo normal e anormal não corresponde de modo previsível à função ou à disfunção de nenhum lobo ou região particular do cérebro. Se, por um lado, lesões frontais extensas podem ser assintomáticas, por outro lado síndromes disexecutivas são vistas em pacientes com lesões *fora* dos lobos frontais. A segunda razão é que as funções executivas são de difícil mensuração: com frequência, o relato do paciente ou o de parentes e amigos sobre seu comportamento cotidiano são mais

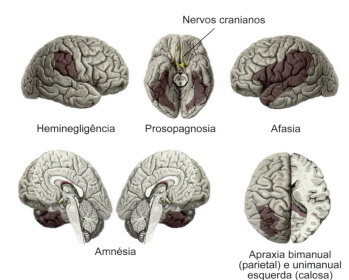

FIGURA 14.1 Exemplos anatomoclínicos de síndromes cognitivas categóricas. Heminegligência: córtex parietotemporal direito; prosopagnosia (giro fusiforme direito ou bilateral); afasias (cinturão perissilviano da linguagem [hemisfério esquerdo]); amnésia anterógrada (circuito hipocampo-mamilar bilateral); apraxia (lobo parietal esquerdo [bimanual] ou corpo caloso [unimanual esquerda]). Os correlatos das síndromes disexecutivas estão representados na Figura 14.3.

informativos do que o observado ou medido durante a consulta. Isso se deve ao fato de que as funções executivas geralmente se manifestam em ambientes que demandam respostas rápidas, planejamento e criatividade ante problemas novos – precisamente as condições que caracterizam a vida real, mas de difícil reprodução em consultório. Por exemplo, uma coisa é medir as diversas formas de esquecimento em alguém com tal queixa; outra, bem mais complexa, é documentar e medir esse "esquecimento" no dia a dia. Por exemplo, na vida cotidiana, a memória precisa ser aplicada a problemas específicos e de difícil transposição para uma consulta convencional. Essa aplicação é mediada pelos sistemas executivos. São eles que traduzem a memória *categórica* em memória *executiva*, aplicada às contingências da vida real. E o exemplo da memória vale para qualquer domínio categórico. Em suma, as funções executivas, representadas pelo coringa, organizam e direcionam todos os domínios categóricos, mas não existem em sua ausência, no vácuo. Por essa razão, a Neuropsicologia tem buscado corresponder cada vez mais às exigências de um novo tipo de validade, a "validade ecológica", ou seja, o quanto determinado teste aplicado em consultório traduz e prediz determinados aspectos do comportamento na vida real.

Dois níveis executivos

Rotinas, hábitos e habilidades

Nos adultos normais, a maior parte das ideias e ações obedece a padrões automatizados pela repetição. Nesse nível fundamental, a demanda sobre os sistemas executivos é máxima apenas durante a aquisição das rotinas e habilidades (p. ex., aprender a dirigir ou andar de bicicleta). Uma vez adquiridos, hábitos e habilidades transcorrem de modo automatizado, aumentando um pouco a demanda executiva quando ocorrem imprevistos ou pequenas variações da rotina (p. ex., dar uma parada a caminho do trabalho para deixar um documento na portaria de um cliente). A automatização mental e comportamental requisita pouco esforço, reduzindo consideravelmente o trabalho cognitivo na vida cotidiana.

A formulação mais frutífera do desempenho executivo rotineiro foi enunciada pelo neuropsicólogo estadunidense Jordan Grafman, em 1989, no modelo dos "complexos de eventos estruturados" (CEE, do inglês *structured event complexes*). Os CEE consistem em estruturas macrocognitivas análogas a roteiros de ação: sequências automatizadas de comportamentos e ideias ativadas por contextos apropriados que se desdobram em comportamentos ou ideias com início, meio e fim. Exemplos de CEE são ir a um restaurante, tomar banho, planejar as férias, sair para fazer compras. Grafman mostrou a importância dos lobos frontais como depositários dos CEE. Sob essa perspectiva, os lobos frontais são responsáveis por um tipo de memória no qual estão codificados os engramas[1] de ação. A ideia dos CEE tem sido verificada por investigações subsequentes e ampliada a outras esferas da vida, tais como os comportamentos sociais guiados por crenças e atitudes morais (Moll et al., 2005).

Imprevistos, novidade, e conflitos de decisão

Os domínios executivos assumem a integração das nossas ideias e ações todas as vezes que gostaríamos de dispor de uma bola de cristal para nos orientarmos em um futuro incerto com desafios que exigem respostas cujo erro ou acerto só conheceremos depois de consumadas. No nível fundamental dos comportamentos cotidianos, os imprevistos e novidades são pequenos, exigindo pouco das funções executivas: ações que porventura fujam à rotina não têm consequências maiores e são prontamente corrigidas. Todavia, quando as funções executivas entram em colapso devido a doenças cerebrais, sua perturbação compromete até mesmo a rotina, como demonstrado pelos sintomas disexecutivos listados adiante.
As funções executivas são recrutadas (1) durante a aquisição de rotinas, hábitos e habilidades, como mencionado (ver seção "Rotinas, hábitos e habilidades") e (2) por *situações novas para as quais não temos respostas prontas*, exatamente por ser a primeira vez que com elas nos deparamos (Figura 14.2). As características a seguir resumem as situações que recrutam os domínios executivos. Como exemplo de um cenário concreto, imaginemos a hora do *rush* em uma grande capital, quando, sem aviso, os sinais e placas de trânsito subitamente desaparecem.

---

[1] "Unidades" de memória.

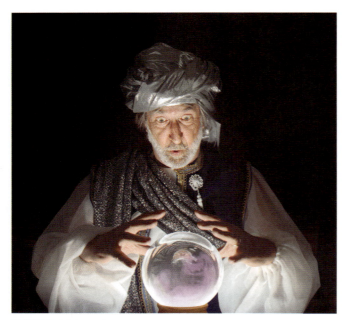

FIGURA 14.2 As funções executivas mais nobres são recrutadas todas as vezes em que gostaríamos de dispor de uma bola de cristal. (Fonte: iStock-jgroup.)

Ações projetadas para o futuro. A experiência (memória) dificilmente dá conta da situação, uma vez que é a primeira vez que ocorre.

Autorregulação e autonomia. As funções executivas libertam o indivíduo das contingências imediatas do ambiente, permitindo que guie seu comportamento e ideias em função de sua determinação pessoal com base na visualização mental de imagens e ações projetadas no futuro.

Simulação de resultados possíveis e prováveis ("imaginação prospectiva"). Diante de situações dessa natureza, respostas imediatas tendem a ser suprimidas em favor da simulação mental de desfechos possíveis ou prováveis. Até certo ponto, essa propriedade nos permite errar ou acertar antes de nos envolvermos, de fato, com a situação real. A imaginação prospectiva procede, essencialmente, em cenários visuais (na maioria das pessoas) e auditivos (p. ex., no caso de músicos).

Contingências contemporâneas insuficientes para gerar respostas adaptativas. Na ausência de sinais e placas, as contingências atuais pouco podem fazer para resolver os conflitos de decisão.

Respostas adaptativas não especificadas pelo ambiente. No exemplo anterior, os sinais e placas, que normalmente orientam o comportamento de motoristas e pedestres, não estão disponíveis.

Fator temporal crítico ("pressão de tempo"). Geralmente, as decisões em cenários desse tipo precisam ser tomadas dentro de limites de tempo muito estreitos.

Intuição e criatividade. A produção de soluções imediatas que surgem de repente na mente do indivíduo e não seguem um caminho lógico-verbal.

O *diagnóstico qualitativo da síndrome disexecutiva* deve se orientar pelo comportamento nos nichos da vida real onde a disfunção executiva resulta em redução (1) da ocupação na escola, no trabalho ou em ambos; (2) da capacidade de gerar recursos próprios; (3) da autonomia pessoal; (4) do autodirecionamento; (5) da organização nos compromissos e afazeres cotidianos; (6) da capacidade de gerar ações projetadas para futuros de curto, médio e longo prazos; (7) da intuição e criatividade; e (8) do aumento da dependência das contingências do ambiente.

As principais características das síndromes disexecutivas são a desorganização cognitivo-comportamental, o aumento da dependência do indivíduo aos outros e ao ambiente e a regressão a comportamentos mais simples, automatizados e rotineiros. O desempenho executivo é tão sensível a perturbações de diversas naturezas, que é comum – e até esperado – que qualquer pessoa normal se torne disexecutiva quando ansiosa, cansada ou com sono, sob efeito de álcool e da maioria das substâncias psicoativas, especialmente as ilícitas, como cocaína e *ecstasy*. O diagnóstico deve levar em conta as variações normais. *Do ponto de vista clínico*, a disfunção executiva se traduz pela impressão de que o indivíduo é desorganizado, "atrapalhado", "enrolado". Dependendo da causa, essa impressão pode ser recente, denunciando alguma doença em atividade (ex. tumor, doença degenerativa) ou de longa data (ex. anoxia cerebral perinatal, déficit de atenção com ou sem hiperatividade). Para ter validade e utilidade, o diagnóstico de síndrome disexecutiva deve ser consistente, atestado por mais de uma fonte de informação colateral, e se manifestar em diferentes contextos da vida, como no trabalho e na família. É essencial que o clínico documente as ações disexecutivas literalmente, com as palavras do paciente e de terceiros, evitando o emprego de termos técnicos e jargões. Por exemplo, em vez de escrever "João tem apresentado comportamentos disexecutivos que vêm piorando gradualmente nos últimos 2 anos", deve-se relatar "Segundo sua esposa, nos últimos 2 anos João parece 'atrapalhado' no dia a dia; recentemente, passou dois cheques sem fundos, faltou ao dentista e não pegou o troco do estacionamento que pagou com uma nota de 100 reais; quando indagado, reconheceu as falhas, mas as atribuiu à 'falta de atenção' e ao 'excesso de trabalho', manifestando alguma irritação quando perguntei por que não usou sua agenda, como fez durante toda a vida". Mais trabalhoso, mas incomparavelmente mais preciso.

Neuroanatomia das funções executivas
Alças corticoestriado-tálamo-corticais

Tradicionalmente, as funções executivas foram associadas ao funcionamento dos lobos frontais. Essa certeza foi abalada com a documentação de pacientes com síndromes disexecutivas causadas por lesões extrafrontais. A solução do paradoxo foi facilitada pela disponibilidade de técnicas de imagem e psicofisiologia mais precisas, que complementaram as explicações tradicionais com dois níveis adicionais. Em primeiro lugar, as síndromes disexecutivas por lesões extrafrontais se associam ao envolvimento de regiões profusamente conectadas com os lobos frontais. Por esse motivo, consideramos que o funcionamento executivo normal depende da integridade de "redes executivas", ou seja, da integridade não apenas dos lobos frontais, mas também das estruturas corticais e subcorticais a eles conectadas. Muitas dessas conexões são mediadas por feixes compactos de fibras visíveis a olho nu tanto à necropsia quanto *in vivo* por meio de fascigrafia por ressonância magnética (RM).

O segundo complemento às noções tradicionais foi o reconhecimento de que não somente os lobos frontais, mas também determinados setores da ínsula e do lobo temporal, constituem extenso território cortical que medeia aspectos distintos das funções executivas. Esse contínuo frontotemporoinsular (e suas respectivas conexões corticais e subcorticais) explicam bem melhor tanto o conceito de função executiva como o de síndrome disexecutiva.

Desde o século XIX, diferentes autores esforçaram-se por desenvolver modelos que explicassem a contribuição dos lobos frontais para a organização do comportamento. Cada um proclamou suas ideias quanto ao que entendia por "função executiva". Esses autores representam um longo período de busca de um denominador comum às manifestações de lesões frontais, pois, para eles, a função frontal era unitária (Tabela 14.2).

Com o tempo, o acúmulo de casos estudados sistematicamente acabou mostrando que cada autor, a seu jeito, havia definido sintoma válido de lesões frontais. Dependendo da idade, e do tipo e localização da lesão, diferentes subsíndromes podem ser referidas a localizações distintas nos lobos frontais. O plano fundamental da organização das redes executivas frontotemporais é representado por alças corticossubcorticais longas com origem em setores circunscritos dos córtices frontal, temporal anterior e insular, que se projetam para regiões igualmente circunscritas dos núcleos da base, e destes para núcleos talâmicos específicos que se projetam de volta para o córtex cerebral. Essas projeções são em parte coincidentes e em parte divergentes ao longo dos respectivos trajetos corticoestriado-tálamo-corticais. As seis alças diretamente ligadas ao desempenho executivo estão esquematizadas na Figura 14.3, ao lado de exemplos de sintomas em casos de lesão e das respectivas funções inferidas.

A integração funcional das alças executivas ocorre na base do cérebro e no tronco cerebral, cada qual estabelecendo conexões recíprocas com núcleos hipotalâmicos e tegmentais através do feixe prosencefálico medial, principal via de comunicação com estruturas hemisféricas basais e do tronco cerebral. As projeções associativas dos lobos frontais e temporais os colocam em ligação recíproca com duas grandes divisões funcionais do cérebro: de um lado, com as regiões parietotêmporo-occipitais responsáveis pelo processamento motor e sensorial, principalmente visual, auditivo e somestésico; de outro lado, com o hipotálamo e as estruturas da base do cérebro responsáveis pela regulação visceroendócrina do organismo.

Método anatomoclínico – método de excelência para o estudo do comportamento humano normal e patológico

A complexidade da organização executiva se torna evidente em pacientes com lesões cerebrais focais. Os casos a seguir exemplificam o princípio da inferência anatomoclínica abstraído na Figura 14.3.

TABELA 14.2 Modelos unitários de função e disfunção frontal.

Autor(es)	Disfunção (observada ou medida)	Função (inferida)
John Martyn Harlow (1819-1907); Leonore Gourfein Welt (1859-1944)	Comprometimento do comportamento social com preservação da cognição	Conduta social e moral
Patricia Goldman-Rakic (1937-2003).	Comprometimento em testes de reação com retardamento psicomotor.	Memória operacional
Walter Jackson Freeman (1895-1972) & James Winston Watts (1904-1994)	Ausência de consciência (*insight*) das alterações de comportamento, emoções e pensamento	Consciência do eu (*self*) como entidade contínua ao longo do tempo ("consciência autonoética")
Derek Denny-Brown (1901-1981).	Perda da capacidade de visualização mental ("imaginação") de possíveis cursos de ações futuras	Comportamentos direcionados para o futuro
John Duncan (1953-)	Comprometimento da capacidade de se adaptar a situações novas (flexibilidade cognitiva)	Inteligência fluida, em oposição à inteligência cristalizada
	Negligência de objetivos	
Aleksander Romanovich Luria (1902-1977).	Dissolução da integração verbal-comportamental	Regulação verbal do comportamento
Kurt Goldstein (1878-1965); Lev Semyonovich Vygotsky (1896-1934).	Reversão aos modos concretos de pensamento e ação	Capacidade de abstração

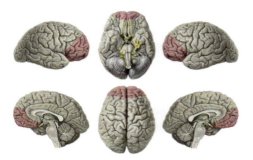

Frontopolar

Sintomas: comprometimento da capacidade de projetar possíveis cursos de ação em momentos distintos do futuro.

Função inferida: imaginação prospectiva.

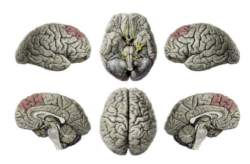

Pré-frontal dorsomedial

Sintomas: comprometimento do julgamento da conduta moral real de terceiros, e da evocação das emoções morais de raiva e nojo.

Função inferida: integração do julgamento da intenção com a conduta moral real de terceiros e capacidade de sentir raiva e nojo.

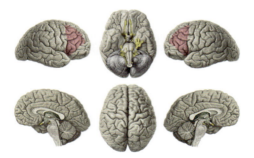

Pré-frontal dorsolateral

Sintomas: comprometimento da organização do comportamento presente.

Função inferida: organização das ações comportamentais no presente.

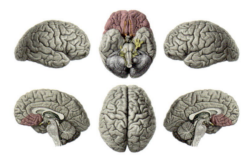

Pré-frontal orbital-ventromedial

Sintomas: sociopatia adquirida; comprometimento da supressão de respostas a recompensas imediatas (impulsividade).

Função inferida: autorregulação de ideias e ações.

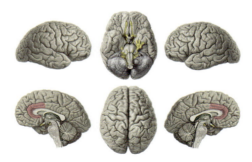

Cíngulo anterior

Sintomas: *abulia minor* e mutismo acinético (redução ou abolição da fala e da motilidade espontânea sem paralisia motora).

Função inferida: energização de ideias e ações (iniciativa).

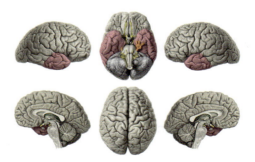

Temporoinsular anterior

Sintomas: abolição da experiência emocional (apatia).

Função inferida: experiência emocional ideacional e multissessorial.

FIGURA 14.3 Origem cortical das alças corticoestriado-tálamo-corticais subjacentes aos domínios executivos, alguns sintomas produzidos por lesão dessas alças e suas respectivas funções. Para efeito didático, consideramos apenas o resultado de lesões bilaterais, embora diversas fontes de evidência indiquem que os sintomas variem com sexo e lateralidade da lesão. Os nervos cranianos estão sinalizados em amarelo.

Caso LG: síndrome disexecutiva extrafrontal

Uma médica de 52 anos sofreu acidente automobilístico com traumatismos múltiplos, permanecendo em coma por vários dias. Procurou-nos 1 ano depois com queixa de perda de memória, embora notasse outras mudanças de comportamento conforme reassumia suas ocupações. Lamentava-se por não lembrar do passado recente, da face de pessoas conhecidas e de trajetos habituais, e de perder objetos e achá-los por acaso. Encontrava dificuldade com os módulos teóricos de um curso de aperfeiçoamento em cardiologia, preferindo as aulas práticas. Sonhos e pesadelos tornaram-se destituídos de imagens, e ela perdeu a capacidade de imaginar cenários e pessoas conhecidas, o que a impedia de, mentalmente, antecipar caminhos e visualizar fisionomias. Aposentou-se devido aos erros frequentes. A partir de então, passou por vários empregos, em geral plantões noturnos em clínicas da periferia, nos quais permanecia poucas semanas, na maioria das vezes por se envolver em discussões acaloradas com colegas e pacientes. Continuava incapaz de visualizar caminhos e locais familiares. A deficiência visuoespacial tornava-se evidente quando tentava se orientar por mapas ou estimar distâncias. Por exemplo, solicitada a marcar os pontos cardeais em uma rosa dos ventos, marcou o Norte embaixo e o Sul em cima. Representou o rio Amazonas em um mapa do Brasil como uma linha serpenteada cruzando o território no sentido sul-norte. Em um mapa-múndi, localizou o Brasil com dificuldade e alocou a Europa na América do Norte. Solicitada a comparar distâncias entre cidades, errou na comparação Rio-São Paulo/Rio-Curitiba, e afirmou que a distância entre Porto Alegre e Brasília, e entre Manaus e Brasília era "a mesma".

A RM revelou lesão no lóbulo parietal inferior direito ocupando o giro angular e a divisão posterior do giro supramarginal (Figura 14.4). As dificuldades com a memória resultavam de um conjunto de distúrbios cognitivos de intensidade suficiente para prejudicar o desempenho cotidiano. Para compensá-las e dar conta de seus afazeres, cuidava de manter à vista e consultar apontamentos relacionados a datas de pagamentos e outros compromissos, horário dos remédios, caixas de medicamentos em uso, peças de roupa penduradas no boxe (sinalizando banho tomado) e pratos no escorredor sobre a pia (refeição acabada). Tais estratégias não evitavam que se confundisse (por vezes se perguntava "será que já almocei hoje?", "será que já tomei banho?", "será que já tomei os remédios do jantar?"), mas admitia que, se alguém removesse as listas e os objetos do alcance da sua visão, seria ainda pior. Após longo período de ausência, retornou à consulta 5 anos depois do acidente. Ao exame, conversava normalmente, denominando objetos (reais ou desenhados) por confronto visual, repetindo palavras isoladas e frases de extensão variável, expressando-se verbalmente e compreendendo a linguagem falada e escrita sem dificuldade.

Comentários. Esse caso exemplifica uma síndrome disexecutiva por lesão do lóbulo parietal inferior direito sem comprometimento anatômico dos lobos frontais. O lóbulo parietal inferior estabelece conexões bidirecionais com o córtex pré-frontal dorsolateral. No hemisfério direito, sua integridade é crítica para a representação visuoespacial do ambiente e do indivíduo no ambiente. O lóbulo parietal inferior direito é igualmente essencial para o planejamento cognitivo, que se desdobra em cenários mentais visuoespaciais. O comprometimento dessas representações priva o córtex frontal de um tipo de informação imprescindível para a navegação no ambiente físico e social, e para a formulação de planos e rotinas. Por outro lado, a paciente não apresentava síndrome de heminegligência[2] nem extinção sensorial à estimulação bilateral simultânea comuns em lesões nessa localização.

Caso CE: psicopatia adquirida por lesão frontopolar esquerda

Um adolescente de 15 anos voltava de trem, do trabalho para casa, quando foi atirado do vagão em movimento por integrantes de um "arrastão", batendo com a cabeça e perdendo os sentidos. Como não chegou em casa na hora habitual, sua mãe saiu à sua procura. Encontrou-o no dia seguinte, operado, no CTI de um hospital público, com o rosto desfigurado, sem poder abrir os olhos, alternando períodos de sonolência e agitação, e precisando ser contido para não morder nem agredir fisicamente quem se aproximasse. Era um "menino quieto e obediente",

---

[2] Pacientes com heminegligência não se orientam nem se referem verbalmente aos eventos que transcorrem à sua esquerda. A deficiência se deve ao comprometimento dos sistemas responsáveis pelo direcionamento da atenção para estímulos novos ou imprevistos no espaço peripessoal em indivíduos com preservação da sensibilidade do corpo, da visão e da audição. Alguns casos se associam à somatoagnosia, em que o indivíduo deixa de reconhecer como sua uma metade do corpo (geralmente a esquerda) e não utilizam corretamente objetos relacionados ao corpo (p. ex., ao vestirem um casaco, só o fazem com um dos braços, deixando o casaco pendurado sem vestir o outro braço).

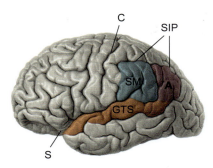

FIGURA 14.4 Lesão no lóbulo parietal inferior direito, comprometendo o giro angular (A). C: sulco central; GTS: giro temporal superior; S: fissura de Sylvius; SIP: sulco intraparietal; SM: giro supramarginal.

que, 1 ano antes, insistira com os pais para começar a trabalhar como ajudante em oficina mecânica em um subúrbio do Rio "para ajudar nas despesas da casa". Nos dias que se seguiram à alta hospitalar, seu comportamento não só continuou inadequado, como diversas tendências antissociais se manifestaram, em franco contraste com seu jeito de ser antes do acidente. Inesperadamente apaixonado pela namorada do "chefão" das drogas do bairro, declarou-se a ela e passaram a namorar; ao menos por algum tempo, porque ao cabo de alguns dias ela o entregou ao traficante, que ordenou sua execução. Atraído por ela, o adolescente foi surrado até ficar inconsciente e dado como morto. Recuperou-se em alguns dias e passou outros tantos arquitetando vingança, primeiro contra ela, depois contra o bando que o agrediu. A mãe, lançando mão de todos os meios para demovê-lo da intenção, apenas conseguiu que a filha mais velha se mudasse para outro endereço ("ela não aguentava mais o ambiente em casa") depois que CE tentou explodir a casa com o bujão de gás da cozinha "porque se encheu dos conselhos da mãe". A tragédia apenas não se consumou porque o pai chegou a tempo de evitá-la. Os episódios de descontrole culminaram em internação durante a qual se iniciou tratamento com 600 mg/dia de clozapina. Em menos de 1 mês, embora a ideação antissocial permanecesse inalterada e a capacidade de trabalho comprometida, sua agressividade declinou sensivelmente, e ele se tornou mais dócil e obediente, passando os dias ao lado da mãe. A RM (Figura 14.5) revelou lesão do polo e da metade anterior da superfície dorsolateral do lobo frontal esquerdo.

Comentários. Esse caso replica os aspectos essenciais originalmente observados em Phineas Gage, em Franz Binz e em outros pacientes portadores de "síndromes frontais" clássicas, exemplificando a sociopatia adquirida descrita pelos autores modernos. Chama a atenção o fato de ter sido produzida por lesão unilateral, fato pouco enfatizado na literatura. Em levantamento recente, encontramos a ocorrência de 37 casos (26 no hemisfério direito) de sociopatia adquirida por lesões unilaterais, e de 48 casos por lesões bilaterais (de Oliveira-Souza & Moll, 2019), indicando que o comportamento social pode ser outra dimensão da existência humana cuja organização obedece a uma assimetria lateral que favorece o hemisfério cerebral direito. Outro aspecto foi a resposta à farmacoterapia, que, embora não tenha restaurado a mente do rapaz aos níveis pré-mórbidos, deixou-o maleável o suficiente para que a mãe o controlasse e o mantivesse longe de confusão. A clozapina é um antipsicótico singular porque atua sobre as alucinações e os delírios sem provocar parkinsonismo e outras complicações denominadas "impregnação neuroléptica"; ou seja, é antipsicótico sem ser neuroléptico. As substâncias que tipificam o grupo, tais

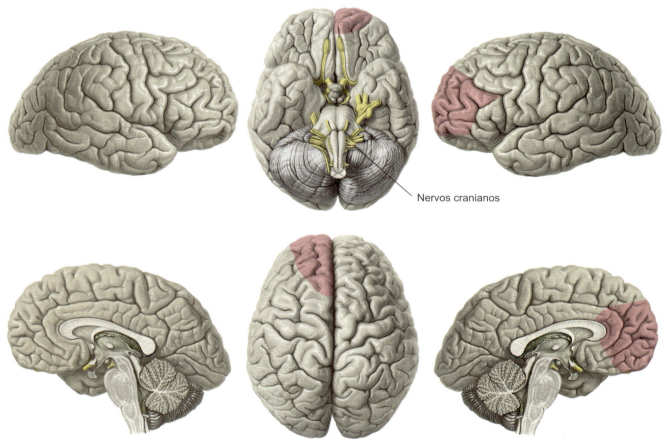

FIGURA 14.5 Lesão frontopolar esquerda (*realçada em rosa*) do paciente CE.

como o haloperidol e a clorpromazina, debelam os estados psicóticos à custa da produção de parkinsonismo e discinesias. A dissociação antipsicótico-neuroléptica da clozapina se deve à sua ação sobre projeções corticais dopaminérgicas provenientes do núcleo acumbente. O efeito antiagressivo, por sua vez, não depende da ação antipsicótica, devendo-se, por sua vez, a projeções do polo temporal para a amígdala, replicando farmacologicamente a apatia como manifestação parcial da síndrome de Klüver-Bucy.

Caso PR: perda da autonomia por lesão frontotemporal assimétrica

Um funcionário de uma grande firma de seguros sofreu um acidente automobilístico aos 40 anos. Até então, levava vida saudável e produtiva como analista contábil e chefe da seção de contabilidade da firma, onde coordenava outros funcionários. Seu trabalho envolvia demandas imprevistas e decisões sob pressão de tempo. Casado, com um filho, saía todos os fins de semana com a esposa para se divertir. Fazia horas extras e oferecia à mulher padrão de vida superior ao que ela tinha quando era solteira. A irmã mais velha o descreveu como paciente e bem-humorado, que "aceitava tudo numa boa, sem cara feia". Na madrugada do acidente, viajava de volta para casa dormindo no banco de trás de uma Kombi, após uma festa do sindicato. O motorista dormiu ao volante e, antes que o veículo colidisse contra um poste, a porta se abriu e a metade superior do seu corpo foi arrastada por alguns metros, o que fez com que batesse a cabeça contra o asfalto. Passou vários dias em coma, recebendo alta em 45 dias com graves distúrbios da fala, da visão e da força muscular no lado direito, sem se lembrar do acidente e dos eventos que ocorreram nos meses que o precederam. Essa história foi contada por seu superior imediato, que o definiu como extremamente dinâmico e eficiente. Ao reassumir suas antigas ocupações, logo ficou evidente que "se atrapalhava com a contabilidade, pois havia se tornado vagaroso e com ares de retardado", acabando aposentado por invalidez. O cunhado então o recrutou para polir e lixar madeira em sua oficina de marcenaria. Tornou-se repetitivo nas perguntas e restringiu suas atividades – preocupava-se apenas em fazer e servir café para os funcionários, em manter as garrafas de água cheias, em embalar o lixo, o que faz sem que lhe peçam, "como um ritual, igualzinho, todos os dias". "Teimoso", não cede a qualquer sugestão de modificar a rotina. Em ocasiões de festa em família, isola-se dos outros e das brincadeiras, passando o tempo procurando gelo para as bebidas, vendo o que falta, ou em meio às crianças, com quem sempre se deu bem. Antes do acidente, também se preocupava em servir, mas participava ativamente das interações sociais, contando piadas e conversando com todos. Nos fins de semana, ao fim do trabalho doméstico (como lavar a louça), fica à toa diante da tevê ("nem pega no jornal") ou à janela, vendo o filho andar de bicicleta na rua. Apesar de tomar banho e realizar os cuidados pessoais, perdeu a vaidade e usa a mesma roupa por vários dias. Deixou de se vestir de acordo com a ocasião, podendo ir direto do trabalho a um casamento com a mesma roupa. As alterações em seu comportamento acabaram por gerar desgaste nos relacionamentos próximos, inclusive levando ao divórcio.

Na primeira consulta, 10 anos depois do acidente, queixou-se de "raciocínio lento, perda da agilidade física e mental, e apagamento das memórias dos 2 anos que antecederam o acidente". Às vezes, fica triste ao se lembrar como era antes. Perdeu a visão em cada hemicampo visual direito (hemianopsia homônima direita), mas ficou sem deficiências motoras ou sensitivas. Mantém-se acordado e orientado, falando com coerência e fluência, e interagindo adequadamente com os examinadores. O desempenho neuropsicológico mostrou-se deficiente na capacidade de citar itens de categorias semânticas (nomes de animais), na substituição de algarismos por símbolos e, especialmente, no Teste de Aplicação de Estratégias – o qual exige o desempenho de tarefas dentro de um limite de tempo –, o que faz com que só obtenha sucesso se distribuir as tarefas de acordo com um planejamento estrito. Esse padrão neuropsicológico reflete sua lentidão motora e a dificuldade de lidar com situações complexas na vida real. A RM revelou lesões distribuídas diagonalmente da região orbitofrontal direita ao lobo temporal esquerdo e à substância branca subcortical entre elas (Figura 14.6).

Comentários. Esse caso preenche o requisito mais importante da síndrome disexecutiva: o comprometimento da aplicação de estratégias na vida real a despeito da integridade da memória, da linguagem, da práxis e da percepção. A hemianopsia direita se deveu à lesão das fibras ascendentes da radiação óptica que conectam o tálamo ao córtex visual consequente à lesão do lobo temporal esquerdo. O traumatismo resultou em modificação duradoura da personalidade, caracterizada pela restrição da faixa de interesses por (1)

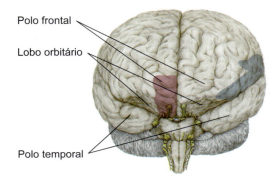

FIGURA 14.6 Lesão frontotemporal assimétrica (orbitofrontal direita/temporal esquerda). A distribuição das lesões sugere que o impacto do traumatismo, provavelmente na fronte direita, gerou força no sentido diagonal, que por meio dos hemisférios cerebrais foi transferida à região temporal contralateral.

pessoas e (2) ocupações. O desinteresse pelos outros possivelmente contribuiu para a desintegração do casamento e das antigas amizades, assim como para sua demissão. As ligações afetivas se reduziram aos parentes mais próximos e ao trabalho na marcenaria, caracteristicamente protegido, repetitivo e previsível. Boa parte do comportamento cotidiano passou a se desempenhar de forma ritualizada. Seu sentido de adequação social também foi atingido, pois não se importava com o juízo de terceiros, o que se traduzia, por exemplo, pela maneira como se vestia, desconsiderando as ocasiões sociais.

Exame do paciente com disfunção executiva

As últimas décadas foram pródigas na produção de instrumentos de documentação e mensuração das funções executivas, bem como das alterações que advêm do seu comprometimento por condições patológicas variadas. No esquema apresentado adiante, reunimos os principais procedimentos empregados em uma avaliação típica, distinguindo o que pode ser feito em uma consulta regular e o que se realiza em uma avaliação neuropsicológica formal, bem mais pormenorizada. A Tabela 14.3 apresenta as dimensões principais das síndromes disexecutivas e algumas técnicas empregadas em sua avaliação.

História e exame clínico

A entrevista com o paciente e com pelo menos uma fonte de informação colateral é essencial para a formulação diagnóstica e o planejamento terapêutico. As síndromes disexecutivas ocorrem como manifestação principal ou isolada em diversas condições comuns. O reconhecimento de sua presença requer sensibilidade, experiência, disposição e disponibilidade do examinador. As alterações disexecutivas podem se associar a outros distúrbios cognitivos (p. ex., afasia) ou neuropsiquiátricos (p. ex., delírios) que as podem eclipsar. Duas informações são decisivas para a sistematização das síndromes disexecutivas, principalmente no início da abordagem: (1) a idade de instalação e (2) se são subproduto de processos anormais de desenvolvimento ou se resultam de lesões cerebrais adquiridas.

Avaliação neuropsicológica e neuropsiquiátrica estruturada

Existe um número considerável de testes e escalas destinados a medir o funcionamento executivo normal e anormal cuja escolha depende dos propósitos do examinador e da necessidade de cada caso. Em certas ocasiões, precisamos de uma avaliação que indique ou apoie o diagnóstico (transversal). Em outras, precisamos acompanhar a progressão da doença e o resultado do tratamento (longitudinal). O exame sistemático desses pacientes muitas vezes é fonte de informações médico-legais decisivas no presente ou muitos anos depois da consulta. A avaliação estruturada é fundamental para o desenvolvimento de novos fármacos e técnicas de reabilitação cognitiva que se proponham a mudar a história natural de, por exemplo, doenças degenerativas ou sequelas de traumatismo craniano. Finalmente, o exame das funções executivas desempenha papel fundamental na compreensão das relações cérebro-comportamento em situações de pesquisa básica e aplicada.

Considerações finais

As funções executivas podem ser entendidas como um conjunto de capacidades cognitivas que permitem o comportamento adaptativo dirigido a objetivos específicos.

Algumas capacidades cognitivas, como a memória operacional, a inibição de respostas automáticas e previamente aprendidas e a habilidade de dirigir a atenção e o comportamento de acordo com as mudanças das circunstâncias, ganham destaque especial na literatura como os principais componentes das funções executivas, e que podem ser avaliados na prática clínica e por instrumentos de avaliação neuropsicológica. No entanto, como destacado ao longo deste capítulo, lesões em regiões extrafrontais que acometem funções cognitivas distintas das classicamente mencionadas acima são capacidades de produzir síndromes disexecutivas com importante prejuízo sócio-ocupacional. O clínico deve estar atento ao relato do paciente e às fontes colaterais de informação que indiquem desorganização nas atividades cotidianas, para não perder a oportunidade do diagnóstico precoce de uma síndrome disexecutiva.

Agradecimentos

Ao Professor Omar da Rosa Santos (Hospital Universitário Gaffrée e Guinle) pelo apoio incondicional a nossos projetos, por mais desafiadores que tenham sido. A José Ricardo Pinheiro, Jorge Baçal (*in memoriam*) e Alessandra Pinheiro (Biblioteca do Instituto Oswaldo Cruz), pelo atendimento exemplar. Sem eles seria impossível o acesso aos textos raros.

TABELA 14.3 Síndromes disexecutivas: exemplos de domínios e técnicas de exame.

Síndromes predominantemente neurocomportamentais

Técnica de exame: "observação naturalista", ou seja, observação das reações do paciente ante pessoas, objetos e utensílios comuns dispostos à sua volta

	Descrição
Síndrome de dependência do ambiente	Sequências comportamentais complexas deflagradas pela simples exposição do paciente a contextos estruturados familiares. As sequências são corretas, mas extemporâneas (p. ex.: um jardineiro com lesão frontal põe-se a regar o jardim da clínica assim que entra para ser consultado)
Comportamento de utilização	Manipulação e utilização compulsiva de objetos e utensílios comuns deflagrados por sua mera disposição diante do paciente. As ações são corretas, mas extemporâneas (p. ex.: um paciente com lesão frontal bilateral põe-se a utilizar tesouras, pregos e martelo, agulha e linha, grampeador e carimbos dispostos à sua frente sem ser solicitado e sem nenhum propósito)
Reflexo de acompanhamento ocular	Acompanhamento ocular de estímulos móveis que recaiam sobre a visão central (macular)
Reflexo de sucção labial	Contração reflexa do músculo orbicular dos lábios em resposta a leve contato móvel nos lábios
Reflexo de preensão manual	Fechamento reflexo dos dedos em resposta a leve contato com a palma da mão
Reflexos de busca e preensão manual	Movimentos reflexos em resposta a leve contato com o dorso da mão, resultando no deslocamento do estímulo para a palma, na qual o reflexo de preensão é deflagrado
Obediência automática, flexibilidade cérea e outros fenômenos de passividade	Cumprimento imediato de ordens e fixação dos segmentos do corpo em atitudes nas quais são passivamente colocados pelo examinador, como se fossem feitos de cera

Síndromes predominantemente cognitivas

Técnica de exame: desempenho em testes neuropsicológicos e em inventários padronizados respondidos pelo examinador com base em fontes colaterais de informação

	Exemplos de instrumentos de exame
Bateria de Avaliação Frontal (FAB, do inglês *Frontal Assessment Battery*)	Conjunto de seis subtestes de rápida aplicação para uso ambulatorial, sensíveis a lesões dos lobos frontais
Flexibilidade cognitiva	Teste de Wisconsin
Planejamento cognitivo	Torre de Londres, Torre de Hanói, Torre de Toronto
Aplicação de estratégias	Teste de Aplicação de Estratégias
Supressão de respostas inadequadas	Teste de Stroop
Alternância entre categorias cognitivas	Teste de Trilhas, partes A e B (escrito ou oral)
Decisões com base em ganhos (recompensas) e perdas (punições) monetárias	Testes de jogos

Síndromes predominantemente sociais

Técnica de exame: observação naturalista do paciente e desempenho em testes e inventários padronizados respondidos pelo examinador com base em fontes colaterais de informação

	Caracterização fenomenológica
Teoria da mente	Capacidade de intuir estados mentais, intenções e sentimentos de outras pessoas
Regulação das interações interpessoais	Adequação a diferentes contextos sociais, que exigem o cumprimento de regras implícitas adquiridas durante o desenvolvimento (p. ex., agradecer, apertar a mão em cumprimento, dar até logo)

Síndromes predominantemente neuropsiquiátricas

Técnica de exame: observação naturalista do paciente e desempenho em inventários padronizados respondidos pelo examinador com base em fontes colaterais de informação

	Caracterização fenomenológica
Abulia	Redução da iniciativa e da espontaneidade comportamental
Acinesia e bradicinesia	Aumento no tempo de reação e lentidão dos movimentos
Desinibição e impulsividade	Perda do decoro e desconsideração pelas consequências das ações

Bibliografia

Barrash, J., Stuss, D. T., Aksan, N., Anderson, S. W., Jones, R. D., Manzel, K., & Tranel, D. (2018). "Frontal lobe syndrome"? Subtypes of acquired personality disturbances in patients with focal brain damage. *Cortex, 106*, 65-80.

Burgess, P. W., Alderman, N., Volle, E., Benoit, R. G., & Gilbert, S. J. (2009). Mesulam's frontal lobe mystery re-examined. *Restorative Neurology and Neuroscience, 27*, 493-506.

Burgess, P. W., & Shallice, T. (1994). Fractionnement du syndrome frontal. *Revue de Neuropsychologie, 4*, 345-370.

Charcot, J. M. (1890). Leçon d'ouverture. In *Œuvres Complètes*. (t. 3, pp. 1-22). Paris: Lecrosnier et Babé.

de Oliveira-Souza, R., & Moll, J. (2019). Moral conduct and social behavior. In D'Esposito, M., & Grafman, J. (Eds.) *Handbook of clinical neurology*. (3rd series, 161: The Frontal Lobes, pp. 295-315). New York: Elsevier.

de Oliveira-Souza, R., Moll, J., & Zahn, R. (2022). Moral cognition in neurology. In Della Sala, S. (Ed.). *Encyclopedia of Behavioral Neuroscience, second edition* (pp. 247-253). New York, NY: Elsevier.

de Oliveira-Souza, R., Paranhos, T., Grafman, J., & Moll, J. (2019). Gender and hemispheric asymmetries in acquired sociopathy. *Frontiers in Psychology, 10*, 346.

Denny-Brown, D. (1951). The frontal lobes and their functions. In Feiling, A. (Ed.) *Modern Trends in Neurology* (pp. 13-89). London: Butterworth.

Egiazaryan, G. G., & Sudakov, K. V. (2007). Theory of functional systems in the scientific school of PK Anokhin. *Journal of the History of Neuroscience, 16*, 194-205.

Esbérard, C. A. (1980). *Neurofisiologia*. Rio de Janeiro: Campus.

Eslinger, P. J., & Damasio, A. R. (1985). Severe disturbance of higher cognition after bilateral frontal lobe ablation: Patient EVR. *Neurology, 35*, 1731-1741.

Faust, C. I. (1966). Different psychological consequences due to superior frontal and orbito-basal lesions. *International Journal of Neurology, 5*, 410-421.

Feinstein, J. S., Rudrauf, D., Khalsa, S. S., Cassell, M. D., Bruss, J., Grabowski, T. J., & Tranel, D. (2010). Bilateral limbic system destruction in man. *Journal of Clinical and Experimental Neuropsychology, 32*, 88-106.

Goetz, C. G. (2010). Jean-Martin Charcot and the anatomoclinical method of neurology. In Finger, S., Boller, F., Tyler, K. L. (Eds.). *Handbook of clinical neurology*. (3rd series, 96: History of Neurology, pp. 203-212). Amsterdam: Elsevier.

Grafman, J. (1989). Plans, actions, and mental sets: Managerial knowledge units in the frontal lobes. In Perecman, E. (Ed.). *Integrating theory and practice in neuropsychology* (pp. 93-138). Hillsdale, NJ: Erlbaum.

Hoffmann, M. (2013). The human frontal lobes and frontal network systems: An evolutionary, clinical, and treatment perspective. *ISRN Neurology, 2013*, 892459.

Knoch, D., & Fehr, E. (2007). Resisting the power of temptations: The right prefrontal cortex and self-control. *Annals of the New York Academy of Sciences, 1104*, 123-134.

Korsakoff, S. S. (1890). Ueber eine besondere Form psychischer Störung, combinirt mit multipler Neuritis (Psychosis polyneuritica seu Cerebropathia psychica toxaemica) [Sobre uma forma especial de distúrbio psíquico associado a neurite múltipla]. *Allgemeine Zeitung Psychiatrie und psychisch-gerichtliche Medizin, 46*, 475-485 [versão em inglês: Victor, M., Yakovlev, P. I. (1955). Psychic disorder in conjunction with multiple neuritis (psychosis polyneuritica s. cerebropathia psychica toxaemica). *Neurology, 5*, 396-406].

Lhermitte, F. (1986). Human autonomy and the frontal lobes. Part II: Patient behavior in complex and social situations: The "environmental dependency syndrome". *Annals of Neurology, 19*, 335-343.

Liepmann, H. (1900). Das Krankheitsbild der Apraxie ('motorischen Asymbolie') auf Grund eines Falles von einseitiger Apraxie [Síndrome apraxia (assimbolia motora) com base em um caso de apraxia unilateral]. *Monatsschrift für Psychiatrie und Neurologie, 8*, 15-44 (versão em inglês em: Rottenberg, D. A., Hochberg, F. H. (Eds.). (1977). The syndrome of apraxia (motor asymbolia) based on a case of unilateral apraxia. *Neurological Classics in Modern Translation*. New York: Hafner Press.

Lissauer, H. (1890). Ein Fall von Seelenblindheit nebst einem Beitrage zur Theorie derselben [Um caso de cegueira psíquica com uma contribuição teórica]. *Archiv für Psychiatrie und Nervenkrankheiten, 21*, 222-270.

Lough, S., Gregory, C., & Hodges, J. R. (2001). Dissociation of social cognition and executive function in frontal variant frontotemporal dementia. *Neurocase, 7*, 123-130.

Luria, A. R. (1976). *The working brain*. New York, NY: Basic Books.

Miller, B. L., Hou, C., Goldberg, M., & Mena, I. (1999). Anterior temporal lobes: social brain. In Miller, B. L, & Cummings, J. L. (Eds.). *The Human frontal lobes: Functions and disorders* (pp. 557-567). New York: The Guilford Press.

Moll, J., Zahn, R., de Oliveira-Souza, R., Krueger, F., & Grafman, J. (2005). The neural basis of human moral cognition. *Nature Reviews Neuroscience, 6*, 799-809.

Nauta, W. J. H. (1972). Neural associations of the frontal lobe. *Acta Neurobiologiæ Experimentalis (Warsaw), 32*, 125-140.

Ratiu, P., & Talos, I.-F. (2004). The tale of Phineas Gage, digitally remastered. *The New England Journal of Medicine, 351*, e21.

Ribas, G. C. (2007). Neuroanatomical basis of behavior: history and recent contributions. *Revista Brasileira de Psiquiatria, 29*, 63-71.

Smith, V., Pinasco, C., Achterberg, J., Mitchell, D. J., Das, T., Roca, M., & Duncan, J. (2022). Fluid intelligence and naturalistic task impairments after focal brain lesions. *Cortex, 146*, 106-115.

Tranel, D., Anderson, S. W., & Benton, A. L. (1994). Development of the concept of "executive behavior" and its relationship to the frontal lobes. In Boller, F. & Grafman, J. (Eds.) *Handbook of neuropsychology*. (9, pp. 125-148). Amsterdam: Elsevier.

Von Uexküll, J. (1934). A stroll through the worlds of animals and men. A picture book of invisible worlds (publicação original de 1934, pp. 5-80). In *Instinctive behavior. The development of a modern concept*. (1957). Versão e edição em inglês de Schiller, C. H. New York: International University Press.

Welt, L. (1888). Ueber Charakterveränderungen des Menschen infolge von Läsionen des Stirnhirns. *Deutsches Archiv für Klinische Medizin (München), 42*, 339-390.

Zahm, D. S. (2008). Cooperation and competition of macrosystem outputs (pp. 101-139). In Heimer, L., van Hoesen, G. W., Trimble, M, & Zahm, D. S. (Eds.) *Anatomy of neuropsychiatry. The new anatomy of the basal forebrain and its implications for neuropsychiatric illness*. Amsterdam: Elsevier.

Zilles, K., & Amunts, K. (2012). Architecture of the cerebral cortex. In May, J. K., & Paxinos, G. (Eds.) *The Human Nervous System*. (3rd ed, pp. 836-895). New York, NY: Elsevier.

capítulo 15

Doenças do Cérebro e da Mente

Felipe Kenji Sudo,
Luis Felipe Haberfeld Maia,
Gabriel R. de Freitas

Resumo

Embora a Neurologia e a Psiquiatria tenham nascido como disciplinas essencialmente independentes, os avanços recentes no campo da ciência tornaram muito difícil traçar uma linha precisa entre as "doenças do cérebro" (neurológicas) e "da mente" (psiquiátricas). Em Neurologia, as contribuições da Neurociência incluem, entre muitos outros *insights*, a elucidação da base genética de "doenças do cérebro", como a doença de Huntington, e dos mecanismos fisiopatológicos subjacentes à doença de Alzheimer, além do surgimento de novas drogas como os anticorpos monoclonais. Em Psiquiatria, bem como em Psicologia, novas estratégias de pesquisa neurocientífica (que incluem o estudo de linhagens "enriquecidas", a elucidação das interações gene-ambiente, o emprego de técnicas de neuroimagem para a investigação de distúrbios da regulação neural e o estudo da neuropatologia molecular nas psicoses endógenas) têm contribuído para a identificação dos sistemas disfuncionais no cérebro de pacientes portadores de "doenças da mente". Como um crescente número de evidências mostra que as "doenças do cérebro" e "da mente" compartilham muitos referenciais neurocientíficos, a educação de futuros psiquiatras, neurologistas e psicólogos deverá enfatizar a neurociência básica, a genética, a neuroanatomia, a neuropatologia, a neuroimagem, a neuropsicologia, a neurociência cognitiva, a fenomenologia comportamental, a neuropsicofarmacologia e as intervenções psicológicas. A introdução do crescente conhecimento neurocientífico no treinamento em Psiquiatria, Neurologia e Psicologia é certamente um desafio, que abre espaço para uma reorganização do território das especialidades clínicas.

História da relação entre as doenças do cérebro e da mente

Embora tenham nascido como disciplinas médicas essencialmente independentes, durante anos a Neurologia e a Psiquiatria foram consideradas parte de uma única área da medicina ocidental, frequentemente designada como Neuropsiquiatria. Médicos famosos do século XIX, como o francês Jean-Martin Charcot (1825-1893), o austríaco Sigmund Freud (1856-1939), o inglês John Hughlings Jackson (1835-1911) e o suíço Eugen Bleuler (1857-1940), entre muitos outros, estudavam o cérebro e a mente como uma entidade única, a despeito dos interesses clínicos e de pesquisa da especialidade de cada um. Durante o século XX, no entanto, houve uma cisão entre as duas disciplinas. Os neurologistas passaram a se dedicar às doenças do cérebro que apresentam anormalidades cognitivas e comportamentais associadas a sinais somáticos (p. ex., pacientes com acidentes vasculares cerebrais [AVC], esclerose múltipla, doença de Parkinson, entre outras patologias). Por sua vez, com o advento da Psicanálise, no início do século XX, alguns pesquisadores passaram a se interessar pelas questões simbólicas e inconscientes do adoecimento mental, em detrimento de suas determinações biológicas (Figura 15.1). Para

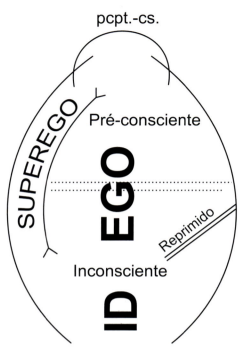

FIGURA 15.1 Topologia do aparato psíquico segundo Freud, demonstrando as relações entre percepção e a consciência (*pcpt-cs*), pré-consciente (*preconscious*), inconsciente (*unconscious*), Id, superego e o Eu (ego). (Reproduzida de Freud, 1932.)

alguns transtornos, surgiram teorias conflitantes sobre a etiologia e a fisiopatologia, gerando, por vezes, atitudes negativas de profissionais de uma área em relação à outra. Por exemplo, a síndrome que é chamada "delirium" (Tabela 15.1) em Psiquiatria (uma "doença da mente") pode ser essencialmente a mesma que é chamada "encefalopatia metabólica" (uma "doença do cérebro") pela Neurologia.

Na verdade, somente após a Segunda Guerra Mundial essa divisão tornou-se explícita. Tanto é que o *Archives of Neurology and Psychiatry*, o mais importante periódico científico sobre a grande "área" neuropsiquiátrica publicado nos EUA, foi cindido, gerando duas revistas. Em 1922, a Associação Americana Médico-Psicológica, que congregava gestores e profissionais dos "asilos para insanos" dos EUA, reformulou-se como entidade científica, sendo rebatizada como Associação Americana de Psiquiatria. Em 1948, criou-se a Academia Americana de Neurologia, unindo profissionais voltados ao estudo das doenças neurológicas sob a ótica biomédica. Nos centros médicos acadêmicos, foram criados departamentos independentes de Neurologia e Psiquiatria, que tinham pouco ou nenhum interesse em colaborar um com o outro na pesquisa, no ensino e no cuidado dos pacientes. Os programas de treinamento nas duas áreas foram separados por uma linha artificial que dividia os transtornos em orgânicos e funcionais. Os pacientes que apresentassem lesões cerebrais de qualquer espécie eram prontamente identificados como "neurológicos", ao passo que quadros não facilmente justificáveis sob o olhar médico-científico eram destinados aos setores de Psiquiatria.

TABELA 15.1 *Delirium*, demência e comprometimento cognitivo leve.

Delirium	Caracterizado por uma perturbação na consciência e por uma alteração na cognição que se desenvolvem em um curto período. Os transtornos incluídos são relacionados de acordo com a suposta etiologia: *delirium* devido a uma condição clínica geral, *delirium* induzido por substâncias (ou seja, intoxicação ou abstinência de uma droga de abuso ou medicamento, ou exposição a uma toxina), *delirium* em virtude de múltiplas etiologias, ou *delirium* sem outra especificação (se a etiologia for indeterminada).
Demência (ou transtorno neurocognitivo maior)	Caracteriza-se por vários déficits cognitivos, que podem incluir comprometimento da memória, da linguagem, da atenção, das habilidades visuoespaciais e das funções executivas, que impactam sobre a funcionalidade do indivíduo. As demências também são classificadas de acordo com sua suposta etiologia: demência na doença de Alzheimer, demência da doença cerebrovascular, demência causada por outras condições clínicas gerais (p. ex., vírus da imunodeficiência adquirida [HIV], traumatismo craniano, doença de Parkinson, doença de Huntington), demência persistente induzida por substância (ou seja, em razão de abuso de substância psicoativa ou medicamento, ou exposição a uma toxina), demência causada por múltiplas etiologias, ou demência sem outra especificação (se a etiologia for indeterminada).
Comprometimento cognitivo leve (ou transtorno neurocognitivo leve)	Caracterizado pela presença de alterações cognitivas sutis, com impacto mínimo sobre a funcionalidade do indivíduo. Pode representar um estágio precoce dos quadros demenciais ou pode permanecer estável ao longo do tempo.

Adaptada de *Manual diagnóstico e estatístico de transtornos mentais*, 5ª edição, texto revisado (DSM-5), da Associação Americana de Psiquiatria, e de *Classificação internacional de doenças* (CID-11), 11ª edição, da Organização Mundial da Saúde.

Durante o avançar do século XX, ainda que a influência da Psicanálise tenha perdido força, notadamente na Psiquiatria norte-americana, as divergências entre as especialidades se ampliaram. Publicações na área de Psiquiatria tratavam aspectos biológicos como irrelevantes, redutivos ou de ocorrência "em paralelo" às manifestações essencialmente psíquicas ou "funcionais". Manuais de propedêutica psiquiátrica priorizavam a investigação longitudinal de hábitos, vícios e traumas psicológicos dos pacientes e de seus antecedentes, conforme ensinamentos de Benedict-Augustin Morel e Emil Kraepelin. A psicopatologia fenomenológica de Karl Jaspers, que adaptou o pensamento do filósofo Edmund Husserl para a esfera clínica, ganhou forte aceitação na área. Com esta, disseminou-se a prática de avaliação baseada na compreensão intuitiva e empática dos sinais e sintomas do paciente, e não na observação clínica distanciada, buscando-se valorizar os aspectos de ordem subjetiva.

As obras de Kraepelin e Jaspers forneceram as bases teóricas dos critérios diagnósticos para os transtornos mentais nas sucessivas edições do *Manual diagnóstico e estatístico de transtornos mentais (DSM)*, da Associação Americana de Psiquiatria. Além desses autores, conceitos oriundos da Psicanálise freudiana se fizeram presentes até a terceira edição da publicação, lançada em 1980. A Neurologia, por sua vez, dedicou-se a investigações dos quadros clínicos fundamentadas na neuropatologia e na neurofisiologia durante o século XX. O uso de métodos objetivos de avaliação facilitou a aproximação dessa disciplina com as demais áreas da medicina interna, permitindo o surgimento de férteis interseções entre esses campos de conhecimento, como a neuroinfectologia, a neuro-oncologia e a neurorradiologia, entre outras.

A partir da segunda metade do século XX, a valorização da perspectiva científica acompanhou-se da perda do poder das ciências humanas como meios de se compreender os fenômenos naturais. Dentre as importantes mudanças sociais ocorridas no período após a Segunda Guerra Mundial, incluem-se a grande repercussão da *Declaração Universal dos Direitos Humanos* e o avanço científico e tecnológico nos procedimentos médicos. Nessa nova mudança de paradigma, as décadas perdidas da Psiquiatria em relação ao saber científico tornaram-se evidentes ao olhar público. O livro *O mito da doença mental*, publicado em 1961 pelo psicanalista Thomas Szasz, da Universidade do Estado de Nova York, propagou o sentimento de "antipsiquiatria" que se incorporou à onda de contestações sociais conhecida como contracultura. Nessa obra de retórica cientificista, a ideia de que os quadros psiquiátricos não tinham respaldo das ciências biológicas somou-se à prática de internações prolongadas dos pacientes, comum à época, motivando a desconfiança de que os transtornos mentais seriam meras formas de controle social e segregação de elementos desviantes da norma estabelecida. Esse pensamento alastrou-se pelos meios acadêmicos e repercutiu por mais de 30 anos, recebendo contribuições teóricas de outros pensadores, como o filósofo francês Michel Foucault e os psiquiatras David Cooper e Franco Basaglia.

A negação da influência de aspectos psíquicos sobre o adoecimento pela "medicina científica", por outro lado, passou a ser alvo de críticas de diversos atores sociais. O modelo biopsicossocial, elaborado pelo psiquiatra norte-americano George L. Engel, em 1977, para o qual o bem-estar psíquico e social deveria ser considerado de modo integrado à saúde física, ganhou forte aceitação. Essa ideia foi amplamente endossada pela Organização Mundial da Saúde, que, em 2002 propôs, sob grande repercussão, a publicação de um modelo ampliado de saúde, contemplando todos esses domínios.

O futuro veio provar que a separação entre doenças do cérebro e da mente foi um equívoco. Pouco a pouco, Neurologia e Psiquiatria voltaram a se aproximar, tendo como elemento catalisador o conhecimento neurocientífico. Fazendo uma analogia com a relação entre os EUA e o Reino Unido, o pesquisador norte-americano Joseph B. Martin comparou, com propriedade, a relação entre a Neurologia e a Psiquiatria usando a frase do célebre político britânico Winston Churchill (1874-1965): "Dois países separados por uma língua comum". Martin sugeriu que, no caso da Neurologia e da Psiquiatria, essa língua comum seria a Neurociência. De fato, os recentes avanços no campo da Neurociência tornaram muito difícil traçar uma linha precisa entre doenças do cérebro (neurológicas) e da mente (psiquiátricas).

Em editorial publicado no *British Medical Journal*, em 2014, os editores citaram diversos casos clínicos que apontam para uma superposição entre a Neurologia e a Psiquiatria. Por exemplo, é bem sabido que pacientes com doença de Parkinson ou acidentes vasculares cerebrais (AVCs) – doenças do cérebro – apresentam depressão e, eventualmente, demência – "doenças" da mente. Por outro lado, evidências recentes e convincentes obtidas a partir de estudos de neuroimagem com ressonância magnética funcional (RMf) e tomografia por emissão de pósitrons (TEP) tornaram claro que doenças tratadas no campo da Psiquiatria, tais como o transtorno afetivo bipolar e a esquizofrenia, para as quais uma base orgânica era incerta, são doenças também associadas a mudanças na estrutura e no funcionamento cerebral. Como veremos adiante, isso não significa que a Neurologia tenha tornado o estudo da Psiquiatria sua subespecialidade.

Desde os anos 1960, a evolução na compreensão da psicofarmacologia e a identificação dos neurotransmissores resultaram no surgimento da chamada "psiquiatria biológica". No início, a pesquisa psiquiátrica focalizou seu interesse na mensuração dos níveis de neurotransmissores no cérebro, no líquido cerebrospinal e na urina, além da identificação de subtipos de receptores moleculares associados aos transtornos psiquiátricos. Atualmente, no entanto, as pesquisas neurológicas e psiquiátricas compartilham uma série de instrumentos, questões e referenciais teóricos. Técnicas de obtenção de imagem, tais como a ressonância magnética (incluindo a RMf) e a TEP, foram desenvolvidas e são agora utilizadas não apenas por neurologistas e psiquiatras mas também por psicólogos e neurocientistas cognitivos. Por meio da estimulação magnética transcraniana, por exemplo, tem sido possível suprimir, temporariamente, uma série de funções cognitivas (tais como a atenção), bem como proporcionar uma nova forma de tratamento biológico, não farmacológico, da depressão (juntamente com a eletroconvulsoterapia).

Nos últimos 30 anos, com o crescimento exponencial do número de membros da Society for Neuroscience, associação norte-americana que reúne neurocientistas, tornou-se muito difícil distinguir as pesquisas descritas por neurologistas daquelas relatadas por psiquiatras na reunião anual da sociedade. Esse encontro tornou-se o principal fórum no qual as duas disciplinas se reencontraram e iniciaram o processo de reconciliação, discutindo seus interesses mútuos em males como as doenças de Parkinson e de Alzheimer e outras condições reconhecidamente genéticas (p. ex., a síndrome de Tourette) ou associadas a uma importante base neuroquímica (como a esquizofrenia e a depressão).

Epidemiologia das doenças neuropsiquiátricas

A sociedade como um todo, e até mesmo uma parcela dos profissionais de saúde, não tem ideia de que, em termos de morbidade (para não falar de sofrimento pessoal), as doenças do cérebro e da mente figuram entre os problemas de saúde mais sérios nas sociedades tanto desenvolvidas quanto em desenvolvimento. Enquanto os AVCs ocupam a quinta posição entre as causas mais frequentes de morte nos EUA, as doenças do sistema nervoso como um todo são responsáveis por mais hospitalizações, mais cuidados de longa duração e mais sofrimento crônico do que todos os outros transtornos combinados.

É muito difícil obter taxas de incidência precisas para muitos dos transtornos que afetam o sistema nervoso, mas recentemente, em uma importante revisão publicada no *Journal of the American Medical Association*, os neurocientistas americanos W. Maxwell Cowan e Eric R. Kandel forneceram algumas estimativas, extraídas da Dana Alliance for Brain Initiatives e apresentadas pelo presidente da Society for Neuroscience ao governo dos EUA. As cifras indicam a magnitude dos problemas gerados por essas doenças e os graves prejuízos causados à economia daquele país. Infelizmente, não dispomos, no Brasil, de dados com escopo tão amplo como o de todos os transtornos avaliados nos EUA.

O AVC é a segunda causa de morte em todo o mundo (atrás apenas da doença coronariana) e também no Brasil, mas até poucos anos atrás estava na primeira posição. Até 2030, segundo estimativa da Organização Mundial da Saúde (OMS), o AVC poderá manter sua posição no cenário global. Nos EUA, os custos anuais gerados por essa enfermidade, em termos de perda de produtividade e gastos com o cuidado à saúde, chegam a 34 bilhões de dólares.

A doença de Alzheimer, que, em 2017, segundo o Centers for Disease Control and Prevention (CDC), foi a sexta principal causa de morte de adultos, acomete cerca de 5,7 milhões de estadunidenses, gerando um custo anual de 277 bilhões de dólares, com perspectivas de crescimento. Em meados do século XXI, é provável que até 14 milhões de pessoas sejam acometidas por essa doença, a não ser que sejam identificadas e adotadas medidas eficazes para sua prevenção e seu tratamento.

Cerca de 9 milhões de crianças e adolescentes são afetados por transtornos do desenvolvimento ou do comportamento, incluindo a paralisia cerebral, o autismo e as várias formas de retardo mental, genéticas (como a síndrome de Down e a síndrome do X frágil) ou adquiridas, como aquelas causas secundárias a algum tipo de lesão cerebral durante a vida intrauterina ou no período perinatal. Estima-se que somente um terço desses indivíduos esteja recebendo cuidados médicos apropriados.

Podemos acrescentar a essa extensa lista diversos transtornos menos comuns, tais como a doença de Huntington, a síndrome de Tourette, a esclerose lateral amiotrófica, a doença de Creutzfeldt-Jakob (ou seja, o correspondente humano da doença da vaca louca), as ataxias espinocerebelares e uma série de outros transtornos. No entanto, como Maxwell Cowan e

Eric Kandel afirmaram, simplesmente listar essas várias doenças e seus respectivos impactos econômicos nada diz sobre o sofrimento dos pacientes e de suas famílias.

Com o envelhecimento da população, os prejuízos impostos à sociedade pelas doenças do cérebro e da mente estarão associados a uma enorme, senão desesperadora, sobrecarga do sistema de saúde e dos serviços sociais como um todo. Felizmente, avanços nas ciências biomédicas, e em especial no campo da Neurociência, prometem aliviar o que, de outra maneira, teria um prognóstico muito sombrio. Com base nesses recentes achados científicos, o objetivo deste capítulo é revisar as promessas da Neurociência para melhor compreensão e melhor tratamento das "doenças" da mente e do cérebro e explicitar como esses desenvolvimentos vão contribuir para alterar, de maneira irreversível, as relações existentes entre as disciplinas clínicas da Neurologia e da Psiquiatria.

Definição das doenças do cérebro e da mente

É uma tarefa muito difícil definir, de maneira sintética, as diversas doenças do cérebro e da mente, chamadas também "transtornos neuropsiquiátricos". Essas condições são demasiadamente complexas, e qualquer tentativa de explicá-las em poucas palavras certamente resultaria em uma simplificação imprecisa. No entanto, para o aluno que estuda Neurociência, fazem-se necessárias ao menos uma listagem e uma breve explicação das principais condições.

Devemos esclarecer, no entanto, que o conceito de *doença* se aplica somente àquelas condições mórbidas em que há "a coexistência de uma lesão orgânica, de uma etiopatogenia, de um conjunto sintomático e de uma evolução". Portanto, embora seja possível falar em "doenças" em uma grande parcela das patologias cerebrais, a rigor não é adequado fazer o mesmo na maioria das condições mentais mórbidas. Isso porque o conhecimento dos fatores relacionados com a fisiopatologia de tais condições, embora crescendo de forma exponencial nas últimas duas décadas, ainda é insuficiente.

Por outro lado, torna-se evidente que grande parte das condições médicas, como quase a totalidade das afecções crônicas, não se ajustariam à definição estrita de "doença". Mesmo assim, tanto o *Manual diagnóstico e estatístico de transtornos mentais*, 5ª edição (DSM-5), da Associação Americana de Psiquiatria, quanto a *Classificação internacional de doenças*, 11ª edição (CID-11), da Organização Mundial da Saúde, adotam a expressão "transtornos mentais" para descrever os quadros psiquiátricos. A palavra "transtorno" (do latim *trans-* = através; *-tornus* = virar, girar) em Psiquiatria, em contraposição ao uso de "doença", traz em si a conotação de um desvio em uma função natural perante os padrões comportamentais estabelecidos socialmente. Sem dúvida, com o avanço do conhecimento neurobiológico, é possível que o que hoje denominamos "transtornos" seja, amanhã, chamado "doenças".

Com o objetivo de ajudar o leitor nas discussões mais específicas que se seguem neste capítulo, listamos, nas tabelas a seguir, as definições de alguns transtornos ditos "paradigmáticos" em Neuropsiquiatria, a saber, o *delirium*, a demência e o comprometimento cognitivo leve (Tabela 15.1), os transtornos relacionados ao uso de substâncias ou a comportamentos aditivos (Tabela 15.2), a esquizofrenia e outros transtornos psicóticos (Tabela 15.3), os transtornos de humor (Tabela 15.4) e os transtornos de ansiedade (Tabela 15.5). A título de ilustração, também mencionamos o transtorno obsessivo-compulsivo e outros transtornos neuropsiquiátricos (Tabelas 15.6 e 15.7).

É importante delimitar os conceitos de transtornos "orgânicos" em oposição àqueles ditos "funcionais". Na CID-11, a expressão *síndromes mentais ou comportamentais secundárias* é utilizada para descrever uma série de transtornos mentais reunidos em um mesmo grupo, em virtude de terem em comum uma etiologia demonstrável – ou seja, é uma doença ou lesão cerebral ou outra afecção que leva a uma disfunção cerebral. Essa disfunção é dita primária quando resulta de doenças, lesões, afecções que afetam o cérebro diretamente; ou secundária, quando resulta de doenças e desequilíbrios sistêmicos que atacam o cérebro somente como um dos vários órgãos e sistemas envolvidos. O inglês William Lishman, professor emérito de Neuropsiquiatria do Instituto de Psiquiatria da Universidade de Londres, detalha, de maneira enciclopédica, as diversas doenças e condições clínicas responsáveis por reações cerebrais agudas e crônicas (Tabela 15.8). Esses transtornos mentais estariam mais próximos do *status* de doença, segundo os critérios descritos anteriormente.

No entanto, a existência de um número restrito de transtornos mentais ditos "secundários" implicaria que os demais transtornos mentais não o fossem. Em outras palavras, de acordo com essa dicotomia "secundário" *versus* "primário", transtornos como a esquizofrenia, o transtorno bipolar, o transtorno depressivo maior ou o transtorno obsessivo-compulsivo seriam apenas "funcionais", ou seja, sem uma etiologia definida. Esse conceito, embora clinicamente útil, é questionável. Sabemos, por exemplo, que esses transtornos supostamente "funcionais" (listados nas Tabelas 15.2 a 15.7) também estão associados a um substrato cerebral indiscutível, embora menos evidente, conforme vamos detalhar ao longo deste capítulo. Ciente dessas limitações, o grupo que elaborou o DSM-IV (e, mais recentemente, sua versão DSM-5) eliminou o conceito de *transtorno mental orgânico*. Neste último manual, o *delirium*, a demência e outros transtornos cognitivos são classificados em um capítulo em separado, e os outros transtornos mentais considerados secundários a uma condição clínica geral (incluindo doenças cerebrais) são classificados junto às categorias que os definem. Por exemplo, um paciente que desenvolve um transtorno bipolar secundário a um AVC que acomete a região basotemporal direita tem a sua condição classificada na seção de transtornos do humor como um transtorno do humor devido a uma condição clínica geral.

Entretanto, alguns desafios para a extinção da dicotomia orgânico-funcional, em que se baseia a divisão entre Neurologia e Psiquiatria, residem na tradição das especialidades. Por exemplo, o uso das abordagens fenomenológicas na

TABELA 15.2 Transtornos relacionados a substâncias ou a comportamentos aditivos.

Transtornos por uso de substâncias	Consistem em um agrupamento de sintomas cognitivos, comportamentais e fisiológicos devidos ao uso pontual ou contínuo de substâncias psicoativas, incluindo medicamentos. Tipicamente, o emprego dessas substâncias produz inicialmente efeitos prazerosos, que reforçam o uso repetido. Com o tempo, um padrão patológico de comportamentos pode ser observado, tais como perda de controle sobre o uso da substância, prejuízo social, prejuízos à própria saúde e aspectos farmacológicos (tolerância e abstinência). As seguintes substâncias podem estar relacionadas à presença destes transtornos: álcool, *cannabis*, canabinoides sintéticos, opioides, sedativos-hipnóticos ou ansiolíticos, cocaína, psicoestimulantes, catinonas sintéticas, cafeína, alucinógenos, nicotina, inalantes voláteis, metilenodioximetanfetamina (MDMA) e fármacos semelhantes, dissociativos (como cetamina e fenciclidina) e outras substâncias/medicações.
Intoxicação por substância	Decorre dos seus efeitos fisiológicos transitórios sobre o sistema nervoso central e desenvolve-se durante ou logo após o seu emprego. Inclui perturbações de percepção, nível de consciência, atenção, julgamento, comportamento motor e comportamento interpessoal.
Dependência de substância	Caracteriza-se pela presença de um agrupamento de sintomas cognitivos, comportamentais e fisiológicos que indicam que o indivíduo continua utilizando uma substância por não conseguir controlar o uso, apesar de problemas significativos relacionados com ela. Existe uma crescente priorização do uso da substância em detrimento das demais atividades do indivíduo. O padrão de autoadministração repetida pode resultar em *tolerância* (a necessidade de crescentes quantidades da substância para se atingir a intoxicação [ou o efeito desejado] ou a diminuição acentuada do efeito com o uso contínuo da mesma quantidade da substância), *abstinência* (uma alteração comportamental mal adaptativa, com elementos fisiológicos e cognitivos, que ocorre quando as concentrações de uma substância no sangue e nos tecidos declinam em indivíduo que manteve uso intenso e prolongado da substância) e *uso nocivo* de consumo da droga.
Uso nocivo de substância	Caracteriza-se por um padrão mal adaptativo de uso de uma substância, manifestado por consequências adversas recorrentes e significativas relacionadas com o uso repetido, ou com o dano a terceiros. O problema deve ter sido persistente ou ter ocorrido repetidamente, por convenção, durante o mesmo período de 12 meses. O caráter nocivo do uso da substância decorre de uma ou mais das seguintes situações: (1) comportamento relacionado à intoxicação; (2) efeitos tóxicos primários ou secundários sobre órgãos e sistemas; (3) via de administração prejudicial à saúde.
Transtornos relacionados a comportamentos aditivos	Compõem síndromes clínicas causadoras de prejuízos ao indivíduo, que decorrem de comportamentos repetitivos e recompensadores. Incluem o jogo patológico e o transtorno por jogos eletrônicos (*gaming disorder*).

Adaptada de *Manual diagnóstico e estatístico de transtornos mentais*, 5ª edição, texto revisado (DSM-5), da Associação Americana de Psiquiatria, e de *Classificação internacional de doenças* (CID-11), 11ª edição, da Organização Mundial da Saúde.

TABELA 15.3 Esquizofrenia e outros transtornos psicóticos.

Esquizofrenia	Perturbação com duração mínima de 6 meses que inclui no mínimo 1 mês de sintomas da fase ativa, ou seja, dois (ou mais) dos seguintes sintomas: delírios, alucinações, pensamento e comportamento desorganizados, experiência de influência ou controle externo (sensação de que seus sentimentos, atitudes e pensamentos são controlados por terceiros), sintomas negativos (embotamento afetivo, perda de vontade e de prazer) e alterações psicomotoras (agitação, mutismo ou catatonia).
Transtorno esquizoafetivo	Perturbação na qual um episódio de transtorno de humor e sintomas da fase ativa da esquizofrenia ocorrem juntos ou ocorrem com intervalos de dias entre si.
Transtorno delirante	Caracteriza-se pela presença de delírios, tipicamente com duração mínima de 3 meses. Não costumam ser observados alucinações persistentes, pensamento gravemente desorganizado, ideias de influência ou controle externo ou sintomas negativos.
Transtorno psicótico breve e transitório	Perturbação psicótica de instalação aguda e com duração até 3 meses. Caracteriza-se pela mudança rápida na natureza e na intensidade dos sintomas.
Transtorno psicótico por ação de substância	Perturbação que se desenvolve em um indivíduo influenciado pelo uso de uma substância.
Transtorno psicótico secundário	Condições em que os sintomas psicóticos são considerados uma consequência fisiológica direta de uma condição clínica geral.
Transtorno psicótico sem outra especificação	Classificação de quadros que não satisfazem os critérios para quaisquer transtornos psicóticos específicos definidos nesta seção, ou de uma sintomatologia psicótica acerca da qual existem informações inadequadas ou contraditórias.

Adaptada de *Manual Diagnóstico e Estatístico de Transtornos Mentais*, 5ª ed., texto revisado (DSM-5), Associação Americana de Psiquiatria e da 11ª edição da *Classificação Internacional de Doenças* (CID-11), da Organização Mundial de Saúde.

TABELA 15.4 Transtornos do humor.

Transtornos depressivos	Caracterizam-se pela presença de humor deprimido (p. ex., tristeza, irritabilidade ou sensação de vazio) ou perda de interesse, acompanhados de sintomas cognitivos, comportamentais e neurovegetativos, que prejudicam o funcionamento do indivíduo.
Transtorno distímico	Caracteriza-se por pelo menos 2 anos de humor deprimido na maior parte do tempo, acompanhado de outros sintomas depressivos que não satisfazem os critérios para um episódio depressivo maior.
Transtorno bipolar I	É caracterizado por um ou mais episódios maníacos ou mistos (ou seja, com sintomas maníacos e depressivos), geralmente acompanhados de episódios depressivos maiores. Os episódios maníacos caracterizam-se por um período de humor anormal e persistentemente elevado, expansivo ou irritado, com duração mínima de 1 semana (ou qualquer duração, se a internação se fizer necessária) associado a três ou mais dos seguintes sintomas: autoestima inflada, insônia, loquacidade ou pressão para falar (logorreia), fuga de ideias ou a experiência subjetiva de que os pensamentos estão correndo, distratibilidade, agitação psicomotora e envolvimento excessivo em atividades prazerosas de alto risco (p. ex., compras excessivas, indiscrições sexuais ou investimentos financeiros insensatos).
Transtorno bipolar II	Caracteriza-se por um ou mais episódios hipomaníacos (ou seja, um episódio semelhante ao maníaco, mas não suficientemente grave a ponto de causar prejuízo acentuado no funcionamento social ou ocupacional, de exigir hospitalização ou de causar sintomas psicóticos) e ao menos um episódio depressivo.
Transtorno ciclotímico	Caracterizado por pelo menos 2 anos com numerosos períodos de sintomas hipomaníacos que não satisfazem os critérios para um episódio maníaco e numerosos períodos de sintomas depressivos que não satisfazem os critérios para um episódio depressivo maior.
Transtorno bipolar sem outra especificação	Incluído para a codificação de transtornos com aspectos bipolares que não satisfazem os critérios para quaisquer dos transtornos bipolares específicos definidos nesta seção (ou sintomas bipolares acerca dos quais haja informações inadequadas ou contraditórias).
Transtorno do humor devido a uma condição clínica geral	Caracterizado por uma perturbação proeminente e persistente de humor, considerada uma consequência fisiológica direta de uma condição clínica geral.
Transtorno do humor induzido por substância	Caracteriza-se por uma perturbação proeminente e persistente de humor, considerada uma consequência fisiológica direta de uma droga de abuso, um medicamento, outro tratamento somático para depressão ou exposição a uma toxina.
Transtorno do humor sem outra especificação	É incluído para a codificação de transtornos com sintomas de humor que não satisfazem os critérios para qualquer transtorno do humor específico e entre os quais é difícil escolher entre transtorno depressivo sem outra especificação e transtorno bipolar sem outra especificação (p. ex., agitação aguda).

Adaptada de *Manual diagnóstico e estatístico de transtornos mentais*, 5ª edição, texto revisado (DSM-5), da Associação Americana de Psiquiatria, e de *Classificação internacional de doenças* (CID-11), 11ª edição, da Organização Mundial da Saúde.

TABELA 15.5 Transtornos de ansiedade ou relacionados ao medo.

Transtorno do pânico	Caracteriza-se por ataques de pânico inesperados e recorrentes. Um ataque de pânico é um episódio de medo ou apreensão intensa, acompanhado de uma série de outros sintomas (p. ex., palpitações, sudorese, tremores, falta de ar, dor no peito, tonturas etc.). Além disso, acompanha-se de preocupação persistente com a possibilidade de recorrência dos ataques e de comportamentos voltados para evitar novos ataques.
Agorafobia	Caracteriza-se pela presença de medo ou ansiedade associada a situações em que a saída é difícil ou a ajuda de terceiros não se encontra disponível, tais como estar fora de casa, estar em multidões, entre outras.
Fobia específica	Caracteriza-se por ansiedade clinicamente significativa provocada pela exposição a um objeto ou uma situação específicos ou temidos, frequentemente levando ao comportamento de esquiva.
Transtorno de ansiedade social	Caracteriza-se por ansiedade clinicamente significativa provocada pela exposição a certos tipos de situações sociais ou de desempenho, frequentemente levando ao comportamento de esquiva.
Transtorno de ansiedade generalizada	Caracteriza-se por preocupações excessivas e persistentes, que se manifestam como ansiedade global ou focada em atividades específicas do dia a dia, além de tensão muscular, inquietude motora, hiperatividade simpática, sofrimento psíquico, dificuldades atencionais, irritabilidade e alterações do sono.
Transtorno de ansiedade de separação	Refere-se à ansiedade relacionada à distância de uma ou mais pessoas a quem a pessoa se encontra ligada.

Adaptada de *Manual diagnóstico e estatístico de transtornos mentais*, 5ª edição, texto revisado (DSM-5), da Associação Americana de Psiquiatria, e de *Classificação internacional de doenças* (CID-11), 11ª edição, da Organização Mundial da Saúde.

TABELA 15.6 Transtorno obsessivo-compulsivo e transtornos correlatos.

Transtorno obsessivo-compulsivo (TOC)	Caracteriza-se por obsessões (p. ex., dúvidas que causam acentuada ansiedade ou sofrimento) e/ou compulsões (p. ex., "manias" que servem para neutralizar a ansiedade).
Transtorno dismórfico corporal	Cursa com preocupações excessivas relacionadas a uma ou mais alterações na aparência, que é imperceptível ou pouco perceptível pelos outros.
Transtorno de referência olfatória	Caracteriza-se por preocupações relacionadas à crença infundada de emitir odor desagradável.
Transtorno de ansiedade de doença (hipocondria)	Manifesta-se pela preocupação excessiva em ter uma ou mais doenças ameaçadoras da vida. Acompanha-se de: (1) comportamento repetitivo relacionado à saúde, como realizar checagens excessivas em busca de indícios de doenças; ou (2) comportamento de evitação a possível descoberta de doenças (p. ex., evitar fazer exames).
Transtorno de acumulação	Refere-se ao quadro de acúmulo excessivo de objetos, com grande mal-estar com a possibilidade de descartá-los.
Transtorno de comportamento repetitivo focado no corpo	Caracteriza-se pela ocorrência de ações recorrentes dirigidas ao tegumento. São exemplos: tricotilomania (ações repetidas de arrancar pelos corporais) e transtorno de escoriação (recorrência de atos de escoriação na pele).

Adaptada de *Manual diagnóstico e estatístico de transtornos mentais*, 5ª edição, texto revisado (DSM-5), da Associação Americana de Psiquiatria, e de *Classificação internacional de doenças* (CID-11), 11ª edição, da Organização Mundial da Saúde.

TABELA 15.7 Outros transtornos psiquiátricos.

Transtorno de estresse pós-traumático	Caracteriza-se pela revivência de um evento extremamente traumático (p. ex., recordações aflitivas, pesadelos sobre o trauma ou *flashbacks*) acompanhada de sintomas de excitação aumentada (p. ex., insônia, dificuldade de concentração e sobressaltos) e esquiva de estímulos associados ao trauma (p. ex., esforços no sentido de evitar pensamentos, sentimentos ou conversas associadas ao trauma).
Transtornos dissociativos	Caracterizam-se pela ruptura ou descontinuidade acentuada na identidade, em sensações, percepção, afetividade, pensamento, memória, controle dos movimentos ou nos comportamentos. Incluem a amnésia dissociativa, o transtorno dissociativo com sintomas neurológicos, transtorno de transe, transtorno de transe-possessão, transtorno dissociativo de identidade e transtorno de dissociação-desrealização.
Transtornos de estresse corporal	Correspondem à presença de sintomas físicos que são fonte de estresse ou de atenção excessiva pelo indivíduo. Mesmo quando alguma condição médica pode ser identificada como causadora do desconforto, a atenção do sujeito aos sintomas é claramente excessiva.
Transtornos factícios	Caracterizam-se por produção intencional, falsificação ou exagero de sinais e/ou sintomas em si ou em terceiros. Difere da simulação por não ser motivada por ganhos externos evidentes (p. ex., obter ganhos financeiros ou evitar processo criminal).
Transtornos alimentares	Envolvem alterações no comportamento alimentar relacionados à preocupação com a massa corporal. As formas mais comuns são a anorexia nervosa, a bulimia nervosa e o transtorno de compulsão alimentar.
Transtornos do sono e da vigília	Envolvem dificuldades para iniciar ou manter o sono (transtornos de insônia), sonolência excessiva (transtornos de hipersonolência), alterações respiratórias durante o sono (transtornos respiratórios relacionados ao sono), transtornos do ciclo circadiano, transtornos de movimento relacionados ao sono e alterações comportamentais durante ou logo após o sono (parassonias).
Transtornos de ajustamento	Reação desadaptativa a um ou mais estressores psicossociais.
Transtornos de personalidade	São padrões persistentes, rígidos e desadaptativos do funcionamento do Eu e das relações interpessoais de um indivíduo. Cinco traços predominantes podem ser encontrados: afetividade negativa (tendência a vivenciar emoções negativas, tais como ansiedade, raiva, hostilidade, pessimismo, entre outras, em frequência e intensidade desproporcionais às situações), isolamento (tendência a se manter distante de relacionamentos interpessoais ou em isolamento emocional), sintomas dissociais (desrespeito aos direitos e sentimentos alheios, falta de empatia), desinibição (tendência a agir de acordo com estímulos internos ou externos imediatos, sem considerar as possíveis consequências) e sintomas anancásticos (foco excessivo em padrões rígidos de perfeição, preocupação excessiva com o que é certo ou errado, autocontrole exacerbado ou tendência a controlar os outros).

Adaptada de *Manual diagnóstico e estatístico de transtornos mentais*, 5ª edição, texto revisado (DSM-5), da Associação Americana de Psiquiatria, e de *Classificação internacional de doenças* (CID-11), 11ª edição, da Organização Mundial da Saúde.

TABELA 15.8 Exemplos de doenças e outras condições clínicas gerais ("doenças do cérebro") capazes de causar transtornos mentais.

Anoxia cerebral	Anemia, broncopneumonia, doença pulmonar crônica, insuficiência cardíaca congestiva, arritmias cardíacas, infarto agudo do miocárdio silencioso, sangramento gastrintestinal silencioso, intoxicação por monóxido de carbono, estado pós-anestésico e estado pós-parada cardíaca.
Condições tóxicas	Álcool (encefalopatia de Wernicke, *delirium tremens*, síndrome de Korsakoff), drogas de abuso (cocaína, *cannabis*, LSD), medicações prescritas (benzodiazepínicos, antiparkinsonianos, escopolamina, antidepressivos tricíclicos e inibidores da monoaminoxidase) e outras substâncias (chumbo, arsênico, mercúrio e dissulfito de carbono).
Déficit vitamínico	Tiamina (encefalopatia de Wernicke), ácido nicotínico (pelagra, encefalopatia por deficiência aguda de ácido nicotínico), vitamina B_{12} e ácido fólico.
Distúrbios metabólicos	Uremia, doenças hepáticas, distúrbios eletrolíticos, alcalose, acidose, hipercapnia, efeitos remotos de carcinomas, porfiria.
Doenças degenerativas	Doença de Alzheimer, demência dos corpos de Lewy, doença de Pick e outras demências do lobo frontal, doença de Huntington, doença de Creutzfeldt-Jakob, hidrocefalia de pressão normal, esclerose múltipla, doença de Parkinson, doença de Schilder, doença de Wilson, paralisia supranuclear progressiva, leucoencefalopatia multifocal progressiva, epilepsia mioclônica progressiva, leucodistrofia metacromática, neuroacantocitose, doença de Kuf e miopatias mitocondriais, entre outras.
Doenças endócrinas	Crises tireotóxicas, mixedema, crises addisonianas, doença de Addison, hipopituitarismo, hipo- e hiperparatireoidismo, pré-coma diabético, hipoglicemia.
Doenças infecciosas	Encefalite, meningite, infecção pelo HIV, neurossífilis, infecção estreptocóccica, septicemia, pneumonia, *influenza*, febre tifoide, malária cerebral, tripanossomíase.
Eventos epilépticos	Crises parciais complexas, estado de mal parcial, estados pós-ictais.
Eventos vasculares	Trombose ou embolismo cerebral agudo, ataque isquêmico transitório, hemorragia subaracnoide, encefalopatia hipertensiva, lúpus eritematoso sistêmico.
Lesões ocupantes de espaço	Tumores cerebrais, hematoma subdural, abscesso cerebral.
Traumatismos cranioencefálicos	Acidentes automobilísticos, quedas, traumas contusos.

Adaptada de Lishman WA (1998). *Organic psychiatry: The psychological consequences of cerebral disorder.* Oxford: Blackwell Science.

caracterização dos quadros clínicos não foi abandonado pela Psiquiatria moderna. Esse fato foi alvo de duras críticas por Thomas Insel, diretor do National Institute of Mental Health (NIMH), à época do lançamento da DSM-5, que comparou o método descritivo de sintomas mentais com uma anomalia da propedêutica, tal qual seria o diagnóstico de cardiopatias baseado na natureza da dor precordial. Ele enfatizou que os transtornos mentais seriam determinados por alterações em circuitos cerebrais envolvendo cognição, emoção e comportamento, e propôs, através de um projeto intitulado Research Domain Criteria (RDoC), a redefinição dos quadros clínicos a partir de evidências advindas de estudos de ciências básicas, genética e neuroimagem.

A rigor, algumas soluções conceituais livremente incorporadas à nosologia oficial pelas especialidades médicas poderiam ser aplicadas aos quadros psiquiátricos. A expressão "doenças idiopáticas" (do grego *idios* = próprio, particular; *pathos* = doença) é amplamente aceita para se referir a condições de causas incompreendidas, sendo alguns exemplos em que esta especificação se faz utilizar: a menorragia idiopática, a púrpura trombocitopênica idiopática e a dor pélvica idiopática. Com a mesma finalidade, diz-se que a elevação pressórica ou o tremor seriam "essenciais" ou, na ausência de causas precipitantes, que um paciente sofreria de um quadro "primário". Com estas e outras possibilidades, o purismo conceitual parece apenas reafirmar a opção da Psiquiatria pela manutenção do caráter intangível do acometimento mental ao olhar das ciências naturais.

Por outro lado, a validade de alguns modelos translacionais em Neurociências vem sendo colocada em questão. Grupos de pesquisadores têm alertado para os riscos de excessos na tradução de achados de estudos pré-clínicos para caracterizar o comportamento humano. Em um editorial da revista *The Lancet Psychiatry*, exemplos de simplificações inadequadas na transposição de resultados de pesquisas com modelos animais de esquizofrenia foram apresentados. Possíveis reducionismos foram apontados também em estudos em genética na área da saúde mental. Nesses casos, segundo os críticos, os comportamentos de cobaias em experimentos não poderiam esclarecer acerca das doenças mentais, frente à complexidade e à heterogeneidade dos quadros clínicos e, em especial, do próprio ser humano.

Qual seria a importância de se reconhecerem os transtornos neuropsiquiátricos? Em primeiro lugar, os diagnósticos neuropsiquiátricos são dados gnosiológicos e heurísticos, ou seja, os diagnósticos têm funções explicativas destinadas a fundamentar o tratamento e a determinar medidas preventivas. Em segundo, os diagnósticos neuropsiquiátricos funcionam como instrumento de comunicação, ou seja, possibilitam que os profissionais de saúde mental falem a mesma língua. Em terceiro lugar, os diagnósticos neuropsiquiátricos são meios de previsão. Em outras palavras, e como já dizia um antigo axioma médico, "diagnóstico é prognóstico". Em quarto lugar, os diagnósticos possibilitam a realização de pesquisas com o objetivo de alcançar a compreensão dos processos envolvidos no desenvolvimento e na manutenção dos transtornos neuropsiquiátricos. Por fim, os diagnósticos neuropsiquiátricos têm ainda aplicações práticas na reabilitação, na organização da assistência, na epidemiologia e na alocação de recursos, na pedagogia, na produção, na previdência social, no seguro-saúde e na aplicação da Justiça.

O neurologista Luiz Miranda-Sá Jr. chama a atenção para as limitações existentes no DSM e na CID. Segundo o autor, essas listas nosográficas são muito heterogêneas, isto é, sinais e sintomas isolados, síndromes (conjuntos de sinais e sintomas que tendem a se apresentar simultaneamente) e entidades nosológicas (doenças) são listados como "transtornos", em um mesmo patamar diagnóstico. Além disso, o DSM e a CID jamais podem ser empregados para fazer diagnósticos, mas apenas para registrá-los. Miranda-Sá Júnior (2017) afirma: "O emprego das listas nosográficas para fazer diagnósticos é uma deformação irracionalista porque inverte o procedimento lógico de diagnosticar e, como instrumento cognitivo científico, só garante a produção de diagnósticos sindrômicos ou de sintomas". Em outras palavras, primeiramente o médico, com base em um conhecimento científico, faz o seu diagnóstico. Somente depois esse profissional "enquadra" os diagnósticos em uma lista nosográfica, o DSM e a CID.

Contribuições da Neurociência para a Psiquiatria e a Neurologia

As contribuições da Neurociência para a Psiquiatria e a Neurologia recaem sobre duas amplas categorias: as *contribuições conceituais* e as *contribuições experimentais*. Do ponto de vista conceitual, a Neurociência começa a criar um referencial intelectual para a exploração das funções mentais, um balizamento que incorpora tanto a Psiquiatria quanto a Neurologia. Como consequência, podemos antever um possível realinhamento ou superposição das duas disciplinas em áreas que podem fornecer uma abordagem mais coerente a uma variedade de transtornos cognitivos, tais como o autismo, a deficiência intelectual e a doença de Alzheimer, nas quais ambas as disciplinas têm interesse histórico.

Do ponto de vista experimental, as Neurociências têm fornecido importantes *insights* genéticos e biológicos sobre as causas e a patogênese de uma variedade de doenças neurológicas, tais como a distrofia muscular, as doenças dos canais iônicos (em inglês conhecidas como *channelopathies*), as nodopatias (alterações nas lacunas da bainha de mielina) e perinodopatias (acometimentos das regiões compostas por mielina não compacta, adjacentes aos nodos de Ranvier) e as formas familiares da doença de Alzheimer e da esclerose lateral amiotrófica. Os mecanismos genéticos subjacentes a essas doenças monogênicas foram prontamente desvendados pelas abordagens genéticas atualmente disponíveis. Infelizmente, como veremos adiante, a Neurociência não alcançou, na Psiquiatria, o pronto e notável sucesso obtido na Neurologia. Essas diferenças podem ser atribuídas a duas razões.

Primeiro, as doenças genéticas da Neurologia mais bem investigadas pela análise molecular foram as condições monogênicas. Em contraste, no caso de transtornos poligênicos, como a esquizofrenia, a depressão, o transtorno bipolar e os transtornos de ansiedade, as análises genéticas não evoluíram a ponto de elucidar os mecanismos patogênicos envolvidos no seu desenvolvimento. No entanto, importantes resultados surgiram. Por exemplo, tornou-se de grande interesse a observação de que o alelo E4 da apolipoproteína E – uma proteína multifuncional que participa do metabolismo dos lipídeos cerebrais – é um fator de risco para a doença de Alzheimer, talvez porque este seja o primeiro achado referente a um dos genes que contribuem para um transtorno poligênico do cérebro.

Segundo, mesmo antes do advento da Biologia Molecular, a Neurologia, com razão, já era orgulhosa da sua capacidade de identificar lesões em locais específicos do sistema nervoso (não apenas nos músculos, nos nervos periféricos e na medula espinal, mas também no próprio encéfalo). Como resultado, a Neurologia Molecular baseou-se em fundamentos sólidos, ou seja, em uma neuropatologia bem caracterizada e de valor diagnóstico inestimável. Infelizmente, a Psiquiatria ainda não dispõe de um referencial neuroanatômico tão consistente.

Nessa relação entre Neurologia, Psiquiatria e Neurociência, não são só as duas primeiras disciplinas que têm sido beneficiadas. A Neurociência tem recebido das duas uma ampla gama de fascinantes condições clínicas caracterizadas por alterações da percepção, de habilidades motoras e de funções cognitivas específicas que continuam a nos desafiar em pleno século XXI. Para superar esse desafio, deveremos fazer mais do que apenas estudar pacientes portadores de doenças do cérebro e da mente. Teremos que lançar mão, cada vez mais, do estudo de organismos "geneticamente abordáveis", tais como vermes anelídeos, moscas e camundongos, não apenas para identificar os genes de interesse da Neurologia e da Psiquiatria, mas também para compreender as funções das proteínas por eles codificadas e aprender como as mutações identificáveis podem levar a fenótipos clínicos reconhecidamente alterados.

Perspectivas abertas pela Neurociência para a Neurologia no século XXI

A Neurologia é uma área da Medicina tradicionalmente caracterizada pela busca da localização da lesão no sistema nervoso a partir do exame físico e dos exames complementares. Entretanto, apesar do crescimento exponencial da população e do acesso a serviços de saúde de uma forma geral, a falta de exames para a confirmação de diagnósticos continua a ocupar o papel de "calcanhar de Aquiles" do neurologista junto às parcas opções terapêuticas que estão à disposição do profissional em seu cotidiano. Esse cenário vem se alterando positivamente na última década de maneira significativa e, neste capítulo, apresentaremos, a partir da realidade atual, as perspectivas abertas para os próximos anos.

As doenças genéticas, as quais apresentam enorme impacto psicossocial, econômico e médico, sendo responsáveis por 25% das internações pediátricas e por 40 a 80 casos a cada 1.000 nascidos vivos, são um campo de crescentes análises. O *status quo* até então era a busca por um fenótipo condizente com um padrão preestabelecido, alterações específicas em exames de imagem e em análises de tecidos biopsiados, análises bioquímicas de líquidos corporais ou uma gama bastante restrita de testes genéticos, como cariótipo ou hibridização comparativa baseada em microarranjos, de maneira que boa parte dos pacientes permaneciam sem diagnóstico preciso. Com o surgimento do sequenciamento de nova geração (*next generation sequencing*) em 2005, o sequenciamento do DNA se tornou mais acessível e proporcionou a possibilidade de análise do exoma (fração que codifica os genes, correspondente a cerca de 2% do genoma), ampliando o acervo científico para diagnóstico de condições como déficit intelectual, erros inatos do metabolismo, microcefalia e baixa estatura, bastante prevalentes nos ambulatórios de Neurologia e Neuropediatria. Entretanto o acesso a essa ferramenta ainda se encontra limitado pelo seu custo, situação que acreditamos esperançosamente que irá se resolver em breve.

As demências e os transtornos cognitivos são outro ponto de necessária expansão diagnóstica e terapêutica, uma vez que o envelhecimento populacional é uma realidade e a prevalência desse acervo de doenças atinge números epidêmicos. A busca pelo diagnóstico precoce e alguma forma de tratamento que possa reverter o déficit já instalado são as quebras de paradigma mais aguardadas nesse campo de atuação do neurologista. Uma das apostas são os biomarcadores envolvidos na doença de Alzheimer. A busca por esses acabaria por facilitar, inclusive, uma intervenção terapêutica ao verificar o ponto da cascata de acontecimentos bioquímicos que poderia ser interrompido ocasionando a quebra de todo o processo de formação do *continuum* que resultará na doença estabelecida. O grande problema atual e para os anos vindouros, sendo tema de numerosos estudos científicos, é descobrir que ponto é esse exatamente.

Iniciando pela genética, o número de genes correlacionados à doença de Alzheimer não para de crescer, contando, no momento com APP, PSEN1 e PSEN2 como genes causais na doença de Alzheimer familiar e diversos outros sendo listados como genes associados que aumentariam a probabilidade de desenvolvimento do quadro esporádico da doença. Esses genes são correlacionados, aparentemente, com três vias de instalação do quadro: cascata de formação do amiloide, metabolismo lipídico e mecanismos imunes e inflamatórios, gerando três vias para a busca do ponto específico supracitado.

Na seara do diagnóstico, os biomarcadores ligados ao líquido cerebrospinal (LCS) apresentaram um grau de evolução importante a partir dos anos 1990. Os baixos níveis de β-amiloides (Aβ42) e os altos níveis de TAU total (t-TAU) e TAU fosforilada (p-TAU) são anúncios de um diagnóstico menos invasivo para o comprometimento cognitivo leve e para a doença de Alzheimer. Além desses, muitos outros marcadores estão sendo estudados, de maneira que, nos próximos anos, haverá novidades nesse campo.

A calicreína 8 (KLK8), a formulação de padrões e assinaturas plasmáticas também são pistas de um futuro vindouro, no qual os marcadores sorológicos da doença de Alzheimer e de outras demências farão um diagnóstico preciso e ainda menos invasivo, sendo necessária apenas uma amostra de sangue e sem a necessidade de coleta de LCS. Já os marcadores salivares da doença aparentemente começam a ser levantados como hipótese, porém, sem confirmações otimistas nos dados publicados.

No campo da neuroimagem, a presença de redução do volume do hipocampo já figura como um critério-chave para o diagnóstico. Entretanto, essa alteração não é específica desse tipo de demência, sendo vista também na demência de origem vascular, demência por corpúsculos de Lewy, degeneração lobar frontotemporal e depressão. Pelo exposto, pode-se considerar que a verdadeira busca é por alterações na imagem antes da instalação desse quadro, assemelhando-se ao que vem ocorrendo na busca por marcadores sorológicos e salivares. Um fator bastante promissor para um futuro próximo é o emprego da neuroimagem por ressonância magnética de 7 tesla em humanos. Com a melhora da resolução da imagem, a análise das subdivisões do hipocampo poderá ser realizada com maior precisão, gerando dados ainda não disponíveis para o desenvolvimento de tecnologias terapêuticas.

A neuroimagem por ressonância magnética funcional (RMf) se embasa no consumo de oxigênio pelo parênquima cerebral para mensurar a atividade cortical locorregional, gerando inferências temporais e processuais a partir da concentração de deóxi-hemoglobina. Muitos estudos demonstraram a redução da atividade no lobo temporal medial e nas suas redes com conexão cortical nos pacientes com comprometimento cognitivo leve, inclusive predizendo o alto risco de evolução desse quadro para doença de Alzheimer. Outro método interessante é o PET-fluorodeoxiglicose (PET-FDG), que utiliza a FDG como marcador da atividade glicolítica do parênquima, sendo associado ao funcionamento cortical. Revela, com bastante precocidade, anormalidades no funcionamento cerebral de jovens portadores da mutação no gene APOE4 (com sabido fator de risco aumentado para desenvolvimento de Alzheimer) ainda sem prejuízos clínicos mensuráveis pela avaliação neuropsicológica. Além disso, apresenta padrões diferentes em pacientes com clínica bastante parecida com a doença de Alzheimer, facilitando o diagnóstico diferencial. Outra vantagem, o exame se altera de acordo com a terapêutica empregada, revelando, ainda que muito incipientemente, se a medicação empregada está alterando o curso de funcionamento cerebral do paciente.

O PET-amiloide busca traçar pontos com acúmulo de amiloide no sistema nervoso central, fixando-se neles. Porém o acúmulo de amiloides não é específico da doença de Alzheimer, de maneira que o diagnóstico específico pode ser confundido com outros quadros demenciais que cursem com esse acúmulo ou até mesmo entre os padrões clínicos distintos dentro da seara da doença de Alzheimer. Apesar disso, apresenta importante papel em apresentar a possibilidade de conversão de um quadro de comprometimento cognitivo leve em um quadro de demência pela doença de Alzheimer, fazendo com que tenha um papel importante nessa doença e com imensurável potencial de auxílio diagnóstico e terapêutico nos próximos anos.

Passando a outro ponto, uma área de crescente atenção e enorme incentivo financeiro à pesquisa são as doenças desmielinizantes, entre as quais figura em destaque a esclerose múltipla. Para situá-la historicamente, até as décadas de 1970 e 1980 o diagnóstico dessa doença era feito apenas com alterações no exame físico. Diversos livros e manuscritos históricos, inclusive de Jean-Martin Charcot, mostram *La sclérose en plaques* e suas apresentações clínicas desde 1433. A doença acomete, atualmente, cerca de 35 mil brasileiros e 2,5 milhões de pessoas no mundo, prevalentemente no sexo feminino e em jovens. Sua evolução é manejada e acessada conforme as alterações radiográficas e clínicas do paciente na linha do tempo desde o primeiro surto. A primeira opção de tratamento com capacidade de alterar a evolução natural da doença foi lançada em 1993, a interferona beta-1b. Desde então, o número de medicamentos para tratamento da forma remitente recorrente da doença vem crescendo de maneira exponencial. Entretanto, ainda não havia nenhuma opção para a forma primariamente progressiva até março de 2017, quando foi lançado o ocrelizumabe, um anticorpo monoclonal anti-CD20. Esse foi um marco histórico e o primeiro passo no surgimento de fármacos com potencial de melhorar a evolução clínica dos pacientes acometidos pelo quadro.

A busca por biomarcadores na esclerose múltipla, assim como nas doenças desmielinizantes, também é nova e incessante. No momento, encontra-se como ponto mais promissor a análise da presença de neurofilamentos de cadeia leve, uma vez que esses têm correlação estabelecida entre crises, a escala expandida do estado de incapacidade (EDSS, do inglês *expanded disability status scale*), lesões observadas por imagens de ressonância magnética e atrofia do sistema nervoso central, podendo influenciar futuramente nas decisões clínicas e terapêuticas.

A neuromielite óptica, doença que acomete 10 a cada 100.000 pessoas no mundo, é marcada por neurite óptica recorrente e mielite, tendo pouca recuperação após cada surto. A prevalência de anticorpos IgG contra aquaporina 4 (proteína de canal de água presente principalmente em astrócitos) nos pacientes que sofrem dessa condição varia de 65 a 88% de acordo com a literatura. A terapêutica para prevenção de crises desse quadro era bastante limitada. Entretanto, em 2019, juntaram-se a este seleto *hall*, o qual já incluía micofenolato, azatioprina, rituximabe e metotrexato, promissores medicamentos: eculizumabe e o inebilizumabe. O primeiro é um anticorpo monoclonal humanizado que atua ligando-se ao componente C5 do complemento, inibindo a formação do complexo de ataque à membrana induzido por C5b, e com poucos efeitos colaterais, exceto por facilitar infecções por *Neisseria meningitidis*, a qual é facilmente controlada com a vacinação dos pacientes em uso da medicação. Sua redução relativa do risco de crises foi de 33%, o que já é um importante auxílio no arcabouço terapêutico dessa doença com apresentação clínica diversas vezes catastrófica.

O inebilizumabe é um anticorpo monoclonal que se liga ao antígeno de superfície CD19 dos linfócitos B, depletando boa parte dos linfócitos derivados da linhagem B. Seu estudo, o *N-Momentum trial*, foi interrompido após 6 meses e meio por apresentação de comprovada eficácia em reduzir surtos da doença em comparação ao placebo. Entretanto são necessários mais estudos de ambos os medicamentos expostos, inclusive com desenho *head-to-head* que permite modificar a escolha da medicação para o paciente no cotidiano médico.

Mantendo o foco nos tratamentos, é importante salientar a evolução da terapêutica para as doenças cerebrovasculares e seu impacto em uma das doenças com mais desfechos trágicos no mundo, o AVC. Ele ocorre quando o suprimento sanguíneo de uma parte do cérebro é subitamente interrompido (AVC isquêmico) ou quando um vaso sanguíneo cerebral se rompe, levando a um sangramento nos espaços que circundam os neurônios (AVC hemorrágico). As células cerebrais entram em sofrimento e morrem quando param de receber oxigênio e nutrientes do sangue ou quando ocorre um sangramento súbito no interior ou em volta do cérebro, levando a um edema. Os sintomas do AVC incluem perda de sensibilidade ou fraqueza especialmente em um lado do corpo; confusão mental ou problemas com a produção ou compreensão da fala de natureza abrupta; dificuldades visuais súbitas em um ou em ambos os olhos; problemas da marcha; tonturas ou perda do equilíbrio ou coordenação, ou dor de cabeça súbita sem causa conhecida.

Em 1995, com a publicação do National Institute of Neurological Disorders and Stroke rt-PA Stroke Study Group, iniciou-se um processo de possibilidade de tratamento para casos de AVCs isquêmicos, reduzindo a morbidade do quadro. Ocorreu então uma cascata de publicações e ensaios sobre o assunto "trombólise venosa". Nos últimos 5 anos, diversos estudos apresentaram a possibilidade de associação dessa condição com a reperfusão por meio de trombectomia mecânica até 6 horas após o início dos sintomas. Imaginando que essa seja uma das doenças com maior número de mortes na história, já seria muito interessante essa quebra de barreira. Entretanto, a evolução foi ainda mais interessante quando, em

2018, o estudo DAWN[1] comprovou a possibilidade de extensão do prazo de realização da trombectomia mecânica de 6 a 24 horas após o ocorrido, aumentando a chance de redução da morbidade após o evento. Em 2019, a trombólise venosa guiada por imagens de perfusão cerebral atingiu a possibilidade de ser realizada 9 horas após o ocorrido, também contando com redução da morbidade. Portanto, as notícias para o futuro da área são animadoras e levantam esperanças quanto ao tratamento dessa doença que acometerá um em cada quatro brasileiros.

Os estudos clínicos com uso de anticorpos monoclonais, anteriormente citados para tratamento da esclerose múltipla e da neuromielite óptica e para quadros demenciais, também se encontram em fases experimentais. Apesar de os primeiros resultados não serem animadores, com todos os estudos falhando nos desfechos primários ou não apresentando benefícios significativos, resultados preliminares do estudo EMERGE[2] (o qual emprega o adacanumabe e se encontra em fase III durante a preparação deste capítulo) mostraram efeito da droga na prevenção da evolução da disfunção cognitiva. Essa busca abre caminho e traz investimentos para novas perspectivas de possibilidade fisiopatológica e terapêutica, como a restauração da *endosomal adaptor target of Myb1* (TOM1), que reduziria e reverteria os efeitos causados pelo acúmulo de beta-amiloides ou o papel da grelina na doença de Alzheimer.

Já as doenças genéticas, as quais permaneciam pouco diagnosticadas como exposto no início desta seção, agora apresentam, além de possibilidades diagnósticas, alternativas terapêuticas personalizadas. Esse é o caso do milasen, medicamento desenvolvido especialmente para uma paciente com a lipofuscinose ceroide neuronal tipo 7 (uma forma da doença de Batten), doença genética muito rara e fatal. No espectro de alterações clínicas dessa doença constam cegueira, ataxia, epilepsia e retardo do desenvolvimento. Utilizando-se a análise do sequenciamento do genoma, verificou-se mutação específica e, a partir disso, foi criada uma medicação própria para tal (baseada no nucinersen – um oligonucleotídeo *antisense* desenvolvido para tratamento da atrofia muscular espinal). O resultado foi bastante promissor, apresentando uma redução do tempo de duração das crises convulsivas, da frequência de crises e do tempo cumulativo gasto em crises de 63, 52 e 85%, respectivamente. Entretanto, sem impedir a evolução do quadro. Essa notícia, associada ao desenvolvimento pujante da inteligência artificial, *machine learning* e *big data* no campo médico, apresenta um panorama futuro de crescimento ilimitado de novas alternativas personalizadas a doenças até mesmo desconhecidas.

---

[1] O Estudo DAWN foi um ensaio clínico randomizado e multicêntrico que demonstrou que a trombectomia mecânica é vantajosa em relação ao tratamento clínico isolado em pacientes com AVC isquêmico.

[2] O estudo EMERGE foi um ensaio clínico randomizado que buscou avaliar os efeitos do anticorpo monoclonal aducanumabe sobre desfechos clínicos e laboratoriais em indivíduos com doença de Alzheimer inicial.

Dispositivos, inteligência artificial, startups e a Neurologia – perspectivas

As *startups* (empresas que atuam em inovação e resolução de questões cotidianas) têm se voltado para o mercado gerado pelas doenças neurológicas devido ao seu potencial de crescimento impulsionado pelo aumento e envelhecimento da população e pela alta margem de investimentos das grandes empresas já presentes nesse mercado.

Uma análise da Mordor Intelligence, empresa indiana de projeções de crescimento, expansão territorial e financeira de mercados, apresenta perspectivas de crescimento anual de 8,41% de 2019 a 2024, com surgimento de novos produtos, principalmente, nos EUA e na Ásia. O Brasil ocupa o primeiro lugar entre os países da América do Sul, entretanto, com pouco protagonismo no cenário mundial.

Os dispositivos com maior potencial de crescimento nos próximos anos são: dispositivos de controle do líquido cerebrospinal, simuladores realísticos de procedimentos invasivos, dispositivos para trombectomia mecânica, *stents* de artéria carótida, molas (*coils*) para embolização e dispositivos de suporte, neuroendoscópios, novos sistemas estereotáxicos e dispositivos estimuladores da medula espinal, do tronco encefálico e do plexo sacral.

O objetivo é conferir maior qualidade de vida a pacientes paraplégicos, com mobilidade reduzida, disfunção vesical, tremor essencial, dor crônica, depressão, transtorno obsessivo-compulsivo e doença de Parkinson, entre outros quadros neurológicos.

Para pacientes com esclerose lateral amiotrófica e síndrome do encarceramento (*locked-in syndrome*) já existem dispositivos para comunicação apenas com a mobilização dos olhos. A curva de aprendizado média de um adulto é de 20 minutos e visa a melhorar a relação desses pacientes com o meio no qual estão presentes.

Em virtude dos fatos mencionados, acredita-se que haverá um crescimento importante da Neurologia nos próximos anos.

Bases biológicas dos transtornos mentais

Em meio a uma miríade crescente de evidências, algumas importantes teorias antigas e recentes ocasionaram impacto sobre a compreensão das alterações cerebrais subjacentes aos transtornos mentais. Para fins didáticos, serão discutidas as bases neurobiológicas de duas das mais emblemáticas dessas entidades clínicas: esquizofrenia e depressão maior.

Esquizofrenia
Aspectos genéticos

A participação de alterações genéticas na esquizofrenia foi inicialmente sugerida por evidências do início do século XX que mostraram tendência a agregação dos casos em certas famílias. Pesquisas com amostras de gêmeos revelaram significativa concordância diagnóstica em pares monozigóticos (cerca de 50%), corroborando a ideia de relevância do componente genético, considerando a incidência anual da doença na população geral (de 0,3 a 0,7%). Entretanto, diversos genes foram implicados no risco para a condição (por exemplo, a apolipoproteína E, a catecol O-metiltransferase, entre outros), havendo ainda grande controvérsia quanto ao papel de cada um desses na gênese do quadro.

Recentemente, a contribuição genética para a ocorrência da condição foi estimada em aproximadamente 79% dos casos, sendo a hereditariedade associada a essa condição compreendida como complexa, poligênica e influenciada por fatores ambientais. De fato, evidências sobre alterações epigenéticas em pacientes com esquizofrenia têm-se acumulado nos últimos anos, porém os resultados ainda se mostram heterogêneos. Por exemplo, a hipometilação (com consequente estímulo à transcrição) global do DNA foi verificada em leucócitos de caucasianos com a doença, mas apenas sujeitos do sexo masculino com esquizofrenia apresentaram esse achado em uma amostra japonesa. Tal aspecto, contudo, não foi replicado em um estudo israelense. Alterações em genes específicos que codificam importantes componentes da neurotransmissão monoaminérgica foram encontradas em pacientes. Nesses sujeitos, genes responsáveis pela formação de receptores de dopamina (DRD4, DRD5 e DRD2) e de serotonina (HTR1A e HTR2A) pareceram sofrer hipermetilação (e, com isso, inibição da transcrição). Além disso, enzimas de metabolização de dopamina (S-COMT) e de transporte de serotonina (5 HTT) também se mostraram hipermetilados em estudos. A hipermetilação do GRIA3, associada à formação de receptores de glutamato tipo AMPA, ocasionaria incremento no risco para esquizofrenia. A hiporregulação de GAD67 e RELN no córtex pré-frontal correlaciona-se com a hipermetilação de seus genes promotores, ocasionando redução da neurotransmissão GABAérgica nesta área cerebral. Por fim, anormalidades na metilação em genes promotores de inflamação (D224, LAX1, TXK, PRF1, CD7, MPG e MPO) foram verificadas em casos de esquizofrenia.

Hipótese dopaminérgica clássica da esquizofrenia

A ideia de que os transtornos mentais seriam causados pela desregulação nos níveis de alguns neurotransmissores nas fendas sinápticas foi desenvolvida a partir de um achado acidental, em 1952. O cirurgião francês Henri Laborit observou, nesse ano, que a clorpromazina, uma fenotiazida derivada da prometazina e testada inicialmente como potencializador anestésico, mostrou-se efetiva no controle de sintomas de agitação de sujeitos esquizofrênicos. A ação bloqueadora de receptores de dopamina proporcionada por esse fármaco, como posteriormente se comprovou, deu origem à hipótese dopaminérgica da esquizofrenia: as manifestações clínicas nessa condição seriam explicadas por uma hiperatividade anômala na neurotransmissão nas vias carreadoras de dopamina. Posteriormente, a ação farmacológica sobre os diferentes grupos de sintomas forneceu pistas para o entendimento das anormalidades na neurotransmissão nesses quadros. Por exemplo, os aspectos ditos "positivos" (delírios, alucinações e agitação) foram associados à excessiva ação da dopamina sobre receptores D2 nas vias mesolímbicas, sendo que a inibição farmacológica da atividade nesse trato aliviaria esses sintomas. Já as alterações em cognição e os sintomas "negativos" (isolamento social, apatia, abulia) seriam determinados por uma reduzida atividade dopaminérgica nas vias mesocorticais, o que explicaria a piora desses aspectos com o emprego de antipsicóticos. Por fim, os efeitos neurológicos adversos (p. ex., parkinsonismo farmacológico) e endocrinológicos (hiperprolactinemia) dos antipsicóticos seriam atribuídos ao bloqueio dopaminérgico nas vias nigroestriatal e túbero-infundibular, respectivamente.

Anos depois, os chamados "antipsicóticos de segunda geração" (ou atípicos) foram lançados. Eles atuam no bloqueio de receptores 5 HT2 de serotonina, poupando os receptores D2 de dopamina e, com isso, ocasionam menos efeitos adversos neurológicos em comparação com as drogas de primeira geração. A hipótese de hiperatividade serotoninérgica na esquizofrenia foi então proposta: uma excessiva liberação de serotonina ou uma expressão aumentada de receptores 5 HT2A nas sinapses da área tegmentar ventral inibiria a atividade glutamatérgica nessa região, ocasionando incremento da liberação de dopamina na via mesolímbica. A ação inibitória dos medicamentos sobre a atuação serotoninérgica levaria ainda ao aumento na ação do glutamato e à redução secundária da atividade dopaminérgica.

Alterações anatômicas e da conectividade cerebral na esquizofrenia

Com o declínio das teorias que relacionaram níveis sinápticos de neurotransmissores à ocorrência de transtornos mentais, novas hipóteses foram propostas. O advento de técnicas de neuroimagem avançada, sobretudo a partir do início do século XXI, permitiu evidenciar alterações em regiões e circuitos cerebrais nos transtornos mentais, refutando a ideia inicial de que essas doenças seriam puramente "funcionais". Contudo, desde a década de 1950, o alargamento dos ventrículos laterais e do terceiro ventrículo tem sido consistentemente evidenciado em pacientes com esquizofrenia. Os achados de um estudo da época, que utilizou técnicas de pneumoencefalografia, foram posteriormente corroborados por mensurações a partir de imagens de tomografia computadorizada e ressonância magnética.

Recentes análises integrando, por meio de aprendizagem de máquina, dados de neuroimagem de múltiplos centros de pesquisa indicaram que, comparados a controles, pacientes com esquizofrenia apresentavam alterações volumétricas regionais e em redes neurais. Reduções nos volumes do córtex pré-frontal medial, córtex temporolímbico e perissilviano, além de alargamento ventricular e do globo pálido, foram identificados. Ademais, verificaram-se disfunções no circuito corticoestriado-cerebelar, acometendo as redes de modo padrão, de saliência e de controle executivo. No caso dos quadros prodrômicos, sujeitos que progrediram para a síndrome franca, definida pelo aparecimento de sintomas positivos (delírios, alucinações, agitação psicomotora etc.), apresentaram redução significativa no volume da substância cinzenta em comparação com controles. Coerentemente, um estudo que analisou variáveis de múltiplas modalidades (clínicas, cognitivas, de neuroimagem estrutural e funcional) demonstrou uma correlação positiva entre a espessura cortical e a ocorrência desse grupo de sintomas. Contudo, a localização dessas alterações variou amplamente entre estudos. Igualmente, associações entre estruturas cerebrais e os sintomas negativos (isolamento social, embotamento afetivo, hipobulia, entre outros) indicaram resultados controversos.

Transtorno depressivo maior
Aspectos genéticos

Estudos com famílias de sujeitos acometidos por transtornos depressivos indicaram um risco na ordem de 37% (95% Intervalo de Confiança [IC]: 31 a 42%) de hereditariedade do quadro. Além disso, parentes de primeiro grau de pessoas com esse diagnóstico apresentaram elevação em duas a três vezes nas chances de também sofrerem da condição. Contudo, estudos que buscaram detectar potenciais genes associados ao desenvolvimento de depressão mostraram-se amplamente heterogêneos, existindo mais de 20 *loci* candidatos. Recentes evidências de análises de associação genômica ampla (GWAS) propuseram que polimorfismos de nucleotídeos únicos (SNPs) em genes ligados a proteínas neuronais estruturais, marcadores de resposta inflamatória e outros ligados ao metabolismo celular poderiam ocasionar depressão.

Embora os mecanismos genéticos para a ocorrência de depressão pareçam ser importantes, grande parte dos casos parece ser precipitada por outras causas, como fatores ambientais e culturais. A metilação do DNMT3a no núcleo acumbente poderia se relacionar com uma reduzida resiliência, ocasionando sintomas depressivos. A maior suscetibilidade ao estresse também foi sugerida pela expressão da desmetilase TET1. Por fim, a metilação do fator neurotrófico derivado do cérebro (BDNF, do inglês *brain-derived neurotrophic fator*) tem sido correlacionada com estresse e depressão, sendo reduções nesse agente neurotrófico consistentemente detectadas em sujeitos deprimidos.

Hipótese monoaminérgica clássica da depressão

A hipótese monoaminérgica da depressão foi sugerida inicialmente por experimentos com fármacos depletores de catecolaminas, em meados da década de 1960. Demonstrou-se que a redução na secreção sináptica cerebral de noradrenalina pelo anti-hipertensivo reserpina induzia estados depressivos, o que implicou uma possível participação desse neurotransmissor na fisiopatologia destes quadros. À época, já havia sido descrita a ação euforizante da isoniazida, um fármaco bacteriostático usado no tratamento da tuberculose. Esse efeito, batizado à época como "antidepressivo", se dava pela inibição da monoaminoxidase (MAO), responsável pela degradação da serotonina, da noradrenalina e da dopamina, entre outras monoaminas. Experimentos em busca de um princípio ativo análogo resultaram na síntese da iproniazida, em 1952, que é considerada o primeiro fármaco antidepressivo. Em 1956, a imipramina, uma amina terciária derivada de fármacos anti-histamínicos, foi testada em pacientes psiquiátricos, buscando-se efeitos semelhantes aos descritos no experimento com a clorpromazina, porém resultando na redução de sintomas depressivos na amostra avaliada. Em 1960, os farmacologistas Fridolin Sulser e Julius Axelrod analisaram dados de estudos com inibidores da MAO e com a imipramina (e com os demais fármacos designados "antidepressivos tricíclicos"), concluindo que apresentavam o efeito comum de elevar a disponibilidade de serotonina e de catecolaminas no cérebro.

Estudos com ligantes de receptores de serotonina foram desenvolvidos pelo laboratório Eli Lilly durante a década de 1970. Em 1974, a fluoxetina foi sintetizada, sendo demonstrada a sua potente ação na inibição da proteína responsável pela recaptura da serotonina na membrana pré-sináptica, e um efeito insignificante em receptores de noradrenalina. Esse resultado distinguiu essa molécula dos demais antidepressivos, sendo lançada no mercado em 1988 como o primeiro da classe dos inibidores seletivos da recaptação da serotonina (ISRS). Medicamentos de ação antidepressiva aprovados para uso comercial nas décadas seguintes seguiram o mesmo princípio de atuação sobre proteínas transportadoras de monoaminas, diferindo em alguns casos quanto ao neurotransmissor envolvido.

Com o tempo, outros dados demonstraram que a teoria monoaminérgica da depressão necessitava ser revista. Evidências do final da década de 1990 comprovaram que a depleção de monoaminas não seria causadora de sintomas depressivos em sujeitos saudáveis. Além disso, a redução na oferta de triptofano, um aminoácido precursor da serotonina, não ocasionou agravamento de sintomas em pacientes deprimidos não tratados. Por fim, sabe-se que, embora os níveis extracelulares de monoaminas se elevem agudamente após a primeira administração de antidepressivos, os efeitos terapêuticos somente se observam ao fim de 3 a 6 semanas de tratamento. Esses achados causaram o questionamento acerca do protagonismo do desequilíbrio dos níveis sinápticos de neurotransmissores na gênese da depressão. Passou-se a inferir que o aumento na disponibilidade das monoaminas, proporcionado pelos fármacos, deveria apenas influenciar indiretamente processos intracelulares causadores do transtorno.

Recentemente, as alterações na neurotransmissão glutamatérgica têm atraído a atenção para a participação dessas vias cerebrais nos quadros depressivos. Embora os efeitos dos antidepressivos sobre a atividade do glutamato já houvessem sido reconhecidos, ensaios clínicos demonstraram que a infusão de cetamina, um inibidor de receptores NMDA, proporcionou redução dos sintomas depressivos em tempo muito inferior ao observado no tratamento farmacológico convencional. Além disso, pacientes com depressão refratária ao manejo por antidepressivos obtiveram resposta terapêutica a essa substância. Em março de 2019, a Food and Drug Administration (FDA) aprovou o uso de escetamina, um enantiômero da cetamina, para o manejo da depressão.

Alterações anatômicas e da conectividade cerebral na depressão

No caso da depressão maior, reduções volumétricas focais (mais marcadamente no córtex pré-frontal dorsolateral e no hipocampo) foram documentadas em estudos de imagem. Nos hipocampos, foi encontrado um maior acometimento do hemisfério esquerdo, sobretudo nas regiões CA 1-4, no giro denteado e no subículo. O menor volume da porção CA 1 mostrou-se preditor de maior tempo de doença. Já a análise das redes neurais revelou hipoconectividade em circuitos frontoparietais, principalmente em áreas ligadas ao controle executivo, e nas conexões entre esses circuitos e os córtices parietais posteriores bilaterais. Simultaneamente, verificou-se hiperconectividade na rede de modo padrão, especificamente entre hipocampos e córtex pré-frontal medial, e nas vias relacionadas com o córtex pré-frontal dorsolateral esquerdo. Nas redes afetivas, observou-se hipoconectividade no córtex pré-frontal medial; além disso, nas vias atencionais ventrais, observou-se hiperconectividade com o pré-cúneo. Esses achados sugerem que, na depressão, observa-se uma menor conectividade em tratos que se associam ao controle emocional e atencional (circuitos frontoparietais) e elevação da conectividade na rede de modo padrão, associada ao pensamento autorreferente ("ruminação depressiva").

Reunificação da Neurologia e da Psiquiatria sob a égide da Neurociência

É bastante possível que, em um futuro próximo, alguma nova descoberta altere radicalmente nossas perspectivas em relação às doenças do cérebro e da mente. Uma importante possibilidade nesse sentido é a evidência de que em certas regiões do cérebro humano adulto existem células-tronco neurais persistentes que podem dar origem a várias classes de neurônios e células gliais. Embora já existam evidências mais antigas de uma proliferação contínua de neurônios no cérebro de roedores (e também evidência de que neurônios recém-formados podem estabelecer conexões apropriadas), o achado de células-tronco no cérebro humano suscitou novo ímpeto em relação ao seu potencial uso no reparo de tecidos cerebrais danificados. O transplante de neurônios dopaminérgicos derivados de fetos para tratar o parkinsonismo já se mostrou bem-sucedido em alguns pacientes, de modo que a possibilidade de utilizar células-tronco naturais ou geneticamente modificadas no tratamento de outros transtornos neurológicos é real. Esta é uma abordagem especialmente promissora do problema da reparação neuronal se utilizada em conjunto com um ou mais fatores de crescimento, tais como o fator de crescimento neural, o fator neurotrófico derivado do cérebro (BDNF) e os fatores tróficos derivados da glia.

A convergência das várias subáreas preocupadas com o estudo do cérebro e do comportamento, constituindo a disciplina comum da Neurociência, aumentou significativamente nosso conhecimento sobre a biologia do cérebro e o controle deste sobre o comportamento. Além disso, essa síntese nos tem ajudado a desmitificar o cérebro para o restante da comunidade biológica e, dessa maneira, atrair o interesse de muitos jovens biólogos para os problemas apresentados pelo cérebro e pelo comportamento.

Como um crescente número de evidências científicas aponta para uma importante superposição entre as doenças do cérebro e da mente, diversos autores listaram uma série de recomendações importantes para os anos futuros. Talvez a mais importante tenha sido uma referência à educação de futuros psiquiatras e neurologistas. Ambas as disciplinas deverão enfatizar a neurociência básica, a genética, a neuroanatomia, a neuropatologia, a neuroimagem, a neuropsicologia, a neurociência cognitiva, a fenomenologia comportamental, a neuropsicofarmacologia e as intervenções psicológicas. Os neurologistas em treinamento devem ser expostos a um grande e diversificado número de pacientes portadores de doenças mentais, e os psiquiatras, por sua vez, devem ser expostos a pacientes que apresentem síndromes neurológicas, em especial aquelas acompanhadas de sintomas psiquiátricos. A introdução do crescente conhecimento neurocientífico no treinamento em Neurologia e Psiquiatria será certamente um desafio, o qual abrirá espaço para uma reorganização do território das especialidades médicas.

Existem diversos prognósticos possíveis para a relação entre Psiquiatria e Neurologia sob a égide da Neurociência. As disciplinas poderiam permanecer essencialmente separadas, totalmente fundidas ou parcialmente unificadas. Segundo alguns autores, apesar de sofrerem grande influência uma da outra, a Neurologia e a Psiquiatria ainda utilizariam discursos muitos díspares para admitir uma fusão automática (p. ex., o discurso da Psiquiatria ainda é muito embasado na subjetividade humana e nas preocupações existenciais). Uma fusão completa entre as disciplinas parece-nos exagerada, dada a extensão do conhecimento nas duas áreas. Outros autores argumentam que deveria ser criada uma terceira disciplina, centrada no estudo do encéfalo (Encefaliatria) ou de todos os transtornos cognitivos, afetivos ou comportamentais resultantes de algum "insulto" cerebral (Neuropsiquiatria).

Se os anos 1990 foram considerados a "década do cérebro", com importantes *insights* acerca dos circuitos e do funcionamento cerebrais, a década atual poderá ser reconhecida, no futuro, como a "década do descobrimento" para a Neurociência, durante a qual muitos dos principais circuitos, células e moléculas candidatos a mediar o funcionamento cerebral normal e anormal serão identificados pela primeira vez. Um objetivo dessa nova era deve ser a descrição da fisiopatologia básica de cada transtorno psiquiátrico. Atualmente, pacientes que apresentam transtornos psiquiátricos são tratados episodicamente com medicações que focalizam os sintomas, e não a patologia "nuclear", o que torna os tratamentos disponíveis lentos, incompletos e passíveis de serem limitados por efeitos adversos.

Nos transtornos psiquiátricos, assim como no restante da Medicina, um conhecimento melhor sobre a fisiopatologia irá proporcionar o diagnóstico baseado em marcadores biológicos e tratamentos fundamentados em esquemas racionais tendo como alvo a fisiopatologia. É fundamental ter em mente que a Neurociência clínica não se propõe a elaborar tecnologias exóticas para um número reduzido de pacientes privilegiados. O objetivo primordial é o cuidado personalizado e individualizado para um amplo espectro de pacientes que apresentem transtornos psiquiátricos. Atualmente, em Psiquiatria, tratamentos específicos para um dado paciente são empregados empiricamente. Com mais conhecimento sobre a fisiopatologia dos transtornos psiquiátricos, os tratamentos devem se tornar mais específicos, mais efetivos e, principalmente, mais acessíveis.

Considerações finais

Os recentes avanços das Neurociências sobre as determinações biológicas dos fenômenos psíquicos, bem como sobre a influência do ambiente psicossocial no funcionamento cerebral, indicaram múltiplas zonas de entrecruzamentos entre Neurologia e Psiquiatria. Com esses achados, a perspectiva do fim da cisão histórica e da reunião de saberes em uma única disciplina englobando todos os aspectos relacionados ao contínuo saúde-doença do Sistema Nervoso faz-se inescapável. Entretanto, as diferenças notáveis nas formações profissionais e o caráter ainda experimental do conhecimento sobre a fisiopatologia dos transtornos mentais – limitando a transposição dos resultados dos estudos para a prática clínica – tornam improvável a fusão entre as especialidades em um curto prazo. De modo mais tangível, o simples reconhecimento dos pontos de convergência como domínios comuns a ambas as categorias médicas poderia facilitar a abordagem transdisciplinar. Entende-se que tal fato favoreceria a clínica e sobretudo possibilitaria a junção de esforços para pesquisas mais abrangentes e de maior qualidade para a compreensão dos quadros clínicos que acometem cognição, afetividade e comportamento.

Bibliografia

American Psychiatric Association – APA. (2014). *Manual diagnóstico e estatístico de transtornos mentais: DSM-5*. Porto Alegre: Artmed.

Arzy, S. & Danziger, S. (2014). The science of neuropsychiatry: past, present, and future. *The Journal of Neuropsychiatry and Clinical Neurosciences, 26*(4), 392-395.

Bastos, C. L. (2019). *Manual do exame psíquico*: uma introdução prática à psicopatologia (4a ed.). Rio de Janeiro: Thieme Revinter.

Fitzgerald, M. (2015). Do psychiatry and neurology need a close partnership or a merger? *BJPsych Bulletin, 39*(3), 105-107.

Freud, S. (1932). *Lecture XXXI. The dissection of the psychical personality*. Recuperado de http://www.yorku.ca/dcarveth/Freud%20NIL%20L33%20Dissection.pdf.

Haeberlein, S. B. Von Hehn, C., Tian, Y., Chalkias, S., Muralidharan, K.K., Chen, T., Wu, S., Skordos, L., Nisenbaum, L., Rajagovindan, R., Dent, G., Harrison, K., Nestorov, I., Zhu, Y., Mallinckrodt, C., & Sandrock, A. (2020). Emerge and engage topline results: Phase 3 studies of aducanumab in early Alzheimer's disease. *Alzheimer's and Dementia, 16*, e047259.

Hillhouse, T. M., & Porter, J. H. (2015). A brief history of the development of antidepressant drugs: From monoamines to glutamate. *Experimental and Clinical Psychopharmacology, 23*(1), 1-21.

Insel, T. (2013). *Transforming diagnosis*. Recuperado de http://psychrights.org/2013/130429NIMHTransformingDiagnosis.htm.

Jaspers, K. (1979). *Psicopatologia geral* (2a ed.). São Paulo: Atheneu.

Kendell, R. (1975). The concept of disease and its implications for psychiatry. British *Journal of Psychiatry, 127*(1), 305-315.

Lishman, W. A. (1992). What is neuropsychiatry? *Journal of Neurology, Neurosurgery & Psychiatry, 55*(11), 983-985.

Lishman, W. A. (1998). *Organic psychiatry:* The psychological consequences of cerebral disorder. Oxford: Blackwell Science.

Miranda-Sá Júnior, L. S. (2017). Pensando a Medicina: diagnóstico nosológico e classificação das doenças em psiquiatria. *Psychiatry on line brasil, 22*(10). Recuperado de https://www.polbr.med.br/ano17/wal1117.pdf.

Ninds RT-PA Stroke Trial. (1995). Tissue Plasminogen Activator for Acute Ischemic Stroke. *New England Journal of Medicine, 333*(24), 1581-1588.

Nogueira, R. G., Jadhav, A. P., Haussen, D. C., Bonafe, A., Budzik, R. F., Bhuva, P., Yavagal, D. R., Ribo, M., Cognard, C., Hanel, R. A., Sila, C. A., Hassan, A. E., Millan, M., Levy, E. I., Mitchell, P., Chen, M., English, J. D., Shah, Q. A., Silver, F. L., Pereira, V. M., Mehta, B. P., Baxter, B. W., Abraham, M. G., Cardona, P., Veznedaroglu, E., Hellinger, F. R., Feng, L., Kirmani, J. F., Lopes, D. K., Jankowitz, B. T., Frankel, M. R., Costalat, V. Vora, N. A., Yoo, A. J., Malik, A. M., Furlan, A. J., Rubiera, M., Aghaebrahim, A., Olivot, J. M., Tekle, W. G., Shields, R., Graves, T., Lewis, R. J., Smith, W. S., Liebeskind, D. S., Saver, J. L., Jovin, T. G., & Dawn Trial Investigators. (2018). Thrombectomy 6 to 24 hours after stroke with a mismatch between deficit and infarct. *New England Journal of Medicine, 378*(1), 11-21.

Orrel, R. W. (2005) Multiple sclerosis: The history of a disease. *Journal of The Royal Society of Medicine, 98*(6), 289-289.

Rezende, J. M. (2014). Afecção, doença, enfermidade, moléstia. *Revista de Patologia Tropical, 43*(3), 385-388.

Ropper, A. H. (2012). Two centuries of neurology and psychiatry in the journal. *New England Journal of Medicine, 367*(1), 58-65.

Szasz, T. S. (1974). The myth of mental illness. *Perspectives in Abnormal Behavior, 37*, 4-11.

The Lancet Psychiatry. (2019). Of mice and mental health. *The Lancet Psychiatry, 6*(11), 877-877.

Wakefield, J. C. (1992). The concept of mental disorder: On the boundary between biological facts and social values. *American Psychologist, 47*(3), 373-388.

World Health Organization. (2019). *International statistical classification of diseases and related health problems* (11th ed.). (ICD-11). Recuperado de https://icd.who.int/en.

Yang, Y., Muzny, D. M., Reid, J. G., Bainbridge, M. N., Willis, A., Ward, P. A., Braxton, A., Beuten, J., Xia, F., Niu, Z., Hardison, M., Person, R., Bekheirnia, M. R., Leduc, M. S., Kirby, A., Pham, P., Scull, J., Wang, M., Ding, Y., Plon, S. E., Lupski, J. R., Beaudet, A. L., Gibbs, R. A., & Eng, C. M. (2013). Clinical whole-exome sequencing for the diagnosis of mendelian disorders. *The New England Journal of Medicine, 369*(16), 1502-1511.

Zeman, A. (2014). Neurology is psychiatry – and vice versa. *Practical Neurology, 14*(3), 136-144.

Zhang, Y., Salter, A., Wallström, E., Cutter, G., & Stüve, O. (2019). Evolution of clinical trials in multiple sclerosis. *Therapeutic Advances in Neurological Disorders, 21*(12): 1756286419826547.

capítulo 16

Substâncias Psicoativas

Francisco Silveira Guimarães

Resumo

As substâncias psicoativas atuam na comunicação sináptica entre neurônios, interagindo com neurotransmissores específicos. Os mecanismos dessa interação variam e incluem interferência na síntese, na liberação, na metabolização ou na recaptação dos neurotransmissores ou em seus segundos mensageiros. Particularmente com o uso repetido, estas substâncias também levam a alterações plásticas do sistema nervoso central (SNC). Por intermédio dessas ações eles modificam sistemas responsáveis pelas nossas sensações prazerosas e desagradáveis, pelas nossas respostas emocionais e pela maneira como vivenciamos e interpretamos o mundo. Em decorrência, muitos desses compostos são empregados no tratamento de transtornos psiquiátricos, tais como esquizofrenia, depressão e ansiedade. Além disso, o estudo de seus mecanismos de ação tem sido uma das principais abordagens para a compreensão desses transtornos. Infelizmente, algumas dessas substâncias psicoativas são fonte de dependência e abuso em nossa sociedade. No presente capítulo, são discutidos os efeitos e o emprego dos principais psicofármacos, assim como os prováveis mecanismos responsáveis pelo seu uso em terapia psiquiátrica, uso recreativo ou abuso.

Introdução

Substâncias psicoativas ao longo da história e na sociedade atual

As substâncias psicoativas acompanham a humanidade desde épocas pré-históricas; existem evidências do emprego de bebidas alcoólicas há quase 10 mil anos (Tabela 16.1). Se, por um lado, oferecem alívio significativo a uma série de problemas médicos, incluindo diversos transtornos psiquiátricos, por outro lado, seu emprego ilegal é reconhecidamente um dos maiores problemas da atualidade. O que torna esses compostos bênçãos ou flagelos? Qual a razão de sua popularidade? Como veremos, as substâncias psicoativas modificam a ação de neurotransmissores específicos e induzem alterações plásticas em sistemas neurais responsáveis pelas nossas sensações prazerosas e desagradáveis (inclusive dolorosas), pelas nossas respostas emocionais e pela maneira como vivenciamos e interpretamos o mundo. O estudo dos mecanismos de ação dessas substâncias tem sido uma das principais abordagens para o estudo desses processos fundamentais.

História e impacto médico-social da introdução dos psicofármacos modernos

Em meados do século XX havia um "clima", decorrente da insatisfação com os métodos terapêuticos psiquiátricos existentes e da descoberta das propriedades alucinógenas do LSD,[1] que favoreceu a descoberta dos modernos psicofármacos. Até

---
[1] Dietilamida do ácido lisérgico.

TABELA 16.1 História do emprego de substâncias psicoativas.

8000 a.C.	Uso de bebidas alcoólicas
3700 a.C.	Egito: primeiras cervejas
3000 a.C.	Américas do Sul e Central: uso das folhas da coca e da *Nicotiana tabacum*; uso das fibras da *Cannabis sativa* China: uso medicinal da *Ephedra vulgaris*
2700 a.C.	China: uso medicinal da *Cannabis sativa*
1700 a.C.	América Central: presença da mescalina
1500 a.C.	Babilônia: introdução do vinho Egito: uso medicinal de opioides
1519	Oviedo traz o tabaco para a Europa
1680	Sydenhan: láudano (medicamento à base de ópio)
1850	Isolamento da cocaína
1887	Síntese da anfetamina
1914	Síntese do MDMA (*ecstasy*)
1930	Hoffmann: síntese do LSD
1950	Cade: lítio Laborit: antipsicóticos Kline: inibidores da MAO
1960	Kuhn: antidepressivos tricíclicos Sternbach e Randall: ansiolíticos benzodiazepínicos
1970	Antipsicóticos atípicos (clozapina)
1980	Antidepressivos de segunda geração (fluoxetina)
2010	Antidepressivos de terceira geração
2020	Escetamina para depressão refratária

aquela época, pouco se podia oferecer aos pacientes portadores de transtornos psiquiátricos graves além da internação em hospitais, em condições que frequentemente eram sub-humanas e ineficazes do ponto de vista terapêutico. A descoberta dos modernos psicofármacos provocou uma grande mudança na Psiquiatria, que por fim se reuniu à grande revolução científica que vinha modificando radicalmente a Medicina desde finais do século XIX. A Figura 16.1 ilustra o

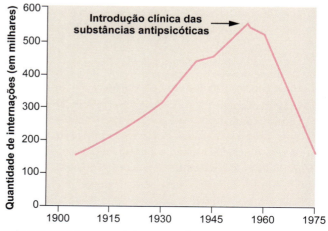

FIGURA 16.1 Impacto da introdução dos antipsicóticos no número de internações em hospitais psiquiátricos norte-americanos. (Adaptada de Meyer & Quenzer, 2005.)

impacto médico-social da introdução dos antipsicóticos na clínica, com a significativa e progressiva redução no número de pacientes psiquiátricos internados.

Já nos anos 1930, pesquisadores indianos haviam proposto que o extrato da raiz de uma planta, a *Rauwolfia serpentina*, tinha efeitos antipsicóticos. Em 1949, um psiquiatra australiano, John Cade, propôs que sais de lítio poderiam ser úteis no tratamento das crises de mania. No entanto, o passo fundamental é atribuído ao cirurgião francês Henri Laborit. Estudando o uso de uma mistura de substâncias com o objetivo de atenuar reações neurovegetativas de pacientes submetidos a cirurgias prolongadas, ele observou que um desses compostos, a clorpromazina, produzia um estado de indiferença emocional denominado "síndrome neuroléptica". Diferentemente do que era observado com os poucos psicofármacos existentes, esse efeito não vinha acompanhado de alterações importantes da vigilância (nível de consciência), o que permitia aos pacientes conversarem de maneira articulada. Logo em seguida, dois psiquiatras, Jean Delay e Pierre Deniker, por sugestão de Laborit, verificaram que essa substância era útil no tratamento de psicoses como a esquizofrenia. Nascia, então, a psicofarmacologia moderna.

Mecanismos gerais responsáveis pelos efeitos dos psicofármacos

Efeitos agudos: interação com sistemas específicos de neurotransmissores

As substâncias psicoativas atuam, basicamente, modificando a comunicação sináptica entre neurônios (ver Capítulo 4, *Funcionamento do Sistema Nervoso*), mediante interação com neurotransmissores específicos. Os mecanismos dessa interação variam, e incluem interferência na síntese, na liberação, na interação com receptores específicos pré ou pós-sinápticos, na metabolização, na recaptação, ou em sistemas de segundos mensageiros. A Figura 16.2 exemplifica alguns desses locais de ação.

Efeitos a longo prazo dos psicofármacos

A plasticidade neuronal, ou seja, a capacidade de alterar a estrutura e/ou a função ao longo do tempo em resposta a estímulos persistentes, é uma das propriedades fundamentais do SNC (ver Capítulo 6, *Neuroplasticidade*). Como será discutido adiante, muitos dos psicofármacos necessitam de administração repetida para o aparecimento do efeito terapêutico. É provável, portanto, que nessa condição a substância psicoativa esteja atuando como um estímulo repetido que leva a alterações plásticas do SNC. Essas alterações seriam, em última instância, as responsáveis pelos efeitos observados (Tabela 16.2). Embora ainda não completamente esclarecidos, diversos mecanismos parecem ser responsáveis por essas modificações de longa duração. Eles incluiriam efeitos em vias sinalizadoras intracelulares (Figura 16.3), que resultariam em alterações na expressão de fatores neuroplásticos por mecanismos epigenéticos, ou seja, processos que regulam a expressão gênica por meio da alteração da estrutura da cromatina sem modificações na sequência de bases de nucleotídeos. Eles incluiriam modificações de histonas ou nucleotídeos, RNA não codificadores ou remodelamento de cromatina. Também foi proposto o envolvimento dos chamados "terceiros mensageiros". Trata-se de *fatores de transcrição gênica*, produtos proteicos dos chamados "genes de expressão precoce" ou "protoncogenes", que seriam ativados

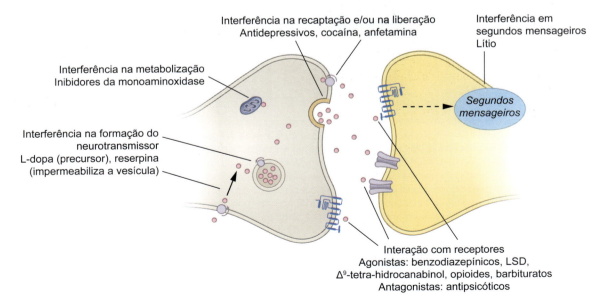

FIGURA 16.2 Locais de ação de substâncias psicoativas. Agonista de um neurotransmissor é a substância que tem ações semelhantes às dele, ao se ligar a um determinado receptor; antagonista é a substância que tem ações opostas. Segundos mensageiros são substâncias que atuam interferindo em vias intracelulares de sinalização molecular, em resposta à ação de um "primeiro mensageiro", o neurotransmissor (ver Capítulo 4, *Funcionamento do Sistema Nervoso*, para mais detalhes).

TABELA 16.2 Exemplos de modificações produzidas pelo uso contínuo de psicofármacos e possíveis efeitos clínicos relacionados.

Psicofármaco	Modificação	Efeito clínico relacionado
Antidepressivos	◆ Aumento da sensibilidade pós-sináptica de receptores 5-HT$_{1A}$, ◆ Subsensibilização de autorreceptores 5-HT$_{1A}$ e alfa-adrenorreceptores de tipo 2, ◆ Subsensibilização de receptores pós-sinápticos 5-HT$_2$ e beta-adrenorreceptores, ◆ Aumento da neurogênese hipocampal e diminuição do remodelamento neuronal induzido por estresse.	◆ Efeitos antidepressivo e ansiolítico
Antipsicóticos	◆ Aumento de receptores pós-sinápticos de tipo D$_2$, ◆ Diminuição da atividade de neurônios dopaminérgicos.	◆ Discinesias tardias ◆ Efeito antipsicótico
Opioides	◆ Diminuição do efeito decorrente da ativação de receptores μ.	◆ Dependência fisiológica
Psicoestimulantes (cocaína, anfetamina)	◆ Alteração na liberação neuronal de dopamina e no número de receptores D$_2$.	◆ Dependência

5-HT: 5-hidroxitriptamina ou serotonina.

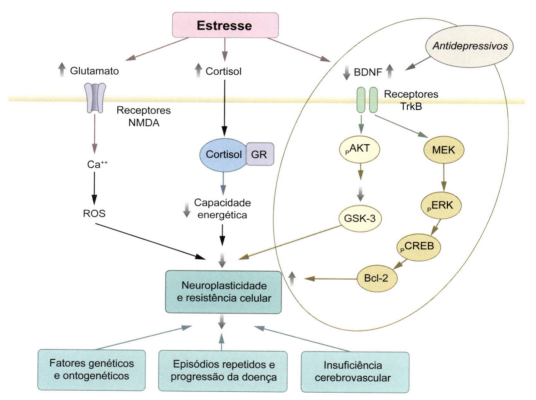

FIGURA 16.3 Interferência em vias de sinalização intracelulares. Psicofármacos podem interferir em diversas vias de sinalização celular, modificando a expressão de genes-alvos e produzindo modificações neuroplásticas. A figura ilustra algumas das vias associadas aos efeitos de fármacos antidepressivos. Exposição a estressores podem aumentar as concentrações de cortisol e de glutamato, reduzindo a liberação do fator neurotrófico derivado do cérebro (BDNF). Isso resultará em diversas modificações intracelulares, como o aumento de espécies reativas de oxigênio (ROS), a ativação da enzima GSK3β (glicogênio sintase quinase-3beta) e a redução da capacidade energética celular, resultando em diminuição da plasticidade e resiliência neural. Antidepressivos administrados cronicamente promoveriam aumentos na expressão da neurotrofina BDNF, a qual, ao atuar sobre receptores TrkB, ativaria uma cascata de sinalizadores que resultaria na fosforilação do GSK3β, inibindo-o, e no aumento da proteína antiapoptótica Bcl-2. Ambos os efeitos promoveriam a plasticidade e resiliência neural.

por segundos mensageiros oriundos da ação de neurotransmissores ou substâncias exógenas. Esses fatores de transcrição se ligariam a locais específicos do DNA genômico e provocariam modificações na transcrição de genes-alvos, que produziriam, por exemplo, fatores de crescimento, receptores ou neurotransmissores. Entre os genes propostos para esse papel incluem-se as famílias *fos, jun, ras, myc, zif* e outros.

Outro mecanismo que tem sido associado ao desenvolvimento de transtornos mentais e aos efeitos a longo prazo dos psicofármacos são os inflamatórios. A semelhança entre as manifestações clínicas apresentadas por pacientes com alguma doença infecciosa (p. ex., uma gripe) ou tratados com fármacos que ativam o sistema imune e aqueles com depressão levou ao surgimento da psicoimunofarmacologia. Hoje é bastante aceito que a exposição a estressores leva a uma ativação imunológica periférica (expressa, por exemplo, por aumento de citocinas inflamatórias no plasma) e central (expressão por ativação das células imunocompetentes em geral presentes no sistema nervoso, as células da micróglia, e eventual infiltração central de monócitos da periferia). Essa ativação pode levar, por exemplo, a aumento na produção de substâncias como o ácido quinolínico, uma agonista de receptores NMDA de glutamato, e diminuição da formação da serotonina, resultando em diminuição da neuroplasticidade e resiliência celular (Figura 16.4). É interessante observar que fármacos como antidepressivos, se utilizados cronicamente, diminuem a expressão de alguns marcadores inflamatórios por mecanismos ainda não bem entendidos. Fármacos anti-inflamatórios, por outro lado, vêm sendo empregados em conjunto com alguns antidepressivos e antipsicóticos no tratamento de depressão e esquizofrenia, com alguns relatos positivos. O papel dessa abordagem na terapêutica, no entanto, ainda não está claro.

Classificação dos psicofármacos

Historicamente as substâncias psicoativas foram classificadas segundo seus efeitos clínicos, em geral os primeiros a serem descritos (Tabela 16.3). Essa classificação traz algumas imprecisões (p. ex., o caso do emprego de substâncias antidepressivas no tratamento da ansiedade, ou de antipsicóticos atípicos no tratamento da depressão em pacientes com transtornos bipolares, como será discutido a seguir). Assim, embora essa ainda seja a mais empregada, novas propostas de classificação, baseadas na compreensão dos mecanismos desses fármacos, em vez de nos efeitos clínicos, vêm sendo sugeridas.

Antipsicóticos

A esquizofrenia é a principal das psicoses, que são transtornos mentais graves caracterizados pela perda de contato com a realidade. Aflige cerca de 1% da população, independentemente

Hipótese inflamatória da depressão: papel da indolamina 2,3 dioxigenase (IDO)

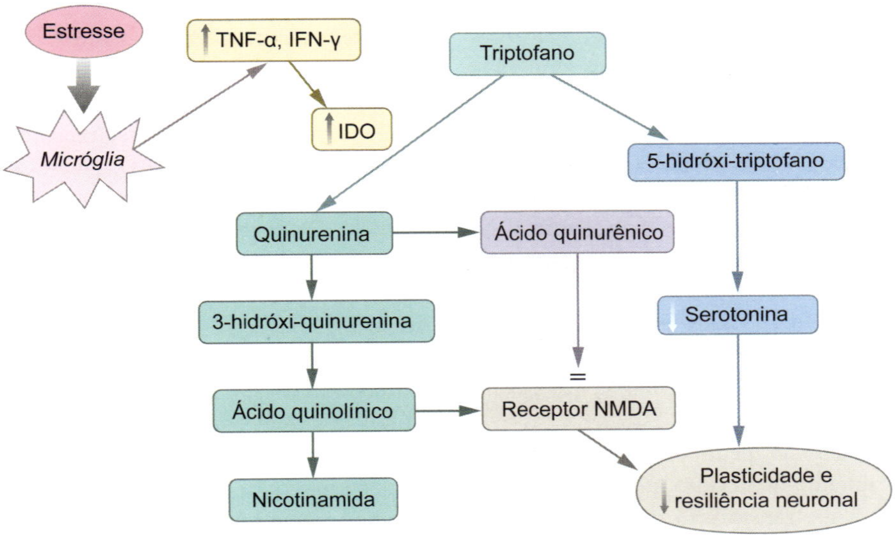

FIGURA 16.4 Mecanismos inflamatórios em transtornos mentais. A exposição a estressores pode levar à ativação de micróglias no sistema nervoso central, as quais, ao liberarem citocinas pró-inflamatórias, aumentarão a expressão da enzima indolamina 2,3-dioxigenase (IDO). Essa enzima irá metabolizar o aminoácido essencial triptofano em quinurenina. O triptofano é um aminoácido essencial precursor da síntese de serotonina. O aumento da IDO trará, então, duas consequências: (1) diminuição da serotonina e (2) aumento na formação de derivados da quinurenina, entre eles o ácido quinolínico. Essa substância é um agonista de receptores de tipo NMDA (N-metil-D-aspartato) de glutamato. Em conjunto, esses dois processos (diminuição da serotonina e aumento da ativação de receptores NMDA) contribuirão para a diminuição da neuroplasticidade e da resiliência celular.

TABELA 16.3 Classificação das substâncias psicoativas.

	Substâncias com emprego terapêutico	Substâncias normalmente sem uso terapêutico
Efeito psicoativo é o principal	◆ Analgésicos opioides ◆ Antidepressivos ◆ Antipsicóticos ◆ Ansiolíticos ◆ Estabilizadores do humor ◆ Hipnóticos	◆ Drogas de abuso: psicoestimulantes (cocaína, anfetaminas), alucinógenos (LSD, mescalina), maconha, etanol, solventes orgânicos etc. ◆ Drogas de uso recreativo: nicotina, cafeína
Efeito psicoativo não é o principal	◆ Anticonvulsivantes ◆ Anti-hipertensivos ◆ Anti-histamínicos ◆ Inibidores do apetite	

de gênero. Possui importante componente genético, com uma taxa de cerca de 50% de concordância entre gêmeos univitelinos. Inicia-se em geral no final da adolescência, com início mais tardio em mulheres. As manifestações variam, e a esquizofrenia é vista por alguns como um conjunto de transtornos em vez de uma doença única. Entre suas manifestações destaca-se um conjunto denominado "sintomas positivos". Estes envolvem aspectos em geral ausentes em pessoas saudáveis (daí a denominação "positivo", significando "a mais"), tais como alucinações (são mais frequentes as de caráter auditivo: ouvir vozes, por exemplo), ideias delirantes (ideias ou crenças não baseadas na realidade, muitas vezes de perseguição), inadequação afetiva, pensamentos bizarros etc. Por outro lado, esses pacientes podem apresentar ausência de aspectos presentes em pessoas normais, chamados "sintomas negativos" (significando "falta de"). Entre eles destacam-se embotamento afetivo, falta de motivação e pobreza de pensamento e linguagem. Finalmente, esses pacientes podem apresentar déficits cognitivos, expressos, por exemplo, em dificuldades de aprendizado e memória. No conjunto, estas manifestações são denominadas "sintomas cognitivos".

A descoberta das propriedades antipsicóticas da clorpromazina, como vimos anteriormente, mudou radicalmente o tratamento da esquizofrenia (ver Figura 16.1). Como consequência desse sucesso, vários outros compostos surgiram, todos com propriedades terapêuticas similares, diferindo basicamente no perfil de efeitos adversos e/ou das propriedades farmacocinéticas. Esse grupo foi denominado "neurolépticos" ou tranquilizantes "maiores" (para diferenciá-los das substâncias ansiolíticas, ou tranquilizantes "menores") ou "antipsicóticos de primeira geração" (Tabela 16.4). Todos se mostram eficazes, após o uso por algumas semanas, em reduzir significativamente os sintomas positivos da esquizofrenia. No entanto, não são eficazes na redução dos sintomas negativos.

O mecanismo de seu efeito terapêutico começou a ser elucidado nos anos 1960, quando ficou claro que as substâncias antipsicóticas interferiam na transmissão sináptica mediada pelo neurotransmissor dopamina. Existem vários subtipos de receptores dopaminérgicos, agrupados em duas grandes famílias chamadas D_1 (compreendendo os subtipos D_1 e D_5) e D_2 (com os subtipos D_2, D_3 e D_4). A potência clínica dos antipsicóticos está correlacionada com sua capacidade de antagonizar, de maneira competitiva, receptores da família D_2 (ver Tabela 16.4). Estudos mais recentes, no entanto, sugerem que eles podem, na verdade, atuar como agonistas inversos desses receptores. No SNC existem quatro vias dopaminérgicas principais (Figura 16.5): (1) *hipotalâmica* (ou tuberoinfundibular), que regula (inibindo) a liberação do hormônio prolactina; (2) *nigroestriatal*, oriunda da substância negra mesencefálica e em projeção para os núcleos da base, relacionada com o controle da atividade motora; e as vias (3) *mesolímbica* e (4) *mesocortical*, originárias da área tegmentar ventral do mesencéfalo e que projetam, respectivamente, para regiões límbicas, como o núcleo acumbente, e para o córtex pré-frontal. As sinapses dopaminérgicas que seriam os locais de ação dos antipsicóticos estariam, portanto, localizadas principalmente no hipotálamo, no corpo estriado, no núcleo acumbente e no córtex pré-frontal.

O efeito terapêutico desses antipsicóticos de primeira geração sobre os sintomas positivos da esquizofrenia decorre do antagonismo de receptores D_2 na via mesolímbica. Em relação à via mesocortical (na qual receptores de tipo D_1 também teriam um papel importante), sugere-se que ela poderia estar envolvida, em parte pelo menos, na geração dos sintomas cognitivos, decorrentes de deficiência da neurotransmissão dopaminérgica. Isso poderia explicar por que os medicamentos antipsicóticos atualmente disponíveis não melhoram esses sintomas.

Além do efeito terapêutico, o bloqueio da neurotransmissão dopaminérgica em outras dessas vias é responsável por muitos dos efeitos adversos desses compostos. Nesse sentido, merece especial destaque o bloqueio da via nigroestriatal. Essa via dopaminérgica participa da regulação da atividade motora. Como consequência de seu bloqueio, é comum o aparecimento de efeitos motores adversos, frequentemente denominados

TABELA 16.4 Alguns representantes dos antipsicóticos e seus prováveis mecanismos de ação.

Antipsicóticos			Ações farmacológicas relacionadas com os efeitos antipsicóticos
Antipsicóticos típicos ou de primeira geração (neurolépticos)	Fenotiazinas: ♦ Alifáticas ♦ Piperidínicas ♦ Piperazínicas	♦ Clorpromazina ♦ Tioridazina ♦ Trifluoperazina ♦ Flufenazina	Antagonismo de receptores D_2 de dopamina
	Butirofenonas	Haloperidol	Antagonismo de receptores D_2 de dopamina
	Tioxantenos	Tiotixeno	Antagonismo de receptores D_2 de dopamina
	Difenilbutilpiperidinas	Pimozida	Antagonismo de receptores D_2 de dopamina
	Benzamidas	Sulpirida	Antagonismo de receptores D_2 de dopamina
Antipsicóticos atípicos ou de segunda geração		Clozapina	Antagonista pouco potente de receptores D_2 de dopamina, antagonista D_4, antagonista de receptores de serotonina
		Risperidona	Antagonista potente de receptores D_2 e de serotonina ($5-HT_2$)
		Olanzepina	Semelhante à clozapina
		Aripiprazol	Agonista parcial de receptores de dopamina

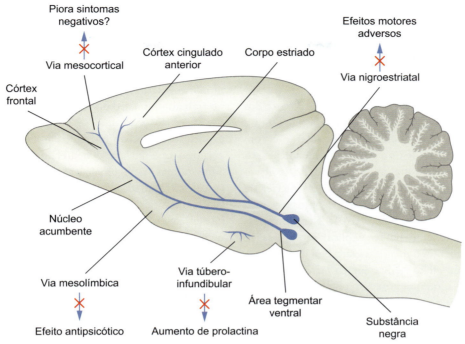

FIGURA 16.5 Efeito de substâncias antipsicóticas nas vias dopaminérgicas.

pelos médicos "efeitos ou sintomas extrapiramidais". Entre eles podem ocorrer a síndrome de Parkinson (reações distônicas agudas, acatisia, acinesia[2]) e a síndrome maligna do neuroléptico. A síndrome de Parkinson caracteriza-se por dificuldade de iniciar movimentos, cuja execução é lenta (bradicinesia), tremor variável das extremidades, que melhora com o movimento e desaparece no sono, e alterações na expressão facial (fácies inexpressiva), na marcha e na postura. A síndrome maligna do neuroléptico se apresenta como um quadro de Parkinson extremamente exacerbado, com febre, rigidez muscular, alteração da consciência e instabilidade neurovegetativa, sendo rara, mas potencialmente fatal. A fisiopatologia desses distúrbios não é totalmente conhecida, mas a maior parte está relacionada com o bloqueio de receptores dopaminérgicos no corpo estriado, sendo necessário que de 75 a 80% desses receptores estejam ocupados pela substância. Além dos receptores dopaminérgicos, muitos antipsicóticos bloqueiam também receptores muscarínicos de acetilcolina. Nesse caso, porém, a maior capacidade de antagonismo é refletida em menor incidência de efeitos extrapiramidais.

O uso prolongado de agentes neurolépticos pode provocar o aparecimento de outros efeitos motores adversos, tais como tremor perioral (dos lábios e músculos faciais) e *discinesia tardia*. Esta última é a consequência motora mais temida dessas substâncias, e caracteriza-se por movimentos estereotipados involuntários, principalmente da face, tais como sucção com os lábios, movimentos laterais da mandíbula e movimentos anormais da língua. Amplos movimentos involuntários e sem controle dos braços, do tronco ou das pernas também podem ocorrer. A discinesia pode aparecer depois de vários anos de uso, com incidência geral entre 10 e 20% dos pacientes, que sobe para mais de 50% em pacientes idosos. As causas são desconhecidas, mas o aparecimento tardio e o fato de a discinesia piorar com a diminuição da dose do antipsicótico apontam para o envolvimento de fenômenos plásticos no sistema dopaminérgico, decorrentes do bloqueio prolongado de receptores.

Outro efeito adverso causado pelo antagonismo de receptores dopaminérgicos é o aumento de secreção de prolactina em mulheres, que traz como consequência irregularidades menstruais, amenorreia e aumento das mamas.

Além dos receptores de dopamina, muitos antipsicóticos são antagonistas potentes de receptores muscarínicos de acetilcolina, H_1 de histamina e alfa-adrenorreceptores. Essas ações farmacológicas trazem como consequência efeitos como sedação e ganho de peso (bloqueio H_1), efeitos anticolinérgicos, tais como secura na boca, constipação intestinal, visão embaçada e dificuldade de micção, e hipotensão postural[3] (bloqueio de alfa-adrenorreceptores).

Apesar do impacto terapêutico que representou a descoberta dos neurolépticos, esses fármacos estão longe de serem os antipsicóticos ideais. Um grande avanço foi o desenvolvimento da clozapina nos anos 1970, considerada o protótipo dos chamados "antipsicóticos atípicos". Três características distintas são propostas para caracterizar esse grupo: baixa incidência

---

[2] As *reações distônicas* são alterações do tônus muscular, *acatisia* é uma síndrome psicomotora que produz agitação, ansiedade e dormência nas pernas, e *acinesia* é a extrema dificuldade que esses pacientes têm de iniciar movimentos.

[3] Queda súbita da pressão arterial na mudança de postura, por exemplo, ao levantar-se da cama.

de efeitos motores adversos, melhora de sintomas negativos e maior eficácia que a dos antipsicóticos típicos na melhora de sintomas positivos. No entanto, apenas para a clozapina existem evidências de preenchimento dessas três características. O que parece unificar o grupo, portanto, é a diminuição de incidência de efeitos extrapiramidais.

Os mecanismos responsáveis pelo perfil farmacológico dos antipsicóticos atípicos ainda não são bem conhecidos. Entre as propostas atuais existem a de uma maior interação com receptores serotoninérgicos de tipo 2 (5-HT$_2$), menor ocupação dos receptores de dopamina, maior velocidade de dissociação do complexo antagonista-receptor (o que interferiria menos nas funções "basais" da dopamina) e agonismo parcial de receptores de dopamina (ver Tabela 16.4). Nenhuma dessas explicações, isoladamente, parece explicar o perfil único da clozapina. Infelizmente, o uso dessa substância está associado à ocorrência de efeito hematológico adverso grave e potencialmente fatal (agranulocitose) em pouco menos de 1% dos usuários. Isso tem restringido seu uso a casos que não respondem a outros antipsicóticos.

Fármacos empregados em transtornos do humor

Embora flutuações diárias em nosso afeto sejam normais, em alguns indivíduos elas podem se tornar excessivas em intensidade e/ou duração, caracterizando um transtorno afetivo. Atualmente esses transtornos constituem uma das maiores causas de morbidade em todo o mundo. Um estudo de 1996, da Organização Mundial da Saúde, coloca a *depressão maior* como a principal causa de prejuízo de atividades habituais em pessoas de 15 a 44 anos, com o *transtorno bipolar* em sexto lugar. O Brasil é o país com a maior prevalência de depressão na América Latina, com 5,8% da população sofrendo desse problema. As consequências econômicas desses transtornos chegam, apenas nos EUA, a 60 bilhões de dólares.

Os transtornos afetivos podem ser classificados em dois grandes grupos: os depressivos e os bipolares. Os primeiros incluem a depressão maior, a distimia e outros tipos não especificados. A depressão maior é uma doença recorrente, caracterizada pelo aparecimento de episódios com humor deprimido, perda de interesse pelas atividades habituais, sentimentos de desesperança, desvalia, culpa, desamparo, associados a alterações do apetite e do sono, fadiga, retardo ou agitação psicomotora, diminuição do desempenho sexual, dificuldade de concentração e de raciocínio e pensamentos recorrentes sobre a morte, com ou sem tentativas de suicídio. Esses episódios são em geral limitados, durando 6 meses ou mais. Já a distimia é caracterizada por períodos prolongados (pelo menos 2 anos) de humor deprimido, com sintomas depressivos menos intensos, que não chegam a caracterizar um episódio depressivo maior.

As causas da depressão maior ainda não estão claras, mas existe um componente hereditário, e os familiares de primeiro grau apresentam um risco de 1,5 a 3 vezes maior do que a população geral. Além disso, atualmente se reconhece que a exposição a influências estressoras tem papel muito importante no desenvolvimento de quadros depressivos.

O termo "estresse" é de difícil definição, mas pode ser entendido como uma ameaça ao equilíbrio dinâmico e harmonioso essencial à sobrevivência dos seres vivos. Baseia-se no trabalho pioneiro do médico austríaco Hans Selye (1907-1982), em Montreal. Esse pesquisador reconheceu que a exposição repetida a estímulos lesivos produzia uma reação corporal que incluía o aparecimento de úlceras pépticas, aumento das suprarrenais e atrofia de tecidos linfáticos. Essa reação foi chamada originalmente "síndrome geral de adaptação" e, mais tarde, "estresse". Trabalhos clínicos indicam que há aumento significativo na incidência de eventos estressantes incontroláveis no trimestre que precede o início de quadro depressivo. Além disso, existem sugestões da presença, na depressão, de sensibilização crescente a estressores.

Já o transtorno bipolar é caracterizado pela ocorrência, além de episódios de depressão semelhantes aos descritos anteriormente, de crises de mania ou hipomania. Os episódios de mania, mais graves do que os de hipomania, caracterizam-se por elevação contínua do humor, excesso de autoestima, prolixidade, hiperatividade motora, aceleração do pensamento com fuga de ideias, diminuição das necessidades de sono, dispersão e envolvimento em atividades de risco. Com base nessas manifestações clínicas, o quadro pode ser dividido em transtorno bipolar de tipo I (mais grave, caracterizado por crises de mania e significativa interferência nas atividades diárias do paciente) e tipo II (menos grave, caracterizado pela presença de crises de hipomania e menor interferência na vida do paciente). Durante a vida, a prevalência de transtornos bipolares é menor do que a de transtornos depressivos, sendo de aproximadamente 0,4% a 0,6%, sem diferenças importantes de gênero. Há também um componente familiar.

Pouco se sabe sobre os mecanismos responsáveis pelas flutuações de humor nos transtornos bipolares. No entanto, a semelhança entre os sintomas maníacos e aqueles provocados por substâncias que facilitam a neurotransmissão dopaminérgica sugere o envolvimento desse neurotransmissor.

Tratamento dos transtornos depressivos
Antidepressivos

O primeiro representante dos antidepressivos foi a imipramina. A partir desse composto, vários outros com propriedades semelhantes foram introduzidos na clínica. Em decorrência de sua estrutura química, esse grupo foi denominado "antidepressivos tricíclicos" ou de "primeira geração" (Tabela 16.5). A partir da década de 1980, foram introduzidos novos fármacos, como a fluoxetina (um inibidor seletivo de recaptação de serotonina), os antidepressivos de segunda geração. Embora esse grupo seja bastante heterogêneo em termos de mecanismo de ação (ver Tabela 16.5), ele contém substâncias que, em geral, são mais bem toleradas que as dos antidepressivos

TABELA 16.5 Classificação e possíveis mecanismos de antidepressivos.

Geração	Classificação	Substâncias	Mecanismo de ação proposto
Primeira	Antidepressivos tricíclicos	Imipramina, desipramina, amitriptilina, nortirptilina, clomipramina, maprotilina	Inibição de recaptação de noradrenalina e/ou serotonina
	Inibidores da MAO	Fenelzina, isocarboxazid, tranilcipromina, selegelina*, moclobemida+	Inibidores irreversíveis (+ reversível) da MAO-A e B (*a selegelina é seletiva)
Segunda	Inibidores seletivos de recaptação de serotonina	Fluoxetina, paroxetina, sertralina, citalopram, escitalopram, fluvoxamina	Inibição seletiva de recaptação de serotonina
	Inibidores seletivos de recaptação de noradrenalina	Reboxetina	Inibição seletiva de recaptação de noradrenalina
	Inibidores de recaptação de noradrenalina e dopamina	Bupropiona	Inibição de recaptação de noradrenalina e dopamina
	Inibidores de recaptação de noradrenalina e serotonina	Venlafaxina, desvenlafaxina, duloxetina	Inibição de recaptação de noradrenalina e serotonina
	Modulador noradrenérgico e serotoninérgico	Mirtazapina	Antagonista de receptores α_2 e 5-HT_{2C}
Terceira	Inibidores de recaptação de noradrenalina, serotonina e moduladores de receptores de serotonina	Vilazodona, vortioxetina&	Inibição de recaptação de serotonina e noradrenalina&, agonista parcial 5-HT_{1A} e 5-HT_{1B}&, antagonista 5-HT_{1D}&, 5-HT_{3A}& e 5-HT_7&
	Agonista de melatonina e antagonista 5-HT_{2C}	Agomelatina	Agonista de receptores de melatonina e antagonista de receptores 5-HT_{2C}
	Moduladores do GABA	Alopregnolona	Modulador alostérico positivo endógeno, derivado da progesterona, do receptor $GABA_A$, proposto para depressão pós-parto
	Antagonista de receptores NMDA de glutamato	Escetamina	Aumento de neuroplasticidade e resiliência neuronal

5-HT: 5-hidroxitriptamina ou serotonina.

de primeira geração, e são atualmente os mais empregados na clínica. Este grupo não trouxe, no entanto, qualquer melhora em termos de eficácia clínica.

Inicialmente esses compostos se mostraram eficazes em reduzir os sintomas da depressão maior, com resposta terapêutica significativa em aproximadamente 50% dos pacientes. Uma característica desse grupo, no entanto, é a latência, ou seja, a demora para o início de seus efeitos, o que leva à necessidade de uso contínuo da substância por períodos de 4 a 6 semanas para a manifestação plena de seus efeitos terapêuticos. No início dos anos 1960, o mecanismo farmacológico desses efeitos começou a ser elucidado, com a descoberta de que a imipramina era capaz de bloquear a recaptação neuronal de noradrenalina e serotonina pelos terminais axônicos pré-sinápticos. A recaptação (Figura 16.2) é a principal responsável pela retirada dessas duas monoaminas da fenda sináptica e, em consequência, pela interrupção de sua ação. Na época já se conhecia o efeito antidepressivo de inibidores da enzima monoaminoxidase (MAO, ver adiante) e a indução de quadros depressivos em alguns pacientes que utilizavam a reserpina. A MAO é responsável pela metabolização de monoaminas, tais como a noradrenalina, a serotonina e a dopamina. Já a reserpina impede a entrada desses neurotransmissores na vesícula sináptica (o que os protege da ação da MAO) e provoca sua depleção (esgotamento). Essas e algumas outras evidências deram origem à teoria monoaminérgica clássica da depressão, relacionando esse transtorno a déficits da neurotransmissão mediada por noradrenalina e serotonina e atribuindo o efeito antidepressivo de fármacos como a imipramina a uma facilitação desses mecanismos de transmissão sináptica.

Um problema inicial dessa teoria era não explicar a demora para o início do efeito terapêutico. Além disso, novos antidepressivos, ditos de segunda geração, foram surgindo. Embora alguns desses tenham mecanismo de ação semelhante ao dos tricíclicos (Tabela 16.5), outros não inibem significativamente a recaptação de noradrenalina ou serotonina, sendo caracterizados por alguns autores como "atípicos". Esse conceito é discutível, pois muitos bloqueiam receptores pré-sinápticos inibitórios, o que resulta em facilitação da liberação de noradrenalina e/ou de serotonina. Estudos neuroquímicos realizados a partir dos anos 1970 mostram ainda que, com o uso prolongado, os tratamentos antidepressivos típicos ou "atípicos" provocam diversas alterações em receptores monoaminérgicos. Isso ocorre mesmo com o alprazolam, um ansiolítico benzodiazepínico (ver adiante) com prováveis efeitos antidepressivos.

Outra proposta para explicar a latência no aparecimento dos efeitos terapêuticos dos antidepressivos, baseada em uma série de experimentos utilizando técnicas de eletrofisiologia realizados na década de 1990, envolve alterações em receptores pré-sinápticos inibitórios de sinapses recorrentes (do neurônio sobre si mesmo). Isso está ilustrado na Figura 16.6. A administração aguda de um inibidor de recaptação de serotonina, por aumentar a concentração dela em receptores inibitórios de tipo 5 HT_{1A} localizados no corpo celular, inibiria a atividade neuronal. Esse efeito, por sua vez, ao diminuir a liberação de serotonina, serviria como um "freio" ao efeito agudo daqueles agentes. Com o uso prolongado ocorre uma dessensibilização desses receptores inibitórios e a consequente atenuação desse mecanismo de "freio". Com isso, os inibidores de recaptação podem causar aumentos importantes da neurotransmissão mediada por serotonina. Efeito semelhante parece ocorrer em relação à noradrenalina, embora no caso o receptor pré-sináptico envolvido seja o $\alpha 2$.

Além desses, uma área que vem recebendo muita atenção é a de interferência em processos neuroplásticos. Foi observado, ao contrário do que se imaginava anteriormente, que ocorre a formação de novos neurônios em algumas regiões do cérebro de adultos (ver Capítulo 5, *Desenvolvimento do Cérebro e do Comportamento*). Tal processo foi denominado "neurogênese adulta". Diversos grupos experimentais observaram que a exposição de animais de laboratório a estressores graves e incontroláveis leva à inibição da neurogênese e à diminuição de prolongamentos dendríticos (processo chamado "remodelamento dendrítico") na formação hipocampal. Isso tem sido relacionado com a diminuição volumétrica do hipocampo que é observada em pacientes que têm depressão e em alguns outros transtornos estreitamente relacionados com o estresse, como o transtorno de estresse pós-traumático (ver adiante). Entre

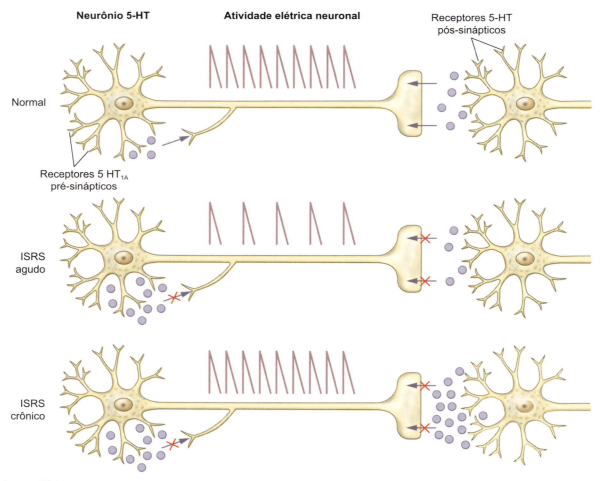

FIGURA 16.6 Efeitos agudos e crônicos de antidepressivos inibidores seletivos de recaptação de serotonina (ISRS). Os locais de recaptação estão representados por setas, em sinapses com outros neurônios (*à direita*) e sinapses recorrentes (do neurônio consigo próprio, *à esquerda*), que são inibitórias. Normalmente, as sinapses são ativadas por uma certa frequência de potenciais de ação (*acima*); mas, sob efeito agudo dos inibidores de recaptação (*setas cruzadas*), causam maior inibição do corpo celular, menor atividade elétrica neuronal e, assim, diminuição da liberação de serotonina nas sinapses com os demais neurônios (*diagrama do meio*). Sob efeito crônico, os receptores inibitórios ficariam menos sensíveis à ação da serotonina, restaurando a frequência da atividade neuronal.

os possíveis mecanismos responsáveis por esses efeitos está a interferência em vias sinalizadoras intracelulares (Figura 16.3), o que resulta em diminuição do *fator neurotrófico derivado do cérebro* (BDNF) e da capacidade neuroplástica e de resiliência a insultos. O aumento de serotonina (e possivelmente de noradrenalina) causado por antidepressivos leva a um aumento na expressão do BDNF, e de outros fatores que favorecem aqueles dois últimos processos, contrabalançando o efeito do estresse. Diversas evidências experimentais obtidas na última década apoiam esta hipótese. Foi demonstrado, por exemplo, que a inibição experimental da neurogênese no hipocampo por diferentes metodologias impede alguns dos efeitos comportamentais dos antidepressivos.

Inibidores da monoaminoxidase

Os inimidores da monoaminoxidase (IMAO) passaram a ser utilizados como antidepressivos desde meados dos anos 1950. São eficazes no tratamento da depressão maior, mas seu emprego é limitado pelo temor de reações adversas graves. A enzima MAO está presente nos terminais pré-sinápticos de inúmeros neurônios, localizada na membrana externa das mitocôndrias, e sua função é desativar por desaminação (retirada do radical amina) as catecolaminas e as indolaminas, o que faz com que os terminais possam acumular menos neurotransmissor ativo. Apresenta duas isoformas, MAO-A e MAO-B. A MAO-A produz a desaminação de noradrenalina e de serotonina, principalmente, e é inibida seletivamente pela clorgilina. Já a MAO-B tem preferência por outras aminas neurotransmissoras (β-feniletilamina e benzilamina), sendo inibida preferencialmente pela selegilina (fármaco auxiliar no tratamento da doença de Parkinson). Ambas as isoformas também degradam a dopamina, a tiramina e a triptamina.

Embora sua inibição leve a uma disponibilidade maior desses neurotransmissores, com o uso prolongado, necessário para o efeito terapêutico, aparecem alterações plásticas semelhantes àquelas observadas com os antidepressivos.

Os representantes mais antigos são a fenelzina, a tranilcipromina e a isocarboxazida. Estes são inibidores não seletivos e irreversíveis. Com isso, existe a necessidade de síntese "de novo" da enzima e sua atividade só retorna ao normal após várias semanas de tratamento. Em decorrência dessa inibição, um dos efeitos adversos mais temidos com o emprego dos IMAO é a "reação de queijo e vinho". Esses alimentos, e vários outros, como cerveja e certas carnes (fígado, defumados), contêm grandes quantidades de uma monoamina chamada "tiramina". A tiramina é uma amina simpaticomimética indireta, ou seja, é capaz de liberar noradrenalina dos terminais pré-sinápticos. Em geral, no entanto, a ingestão desses alimentos é inócua porque a tiramina presente é degradada pela MAO na parede intestinal e no fígado ("metabolismo de primeira passagem"), impedindo que quantidades significativas atinjam a circulação sistêmica. Com o emprego de IMAO, devem ser seguidas restrições dietéticas importantes, sob pena de ocorrer exacerbação simpática com crises hipertensivas que podem ser fatais.

Mais recentemente, surgiram inibidores reversíveis da MAO, tais como a moclobemida. A incidência da chamada "reação de queijo e vinho" parece ser significativamente menor com esse composto.

Outros tratamentos para depressão

A eletroconvulsoterapia (ECT) é o tratamento mais eficaz para a depressão, e melhora 80% a 90% dos pacientes. No entanto, pelas dificuldades de aplicação, seu uso geralmente é restrito a casos resistentes. Outra aplicação é em casos de alto risco de suicídio, já que seus efeitos terapêuticos aparecem mais rapidamente. Mais recentemente foram introduzidas a estimulação magnética transcraniana, estimulação cerebral profunda e a estimulação do nervo vago.

Além dessas técnicas, a privação de sono paradoxal também tem efeito antidepressivo, embora de curta duração. Por fim, merece menção o *Hypericum perforatum*, também conhecido como erva-de-são-joão. O uso recente dessa erva tem aumentado, sendo ela um dos medicamentos de origem "natural" mais empregados na Alemanha. Estudos preliminares sugerem a presença de propriedades antidepressivas, embora sua eficácia, quando comparada a tratamentos já estabelecidos, ainda seja desconhecida. O mecanismo de ação é também desconhecido, mas parece inibir a recaptação de monoaminas.

Antidepressivos de terceira geração

Fatores como ausência de resposta em até 30% dos pacientes, latência para o aparecimento dos efeitos terapêuticos e presença de efeitos adversos têm estimulado o desenvolvimento de novos antidepressivos, ditos de "terceira geração", com distintos mecanismos de ação. Alguns destes podem ser vistos na Tabela 16.5. Apesar de algumas peculiaridades nos seus mecanismos de ação (agonismo de receptores de melatonina, no caso da agomelatina, e modulação de receptores, no caso da vilazodona e vortioxetina), estes novos antidepressivos ainda interagem com sistemas monoaminérgicos. No entanto, a partir de resultados obtidos em modelos animais sensíveis a antidepressivos, estudo clínico do grupo de John Crystal realizado nos EUA no ano 2000, mostrou que uma simples injeção do anestésico intravenoso cetamina em pacientes com depressão produzia uma melhora rápida (em algumas horas), a qual persistia por até 1 semana. Este resultado despertou grande interesse científico, e diversos estudos indicaram que estes efeitos são mediados por interferência rápida em mecanismos neuroplásticos. Uma formulação de aplicação nasal (escetamina) foi recentemente liberada nos EUA para uso clínico em pacientes com depressão refratária. Embora parte dos efeitos da cetamina possam decorrer de modificações indiretas em vias monoaminérgicas, no momento existe um grande esforço para encontrar compostos eficazes, particularmente em pacientes com depressão refratária (o que parece ser o caso com a cetamina) e de ação rápida. Possíveis candidatos são fármacos anticolinérgicos e alguns alucinógenos.

Merece, por fim, menção de liberação recente para uso clínico nos EUA da brexanolona para tratamento da depressão pós-parto. Este fármaco é uma formulação para uso intravenoso da alopregnolona, um modulador alostérico positivo endógeno do receptor GABA-A, derivado da progesterona, sugerindo o envolvimento destes receptores neste tipo de depressão (ver Tabela 16.5).

"Estabilizadores" do humor

Pacientes que têm transtorno bipolar, durante uma crise depressiva podem ser confundidos com pacientes portadores de depressão maior. No entanto, o diagnóstico diferencial é importante e o uso de fármacos antidepressivos deve ser realizado com cuidado, já que existe a possibilidade de passagem direta da crise de depressão para a crise de mania.

O principal representante dos "estabilizadores" do humor é o lítio, um metal alcalino encontrado em abundância na natureza. O lítio é eficaz tanto no tratamento de episódios maníacos agudos quanto, em especial, na prevenção de recorrência de crises maníacas ou depressivas. Esse último efeito é que o caracteriza como "estabilizador" do humor. Além disso, pode ser útil em pacientes que têm depressão maior e que não respondem a fármacos antidepressivos.

Não se conhece um papel fisiológico para o lítio. No entanto, embora o mecanismo de ação do efeito terapêutico permaneça desconhecido, seus efeitos farmacológicos são inúmeros. Existem evidências de facilitação da transmissão sináptica mediada pela serotonina e pela noradrenalina (possivelmente relacionada com seu efeito antidepressivo) e de inibição da neurotransmissão dopaminérgica. A exacerbação da neurotransmissão dopaminérgica por drogas ilícitas como a cocaína produz sintomas semelhantes aos de uma crise maníaca e seu antagonismo pode explicar os efeitos do lítio em crise aguda de mania. Persiste, no entanto, a grande dúvida em relação ao principal efeito terapêutico do lítio, ou seja, sua capacidade de "estabilizar" o humor, prevenindo o aparecimento tanto de crises maníacas quanto de crises depressivas. É bastante provável que esse efeito decorra de alterações em sistemas de segundos mensageiros, como os da adenililciclase, do fosfatidil-inositol e de fatores neurotróficos. Recentemente tem sido sugerido que o lítio exerceria seus efeitos estabilizadores do humor por interferência em pontos cruciais associados ao metabolismo energético, neuroplasticidade e resiliência celular, por exemplo, pela inibição da enzima GSK3β (glicogênio sintase quinase 3β, Figura 16.3).

Um dos grandes problemas do uso contínuo do lítio é a alta incidência (até 75% dos pacientes) de efeitos adversos. Boa parte, felizmente, é de baixa gravidade. Entre os relacionados com a dose, os mais comuns são poliúria (aumento da diurese), polidipsia (aumento da ingestão de líquidos), ganho de peso, problemas cognitivos, tremor, sedação, problemas de coordenação motora, distúrbios gastrintestinais, perda de cabelos, leucocitose benigna, acne e edema. Também pode ocorrer hipotireoidismo. No entanto, o lítio tem um índice terapêutico (a relação entre a dose que é tóxica e aquela que é efetiva em 50% dos pacientes) baixo, em torno de 2, relacionado com a facilidade de aparecimento de sinais de intoxicação. Existe, por isso, a necessidade de monitoramento dos níveis de lítio no sangue durante tratamentos prolongados.

Devido aos efeitos adversos do lítio, novas abordagens terapêuticas têm sido desenvolvidas para tratamento do transtorno bipolar. Entre elas destacam-se alguns compostos anticonvulsivantes, a carbamazepina, o ácido valproico e a lamotrigina. Ambos são efetivos, embora possivelmente menos que o lítio. O mecanismo de seu efeito "estabilizador" do humor é desconhecido. Nos últimos anos alguns antipsicóticos "atípicos", como a quetiapina e a olanzapina, também vêm sendo empregados.

Ansiolíticos e hipnóticos

Diferentemente das psicoses e dos transtornos afetivos, a ansiedade é uma emoção normal. Seu caráter aversivo (ou seja, de valência negativa) a torna um fator motivador essencial para um adequado desempenho na vida cotidiana. No entanto, quando excessiva, a ansiedade passa a prejudicar esse mesmo desempenho, caracterizando um *transtorno de ansiedade*.

Os principais transtornos associados à ansiedade são os de ansiedade generalizada (TAG), do pânico, obsessivo-compulsivo (TOC), de ansiedade social, de estresse pós-traumático (TEPT) e a fobia simples. O TAG caracteriza-se por uma ansiedade persistente e generalizada, com sintomas na maioria dos dias pelo menos durante 6 meses. No transtorno do pânico, existe a recorrência de ataques súbitos de ansiedade intensa, acompanhada de sinais típicos de pânico, tais como diarreia, palpitação, dor torácica, tremores, sensação de perda do controle e morte iminente. Em consequência desses ataques, muito perturbadores, pode aparecer um quadro de agorafobia (medo de estar em espaços abertos), no qual o sujeito tenta evitar situações relacionadas com a ocorrência dos ataques de pânico ou que sejam de difícil controle caso ocorram. Na fobia específica ocorrem medos irracionais a certos objetos, enquanto na ansiedade social o medo é de manifestar algum comportamento inadequado em situações públicas. O TOC e o TEPT não foram mais classificados como transtornos primários de ansiedade no DSM-5.[4] Em ambos, no entanto, a ansiedade desempenha um papel importante. O TOC é caracterizado por recorrência de obsessões (pensamentos, imagens ou impulsos, em geral sem sentido ou desagradáveis) que invadem constantemente a consciência, acompanhados, em geral, de compulsões (comportamentos ritualísticos ou estereotipados). Já o TEPT envolve a reexperimentação de eventos traumáticos em pesadelos, hipervigilância e *flashbacks*.

O tratamento da ansiedade patológica envolve abordagens farmacológicas e não farmacológicas. Em relação à última, a necessidade de apoio emocional é hoje bem reconhecida como fator importante na terapia. Embora a resposta placebo (ou seja,

---

[4] *Manual diagnóstico e estatístico de transtornos mentais*, da Associação Americana de Psiquiatria.

aquela produzida por aspectos não específicos do tratamento) seja elevada em pacientes com ansiedade, estudos sugerem que a combinação das abordagens psicoterápica e farmacológica tenham efeito terapêutico aditivo ou mesmo sinérgico.

Na Tabela 16.6 podemos encontrar os diversos tratamentos farmacológicos da ansiedade. Como se pode observar, fármacos antidepressivos inibidores de recaptação de serotonina predominam como alternativa farmacológica primária nesses transtornos. Não obstante, por motivos históricos relacionados com o uso inicial desses diferentes compostos, os fármacos atualmente classificados como ansiolíticos referem-se principalmente aos benzodiazepínicos e à buspirona. Além desses, tiveram papel histórico os barbituratos e o meprobamato, hoje abandonados para esse uso.

Os compostos benzodiazepínicos, assim chamados por compartilharem na sua estrutura química um núcleo benzênico associado a um diazepínico, são os principais fármacos do grupo dos ansiolíticos. Os radicais químicos ligados à estrutura básica benzodiazepínica conferem as propriedades farmacológicas aos vários compostos. As diferenças nessas propriedades são na maior parte farmacocinéticas, já que a imensa maioria dos compostos benzodiazepínicos empregados na clínica compartilha os mesmos efeitos farmacológicos. Tais efeitos incluem alívio da ansiedade, sedação, efeitos anticonvulsivantes e de relaxamento muscular (por ação central), amnésia anterógrada (ou seja, esquecimento de fatos ocorridos depois do estímulo, no caso a ingestão da substância) e incoordenação motora. Assim como no caso do álcool etílico, as pessoas devem evitar dirigir sob efeito desses fármacos. Outro aspecto importante dos benzodiazepínicos é o da segurança, pois, em caso de superdosagem, podem (raramente) levar à morte. No entanto, esse risco aumenta por efeito sinérgico, quando associados a outros depressores centrais, como o álcool etílico.

Existe tolerância aos efeitos sedativos, mas não aos efeitos ansiolíticos, com o uso contínuo dos benzodiazepínicos. Também podem ocorrer abuso e dependência, com sintomas de ansiedade, irritabilidade e insônia em caso de interrupção abrupta do uso. Embora a incidência de dependência fisiológica com o uso contínuo seja bem menor do que com compostos mais antigos (barbituratos) e mesmo com o etanol, o potencial de abuso foi um dos principais determinantes da redução do consumo mundial de fármacos benzodiazepínicos nos últimos anos.

Os principais representantes utilizados no tratamento da ansiedade são diazepam, clordiazepóxido (o primeiro a ser sintetizado), lorazepam, bromazepam, oxazepam, clorazepato e alprazolam.

O mecanismo dos efeitos farmacológicos dos benzodiazepínicos começou a ser elucidado nos anos 1970, quando se descobriu que havia, no cérebro, locais específicos nos quais esses compostos atuavam. Posteriormente ficou claro que esses locais estão localizados no receptor para o ácido gama-aminobutírico (GABA), o principal neurotransmissor inibitório do SNC (Figura 16.7).

Graças às novas técnicas de biologia molecular, o conhecimento sobre a estrutura do complexo receptor GABAérgico tem aumentado consideravelmente. Hoje se sabe que o receptor $GABA_A$, no qual atuam os benzodiazepínicos, é formado por cinco subunidades que formam um canal iônico permeável ao íon cloreto (ver Capítulo 4, *Funcionamento do Sistema Nervoso*). Diversas subunidades existem, sendo as principais: α (1 a 6), β (1 a 3), γ (1 a 3) e δ. A maior parte dos receptores $GABA_A$ contém duas subunidades α, duas β e uma γ (Figura 16.7). O GABA, ao se ligar, ativa o receptor, facilitando a abertura do canal iônico e aumentando o influxo de cloreto. Isso irá hiperpolarizar a membrana celular (ou seja, a tornará mais negativa), dificultando a excitação neuronal. Os agonistas benzodiazepínicos se ligam em um local específico localizado entre as subunidades α e γ e potencializam o efeito do GABA. No entanto, na ausência desse último, eles não são capazes de modificar a abertura dos canais de cloreto. O tipo de subunidade α presente no receptor determina as características da ligação e dos efeitos dos benzodiazepínicos. Por exemplo, a presença das subunidades α4 ou α6 torna o receptor insensível aos benzodiazepínicos. Os diferentes efeitos farmacológicos dessas substâncias são mediados pelas diferentes subunidades α, o que trouxe a possibilidade, ainda não concretizada em relação aos efeitos ansiolíticos, de desenvolvimento de fármacos mais seletivos (Figura 16.8). Alguns compostos endógenos que poderiam atuar nos receptores benzodiazepínicos, incluindo peptídeos como o "inibidor de ligação do diazepam" e substâncias com estrutura semelhante à dos benzodiazepínicos, foram descobertas e chamadas "endozepinas". Seu eventual papel fisiológico, no entanto, continua desconhecido.

Além da potencialização do GABA, a ligação de certos compostos ao receptor benzodiazepínico, como é o caso da betacarbolina FG-7142, pode produzir efeitos opostos, inibindo a neurotransmissão GABAérgica, facilitando o aparecimento de convulsões e causando ansiedade. Por isso, esses agentes foram chamados "agonistas inversos". Além desses,

TABELA 16.6 Tratamentos farmacológicos de escolha para os principais transtornos associados à ansiedade.

Transtorno primário de ansiedade	Tratamento farmacológico de escolha
Ansiedade generalizada	Benzodiazepínicos, buspirona, ISRS (paroxetina)
Transtorno do pânico	ISRS
Transtorno de ansiedade social	ISRS
Fobia simples	Não responde a fármacos
Transtorno no qual a ansiedade tem papel importante	**Tratamento farmacológico de escolha**
Transtorno de estresse pós-traumático	ISRS
Transtorno obsessivo-compulsivo	ISRS

ISRS: inibidores seletivos de recaptação de serotonina.

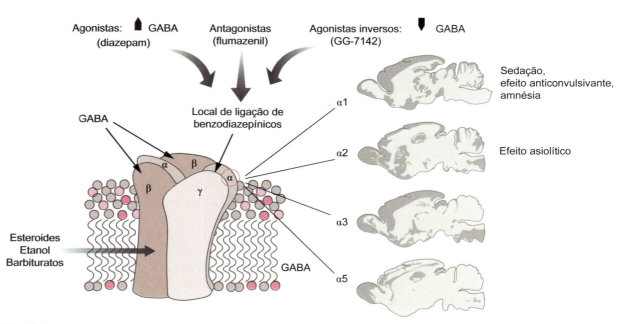

FIGURA 16.7 Receptor GABA$_A$ e locais de ação de benzodiazepínicos e outros compostos. O receptor GABA$_A$ é composto por diferentes subunidades proteicas associadas (*representadas por letras gregas*), sendo a ação dos benzodiazepínicos específica sobre a subunidade α (*circulada*). Além disso, a subunidade α apresenta variantes (α2, α3 etc.), cuja expressão no cérebro do rato está representada à direita (*regiões mais escuras nos cortes sagitais do encéfalo*). Os agonistas benzodiazepínicos aumentam a função GABAérgica, enquanto os agonistas inversos a diminuem.

existem ainda antagonistas competitivos. Um deles, o flumazenil, é empregado na clínica para reverter os efeitos dos benzodiazepínicos.

Várias outras substâncias exercem seus efeitos farmacológicos por interagirem com o complexo GABA-benzodiazepínico. Entre elas destacam-se os barbituratos, o etanol, alguns esteroides e alguns fármacos convulsivantes, como o pentilenotetrazol. Os barbituratos ligam-se em sítio específico do receptor, distinto daquele no qual interagem os benzodiazepínicos. Em baixas concentrações, têm ação semelhante à ação dos benzodiazepínicos, potencializando a neurotransmissão GABAérgica. Em altas doses, no entanto, os barbituratos são capazes de mimetizar o efeito do GABA, o que provavelmente explica a sua maior letalidade (por depressão ventilatória) em caso de superdosagem.

Tudo indica que o local do sistema nervoso no qual os benzodiazepínicos exercem seu efeito ansiolítico seja o chamado "sistema límbico". Embora existam diversas críticas neuroanatômicas e funcionais a essa denominação, ela é amplamente empregada para se referir a estruturas interconectadas que regulariam nossas emoções e interfeririam em muitas das nossas funções mentais, incluindo planejamento, aprendizado e memória. A ideia da existência desse sistema surgiu inicialmente no século XIX com o neurocirurgião francês Paul Broca (1824-1880). Broca utilizou a expressão "grande lobo límbico" para designar, em bases puramente anatômicas, o anel cortical que envolve o tronco cerebral na face medial do cérebro. Ele incluía estruturas não apenas corticais mas também subcorticais, como o hipocampo e a amígdala. Posteriormente, outras áreas, entre as quais o hipotálamo e estruturas do tronco cerebral, como a substância cinzenta periaquedutal, foram incorporadas ao conceito de sistema límbico. Além disso, esse sistema passou a ser visto como o responsável pela elaboração e pela expressão neurovegetativa e comportamental das emoções. Mais recentemente, estruturas neocorticais, tais como o córtex pré-frontal medial, têm sido incorporadas, por alguns autores, a um sistema límbico "expandido". Estudos feitos com microinjeção central de ansiolíticos sugerem que estes potencializam o efeito inibitório do GABA em muitas das regiões "límbicas". Nesse sentido, a amígdala parece ser especialmente sensível.

Ansiolíticos não benzodiazepínicos: a buspirona

A buspirona é uma azospirona introduzida na prática médica nos anos 1980. Parece ser tão eficaz quanto os benzodiazepínicos no tratamento da ansiedade generalizada. No entanto, diferentemente dos benzodiazepínicos, necessita de uso prolongado (duas semanas) para produzir seus efeitos terapêuticos. Esse perfil aproxima a buspirona dos agentes antidepressivos – na verdade, ela tem efeito terapêutico no tratamento da depressão maior. A buspirona não produz sedação, não prejudica o desempenho psicomotor, não é sinérgica com o etanol ou outros depressores do SNC e não produz dependência. Apesar dessas vantagens, a incapacidade de aliviar rapidamente os sintomas de ansiedade fez com que seu uso na clínica fosse limitado. Os mecanismos de seu efeito ansiolítico ainda não estão claros. Embora tenha também alguma afinidade por receptores de dopamina, seu principal mecanismo de ação é o agonismo parcial que exerce em receptores de serotonina de subtipo 5 HT_{1A}. Assim como as substâncias antidepressivas, seu uso contínuo produz modificações plásticas no sistema serotoninérgico, como a diminuição de receptores 5 HT_2 póssinápticos e 5 HT_{1A} pré-sinápticos.

Ansiolíticos não benzodiazepínicos: outros

Já comentamos que os inibidores seletivos de recaptação de serotonina são, atualmente, os fármacos de escolha na maior parte dos transtornos de ansiedade. Assim como no tratamento da depressão, também existe latência para o aparecimento dos efeitos terapêuticos, que, no caso do TOC, pode chegar a 6 semanas. Também em alguns casos, particularmente no transtorno do pânico, pode ocorrer piora do quadro no início do tratamento.

Outros tratamentos farmacológicos incluem agentes antagonistas de beta-adrenorreceptores, tais como o propranolol. Estes podem ser empregados em ansiedade dita situacional, na qual a percepção dos sinais e sintomas de ansiedade (tremor, sudorese, palpitações etc.) produzidos por exposição a uma situação estressante (p. ex., falar em público) funciona como proação (*feedback* positivo). Essas manifestações decorrem da ativação do sistema nervoso simpático, sendo, em consequência, atenuadas por betabloqueadores.

Hipnóticos que atuam por mecanismos GABAérgicos

Além da ansiedade, substâncias benzodiazepínicas são bastante empregadas no tratamento da insônia. Queixas de insônia estão entre as mais frequentes na clínica, sendo observadas, por exemplo, em um terço da população adulta do Reino Unido no período de 1 ano. Apenas nos EUA, o número de prescrições de hipnóticos cresceu, de 1999 a 2010, 293%. As manifestações variam desde dificuldades de iniciar ou de manter o sono até insônia "matinal", na qual o paciente acorda de madrugada e não consegue mais dormir. A insônia matinal é, muitas vezes, associada à depressão maior. Em comum, o paciente irá se queixar de prejuízo nas suas atividades diurnas por problemas que ele atribui a sono insuficiente.

Os benzodiazepínicos diminuem a latência do sono (fases 0 a 1) e a frequência com que a pessoa acorda durante a noite, aumentando a duração do sono total. No entanto, não reproduzem a fisiologia normal do sono, pois alteram o tempo relativo de sono de ondas lentas e sono paradoxal (ver Capítulo 13, *Neurobiologia do Sono*). Mesmo assim, a qualidade do sono produzido por essas substâncias é, em geral, descrita como satisfatória. O mesmo não se pode dizer em relação aos barbitúricos e ao álcool etílico, que alteram de maneira mais pronunciada a arquitetura normal do sono. Os hipnóticos benzodiazepínicos empregados principalmente no tratamento da insônia são divididos em dois grandes grupos, os de curta duração (temazepam, triazolam) e os de longa duração (flurazepam, flunitrazepam, estazolam). Assim como no caso do seu emprego como ansiolíticos, as diferenças são farmacocinéticas, com os primeiros produzindo menor interferência nas atividades diurnas mas tendo maior potencial de dependência. Com o uso diário por períodos acima de 2 semanas pode começar a aparecer tolerância ao efeito hipnótico. Além disso, depois desse período, a parada abrupta pode levar ao aparecimento de insônia "de rebote" (mais comum com hipnóticos de curta duração). Por isso, o uso preferencial desses compostos é em insônia transitória, em geral de modo intermitente e por períodos curtos (não mais do que 4 semanas).

Já há vários anos foram introduzidos na clínica alguns hipnóticos não benzodiazepínicos que, não obstante, interagem com o complexo receptor GABA-benzodiazepínico. O zolpidem e a zaleplona têm afinidade seletiva por receptores $GABA_A$ que contenham a subunidade α1. Como vimos (ver Figura 16.7), essa subunidade parece mediar os efeitos sedativos, mas não os ansiolíticos, dos benzodiazepínicos. Do ponto de vista terapêutico, elas alteram menos a estrutura do sono e produzem incidência menor de tolerância e insônia de "rebote". Outra vantagem é a curta duração de ação, o que diminui a incidência de efeitos residuais no dia seguinte. A zopiclona e seu isômero eszopiclona são outros hipnóticos não benzodiazepínicos que parecem interagir com local próximo ao dos benzodiazepínicos no receptor $GABA_A$. Menor incidência de tolerância e insônia de rebote foram descritas para a eszopiclona.

Novos hipnóticos

Novos fármacos que não interagem diretamente com receptores $GABA_A$ foram recentemente introduzidos na clínica. Dentre eles temos os congêneres da melatonina, um hormônio que sinaliza o ritmo circadiano. A ramelteona e o tasimelteona são agonistas dos receptores desse hormônio. Também vale a pena mencionar o suvorexant, um antagonista de receptores de orexina. Esse peptídeo é produzido por neurônios do hipotálamo lateral que se projetam para extensas áreas do SNC e são bastante ativos durante os períodos de vigília. Outros medicamentos com indicações primárias diversas mas que também são utilizados para insônia são alguns anti-histamínicos, a pregabalina (um anticonvulsivante) e os antidepressivos doxepina e agomelatina.

Substâncias de abuso

Fazer uso abusivo de uma substância é empregá-la em um padrão que viola as normas sociais ou legais (drogas ilícitas) adotadas pela sociedade em que o indivíduo vive. O uso abusivo de substâncias psicoativas é, hoje, um problema de saúde pública. Calcula-se que, entre 1988 e 1995, os consumidores dos EUA gastaram aproximadamente 50 bilhões de dólares na aquisição de drogas ilícitas como cocaína ou heroína. Em decorrência desse consumo, a sociedade despendeu, apenas no ano de 1992, cerca de 97 bilhões de dólares em gastos envolvendo tratamento de dependência e suas consequências, tais como perda de emprego, criminalidade e acidentes.

Mais grave ainda: os gastos decorrentes do uso de álcool etílico, droga considerada lícita nas sociedades ocidentais, chegaram a cerca de 150 bilhões de dólares naquele país. Em 2000, o uso de álcool etílico, tabaco e drogas ilícitas foi responsável por 12,4% de todas as mortes ocorridas naquele ano.

O uso abusivo de drogas pode levar à dependência, caracterizada pela dificuldade de autocontrole da administração e, frequentemente, tolerância e aparecimento de sintomas de abstinência quando se tenta interromper o uso. Pode ocorrer em diversos graus. Em casos mais intensos, é comum o emprego do termo "adicção", derivado do inglês *addiction*, para se referir ao que antigamente era chamado "vício", palavra cuja conotação moral negativa determinou o abandono de seu emprego na área de saúde.

A adicção se caracteriza pela vontade incontrolável de consumir a droga, procura compulsiva pela mesma, certeza de sua obtenção e grande tendência à recidiva. É, portanto, uma alteração comportamental. O desenvolvimento de dependência fisiológica (ver adiante), embora em geral associada, não é condição essencial. Exemplo disso é a própria cocaína, uma das drogas mais relacionadas com adicção e cujo potencial de desenvolver dependência fisiológica grave é baixo.

O desejo compulsivo de consumir a droga caracteriza a dependência psicológica. A dependência fisiológica, por sua vez, se dá quando, com o uso contínuo de algumas drogas, pode ocorrer o desenvolvimento de um estado no qual o organismo só funciona bem mediante o consumo delas. Esta é caracterizada pelo aparecimento de um conjunto de sinais e sintomas, a *síndrome de abstinência* ou *de retirada*, quando ocorre interrupção abrupta do uso. As síndromes de abstinência são extremamente variáveis, tanto em relação à intensidade quanto às manifestações. Essas últimas são associadas aos efeitos farmacológicos da substância e em geral envolvem efeitos opostos àqueles produzidos pelo composto. Assim, por exemplo, enquanto opioides produzem miose[5] e constipação intestinal, durante a síndrome de abstinência de heroína ocorrem midríase[6] e aumento da atividade do trato gastrintestinal, com cólicas muito dolorosas. Um fenômeno em geral associado ao desenvolvimento de dependência fisiológica é o da tolerância, caracterizada pela necessidade de aumento da dose para se obter o mesmo efeito, e que aparece com o uso repetido de uma determinada droga. A tolerância pode ocorrer por mecanismos farmacocinéticos (p. ex., pelo aumento das enzimas hepáticas responsáveis pela metabolização da droga), farmacodinâmicos (alterações nos mecanismos efetores da resposta farmacológica, por exemplo, diminuição dos receptores nos quais atua a droga) ou comportamentais (nos quais o indivíduo aprende a se comportar sob influência da droga). Alguns compostos, como o álcool etílico, podem produzir esses três tipos de tolerância. Fenômeno oposto ao da tolerância, e que vem cada vez mais sendo investigado por sua possível ligação com o desenvolvimento de adicção, é o da sensibilização, que é o aumento do efeito de uma determinada droga por exposição prévia a ela. Ocorre com certa facilidade com drogas psicoestimulantes, como a cocaína e as anfetaminas.

A classificação atual das dependências, segundo o DSM-5, pode ser vista na Tabela 16.7.

Mecanismos farmacológicos do abuso e dependência

O abuso e a dependência de drogas são claramente de origem multifatorial, resultantes de interações complexas entre fatores sociais, psicológicos e biológicos. Além disso, a dependência apresenta todas as características de uma doença crônica (como diabetes melito do tipo II ou hipertensão arterial sistêmica), ou seja, critérios diagnósticos bem-estabelecidos, influências genéticas, responsabilidade individual, alterações fisiopatológicas, necessidade de tratamento crônico, baixa adesão ao tratamento e elevada taxa de recidiva.

Nem todos os compostos psicoativos estão envolvidos no desenvolvimento desse quadro complexo. Substâncias de abuso e/ou que produzem dependência causam, pelo menos, um de três efeitos farmacológicos: levam a sensações de euforia (sensação de bem-estar), aliviam a disforia (sensação de mal-estar) ou alteram a percepção. As substâncias que aliviam a disforia incluem os benzodiazepínicos e o etanol, e envolvem efeitos ansiolíticos, como já mencionado. Aquelas que alteram a percepção o fazem por mecanismos complexos e ainda pouco conhecidos, discutidos a seguir. Muitas das drogas de abuso, no entanto, são procuradas pelas sensações de euforia e bem-estar que produzem. O substrato neural relacionado com essas sensações tem sido objeto de intensa pesquisa nas últimas décadas, e já foram feitos progressos notáveis nessa área (Figura 16.8). Seus mecanismos envolvem interações complexas entre estruturas telencefálicas corticais e subcorticais, e projeções oriundas do tronco encefálico. Não surpreende que essas estruturas estejam relacionadas com as respostas a reforçadores naturais como sexo e alimentação. Entre elas se destacam o núcleo acumbente, o córtex pré-frontal, o hipocampo, a amígdala basolateral, a área tegmentar ventral e o globo pálido ventral.

TABELA 16.7 Classificação de transtornos relacionados ao abuso de drogas segundo a 5ª edição do *Manual diagnóstico e estatístico de transtornos mentais*, da Associação Americana de Psiquiatria (DSM-5).

Transtornos relacionados ao álcool
Transtornos relacionados à cafeína
Transtornos relacionados à *Cannabis*
Transtornos relacionados a alucinógenos
Transtornos relacionados a inalantes
Transtornos relacionados a opioides
Transtornos relacionados a sedativos, hipnóticos ou ansiolíticos
Transtornos relacionados a estimulantes
Transtornos relacionados ao tabaco
Transtornos relacionados a outras substâncias

---

[5] Miose é a constrição pupilar.
[6] Midríase é a dilatação pupilar.

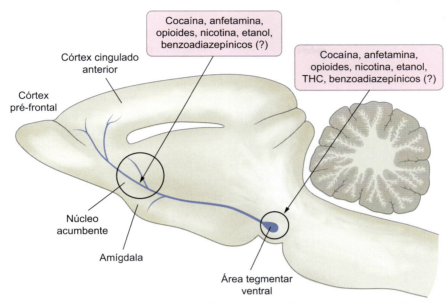

FIGURA 16.8 Local de ação de algumas substâncias de abuso. Muitas delas facilitam a neurotransmissão dopaminérgica nesses locais.

O núcleo acumbente, também chamado "corpo estriado ventral", tem papel fundamental nos circuitos responsáveis por comportamentos orientados por objetivos. Esses comportamentos são gerados por projeções glutamatérgicas que se originam na amígdala basolateral, no hipocampo e no córtex pré-frontal, inervando os neurônios acumbentes. A amígdala basolateral e o hipocampo seriam importantes para o estabelecimento de associações entre estímulos específicos e ambientais (contextuais), respectivamente, e o efeito reforçador da droga. Já o córtex pré-frontal é relacionado com o controle executivo do comportamento com base na avaliação da relação entre o valor do estímulo e a consequência esperada. Esses circuitos glutamatérgicos são regulados pela dopamina para determinar a intensidade da excitação dos neurônios GABAérgicos de projeção do núcleo acumbente. Um dos principais alvos dessa última projeção é o globo pálido ventral, responsável pela execução daqueles comportamentos. Assim, o núcleo acumbente funcionaria como uma interface entre os sistemas límbico e motor.

As projeções dopaminérgicas para o núcleo acumbente (e para outras estruturas relacionadas, como a amígdala e o córtex pré-frontal), oriundas de neurônios localizados na área tegmentar ventral (ATV) mesencefálica, modulam de maneira importante as influências glutamatérgicas sobre aquela estrutura. Em experimentos feitos com animais, esses neurônios dopaminérgicos são ativados por reforçadores naturais e são importantes para possibilitar ao animal antecipar a probabilidade de uma recompensa quando ele é colocado na presença de estímulos que preveem sua ocorrência. Essa via dopaminérgica seria, assim, o substrato fundamental de um sistema de incentivo que produziria saliência comportamental para estímulos reforçadores relevantes. Em situações normais, esse circuito auxiliaria na consolidação de aprendizado estímulo-resposta, permitindo ao indivíduo adquirir o hábito de procurar estímulos reforçadores essenciais para a sobrevivência.

Muitas drogas de abuso atuam, direta ou indiretamente, nesse circuito neuronal facilitando os efeitos da dopamina (ver Figura 16.8). Embora isso possa explicar seus efeitos reforçadores, não explica o desenvolvimento da adicção. Uma das teorias mais aceitas neste caso é a de sensibilização-incentivo, proposta pelos neurocientistas estadunidenses Terry Robinson e Kent Berridge. Ela propõe que dois aspectos fundamentais relacionados com o consumo de drogas de abuso, o "gostar" e o "querer", são mediados por mecanismos distintos. O consumo repetido dessas drogas não aumentaria o prazer que elas causam (o "gostar"), podendo até diminuí-lo por induzirem tolerância, mas aumentariam o desejo intenso de consumo (o "querer"). Isso ocorreria por sensibilização dos mecanismos relacionados com os efeitos motivacionais de incentivo, em especial aqueles desencadeados pela exposição a estímulos que preveem o consumo da substância. Essa sensibilização comportamental, muito investigada em relação a psicoestimulantes como cocaína e anfetamina, envolve modificações plásticas iniciadas na ATV, com posterior recrutamento do núcleo acumbente, onde esse fenômeno parece ocorrer. Além disso, com o emprego contínuo dessas drogas, outras partes desse circuito parecem se modificar, entre eles as projeções da amígdala basolateral e do córtex pré-frontal ao acumbente, o que contribuiria para o desenvolvimento de adicção (Figuras 16.9 e 16.10).

O desenvolvimento de dependência fisiológica, com o aparecimento de síndrome de abstinência quando se fazem tentativas de interrupção do uso, também poderia ter um papel na manutenção do uso de algumas drogas como a heroína, a nicotina e o etanol. Cabe lembrar, no entanto, que, superado o período sintomático da síndrome, ela não retorna. Mesmo assim, a recidiva é elevada nesses pacientes, o que mostra que a dependência fisiológica não pode

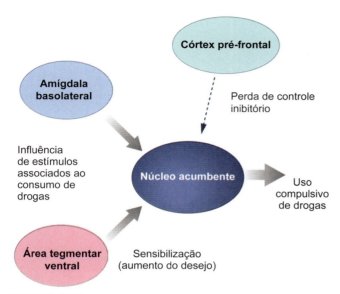

FIGURA 16.9 Alterações que o desenvolvimento de adicção envolve.

ser considerada, isoladamente, o fator determinante da manutenção do comportamento desadaptativo de consumo de drogas. Outras duas teorias que procuram explicar esse comportamento são as de processos oponentes, de George Koob e Michel Le Moal, e a comportamental, proposta por Barry Everitt e Trevor Robbins. A primeira está baseada na teoria de processos motivacionais oponentes sugerida por Solomon e Corbit, em 1974.

Segundo ela, estados hedônicos, uma vez iniciados, são automaticamente modulados pelo SNC com mecanismos que reduzem a intensidade dos sentimentos prazerosos. Adaptando essa teoria para o uso de psicotrópicos, Koob e Le Moal propõem que, ao ativarem sistemas reforçadores positivos, o organismo reagiria acionando sistemas reforçadores negativos. Esses últimos envolveriam, entre outras estruturas, a amígdala. Com o uso repetido das substâncias, ocorreria tolerância aos efeitos reforçadores positivos, enquanto os negativos ficariam mais intensos. Em decorrência disso, a disforia que apareceria com a suspensão do uso levaria à manutenção da autoadministração. Everitt e Robbins associaram a dependência a alterações em sistemas de aprendizado que acompanhariam a transição do uso voluntário para o habitual e, finalmente, compulsivo. Essa mudança estaria associada a alterações neurais plásticas que modificariam o controle inicial do comportamento do córtex pré-frontal e estriado ventral (núcleo acumbente) para o estriado dorsal (ver Figura 16.10).

Além do desenvolvimento da dependência, outro problema importante é a elevada recorrência no padrão de autoadministração após tentativas de parada. Estudos com animais de laboratório indicam que os principais fatores que levam a isso, à semelhança com a espécie humana, são a exposição a estresse, a estímulos que foram associados ao uso da droga (o ambiente, por exemplo) e a reexperimentação do composto. O substrato neural envolvido não é ainda totalmente compreendido, mas trabalhos com

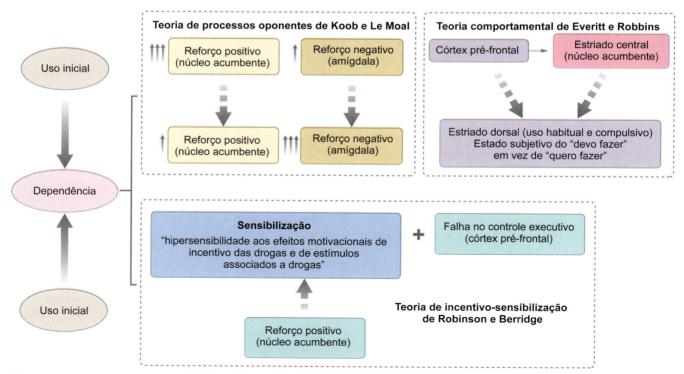

FIGURA 16.10 Propostas teóricas para explicar a evolução do uso inicial e voluntário de drogas psicoativas para o uso compulsivo (dependência).

roedores mostram que o córtex pré-límbico (equivalente ao córtex cingulado anterior rostral) parece desempenhar um papel significativo.

Cocaína

O consumo de cocaína em vários países assumiu proporções epidêmicas. Nos EUA, calculou-se que, apenas no ano de 2009, um milhão e meio de indivíduos maiores de 12 anos usaram cocaína regularmente pelo menos uma vez durante o mês que precedeu a pesquisa.

A cocaína é extraída das folhas da *Erythroxylum coca*, um arbusto que cresce em regiões andinas. Suas folhas contêm de 0,6 a 1,8% de cocaína. Delas é extraída a pasta de cocaína, convertida em cloridrato e posteriormente cristalizada. A transformação do sal em base livre produz o *crack*. O sal de cocaína, embora possa ser administrado por via oral, nasal ou intravenosa, não pode ser fumado, pois é sensível ao calor. O *crack*, por sua vez, não apresenta esse "inconveniente". Assim, pequenas "pedras" de *crack* podem ser adquiridas a baixo custo, o que facilitou grandemente o comércio da cocaína. Calcula-se, por exemplo, que internações hospitalares no Caribe por uso de cocaína foram multiplicadas por 7 após a introdução do *crack* no mercado.

Os efeitos da cocaína dependem da via de administração. As vias nasal e oral produzem efeitos menos intensos e, de início, mais lentos. Entre eles se destacam a amplificação do humor, sentimentos de euforia (ou disforia, em alguns casos), sentimentos de grandeza e de energia aumentada, diminuição da sensação de cansaço e das necessidades de sono, aceleração do pensamento, fala acelerada, excitação motora e aumentos da agressividade e da libido. Esses sintomas aparecem de maneira mais rápida e intensa quando a droga é administrada por via intravenosa (IV) ou fumada como *crack*, e podem ocorrer sentimentos de grande prazer comparáveis ao do orgasmo. Em casos de superdosagem ou uso repetido de altas doses, essas manifestações podem se tornar exageradas, com aparecimento de comportamentos motores repetidos (estereotipias), fuga de ideias, ideias delirantes de grandeza, agressividade, irritabilidade e ansiedade intensa. Também podem ocorrer quadros psicóticos completos nos quais predominam os sintomas positivos da esquizofrenia.

Na maioria das vezes, a cocaína é empregada com finalidade "recreativa", em geral por via nasal. No entanto, entre 10 e 15% dos indivíduos que usam cocaína por essa via podem se tornar dependentes. Nesse caso, existe escalada progressiva das doses na tentativa de buscar efeitos euforizantes cada vez maiores, e consequente migração da via nasal para a via endovenosa ou para o *crack*. Alguns usuários, além disso, passam a empregá-la como *binges*, termo em inglês que significa "farras". "*Binges*" de cocaína são caracterizados pela administração repetida da droga durante horas ou mesmo dias. Nesse período, o indivíduo não dorme e procura manter constantes as sensações euforizantes. Esses episódios costumam persistir até o aparecimento de tolerância aguda (a chamada "taquifilaxia"), quando então ocorre sensação de cansaço, depressão e disforia. Esse quadro recebe, em inglês, a denominação *crash*. Para se recuperar, o indivíduo pode dormir por períodos prolongados. Posteriormente, podem surgir anedonia (diminuição da capacidade de sentir prazer), anergia (sentimento de perda de energia), ansiedade e vontade crescente de consumir a droga. Embora se acredite que o uso repetido de cocaína não leve a dependência fisiológica importante, esse quadro foi proposto como expressão de síndrome de abstinência ligada a esse padrão de uso específico (*binges*).

O consumo de cocaína e outros psicoestimulantes está associado a várias consequências adversas. Seu efeito no SNC pode provocar convulsões. O efeito simpaticomimético pode provocar arritmia, miopatia cardíaca, infarto do miocárdio, crise hipertensiva e acidente vascular cerebral. Por seu efeito vasoconstritor, o uso repetido por via nasal pode levar a ulcerações e mesmo perfurações do septo. Danos renais, pulmonares e gastrintestinais também podem ocorrer. Com o uso repetido podem aparecer quadros psicóticos semelhantes ao da esquizofrenia paranoide. Outro aspecto preocupante do uso abusivo de cocaína é o consumo concomitante de bebidas alcoólicas. Nesse caso ocorre a formação de cocaetileno, um metabólito ativo da cocaína que tem maior duração de ação e facilita, pela acumulação em administração repetida, o aparecimento dos efeitos adversos da droga.

A cocaína exerce seus efeitos por diferentes mecanismos. Em concentrações elevadas, atua como anestésico local por bloquear canais de sódio dependentes de voltagem, responsáveis pela geração e pela condução do potencial de ação (ver Capítulo 4, *Funcionamento do Sistema Nervoso*). Esse efeito é o responsável pela sensação de dormência na boca e nos lábios quando as folhas de coca são mascadas. No entanto, o principal mecanismo envolvido nos efeitos centrais e periféricos de doses usuais de cocaína é o bloqueio da recaptação de monoaminas, incluindo dopamina, noradrenalina e serotonina. Como a recaptação neuronal é o principal mecanismo de retirada desses neurotransmissores da fenda sináptica, a cocaína irá potencializar a transmissão sináptica realizada por esses neurotransmissores (ver Figura 16.2). A facilitação da neurotransmissão noradrenérgica periférica produz efeitos semelhantes aos da estimulação simpática, tais como vasoconstrição, aumento da pressão arterial e excitabilidade cardíaca. Embora a facilitação dos efeitos noradrenérgicos e serotoninérgicos no sistema nervoso deva ser a causa dos efeitos comportamentais da cocaína, é a facilitação da neurotransmissão dopaminérgica a responsável pela maior parte de seus efeitos subjetivos (ver Figura 16.8). Estudos em que se empregaram técnicas de imagem cerebral *in vivo* com ligantes do local transportador de dopamina mostram, nitidamente, que a taxa de ocupação desse local é diretamente proporcional à sensação euforizante que a substância produz. Os receptores dopaminérgicos envolvidos nesse efeito ainda não estão totalmente esclarecidos, mas os de tipo D_1

parecem ter papel fundamental. Recentemente, receptores D₃ também foram relacionados com o efeito reforçador da cocaína.

Dependendo do padrão de administração, o uso repetido de cocaína pode levar a tolerância ou a sensibilização. Como mencionamos, a repetição do uso da substância em curtos intervalos leva ao aparecimento rápido de tolerância, envolvendo a depleção do neurotransmissor nas vesículas sinápticas pelo bloqueio contínuo de sua recaptação. No entanto, a sensibilização é hoje um fenômeno muito relacionado com o desenvolvimento de adicção. Em animais de laboratório, a exposição a poucas doses de cocaína e outros psicoestimulantes pode aumentar a resposta à administração subsequente da droga por longos períodos. Os mecanismos desse fenômeno, que também ocorre em humanos, ainda não estão compreendidos. Ele parece envolver alterações plásticas no SNC, tais como modificações de receptores dopaminérgicos e locais de recaptação (ver Tabela 16.2), alterações na expressão de terceiros mensageiros e mudanças estruturais de neurônios específicos.

Anfetaminas e outros psicoestimulantes

A anfetamina é um composto sintético estruturalmente relacionado com a molécula de dopamina. Embora o uso seja limitado, a anfetamina e substâncias semelhantes (metilfenidato, metanfetamina, dietilpropiona, fenmetrazina) são empregadas na clínica no tratamento de narcolepsia (um transtorno do sono) e no transtorno de déficit de atenção (TDA) em crianças. Outro uso desses compostos é voltado para a inibição do apetite, indicado em certos casos de obesidade. Esse efeito, no entanto, sofre tolerância de modo relativamente rápido.

Os efeitos farmacológicos da anfetamina são semelhantes aos da cocaína. A droga pode ser administrada por via oral, subcutânea ou intravenosa. Assim como na cocaína, os efeitos observados no último caso são mais intensos e aparecem mais rapidamente. A metanfetamina é um derivado mais potente da anfetamina, que pode ser fumado. A efedrina, extraída da planta *Ephedra vulgaris*, também tem efeitos semelhantes, embora de menor intensidade. Esses agentes são considerados agonistas indiretos de catecolaminas (dopamina e noradrenalina). Elas são captadas pelos terminais catecolaminérgicos e, dentro do neurônio, promovem a liberação do neurotransmissor e bloqueiam a sua recaptação por inverterem o mecanismo transportador. O metilfenidato, fármaco empregado no tratamento do TDA, atua de modo semelhante à anfetamina. Seu uso oral, que propicia um pico de concentração plasmático bem menor e mais tardio do que o emprego intravenoso, tem um potencial baixo de abuso. No entanto, se empregado por via nasal, após a pulverização dos comprimidos, pode levar ao desenvolvimento de dependência.

Recentemente outros psicoestimulantes derivados da cationa, estimulante encontrado na planta Khat (*Catha edulis*), começaram a ser utilizados. Um deles, por exemplo, a 3,4-metilenodioxipirovalerona, produz efeitos semelhantes à cocaína, porém dez vezes mais potentes.

MDA e NMDA[7] (ecstasy)

Embora sintetizado no início do século XX, foi a partir dos anos 1970, quando alguns terapeutas propuseram seu emprego como auxiliar para psicoterapias, que o 3,4-metilenodioximetanfetamina (NMDA) retornou à cena. Hoje em dia ele é muito usado em festas dançantes chamadas "*raves*".

Agudamente, a substância produz aumento de percepções e de energia, elevação do humor e diminuição do apetite. Também tem um efeito "pró-social", pois aumenta o desejo de interagir com outras pessoas. Em altas doses, pode causar alucinações. Respostas fisiológicas incluem aumentos da frequência cardíaca e elevação da pressão arterial, sudorese, elevação da temperatura corporal, tremor, trismo e bruxismo (movimentos fortes da mandíbula). A elevação da temperatura e a sudorese, associadas a dança excessiva, podem levar a hipertermia, desidratação e insuficiência renal. O padrão de uso, eminentemente recreativo durante as *raves*, faz com que o desenvolvimento de dependência a essa droga tenha sido até o momento incomum.

Assim como a anfetamina, o NMDA e o MDA (metilenodioximetanfetamina) facilitam a liberação e inibem a recaptação de dopamina. No entanto, exercem efeito semelhante, porém mais potente, também sobre a serotonina, o que poderia explicar a diferença de efeitos dessas drogas em relação à anfetamina.

Um aspecto perturbador do uso de NMDA e de MDA é a possível neurotoxicidade que eles podem ocasionar. Estudos feitos em animais de laboratório, incluindo primatas, e mesmo evidências em humanos sugerem que o uso de *ecstasy* leva à destruição de terminais serotoninérgicos no córtex e no hipocampo, que em primatas é apenas parcialmente reversível. A inexistência, por motivos éticos, de estudos prospectivos em humanos impede conclusões definitivas sobre se essas alterações morfológicas produzem consequências clínicas. No entanto, diversos estudos retrospectivos sugerem que consumidores de doses elevadas de *ecstasy* apresentam déficits cognitivos, em especial dificuldades em testes de memória e de atenção.

Heroína, morfina e outros opioides

A morfina é extraída do ópio, o qual é obtido da papoula ou *Papaver somniferum*, que contém diversos compostos com efeitos farmacológicos, entre os quais se destacam a morfina, a codeína, a tebaína e a papaverina. Essas substâncias, derivadas diretamente do ópio, são chamadas "opiáceos". Já os compostos que apresentam, independentemente da origem ou da estrutura química, efeitos semelhantes aos do ópio são denominados "opioides".

A morfina é o principal composto farmacológico do ópio, a substância prototípica do grupo. Exerce seu efeito analgésico por diversos mecanismos, atuando em nível tanto espinal quanto supraespinal. Na medula espinal, ela reduz a

---

[7] Não confundir com outro composto de idêntica abreviatura, o N-metil-D-aspartato, um agonista glutamatérgico que se liga especificamente e, assim, identifica um dos receptores ionotrópicos do glutamato (ver Capítulo 4, *Funcionamento do Sistema Nervoso*).

transmissão da informação dolorosa, atuando diretamente em receptores opioides inibitórios presentes em neurônios locais de projeção e/ou ativando vias modulatórias descendentes oriundas do tronco encefálico (ver Capítulo 8, *Neurobiologia da Dor*). Dessas, as vias mais importantes originam-se na substância cinzenta que circunda o aqueduto mesencefálico, chamada "substância cinzenta periaquedutal". De lá partem projeções para neurônios noradrenérgicos do *locus coeruleus* (na ponte) e serotoninérgicos no *núcleo magno da rafe* (no bulbo). Projeções descendentes dessas duas regiões inibem a transmissão dolorosa na medula espinal. Além desses efeitos, a morfina exerce seu efeito analgésico por atuar em centros supraespinais, incluindo áreas sensoriais superiores e estruturas como o córtex cingulado anterior, o núcleo acumbente, a amígdala e o tálamo. A atuação da morfina nesses locais atenuaria tanto o componente sensorial quanto o componente emocional da dor.

A heroína é um composto semissintético, no qual dois grupos acetilas foram incorporados à molécula de morfina. Essa modificação química aumenta a lipossolubilidade da droga, facilitando sua entrada no SNC através da barreira hematencefálica. Como consequência, embora seus efeitos farmacológicos sejam essencialmente os mesmos (a heroína é convertida em morfina), a heroína é duas a quatro vezes mais potente que a morfina quando administrada por via intravenosa. Além disso, a maior facilidade de entrada no cérebro faz com que seus efeitos euforizantes ocorram de maneira mais rápida e mais intensa. Por isso a heroína é mais procurada como droga de abuso do que outros opioides.

O uso repetido de heroína leva à tolerância e à dependência fisiológica. Existe tolerância cruzada entre os diversos opioides, ou seja, ela ocorre não apenas para o opioide que está sendo consumido, mas para todos os demais. A síndrome de abstinência a opioides, embora não leve por si só ao óbito, é extremamente desagradável. Envolve manifestações opostas àquelas produzidas pelos opioides, e incluem disforia, dor, insônia, agitação, hostilidade, medo, diarreia, cólicas muito dolorosas (que podem levar a contrações abdominais e movimentos reativos dos membros inferiores, conhecido pelos dependentes como *kicking the habit*, ou "chutando o vício"), dilatação pupilar, hipertermia, ejaculação espontânea, pele fria com sensação de calafrios, lacrimejamento e aumentos da pressão arterial e da frequência cardíaca. A intensidade e a duração dessas manifestações variam, dependendo das características físicas e psicológicas do usuário, das doses empregadas, da duração do uso e do tipo de opioide. Com a heroína, a síndrome atingirá seu máximo em 36 a 48 horas, desaparecendo após 7 a 10 dias. Já com a metadona, um opioide com duração de efeito muito maior do que a morfina ou heroína, a síndrome é de início muito mais gradual, não atingindo intensidades tão elevadas, embora seja de maior duração.

A dependência e a tolerância acontecem com certa facilidade com o uso contínuo de opioides. Isso faz com que, na prática médica, muitas vezes o tratamento com a morfina seja empregado de maneira "subótima". Isso na verdade não é necessário, já que a maioria dos pacientes que usam opioides por períodos prolongados para tratamento da dor não desenvolve adicção ou abuso quanto a esses compostos. Sua retirada gradual, nesses casos, evita ou minimiza as manifestações de dependência. No entanto, na última década vem ocorrendo uma verdadeira "epidemia" de dependência e abuso desses compostos em países industrializados. Possivelmente refletindo a elevada prevalência de dor crônica (que pode chegar a 40% dos idosos), a classe farmacológica dos opioides é atualmente a mais prescrita em alguns desses países. Apenas no ano de 2016, os opioides estiveram envolvidos em 42.249 mortes nos EUA. Destas, 37% ocorreram por opioides utilizados na clínica, com a heroína sendo responsável por apenas 19% das mortes. Estudo recente mostrou que aproximadamente 3,5 milhões de pessoas admitiram o abuso dessas substâncias durante o mês anterior ao da pesquisa.

O uso recreativo de opioides envolve o fumo do ópio. A morfina é em geral utilizada por via parenteral, enquanto a heroína pode ser empregada por aspiração nasal, injeção subcutânea ou intravenosa. Essa última via acaba sendo a preferida dos adictos. Infelizmente, ela é associada, pelas condições inadequadas de assepsia, a infecções bacterianas (flebites, endocardites) e, pelo compartilhamento de seringas, à AIDS. Outro risco do uso da heroína é a superdosagem, que pode levar à morte por parada ventilatória. Nesses casos empregam-se por via intravenosa antagonistas competitivos de receptores opioides, tais como a naloxona, que leva à reversão rápida do quadro. Existe, no entanto, o risco de aparecimento de sinais e sintomas da síndrome de abstinência.

As propriedades reforçadoras dos opioides envolvem mecanismos opioides e não opioides. Eles ativam, via receptores μ, os neurônios dopaminérgicos da ATV, facilitando a liberação de dopamina no núcleo acumbente e em outras áreas límbicas. É interessante observar que a ativação de receptores κ nesse local produz efeitos opostos, possivelmente relacionados com efeitos disfóricos. Apesar de importante, a ativação de neurônios dopaminérgicos não é o único fator envolvido nos efeitos reforçadores dos opioides; já que a destruição dessa via diminui, mas não elimina, esses efeitos.

O tratamento da dependência a opioides procura interferir em três aspectos fundamentais: nos efeitos da droga no SNC, nos aspectos psicológicos individuais e nos fatores ambientais relacionados com o consumo. Em relação ao primeiro aspecto, o passo inicial é a detoxificação, ou seja, a eliminação da droga do organismo. Para isso, considerando-se a intensa síndrome de abstinência que pode ocorrer, emprega-se a estratégia de substituir a heroína (administrada de 3 a 4 vezes/dia, IV) por opioides ativos por via oral e que tenham longa duração de ação. O fármaco empregado é a metadona, mas outra opção é a buprenorfina. Esses fármacos evitam o aparecimento de sinais de retirada e podem ser mais facilmente manejados em programa de manutenção, com diminuição gradual da dose. Outro agente que pode ser empregado no tratamento dos aspectos fisiológicos da síndrome de abstinência é a clonidina, um agonista de adrenorreceptores de tipo α2.

Álcool etílico

O álcool etílico, ou etanol, é um dos compostos psicoativos empregados há mais tempo pela humanidade (ver Tabela 16.1). Mais de 90% da população adulta dos EUA já teve experiência com esse composto. Seu uso dentro de certos padrões é aceito, quando não incentivado. No entanto, ele é associado a uma série de problemas médico-sociais, incluindo acidentes automobilísticos, surtos de violência, dependência, problemas neurológicos e hepáticos, malformações congênitas, entre outros.

O etanol resulta da fermentação de produtos que contenham açúcar, por exemplo, cana-de-açúcar, cevada, arroz e frutas, como a uva. Como os microrganismos responsáveis por esse processo são mortos quando as concentrações de álcool atingem, aproximadamente, 15%, bebidas "fermentadas" como o vinho nunca têm concentrações alcoólicas superiores. Já bebidas como vodca, gim e uísque, com concentrações alcoólicas em torno de 40%, necessitam passar por um processo de destilação (Tabela 16.8).

O etanol é um depressor da atividade do SNC. Em concentrações baixas, no entanto, tem efeitos relaxantes e estimulatórios, resultando em desinibição social, o que explica muito seu uso. Em concentrações maiores, predominam efeitos sedativos, prejuízos no desempenho psicomotor, na capacidade de julgamento e na memória, com o aparecimento de amnésia retrógrada. A capacidade de dirigir fica alterada, embora muitas vezes isso não seja percebido pelo usuário. Concentrações maiores levam a confusão mental, coma e eventualmente morte. Essa última, como consequência direta do uso do etanol, é pouco frequente devido à sua rápida absorção (e, em consequência, ao rápido aumento da sua concentração no sangue) e à irritação gástrica que doses elevadas de etanol podem causar, provocando vômitos. Combinado com outros depressores do SNC, tais como substâncias benzodiazepínicas, no entanto, o uso de grandes doses de etanol pode ser fatal. A Figura 16.11 mostra os níveis sanguíneos obtidos a partir da ingestão de diferentes quantidades de etanol. Como se pode observar, para o mesmo peso corporal as concentrações obtidas em mulheres são maiores. Concentrações acima de 0,07% prejudicam significativamente a capacidade de dirigir veículos automotores. O organismo pode metabolizar, aproximadamente, uma dose (15 mℓ) por hora, embora isso possa ser aumentado com o uso frequente de bebidas alcoólicas.

A tolerância aos efeitos do etanol ocorre por diversos mecanismos. Existe tolerância aguda aos efeitos do etanol porque os sinais de intoxicação são muito mais evidentes quando as concentrações da substância estão aumentando rapidamente. Quando a ingestão cessa e os níveis sanguíneos começam a cair, o indivíduo fica "sóbrio" em concentrações bem superiores àquelas que provocaram os sinais de intoxicação. Além dessa tolerância "aguda", o uso repetido de bebidas alcoólicas leva a tolerância comportamental, farmacocinética (existe indução das enzimas que metabolizam o etanol) e farmacodinâmica.

Além de tolerância, o uso contínuo de etanol pode levar a dependência psicológica e fisiológica. Os sintomas da síndrome de abstinência ao etanol podem variar desde tremor, ansiedade, náuseas e vômitos, até o quadro de *delirium tremens*, com confusão mental, agitação, alucinações (frequentemente envolvendo a visão de animais peçonhentos) e até mesmo

TABELA 16.8 Quantidade de álcool presente em uma dose ("drinque") de algumas bebidas.

	Cerveja	Vinho	Destilados: vodca, gim, uísque
Volume de uma dose	360 mℓ	120 mℓ	37,5 mℓ
Percentual de álcool	4%	12%	40%
Quantidade de álcool	14,4 mℓ	14,4 mℓ	15 mℓ

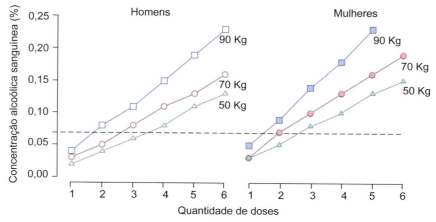

FIGURA 16.11 Concentração sanguínea aproximada de álcool (em percentual: 0,1% = 100 mg/100 mℓ), em função do número de doses (uma dose = 15 mℓ de álcool) ingeridas, em homens e mulheres. A linha tracejada indica a concentração de 0,07%. Efeitos observados: de 0,02 a 0,03%, relaxamento e elevação do humor; de 0,05 a 0,06%, diminuição do alerta e das inibições; de 0,08 a 0,10%, diminuição do tempo de reação e da coordenação motora, prejuízo da capacidade de julgamento; de 0,14 a 0,16%, grave prejuízo do controle psíquico e físico, fala "arrastada", grandes prejuízos no tempo de reação e na capacidade de julgamento; de 0,20 a 0,25%, perda da capacidade de caminhar, confusão mental; 0,30%, estupor; mais de 0,45%, coma e morte.

convulsões. Alguns autores também sugerem que a famosa "ressaca" experimentada por muitos após a ingestão exagerada de bebidas alcoólicas reflete uma síndrome de abstinência "aguda". No entanto, isso é controverso, pois poderia também decorrer de acúmulo do metabólito acetaldeído, da irritação gástrica produzida pelo etanol e/ou da presença de outros produtos nas bebidas.

Um dos aspectos mais preocupantes do uso crônico de bebidas etílicas é o dano cerebral. Como o etanol é altamente energético – suprindo, assim, as necessidades calóricas do usuário –, é comum a associação de alcoolismo com déficits nutritivos. A deficiência de tiamina (vitamina B_1) pode levar aos quadros chamados "síndromes de Wernicke e de Korsakoff", caracterizados por confusão mental e perda de memória, respectivamente. Outros fatores, como deficiência hepática e níveis elevados de álcool e acetaldeído, também podem contribuir. Existem evidências de redução da massa tecidual cerebral com o uso crônico de etanol.

Além do SNC, o etanol pode afetar os sistemas urinário (inibe a secreção do hormônio antidiurético, aumentando o volume urinário), reprodutor (aumenta a motivação por sexo, mas diminui a resposta sexual fisiológica), cardiovascular (doses elevadas podem prejudicar o sistema cardiovascular e causar hipertensão arterial), gastrintestinal (aumenta a secreção salivar e de ácido clorídrico, e é irritante gástrico) e hepático. Em relação ao fígado, o uso prolongado de bebidas alcoólicas está associado a esteatose (acúmulo de gordura no fígado, quadro ainda reversível), hepatite e cirrose alcoólica. A cirrose é irreversível, mas sua evolução pode ser retardada pela suspensão da ingestão de álcool etílico. O uso intenso de etanol por gestantes pode produzir importantes efeitos sobre o feto em desenvolvimento, incluindo o aparecimento de síndrome alcoólica fetal, que inclui retardo mental (é a causa mais comum de retardo mental nos EUA), baixo peso ao nascer, problemas neurológicos e malformações craniofaciais.

Os mecanismos dos vários efeitos do etanol não são totalmente conhecidos. Ele altera o balanço entre as neurotransmissões inibitórias e excitatórias no SNC, facilitando os efeitos mediados por receptores $GABA_A$ e de glicina (inibitórios) e diminuindo aqueles dependentes de receptores NMDA de glutamato (excitatórios). Além disso, exercem efeitos complexos sobre outros neurotransmissores, receptores e canais iônicos. Alterações nos sistemas glutamatérgicos e opioidérgicos dão suporte teórico ao emprego de dois fármacos, o acamprosato (antagonista de glutamato para receptores do tipo NMDA) e a naltrexona (antagonista de receptores opioides μ), no tratamento do alcoolismo. Ensaios clínicos controlados mostraram que ambos os compostos diminuem o percentual de recaídas de alcoólatras em abstinência. O efeito de potencialização GABAérgica explica por que, no tratamento da síndrome de abstinência de etanol, é possível substituir esse último por compostos benzodiazepínicos, que exercem ação semelhante (como explicado anteriormente). Outro fármaco que pode ser empregado como coadjuvante no tratamento do alcoolismo é o dissulfiram (Antabuse®). Esse fármaco inibe a enzima aldeído desidrogenase. Como consequência, a ingestão de álcool leva à acumulação de acetaldeído, composto tóxico que produz hipotensão, vermelhidão, cefaleia, náuseas e vômitos, uma situação de grande desconforto que inibiria a ingestão de bebidas alcoólicas.

Alucinógenos

Os alucinógenos são um grupo heterogêneo de compostos que têm, em comum, a capacidade de produzir alterações perceptuais e cognitivas como efeito principal. Esses compostos são também chamados "psicotomiméticos" (por mimetizarem quadros psicóticos) ou "psicodélicos" (em referência à "abertura da mente").

A droga prototípica do grupo é a dietilamida do ácido lisérgico, ou LSD, sintetizada nos anos 1930 pelo farmacologista suíço Albert Hoffmann, o qual verificou em si próprio que a droga produzia estimulação da imaginação, indução de um estado onírico e percepção visual de imagens extraordinárias.

O LSD é um dos compostos psicoativos mais potentes que se conhecem, produzindo efeitos com doses que variam de 25 a 50 μg por via oral. É em geral distribuído em folhas de papel divididas em pequenos quadros, cada qual com quantidade suficiente da droga para produzir uma "viagem". As "viagens" produzidas pelo LSD incluem, como descreveu Hoffmann, alucinações visuais, com objetos e formas coloridas bizarras que o usuário pode ver mesmo estando de olhos fechados, alteração na percepção temporal e sinestesias (cruzamento de sensações; por exemplo, ouvir cores e sentir sons). Como esse estado pode perdurar de 6 a 8 horas e ser vivenciado como algo místico e estimulante, alguns pesquisadores nos anos 1950 e 1960 propuseram o uso do LSD como coadjuvante em psicoterapia.

Alguns usuários podem experimentar o que é chamado "viagens ruins" (*bad trips*), caracterizadas por ansiedade intensa e até mesmo crises de pânico. A ocorrência dessas manifestações é, em parte, imprevisível, e depende de fatores como a dose, as expectativas, o ambiente da administração e a personalidade do usuário. Além dessas alterações o LSD também pode produzir efeitos fisiológicos por ativação simpática, tais como pequenos aumentos da pressão arterial e da frequência cardíaca, além de dilatação pupilar. Apesar desses problemas, os alucinógenos não causam dependência psicológica ou fisiológica, não sendo autoadministrados em animais de laboratório. Além disso, o LSD produz tolerância rápida com a repetição do uso a intervalos curtos (p. ex., o efeito desaparece depois de 3 ou 4 dias de administração diária). Pode ocorrer, na ausência da droga, a reexperimentação de parte das sensações causadas pelo seu uso, um fenômeno perturbador descrito como *flashback*. A indução de quadros psicóticos em pacientes predispostos é outro efeito relacionado com o uso da substância.

O LSD é uma indolamina, e tem, à semelhança do neurotransmissor serotonina, um anel indol na sua estrutura química. Vários outros alucinógenos de efeitos semelhantes, como a psilocibina (encontrada em alguns cogumelos), a dimetiltriptamina (DMT) e o 5-metoxidimetiltriptamina (5-Me-DMT), são também indolaminas. As duas últimas são encontradas em plantas originárias da América do Sul, algumas das quais empregadas em rituais religiosos pela população nativa, em bebidas como a *ayahuasca*. Outro alucinógeno obtido de plantas é a mescalina, do cacto *peyote*. Diferentemente dos anteriores, a mescalina é uma feniletilamina, com estrutura semelhante à da noradrenalina. Apesar das diferenças estruturais, todos esses compostos, incluindo a mescalina, interagem com receptores de serotonina. Entre esses, o efeito agonista em receptores 5 HT$_2$ parece ser aquele relacionado com as propriedades alucinógenas. O mecanismo pelo qual esse efeito farmacológico causa o quadro complexo observado com o uso desses alucinógenos ainda é controverso.

Outro grupo de drogas alucinógenas é representado pela cetamina e pela fenciclidina (PCP). Enquanto a PCP é droga ilícita, a cetamina é empregada na clínica como anestésico, especialmente em crianças. Produz analgesia intensa e um estado de indiferença ao meio externo conhecido como "anestesia dissociativa".

A PCP pode ser administrada por diferentes vias (oral, nasal, intramuscular e intravenosa), e produz, além desse estado dissociativo, sensações oníricas, vertigem, sonolência, apatia e desorganização cognitiva. Tanto a PCP quanto a cetamina podem produzir tolerância e dependência. Ambas ativam neurônios dopaminérgicos da área tegmentar ventral. O mecanismo desses efeitos envolve o antagonismo não competitivo de receptores de glutamato do tipo NMDA. Outro agente que tem efeitos semelhantes é o dextrometorfano, um medicamento existente em muitos xaropes antitussígenos que, embora seja um opioide, também antagoniza receptores NMDA. Além do uso terapêutico da cetamina na depressão, como apresentado, o estudo dessas substâncias tem despertado grande interesse como ferramenta para a investigação da neurobiologia da esquizofrenia. Elas causam, além dos sintomas positivos, também os negativos e cognitivos, sendo consideradas as melhores ferramentas farmacológicas para indução de quadros similares àqueles apresentados por pacientes esquizofrênicos.

Maconha

A maconha é, provavelmente, das substâncias ilícitas, a mais consumida no mundo. Nos EUA, calcula-se que aproximadamente 70% da população entre 27 e 32 anos já a usou pelo menos uma vez. Ela é produzida a partir das folhas e flores secas do cânhamo (*Cannabis sativa*), e a resina extraída dessa planta dá origem ao haxixe. Os efeitos farmacológicos produzidos pela maconha e pelo haxixe são semelhantes, embora o haxixe seja mais potente por conter uma concentração maior (de 10 a 15% *versus* menos de 4 a 6% na maconha) do princípio ativo Δ^9-tetra-hidrocanabinol (THC). Tal como ocorre com muitas das drogas de abuso, os efeitos da maconha dependem, além da dose de THC administrada, das expectativas e da experiência prévia do usuário. Um aspecto que vem preocupando é a tendência, na última década, do uso de plantas cultivadas ("*skank*") selecionadas contendo elevadas quantidades (15% até 20%) de THC. Soma-se a isso o desenvolvimento de análogos sintéticos potentes, os quais, por sua estrutura química diversa, escapam inicialmente dos mecanismos sociais de prevenção e controle.

Os efeitos psicológicos da maconha e seus análogos podem ser divididos em quatro grupos: afetivos (euforia e riso imotivado), sensoriais (percepção aumentada de estímulos internos e externos), somáticos (sensações de que o corpo está flutuando) e cognitivos (distorção na percepção temporal, alterações da memória e dificuldades de concentração). Ocorrem também várias alterações fisiológicas, tais como aumento do apetite (em especial por carboidratos), facilitação do sono, taquicardia, hipotensão, hiperemia da conjuntiva (olhos avermelhados), hipotermia, secura na boca, broncodilatação, diminuição da pressão intraocular e incoordenação motora, particularmente em tarefas complexas como dirigir. Outros efeitos da maconha incluem ações antieméticas, analgésicas e anticonvulsivantes.

A maconha tem propriedades reforçadoras para animais de laboratório e humanos. Esse efeito, embora menos intenso do que para drogas como a cocaína ou a heroína, envolve a facilitação indireta da via dopaminérgica mesolímbica e provável interação com sistemas opioidérgicos.

Com o uso repetido pode aparecer tolerância aos efeitos, diminuindo a taquicardia e a hipotensão. Estudos mais recentes mostraram que o uso repetido também pode causar dependência. A síndrome de abstinência envolve sintomas de irritabilidade, ansiedade, agressividade e diminuição do apetite, que podem durar algumas semanas. Outros possíveis efeitos adversos do consumo repetido da maconha incluem alterações em hormônios reprodutivos, problemas pulmonares, incluindo câncer (pelo fumo, já que a quantidade de alcatrão e monóxido de carbono na maconha é maior do que em um cigarro comum) e agravamento de transtornos psiquiátricos. Esse último aspecto, particularmente em relação à associação de consumo de maconha e esquizofrenia, permanece controverso. O mesmo ocorre com a chamada "síndrome amotivacional", observada em alguns usuários crônicos da droga. O início do uso na adolescência, no entanto, pode favorecer o aparecimento destes problemas.

A maconha contém mais de quinhentos componentes naturais, dos quais mais de cem são classificados como canabinoides. Como visto anteriormente, o princípio ativo responsável por boa parte dos efeitos da maconha e do haxixe é o THC. Outros canabinoides presentes incluem o canabinol e o canabidiol (CBD). Ultimamente, o CBD tem despertado grande interesse devido a suas propriedades farmacológicas. Ao contrário do THC, ele não apresenta potencial de abuso e não produz efeitos antipsicóticos, podendo até antagonizar, pelo menos parcialmente, estes últimos. Recentemente o CBD foi liberado para tratamento de crianças com síndrome de Dravet e outras condições (ex. síndrome de Lennox-Gastaut) caracterizadas por crises epilépticas frequentes e de difícil tratamento. Combinado com o THC sob forma de *spray*, o CBD também é empregado no tratamento sintomático de pacientes com esclerose múltipla.

Nos anos 1980, foram descobertos os receptores nos quais atua o THC. Eles foram subdivididos em CB1 e CB2. Enquanto o primeiro é encontrado no SNC e é responsável pelos efeitos subjetivos observados com o THC, o segundo é principalmente periférico (embora também exista no SNC), com papel modulatório em células do sistema imunológico. Assim como ocorreu com os opioides, descobriu-se que existem substâncias do próprio organismo que interagem com esses receptores, chamadas "endocanabinoides". Os principais são a anandamida e o 2-aracdonil-glicerol. O estudo do papel fisiológico do sistema endocanabinoide tem recebido enorme atenção, particularmente em relação à regulação emocional e ao envolvimento em processos de aprendizado e memória.

O uso terapêutico de derivados do THC como antiemético, estimulador do apetite e analgésico tem sido proposto em determinadas situações (como em doentes terminais submetidos a quimioterapia, casos de anorexia ou desnutrição em AIDS e esclerose múltipla). Recentemente, um antagonista de receptores CB1, o SR-141716 (rimonabanto), foi introduzido na clínica como inibidor do apetite. Embora bastante efetivo, seu uso foi associado ao aparecimento de sintomas psiquiátricos, particularmente ansiedade e depressão, o que fez com que fosse retirado do mercado.

Nicotina

O uso de tabaco diminuiu nas últimas décadas, com uma prevalência de 42% dos adultos em 1965, caindo para 25% em 1990, com a meta global estabelecida pela OMS de queda de mais 30% de 2010 a 2025. Mesmo assim, há mais de 1 bilhão de fumantes no mundo, dos quais muitos tentam, anualmente, abandonar o tabagismo sem sucesso. Nos EUA o fumo é responsável por mais de 20% de todos os óbitos, envolvendo problemas cardiovasculares (43%), câncer (36%) e doenças respiratórias (20%). Isso decorre tanto da presença da nicotina e do alcatrão no cigarro quanto da exposição a níveis elevados de monóxido de carbono. A nicotina é a principal substância psicoativa do cigarro. É vaporizada pelas altas temperaturas da ponta do cigarro, sendo inalada e rapidamente absorvida. Junto com a nicotina vem o alcatrão, uma mistura complexa de hidrocarbonetos, alguns carcinogênicos. Embora alguns fumantes relatem que a nicotina tem um efeito relaxante, é provável que isso decorra de alívio de sinais precoces de abstinência. A substância pode melhorar o desempenho cognitivo e é reforçadora em animais de laboratório. Em humanos, tem grande potencial de induzir dependência, segundo alguns equivalente à da cocaína e à da heroína. A exposição à nicotina por algumas semanas já leva a dependência fisiológica, com sintomas de abstinência ocorrendo algumas horas após a última dose. Os sintomas incluem vontade compulsiva de fumar, ansiedade, irritabilidade, diminuição da frequência cardíaca, aumento do apetite e dificuldades cognitivas.

Também ocorre tolerância, da qual parte se desenvolve de maneira rápida, podendo ser perdida durante o sono normal do sujeito. Assim, o efeito do primeiro cigarro matinal seria ampliado. Isso explicaria em parte a dificuldade de terapias de reposição com nicotina, que, pela presença constante da droga, diminuiria a recuperação da tolerância e impediria essa potencialização matinal dos efeitos da nicotina.

A nicotina produz ainda um grande número de efeitos fisiológicos por ativação ganglionar dos sistemas simpático e parassimpático. Como consequência, aumentam a pressão arterial e a frequência cardíaca (o que contribui para o risco de problemas cardiovasculares), a secreção de ácido clorídrico no estômago (facilitando o aparecimento de úlceras pépticas) e a atividade contrátil intestinal (que pode inclusive levar a diarreia). Existe ainda aumento da taxa metabólica e inibição do apetite, o que faz com que os fumantes, em média, pesem de 4 a 5 kg menos do que os não fumantes. Em doses elevadas (p. ex., quando ingerida acidentalmente), a nicotina pode ser fatal.

A nicotina atua ativando receptores colinérgicos nicotínicos (ver Capítulo 4, *Funcionamento do Sistema Nervoso*) presentes tanto no sistema nervoso central quanto no periférico. Assim como outras drogas de abuso, seus efeitos reforçadores se devem à ativação de neurônios dopaminérgicos da ATV (ver Figura 16.7). Algumas abordagens farmacológicas podem ser empregadas, em conjunto com intervenções comportamentais, no tratamento da dependência de nicotina. A terapia de reposição, por meio de goma de mascar, aerossóis ou adesivos cutâneos, é bastante empregada para diminuir os sintomas de abstinência. Outra abordagem mais recente é o emprego de buprapiona, um antidepressivo de segunda geração que inibe a recaptação de dopamina e de noradrenalina.

Outras

Cafeína. Essa substância está presente em inúmeras bebidas consumidas atualmente, tais como café, chá preto e refrigerantes. Tem efeito psicoestimulante leve em doses normais, aumentando o estado de vigilância, reduzindo a sensação de fadiga e o sono e aumentando o desempenho psicomotor. Também produz aumentos leves da pressão arterial e da ventilação. Doses excessivas, no entanto, podem provocar ansiedade. O uso repetido leva a tolerância e dependência fisiológica. A síndrome de abstinência, no entanto, é leve, com cefaleia, diminuição da concentração e sonolência. Seu uso crônico também pode aumentar o risco de problemas cardiovasculares. Se for consumida de maneira intensa ao longo da gestação, pode causar diminuição de peso do recém-nascido. Seu mecanismo de ação implica o antagonismo competitivo de receptores de adenosina de tipo A_{2A}, envolvidos no controle do estado de vigília.

Inalantes. Diversos inalantes, tais como solventes voláteis, aerossóis ou gases, têm constituído um novo grupo de substâncias de abuso, especialmente por crianças e adolescentes. Exemplos são a acetona, o éter dietílico, o clorofórmio, diversos hidrocarbonetos, anestésicos gerais (halotano, enflurano, isoflurano, óxido nitroso), o tolueno, o xilol e outros solventes orgânicos e componentes aerossólicos. Os efeitos são semelhantes aos de uma intoxicação alcoólica grave. Podem ocorrer ainda alucinações e mesmo ideias delirantes. Há significativo risco à saúde, com facilitação de arritmias cardíacas que podem ser fatais. O uso repetido pode causar danos hepáticos, renais, hematológicos, pulmonares e possivelmente cerebrais. Também pode aparecer tolerância, mas ainda é controverso se existe desenvolvimento de dependência fisiológica. O mecanismo desses efeitos envolve, assim como com o etanol, facilitação GABAérgica e inibição glutamatérgica.

Outro grupo de substâncias de abuso que são inaladas é o dos nitritos (amilnitrito, butilnitrito e ciclo-hexilnitrito), empregados em geral para aumentar sensações sexuais. Seus efeitos, no entanto, parecem envolver predominantemente mecanismos periféricos por dilatação de vasos sanguíneos e relaxamento muscular.

Gama-hidroxibutirato (GHB). Trata-se de um depressor do SNC que produz, em doses baixas, um estado de intoxicação semelhante ao produzido por concentrações sanguíneas baixas ou moderadas de etanol. Em doses maiores ocorrem letargia, ataxia, tonturas, náuseas e vômitos e perda da consciência. Superdosagens podem causar coma ou morte por depressão ventilatória. Crises convulsivas também podem ocorrer nessa situação. Por ser praticamente incolor, inodora e insípida quando em solução aquosa, a substância pode ser empregada como meio para facilitar o estupro. Os mecanismos dos efeitos do GHB ainda não estão claros, tendo sido proposta a interação com receptores de tipo $GABA_B$ e/ou com receptores específicos ainda não isolados.

Esteroides anabolizantes. Essas substâncias, semelhantes à testosterona ou a derivados da testosterona, têm efeitos masculinizantes e aumentam a massa muscular. São bastante empregadas com o objetivo de aumentar a massa muscular. Diversos estudos sugerem que podem produzir dependência. Sintomas de retirada incluem depressão, fadiga, insônia, anorexia e desejo de consumo de mais esteroides. O uso contínuo pode produzir uma série de efeitos adversos tais como hipertensão, dislipidemia, hepatotoxicidade, acne, oleosidade da pele, interrupção do crescimento em adolescentes, aumento da libido e da agressividade, atrofia testicular, aumento da próstata, anormalidades menstruais, crescimento excessivo de pelos, alteração da voz, aumento do clitóris e diminuição dos seios, já que essas substâncias atuam por ativar receptores androgênicos presentes em diversos tecidos.

Bibliografia

American Psychiatric Association (2013). *Diagnostic and Statistical Manual of Mental Disorders, Fifth Edition* (DSM-5). Arlington.

Brunton, L. L., Hilal-Dandan, & R., Knollmann, B. C. (2018). *Goodman & Gilman's: The pharmacological basis of therapeutics* (13a ed.). New York: McGraw-Hill.

Graeff, F. G., & Guimarães, F. S. (2012). *Fundamentos de psicofarmacologia* (2a ed.). São Paulo: Atheneu.

Kapur, S. (2004). How antipsychotic become anti-'psychotic'- from dopamine to salience to psychosis. *Trends in Pharmacological Sciences, 25*, 402-406.

Kupfer, D. J., Frank, E., & Phillips, M. (2012). Major depressive disorder: New clinical, neurobiological, and treatment perspectives. *Lancet, 379*, 1045-1055.

Meyer, J. S., & Quenzer, L. F. (2005). *Psychopharmacology: Drugs, the brain and behavior*. Sunderland: Sinauer.

Mohler, H., Firtschy, M., & Rudolph, U. (2002). A new benzodiazepine pharmacology. *Journal of Pharmacology and Experimental Therapeutics, 300*, 2-8.

Robbins, T. W., Everitt, B. J., & Nutt, D. J. (2010). *The neurobiology of addiction*. Oxford: Oxford University Press.

The National Academy of Sciences Report. (2017). *The health effects of cannabis and cannabinoids: the current state of evidence and recommendation for research*. Washington DC: The National Academies Press.

Volkow, N. D., & McLellan, T. (2016). Opioid abuse in chronic pain-misconceptions and mitigation strategies. *The New England Journal of Medicine, 3*(74), 1253-1263.

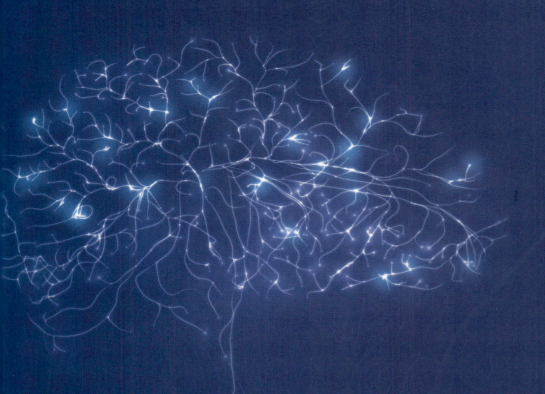

Índice Alfabético

A

Abalos musculares, 282
Abulia, 301
Abuso e dependência de drogas, 336
Ação(es)
- direcionada a um objetivo, 249, 252
- projetadas para o futuro, 294
Acetilcolina, 256, 285
Ácido gama-aminobutírico (GABA), 113, 256, 285
Acinesia e bradicinesia, 301
Adaptação
- ao claro e ao escuro, 133
- auditiva, 148
- olfatória, 138
Adenosina, 285
Adicção, 336
Afasia, 292
Agnosia, 292
Agonista de melatonina e antagonista 5-HT$_{2C}$, 329
Agorafobia, 309
Agressão
- materna, 227
- territorial, 227
Alças corticoestriado-tálamo-corticais, 294
Álcool etílico, 342
Alodínia, 157, 181
Alterações anatômicas e da conectividade cerebral
- na depressão, 318
- na esquizofrenia, 316
Alucinógenos, 343
Ambliopia, 111, 112
Ameaça
- predatória, 226
- social, 227
Amígdala, 230, 263, 266
- e medo condicionado, 264
- no comportamento social, 267
- no processamento de expressões faciais emocionais e em julgamentos sociais, 267
Amnésia, 292
Anastomoses, 35
Anfetaminas, 340
Anoxia cerebral, 311
Ansiolíticos, 332
- não benzodiazepínicos, 334, 335
Antagonista de receptores NMDA de glutamato, 329
Antidepressivos, 324, 328, 329
- de terceira geração, 331
- tricíclicos, 329
Antipsicóticos, 324, 325
- atípicos ou de segunda geração, 326
- típicos ou de primeira geração, 326
Apraxia, 292
- ideomotora, 213
Aprendizado motor, 198
- cerebelo e, 208
Aprendizagem, 233, 234
Aproximação
- apetitiva condicionada, 248
- pavloviana, 248
Aqueduto cerebral, 27, 33
Aracnoide, 33
Área(s)
- corticais relacionadas com os componentes sensorial-discriminativo e afetivo-motivacional da dor, 186
- motora
- - do cíngulo, 204
- - suplementar, 204
- - pré-motoras dorsal e ventral, 204
Arqueocórtex, 37
Arteríolas, 36
Assimbolia à dor, 187
Astrócito(s), 82, 83
- fibrosos, 83
- protoplasmáticos, 83
Ativação microglial, 87
Ativador de plasminogênio de tipo tissular, 113
Atividade onírica, 282
Átomos, 7
Atonia muscular, 282
Audição, 50, 130, 143
Autonomia, 294
Autorregulação, 294
Avaliação
- do desempenho sensorial, 169
- neuropsicológica e neuropsiquiátrica estruturada, 300
AVC, 306
Aversão condicionada de lugar, 247
Axônio, 37

B

β-endorfina, 187
Bainhas de mielina, 71, 85, 100
Barreira hematencefálica, 35
Benzodiazepínicos, 335
Buprenorfina, 341
Buspirona, 334

C

Cadeia
- paravertebral, 41
- pré-vertebral, 41
Cafeína, 345
Caixa de condicionamento operante, 251
Canal(is)
- dependentes de voltagem, 69
- ependimário, 33
- iônicos, 68
- - abertos, 68
- - dependentes de ligantes, 69
Cápsula
- externa, 28
- extrema, 28
- interna, 28
Cascata de fototransdução, 133
Cauda equina, 23
Cavidades internas do sistema nervoso central, 31
Célula(s)
- de Schwann, 71, 77, 85, 86
- do epêndima, 77
- em cesta, 113
- embainhantes do bulbo olfatório, 77
- epiteliais do plexo coroide, 77
- fagocitárias, 86
- gliais, 64
- mielinizantes, 86
- não mielinizantes, 86
- polarizadas, 67
Células-tronco, 108
- neurais, 80
Centros
- auditivos, 148
- gustativos, 142
- olfatórios, 138
- somestésicos, 153
- vestibulares, 150
- visuais, 134
Cerebelo, 18, 25, 26, 52
- e aprendizado motor, 208
Cérebro, 18, 60
Cerebrocerebelo, 27, 199
Ciclo de Krebs, 127
Círculo de Willis, 2
Citoesqueleto das células gliais, 82
Cocaína, 339
Codificação
- da informação sensorial, 157
- da intensidade do estímulo, 159
- da qualidade sensorial, 163
- das propriedades
- - espaciais do estímulo, 161
- - temporais do estímulo, 159
- espectral, 161
Cognição
- categórica, 292
- espacial, 211
- motora, 209
- - déficits na, 211
Comissuras, 20
Complexidade anatômica, 22
Comportamento(s)
- agressivos, 227
- de ingestão hídrica e alimentar, 228
- de utilização, 301
- defensivo, 224
- maternal, 229
- motivados, 221, 222, 223
- reprodutivos, 228
- rítmicos, 51
- sexuais, 229
- - feminino, 229
- - masculino, 229
Composição celular e laminação do córtex cerebral, 55
Comprometimento cognitivo leve, 305
Comunicação
- intercelular, 87
- interneuronal, 73
Condicionamento
- clássico ou pavloviano, 245
- de aversão ao sabor, 247
- de demora, 246
- de medo, 248
- - ao contexto, 249
- - ao tom, 249
- de piscar, 247
- de segunda ordem, 246
- de traço, 246
- instrumental, 249
- operante, 249
- simultâneo, 246
Condições tóxicas, 311
Condução de potenciais de ação, 68
Cone
- de crescimento, 96
- de implantação, 69
Conexons, 73
Conflitos de decisão, 293
Consolidação da memória, 279
Contato pró-social, 260
Contiguidade temporal, 246
Contingência(s), 246
- contemporâneas insuficientes para gerar respostas adaptativas, 294

Índice Alfabético

Controle
- central do ciclo vigília-sono, 284
- das sinapses pelos astrócitos, 87
- motor, 195, 196

Convergência, 46

Cornos
- dorsais ou posteriores, 24
- ventrais ou anteriores, 24

Corpo
- caloso, 111
- do cerebelo, 26

Corpúsculos
- de Meissner, 152
- de Pacini, 152
- de Ruffini, 152

Córtex, 20, 36
- cerebral, 22, 29
- cingulado, 207
- - anterior, 273
- - médio, 273, 274
- - - anterior, 274
- - - posterior, 274
- insular, 273
- motor primário, 200
- parietal posterior, 205
- pré-frontal, 207, 230, 268, 270
- - e a regulação da emoção, 272
- pré-motor, 204
- sensorial, 164

Criatividade, 294
Crista neural, 47

D

Decussação dos tratos da medula espinal, 51

Déficit(s)
- na cognição motora, 211
- vitamínico, 311

Degeneração macular senil, 117
Delirium, 305
Demência, 305
Dendritos, 37, 66
Dependência de substância, 308

Depressão
- alterações anatômicas e da conectividade cerebral na, 318
- de longa duração, 122, 237
- hipótese monoaminérgica clássica da, 317
- maior, 328
- outros tratamentos para, 331

Desenvolvimento
- comportamental, 102
- do cérebro e do comportamento, 91, 92
- do córtex cerebral, 57
- pós-natal do cérebro, 98
- pré-natal do cérebro, 92

Desinibição e impulsividade, 301
Dessincronização, 281
Diencéfalo, 22, 28, 92

Diferenciação
- longitudinal, 46
- neuronal, 94

Diferentes morfotipos gliais, 76
Dinorfina, 187
Direcionamento axônico, 95
Discinesia tardia, 327
Discriminação espectral, 133
Disfunção executiva, 300
Disgenesias do corpo caloso, 111
Disparo de neurônios sensoriais, 128
Dispositivos, 315

Distúrbios
- de sono, 287
- metabólicos, 311

Diversidade das opsinas, 133
Diversificação de áreas corticais, 56

Divisão celular
- assimétrica, 108
- simétrica, 108

Doença(s)
- de Alzheimer, 306
- degenerativas, 311
- do cérebro e da mente, 303
- - definição das, 307
- endócrinas, 311
- infecciosas, 311
- neuropsiquiátricas, epidemiologia das, 306

Dominância ocular, 112
Domínios executivos da cognição, 292
Dopamina, 256, 257, 285

Dor, 156, 176, 177
- do membro fantasma, 191
- inflamação e, 192
- isquêmica, 157
- neuropática, 157, 192
- referida, 189
- visceral, 190

Dura-máter, 33

E

Ecstasy, 340

Eixo
- dorsoventral, 21, 46
- mediolateral, 20
- rostrocaudal, 21

Eletroconvulsoterapia, 331
Eletrorreceptores, 50
Emoção, 221, 224, 273
- e seu substrato neural, 262
- na tomada de decisões, 270

Encéfalo, 18, 52

Envolvimento da amígdala
- no comportamento social, 267
- no processamento de expressões faciais emocionais e em julgamentos sociais, 267

Enzimas, 68
Ependimócitos, 77
Epidemiologia das doenças neuropsiquiátricas, 306
Epitálamo, 28, 92
Equilíbrio, 50, 130, 149

Espaço
- epidural, 33
- subaracnoide, 33
- subpial, 33

Especializações cerebelares, 53
Espinhas dendríticas, 115
Espinocerebelo, 27, 199

Esquema de reforço
- de razão fixa, 251
- de tempo variável, 251

Esquiva
- ativa, 250
- inibitória, 250, 251

Esquizofrenia, 308, 315, 325
- alterações anatômicas e da conectividade cerebral na, 316
- hipótese dopaminérgica clássica da, 316

Estabilizadores do humor, 332
Estágios de sono, 280
Esteroides anabolizantes, 346

Estímulo(s)
- discriminativo, 250
- e receptores sensoriais, 129
- internos e externos iniciam os comportamentos motivados, 222

Estresse, 328
Estrutura do sistema nervoso, 17

Eventos
- epilépticos, 311
- fásicos, 282
- tônicos, 281
- vasculares, 311

Excitabilidade, 44
Excitação, 75
Exocitose, 74
Expansão cortical, 56
Expressões faciais emocionais, 267
Extensão da faixa espectral visível, 133

F

Família dos neurônios, 64
Fármacos empregados em transtornos do humor, 328

Fator(es)
- de necrose tumoral, 84
- de transcrição, 121, 323
- neurotrófico derivado do cérebro, 113, 180
- temporal crítico, 294

Feixe(s), 20
- aberrantes, 111
- corticoespinal, 25
- - lateral da medula, 199
- de fibras, 52
- piramidal, 25

Fenda sináptica, 74

Fenômenos
- plásticos da dominância ocular, 112
- regressivos, 98

Fibras
- mielinizadas
- - amielínicas (C), 156
- - finas ($\alpha\delta$), 156
- nervosas
- - amielínicas, 71
- - mielínicas, 71
- sensoriais dos nervos cranianos, 39

Filamentos de actina, 82
Filopódios, 96
Fisiologia celular do neurônio, 67
Fissura prima, 26
Fissuras, 18
Flashbulb memory, 256
Fluxo de sinais neurais, 64
Fobia específica, 309

Formação
- do prosencéfalo, 92
- hipocampal, 37
- reticular, 25
- - bulbar, 182

Fototransdução visual, 132
Frequências temporais do estímulo acústico, 147
Fuga, 250
Funcionamento do sistema nervoso, 63

Funções
- auditivas, 148
- executivas, 291
- gustativas, 142
- olfatórias, 138
- visuais, 134

G

GABA (ácido gama-aminobutírico), 113, 256, 285
Gama-hidroxibutirato (GHB), 346
Gânglios, 18
- da raiz dorsal, 39
Gene
- *HOX*, 46
- *IDH1* ou *IDH2*, 89
- *TRPN1*, 145
Genealogia de vertebrados, 47
Generalização, 246
Glia
- de Bergmann, 77
- de Müller, 77
- radial, 64, 80
Glicina, 285
Gliócitos, 64, 76
- podem dar origem a tumores, 88
Gliose reativa, 110
Gliotransmissores, 87
Globo pálido, 28
Glutamato, 285
Granulações aracnoides, 34
Gustação, 130, 139

H

Habilidades, 293
- motoras, 253
Hábitos, 249, 293
Habituação, 123, 254
Heminegligência espacial, 211, 212
Hemisférios cerebrais, 18, 53
Heroína, 340
2-hidroxiglutarato, 89
Hiperalgesia, 157
- primária, 193
- secundária, 181, 193
Hipnóticos, 332
- que atuam por mecanismos gabaérgicos, 335
Hipocampo, 119, 230
Hipocretina, 285
Hipotálamo, 28, 92, 223, 230
Hipótese dopaminérgica clássica
- da depressão, 317
- da esquizofrenia, 316
Histamina, 285
Homúnculo de Penfield, 201, 202

I

Imagética motora, 213
Imaginação prospectiva, 294
Implicações do estudo translacional da neuroplasticidade, 217
Imprevistos, 293
Imprinting, 106
Inalantes, 345
Inflamação e dor, 192
Informação
- nociceptiva, 157
- sensorial, 157
Ingestão
- alimentar, 228
- hídrica, 228
Inibição, 75
Inibidor(es)
- da MAO, 329, 331
- de recaptação

- - de noradrenalina, serotonina e moduladores de receptores de serotonina, 329
- - de noradrenalina e dopamina, 329
- - de noradrenalina e serotonina, 329
- seletivos de recaptação
- - de noradrenalina, 329
- - de serotonina, 329
Iniciação de um comportamento, 222
Ínsula, 273
Integração sináptica, 75, 76
Inteligência artificial, 315
Intensidade do estímulo, 159
Interação emomotórica, 274
Interneurônios, 65, 92, 182
- medulares, 198
Interocepção, 273
Intoxicação por substância, 308
Intuição, 294
Inversão, 46
Isolamento
- elétrico, 85
- social, 261

J

Julgamentos sociais, 267
Junções comunicantes, 73

L

Lamelipódios, 96
Lei
- das energias nervosas específicas, 165
- do efeito, 249
- do tudo ou nada, 70
Lesões ocupantes de espaço, 311
Leucinaencefalina, 187
Limiares
- de detecção, 167
- de discriminação, 167
Linha(s)
- lateral, 50
- rotuladas, 165
Líquido cerebrospinal, 33, 80
Liquor, 33, 80
Lobo
- anterior, 26
- da ínsula, 19
- floculonodular, 26
- frontal, 19
- límbico, 263
- occipital, 19
- parietal, 19
- posterior, 26
- temporal, 19

M

Maconha, 344
Macróglia, 77
Magnitude da sensação, 168
Malformações cerebrais congênitas, 96
Mapa citoarquitetônico, 31
Matéria cinzenta periaquedutal, 230
MDA, 340
Mecanismos
- da nocicepção e da dor no corno dorsal da medula, 181
- de transdução somestésicos, 153
- farmacológicos do abuso e dependência, 336
Mecanorrecepção, 50
Mecanotransdução

- auditiva, 143
- vestibular, 149
Medição dos potenciais de ação nas células cardíaca e nervosa, 10
Medo condicionado, amígdala e, 264
Medula, 24
- espinal, 18, 22, 51
Melatonina, 286
Membrana(s)
- envoltórias, 33
- plasmática, 67
Memórias, 233, 234
- armazenadas no sistema nervoso, 235
- declarativas, 238
- moduladas por neurotransmissores, 255
- não associativas, 258
- não declarativas, 245, 254, 258
Mesencéfalo, 22, 27
Metadona, 341
Metencéfalo, 22
Metilencefalina, 187
Método anatomoclínico, 295
Microcefalia, 97
Micróglia, 77
- ameboide, 86, 87
- ramificada, 86
Microgliócitos, 77, 86
Microplasticidade das espinhas dendríticas, 115
Microtúbulos, 82
Mielencéfalo, 22
Mielinização, 100
Migração neuronal, 95
Modelo(s)
- dos 2 processos, 284
- elétrico do sistema nervoso, 2
- Hodgkin-Huxley, 8, 13
Modulação, 75
- do movimento, 207
Modulador(es)
- do GABA, 329
- noradrenérgico e serotoninérgico, 329
Moléculas, 7
- de adesão celular, 68
Morfina, 340
Motivação, 222
Motivação no aprendizado motor, 198
Motoneurônios, 109, 198
Movimento(s), 196, 197
- bases neurais para o, 198
- browniano, 7, 8
- neuronais, 95
- rápidos dos olhos, 282
Multiplicidade de sistemas de aprendizagem e memória, 238
Múltiplos morfotipos neuronais, 65

N

Neocórtex, 94
Nervos, 18
- cranianos, 27
- espinais, 22, 23
Neuroanatomia das funções executivas, 294
Neurobiologia
- da dor, 175
- da vigília, 285
- do sono, 277
- - nREM, 286
- - REM, 286
Neurociência, 2, 312, 318
Neurofilamento, 82

Índice Alfabético

Neurogênese
- embrionária, 57
- na maturidade, 108
- no desenvolvimento, 108

Neurologia, 304, 312, 315, 318
Neuromoduladores, 74
Neurônio(s), 64
- aferentes primários nociceptivos, 177
- da via perfurante, 235
- de ampla faixa dinâmica, 181
- de circuito local e os de projeção, 65
- do córtex, 37
- e gliócitos, 65
- eferentes, 72
- estrelados inibitórios, 37
- excitatórios, 37
- piramidais, 37
- - glutamatérgicos, 92
- pós-sináptico, 73
- pré-ganglionares, 41
- pré-sináptico, 73
- primário, 164
- sensoriais, 129

Neuroplasticidade, 105, 106
- funcional, 115
- morfológica, 111

Neurotransmissão na primeira sinapse da via nociceptiva, 179
Neurulação, 92
Nicotina, 345
Níveis executivos, 293
NMDA, 340
Nocicepção, 177
Nociceptores, 176, 177
- de fibras αδ e C, 178
- mecanicamente insensíveis, 178
- polimodais, 178
- silenciosos, 178

Noradrenalina, 256, 285
Nós de Ranvier, 71, 85
Novidade, 293
Novos hipnóticos, 335
Núcleo(s), 20
- acumbente, 230
- caudado, 28
- cuneiforme, 25
- da base, 22, 207
- grácil, 25
- *putamen*, 28
- subtalâmico, 29
- talâmicos, 186

O

Obediência automática, 301
Observação da ação, 214
Olfação, 130, 136
Olfato, 48
- na origem do córtex cerebral, 55

Oligodendrócitos, 71, 77, 82, 85
Oliva
- inferior, 25
- superior, 25

Oncometabólito, 89
Ontogenia do sono, 282
Opioides, 324, 340
Organelas subcelulares, 67
Organização
- sináptica, 52
- topográfica, 164, 165

Órgãos sensoriais, 48

Origem
- das células de glia, 92
- do sistema nervoso, 44
- do tubo neural, 46
- dos neurônios, 44, 92
- dos vertebrados, 47

P

Paleocórtex, 37
Pálio e córtex cerebral dos mamíferos, 54
Pantomimas, 292
Papilas gustativas, 49
Participação
- da amígdala nas emoções, 263
- da glia na dor persistente, 193

Pedículos
- astrocitários, 84
- terminais, 84

Pedúnculo cerebral, 28
Peptídeos opioides endógenos, 187
Percepção, 125
- sensorial, bases psicofísicas da, 167

Perda da autonomia por lesão frontotemporal assimétrica, 299
Período(s)
- críticos, 101
- refratário, 70

Piamáter, 33
Pirâmides bulbares, 199
Pituicitos, 77
Placódios, 47
Placoides, 49
Plano(s)
- coronais ou frontais e os transversos ou horizontais, 19
- parassagitais, 19
- sagital, 19

Plasticidade, 101
- adulta, 106, 107
- axônica, 111
- cerebral, 215, 216
- dendrítica, 113
- motora após lesão central, 216
- neuronal, 76, 323
- ontogenética, 106, 107
- sensorimotora após lesão periférica, 216
- sináptica, 67, 118
- - outras formas de, 122

Plexo coroide, 79
Poder preditivo, 246
Polissonografia, 287
Potenciação de longa duração, 119, 236
Potencial(is)
- da membrana plasmática, 68
- de ação, 70, 127
- pós-sinápticos, 73, 75
- receptor ou gerador, 129
- - transitório, 177

Preferência condicionada de lugar, 247
Pressão de tempo, 294
Priming, 254
Processamento cerebral, 259
Produção e recuperação energética, 279
Propriedades
- espaciais do estímulo, 161
- temporais do estímulo, 159

Prosencéfalo, 22
Proteção da espécie, 279
Proteína acídica fibrilar glial, 80
Pseudoalucinações, 117

Psicoestimulantes, 324, 340
Psicofármacos
- classificação dos, 325
- efeitos a longo prazo dos, 323
- modernos, 322

Psicofísica, 167
Psicopatia adquirida por lesão frontopolar esquerda, 297
Psiquiatria, 304, 312, 318
Putamen, 28

Q

Qualidade sensorial, 163
Quarto ventrículo, 33
Quimiotransdução
- gustativa, 139
- olfatória, 136

R

Raízes dorsais e ventrais, 23
Reações
- defensivas básicas, 261
- emocionais adaptativas, 259

Receptores
- moleculares, 68, 69
- NMDA, 121
- sensoriais, 129
- somestésicos, 152, 153

Recuperação funcional do sistema nervoso lesado, 118
Rede(s)
- glioneurais, 87
- neuroglial, 64
- neuronais, 72

Reflexo(s)
- de acompanhamento ocular, 301
- de busca e preensão manual, 301
- de preensão manual, 301
- de sucção labial, 301

Reforço
- negativo, 250
- positivo, 250

Regeneração axônica no sistema nervoso
- central, 110
- periférico, 109

Regulação
- antecipatória da emoção, 272
- da emoção focada na resposta, 273

Relação entre as doenças do cérebro e da mente, 304
Representação
- motora, 197
- neural dos eventos sensoriais, 126

Resposta(s)
- adaptativas não especificadas pelo ambiente, 294
- condicionada, 265
- incondicionada, 265

Rinencéfalo, 263
Rombencéfalo, 22
Rotinas, 293

S

Saliência de incentivo, 246
Sensibilidade
- corpórea, 151
- geral, 151
- somática, 151

Sensibilização, 123, 255
- periférica, 180
- - e central dos nociceptores, 180
Sentidos, 125
Serotonina, 285
Simulação
- de resultados possíveis e prováveis, 294
- mental da ação, 213
Sinais de informação dos neurônios, 68
Sinalização neuro-hormonal, 127
Sinapse(s), 73
- axoaxônicas, 73
- dendrodendríticas, 73
- químicas, 73
- tripartite, 88
Sinaptogênese, 98, 99
Síndrome(s)
- de abstinência ou de retirada, 336
- de dependência do ambiente, 301
- de insensibilidade congênita à dor, 176
- de Parkinson, 327
- disexecutivas, 301
- - diagnóstico qualitativo da, 294
- - extrafrontal, 297
- do membro fantasma, 116
Sintonia coclear, 147
Sistema(s)
- descendente
- - lateral, 199
- - medial, 200
- exteroceptivo, 155
- límbico, 263
- nervoso, 126
- - central, 18, 21, 31, 46, 86
- - nutrientes e resíduos, 35
- - periférico, 18, 39
- - regeneração, 107
- nociceptivo, 156
- proprioceptivo, 155
- sensoriais, 126
- somestésico, 155
- - homeostático, 155
Somação
- espacial, 76
- temporal, 76
Somestesia, 151
- articular proprioceptiva, 130
- cutânea
- - exteroceptiva, 130
- - homeostática, 130
Sonhos, 288
Sono, 278
- normal, 282
- NREM
- - estágio N1, 280
- - estágio N2, 280
- - estágio N3, 281
- REM, 278, 281
Startups, 315
Subpálio, 54
Substância(s)
- branca, 19
- cinzenta, 19
- de abuso, 335
- negra, 29
- psicoativas, 321, 322
- - classificação das, 325

Sulco
- calcarino, 29
- central, 29
- lateral, 19, 29
- longitudinal, 18, 29

T

Tálamo, 28, 92
Tanicitos, 77
Taquicardia, 282
Taquipneia, 282
Telencéfalo, 28, 47, 92
Teoria(s)
- da comporta espinal da dor, 182
- de detecção de sinais, 169
- neuronal, 3, 6
- reticular, 3, 5
- sobre as emoções, 261
Terceiro ventrículo, 33
Terminologia anatômica básica, 18
Tonotopia coclear, 147
Topografia do telencéfalo, 53
Toque social, 260
Transdução sensorial, 129
Transmissão
- intercelular de informação, 73
- sináptica, 44, 127
Transportadores moleculares, 68
Transtorno(s)
- afetivos, 328
- alimentares, 310
- bipolar, 328
- - I, 309
- - II, 309
- - sem outra especificação, 309
- ciclotímico, 309
- de acumulação, 310
- de ajustamento, 310
- de ansiedade
- - de doença (hipocondria), 310
- - de separação, 309
- - generalizada, 309
- - social, 309
- de comportamento repetitivo focado no corpo, 310
- de estresse
- - corporal, 310
- - pós-traumático, 310
- de personalidade, 310
- de referência olfatória, 310
- delirante, 308
- depressivo(s), 309
- - maior, 317
- dismórfico corporal, 310
- dissociativos, 310
- distímico, 309
- do humor
- - devido a uma condição clínica geral, 309
- - fármacos empregados em, 328
- - induzido por substância, 309
- - sem outra especificação, 309
- do pânico, 309
- do sono e da vigília, 310
- esquizoafetivo, 308
- factícios, 310
- mentais, bases biológicas dos, 315

- neurocognitivo
- - leve, 305
- - maior, 305
- obsessivo-compulsivo, 310
- por uso de substâncias, 308
- psicótico
- - breve e transitório, 308
- - por ação de substância, 308
- - secundário, 308
- - sem outra especificação, 308
- relacionados a comportamentos aditivos, 308
Tratamento dos transtornos depressivos, 328
Trato(s), 20
- ascendentes da informação nociceptiva, 183
- corticospinal ventral ou anterior, 199
- espinocervical, 185
- espino-hipotalâmico, 184
- espinomesencefálico, 184
- espinoparabraquioamigdaloide, 185
- espinoparabraquio-hipotalâmico, 185
- espinorreticular, 184
Traumatismos cranioencefálicos, 311
Tronco encefálico, 18, 25
Tubo neural, 21
Tumores, 89

U

Uso nocivo de substância, 308

V

Vasculatura neural, 35
Ventrículos laterais, 33
Vertebrados terrestres, 52
Vesícula(s)
- diencefálica, 22
- telencefálicas, 22
Vestibulocerebelo, 199
Via(s)
- aferentes, 38
- anterior, 35
- ascendentes, 38
- auditivas, 148
- carotídea, 35
- de Embden-Meyerhof-Parnas, 127
- descendentes, 38
- - de modulação da dor, 187
- eferentes, 38
- gustativas, 142
- olfatórias, 138
- pós-sináptica da coluna dorsal, 185
- posterior, 35
- retino-geniculo-estriada, 136
- sistêmica, 35
- somestésicas, 153
- vertebrobasilar, 35
- vestibulares, 150
- visuais, 134
Viabilidade sináptica, 279
Vigília, 280
Vínculos sociais, 260
Vírus da Zika, 97
Visão, 49, 130, 131
- para o movimento, 209

Z

Zona de disparo, 69